Haberson
April 1986

Mehlhorn, Düwel, Raether

Diagnose und Therapie der Parasiten von Haus-, Nutz- und Heimtieren

Diagnose und Therapie der Parasiten von Haus-, Nutz- und Heimtieren

Von
Heinz Mehlhorn, Bochum
Dieter Düwel, Frankfurt/Main
Wolfgang Raether, Frankfurt/Main

716 Abbildungen und 16 Tabellen
13 Bunttafeln

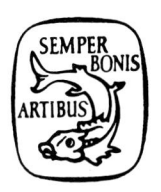

Gustav Fischer Verlag
Stuttgart · New York · 1986

Anschriften der Autoren:

Prof. Dr. H. Mehlhorn
Lehrstuhl für spezielle Zoologie
und Parasitologie
Ruhr-Universität
Postfach 10 21 48
4630 Bochum 1

Dr. D. Düwel
Labor für Helminthologie
Hoechst AG
Postfach 80 03 20
6230 Frankfurt/Main 80

Dr. W. Raether
Labor für Protozoologie
Hoechst AG
Postfach 80 03 20
6230 Frankfurt/Main 80

CIP-Kurztitelaufnahme der Deutschen Bibliothek

Mehlhorn, Heinz:
Diagnose und Therapie der Parasiten von Haus-,
Nutz- und Heimtieren / von Heinz Mehlhorn;
Dieter Düwel; Wolfgang Raether. – Stuttgart;
New York: Fischer, 1986.
    ISBN 3–437–30493–3
NE: Düwel, Dieter:; Raether, Wolfgang:

© Gustav Fischer Verlag · Stuttgart · New York 1986
Wollgrasweg 49, D-7000 Stuttgart 70 (Hohenheim)
Das Werk einschließlich aller seiner Teile ist urheberrechtlich geschützt.
Jede Verwertung außerhalb der engen Grenzen des Urheberrechtsgesetzes
ist ohne Zustimmung des Verlags unzulässig und strafbar.
Das gilt insbesondere für Vervielfältigungen, Übersetzungen, Mikroverfilmungen
und die Einspeicherung und Verarbeitung in elektronischen Systemen.
Gesamtherstellung: Friedrich Pustet, Graphischer Großbetrieb, Regensburg
Printed in Germany

ISBN 3-437-30493-3

Vorwort

Viele Parasiten bei **Haus- und Nutztieren** führen auch heute noch bei intensiver Tierhaltung trotz hygienischer und prophylaktischer Maßnahmen zu Erkrankungen und teilweise großen wirtschaftlichen Verlusten. Die Ursache hierfür ist nur zu einem geringen Teil auf dramatisch verlaufende Erkrankungen mit Todesfolge zurückzuführen, sondern vielmehr auf latente und subakute Infektionsverläufe, die insbesondere bei Nutztieren zu Entwicklungsstörungen, Gewichtsverlusten, Beeinträchtigung des Allgemeinbefindens, d. h. zu Morbidität im weitesten Sinne führen. Außerdem eröffnet die weit verbreitete und aus wirtschaftlichen Gründen durchgeführte Intensivhaltung der Nutztiere auf engem Raum stets die Gefahr einer seuchenhaften Ausbreitung bestimmter Parasiten aufgrund ihres enormen Vermehrungspotentials mit teilweise hoher Mortalität für die betroffene Herde, sofern nicht eine schnelle und sichere Diagnose sowie die richtige Wahl prophylaktischer bzw. therapeutischer Gegenmaßnahmen Abhilfe schaffen.

Der **Tierarzt** wird aber auch mit Problemen der **Diagnostik** und **Therapie** der Parasitosen von Hund, Katze und anderen **Heimtieren** konfrontiert, weil diese Tiergruppe für ihre Besitzer in der Regel einen hohen ideellen und oft auch materiellen Wert hat.

Die **Gesundheit** der **Tierhalter,** aber auch die der **Verbraucher** der von Haus- und Nutztieren stammenden Lebensmittel oder bestimmter Berufsgruppen ist durch Übertragung verschiedener Parasitenstadien besonders gefährdet.

In dem vorliegenden Buch versuchen wir daher, die Komplexizität der Ausbreitungs- und Übertragungsmechanismen der meisten Parasiten über verschiedene Entwicklungsstadien im Wirt und ggf. Zwischenwirt in einer übersichtlichen Form darzustellen, mit dem Ziel, ein schnelleres Vorgehen bei **Diagnose** und **Bekämpfungsmaßnahmen** der wichtigsten Parasitosen dem Tierarzt zu ermöglichen.

Aus diesem Grund sind die **Krankheitserreger** nach dem jeweiligen **Ort ihres Auftretens** (z. B. Fäzes, Urin, Liquor, inneren Organen, Körperoberfläche etc.) in verschiedenen Wirtstiergruppen (Hund, Katze, Schwein, Wiederkäuer etc.) zusammengestellt und nicht nach Tierstämmen aufgeteilt.

Die unmittelbare **Diagnose der Parasiten** erfolgt nach den **Abbildungen** auf den **Tafeln** und einfachen **Bestimmungsschlüsseln**, mit Auflistung der wichtigsten morphologischen Merkmale. Da alle europäischen (und auch viele relativ seltene) pathogenen Endo- und stationäre Ektoparasiten in ihren Erscheinungsformen bei den jeweiligen Wirten (Tierarten) erfaßt sind, ist eine Einordnung für den Untersucher der aufgefundenen oder verdächtigen Organismen als Parasiten in die jeweilige Tierart leicht anhand der **Morphologie** vorzunehmen bzw. auszuschließen.

Im begleitenden Text wird kurz die **Entwicklung**, der **Infektionsweg**, die **Symptome** der **Erkrankung** und andere klinisch interessante Daten (**Inkubation, Präpatenz, Patenz**) sowie die Möglichkeit der **Prophylaxe und Therapie** der Parasitosen aufgezeigt.

Oft können zusätzlich serologische Untersuchungen die Diagnose absichern helfen (s. Hinweise im Text unter Diagnose); allerdings müssen diese in der Regel in Speziallaboratorien durchgeführt werden (s. Untersuchungsmethoden), da sie bisher in die tierärztliche Praxis wenig Eingang gefunden haben.

Somit soll das Buch allen Interessierten einen möglichst umfassenden Überblick über die Vielzahl der Parasiten und ihrer Stadien bei unseren Haus-, Nutz- und Heimtieren (exemplarisch an 10 Wirtstiergruppen dargestellt) vermitteln.

Bochum, Frankfurt/M., Dezember 1985

Danksagung

Die bildliche Darstellung, Beschreibung und Therapie der wichtigsten tierpathogenen Parasiten Europas sind ohne die Hilfe von Fachkollegen unmöglich. Wir bedanken uns daher herzlich bei:

Vet. Dir. Dr. **Bert** (Hessisches Sozialministerium, **Wiesbaden**) für Hinweise und Überlassung von Material über anzeigepflichtige Tierseuchen und meldepflichtige Tierkrankheiten,

Dr. **Bonin** (Hoechst AG, **Frankfurt/Main 80**) für Präparate und Hinweise zur Bearbeitung der Ektoparasiten,

Dr. **Dost** (Hoechst AG, **Frankfurt/Main 80**) für Auskünfte zur Anwendung von Zusatzstoffen in der Tierernährung,

Prof. Dr. **Drescher** (Institut für Landwirtschaftliche Zoologie und Bienenkunde, Universität **Bonn**) für die Bereitstellung von Bienenläusen und -Milben,

Prof. Dr. **Frank-Loos** (Abteilung Parasitologie, Universität **Hohenheim**) für die Überlassung von *Mesocestoides*-Präparaten,

Dr. **Haberkorn** (Institut für Chemotherapie, Bayer AG, **Wuppertal**) für die Überlassung einiger lichtmikroskopischer Präparate,

Dr. **Hänel** (Hoechst AG, **Frankfurt/Main 80**, früher Institut für Bienenkunde, Universität Frankfurt) für Hinweise bei der Bearbeitung des Kapitels: Bienen,

Dr. **Lehmann** (Landesanstalt für Fischerei, **Aalbaum**) für die Überlassung von Dauerpräparaten einiger Fischparasiten,

Dr. **Lohner** und Dr. **Paeffgen** (Hoechst Veterinär GmbH, **München**) für ihre Hilfe bei Anwendungsfragen von Kokzidiostatika im Rahmen futtermittelrechtlicher Vorschriften

sowie Kollegen, die uns mit einzelnen Abbildungen (s. **Bildnachweis**) ausgeholfen haben.

Bei der Fertigstellung des Buches unterstützen uns ferner:

Frau S. **Maasackers**, Frau G. **Strieso**, Frau E. **Volland** und Frau D. **Müller** bei Schreibarbeiten; Frau L. **Langenstraßen**, Herr J. **Rawlinson**, Frau G. **Brefeld** bei Photolaborarbeiten sowie Frau Stud. Ref. U. **Justus** und Frau StR. B. **Mehlhorn** bei der Fahnenkorrektur.

Ihnen allen gilt unser Dank.

Im weiteren fühlen wir uns zu besonderem Dank dem Verlag gegenüber verpflichtet. Der Hersteller **Heinz Högerle** und der Lektor Dr. **U. Moltmann** gaben dem Buch eine ansprechende Form. Die Verleger, **Herr Dr. von Lucius** und **Herr von Breitenbuch**, ermöglichten es, daß das Buch – trotz der aufwendigen Illustration zu einem – insbesondere für Studenten noch akzeptablen Preis erscheint.

Inhaltsübersicht

Vorwort V
Danksagung VII
Hinweise zur Anwendung der Diagnose-Schlüssel XII

1. Untersuchungsmethoden 1
   1.1 Untersuchung der Fäzes 1
       1.1.1 Makroskopisches Verfahren 2
       1.1.2 Mikroskopische Verfahren 3
   1.2 Untersuchung des Blutes 10
   1.3 Untersuchung des Speichels 12
   1.4 Untersuchung der Lymphe 12
   1.5 Untersuchung des Urins 13
   1.6 Untersuchung der Schleimhäute 13
   1.7 Untersuchung der Gewebe 13
       1.7.1 Makroskopische Verfahren 13
       1.7.2 Mikroskopische Verfahren 13
   1.8 Untersuchung auf Ektoparasiten 16
   1.9 Nachweis von Parasiten in Erdproben bzw. Futter 17
   1.10 Serologische Verfahren 18
   1.11 Nachweis durch Tierversuche 19
   1.12 Versand von Proben 19

2. Parasiten der Hunde und Katzen 21
   2.1 Stadien in den Fäzes/im Darm 21
       2.1.1 Makroskopisch sichtbare Parasiten 21
       2.1.2 Mikroskopisch sichtbare Parasiten 41
   2.2 Stadien im Blut 54
   2.3 Stadien im Speichel/in den Atmungsorganen 59
   2.4 Stadien im Urin 64
   2.5 Stadien in verschiedenen Organen 66
       2.5.1 RES-System (Leber, Milz, etc.) 66
       2.5.2 Muskel 67
       2.5.3 Magen 67
       2.5.4 Gehirn/Augen 68
   2.6 Parasiten der Körperoberfläche 69
       2.6.1 Haut 69
       2.6.2 Fell 76

3. Parasiten der Schweine 85
   3.1 Stadien in den Fäzes/im Darm 85
   3.2 Stadien im Blut 100
   3.3 Stadien in inneren Organen 103
       3.3.1 Leber 103
       3.3.2 Lunge 105
       3.3.3 Muskulatur 105
   3.4 Stadien in/auf der Haut 112

4. Parasiten der Pferde und Esel ... 117
4.1 Stadien in den Fäzes ... 117
4.2 Stadien im Urin und Genitalsekretion ... 135
4.3 Stadien im Blut ... 138
4.4 Stadien in inneren Organen ... 142
    4.4.1 Muskulatur und Bindegewebe ... 142
4.5 Parasiten der Körperoberfläche ... 145
    4.5.1 Auge ... 145
    4.5.2 Haut ... 146
    4.5.3 Fell ... 151

5. Parasiten der Wiederkäuer ... 155
5.1 Stadien in den Fäzes ... 155
5.2 Stadien in den Genitalien ... 181
5.3 Stadien im Blut ... 183
5.4 Stadien in inneren Organen ... 191
    5.4.1 Muskulatur ... 191
    5.4.2 Lunge ... 198
    5.4.3 Leber ... 203
5.5 Parasiten der Körperoberfläche ... 210
    5.5.1 Haut ... 210
    5.5.2 Auge ... 222
    5.5.3 Fell ... 224

6. Parasiten der Hasen, Kaninchen[1] und Labornager[2] ... 233
6.1 Stadien in den Fäzes ... 233
6.2 Stadien im Blut ... 248
6.3 Stadien im Urin ... 254
6.4 Stadien in inneren Organen ... 255
    6.4.1 Leber ... 255
    6.4.2 Lunge ... 259
    6.4.3 Muskulatur ... 261
6.5 Parasiten der Körperoberfläche ... 263
    6.5.1 Haut ... 263
    6.5.2 Fell ... 264

7. Parasiten der Vögel ... 271
7.1 Stadien in den Fäzes ... 271
7.2 Stadien im Blut ... 305
7.3 Stadien in inneren Organen ... 311
    7.3.1 Geschlechtsorgane ... 311
    7.3.2 Lunge/Luftröhre ... 313
    7.3.3 Muskulatur ... 315
7.4 Parasiten der Körperoberfläche ... 317
    7.4.1 Haut ... 317
    7.4.2 Gefieder ... 322

---

[1] Ordnung: Lagomorpha = Hasenartige
[2] Ordnung: Rodentia = Nagetiere

8. Parasiten des Igels ... 333
8.1 Stadien in den Fäzes ... 333
8.2 Stadien in der Lunge ... 344
8.3 Stadien der Körperoberfläche ... 347
    8.3.1 Haut ... 347
    8.3.2 Fell ... 348

9. Parasiten der einheimischen Fische ... 353
9.1 Stadien im Darm/in den Fäzes ... 353
9.2 Stadien im Blut ... 370
9.3 Stadien in inneren Organen ... 376
    9.3.1 Leibeshöhle ... 376
    9.3.2 Niere ... 377
    9.3.3 Leber und Milz ... 378
    9.3.4 Schwimmblase ... 379
    9.3.5 Muskulatur ... 379
    9.3.6 Nervensystem/Knochen ... 381
9.4 Parasiten der Körperoberfläche ... 383
    9.4.1 Haut ... 383
    9.4.2 Kiemen ... 387
    9.4.3 Auge ... 390

10. Parasiten der Reptilien und Amphibien ... 393
10.1 Stadien im Darm/in den Fäzes ... 393
10.2 Stadien im Blut ... 407
10.3 Stadien in inneren Organen ... 410
    10.3.1 Muskulatur ... 410
    10.3.2 Leber ... 410
    10.3.3 Niere ... 412
    10.3.4 Atemwege ... 412
10.4 Parasiten der Körperoberfläche ... 417

11. Parasiten der Bienen ... 419
11.1 Stadien im Darm ... 419
    11.1.1 *Malpighamoeba mellificae* ... 419
    11.1.2 *Nosema apis* (Mikrosporidia) ... 420
    11.1.3 Gregarinen ... 421
11.2 Milben ... 423
    11.2.1 Tracheenmilben ... 423
    11.2.2 Brutmilben *(Varroa)* ... 424
11.3 Insekten ... 427
    11.3.1 Bienenläuse ... 427
    11.3.2 Wachsmotten ... 428

Literatur ... 431
Bildnachweis ... 439
Register I: Sach- und Artenverzeichnis ... 440
         II: Verzeichnis der Medikamente ... 453

Hinweise zur Anwendung der Diagnose-Schlüssel

1. Gliederung

Das Buch ist zunächst nach den wichtigsten 10 Haus- und Nutztiergruppen (**Hund/Katze, Schwein, Pferd/Esel, Wiederkäuer, Hasen/Kaninchen/Labornager, Vögel, Igel, Fische, Reptilien/Amphibien und Bienen** gegliedert (s. **Griffleiste**). In diesen Kapiteln sind dann die in Europa beschriebenen Parasiten(stadien) nach den Stätten ihres Auftretens (**Fäzes, Urin, Blut, Lymphe, Liquor, innere Organe, Körperoberfläche**) angeordnet. In den jeweiligen Abschnitten erfolgt die Diagnose sowohl in den **Bestimmungsschlüsseln** als auch in **Abbildungstafeln**. Da viele Parasiten an unterschiedlichen Orten (in evtl. unterschiedlichen Stadien) auftreten können, sind sie folgerichtig mehrfach in den jeweiligen Kapiteln erfaßt. Einige Parasiten sind zudem nicht auf eine Wirtstierart beschränkt, sie sind daher bei jedem Wirt aufgelistet, allerdings (unter Querverweisen) nur einmal **ausführlich** dargestellt (s. **Text**).

2. Bestimmungsschlüssel

Den meisten Kapiteln ist ein allgemeiner Bestimmungsschlüssel vorangestellt und weitere kleine sind an geeigneter Stelle eingefügt. Diese Schlüssel sollen wie folgt benutzt werden:
1) Der Leser kann bei den einzelnen, durchnumerierten Fragen, die sich auf das Erscheinungsbild des aufgefundenen Parasiten beziehen, im Regelfall zwischen **zwei** (selten zwischen **drei**) **Möglichkeiten** wählen (Abbildungen helfen bei der Entscheidung).
2) Hat er sich für eine Antwort entschieden, so findet er am rechten Rand eine Zahl im **Fettdruck**.
3) Unter dieser Zahl liest er weiter und wiederholt den Vorgang. Wichtig ist, daß immer beide Möglichkeiten gelesen werden!
4) Taucht an Stelle einer Zahl am rechten Rand der Name einer Parasitengruppe auf, so ist der Leser am Ziel und folgt dem Seitenhinweis.
5) An der angegebenen Stelle kann der Leser anhand der **Abbildung** und der **Legende** seine Bestimmung überprüfen. Die **Beschreibung** des jeweiligen Parasiten (s. u. Text) ermöglicht es ihm, die notwendigen **Bekämpfungsmaßnahmen** zu ergreifen.

3. Abbildungstafeln

Die Abbildungen auf den Tafeln sind so angeordnet, daß aufgefundene Parasiten bereits im direkten Vergleich bestimmt werden könnten (auch ohne Verwendung des Bestimmungsschlüssels!). Im wesentlichen werden lichtmikroskopische (bunte und schwarz-weiße) Aufnahmen eingesetzt, ergänzt durch einige makroskopische Abbildungen und Schemata. Die verwendeten (zusätzlichen) raster-elektronenmikroskopischen (REM) Aufnahmen bieten lediglich den Aspekt, den man mit einer «normalen» Stereolupe erhält, aber wegen optisch bedingter geringer Tiefenschärfe nicht so klar im lichtmikroskopischen Bild festhalten kann.

4. Text

Jeder Parasit ist an der Stelle seines hauptsächlichen Auftretens ausführlich nach den unten aufgeführten Punkten beschrieben. Zusätzlich ist jeder Parasit am Ort seines möglichen Auffindens (bei jedem Wirt) kurz beschrieben, mit Hinweis auf seinen Hauptsitz.
1. **Geographische Verbreitung:** Angabe von evtl. Verbreitungseinschränkungen in Europa.
2. **Artmerkmale:** Darstellung der Morphologie und Biologie des jeweiligen Erregers.
3. **Symptome der Erkrankung:** Auflistung der wichtigsten Symptome.
4. **Diagnose:** Hinweis auf das aufzusuchende Stadium und die jeweilige Untersuchungsmethode, die im Kapitel 1 des Buches dargestellt ist.
5. **Infektionsweg:** Angaben über die Infektionsmöglichkeit(en) und die jeweiligen infektiösen Stadien.
6. **Prophylaxe:** Darstellung von präventiven Maßnahmen, die den Entwicklungszyklus der Parasiten im Wirt und ggf. Zwischenwirt unterbrechen.
7. **Inkubationszeit:** Dauer bis zum Auftreten von Krankheitssymptomen (Daten meist aus Versuchen mit experimentellen Infektionen).
8. **Präpatenz:** Zeit nach der Infektion bis zum Auftreten nachweisbarer Parasiten(stadien).
9. **Patenz:** Dauer des Parasitenbefalls.
10. **Therapie:** Behandlungsmöglichkeiten mit den in Deutschland zur Verfügung stehenden Arzneimitteln.

Die **chemischen Kurzbezeichnungen** von Arzneistoffen sind durch **Großbuchstaben in Fettdruck** hervorgehoben; die entsprechenden **Handelsnamen** der Fertigarzneimittel erscheinen in normaler **Kleinschrift**. Die von den Firmen empfohlene Dosierung und Verabreichungsform ist meist in Klammern beigefügt.

Für die Behandlung einiger Parasitosen liegen entweder noch keine einschlägigen Therapieerfahrungen oder keine für diese Indikation registrierten Präparate vor. In diesen Fällen wird jeweils eine **versuchsweise Therapie** vorgeschlagen, die auf Literaturhinweisen oder Analogie-Schlüssen (zu Parasitosen anderer Wirtstierarten) beruht.

Unter dem Punkt «Therapie» werden auch andere **Bekämpfungsmaßnahmen** der Parasitose genannt.

5. Diagnose einer vermuteten Parasitose

Im Register wird der Name des Parasiten bzw. der Parasitose aufgesucht. Die jeweilige **Diagnosemethode** (Punkt 4) kann dann bei der Beschreibung (s. Text) des Parasiten ersehen werden. Nach den im ersten Kapitel des Buches zusammengestellten **Methoden** (s. u.) werden die notwendigen Proben entnommen und untersucht. Bei positivem Befund kann mit Hilfe des Bestimmungsschlüssels, der Abbildungstafeln und der Textbeschreibungen die exakte Diagnose vorgenommen werden.

6. Untersuchungsmethoden

Dem Buch sind im ersten Kapitel eine Sammlung **einfacher**, in der Tierarztpraxis leicht durchführbarer **direkter Nachweis-Methoden** für Parasiten vorangestellt; dort ist jeweils vermerkt, mit welcher Methode die Stadien der Parasiten nachgewiesen werden können und auf welcher Seite sie beschrieben sind. An dieser Stelle sind auch Anlaufadressen für Spezialuntersuchungen (etwa serologischer Art) aufgelistet (**s. S. 18**).

1. Untersuchungsmethoden

Inhalt

1.1	Untersuchung der Fäzes	1
	1.1.1 Makroskopisches Verfahren	2
	1.1.2 Mikroskopische Verfahren	3
1.2	Untersuchung des Blutes	10
1.3	Untersuchung des Speichels	12
1.4	Untersuchung der Lymphe	12
1.5	Untersuchung des Urins	13
1.6	Untersuchung der Schleimhäute	13
1.7	Untersuchung der Gewebe	13
	1.7.1 Makroskopisches Verfahren	13
	1.7.2 Mikroskopische Verfahren	13
1.8	Untersuchung auf Ektoparasiten	16
1.9	Nachweis von Parasiten in Erdproben bzw. Futter	17
1.10	Serologische Verfahren	18
1.11	Nachweis durch Tierversuche	19
1.12	Versand von Proben	19

1.1 Untersuchung der Fäzes

In den Fäzes finden sich zwar auch makroskopisch sichtbare Parasiten, meist jedoch verlassen nur bestimmte, mikroskopisch sichtbare Stadien auf diesem Weg ihre jeweiligen Wirte. Der Erfolg einer koproskopischen Untersuchung hängt daher im wesentlichen von der fachgerechten **Entnahme** und **Aufbereitung** der Fäzes ab.

Entnahme

Bei Verdacht auf Parasitenbefall (z. B. alternierende Obstipation und Diarrhöe, Blutspuren, klinische Symptome etc.) werden Fäzes **rektal** entnommen. Bei großen Tieren erfolgt dies mit Hilfe von Plastikhandschuhen, die – nach dem Umstülpen – gleich als Behälter dienen können. Bei kleinen Tieren wird am besten ein am Ende abgeflachtes Glasstäbchen (oder Thermometer etc.) verwendet; ggf. ist auch ein Einlauf möglich.

Sammelproben

Falls eine direkte Entnahme nicht durchführbar ist, werden vom Einzeltier **frisch abgesetzte** Fäzes verwendet. Hierbei ist darauf zu achten, daß die entnommenen Proben nicht durch

Kontakt mit dem Untergrund verunreinigt sind (bei Geflügel müssen intest. u. zäk. Fäzes unterschieden werden!). Um einen Überblick über die Gesamtausscheidung von Parasitenstadien (können zyklisch austreten !!) zu erhalten, werden die in 24 h produzierten Fäzes gesammelt und verrührt; danach erfolgt mit einem Holzspatel die Entnahme von Proben aus diesem Gemisch. Zur Berechnung von Parasitenzahlen müssen jedoch die jeweilige Probe und die gesamten Fäzes in frischem Zustand gewogen werden.

Bei in Gruppen gehaltenen Tieren (Weide, Stall) werden eine repräsentative Menge (was Anzahl und Verteilung im Gelände betrifft) von Proben verrührt und analysiert. Die Proben sollen möglichst frisch **oder** zumindest nach kurzer Aufbewahrung (im Kühlschrank!) untersucht werden.

1.1.1 Makroskopisches Verfahren

Bei spontan abgegangenen Parasiten oder nach Wurmkuren werden die gesamten Fäzes (evtl. auch die der folgenden Tage) mit Hilfe von physiologischer Kochsalzlösung (0,85% NaCl) durch ein Drahtsieb mit einer Maschenweite von maximal 1 mm gespült. Die makroskopisch sichtbaren Parasiten bleiben im Netz und können (evtl. mit Hilfe einer Lupe) näher bestimmt werden (s. S. 21).

Zur Artdiagnose adulter **Trematoden** und **Zestoden** muß der Bau und die Organisation innerer Organe herangezogen werden (s. S. 23, 32), die bei Trematoden (s. S. 22) gelegentlich, bei Zestoden (s. S. 32) nahezu immer im unfixierten-ungefärbten Zustand unsichtbar bleiben, während die äußeren Merkmale adulter Nematoden (s. S. 33) häufig bereits zur Bestimmung ausreichen.

Folgende Verfahren haben sich bei der Färbung von Trematoden und Zestoden bzw. «**Aufhellung**» von Nematoden als leicht durchführbar und besonders effektiv erwiesen:

A: Essigsäure-Karminfärbung nach Rausch

1. Trematoden und noch bewegliche Bandwurmproglottiden werden in kaltes Leitungswasser verbracht (3 min).
2. Fixierung und Färbung für 1–3 h in einem Gemisch (1 : 1) Essigsäure-Karminlösung und 70% Äthanol. Die Essigsäure-Karminlösung besteht zu gleichen Teilen aus Eisessig und Aqua dest. Diese Lösung wird mit Karmin gesättigt, für 30 min gekocht, abgekühlt und filtriert.
3. Die Differenzierung erfolgt in 1% Salzsäure in Äthanol, bis die Proben blaßrosa erscheinen.
4. Die Neutralisierung erfolgt für 2–3 h in Leitungswasser, bis die gewünschte Kontrastierungsstärke eingetreten ist.

B: Milchsäure-Karminfärbung nach Rukhadze und Blajin

1. Siehe oben.
2. Fixierung und Färbung 1–3 h in der Färbelösung, die wie folgt hergestellt wurde: 0,3 g Karmin werden in 100 ml Milchsäure gekocht, abgekühlt und filtriert. Hierzu werden 1 ml Eisenchlorid-Lösung (1% in H_2O) pipettiert.
3. Neutralisieren in Leitungswasser, bis der hellrote Ton in blauviolett umgeschlagen ist.
4. Differenzierung in 1% Salzsäure in Äthanol (s. o.).

Die Proben werden nach der Färbung zwischen zwei Objektträger in 70% Äthanol verbracht. Danach erfolgen die Entwässerung über Alkoholstufen, die Aufhellung (z. B. durch Xylol) und die Einbettung auf dem Objektträger in Eukitt®.

C: Aufhellung von Nematoden

1. Fixierung nach Bouin (s. S. 14), mit Glutaraldehyd (s. S. 15) oder Becker-Lösung (24% Methanol, 15% Formalin, 5% Eisessig, 10% Glyzerin und 46% Aqua dest.).
2. Entwässerung über Äthanol-Stufen, Überführung in 70%iges Äthanol und 5% Glyzerin.
3. Verdunsten des Alkohols.
4. Austreiben des Wassers im Paraffinschrank bei 50–60°C.
5. Untersuchung der in reinem Glyzerin aufgehellten Würmer.
6. Evtl. Dauereinschluß in Glyzerin durch Umranden des Deckglases mit Kitt o. ä..

1.1.2 Mikroskopische Verfahren

I. Klebebandverfahren (Analtupfverfahren)

Zum Nachweis von *Oxyuris*-Eiern, z. B. bei Pferden (s. S. 131) oder Affen (oder Bandwurmeiern bei Fleischfressern) ist es notwendig, die Analregion mit einem durchsichtigen Klebestreifen abzutupfen. Dieser Streifen wird mit seiner kontaminierten Seite auf einen Objektträger geklebt, mit einem Tropfen Xylol versehen und nachfolgend mit einem Deckglas bedeckt. Dieses Abtupfverfahren sollte bei negativen Befunden mehrfach an verschiedenen Tagen wiederholt werden, wobei darauf zu achten ist, daß der Analbereich nicht zuvor gewaschen wurde. Die Eier von Oxyuriden sind auf S. 132, die Adulten auf S. 244 dargestellt.

II. Frischpräparat

Eine Öse voll frischer, möglichst noch warmer Fäzes wird mit einem Tropfen physiologischer Kochsalzlösung (0,85% NaCl) auf einem Objektträger verrührt und bei mittlerer Vergrößerung (20iger Objektiv) durchmustert. Bewegliche Stadien treten dabei hervor (z. B. S. 43–46).

Durch Zugabe eines Tropfens Lugol'scher Lösung (s. S. 4; 1 B) und einer Wartezeit von 3–5 min lassen sich Protozoen und deren Zysten leichter differenzieren (Zytoplasma = hellbraun bis zitronengelb; Glykogenkörner, z. B. von Zysten, rot- bis mahagoni-braun; Kern- und Geißelstruktur gut differenzierbar durch Lichtbrechungseffekt). Mit Hilfe des Phasenkontrasts im Mikroskop läßt sich der Inhalt von Zysten, Eiern etc. leichter erkennen; die Diagnose wird dadurch eindeutiger.

III. Anreicherungsverfahren

Da die parasitären Stadien z. T. nur in sehr geringer Anzahl auftreten und zudem noch sehr klein sein können, empfiehlt es sich, **stets** ein (oder mehrere) Anreicherungsverfahren anzuwenden. Zudem sollten diese Verfahren an aufeinanderfolgenden Tagen wiederholt werden, da einige Parasiten nicht täglich auftreten oder zyklisch in den Fäzes erscheinen (z. B. *Trichuris*-Eier, u. a. S. 33).

A. Universelles Verfahren[1]

1) **M.I.F.C.** (Merthiolate-Iodine-Formaldehyde-Concentration)[2]
Dieses Verfahren hat den Vorteil, sowohl sämtliche Stadien der Protozoen als auch alle Wurmeier und Wurmlarven nachzuweisen.
Folgende Stammlösungen (**A**) und (**B**) werden benötigt (in brauner Flasche aufzubewahren):

(**A**) 250 ml Aqua dest.,
  200 ml Thimerosal, 1 : 1000 in Aqua dest. verdünnt[3],
  25 ml konz. Formalin (40%),
  5 ml Glyzerin.

(**B**) 5%ige Lugol'sche Lösung (nicht älter als drei Wochen!)
  7,5 g Jodkali in 18 ml Aqua dest. lösen, dann 5 g Jod darin auflösen und mit Aqua dest. auf 100 ml auffüllen.

Unmittelbar vor der Untersuchung werden 4 ml von (A) mit 1 ml von (B) gemischt. In dieser Lösung wird eine etwa erbsengroße Fäzesprobe verrührt und durch ein Gazefilter zur Entfernung grober Bestandteile gedrückt. In einem Zentrifugenröhrchen wird das Filtrat mit 7 ml kühlschrankkaltem Äther versetzt, kräftig durchgeschüttelt, für 1–2 min offen stehengelassen und anschließend für 5 min bei 500–1600 g zentrifugiert. Im Zentrifugenröhrchen entstehen auf diese Weise **vier** Zonen (**Abb. 1.1 A**):
1. eine überstehende Ätherschicht,
2. ein Detrituspfropf,
3. die M.I.F.-Schicht,
4. das Sediment mit den Parasitenstadien.

Nachdem der Detrituspfropf durch einen Draht von der Wand gelöst ist, werden die flüssigen Bereiche vorsichtig abgeschüttet und das Sediment auf einem Objektträger mikroskopisch untersucht. **Vorsicht!** Bei Äther besteht im «normalen» Kühlschrank **Explosionsgefahr.**

B. Spezialverfahren (Zur Darstellung einzelner Parasitengruppen)[4]

1) **Flotationsverfahren** (zum Nachweis von Kokzidien-Oozysten,[5] Bandwurmeiern (außer *Diphyllobothrium*) und Nematoden-Eiern).
Dieses Verfahren nutzt den Auftrieb der leichten Parasitenstadien in einer schweren Lösung.

---

[1] Da einige Parasitengruppen (z. B. veg. Stadien der Protozoen) – insbesondere bei geringer Anzahl – nur unbefriedigend nachgewiesen werden können, empfiehlt es sich aus Sicherheitsgründen, **zusätzlich** eines der Spezialverfahren einzusetzen.

[2] Das Originalrezept stammt von Blagg et al. (Am. J. trop. Med. Hyg., 4, 23–28, 1955). Es verwendet anstelle von Thimerosallösung Merthiolattinktur von ELI LILLY. In der Praxis hat sich bei uns die von Frau Dr. SAATHOFF (Bonn) übermittelte Modifikation bewährt.

[3] Thimerosal = Äthylmercurithiosalicylsäure-Na-Salz ($C_9H_9HgO_2SNa$)
  Fa. Schuchardt, München, Best. Nr. TH 060
  Fa. Serva, Heidelberg, Best. Nr. 77018

[4] Hier ist von Bedeutung, daß eine Mindestmenge von Fäzes untersucht wird. Diese liegt bei adulten Tieren doppelt so hoch wie bei juvenilen. So werden bei Rindern und Pferden etwa 30 g, bei kleinen Wiederkäuern und Schweinen etwa 20 g, bei Hund und Katze wie auch Nagern 5 g und bei anderen hier im Buch besprochenen Gruppen mindestens 1 g benötigt.

[5] Ausnahmen sind *Eimeria leuckarti*-Oozysten des Pferdes, die wegen ihrer dicken Schale zu Boden sinken (s. S. 118).

Als Flotationsmedium wird häufig eine Lösung aus Zinkchlorid und Salz verwendet, die folgende Zusammensetzung aufweist:
1. 800 ml H_2O
2. 220 g $ZnCl_2$
3. 310 g NaCl

Etwa 5 g Fäzes werden mit 100 ml Flotationsmedium verrührt und durch eine Drahtgaze mit einer Maschenweite von etwa 1 mm geseiht. Die Suspension wird danach für etwa 3–5 min bei 300 g zentrifugiert. Von der Oberfläche des Zentrifugats wird mit einer Drahtöse (**Abb. 1.1. B**), deren Durchmesser etwa 7 mm beträgt, ein Tropfen entnommen und mikroskopisch untersucht.

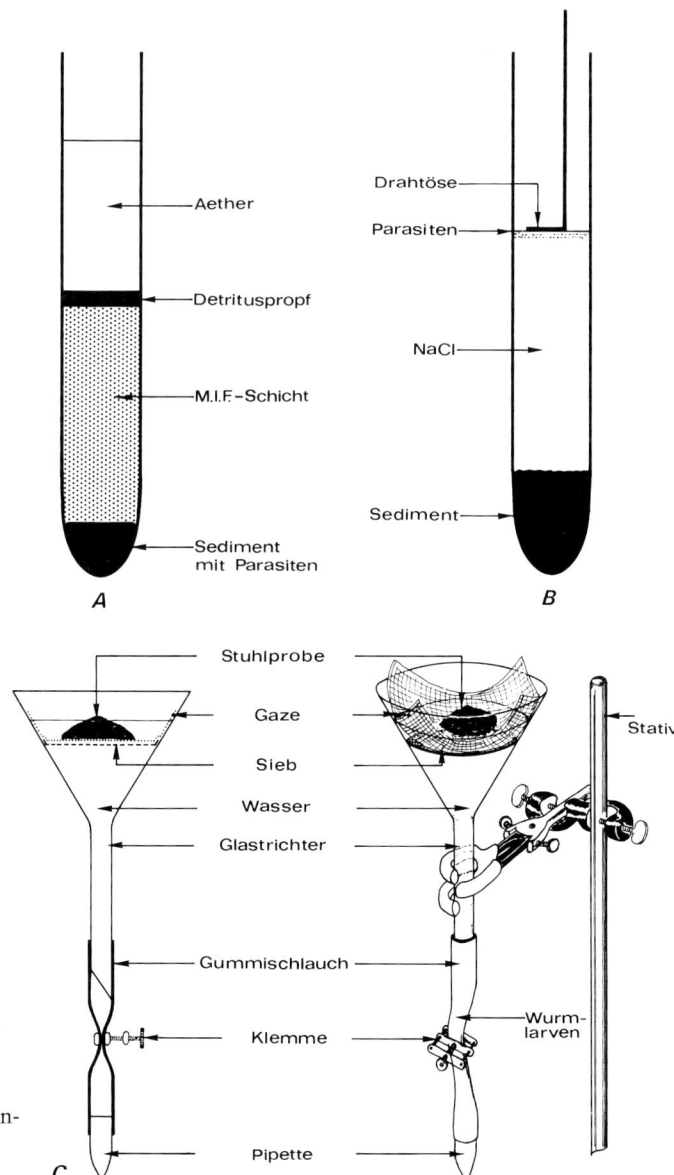

Abb. 1.1: Schematische Darstellung verschiedener Anreicherungsmethoden; Erläuterungen siehe Text.
A) Schichtung nach der M.I.F.-Methode (s. S. 4).
B) Schichtung nach der Flotationsmethode (s. S. 4).
C) Darstellung des «Baermann-Trichters» zur Larvenanreicherung (s. S. 6).

2) **Sedimentationsverfahren** (zum Nachweis von Eiern der Trematoden[6] und (selten) Wurmlarven)
Etwa 5–10 g Fäzes werden in einem Becherglas mit 100 ml physiologischer Kochsalzlösung (oder Wasser) durchmischt und danach mit einem Drahtsieb von groben Bestandteilen befreit. Die Suspension bleibt zum Absetzen für etwa ½ h stehen, bis sich ein Bodensatz bildet. Durch Dekantieren und Aufschütteln mit sauberer Flüssigkeit wird dieser Vorgang mehrmals wiederholt, bis der Überstand weitgehend klar bleibt und ein feiner Bodensatz entsteht. Dieser wird tropfenweise mikroskopisch untersucht.

Bei semiquantitativem Nachweis wird die Untersuchung auf *Fasciola*-Eier nach folgendem modifizierten Sedimentationsverfahren vorgenommen:
Die abgewogene Kotmenge (10 g) wird in wenig Wasser eingeweicht, nach ca. ein bis zwei Stunden mit etwa 30 ml Wasser versetzt und mit dem Ultra-Turrax® (Fa. Janke & Kunkel) bei 2000 U/min für 20–30 Sekunden homogenisiert. Grobe Kotbestandteile werden durch Sieben (Teesieb) entfernt, und das Homogenisat im Literglas wird wenigstens dreimal dekantiert. Das dann erhaltene Sediment wird nochmals gesiebt (Maschengröße 200 µm) und durchgewaschen, wobei sich eine Suspension von 10–15 ml ergibt, die in ein Zentrifugenröhrchen überführt wird. Nach dem Sedimentieren wird der Überstand mittels einer Luftstrahlpumpe auf 2 ml abgesaugt, durchgeschüttelt und 0,1 ml mit einer Tuberkulinspritze zur Untersuchung entnommen. Die gefundene Eizahl multipliziert mit 20 ergibt die Zahl der *Fasciola*-Eier pro 10 g Kot – unterste Nachweisgrenze: 2 Eier/g (EpG) Kot.

3) **Larvenanreicherung im sog. Baermann-Trichter**
Ein Glastrichter, der unten durch einen abklemmbaren Gummischlauch verschlossen ist, wird mit Drahtgaze ausgelegt und im unteren Bereich mit lauwarmem Wasser angefüllt (**Abb. 1.1 C**). Etwa 20 g frische Fäzes, die aus verschiedenen Stellen des Kotes gewonnen wurden, werden in eine doppelte Gazelage so in den Trichter verbracht, daß der untere Teil der Fäzes Kontakt zum Wasser hat. In den Fäzes befindliche Larven wandern zur Flüssigkeit hin und sinken in ihr schließlich bis zum abgeklemmten Bereich. Durch Lösen der Klemme nach frühestens 1 h (meist erst nach 6 h–15 h!) gelangen diese Larven mit einigen Tropfen Wasser in eine Petrischale und können mikroskopisch identifiziert werden.

4) **Fäzeskultur (zum Nachweis und zur Differenzierung von Wurmlarven)**
Nach der Methode von Harada und Mori wird folgendes Verfahren angewendet:
1. Ein Zentrifugenröhrchen/Reagenzglas wird mit etwa 3 ml Aqua dest. gefüllt.
2. Ein Streifen Filterpapier (ca. 1 × 12 cm) wird im mittleren Bereich mit einer 1–2 mm dicken Fäzesschicht bedeckt.
3. Der untere Rand des Filterpapiers wird in Kontakt mit dem Wasser gebracht, der obere mit dem Wattestopfen fixiert.
4. Inkubation für (7)–10 Tage bei 24–28 °C, wobei täglich kontrolliert werden muß, ob das Wasser noch an das Papier heranreicht.
5. Aus Eiern schlüpfende Larven bewegen sich zum Wasser hin und werden aus diesem mit einer Pipette zur mikroskopischen Artdiagnose entnommen.

Ist eine größere Kotmenge (10 g) verfügbar, ist Eckert's Methode vorzuziehen: Kot wird mit Sägemehl o. a. gut in einem (z. B. Marmeladen-)Glas durchgemischt; ein mechanisches Rührwerk ist zu bevorzugen. Das Glas wird mit einer Petrischale abgedeckt, im Brutschrank (± 24–28 °C) für 10–12 Tage belassen, täglich für 30 min belüftet und bei Bedarf mit einer Blumendusche angefeuchtet. Dann wird das Kot-Sägemehl-Gemisch festgestampft, das Glas

---

[6] Dieses Verfahren ist zum Nachweis von kleinen Trematodeneiern (z. B. *Dicrocoelium dendriticum*, s. S. 204) wegen ihrer langsamen Sinkgeschwindigkeit unbefriedigend, wohl aber für Oozysten von *E. leuckarti* geeignet.

mit Wasser aufgefüllt, mit einer Petrischale abgedeckt und umgestülpt. Nach ca. 12 h können mit einer Pipette die entwickelten Larven im Rand zwischen Glas und Petrischale in etwas Wasser abgesogen und dann mit dem Mikroskop untersucht werden.

Eine weitere Fäzeskultur arbeitet wie folgt:
In einer Petrischale werden auf einem Filterpapier, das stets feucht zu halten ist, etwa 20 g Fäzes aufgetragen. Diese wurden zuvor mit Sphagnum (oder Holzkohle) gut durchmischt. Die geschlossene Petrischale wird in einem Brutschrank bei etwa 27 °C für 7–10 Tage (abhängig vom Embryonieren der Eier) inkubiert. Anschließend wird das Gemisch zur Larvengewinnung in den Baermann-Trichter verbracht (s. o.).

5) **Kultur zum Nachweis von Amöben**
Entamoeba histolytica und andere Amöben lassen sich auf verschiedenen Nährböden aus Stuhlproben züchten und somit nachweisen. Das Verfahren von Dobell und Laidlaw hat sich als leicht durchführbar erwiesen:
1. Herstellung des festen Bestandteiles des Nährbodens:
   In Röhrchen gefülltes, steriles Pferdeserum wird in schräger Lage bei 80 °C in 1 h zur Erstarrung gebracht.
2. Flüssige Komponente des Nährbodens:
   Diese besteht aus einer Eiweiß-Ringer-Lösung: Das Eiweiß eines Hühnereies wird steril entnommen und mit 500 ml einer sterilen Ringer-Lösung[7] von pH 7,4–7,5 völlig durchmischt. Die Lösung wird mit Penicillin[8], Streptomycin[9] und Amphotericin[10] zur Eindämmung von Bakterien und Pilzen versetzt und in das Röhrchen mit dem festen Anteil des Nährbodens eingefüllt, so daß dieser um ⅓ seiner Höhe überschichtet ist. Der Nährlösung wird im weiteren noch trockene, sterile Reisstärke (kleine Spatelspitze) zugesetzt.
3. Inkubation:
   Die Nährlösung wird mit einer Schleimflocke oder Teilen von amöbenverdächtigem Fäzes beimpft und mit einem Wattebausch verschlossen. Die Kulturen von homöothermen Tieren (Hund, Katze, Affe etc.) werden bei 37 °C (für *Entamoeba histolytica*), die von poikilothermen (z. B. Reptilien) bei Zimmertemperatur (20–22 °C für *E. invadens*) inkubiert. In diesen Kulturen befindliche Amöben vermehren sich und können nach etwa 2 Tagen von der tiefsten Stelle des Nährbodens mit der Pipette entnommen werden, um in frische Kulturgefäße zur Weiterzucht verbracht zu werden oder um zur mikroskopischen Diagnose Verwendung zu finden.

6) **Kultur von** *Balantidium coli* **und** *Entamoeba invadens*
Etwas Fäzes (1–2 g) bzw. Schleimhautproben werden in ein Röhrchen (10 ml Inhalt) verbracht, das ein Medium aus 1 Teil Pferde-(Schweine)serum und 9 Teilen Ringerlösung (s. S. 7) enthält sowie mit einer Spatelspitze (0,2–0,5 g) Reisstärke versetzt ist. Die Inkubation erfolgt bei 37 °C bzw. 22 °C (bei *E. invadens*). Die Balantidien bzw. Amöben finden sich nach 3–5 Tagen in größerer Anzahl am Boden des Röhrchens.

7) **Kultur von** *Giardia*-**Arten**
Die Kulturverfahren zum Nachweis von *Giardia*-Stadien sind aufwendig und eignen sich nur wenig für die tägliche Praxis. Details wurden von Jensen (1983)[11] zusammengestellt.

---

[7] Ringer-Lösung: 1 l Aqua dest., 7,54 g NaCl, 0,27 g $CaCl_2$, 0,22 g KCl, 0,18 g $NaHCO_3$, pH 7,4–7,5 einstellen.
[8] 5000–10 000 E/100 ml
[9] 5000–10 000 µg/100 ml
[10] 250 µg/100 ml
[11] Jensen, J. B. (Ed.) (1983): In Vitro Cultivation of Protozoan Parasites. CRC Press, Boca Raton, USA.

IV. Färbetechniken zur Differenzierung von Protozoen

Die Differenzierung von Protozoen – speziell Amöben – erfordert die exakte Darstellung morphologischer und struktureller Details. Einwandfreie Färbungen gelingen nur unter Beachtung folgender Punkte: Frisches Kotprobenmaterial, ausreichende Fixierung und Vermeidung des Austrocknens des Ausstrichs während des Färbevorganges sowie völlige Entwässerung des Präparates vor der Einbettung.

A. Hämatoxylin-Färbung nach Heidenhain

a. Benötigte Reagenzien:
1. Alkohol-Sublimat-Lösung zur Fixierung
   (Schaudinn's Reagenz): 10 ml Äthanol (96%) + 20 ml gesättigte wäßrige Sublimatlösung (8 g $HgCl_2$ in 100 ml heißem Aqua dest. lösen) + 70 ml Aqua dest. + 1 ml Eisessig.
2. Jod-Alkohol
   10 ml Lugol'sche Lösung (s. S. 4) + 90 ml 70%igem Alkohol.
3. Eisenalaunlösung
   Aus der 10%igen Stammlösung (10 g $NH_4Fe(SO_4)_2 \times 12\,H_2O$ ohne Erwärmen in 100 ml Aqua dest. lösen) wird eine 2%ige Gebrauchslösung durch Verdünnen mit Aqua dest. hergestellt.
4. Hämatoxylin-Farblösung
   0,5 g Hämatoxylin-Kristalle in 10 ml 96%igem Äthanol lösen, 90 ml Aqua dest. und 0,1 g Na-Jodat ($NaJO_3$) zufügen.

b. Durchführung (in der Färbeküvette):   Zeit
1. Kotprobe dünn über die gesamte Länge des Objektträgers ausstreichen und noch feucht in Schaudinn's Reagenz fixieren .... 15 min
2. Jod-Alkohol.. 2 min
3. 70%iger Alkohol (Entfernung überschüssigen Jods, der Alkohol darf danach nicht mehr verwendet werden)........................... 2 min
4. In Aqua dest. spülen.. 2 min
5. 2%ige Eisenalaunlösung .... 30 min
6. In Aqua dest. spülen.. 2 min
7. Dreimal unter fließendem Leitungswasser und einmal in Aqua dest. nachspülen
8. Hämatoxylin-Farblösung (kann anschließend für weitere Färbungen verwendet werden).. 30 min
9. In Aqua dest. spülen
10. Differenzierung in 2%iger Eisenalaunlösung:
    a) Die Küvette nur zu ¼ der Ausstrichhöhe auffüllen .... 1–2 min
    b) bis zur Hälfte der Ausstrichhöhe auffüllen .... 1–2 min
    c) bis zu ¾ der Ausstrichhöhe auffüllen .... 1–2 min
    d) Küvette ganz auffüllen .... 1–2 min
11. In Aqua dest. spülen
12. Unter langsam fließendem Leitungswasser spülen .... 15 min
13. In Aqua dest. spülen
14. 70%iger Alkohol .... 5 min
15. 96%iger Alkohol .... 5 min
16. Isopropanol... 5 min
17. Xylol... 5 min
18. Xylol... 5 min
19. Noch feuchte Objektträger mit Caedax® oder Eukitt® und Deckglas abdecken.

Zellkern, Zytoplasma und Zellstrukturen werden in grauen bis schwarzen Farbtönen dargestellt; besonders klar erkennbar wird die Chromatinstruktur der Zellkerne. Chromidialkörper und phagozytierte Erythrozyten werden intensiv dunkel angefärbt.

B. Trichromfärbung nach Wheatley

Die Trichrom-Farblösung ersetzt bei dieser Färbemethode das Hämatoxylin, die Färbetechnik entspricht im wesentlichen der Hämatoxylinfärbung.

a. Benötigte Reagenzien:
   Trichrom-Farblösung:

Chromotrop 2 R	0,6 g
Lichtgrün SF	0,15 g
Fast Green FCF	0,15 g
Phosphorwolframsäure	0,7 g

Die Farbstoffe werden in 1 ml Eisessig leicht geschüttelt und 15–30 min bei Zimmertemperatur stehengelassen. Nach Zugabe von 100 ml Aqua dest. unter Rühren lösen und filtrieren.

b. Durchführung (in der Färbeküvette)   Zeit
1. Fixierung der Stuhlprobe wie bei der Hämatoxylinfärbung
2. Jod-Alkohol. . . . . 10 min
3. 70%iger Alkohol . . . . 3 min
4. 70%iger Alkohol . . . . 3 min
5. Trichrom-Farblösung . . . . 6–8 min
6. 90%iger Alkohol, Zusatz von einem Tropfen Eisessig je 10 ml . . . . 10–20 min
7. 96%iger Alkohol . . . . 5 min
8. Phenol-Xylol (10 g Phenol + 100 ml Xylol) . . . . 5–10 min
9. Xylol . . . . 10 min
10. Abdecken mit Einschlußmittel[12] und Deckglas

Zellkerne erscheinen leuchtend rubinrot, während Zytoplasma und Zysten blaugrün und der Untergrund blaßgrün angefärbt werden.

V. Postmortale Untersuchungen

Nach dem Tod der Tiere können der Darminhalt und/oder Schleimhautschabsel mit physiologischer Kochsalzlösung ausgespült und fein gesiebt werden. Das zentrifugierte Sediment kann dann nach einer der Anreicherungsmethoden (s. o.) untersucht werden. Die Verdauungsmethode von Herlich[13] dient dem Nachweis von Larvenstadien in der Schleimhaut. Larven werden allerdings hierbei abgetötet. Zerkleinerte Schleimhautproben (ca. 250 g/l Medium) werden bei 37 °C über Nacht in einer Pepsin/HCl-Lösung inkubiert (letztere besteht aus 10 g Pepsin, 8,5 g NaCl, 16 ml HCl (konz.) ad 1000 ml H_2O). Die Probe wird nach dem Rühren sedimentiert und zwei- bis dreimal mit physiologischer Lösung gewaschen.

Schonender ist die Methode von Williams[14], bei der tote von lebenden Larven differenziert werden können: Labmagen und Darm werden in warmem Wasser von 37 °C für 5 h im

---

[12] Siehe Hämatoxylin-Färbung S. 8.
[13] Herlich, H. (1956): A digestion method for post-mortem recovery of nematodes from ruminants. Proc. Helminthol. Soc. Wash. 23: 102–103.
[14] Williams, J. et al. (1979): Activity of fenbendazole against inhibited early fourth-stage larvae of *Ostertagia ostertagi*. Am. J. Vet. Res. 40: 1087–1090.

Brutschrank belassen und anschließend die Schleimhäute mit genoppten Gummihandschuhen kräftig abgerieben. Die Waschflüssigkeit wird durch ein Sieb von 50 µm Maschenweite geseiht; die Untersuchung der gesamten Flüssigkeit oder Teile davon wird unter dem Stereomikroskop vorgenommen (i. e. Differenzierung der Larven).

1.2 Untersuchung des Blutes

1.2.1 Frischpräparat (zur Beobachtung beweglicher Parasiten)

Ein Tropfen Blut, das mit Heparin[15], EDTA[16] oder Natrium-Zitrat[17] als Antikoagulans versetzt wurde, wird vorsichtig mit einem Deckglas bedeckt und mit dem Mikroskop (16 ×, 40 × Objektiv) im Phasenkontrast (!) untersucht. Zum Größenvergleich dienen Erythrozyten, deren Durchmesser etwa 7–8 µm beträgt.
Parasiten . . . . Seite 54, 100, 138, 183 etc.

1.2.2 Ausstrich

Ein kleiner (!) Blutstropfen wird mit einem Deckglas (Objektträger) auf einem sauberen Objektträger ausgezogen und an der Luft getrocknet (**Abb. 1.2**). Danach erfolgt:
a) Fixierung des luftgetrockneten Ausstrichs für ca. 3 min mit absolutem Methanol,
b) Trocknen des Ausstrichs an der Luft,
c) Färbung nach Giemsa[18] für 30 min,
d) Abspülen der Färbelösung mit Puffer bzw. Wasser aus der Spritzflasche,
e) Eindecken des trockenen Ausstrichs mit Eukitt[20] oder anderen Einbettungsmitteln.
Parasiten . . . . Seite 54, 100, 138, 183 etc.

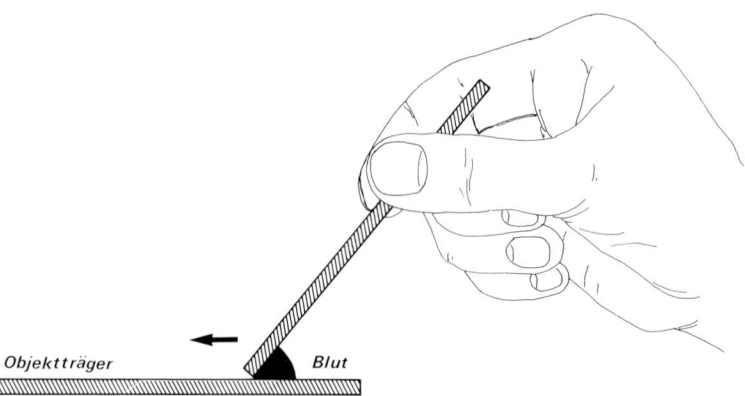

Abb. 1.2: Schem. Darstellung der Ausstrichrichtung bei der Anfertigung eines möglichst dünnen Blutausstrichs (das Deckglas bzw. der Objektträger sollten noch flacher gehalten werden).

1.2.3 Dicker Tropfen (bei geringem Parasitenbefall)

Ein Blutstropfen wird auf einem entfetteten Objektträger auf etwa 1,5 cm Durchmesser mit einer Nadel verrührt, um Koagulation zu verhindern und das Fibrin zu entfernen. Nach der Lufttrocknung wird der Objektträger (**ohne Fixierung!**) in Wasser gelegt, bis die rote Farbe völlig[21] verschwunden ist. (Die Wässerung bewirkt Hämolyse der Erythrozyten, was zur besseren Sichtbarmachung der Parasiten dient.) Hiernach wird der sog. dicke Tropfen nach Giemsa[18] (wiederum **ohne** Fixierung!) oder mit Alaunhämatoxylin nach Hansen[19] (vorher in Äther-Äthanol (1:1) für 5 min. fixieren) gefärbt und nach dem Trocknen eingedeckt.[20]
Parasiten . . . . Seite 183 etc.

1.2.4 Anreicherungsverfahren (für Wurmlarven)

Einige Milliliter Venenblut werden mit der 5–6fachen Menge einer Lösung verrührt, die aus 95 ml 5%igem Formalin, 5 ml Eisessig und 2 ml gesättigter, alkoholischer Gentianaviolettlösung besteht. Nach dem Zentrifugieren enthält das Sediment neben den Leukozyten (die Erythrozyten sind lysiert!) die gefärbten Parasiten.
Parasiten . . . . Seite 57, 101, 190.

1.2.5 Anreicherungsverfahren (für Trypanosomen)

0,4–5 ml Venenblut werden mit gleicher Menge einer Na-Zitrat-Lösung[17] versetzt und bei 150 g für 10 min zentrifugiert. Das Pellet wird verworfen, während der Überstand bei 900 g für 10 min zentrifugiert wird. Bei positivem Befund enthält das Sediment bewegliche Trypanosomen (s. S. 183), die lebend beobachtet oder nach Giemsa fixiert und gefärbt werden können.
Parasiten . . . . Seite 183

---

[15] 0,1 ml Heparin (100 units/ml) für 5–10 ml Blut.
[16] 0,1 ml K_3-EDTA (0,38 M/l) für 10 ml Blut.
[17] **Zitrat-Antikoagulanz:** 7,3 g Zitronensäure; 22 g Na-Zitrat; 24,5 g Glukose; auf 1 l Aqua bidest.; 15 ml des Antikoagulanz reichen für 100 ml Vollblut.
[18] **Färbelösung nach Giemsa:** 0,3 ml Stammlösung (Azur-Eosin-Methylenblaulösung; Merck-Art-Nr.: 9204) auf 10 ml Weise-Puffer (pH 7,2). Weise-Puffer: 0,49 g KH_2PO_4; 1,14 g Na_2HPO_4; auf 1 l Aqua bidest.
[19] **Alaunhämatoxilin-Färbung** (Hansen): Färbelösung:
A. 1 g Hämatoxylin in 10 ml absolutem Alkohol lösen.
B. 20 g Kalialaun in 200 ml warmem Aqua bidest. lösen und danach filtern.
C. 1 g Kaliumpermanganat in 16 ml Aqua bidest. lösen.
Nach 1 Tag Wartezeit wird A + B gemischt und unter Umrühren dieser Lösung exakt 3 ml der Lösung C zugesetzt. Die neue Lösung wird max. 1 min zum Sieden gebracht, danach rasch abgekühlt und filtriert.
Färbezeit: etwa 10 min (Intensität prüfen!)
Differenzieren: mit 1:500 verdünnter Salzsäure für einige Sekunden; Abspülen in H_2O und für 5–15 min zum Alkalisieren (Nachbläuen) in fließendes Wasser einlegen (Methode nach Romeis, 1968).[23]
[20] **Eukitteinbettung:** Ein Tropfen Eukitt® wird auf dem trockenen Ausstrich vorsichtig mit einem Deckglas bedeckt (Schnitte müssen erst in Xylol überführt bzw. überschichtet werden!)

1.2.6 Mikrohämatokrit-Technik (modifiziert nach Woo)[21]

Das zu untersuchende Blut wird in Mikro-Hämatokrit-Kapillaren (ca. 35 µl) aufgezogen und mit Hämatokrit-Versiegelungswachs verschlossen. Nach der Zentrifugation (10 min bei 500 g) befinden sich die Trypanosomen in der Grenzschicht zwischen Erythrozyten und überstehendem Plasma. Mit einer Ampullenfeile wird die Kapillare ca. 2 mm oberhalb der Grenzschicht angesägt und dann abgebrochen. Der Plasmaüberstand oberhalb der Erythrozytenschicht wird auf einen Objektträger verbracht, mit einem Deckglas abgedeckt und mit dem 40iger Objektiv mikroskopiert. Die Mikrohämatokrit-Technik ermöglicht eine 5–6 fache Anreicherung der Trypanosomen (s. S. 183).

1.3 Untersuchung des Speichels

1. Sedimentation
Bei Verfärbung des Sputums infolge Blutbeimengungen (auch in Spuren!) sollen eventuelle Infektionen mit Parasiten in Erwägung gezogen werden; dies gilt insbesondere auch im Falle einer nicht abgeklärten Eosinophilie oder Pneumonie. Zur Untersuchung des Sputums wird der gewonnenen Menge etwa das Dreifache an physiologischer Kochsalzlösung zugesetzt. Nach guter Durchmischung erfolgt die vollständige Sedimentierung durch Zentrifugation (ca. 1600 g). Das Sediment wird danach als Frischpräparat untersucht, um bewegliche Wurmlarven unmittelbar zu erkennen, oder als Ausstrich nach Giemsa (s. S. 11) gefärbt. Mit diesem Verfahren können zudem zahlreiche apathogene (und daher hier nicht aufgeführte) Protozoen nachgewiesen werden.

2. Verfahren zur Darstellung von *Echinococcus*-Haken
Sputum wird mit 2 Teilen starker Salzsäure durchmischt und für 5 min gekocht und hiernach für 5 min bei etwa 700 g sedimentiert; das Sediment enthält die Haken (s. S. 207).
Parasitenstadien im Speichel . . . . Seite 59

1.4 Untersuchung der Lymphe

Der ausgewählte (geschwollene) Lymphknoten wird mit Daumen und Zeigefinger fixiert und mit einer sterilen, nicht zu dünnen Kanüle unter Lokalanästhesie punktiert. Durch leichten, massierenden Druck auf den Lymphknoten wird Zellmaterial und Lymphe in die Kanüle gepreßt. Nach einigen Sekunden zieht der Untersucher die Kanüle wieder ab. Das gewonnene Punktat wird je zur Hälfte als

1. **Vitalpräparat** (bewegliche Parasiten – z. B. Toxoplasmen, Trypanosomen und Wurmlarven – werden sichtbar) und als
2. **Angefärbter Ausstrich** bzw. gefärbtes Tupfpräparat (s. S. 13) untersucht (hier werden intrazelluläre Erreger, z. B. Piroplasmen sichtbar).

Parasitenstadien im Lymphsystem . . . . Seite 49, 66, 212 etc.

---

[21] Woo, P. T. K. (1969): The haematocrit centrifuge for the detection of trypanosomes in blood. Canad. J. Zool. 47, 921–923.
Bezugsquellen der Materialien
Fa. R. Brand GmbH, Postfach 310, D–6980 Wertheim/M-Glashütte (Mikrohämatokrit-Kapillaren, Bestellnr. 74 93 16
Hämatokrit-Versiegelungswachs, Bestellnr. 74 95 00).

1.5 Untersuchung des Urins

Durchmischte Harnproben werden bei mittlerer Geschwindigkeit (ca. 650–1500 g) zentrifugiert. Das Sediment wird frisch auf den Objektträger verbracht und ungefärbt mit dem Lichtmikroskop (möglichst im Phasenkontrast) bei schwacher Vergrößerung (16 × Objektiv) untersucht.
Parasitenstadien im Urin . . . . Seite 64, 181

1.6 Untersuchung der Schleimhäute

Von verdächtigen Schleimhautpartien und/oder Exsudaten werden Abstriche für Ausstrichpräparate angefertigt, mit Methanol fixiert und nach Giemsa (s. S. 10, 11) gefärbt. Im Vitalpräparat sind die Parasiten durch ihre typischen Bewegungen zu erkennen. Zum Nachweis von Trichomonaden werden zudem Kulturen angelegt. Es eignen sich mehrere Medien.[22] Häufig findet jedoch das «Beef-Extract-Glucose-Peptone-Serum-Medium» (BGPSM) Verwendung:
In 1 l Aqua dest. werden 3 g Beef-Extract (Difco), 1 g Glukose, 10 g Bacto-Pepton, 1 g NaCl und 1 g Agar aufgekocht und auf den pH von 7,4 eingestellt. Nach dem Sterilisieren werden 20 ml inaktiviertes (50 °C, 30 min) Rinderserum eingerührt. Je 10 ml Serum werden kurz vor der Beimpfung (Schleimproben der Vagina oder Präputialflüssigkeit s. S. 181) in Kulturröhrchen abgefüllt und mit 1000–2000 I. E. Penicillin und 10 mg Streptomycin versetzt. Nach 3–5-tägiger Inkubation (bei 39 °C) lassen sich die Trichomonaden (s. S. 181) mit der Pipette vom Grunde der Röhrchen entnehmen und im Mikroskop (durch ihre Bewegungen oder nach Giemsa-Färbung, s. S. 10, 11) nachweisen.
Parasitenstadien der Schleimhäute . . . . Seite 181

1.7. Untersuchung der Gewebe

1.7.1 Makroskopisches Verfahren

Bei der Schlachtung bzw. Sektion werden die Organe zunächst einer äußerlichen Inspektion unterzogen, wobei zahlreiche Parasitenstadien (z. B. Zystizerken, s. S. 108) unmittelbar beobachtet werden können. Das Eröffnen der jeweiligen Körperhöhlen (Darm, Lunge, Gefäße, Gallengänge etc.) legt dann die dort befindlichen Parasiten frei.

1.7.2 Mikroskopische Verfahren

I. **Organtupfpräparate** (zum Nachweis mikroskopisch kleiner Stadien)

Entnommene Proben werden (nach dem Abtupfen der Schnittkante auf Fließpapier) mehrfach fest auf einen gesäuberten Objektträger gedrückt. Nachdem ausgetretene Organflüssig-

---

[22] Im Handel sind eine Reihe von gebrauchsfertigen Medien, z. B. **TRICHOMONAS**-MEDIUM® der Fa. BAG, D–6302 Lich/Hessen oder **TRICHO**-Nährboden® der Temmler-Werke, D–3550 Marburg/Lahn.

keit sowie die darin enthaltenen Zellen luftgetrocknet sind, wird der Ausstrich für 3–5 min in absolutem Methanol fixiert und anschließend nach Giemsa (s. S. 10) gefärbt.

II. Quetschpräparate (zum Nachweis von z. B. Trichinen)

Hierbei sind dem Schwein aus beiden Zwerchfellpfeilern (am Übergang vom sehnigen zum muskulösen Bereich) haselnußgroße Proben zu entnehmen. Diese werden in je 7 spindelförmige Stückchen zerschnitten und zwischen den Glasplatten des «Kompressoriums» gequetscht und im Mikroskop bei 20–40-facher Vergrößerung auf Trichinenlarven (s. S. 110) durchmustert. Dabei können auch *Sarcocystis*-Zysten (s. S. 106, 191) nachgewiesen werden.

III. Verdauungsmethode zum Trichinennachweis

Bei dieser Methode muß jedem Tier eine mindestens 20 g schwere Probe aus dem Zwerchfellpfeiler entnommen werden. 10 g werden für evtl. Nachuntersuchungen aufbewahrt, während der andere Probenteil im Fleischwolf fein zermahlen wird. Diese Probe wird in ein Verdauungsmedium im Verhältnis 1 : 30 eingefüllt und bei 39 °C (unter ständigem Rühren) für 4 h inkubiert. Das Verdauungsmedium enthält folgende Komponenten:
– 10 g Pepsin mit 1200 I.E./g,
– 5 ml HCl (37%),
– ad 1000 ml Aqua bidest.
Nach der Inkubation wird zentrifugiert und der Bodensatz mikroskopisch analysiert.

IV. Verdauungsmethode zum Nachweis von *Sarcocystis*- und *Toxoplasma*-Gewebezysten (s. S. 105, 191)

10 g einer zermahlenen Muskelprobe werden für 1 h in einem Liter Verdauungsmedium (unter ständigem Rühren) bei Zimmertemperatur inkubiert. Das Medium besteht aus: 0,25 % Trypsin (1 : 250; z. B. Difco) in PBS Lösung (oder andere physiologische Lösung).

Nach dem Rühren wird die Flüssigkeit durch Siebe mit 600 µm, 90 µm, 45 µm oder 20 µm Maschenweite geschickt. Das Zentrifugat enthält die beweglichen Zystenmerozoiten, wobei sich die Sarkosporidien (s. S. 106) deutlich von den Toxoplasmen (s. S. 105) unterscheiden. Die lebenden Zystenmerozoiten können danach in Zellkulturen verbracht werden.

V. Histologische Präparate

Proben der verschiedenen Organe werden frisch als «Blöcke» fixiert. Für lichtmikroskopische Untersuchungen haben sich zwei Fixierungen bewährt:
a) Fixierung nach BOUIN-DUBOSQ-BRASIL für 2–24 h. Die Lösung besteht aus 150 ml Alkohol (80%), 1 g Pikrinsäure, 60 ml Formol (40%) sowie 15 ml Eisessig.
   Nach der Fixierung werden die Proben gleich in 90%igen Alkohol überführt.
b) Fixierung nach HEIDENHAIN (Susa) für 1–24 h. Die Lösung besteht aus folgenden Teilen:
   A) 45 g Sublimat, 5 g NaCl, 700 ml Aqua dest.
   B) 20 g Trichloressigsäure, 100 ml Aqua dest.
   Unmittelbar vor Gebrauch werden 70 ml der Lösung A mit 10 ml der Lösung B gemischt und 20 ml Formol (40%) sowie 4 ml Eisessig zugesetzt. Nach der Fixierung werden die Proben sofort in 90% Alkohol überführt.

Für die elektronenmikroskopische Untersuchung von Probenteilen hat sich folgendes Fixativ bewährt:

5% Glutaraldehyd in 0,1 M Na-Cacodylatpuffer (pH 7,2–7,4) für mindestens 2 h bei 4 °C. Proben können in diesem Fixierer auch länger lagern (z. B. beim Versand der Proben an Speziallaboratorien).

Nach üblicher Entwässerung der Proben werden die für die Lichtmikroskopie fixierten Proben in Paraffin, die anderen nach Standartmethoden in Kunststoff (z. B. Araldit®, Epon®) eingebettet. Für Paraffinschnitte sind zwei Färbungen[23] besonders gut geeignet:
a) Hämatoxylin-Eosin (HE) Färbung[24]
b) PAS-AO-Färbung[25]
Beide Färbungen bieten gute Übersichten und signifikante Anfärbungen der Parasiten im Gewebe.

---

[23] Romeis, B. (1968): Mikroskopische Technik, Oldenburg Verlag München (16. Aufl.).

[24] **Hämatoxylin-Eosin-Färbung (HE)**
Paraffinschnitte werden in folgenden Schritten entparaffiniert und gefärbt:
1. Xylol . . . . 10 min
2. Xylol . . . . 5 min
3. Xylol . . . . 5 min
4. 100% Alkohol . . . . 10 min
5. 96% Alkohol . . . . 5 min
6. 70% Alkohol . . . . 5 min
7. Aqua dest. . . . . 5 min
8. Hämatoxylin (nach Mayer) . . . . 4–6 min
   kontrollieren!!! (9 min)
9. Fließendes Leitungswasser . . . . 10 min
10. 0,1% wäßrige Eosinlösung . . . . 3–5 min
    (falls Gewebe Farbe nicht annimmt, 1 Tropfen 100% Essigsäure dazugeben)
11. Mit fließendem Leitungswasser überschüssiges Eosin auswaschen . . . . 5 min
12. Aqua dest. . . . . 5 min
13. 70% Alkohol . . . . 5 min
14. 96% Alkohol . . . . 5 min
15. 100% Alkohol (Isopropanol) . . . . 10 min
16. Xylol . . . . 5 min
17. Xylol . . . . 5 min
18. Xylol . . . . 10 min
19. Einbettung mit Caedax, Malinol, Eukitt, Entellan etc.
Hämatoxilin: Rezept nach Mayer (s. S. 8)

[25] **PAS-Färbung** (PAS-positive Substanzen erscheinen rosa bis violett)
Paraffinschnitte werden wie folgt behandelt:
1. Xylol . . . . 10 min
2. Xylol . . . . 5 min
3. Xylol . . . . 5 min
4. 100% Alkohol . . . . 10 min
5. 96% Alkohol . . . . 5 min
6. 70% Alkohol . . . . 5 min
7. Aqua dest. . . . . 5 min
8. 0,5% wässrige Perjodsäure (Zimmertemperatur) . . . . 5 min
9. Aqua dest. . . . . spülen
10. Fuchsinschwefelige Säure (Schiff'-sches Reagenz; Zimmertemperatur) . . . . 15 min

Fortsetzung S. 16

VI. Totalpräparate von Parasiten

Total oder in Bruchstücken entnommene Parasiten werden mit einer Stereolupe untersucht. Sind die Parasiten oder verdächtigen Teile entsprechend klein, können sie auch nach kurzer Fixierung (Glutaraldehyd, Formol, Alkohol etc.) auf einem Objektträger in PVL (Poly-venyl-lactophenol mit 70% Äthanol mischbar!) als totales Dauerpräparat untersucht werden (eignet sich auch zum Versand). Zur Untersuchung innerhalb kurzer Zeit lassen sich Helminthen in kühler physiologischer NaCl-Lösung aufbewahren, ohne daß die für die Diagnose wichtigen Strukturen Schaden nehmen.

1.8 Untersuchung auf Ektoparasiten

Ektoparasiten haben häufig eine Körpergröße, die ein **makroskopisches Erkennen** erlaubt. Die Artdiagnose kann aber dennoch meist nur mikroskopisch oder mit Hilfe einer Lupe erfolgen. Daher ist es notwendig, sie nach dem Fangen und **Abtöten** (mit Äther[26], Essigäther, Chloroform) möglichst frisch (= unfixiert) zu untersuchen, da sonst wichtige Merkmale (z. B. Borsten verkleben) verlorengehen oder Farben (Muster) ausbleichen.

Zur **Feuchtkonservierung** findet 70% Äthylalkohol, dem 2–5% Glyzerin (Tiere bleiben geschmeidig) zugesetzt werden, Verwendung; dabei sollen die Gefäße (z. B. Schnappdeckelgläser) möglichst dicht verschlossen bleiben.

Bei der Untersuchung von Hautgeschabsel auf Räudemilben wird das Material in 10%ige KOH-Lauge für etwa 2 h bei Zimmertemperatur eingelegt. Hierdurch mazerieren die verhornten Teile, und die Milben (s. S. 72, 213) können mit Hilfe des Mikroskops aufgefunden werden.

Während bei vorstehender Methode nur ein allgemeiner Milbennachweis geführt werden kann, ist nach folgendem Untersuchungsgang die Gewinnung **lebender Milben** möglich: Entnommene Hautgeschabsel werden in ein mittelgroßes Uhrgläschen gegeben und mit

---

Fortsetzung von S. 15

11. SO_2-Wasser	2 min
12. SO_2-Wasser	2 min
13. SO_2-Wasser	2 min
14. Leitungswasser	5 min
15. 70% Alkohol	5 min
16. 96% Alkohol	5 min
17. 100% Alkohol	5 min
18. Xylol	10 min
19. Xylol	5 min
20. Einbetten mit Caedax, Malinol, Eukitt, Entellan etc.	

Fuchsinschwefelige Säure: 0,5 g Pararosanilin acridinfrei werden in 15 ml n-HCl unter Schütteln vollständig aufgelöst. Zusatz einer Lösung von 0,5 g Kaliumpyrosulfit ($K_2S_2O_5$) in 85 ml Aqua dest. Die klare, kräftig-rote Lösung entfärbt sich allmählich und wird dabei blaß-gelblich. 24 h nach dem Ansetzen wird sie mit 300 mg Aktivkohle (pulv.) 2 min geschüttelt und dann filtriert. Das nun völlig farblose Filtrat ist sofort gebrauchsfertig. Kühl und dunkel aufbewahren. Zersetzung der Lösung durch Rötung erkennbar. SO_2-Wasser: 200 ml Leitungswasser mit 10 ml einer 10%igen Lösung von Kalium- oder Natriumpyrosulfit und 10 ml n-Salzsäure vermischen (immer vor Gebrauch frisch herstellen).

[26] Achtung: Äther etc. entfärbt!

warmen Wasser (37–40 °C) aufgefüllt. Das Glas mit Hautgeschabsel und Wasser wird in einem Wasserbad oder auf einer Wärmeplatte bei gleicher Temperatur warm gehalten; nach 4–5 h zieht man das Hautgeschabsel an den Wasserrand, im Zentrum des Uhrgläschens sind unter dem Stereomikroskop lebende Milben nachzuweisen.

Zur Herstellung von mikroskopischen **Dauerpräparaten** werden die Tiere aus dem Fixierungsgemisch (Alkohol/Glyzerin) in 10%ige Kalilauge überführt und artspezifisch lange mazeriert (Die Zeiten müssen ausprobiert werden, da völlige Lysis auftreten kann!!). Nach der Mazeration ist ein sorgfältiges Auswaschen vorzunehmen, nachdem die Reste der KOH mit konz. Essigsäure neutralisiert wurden. Dem Auswaschen folgt die Entwässerung über steigende Alkoholstufen (50%, 70%, 80%, 90%, abs. Äthanol) und Xylol. Absoluter Alkohol und Xylol sind mindestens zweimal zu wechseln!

Die Dauer des Aufenthalts in den jeweiligen Stufen richtet sich wiederum nach der Größe der Objekte, soll aber mindestens 30–60 min betragen. Beim Eindecken der Objekte wird zunächst ein größerer Tropfen des Einschlußmittels (z. B. Eukitt®, Polyvinyllactophenol = PVL für zarte Objekte) auf den Objektträger verbracht; danach überträgt man in diesen die im Xylol befindlichen Tiere und legt ein Deckglas vorsichtig auf. Insbesondere beim PVL muß mehrfach Einschlußmittel «unterfüttert» werden.

Weitere Methoden sind der Spezialliteratur (u. a. Reichenow, Vogel, Weyer, 1952, 1969[27]; Martini, 1952[28]) zu entnehmen.

1.9 Nachweis von Parasiten in Erdproben bzw. Futter

1.9.1 Antiformin-Natriumbichromat-Methode (zum Nachweis von Wurmeiern in Erde bzw. Schlamm)

5 g Erde wird mit 10 ml von 30% Antiformin, das aus
- 450 g KOH,
- 2250 ml Aqua dest.,
- 2000 ml Eau de Javelle (= Natriumhypochlorid + 13% aktives Chor)

besteht, verrührt. Nach 1 h wird Natriumbichromatlösung (D = 1,2) zugesetzt und für 2 min bei 300 g zentrifugiert. Danach finden sich die Eier an der Oberfläche und können mit einer Öse abgenommen werden.

1.9.2 *Toxocara*-Eier-Nachweis

Die Bodenproben werden zuerst über ein System von drei Sieben mit verschiedener Maschenweite (250 µm, 120 µm, 30 µm) mit fließendem Leitungswasser ausgewaschen. Der im 30 µm-Sieb verbliebene Rückstand wird in einen 250 ml-Standzylinder zurückgewaschen, nach 15minütiger Sedimentation dekantiert, der Bodensatz in ein Zentrifugenröhrchen überführt, mit Kochsalz-Lösung (spez. Gewicht 1,19) aufgeschüttelt und nach der Flotationsmethode (mit Zentrifugation für ca. 5 min bei ca. 1000 g) untersucht. Etwa 65% der *Toxocara*-Eier lassen sich nachweisen.[29]

---

[27] Reichenow, E., Vogel, H., Weyer, F. (1969): Leitfaden zur Untersuchung der tierischen Parasiten des Menschen und der Haustiere. Joh. Ambrosius Barth Verlag, Leipzig (4. Auflage).
[28] Martini, E. (1952): Lehrbuch der medizinischen Entomologie, Fischer Verlag, Jena.
[29] Dada, B. J. O. (1979): A new technique for the recovery of *Toxocara* eggs from soil. J. Helminthol 53: 141–144

1.9.3 Larvennachweis in Grasproben

Freie Nematodenlarven lassen sich mit Modifikationen des Baermann-Apparates (s. S. 5) qualitativ nachweisen. Die Pflanzen können dabei zwischen zwei Siebe geklemmt werden, deren Größe vom Umfang der Futterpflanzenproben abhängt.

Einfacher ist es, die Grasproben – von mehreren Stellen einer Weide unmittelbar über dem Boden geschnitten – in einem entsprechend großen Gefäß gründlich zu waschen, abtropfen zu lassen und die Flüssigkeit zu zentrifugieren. Nach schnellem Dekantieren sind im Sediment die Larven nachweisbar – **VORSICHT:** Auch Larven von Erdnematoden treten hierbei auf!

1.10 Serologische Verfahren

Serologische Verfahren zum Nachweis von Antikörpern infolge von Infektionen mit Einzellern oder Helminthen gewinnen in den letzten Jahren immer mehr Bedeutung. Da aber die Verfahren einen gewissen technischen Aufwand und Erfahrung erfordern, sind sie für die tägliche Praxis nicht geeignet.

Daher sollten sie den Veterinärmedizinischen Untersuchungsämtern und einigen Speziallabors überlassen bleiben; die Diagnose von Parasitosen kann zudem häufig über die sehr effektiven direkten Methoden (s. o.) unzweifelhaft erfolgen. Folgende Institute bieten bei Einsendung von 2–5 ml Serum **oder** 10–15 ml Vollblut (ohne Zusätze) ein umfangreiches Spektrum von serologischen Nachweisen routinemäßig an:

1. Institut für Parasitologie und Tropenveterinärmedizin
   Königsweg 65, **Tel.** 0 30/8 10 83 20
   D–1000 **Berlin** 37
2. Institut für Parasitologie der Justus-Liebig-Universität
   Rudolf-Buchheim-Str. 2, **Tel.** 06 41/7 02 49 15
   D–6300 **Gießen**
3. Institut für Parasitologie der Tierärztlichen Hochschule Hannover
   Bünteweg 17, **Tel.** 05 11/8 56 87 90
   D–3000 **Hannover** 71
4. Institut für Vergleichende Tropenmedizin und Parasitologie
   Leopoldstraße 5, **Tel.** 0 89/21 80 36 22
   D–8000 **München** 40
5. Institut für Parasitologie der Universität Zürich
   Winterthurer Str. 266, **Tel.** 00 41/1/3 65 13 80
   CH–8057 **Zürich**
6. Institut für Parasitologie und Allgemeine Zoologie der Veterinärmedizinischen Universität Wien
   Linke Bahngasse 11, **Tel.** 00 43/2 22-7 35 58 14 10
   A–1030 **Wien**

Da nicht alle Institute alle Nachweismethoden ständig anbieten, empfiehlt sich eine **telefonische Rücksprache**.

1.11 Nachweis durch Tierversuche

Liegen Parasiten in so geringer Anzahl vor, daß eine Diagnose mit direkten Nachweismethoden (1.1–1.9) nicht gelingt bzw. serologische Methoden (1.10) nicht anwendbar sind, kann ein Parasitennachweis via Tierversuch als letzte Nachweismöglichkeit versucht werden.

1. Parenterale Inokulation des verdächtigen Materials
Bei einer Reihe von nicht wirtsspezifischen Parasiten (s. S. 105) besteht die Möglichkeit, diese in Labornagern zu vermehren, z. B. *Toxoplasma gondii* (s. S. 105), Trypanosomen (s. S. 183), Leishmanien (s. S. 66), *E. histolytica* (s. S. 46) etc.. Das verdächtige Organmaterial oder die Körperflüssigkeit (z. B. Blut, Lymphe) wird in einem physiol. Medium suspendiert und jeweils 0,5–1 ml dieser Suspension den Nagern (Maus, Ratte, Goldhamster u. a.) i.p., s.c. oder i.v. injiziert. Nach der parasitenspezifischen Präpatenz-Periode werden dann die Versuchstiere unter Verwendung von direkten Methoden auf vermutete Parasiten untersucht.

Bei wirtsspezifischen Erregern (u. a. viele Piroplasmen, s. S. 185) bietet sich eine Übertragung von Blut auf nicht-immune, parasitenfreie Tiere der gleichen Wirtstierart an, um eine inapparente Infektion aufzudecken.

2. Orale Inokulation (Fütterungsversuch)
Bei einem heteroxenen (mindestens 2-wirtigen) Entwicklungszyklus, wo die Wirte z. B. im Räuber-Beute-Verhältnis zueinander stehen, d. h. die Übertragung durch Fraß infizierter Organe bzw. durch Exkremente erfolgt, kann zur Identifizierung des Parasiten der in Frage kommende parasitenfreie Wirt mit dem (Organ)-Material des verdächtigen Wirtes oral infiziert werden (Details sind im Text unter dem Punkt ‹Infektionsweg› zu ersehen).

Auf diese Weise kann z. B. ein Befall mit Sarkosporidien (s. S. 106), Zestoden (s. S. 108) oder Nematodenlarven (u. a. Trichinen, s. S. 110) nachgewiesen werden.

3. Xenodiagnose
Verläuft ein Parasitenzyklus über einen Vektor, d. h. Arthropodenwirt, der durch Blutsaugen bestimmte Parasitenstadien aufnimmt und sie (oft nach einem Formenwechsel und einer Vermehrungsphase) wieder auf gleiche Weise auf den Endwirt überträgt, kann möglicherweise eine inapparent verlaufende Parasitämie im Wirt durch «Ansetzen» des parasitenfreien, nachgezüchteten Arthropodenwirtes am verdächtigen Tier nachgewiesen werden. Nach der Blutmahlzeit werden die Überträger wieder abgesammelt und nach der parasiten-spezifischen Entwicklungszeit (durch Zerquetschen und nachfolgendem Ausstrich, s. S. 10) auf Parasiten untersucht. Auf diese Weise kann z. B. ein Befall mit *Trypanosoma melophagium* (s. S. 183), Babesien (s. S. 185) und Filarien (s. S. 140, 212) sichtbar gemacht werden.

1.12 Versand von Proben

Im Bedarfsfall sind beim Versand der Proben einige Punkte zu beachten:
– Mindestmengen (s. S. 4) beachten,
– evtl. ganze Organe zur Sektion zuschicken,
– schüttel- und bruchfeste Behälter verwenden,
– diese hermetisch verschließen,

1.12 Methoden; Versand

- wasserfeste Beschriftung anbringen,
- Beipackzettel mit folgenden Angaben beilegen: Absender, Tierbesitzer, Alter, Rasse, Geschlecht und Kennzeichen des Tieres, Angaben über Haltung, Ernährung und Herkunft des Tieres, Diagnoseauftrag exakt formulieren,
- bei warmer Jahreszeit für schnellen Transport und Kühlung sorgen.

Als Anlaufstellen bieten sich die Veterinärmedizinischen Untersuchungsämter sowie die parasitologischen Institute (s. S. 18) an. Telefonische Rücksprache wird empfohlen.

Für alle Rückfragen stehen Ihnen die Autoren dieses Buches zur Verfügung:
- Prof. Dr. H. MEHLHORN, Spez. Zoologie und Parasitologie
  Ruhr-Universität BOCHUM
  Tel. 02 34/7 00 45 63
- Dr. DÜWEL, Dr. RAETHER: Pharma-Forschung HOECHST AG
  Tel. 069/3 05 72 89 und 3 05 75 56

2. Parasiten der Hunde und Katzen

Hunde
Katzen

INHALT

2.1 Stadien in den Fäzes / im Darm 21
    2.1.1 Makroskopisch sichtbare Parasiten 21
    2.1.2 Mikroskopisch sichtbare Parasiten 41
2.2 Stadien im Blut 54
2.3 Stadien im Speichel / in den Atmungsorganen 59
2.4 Stadien im Urin 64
2.5 Stadien in verschiedenen Organen 66
    2.5.1 RES-System (Leber, Milz, etc.) 66
    2.5.2 Muskel 67
    2.5.3 Magen 67
    2.5.4 Gehirn/Augen 68
2.6 Parasiten der Körperoberfläche 69
    2.6.1 Haut 69
    2.6.2 Fell 76

2.1 Stadien in den Fäzes / im Darm

2.1.1 Makroskopisch sichtbare Parasiten

1. Parasiten(stadien) sind dorsoventral stark abgeflacht 2
— Parasiten sind im Querschnitt drehrund (**Abb. 2.8**) 3
2. Parasiten erscheinen länglich ovoid; innere Organe sind (unfixiert) angedeutet; mikroskopisch werden 2 Saugnäpfe (**Abb. 2.1 a**) deutlich . . . .
. . . . **Adulte Trematoden (= Saugwürmer), s. S. 22**
— Parasiten erscheinen mehr oder minder rechteckig (**Abb. 2.6 a**) oder gurkenkernartig (**Abb. 2.6 e**), können einzeln oder zu mehreren zusammenhängend vorliegen, sich kontrahierend bewegen und dann polymorph wirken . . . .
. . . . **Proglottiden von Bandwürmern, s. S. 22, 32**
3. Parasiten sind langgestreckt – wurmförmig und bewegen sich evtl. schlängelnd . . . . . .
. . . . **Adulte oder larvale Nematoden (Fadenwürmer), s. S. 33**
— Stadien können (insbesondere in gequollenem Zustand) bananen- oder gurkenkernartig erscheinen . . . . **Proglottiden des Bandwurmes** *Dipylidium caninum,* **s. S. 27**

Trematoden (Saugwürmer)

1. **Geographische Verbreitung:** Trematoden haben in Europa als Krankheitserreger bei Hund und Katze nur geringe Bedeutung.
2. **Arten:** Am häufigsten wird noch *Opisthorchis tenuicollis (syn. felineus)* (**Abb. 2.1 d**) angetroffen; dieser Egel lebt in den Gallengängen, wird 8–12 mm lang und weist nur geringfügig gelappte Hoden auf (vorderer in 4, hinterer in 5 Regionen). In Südeuropa treten bei Hund und Katze relativ häufig (bis zu 16% der Tiere) *Heterophyes*-Arten auf. Diese max. etwa 2 mm langen Saugwürmer sind dicht mit Dornen überzogen und leben im Dünndarm ihrer Wirte (**Abb. 2.1 a**). Erste Zwischenwirte sind Wasserschnecken, als zweite dienen verschiedene Fischarten, in denen die infektiösen Metazerkarien ausreifen.
3. **Symptome der Erkrankung:** a) *O. tenuicollis:* In Abhängigkeit zur Befallsrate asymptomatisch oder Entzündung der Gallenwege; Lebervergrößerung; Wucherung des Gallengangepithels, was bei permanentem und extremem Befall zu Karzinomen führen kann.
   Klinik: Erbrechen, Verdauungsstörungen, Appetitlosigkeit; Ikterus (evtl. Anämie), Ödeme, Aszites.
   b) *Heterophyes*-Arten: Bei starkem Befall treten Erbrechen, Verdauungsstörungen, blutige Diarrhöen und evtl. heftige Sekundärinfektionen auf.
4. **Diagnose:** Einachweis in den Fäzes (s. S. 4); Eier haben stets einen Deckel (Operculum, **Abb. 2.1 d**); bei *O. tenuicollis* messen die Eier (**Abb. 2.1 d**) etwa 30 µm × 15 µm; noch keiner sind die embryonierten Eier der *Heterophyes*-Arten (**Abb. 2.1 c**), die etwa 24×14 µm erreichen. Andere Arten[1] können Eier von 100 µm Länge ausbilden.
5. **Infektionsweg:** Orale Aufnahme von sog. Metazerkarien in roher oder ungenügend gegarter Fischmuskulatur (= 2. Zwischenwirt). Bei *Heterophyes*-Infektionen handelt es sich um Brackwasser- bzw. Salzwasserfische.
6. **Prophylaxe:** Keine Verabreichung von rohem Fisch.
7. **Inkubationszeit:** Etwa 1 Woche.
8. **Präpatenz:** 3–4 Wochen für *O. tenuicollis*, 7–9 Tage für *Heterophyes*-Arten.
9. **Patenz:** Jahre bei *O. tenuicollis*; 1–3 Monate bei *Heterophyes*-Arten.
10. **Therapie:** PRAZIQUANTEL (Droncit®: 3 Tage × 25 mg/kg) kann nach Einführungen aus der Humanmedizin versuchsweise eingesetzt werden.

Diagnose der in den Fäzes angetroffenen Proglottiden von Bandwürmern

1. Proglottiden maximal 4–6 mm × 1 mm groß 2
— Proglottiden deutlich größer 3
2. Genitalporus in der Mitte der Proglottis (**Abb. 2.2 a**) oder dahinter; Uterus mit wellenförmigen seitlichen Ausbuchtungen; 1–3 × 0,5 mm . . . ***Echinococcus granulosus**, s. S. 24*
— Genitalporus vor der Proglottismitte; Uterus ohne seitliche Ausbuchtungen; Endproglottide (sehr selten) bis 4 mm lang (**Abb. 2.2 d**) . . . ***Echinococcus multilocularis**, s. S. 24*
3. Proglottiden sind sehr groß (bis 20 × 25 mm) und deutlich breiter als lang (**Abb. 2.5 a**); sie enthalten meist keine Eier (**Abb. 2.5 b**) mehr, da der geknäuelte Uterus eine median gelegene Öffnung besitzt . . . .
. . . . sog. Fischbandwürmer, u. a. ***Diphyllobothrium latum**, s. S. 27*
— Proglottiden sind länger als breit 4

---

[1] In Deutschland sind hier *Cryptocotyle lingua* (Adulte bis 2 mm lang; Eier: 40 × 24 µm), *Apophallus mühlingi* (Adulte bis 1,6 mm; Eier 32 × 18 µm) und *Mesostephanus*-Arten (Adulte bis 1,7 mm lang; Eier 100–117 × 65 µm). Hauptendwirte sind Vögel (u. a. Möven); als erste Zwischenwirte dienen verschiedene Wasserschnecken, als zweite Fische.

2.1 Hund, Katze; Fäzes   23

4. Proglottiden mit zwei gegenüberliegenden Genitalporen; 7–12 mm × 1,5–3 mm groß; gurkenkernartiges Aussehen (**Abb. 2.6 e**); von bräunlich-roter Färbung; Eier in Paketen zu 8–30 (**Abb. 2.12 f**) . . . . *Dipylidium caninum*, s. S. 27
— Proglottiden besitzen nur einen Genitalporus 5
5. Uterus mit einem zentralen Längsstamm, von dem zahlreiche Seitenäste abzweigen (**Abb. 2.7**) . . . . Taeniidae, s. S. 31
— Unverzweigter Uterus enthält ein charakteristisches Paruterin-Organ, das die Eier umschließt (**Abb. 2.5 c**) . . . . *Mesocestoides*-Arten, s. S. 33

Abb. 2.1: LM-Aufnahmen von Trematoden-Entwicklungsstadien
a–c) *Heterophyes* sp.
a) Nativpräparat eines Adulten.
b) Ein adulter Wurm (im Katzendarm) ist u. a. mit Hilfe des Bauchsaugnapfes an der Darmzotte verankert (BZ).
c) Eier mit bereits enthaltenen Miracidium-Larven (MIC).
d) *Opisthorchis* sp.; typisches gedeckeltes Ei (D).

BS = Bauchsaugnapf
BZ = Bauchsaugnapf mit angesogener Zotte
D   = Deckel (Operculum)
DO = Dorne des Teguments
G   = Genitalöffnung (muskulöser Bereich)
HO = Hoden
K   = Krypte
MIC = Miracidium
MS = Mundsaugnapf
MU = Muskulatur des Darmes
PH = Pharynx
T   = Adulter Saugwurm
UE = Uterus mit Eiern
Z   = Zotte

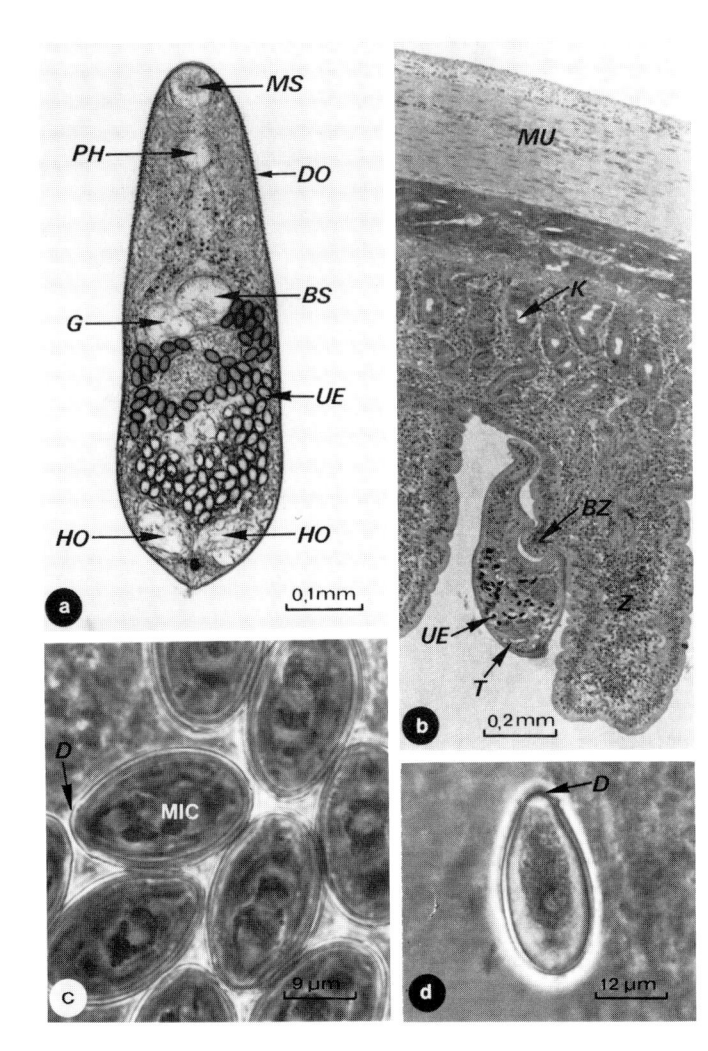

Echinococcus-Arten

1. **Geographische Verbreitung:** *E. granulosus* (weltweit); *E. multilocularis* (fokal in Süddeutschland, Schweiz).
2. **Arten:**
   a) *E. granulosus* bevorzugt als Endwirt eindeutig den Hund; der Wurm wird 2,5 bis 6 mm lang, wobei die letzte (= gravide) Proglottide die vorderen 2 bis 3 Proglottiden deutlich überragt (**Abb. 2.2 a**). Die Genitalporen liegen in oder hinter der Mitte der Proglottiden. Der Uterus der abgesetzten Proglottiden weist laterale Vorwölbungen auf. Der Skolex dieses Bandwurms ist mit Hilfe der vier Saugnäpfe und eines Hakenkranzes, der 30 bis 42 große (25–40 µm) und kleine (19–35 µm) Haken enthält, tief in den Darmzotten (**Abb. 2.3 b, 2.14 b**) verankert. Stets treten zahlreiche Bandwürmer nebeneinander auf, so daß Fremdbefruchtung möglich ist. Die Eier (**Abb. 2.12 d**) sind vom *Taenia*-Typ und enthalten bereits beim Absetzen der Proglottiden die **Oncosphaera**-Larve. *E. granulosus* hat ein breites Spektrum von Zwischenwirten, zu denen u. a. Schweine (**s. S. 104**), Wiederkäuer (**s. S. 207**), Pferde (**s. S. 144**), aber auch Menschen (Fehlwirte) zählen. In diesen kommt es zur Ausbildung von stark proliferierenden Zysten, die wegen ihres flüssigen Inhalts als Hydatiden bezeichnet werden (**Abb. 3.9 b**) und zu großen Schäden führen (mit Todesfolge; **s. S. 207**). In diesen Zysten erfolgt auf ungeschlechtlichem Wege die Bildung zahlreicher Protoskolizes (**Abb. 5.21 d**), die im Hund zu je einem neuen adulten Wurm heranwachsen (s. u.). Damit liegt hier ein Generationswechsel vor, bei dem eine geschlechtliche mit einer ungeschlechtlichen Generation alterniert. Diese Form wird als **Metagenese** bezeichnet.
   b) *E. multilocularis* tritt als adulter Wurm vorwiegend in Füchsen auf, seltener in Hund und Katze. Ausgewachsene Würmer erreichen eine Länge von 1,5 bis 3 mm; ihre letzte gravide Proglottide[2] ist dabei meist deutlich kleiner als die übrigen 4 bis 5 (**Abb. 2.2 c**). Die Genitalporen sind deutlich vor der Proglottidenmitte anzutreffen (**Abb. 2.2 d**); der Uterus der graviden Proglottide weist meist keine Ausbuchtungen auf. Der Skolex besitzt einen Hakenkranz aus 26 bis 36 Haken, von denen sowohl die großen (25–29 µm) als auch die kleinen (19–24 µm) unter den Werten von *E. granulosus* (s. o.) bleiben. Die Eier beider Arten sind weder untereinander noch von anderen Taeniiden zu unterscheiden. Als Zwischenwirte dienen vorwiegend kleine Nager (u. a. Feldmaus, Bisamratte), aber auch der Mensch als Fehlwirt.
   In diesen Wirten entsteht aus einer mit dem Ei aufgenommenen Oncosphaera ein weitverzweigtes, hohles Schlauchsystem (sog. multilokuläre Zyste), dessen feine, solide Ausläufer (10–20 µm ⌀) die Organe (Leber etc.) durchwuchern (**Abb. 5.27**). In Brutkapseln entstehen wie bei *E. granulosus* wiederum auf ungeschlechtlichem Wege die nächsten Generationen = zahlreiche infektiöse Protoskolizes. Die Infektion ist für Zwischenwirte tödlich.
3. **Symptome der Erkrankung:** Beim Endwirt ist selbst bei starkem Befall das Allgemeinbefinden häufig kaum beeinträchtigt; selten treten katarrhalische oder zusätzlich hämorrhagische Erscheinungen im Darm in den Vordergrund, so daß eine für Mensch und Tier bedrohliche Infektion evtl. nicht bemerkt wird.
4. **Diagnose:** Nicht immer sind die glänzend weißen, stäbchenförmigen terminalen Proglottiden (**Abb. 2.2**) wegen ihrer geringen Größe von nur 1–3 mm Länge nachweisbar, da nicht bei jeder Defäkation Proglottiden ausgeschieden werden und einzelne Exemplare leicht übersehen werden. Bei Massenausscheidung verleihen sie dem Fäzes ein «bestäub-

---

[2] Diese kann jedoch gelegentlich bis 4 mm lang werden! Sie ist zudem stark dehn- und kontrahierbar.

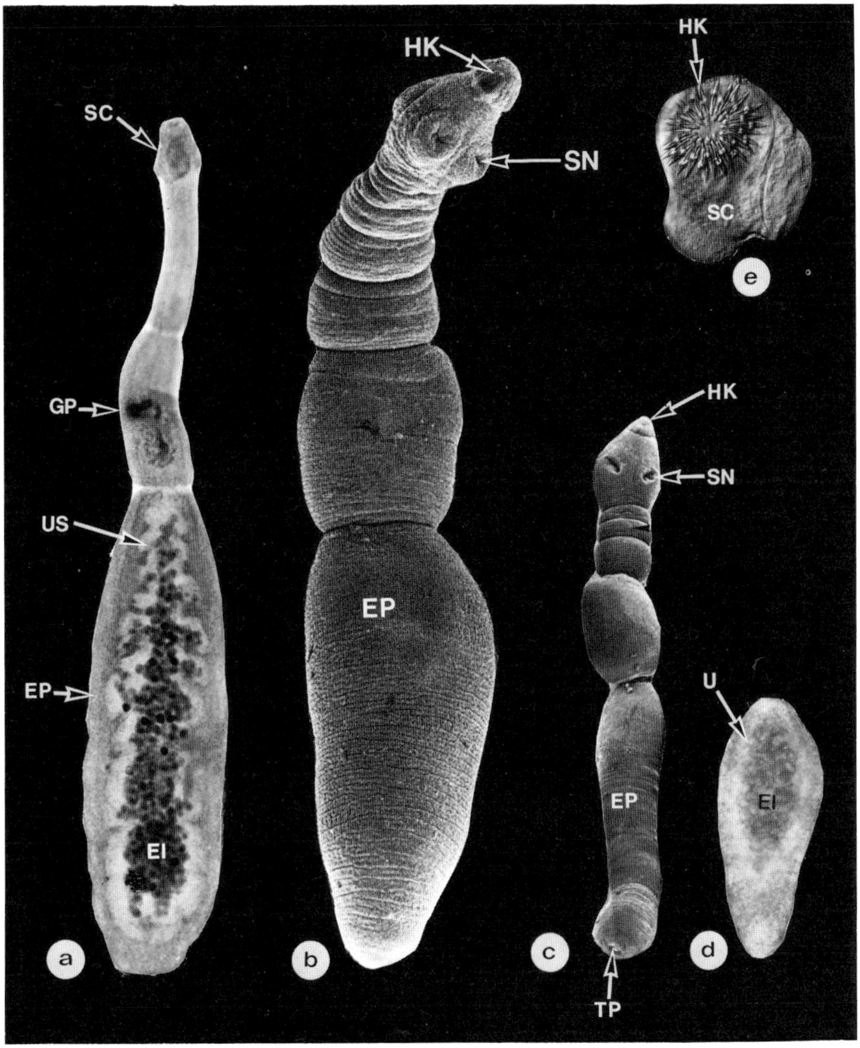

Abb. 2.2: *Echinococcus*-Arten. a, d, e) LM-Aufnahmen; b, c) REM-Aufnahmen
a, b) *E. granulosus;* der mit Eiern (EI) gefüllte Uterus (US) der terminalen Proglottide weist Auslappungen auf. Die terminale Proglottide (EP) ist kürzer als die halbe Wurmlänge. × 40
c, d) *E. multilocularis;* der Uterus der terminalen Proglottide ist sackartig ohne Auslappungen (U). Die terminale Proglottide ist etwa so lang (oder länger) wie der «Restwurm». × 30
e) Skolex von *E. multilocularis* in der Aufsicht. × 250

Ei = Eier
EP = End-(Terminal-)proglottide
GP = Genitalporus
HK = Hakenkranz
SC = Skolex
SN = Saugnapf
TP = Terminaler Porus (= Abrißstelle der jeweiligen EP)
U   = Uterus (sackartig)
US = Uterus mit seitlichen Auslappungen

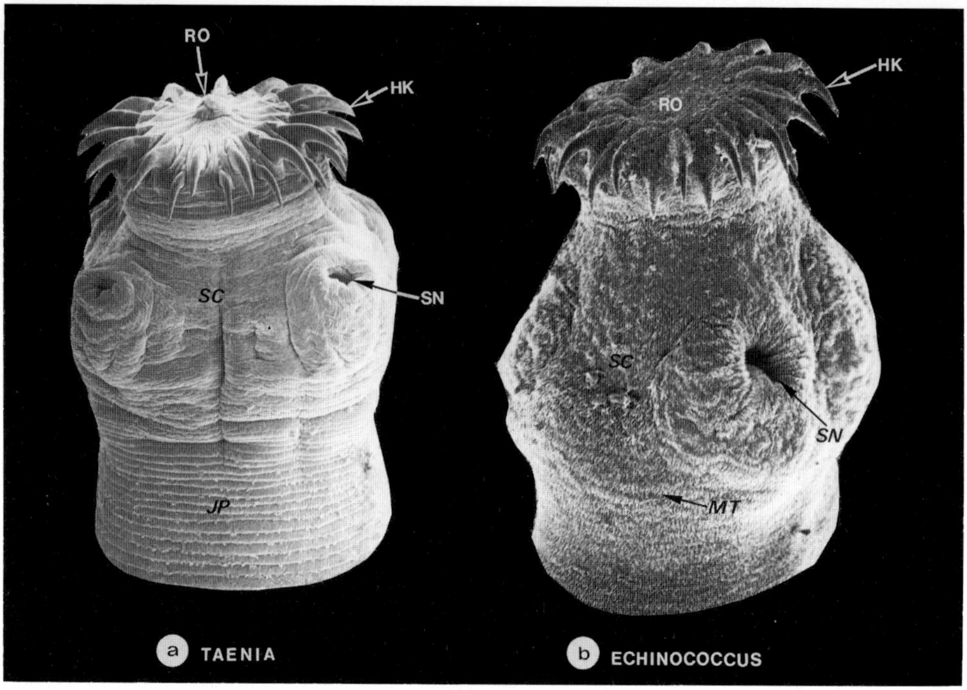

Abb. 2.3: REM-Aufnahmen von Bandwurmskolizes mit terminalen Hakenkränzen.
a) *Taenia pisiformis* sp. × 70
b) *Echinococcus granulosus.* × 500

HK = Hakenkranz
JP = Junge Proglottiden
MT = Microtrichen des Teguments (werden nur bei hoher Vergrößerung sichtbar!)
RO = Rostellum
SC = Skolex
SN = Saugnapf

tes» Aussehen. Bei Anreicherungsverfahren (s. S. 4) werden auch die Eier vom *Taenia*-Typ angetroffen, wenn Proglottiden bei der Vorbereitung zerstört wurden (**Abb. 2.12 d**).
Wichtig: Nicht bei jeder Defäkation werden Proglottiden ausgeschieden.

5. **Infektionsweg:** Orale Aufnahme von Protoskolizes mit rohen, zystenhaltigen Organen der Zwischenwirte.
6. **Prophylaxe:** Keine Verabreichung von zystenhaltigen rohen Organen an Hund und Katze. Regelmäßige Kontrolle und Entwurmung. Sorgfältigste Vernichtung (Hitze) der Fäzes infizierter Tiere, da **Infektionsgefahr für den Menschen!**
7. **Inkubationszeit:** 4–5 Wochen
8. **Präpatenz:** Schwankend nach Wirt und Wirtsalter; bei *E. granulosus* mindestens 35–42 Tage; bei *E. multilocularis* etwa 37 Tage.
9. **Patenz:** *E. granulosus* meist bis etwa 7 Monate, selten bis 2 Jahre; bei *E. multilocularis* werden 5–6 Monate nicht überschritten.
10. **Therapie:** Chemotherapie mit **PRAZIQUANTEL** (Droncit®: 1 × 5 mg/kg Kgw oral oder subkutan werden vom Hersteller empfohlen; wegen evtl. falscher Gewichtsschätzungen und der Infektionsgefahr für den Menschen sollte die Dosis um ca. 50% erhöht werden). **Achtung:** Auch nach der Therapie: **Vernichtung** (= Hitzesterilisation!) der Fäzes.

Fischbandwürmer

1. **Geographische Verbreitung:** Weltweit in Nähe von Süßwasserseen oder Brackwassergebieten.
2. **Arten:** *Diphyllobothrium latum* ist bei Hund und Katze selten, aber der häufigste der sog. Fischbandwürmer. Viel seltener tritt noch *Spirometra erinacei* auf, der dem meist solitären *D. latum* morphologisch sehr ähnelt (**Abb. 2.5 a, b**); *D. latum* wird beim Hund bis zu 3 m lang; der Skolex weist zwei Haftgruben (Bothrien) (**Abb. 2.4 e, f**) auf; die Proglottiden (5 mm × 20 mm) sind stets breiter als lang (**Abb. 2.5 a**); Eier messen 67–75 µm × 45–54 µm (**Abb. 2.12 a**), sind stets gedeckelt und enthalten beim Absetzen noch keine Larve. **Erster Zwischenwirt** ist ein Kleinkrebs (Copepode, Cyclops), **zweite Zwischenwirte** sind Fische.
3. **Symptome der Erkrankung:** Ein Befall mit adulten Würmern bleibt häufig symptomlos; sonst Verdauungsstörungen, seltener Anämie; bei anderen Endwirten (z. B. Mensch, Schwein etc.) können u. U. die aufgenommenen Plerozerkoide (= zweite oder Infektionslarve) auch in die Muskulatur wandern (sog. **Spargana, s. S. 67**) und lokale Entzündungen hervorrufen; bei Fleischfressern wurden gelegentlich auch Vitamin B-12 Mangelerscheinungen beschrieben.
4. **Diagnose:** Einachweis in den Fäzes (**s. S. 4**); mehrere der leeren Proglottiden (**Abb. 2.5 b**) finden sich in den Fäzes.
5. **Infektionsweg:** Orale Aufnahme von Larven (Plerozerkoide) in roher Fischmuskulatur (2. Zwischenwirt).
6. **Prophylaxe:** Keine Verabreichung von rohem Fisch.
7. **Inkubationszeit:** 3–6 Wochen.
8. **Präpatenz:** 1–6 Wochen.
9. **Patenz:** Jahre.
10. **Therapie:** Chemotherapie: **PRAZIQUANTEL** (Droncit®: 1 × 5 mg/kg Kgw p.o.) gilt als Mittel der Wahl.

Dipylidium caninum

1. **Geographische Verbreitung:** Weltweit
2. **Artmerkmale:** Dieser Bandwurm[3] wird 20–50 cm lang. Der etwa 0,5 mm breite Skolex besitzt vier Saugnäpfe und ein Rostrum mit 3–4 Hakenkränzen. In jeder Proglottide finden sich je zwei Sätze von Geschlechtsorganen (**Abb. 2.6 c**), was allerdings in den terminalen Proglottiden überdeckt wird, da diese völlig mit den 200 × 120 µm großen Eipaketen (8–30 Eier mit 34–40 µm Durchmesser; **Abb. 2.12 f**) ausgefüllt sind. Die abgesetzten (= graviden) Proglottiden haben ein gurkenkernartiges Aussehen und können durch heftige Kontraktionen auf den Fäzes bzw. im Anusbereich umherkriechen. Hierbei werden die Eipakete ausgedrückt (s. u.), die dann von detritusfressenden Insekten (z. B. Flohlarven, Haarlingen etc. **s. S. 80, 83**) oral aufgenommen werden. In diesen **Zwischenwirten** bildet sich aus der Oncosphaera-Larve das **Zystizerkoid**, das nach der Metamorphose des Zwischenwirts infektiös für Fleischfresser wird.
3. **Symptome der Erkrankung:** Juckreiz am After durch auswandernde Proglottiden (= sog. «Schlittenfahren» der Hunde), häufig jedoch völlig symptomlos oder unspezifisch (Streß, Verdauungsstörungen, Abmagerung, glanzloses Fell etc.); starker Befall mit vielen Würmern kann (selten) zu völligem Darmverschluß führen.

---

[3] In Europa ist *D. caninum* die häufigste Bandwurmart bei Stadthunden.

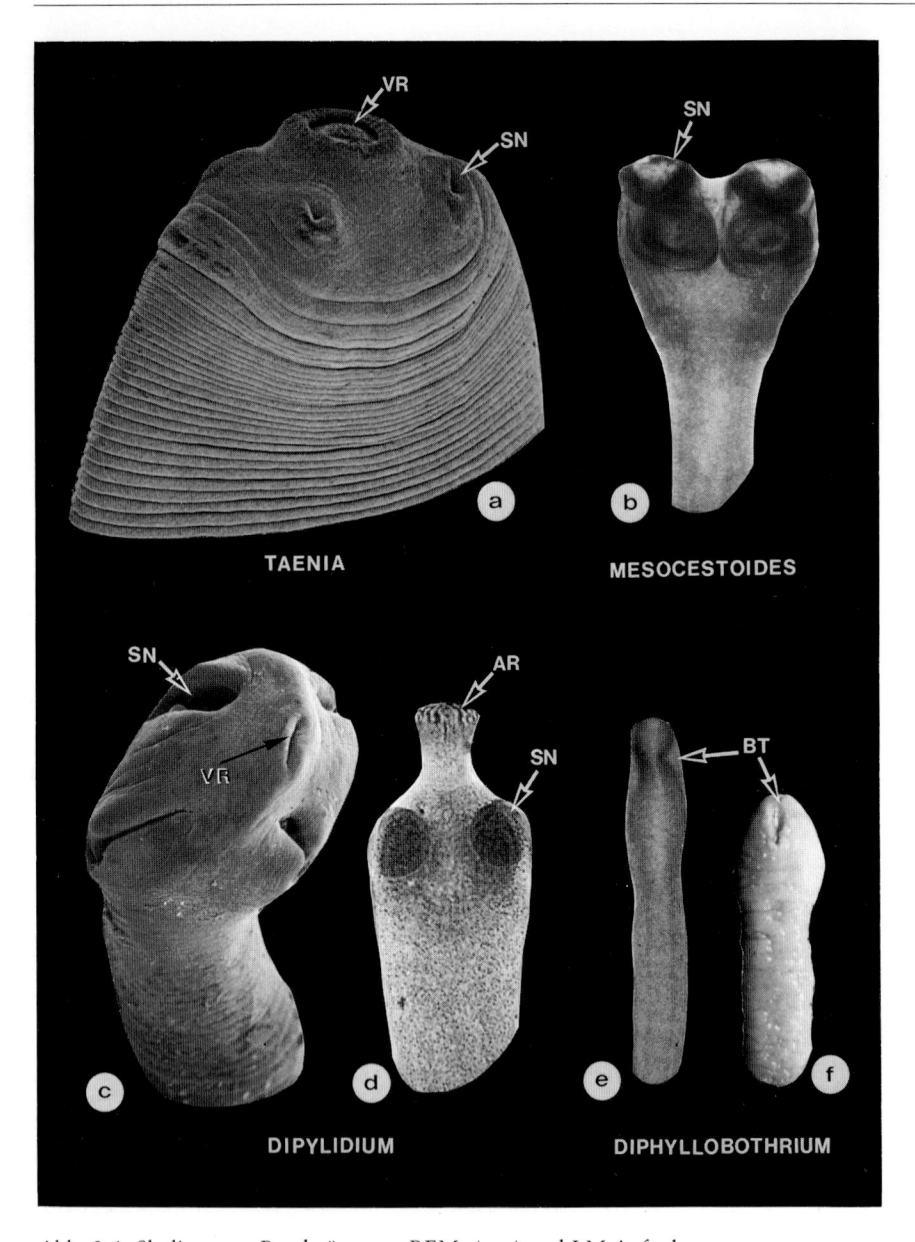

Abb. 2.4: Skolizes von Bandwürmern; REM- (a, c) und LM-Aufnahmen.
a) *Taenia taeniaeformis* mit versenktem Rostellum; Halsbereich fehlt (= Charakteristikum). × 50
b) *Mesocestoides* sp.; ohne Hakenkranz. × 30
c, d) *Dipylidium caninum* mit eingezogenem (c) und vorgestülptem Rostellum (d, mit Hakenkränzen). × 40
e, f) *Diphyllobothrium latum*: Skolex weist nur zwei Sauggruben (= Bothrien) auf. e, f) × 20

AR = Ausgestülptes Rostellum
BT = Bothrien
SN = Saugnapf
VR = Zurückgezogenes Rostellum

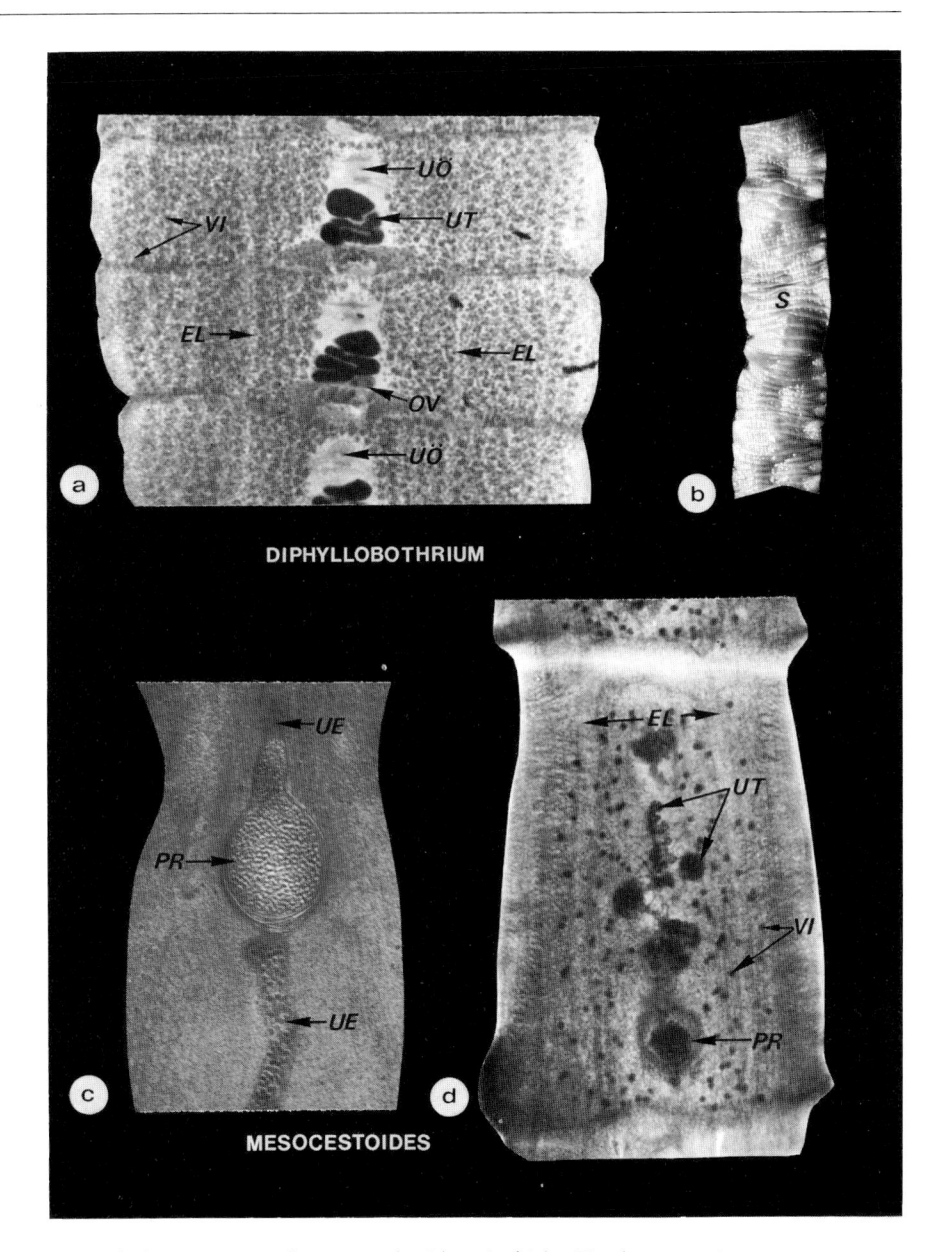

Abb. 2.5: LM-Aufnahmen von Bandwurmproglottiden (Aufsicht, Totalpräparate)
a, b) *Diphyllobothrium latum*; mittlere Proglottiden der Strobila: gefärbt (a) und nativ (b). a) × 7 b) × 1
c, d) *Mesocestoides* sp.; gefärbte Dauerpräparate
    c) terminale Proglottide mit zahlreichen Eiern im Paruterinorgan (PR); die «Proglottidengrenze» ist unsichtbar; Uterus (UE) unterhalb des PR gehört zur «tieferen» Proglottide. × 9
    d) Proglottis, deren Uterus (UT) und Paruterinorgan (PR) mit Eiern gefüllt wird. × 12

EL = Längskanäle des Exkretionssystems
OV = Ovar
PR = Paruterinorgan
S = Strobila (Mittelstück mit mehreren Proglottiden)
UE = Uterus (mit Eiern gefüllt)
UÖ = Uterusöffnung
UT = Uterus
VI = Dotterstock (= Vitellarium)-Bläschen

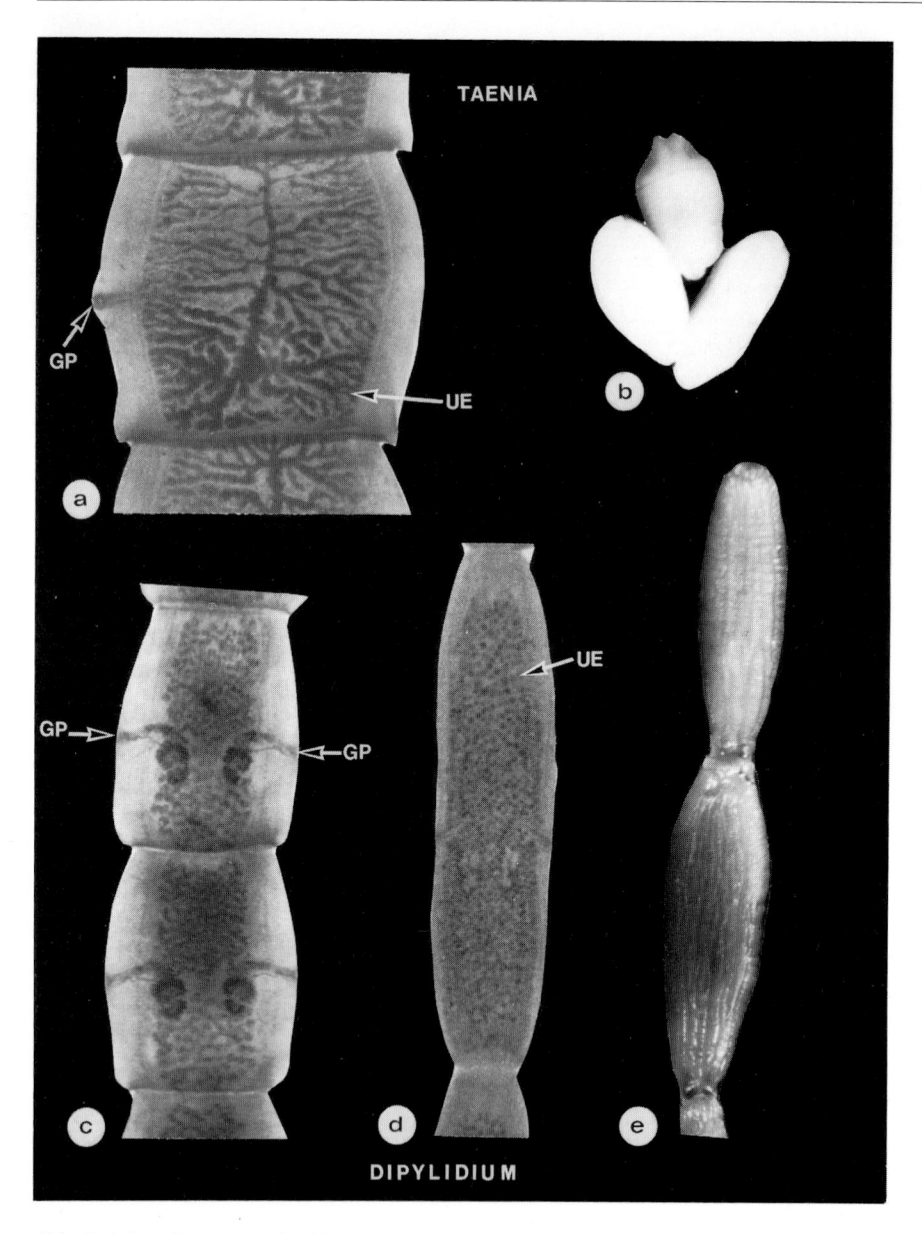

Abb. 2.6: Bandwurmproglottiden
a) *Taenia pisiformis:* Aufsicht eines gefärbten Präparates einer terminalen Proglottide. × 15
b) *T. pisiformis;* Lupenaufnahme abgesetzter Proglottiden, die wegen Kontraktionen polymorph erscheinen. × 3
c–e) *Dipylidium caninum;*
    c) Mittlere Proglottiden weisen zwei Sätze von Geschlechtsorganen auf (GP). × 15
    d, e) Terminale Proglottiden als Dauerpräparat (d) bzw. nativ (e). d) × 16   e) × 12

GP = Genitalporus
UE = Uterus (mit Eiern angefüllt)
GP = Genitalporus

4. **Diagnose:** Nachweis der terminalen Proglottiden; diese sind in frischem Zustand gurkenkernartig und von rötlich-bräunlicher Färbung (**Abb. 2.6 e**), während sie auf trockenen Fäzes ein reiskornartiges Aussehen erlangen. Nach Quellen in Wasser und Zerdrücken treten dann die mikroskopisch sichtbaren typischen Eipakete (200 × 120 µm) hervor (**Abb. 2.12 f**).
5. **Infektionsweg:** Orale Aufnahme infizierter Zwischenwirte (Flöhe, Haarlinge oder zerbissene Teile davon!).
6. **Prophylaxe:** Regelmäßige Ektoparasitenbekämpfung (s. S. 80, 83) sowie Behandlung der Lagerstätten mit Insektiziden.
7. **Inkubationszeit:** Variabel
8. **Präpatenz:** 2 bis 3 Wochen
9. **Patenz:** Etwa 1 Jahr
10. **Therapie:** Chemotherapie mit **PRAZIQUANTEL** (Droncit®, s. S. 32); Entflohung, Ektoparasitenbekämpfung s. S. 80, 84.

Taenia-artige Bandwürmer

1. **Geographische Verbreitung:** Weltweit
2. **Arten:**
   a) *Taenia pisiformis* (**Abb. 2.3 a**) wird bis 2 m lang; die graviden Endglieder (**Abb. 2.6 a, 2.7**) messen etwa 8–10 × 4,5 mm, ihr Uterus weist einen Medianstamm von mit 8–14 Paar verzweigten Seitenästen auf. **Zwischenwirte** sind Kaninchen, Hasen und verschiedene Nager (s. **S. 255**); hier findet sich die erbsengroße, weiße Larve (Cysticercus, Finne; **Abb. 6.10 c**).
   b) *T. ovis:* bis 120 cm lang; gravide Proglottiden messen 8 × 4 mm, ihr Uterus hat 20–25 Paar Seitenäste (**Abb. 2.7**).
   Zwischenwirte sind Schaf und Ziege, wo der dünnwandige Zystizerkus in Muskeln (Herz, Skelett, **Abb. 5.21 a**) auftritt.
   c) *T. hydatigena:* bis 1 m lang; Uterus der graviden Glieder (12 × 6 mm) weist einen kurzen Medianstamm mit 6–10 Paar Seitenästen auf (**Abb. 2.7**). **Zwischenwirte** sind Pflanzenfresser, in deren Gekröse und Leber sich ein dünnschaliger Cysticercus (**Abb. 5.26 b**) entwickelt.
   d) *T. (Hydatigera) taeniaeformis:* bis 60 cm; dieser Bandwurm tritt vorwiegend bei **Katzen** auf und besitzt keinen «Halsbereich» (**Abb. 2.4 a**); Uterus gravider Proglottiden mit etwa 5–9 sackförmigen Ausstülpungen. **Zwischenwirte** sind Ratten, Mäuse und viele andere Nager, in denen die bereits bandwurmartig aussehende Strobilocercus-Larve entsteht, die bis 30 cm lang wird und mit einer Terminalblase endet (**Abb. 6.3 e**).
   e) *T. cervi:* bis 2,5 m lang; die Endglieder (12–15 mm × 5–7 mm) enthalten Uterus mit 10–12 Paaren stark verzweigter Seitenäste. **Zwischenwirte** sind Rehe und Hirsche, in deren Muskulatur die Zystizerken liegen.
   f) *Taenia (Multiceps) multiceps:* bis 1 m lang; Uterus gravider Glieder (8–12 × 5 mm) weist 14–26 Paare nur wenig verzweigter Seitenäste auf (**Abb. 2.7**). **Zwischenwirte** sind hauptsächlich Schafe. Der neurotrope *Coenurus cerebralis* (**Abb. 5.21 c**) entwickelt sich aber auch im Gehirn vieler Allesfresser (u. a. beim Menschen).
   g) *T. serialis:* bis 70 cm lang; Uterus gravider Proglottiden (8–16 × 3–5 mm) weist 20–26 Paar Seitenäste auf (**Abb. 2.7**), die aber häufig untereinander in Verbindung stehen (anastomosieren). **Zwischenwirte** sind viele Nager (**Fehlwirt Mensch**); der Coenurus findet sich im intermuskulären Bindegewebe (s. **S. 255**).

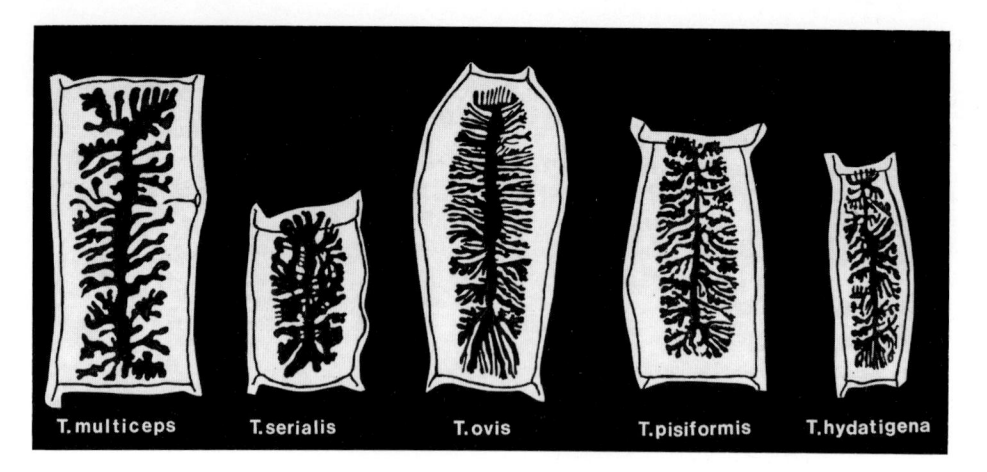

Abb. 2.7: Schem. Darstellung der Endproglottiden verschiedener *Taenia*-Arten.
Der mit Eiern gefüllte Uterus bildet unterschiedlich gestaltete Seitenäste (nach Brohmer).

3. **Symptome der Erkrankung:** Häufig symptomlos und unspezifisch (Verdauungsstörungen, Abmagerung, Streß); bei starkem Befall evtl. Darmverschluß.
4. **Diagnose:** Nachweis der terminalen Proglottiden in den Fäzes; bei der Anreicherung (s. S. 4) können aus zerquetschten Proglottiden die charakteristischen Eier (**Abb. 2.12 c**) beobachtet werden. Die kugeligen Eier weisen im frischen Zustand noch die dünne Eikapsel (**Abb. 2.12 b**) auf, die jedoch meist beim Präparationsvorgang zerstört wird, so daß dann die Eier von der ursprünglich innen gelegenen, radiär gestreiften Embryophorenwand (**Abb. 2.12 c**) begrenzt erscheinen. Innerhalb dieser Embryophore liegt stets eine bereits ausdifferenzierte **Oncosphaera** (Sechs-Haken-Larve). Der Durchmesser der Eier beträgt in diesem Zustand (bei allen Arten) etwa 30–35 μm.
5. **Infektionsweg:** Orale Aufnahme der infektionsfähigen **Finnen** (Cysticercus, Stobilocercus, Coenurus) in rohem Zustand mit Organen der jeweiligen Zwischenwirte.
6. **Prophylaxe:** Keine Verfütterung von rohem Fleisch.
7. **Inkubationszeit:** Variabel
8. **Präpatenz:** Variabel (auch innerhalb der Arten):
   Taenia pisiformis: ca. 50 Tage
   T. ovis: 60–130 Tage
   T. hydatigena: 50–70 Tage
   T. taeniaeformis: 36–80 Tage
   T. (Multiceps) multiceps: 45–57 Tage
9. **Patenz:** Jahre (oft 2–5).
10. **Therapie:** Ein spezifisches Bandwurm-Therapeutikum ist **PRAZIQUANTEL** (Droncit®: 1 × 5 mg/kg Kgw oral oder subkutan).
    Weitere Präparate mit mehr oder weniger guter Bandwurmwirkung sind u. a. **BUNAMIDIN**-Hydrochlorid (Scolaban®: 25–30 mg/kg Kgw p.o. – maximal 600 mg/Tier) oder **NITROSCANAT** (Lopatol®: 50 mg/kg Kgw p.o.).
    Die Breitspektrum-Benzimidazolcarbamate eliminieren mit einer Kur Nematoden und Zestoden: **FENBENDAZOL** (Panacur®: 3 Tage × 50 mg/kg Kgw oral) oder **MEBENDAZOL** (Telmin®: 5 Tage, Dosis in Abhängigkeit zum Gewicht).

Mesocestoides-Arten

1. **Geographische Verbreitung:** Weltweit.
2. **Arten:** Einige Arten, deren Lebenszyklus noch nicht gänzlich geklärt ist, treten bei Hund und Katze nur selten, häufiger jedoch beim Fuchs auf. Würmer dieser Gattung (**Abb. 2.4 b**) werden etwa 40 cm lang und sind durch das sog. **Paruterinorgan** der terminalen Proglottiden eindeutig charakterisiert (**Abb. 2.5 c**). Ihr Skolex besitzt vier Saugnäpfe, aber keine Haken. Als **erste Zwischenwirte** werden Moosmilben (Oribatiden) angenommen, als **zweite** dienen offenbar Feldmäuse[4], in denen die infektiöse Tetrathyridium-Larve (**Abb. 6.8 g**) entsteht, die je nach Kontraktionszustand eine Größe von 5–70 mm erreicht.
3. **Symptome der Erkrankung:** Häufig keine oder unspezifische wie bei anderen Bandwürmern.
4. **Diagnose:** Nachweis der typischen graviden Proglottiden (**Abb. 2.5 c**); Eier (**Abb. 2.12 e**) messen etwa 40–60 µm × 35–43 µm.
5. **Infektionsweg:** Orale Aufnahme von Tetrathyridien (Larven) u. a. in Nagern.
6. **Prophylaxe:** Bei freiem Auslauf kaum möglich; regelmäßige Entwurmung.
7. **Inkubationszeit:** Variabel
8. **Präpatenz:** Je nach Wirtstierart 2–3 Wochen.
9. **Patenz:** Bei Katzen und Füchsen: Monate bis Jahre.
10. **Therapie:** Chemotherapie mit **PRAZIQUANTEL** (Droncit®: 1 × 5 mg/kg Kgw oral).

Darmnematoden bei makroskopischer Betrachtung

1. Wurmkörper mehr oder minder gleichmäßig dick 2
— Wurmkörper erscheint am Vorderende auf 1–2 cm schnurartig verdünnt (**Abb. 2.8 a**) . . . . *Trichuris vulpis*, s. S. 33
2. Würmer sind länger als 5 cm und erscheinen makkaroniartig (**Abb. 2.9**) . . . . Spulwürmer, s. S. 35
— Würmer haben eine Länge von etwa 1 cm; Mund mit Zähnen oder Schneideplatten (**Abb. 2.10**) . . . . Hakenwürmer, s. S. 38

Trichuris vulpis (Peitschenwürmer)

1. **Geographische Verbreitung:** Weltweit.
2. **Artmerkmale:** Die bei Hund und Fuchs auftretenden Würmer werden in beiden Geschlechtern bis zu 7,5 cm lang; sie sind durch ein fadenartiges Vorderende charakterisiert (**Abb. 2.8**), mit dessen Hilfe sie sich in der Schleimhaut des Blind- (meist) und des Dickdarms verankern, während das breitere Hinterende frei im Darmlumen beweglich ist. Die typischen Eier (**Abb. 2.13 b**), die eine Größe von 70–90 µm × 30–40 µm erreichen, sind durch zwei Polpfropfen charakterisiert; sie gelangen mit den Fäzes ins Freie, wo sich in etwa drei Wochen (temperaturabhängig, auch länger!) innerhalb der Eihülle die infektionsfähige Larve 2 entwickelt.
3. **Symptome der Erkrankung (Trichuriasis):** Da die Würmer Blutsauger sind, erscheint die Darmwand ödematös, die Fäzes können blutigverändert sein. Insbesondere bei massi-

---

[4] Aber auch Hühner, Pute, Ratte, Kaninchen und Igel u. a..

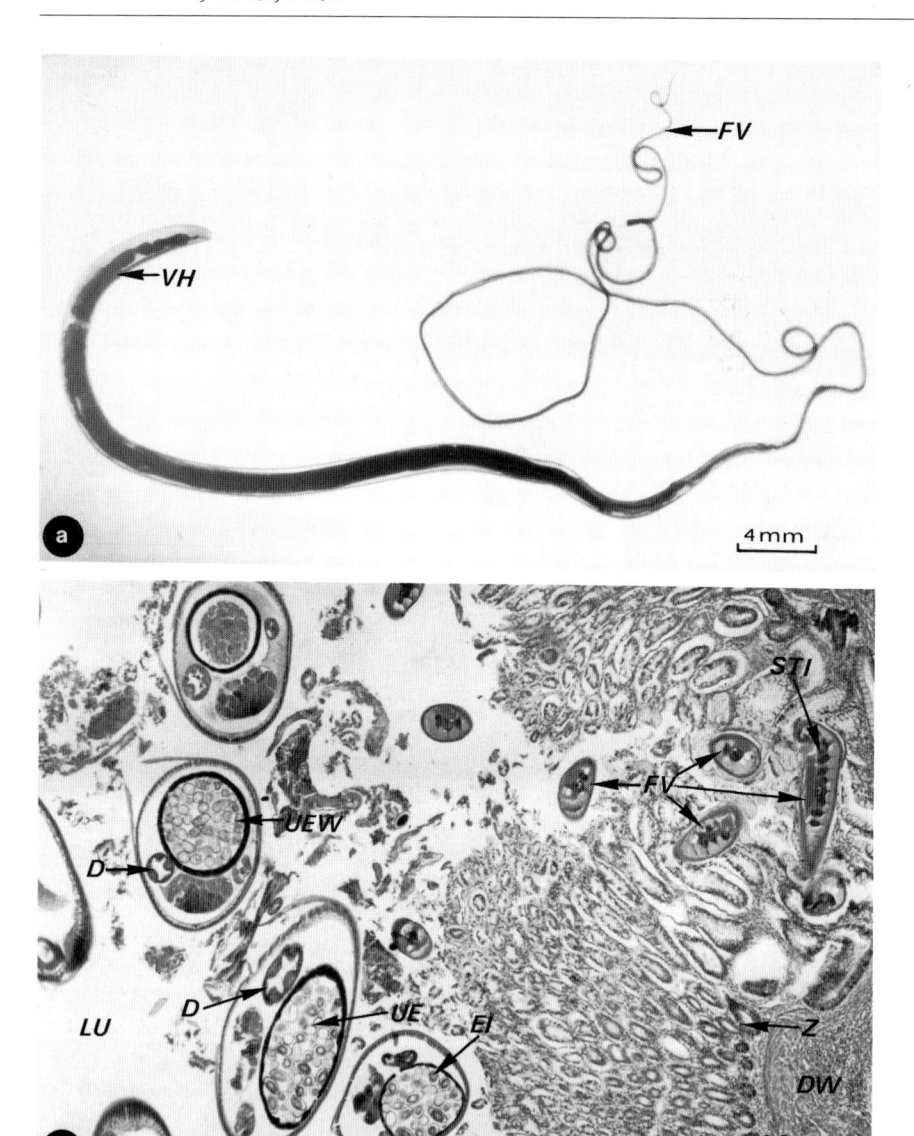

Abb. 2.8: *Trichuris* sp., LM-Aufnahme.
a) Makro-Aufnahme eines Adulten; charakteristisch ist das fadenförmige Vorderende (FV).
b) Schnitt durch ein adultes Weibchen, das mit dem fadenförmigen Vorderende (FV) in der Darmwand (DW) verankert ist und mit dem Hinterende ins Darmlumen (LU) hineinragt.

D	= Darm	VH	= Verdicktes Hinterende
DW	= Darmwand	Z	= Darmzotten (quer)
EI	= Ei		
FV	= Fadenförmiges Vorderende		
LU	= Darmlumen		
STI	= Stichosom-Zellen des Ösophagus		
UE	= Uterus mit Eiern		
UEW	= Uterus mit Entwicklungsstadien der Eier		

vem Befall tritt daher Anämie, Abmagerung, Verzögerung der Entwicklung wie auch Kräfteverfall in den Vordergrund. Schwacher Befall bleibt dagegen evtl. symptomlos.
4. **Diagnose:** Nachweis der typischen bräunlichen Eier (**Abb. 2.13 b**) in den Fäzes mit Anreicherungsmethoden. (s. S. 4).
5. **Infektionsweg:** Orale Aufnahme von larvenhaltigen Eiern.
6. **Prophylaxe:** Regelmäßige Entwurmung; Kotbeseitigung.
7. **Inkubationszeit:** Variabel; Symptome können schon beim Heranwachsen der Larven auftreten.
8. **Präpatenz:** Etwa 11 bis 15 Wochen.
9. **Patenz:** Etwa 1 ½ Jahre.
10. **Therapie:** Eine Behandlung mit Breitspektrum-Benzimidazolcarbamaten beinhaltet praktisch die Entwurmung der Fleischfresser – **FENBENDAZOL** (Panacur®: 3 Tage × 50 mg/kg Kgw oral) oder **MEBENDAZOL** (Telmin KH®: 5 Tage, Dosis in Abhängigkeit zum Tiergewicht).

Askariden (Spulwürmer)

1. **Geographische Verbreitung:** Weltweit.
2. **Arten:** Die Eier (**Abb. 2.13 g, h**) beider Askariden-Gattungen der Fleischfresser lassen sich i. a. leicht diagnostizieren, dagegen sind die Adulten ohne Vergleichsmöglichkeiten nur schwer voneinander zu unterscheiden (u. a. nach der Form der Zervikalflügel; **Abb. 7.9**):
   a) *Toxascaris leonina:* nicht wirtsspezifisch bei vielen Caniden und Feliden; ♀ bis 10 cm lang, ♂ bis 7 cm; Zervikalflügel lang, schmal; Oesophagus stets ohne Bulbus; Entwicklung direkt (**Abb. 2.9 b**).
   b) *Toxocara canis:* Bei Hund und Fuchs; ♀ bis 18 cm, ♂ bis 10 cm lang (**Abb. 2.14 c**); Zervikalflügel gestreift, etwa 2,5 mm lang (**Abb. 2.9 a**).
   c) *Toxocara cati (syn. T. mystax);* bei Feliden der häufigste Spulwurm; ♀ bis 10, ♂ bis 6 cm lang; Zervikalflügel wirken sehr breit und gerieffelt.
   Die typischen Eier (**Abb. 2.13 g, h**) der Spulwürmer werden unembryoniert mit den Fäzes in großer Anzahl abgesetzt; bei günstigen Bedingungen (Feuchtigkeit, Temperaturen zwischen 10 °C bis 30 °C) entwickelt sich in den Eiern die infektionsfähige Larve (L_2), wozu mindestens 3–5 Tage bei *Toxascaris* und 10–15 Tage bei *Toxocara* benötigt werden. Bei oraler Aufnahme schlüpft diese im Darm und dringt *(T. leonina)* in die Darmwand ein. Dieser Spulwurm macht keine Körperwanderung, die 3. und 4. Stadien kehren aus der Darmwand in das Darmlumen zurück. *Toxocara*-Larven durchbohren die Darmwand und gelangen bei Jungtieren (Erstinfektion) via Lymphe und Blut über Leber zur Lunge, wo die Häutung zur L_3 beginnt, der sich die L_4 anschließt. Diese erreicht über Trachea und Oesophagus den Darm, um nach einer weiteren Häutung zum Adultus heranzuwachsen. Bei unspezifischen Wirten (z. B. Mäusen), aber auch bei immunen Tieren (z. B. Zweitinfektion bei Hunden) unterbleibt die für *Toxocara* beschriebene Entwicklung. Zwar bohren sich die im Darm freigesetzten Larven auch durch die Darmwand, gelangen aber durch den Körperkreislauf in die Muskulatur, wo sie in **Granulome** eingeschlossen werden.
   Werden solche unspezifischen Wirte vom Endwirt aufgenommen, werden die Spulwurm-Larven frei und setzen ihre Entwicklung fort. Beim Menschen können die *Toxocara*-Larven als sog. ***Larva migrans visceralis*** umherwandern. Wandernde *Toxocara*-Larven sind auch für die sog. **milk spots** (von strahligem Aussehen) in Schweinelebern verantwortlich (s. S. 104).

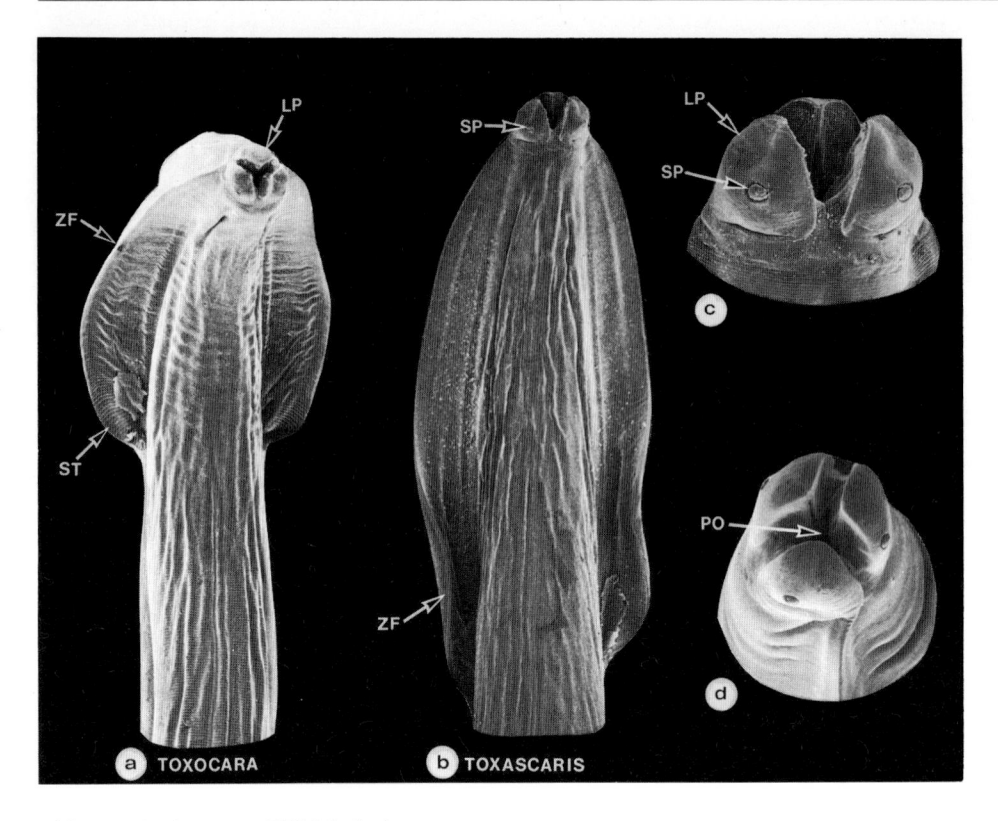

Abb. 2.9: Spulwürmer; REM-Aufnahmen.
a–b) Seitenansicht; *Toxascaris* (b) besitzt lange Zervikalflügel; *Toxocara* (a) weist dagegen kurze gedrungene mit grober Kutikularstreifung auf (ST). × 25
c, d) Aufsicht der Vorderenden von *Toxocara* (c) und *Toxascaris* (d). Auf den jeweiligen drei Lippen (LP) sind nicht alle Sinnespapillen sichtbar. × 75

LP = Lippe
PO = Pharynxöffnung (dreieckig)
SP = Sinnespapille
ST = Streifung der Kutikula
ZF = Zervikalflügel

Wichtiger als die orale Infektion durch Eier ist bei *T. canis* die **pränatale Infektion** (häufigster Infektionsmodus!). Die in der Muskulatur des Muttertieres (für mehr als ein Jahr) ruhenden Larven (s. o.) werden durch Hormone während der Trächtigkeit aktiviert und wandern über die Plazenta in die Leber der Föten, wo sie das 3. Stadium erreichen. Die Lungenpassage und der Befall des Darms erfolgt jedoch erst nach der Geburt.

Bei allen Spulwurm-Arten ist zudem die **galaktogene** (bei Katzen sehr häufig!) **Infektion** der Jungtiere möglich, die wahrscheinlich die gleiche Bedeutung wie die pränatale Route hat. Die Larven gelangen über die Muttermilch in die Jungtiere und werden direkt im Darm geschlechtsreif.

3. **Symptome der Erkrankungen (Askariasis):**
   a) **Hundewelpen** können (weniger durch Larvenwanderung als durch Inhalation von

Erbrochenem) sterben; dies erfolgt bei starkem Befall des Darmes in der zweiten und dritten Lebenswoche.

Typische Symptome sind Husten, Nasenfluß, Erbrechen nach Fütterung, akutes Abdomen (Druckempfindlichkeit) und schleimige, ungeformte Fäzes, Darm-Obstruktion durch Spulwurm-Knäuel. Die Tiere können anämisch werden, magern ab, zeigen evtl. ein rachitisches Erscheinungsbild als Folge eines Vit. D-Defizits; struppiges Fell.

b) **Ältere Hunde** zeigen diese Symptome nur bei Erstinfektionen oder bei Reinfektionen mit vorausgegangener schwachen Erstinfektion und als Folge dessen ungenügender Immunitätsausbildung; Erkrankungen sind unter Stress-Situationen und bei anderen Infektionen gleichfalls erneut möglich. Im Falle einer bestehenden Immunisierung werden die Larven beim Durchwandern der Darmwand abgetötet.

c) **Katzen** zeigen ähnliche Symptome wie Hunde, meist nicht so ausgeprägt. Im Vordergrund stehen struppiges Fell (evtl. Haarausfall).
Auch rachitische Erscheinungen sind bei Jungtieren häufig.

4. **Diagnose:** Auffinden adulter Würmer nach Abgang mit den Fäzes oder nach Erbrechen; Einachweis durch Anreicherung (s. S. 4).
Die Eier (**Abb. 2.13 g,h**) sind charakteristisch:
a) *Toxascaris leonina:* Die durchsichtigen Eier haben etwa 75 µm Durchmesser; ihre Schale ist außen nicht strukturiert, der gelb-bräunliche Inhalt füllt das Innere nur teilweise (**Abb. 2.13 g**).
b) *Toxocara canis, T. cati (syn. mystax):* Eier von etwa gleicher Größe; dicke, skulpturierte Schale; dunkelbrauner Inhalt füllt das Innere aus (**Abb. 2.13 h**).

5. **Infektionsweg:**
a) Oral mit larvenhaltigen Eiern,
b) pränatal (bei *T. canis*),
c) galaktogen,
d) oral mit Larven in Organen von nicht adäquaten Wirten (z. B. Mäuse).

6. **Prophylaxe:** Regelmäßige Entwurmung; Behandlung der Welpen und jungen Katzen; Beseitigung der Fäzes. Desinfektion der Stallungen durch Dampfstrahlreinigung (1 × wöchentlich) oder Säubern bei häuslicher Unterbringung mit heißem Wasser (> 60 °C). Als Desinfektionsmittel werden empfohlen[5]: Dekaseptol® (6% – 1ʰ), Lyso ASK® (4% – 2ʰ), M & Enno ASK® (2% – ½ʰ).
Achtung: Infektionsgefahr für den Menschen!

7. **Inkubationszeit:** Variabel:
a) Welpen: 1–2 Tage
b) Ältere Hunde: 5–7 Tage
c) Katzen: wenige Tage

8. **Präpatenz:** Variabel:
a) Erstinfektion des Hundes *(T. canis):* 4–5 Wochen.
b) Pränatale Infektion *(T. canis):* 3–4 Wochen.
c) Infektion mit *T. cati:* 8 Wochen.
d) Infektion mit *Toxascaris leonina:* ca. 10 Wochen.

9. **Patenz:** Variabel, Wochen bis Monate.

10. **Therapie:** Für die Behandlung **adulter Askariden** bei Hund, Katze stehen eine Reihe von Präparaten zur Verfügung; **Wander-** oder **Gewebsstadien** werden dagegen nur von wenigen Anthelminthika erfaßt.

---

[5] 5. Liste der Deutschen Veterinärmedizinischen Gesellschaft; Deutsches Tierärzteblatt, Heft 10, 1984.

A: Verschiedene **PIPERAZIN**-Salze treiben die Darmstadien ab (**PIPERAZIN**-Base: 75–100 mg/kg Kgw entspricht etwa 150–200 mg/kg der verschiedenen Salze). Trotz guter Verträglichkeit sollte bei stark verwurmten Welpen die Dosis auf 2–3 Tage verteilt werden, um eine Obstruktion durch abgehende Askariden zu vermeiden.
B: Breitspektrum-Anthelminthika wie **NITROSCANAT** (Lopatol®: 1 × 50 mg/kg Kgw) oder **PYRANTEL** (Banminth®: 1 × 5 mg/kg Kgw beim Hund, 1 × 20 mg/kg Kgw bei Katzen – aber höhere Dosis entsprechend der verwendeten Pyrantel-Salze) besitzen auch Teilwirkungen auf immature Askariden sowie weitere Darmnematoden.
C: Die **Breitspektrum**-Benzimidazole erreichen nicht nur die Darmnematoden sondern auch Zestoden (s. S. 32): **FENBENDAZOL** (Panacur®: 3 Tage × 50 mg/kg Kgw) bzw. **MEBENDAZOL** (Telmin KH®: 2 × täglich für 2 Tage bei alleinigem Askariden-Befall, 2 × täglich für 5 Tage bei Vorkommen verschiedener Helminthen, Dosis jeweils abhängig vom Körpergewicht). Eine breite Wirksamkeit auf immature (Gewebs-)Stadien in infizierten Tieren besitzt **FENBENDAZOL**, das auch versuchsweise bei Hündinnen ab 40. Tag der Gravidität bis zur Geburt in Dosierungen von 25–50 mg/kg Kgw eingesetzt wurde; die geborenen Welpen waren frei von Askariden und Ankylostomen. Dieses Präparat wird ausgezeichnet vertragen von Welpen und Alttieren, Föten werden nicht nachteilig beeinflußt.

SUBSTITUTION – insbesondere bei Welpen – eines eventuellen Vit. D-Defizites.
Allgemeines Bekämpfungsschema bei Ankylostomen (s. S. 40).

Ankylostomen (Hakenwürmer)

1. **Geographische Verbreitung:** Weltweit; besonders häufig in wärmeren Gebieten, aber auch in beheizten Zwingern etc.!
2. **Arten:** Die adulten Hakenwürmer sind durch ihre Mund-«Bezahnung» (**Abb. 2.10**) und – im männlichen Geschlecht – durch die Form der Bursa copulatrix sowie Länge der Spicula zu unterscheiden. Die Eier dagegen sind sehr einheitlich und bieten – von gewissen Größenunterschieden abgesehen – keine Anhaltspunkte für eine Artdiagnose (**Abb. 2.13 d, e**).
    a) *Ancylostoma caninum:*
       bei Hund, Fuchs und (selten) Katze; charakteristisch sind 2 große Zahnplatten, die jeweils 3 Zacken aufweisen (**Abb. 2.10 d**); ♀ 14–16 mm, ♂ 10–12 mm.
    b) *A. tubaeforme:*
       nur bei der Katze; Merkmale wie *A. caninum;* Unterschiede in der Länge des Oesophagus und der Spicula.
    c) *Uncinaria stenocephala:*
       bei Hund und Fuchs (aber eigene Stämme und Rassen?); Mundkapsel mit zwei Schneideplatten (**Abb. 2.10 a**); ♀ 7–12 mm, ♂ 5–8,5 mm.

Die Hakenwurmeier (**Abb. 2.13 d, e**) werden im frühen Stadium der Embryogenese (6–8 Zellen) abgesetzt; erst im Freien entwickelt sich bei Temperaturen um 20 °C die Larve 1, die nach 2 Häutungen in etwa 15 Tagen als L_3 infektionsfähig ist. Nach perkutaner Einwanderung besonders über Haarfollikel (auch orale und galaktogene Infektionen sind möglich) gelangen diese L_3 über eine Herz-Lungen-Schlund-Passage schließlich in den Darm, wo (nach Häutungen) die Geschlechtsreife erlangt wird.
Die adulten Würmer verankern sich vorwiegend in der Schleimhaut des Jejunums, in dem sie häufig den Ansiedlungsort wechselnd einen Schleimhautpfropf ansaugen und

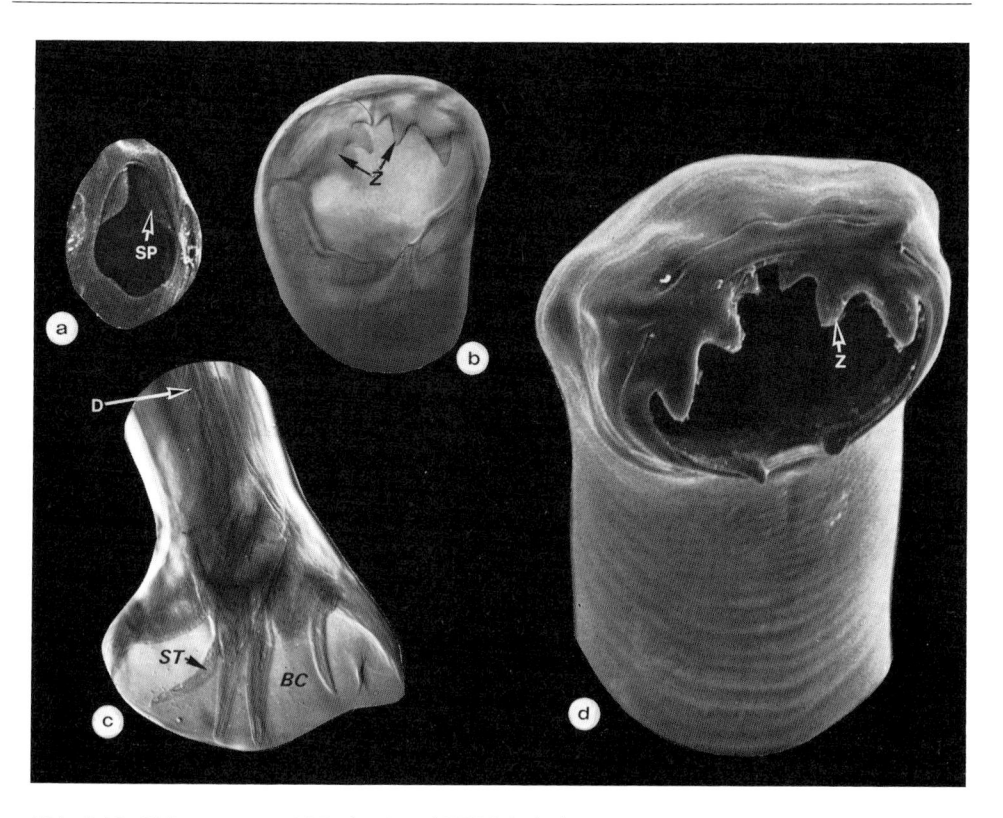

Abb. 2.10: Hakenwürmer; LM- (b, c) und REM-Aufnahmen.
a) *Uncinaria stenocephala:* Vorderende mit zwei Schneideplatten (SP) in der Mundhöhle. × 25
b, d) Vorderende von *Ancylostoma caninum.* Jeder der beiden Zähne (Z) weist drei Spitzen auf. b) × 35 d) × 70
c) Hinterende eines Männchens von *A. caninum* mit der durch «Strahlen» (ST) versteiften Bursa copulatrix (BC). × 35

BC = Bursa copulatrix
D = Darm
SP = Schneideplatte
ST = Strahlen
Z = Zahn

andauen, um dann Blut (etwa 0,1 ml pro Wurm pro Tag) zu saugen. Gelangen die L_3 in unspezifische Wirte, so können die Larven evtl. jahrelang in deren Körper überleben *(Larva migrans).*
3. **Symptome der Erkrankung (Ankylostomiasis):** Für Welpen oft tödlich; bei starker Infektion blutig gestreifte, breiige Fäzes, Abmagerung, struppiges Fell; mikrozytäre, hypochrome Anämie, Eisenmangel; eindringende Larven können zuvor zu Erythemen der Bauchseite und/oder zwischen den Zehen führen.
4. **Diagnose:** Einachweis in den Fäzes durch Anreicherung (s. S. 4); die Eier von *A. caninum* und *A. tubaeforme* haben gleiche Pole (**Abb. 2.13 d**), gewölbte Seitenwände, 2–8 Blastomeren und messen etwa 60 × 40 µm.
Die Eier von *U. stenocephala* werden mit 75 × 40 µm etwas größer; ihre Pole sind ungleich, die Seitenwände nahezu parallel (**Abb. 2.13 e**).

5. **Infektionsweg:**
   a) **perkutan:** die freie L_3 dringt (evtl. via Haarfollikel) in den Körper und erreicht den Darmtrakt nach Körperwanderung;
   b) **oral:** die freie L_3 wird mit dem Futter verzehrt und gelangt meist ohne Körperwanderung in den Darmtrakt;
   c) **galaktogen:** die L_3, die als Gewebs-(somatische) Larve im Muttertier ruht, wird während der Gravidität hormonell aktiviert, wandert zur Milchdrüse und gelangt so über die Milch in die Jungtiere.
6. **Prophylaxe:** Keine Erdausläufe in Zwingern; sorgfältige Reinigung der Böden der Zwinger, Stallungen (heißer Dampfstrahl 1 × wöchentlich; heiße Sodalösung oder Natronlauge); regelmäßige Entwurmung; versuchsweise wurden bereits Vakzinen entwickelt, die für eine gewisse Zeit Schutz vor Infektion bieten.
7. **Inkubationszeit:** Variabel, je nach Infektionsroute und Intensität wenige Tage bis Wochen.
8. **Präpatenz:**
   a) *A. caninum:* 15–18 Tage (perkutane Infektion); 12–16 Tage (galaktogene Infektion)
   b) *U. stenocephala:* 13–15 Tage
   c) *A. tubaeforme:* 18–23 Tage
9. **Patenz:** Jahre
10. **Therapie:** Eine Reihe von hakenwurm-wirksamen Substanzen ist seit Jahrzehnten verfügbar; neuere Präparate weisen bessere Wirksamkeiten auf, sind besser verträglich und außerdem – meist – aktiv gegen immature Stadien.
    NITROSCANAT (Lopatol®: 1 × 50 mg/kg) und **PYRANTEL** (Banminth®: bei Hunden 1 × 5 mg/kg, bei Katzen 1 × 20 mg/kg) gehören zu den breitwirkenden Präparaten, die ergänzt werden durch die **Breitspektrum**-Benzimidazole, von denen **FENBENDAZOL** (Panacur®, 3 Tage × 50 mg/kg Kgw) auch alle Gewebsstadien bei jungen und alten Tieren erfaßt (s. S. 38); ferner **MEBENDAZOL** (Telmin KH®: 2 × täglich für 5 Tage dem Gewicht der Tiere entsprechende Dosierungen); versuchsweise aber auch andere Benzimidazole.
    Bei starken Infektionen darf eine Substitution des Blutverlustes nicht außer acht gelassen werden.
    Bekämpfungsprogramme gegen Darmnematoden sind präparatbezogen, in wieweit immature Stadien erfaßt werden. Junge Hunde sind während ihrer Wachstumsphase besonders gefährdet, so daß hier Entwurmungen je nach Reinfektionsmöglichkeiten zu wiederholen sind. Ältere Hunde sind als mögliches Erreger-Reservoir mit in die Bekämpfungsprogramme einzubeziehen, gerade gravide Hündinnen. Jede chemotherapeutische wie chemoprophylaktische Maßnahme muß von hygienischen Maßnahmen begleitet werden, um Infektionsmöglichkeiten in der Umwelt der Hunde soweit als möglich zu mindern.

2.1.2 Mikroskopisch sichtbare Parasiten

1. Parasiten sind wurmförmig und messen etwa 360–400 µm × 15–20 µm (**Abb. 2.20**) . . .
   . . . . **Larven der Lungenwürmer, s. S. 62 und *Angiostrongylus*, s. S. 58**
— Parasitenstadien erscheinen anders 2
2. Stadien sind von einer Zellmembran umschlossen und besitzen 8 Geißeln (**Abb. 2.11 a**) . .
   . . . . **vegetative Form der Flagellaten *Giardia*, s. S. 43**
— Stadien sind von einer mehr oder minder stabilen Hülle umgeben 3
3. Enzystierte Stadien sind einzellig (aber evtl. mehrkernig; **Abb. 2.11 d**) oder enthalten mehrere Einzeller 4
— Enzystierte Stadien enthalten mindestens 2 Zellen 7
4. Zysten sind ovoid, messen etwa 14 × 8 µm, enthalten 4 Kerne sowie filamentöse Elemente (**Abb. 2.11 b**) . . . . **Zysten von *Giardia* sp., s. S. 43**
— Zysten sind kugelig (⌀ 20 µm), enthalten 4 Kerne mit zentralem Nukleolus (**Abb. 2.11 d**)
   . . . . **Zysten von *Entamoeba histolytica*, s. S. 46**
— Zysten erscheinen anders 5
5. Das Zytoplasma der Zysten (bei Stadien aus frischen Fäzes) ist granulär, liegt mehr oder weniger zentral; **Abb. 2.11 h**; keine weitere Untergliederung ist sichtbar . . . .
   . . . . **unsporulierte Oozysten von Kokzidien, s. S. 47**
— Zysteninneres erscheint anders 6
6. Im Zysteninnern erscheinen zwei Sporozysten mit je 4 Sporozoiten (**Abb. 2.11 l**) . . . . .
   . . . . **Oozysten von *Sarcocystis*-Arten, s. S. 50**
— Im Zysteninnern erscheinen vier bananenförmige Sporozoiten (**Abb. 2.11 m**) . . . .
   . . . . **Sporozysten von *Sarcocystis*-Arten, s. S. 50**
7. Zystenartiges Gebilde (Ei) besitzt einen Deckel (= **Operculum, Abb. 2.1 d**) 8
— Ei besitzt keinen Deckel 9
8. Eischale mit einer knopfartigen Vorwölbung am deckelfernen Ende (**Abb. 2.12 a**); etwa 70 × 50 µm groß . . . . **Eier des Fischbandwurmes, s. S. 27**
— Eier von unterschiedlicher Größe ohne Vorwölbungen (**Abb. 2.1 c, d**) . . . .
   . . . . **Trematoden-Eier, s. S. 22**
9. Mehrere kugelförmige Eier liegen in einer gemeinsamen Hülle (**Abb. 2.11 f**) . . . .
   . . . . **Eipakete des Bandwurms *Dipylidium caninum*, s. S. 27**
— Eier liegen einzeln 10
10. Eischale besitzt an beiden Polen sog. Polpfropfen (**Abb. 2.13 a**) 11
— Eischale ohne Polpfropfen 12
11. Polpfropfen sind hervorquellend und durchsichtig. Seitenwände sind leicht vorgewölbt, aber glatt (**Abb. 2.13 b**); Eigröße etwa 70–90 × 30–40 µm
   . . . . ***Trichuris vulpis*, Peitschenwurm, s. S. 33**
— Seitenwände außen fein granuliert (**Abb. 2.13 a**), Polpfropfen weniger deutlich; Eigröße etwa 65 × 35 µm . . . . ***Capillaria* sp., Lungenwürmer, s. S. 62**
12. Eischale dünn 16
— Eischale dick 13
13. Eischale radiär gestreift (**Abb. 2.12 c**), Ei enthält die sechshakige **Oncosphaera**-Larve . . .
   . . . . **Bandwurmeier vom *Taenia*-Typ, s. S. 31**
— Eischale anders 14
14. Eischale deutlich zweischichtig (zwei konzentrische Linien; **Abb. 2.13 i**), enthalten bereits eine Larve und messen 90 × 70 µm . . . . **Eier der Pentastomiden, s. S. 59**
— Eier ohne Larve, Eischale erscheint mehrschichtig 15

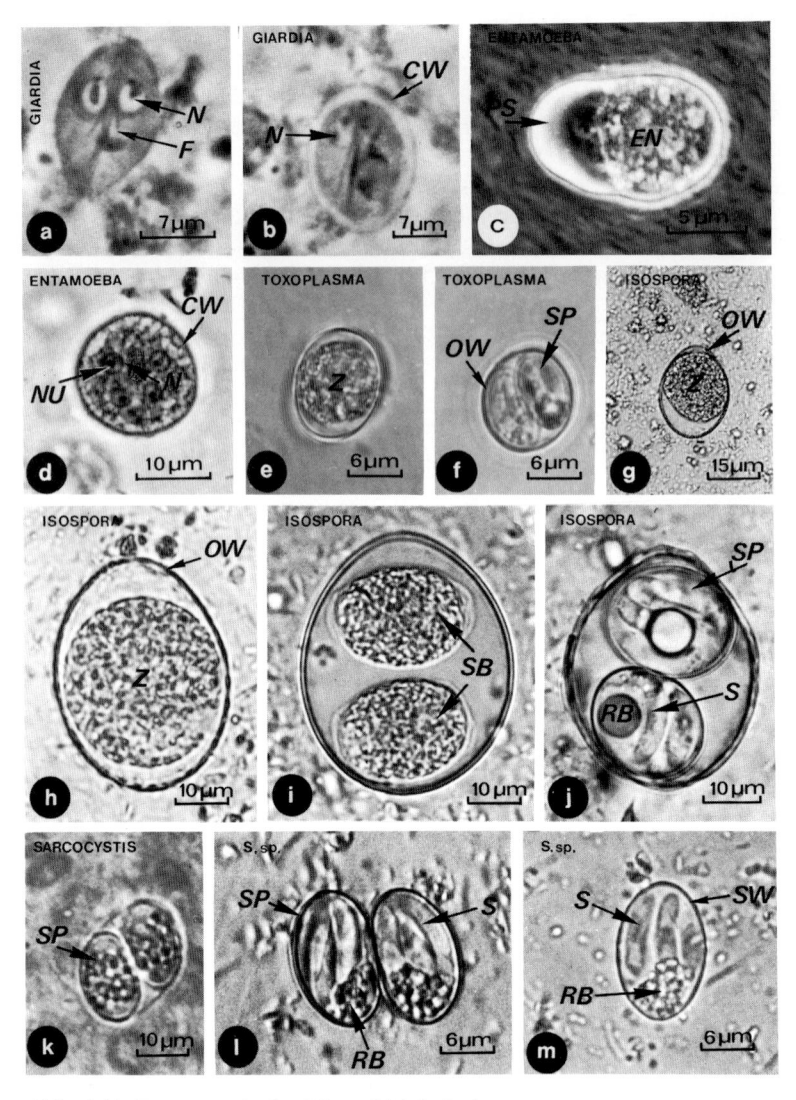

Abb. 2.11: Protozoen in den Fäzes; LM-Aufnahmen.
a, b) *Giardia* sp.; Trophozoit (a) und Zyste (b).
c, d) *Entamoeba histolytica;* bei den veg. Stadien (c) sind die hyalinen Bruchsackpseudopodien charakteristisch.
e, f) *Toxoplasma gondii;* unsporulierte (e in frischen Fäzes) und sporulierte Oozyste (f).
g) Kleine unsporulierte *Isospora*-artige Oozyste aus Hundefäzes.
h–j) *Isospora felis;* Sporulationsstadien; im Freien entstehen schließlich 2 Sporozysten mit je vier Sporozoiten.
k–m) *Sarcocystis* sp.; hier sporulieren die Oozysten bereits im Darm (k, l), so daß (wegen der dünnen Oozystenwand) bereits Sporozysten in den Fäzes angetroffen werden können.

CW = Zystenwand
EN = Endoplasma
F = Geißel, Flagellum
N = Nucleus
NU = Nucleolus
OW = Oozystenwand
PS = Pseudopodium
 (hyalines Ektoplasma)
RB = Restkörper
S = Sporozoit
SB = Sporoblast
SP = Sporozyste
SW = Sporozystenwand
Z = Zystenzytoplasma

15. Eischale außen stark höckerig (Abb. 2.13 h) . . . .   Toxocara-Arten, s. S. 35
— Eischale außen glatt; auf der Innenseite wellig (Abb. 2.13 g) . . . .
 . . . .   Toxascaris leonina, s. S. 35
16. Eier mit Larve 17
— Eier ohne Larve, nur 2–8 Blastomeren in frischen Fäzes (Abb. 2.13 d) . . . .
 . . . .   Hakenwürmer, s. S. 38
17. Eier sind klein (30–35 µm × 10–15 µm) länglich mit parallelen Seitenwänden; Larve wurmförmig (Abb. 2.13 c) . . . .   Spirocerca lupi[6], s. S. 67
— Eier groß (200 µm × 80 µm); Larve bzw. Embryo nicht wurmförmig (Abb. 2.13 f) . . . .
 . . . .   verschluckte Milbeneier, s. S. 72
— Eier enthalten in größerem Abstand zur äußeren dünnen Eihülle eine innere, dickere (Abb. 2.12 b) 18
18. Innere Schicht ist radiär gestreift (Abb. 2.12 b) . . . .
 . . . .   frische Bandwurm-Eier vom Taenia-Typ, s. S. 31
— Zentrale Hülle ist doppelt und umschließt eine ausdifferenzierte Larve (Abb. 2.13 i) . . .
 . . . .   vollständiges Pentastomiden-Ei, s. S. 59

Giardia-Arten

1. **Geographische Verbreitung:** Weltweit, in Europa seltener.
2. **Arten:** *Giardia canis* (Hund, Fuchs); *G. cati* (Katze); beide sind morphologisch nicht von *G. lamblia*[7] des Menschen zu unterscheiden. Vermehrung durch Längsteilung von birnenförmigen, **veg. Stadien** (10–17 µm × 7–10 µm), deren Ventralseite uhrglasförmig eingebuchtet ist (**Abb. 5.2 a**). Mit dieser Seite (= Sauggrube) haften sie an den Mikrovilli des Dünn- wie auch des Dickdarms (**Abb. 5.2 a**) fest. Charakteristisch ist der Besitz von 2 Kernen und 8 freien Geißeln (**Abb. 2.11 a**). Sie bilden Dauerstadien (= Zysten) aus, die 4 Kerne und zahlreiche filamentöse Elemente enthalten (**Abb. 2.11 b**) und mit den Fäzes ins Freie gelangen.
3. **Symptome der Erkrankung (Giardiasis):** Bei starkem Befall lang andauernde Diarrhöen, schleimige Fäzes (gelegentlich blutig gefleckt), seltener Erbrechen; schwächerer Befall kann symptomlos bleiben.
4. **Diagnose:** Nachweis von Zysten im Anreicherungsverfahren (s. S. 4). Antikörper treten nur bei Schleimhautveränderungen auf (z. B. Malabsorption). Antigennachweis in Fäzes möglich.
5. **Infektionsweg:** Oral, durch Aufnahme von Zysten aus den Fäzes.
6. **Prophylaxe:** In Zwingern regelmäßige Säuberung durch Dampfstrahl etc. oder durch versuchsweise Desinfektion mit z. B. Chevie 75®, Club-TGV-anticoc®, Lyso ASK® (s. Liste der DGV in: Deutsches Tierärzteblatt 10, 1984).
7. **Inkubationszeit:** Variabel, vom Allgemeinbefinden abhängig.
8. **Präpatenz:** Variabel
9. **Patenz:** Jahre

---

[6] In tropischen und in subtrop. Gebieten können dünnwandige, ähnlich aussehende Eier vom humanpathogenen Typ Zwergfadenwurm *Strongyloides stercoralis* stammen! **Dann Vorsicht**, weil geschlüpfte Larven für den Menschen pathogen sind.

[7] syn. *Lamblia intestinalis*.

44   2.1 Hund, Katze; Fäzes

10. **Therapie:** Versuchsweise verschiedene 5-Nitroimidazole (Fertigarzneimittel für die Anwendung am Menschen), wie **METRONIDAZOL** (z. B. Flagyl® oder Clont®), **TINIDAZOL** (z. B. Simplotan®), **ORNIDAZOL** (z. B. Tiberal®) oder **NIMORAZOL** (z. B. Esclama®).
   Richtdosis für alle Präparate bezogen auf Wirkstoff: 25 mg/kg Kgw pro Tag über 5–10 Tage (Tagesdosis kann halbiert werden), oral.
   Neben kausaler Therapie ist die Einhaltung einer Diät und zusätzliche Substitutionstherapie bei Exsikkose (NaCl-Verlust und ungenügende Wasserversorgung) notwendig.

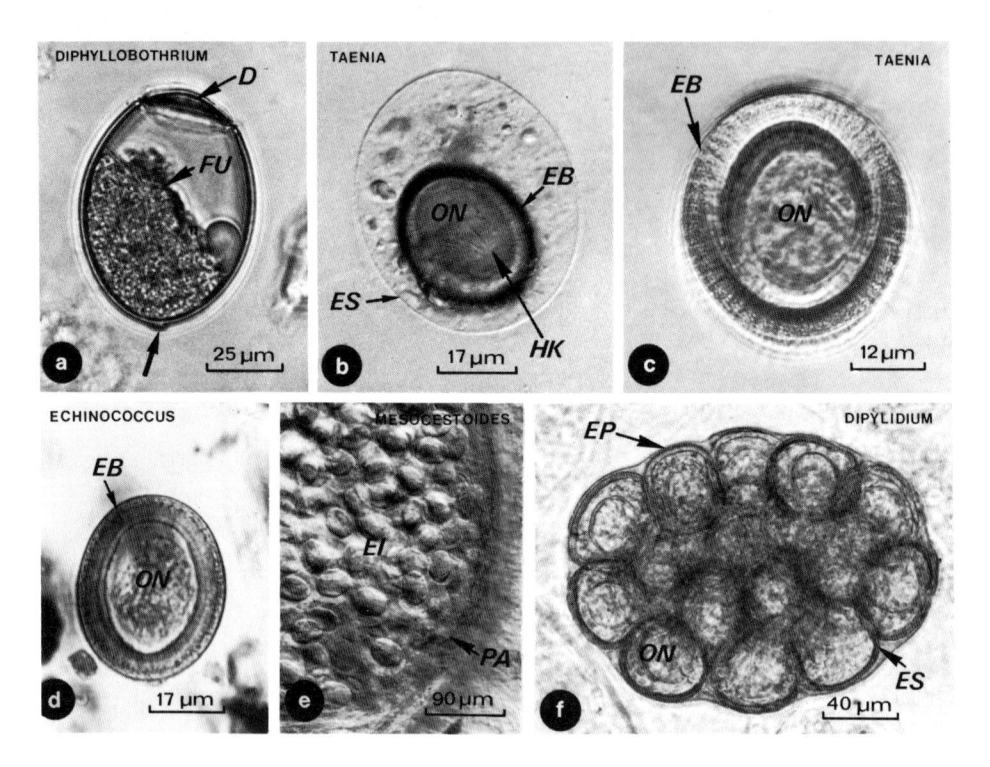

Abb. 2.12: Bandwurmeier; LM-Aufnahmen.
a)   *Diphyllobothrium*-Arten; typisch ist der Deckel (= Operculum; D) und das terminale «Schalenknöpfchen» (Pfeil).
b, c)   *Taenia*-Eier; die Eischale (ES) reißt meist beim Freisetzen aus den Proglottiden auf, so daß die gestreifte Embryophore (EB) als eigentliche Hüllschicht wirkt.
d)   *Echinococcus*-Ei; sie sind ebenfalls vom *Taenia*-Typ.
e)   *Mesocestoides* sp.; die dünnwandigen Eier (EI) liegen im Paruterinorgan (PA).
f)   *Dipylidium caninum;* hier liegen die dünnwandigen Eier in Eipaketen (EP).

D   = Deckel (= Operculum)
EB   = Embryophore
EI   = Ei
EP   = Eipaket
ES   = Eischale (= äußere Hülle)
FU   = Furchungsstadium
HK   = Haken der Oncosphaera
ON   = Oncosphaera
PA   = Paruterinorgan

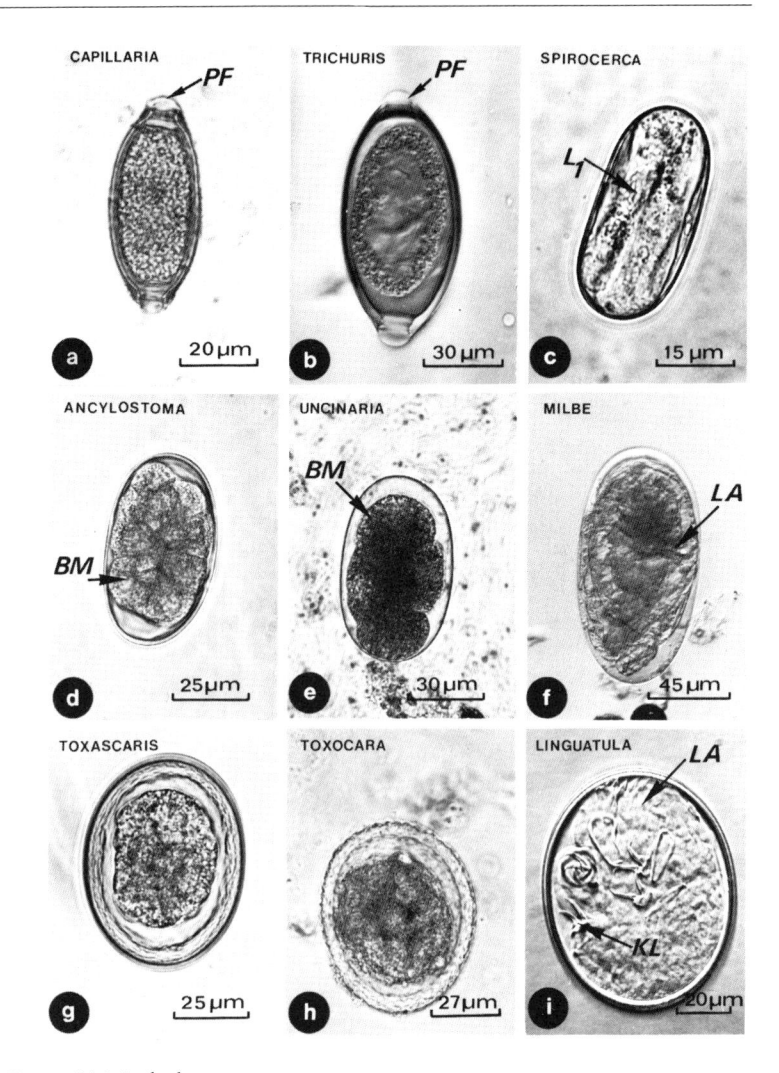

Abb. 2.13: Eier in den Fäzes; LM-Aufnahmen.
a) *Capillaria putorii* der Katze; Schalenoberfläche leicht runzlig; granulöser Inhalt.
b) *Trichuris vulpis* des Hundes; Schalenoberfläche glatt; dicke bräunliche Schale; Polpfropfen durchscheinend und hervorquellend.
c) *Spirocerca lupi* des Hundes; kleines Ei enthält eine wurmförmige Larve (L_1).
d, e) Hakenwurmeier sind ohne Adulte nicht voneinander zu unterscheiden.
f) Milben-Ei mit Larve (LA); diese Eier finden sich als Passanten in den Fäzes.
g) *Toxascaris leonina;* Ei mit glatter Schalenoberfläche.
h) *Toxocara* sp.; Schalenoberfläche stark runzlig; Inhalt meist dunkel.
i) *Linguatula serrata;* Pentastomiden-Eier enthalten bereits eine Larve (LA) mit vier Extremitäten.

BM = Blastomeren
KL = Klauen der Extremitäten
L_1 = 1. Nematodenlarve
LA = Larve
PF = Polpfropfen

Entamoeba histolytica

1. **Geographische Verbreitung:** Vorwiegend in warmen Ländern, aber auch gelegentlich in Deutschland.
2. **Artmerkmale:** Reife *E. histolytica*-Zysten sind in frischen Fäzes vierkernig (**Abb. 2.11 c**) und erreichen einen Durchmesser von 15–20 µm. Der Nukleolus jedes Kerns liegt zentral. Im Darmlumen schlüpft die vierkernige Amoebe aus der Zyste, und nach Kernteilungen entstehen acht einkernige Amoeben *(Minuta-Formen)*. Die Lumenformen (**Abb. 2.11 c**) vermehren sich im Darm durch Zweiteilung und bilden schließlich wieder eine Zystenwand aus. Im Innern der Zyste erfolgen Kernteilungen, so daß im Regelfall 4-kernige Zysten in den Fäzes angetroffen werden; bei akuter Dysenterie enthalten frische Fäzes überwiegend Lumenformen *(Minuta-Formen)*, die an ihren meist einzelnen, hyalinen Pseudopodien und ihrer fließenden Bewegung leicht zu erkennen sind. Ein Teil der *Minuta-Formen* kann sich (unter noch nicht ganz geklärten Umständen) in **Magna-Formen** umwandeln, die die Darmwand invadieren und von dort via Blutgefäße besonders in das Leberparenchym, aber auch andere Organe eindringen. Dort können nach vorausgegangener Nekrotisierung des Gewebes Abszesse von z. T. beträchtlichem Ausmaß entstehen. Achtung: *Magna-Formen* finden sich stets nur an der Peripherie des nekrotischen Gewebes; sie ernähren sich durch Aufnahme von zellulären Bestandteilen (u. a. Erythrozyten) und können sich nicht in zystenbildende *Minuta-Formen* zurückverwandeln.
3. **Symptome der Erkrankung** (intestinale bzw. extraintestinale **Amoebiasis**): Dünnflüssige Fäzes, die mit blutigem Schleim versetzt sind (**ulzerative Colitis**); Fieber, Exsikkose infolge starker Durchfälle; Abszeßbildung besonders in der Leber (selten andere Organe), kann unbehandelt zum Tod führen (meist chronischer Verlauf).
4. **Diagnose:** Mikroskopischer Nachweis von zwei- (unreifen) oder vierkernigen Zysten und beweglichen Lumenformen mit typischer Kernstruktur und Größe; evtl. Amoebenkultur (s. S. 7); bei extraintestinaler Amoebiasis (z. B. Leberabszeß) können verschiedene serologische Tests zur Diagnose herangezogen werden (z. B. IIFT, IHA, ELISA).
5. **Infektionsweg:** Oral, durch Aufnahme von Zysten mit kontaminiertem Futter oder Fäzes.
6. **Prophylaxe:** Besonders in Ländern mit tropischen und subtropischen Klimata sollten Hunde von Fäzes und unabgekochtem Wasser ferngehalten werden.
7. **Inkubationszeit:** 2–10 Tage (oder länger!).
8. **Präpatenz:** 2–7 Jahre
9. **Patenz:** Jahre (inapparente Zystenausscheider).
10. **Therapie: Versuchsweise** Mittel aus der Humanmedizin, wie 5-Nitroimidazole (Präparate, Anwendung, Dosierung siehe *Giardia*-Arten), die sowohl gegen Gewebsformen *(Magna-Formen)* als auch Lumenformen *(Minuta-Formen)* wirksam sind. Präparate aus der Gruppe der Dichloracetamide (etofamide, teclozan, diloxanide, clefamide), die jedoch nicht in der BR Deutschland registriert sind, sind nur gegen Lumenformen hoch wirksam. **CHLOROQUINE** (*Resochin®) in Kombination mit **ETACRIDIN**-lactat (*Metifex®) kann ebenso versucht werden (*Resochin® 25 mg/kg Kgw + *Metifex® 25 mg/kg Kgw. tgl. oral, über 4 Tage, im Anschluß 25 mg/kg Kgw, *Metifex® tgl. oral, über 6 weitere Tage[8]).
    Präparate, die gegen Zysten wirksam sind, sind unbekannt.
    Cave: Oxychinoline (halogenierte 8-Hydroxychinolin-Derivate, z. B. *Mexaform®), die für Hund und möglicherweise auch Katze toxisch sind.

---

[8] Raether, W., Akute Amoebendysenterie bei einem Hund, Kleintierpraxis, 7, 196–200 (1968).
* Fertigarzneimittel Humanmedizin.

Kokzidien

Bei Hund und Katze treten in Europa eine Reihe von weltweit verbreiteten Kokzidien auf, deren exakte Bestimmung oft nur durch Spezialisten vorgenommen werden kann. Für die Therapie und Prophylaxe ist jedoch nur eine grobe Gruppenbestimmung notwendig, die sich leicht durchführen läßt und auf dem Sporulationszustand der Oozysten in frisch abgesetzten Fäzes beruht:

— Oozysten sind unsporuliert (Abb. 2.11 h) . . . .
. . . . Isospora-Arten[9], s. S. 47 und nur bei der Katze *Toxoplasma gondii*, s. S. 49
— Oozysten sind bereits sporuliert, ((Abb. 2.11 l), häufig liegen bereits Sporozysten in den Fäzes vor, da die Oozystenwand bei der Anreicherung mechanisch zerstört wird (Abb. 2.11 m) . . . . *Sarcocystis*-Arten, s. S. 50

Isospora-Arten

1. **Geographische Verbreitung:** Weltweit, z. T. mit extrem starker Durchseuchung.
2. **Arten:** *Isospora*-Arten sind extrem artspezifisch:
    A) **Hund:**
       1. große Oozysten (40 × 30 µm, **Abb. 2.11 h**): *I. canis*
       2. kleine Oozysten (**Abb. 2.11 g**): *I. ohioensis* (24 × 20 µm), *I. burrowsi* (21 × 18 µm)
    B) **Katze:**
       1. große Oozysten (45 × 33 µm; **Abb. 2.11 h**): *I. felis*
       2. kleine Oozysten (26 × 24 µm; **Abb. 2.11 g**): *I. rivolta*

Diese Oozysten entwickeln ihre beiden Sporozysten (mit je 4 Sporozoiten) in artspezifischen Zeiten (1–4 Tage) im Freien (= **sporulieren**). Es müssen unbedingt frische Fäzes untersucht werden, da sonst (bei den kleineren Arten) Verwechslungen mit den *Sarcocystis*-Arten erfolgen können.

Nach oraler Aufnahme von sporulierten Oozysten finden intrazellulär im Darmepithel der Katze bzw. des Hundes eine ungeschlechtliche Vermehrung (**Schizogonie**) und der Geschlechtsprozeß (**Gamogonie**) statt (vergl. **Abb. 7.7**). Aus der Vereinigung der männlichen und weiblichen Gameten gehen die Oozysten hervor, die (artspezifisch unterschiedlich) wieder nach 5–10 Tagen mit den Fäzes ausgeschieden werden. Sporulierte Oozysten können auch von unspezifischen Wirten (Mäusen, Rindern etc.) aufgenommen werden. In diesen dringen die Sporozoiten in verschiedene Zelltypen und verweilen hier (als sog. **Dormozoiten**[10]), bis sie von der Katze bzw. vom Hund mit rohem Fleisch bzw. mit den lebenden Beutetieren (Mäusen, Ratten etc.) verzehrt werden. In den Endwirten findet dann wieder der vollständige Kokzidienzyklus mit Schizogonie, Gamogonie und Oozystenbildung statt. Wegen der fakultativen Wartestadien in anderen Wirten (wo die ruhenden Sporozoiten lichtmikroskopisch Zysten vortäuschten) wurden diese *Isospora*-

---

[9] Nach Pellérdy (1974) sollen bei Karnivoren auch Eimerien (u. a. *E. canis*) auftreten. Allerdings sind diese Parasiten so selten, daß nicht klar ist, ob es sich wirklich um eine Art des Hundes handelt oder ob *Eimeria*-Oozysten anderer Wirte (z. B. des Schafes) den Hundedarm lediglich passieren (d. h. sie wurden mit Fäzes oral aufgenommen). Näheres s. Eimerien S. 282.

[10] Lit. s. 1.) Mehlhorn, H., Markus, M. B. (1976): Electron microscopy of stages of *Isospora felis* of the cat in mesenteric lymph nodes of the mouse. Z. Parasitenkd. 51, 15–24.
  2.) Dubey, J. P., Mehlhorn, H. (1978): Extraintestinal stages of *Isospora ohioensis* from dogs and mice. J. Parasitol. 64, 689–695.

Arten von Frenkel[11] mit dem neuen Gattungsnamen *Cystoisospora* belegt, um sie so von den streng einwirtigen = monoxenen *Isospora*-Arten (z. B. der Vögel, wo mit Oozysten, s. S. 282, nur wieder andere Vögel der gleichen Art infiziert werden können) deutlich abzugrenzen.

3. **Symptome der Erkrankung (Kokzidiose):** Leichte Infektionen bleiben häufig symptomlos; bei starkem Befall treten Apathie, dünner bis flüssiger, mit Blut versetzter Kot für 1–2 Tage auf; infolge massiver Zerstörung des Darmepithels kann eine hämorrhagische Enteritis auch zum Tode führen.
4. **Diagnose:** Nachweis der Oozysten (Größen sind bei Katzen wegen der Abgrenzung zu *Toxoplasma gondii* wichtig) in den Fäzes nach Anreicherung, u. a. Flotation, s. S. 4).
5. **Infektionsweg:** Oral durch Aufnahme sporulierter Oozysten oder Sporozoiten (**Dormozoiten**) in Beutetieren (z. B. Mäuse) oder in rohem Fleisch (z. B. Rind).
6. **Prophylaxe:** Vollständiges Entfernen der Fäzes; regelmäßige Reinigung der Zwinger mit Dampfstrahlgeräten bzw. Desinfektion z. B. **versuchsweise** mit Lysococ®, Club-TGVanticoc®, Dekaseptol®. Vermeidung der Verfütterung von rohem Fleisch!
7. **Inkubationszeit:** Variabel (artspezifisch) → 3–4 (z. B. *I. ohioensis*) oder 6–8 (z. B. *I. canis*) Tage.
8. **Präpatenz:** Artspezifisch → 5 (z. B. *I. rivolta*) bis z. T. 16 Tage (Stämme von *I. felis*).
9. **Patenz:** Artspezifisch → 4–12 Tage (z. B. *I. burrowsi*) bis 4 Wochen (z. B. *I. canis, I. felis*).
10. **Therapie: Versuchsweise** Sulfonamide oder Kombinationspräparate (Sulfonamide + TRIMETHOPRIM) als Fertigarzneimittel aus Human- oder Veterinärmedizin.
    A: **Langzeitsulfonamide** (längere Behandlungsintervalle) z. B. **SULFAMETHOXYPYRAZIN** (Davosin® Suspension ca. 50 mg/kg Kgw oral, für Katze und Hund); **SULFAPERIN** (Retardon-Tropfen ca. 25 mg/kg Kgw, oral, für Katze und Hund), oder **SULFAMETOXYDIAZIN** (Bayrena® Hund, Katze 1–2 ml/kg Kgw; parenteral oder z. B. *Durenat® bzw. *Madribon® ca. 25–50 mg/kg Kgw, oral) jeweils Initialdosis; Erhaltungsdosis ca. ½ Initialdosis über 5–10 Tage.
    B: **Kombinationspräparate: SULFADOXIN** (250 mg) + **TRIMETHOPRIM** (50 mg) je Tablette (z. B. Borgal®, Richtdosis für Hund und Katze 15–20 mg/kg Kgw Gesamtwirkstoffgehalt, oral); **SULFADIAZIN** (100 mg) + **TRIMETHOPRIM** (20 mg) je Dragee (z. B. Tribrissen® 20 für Katze (> 1 kg Kgw.) 1 Dragee tgl.; Hund 2 Dragee tgl. je 8 kg Kgw) **SULFAMETHOXAZOL** (100 mg) + **TRIMETHOPRIM** (20 mg) je Tablette für Kinder (z. B. *Bactrim® oder *Eusaprim®: Richtdosis siehe Tribrissen®) Behandlungsdauer 5–10 Tage oder länger.
    C: **Versuchsweise Kokzidiostatika** für Geflügel und Wiederkäuer **AMPROLIUM** (Amprolvet®: 100 g Pulver enthalten 20 g Amprolium; 60–80 mg/kg Kgw Wirkstoff oral tgl. über 5 Tage für Hund[12]).
    Die Therapie mit erwähnten Präparatgruppen ist insgesamt unbefriedigend und muß ggf. über längere Zeit durchgeführt werden.

---

[11] Frenkel, J. K. (1977): *Besnoitia wallacei* of cat and rodents with a reclassification of other cyst forming isosporoid coccidia. J. Parasitol. 63, 611–628.

* Fertigarzneimittel Humanmedizin.

[12] Brunnthaler, F., Prakt. Tierarzt 58, 849 (1977).

Toxoplasma gondii

1. **Geographische Verbreitung:** Weltweit.
2. **Artmerkmale: Endwirte** sind ausschließlich die **Katze** und andere **Feliden** (u. a. Luchs, Puma, Ozelot, Jaguarundi, Bengalkatze), die die Oozysten in unsporuliertem Zustand (**Abb. 2.11 e**) mit den Fäzes absetzen. Mit einer Größe von 10–14 µm × 8–12 µm sind sie fast kugelig und deutlich kleiner als die der *Isospora*-Arten der Katze (liegen aber in der Größenordnung der hier nicht näher besprochenen Hammondien und Besnoitien[13], die ebenfalls in den Fäzes von Hund und Katze anzutreffen sind). Nach der Sporulation im Freien sind die Oozysten infektiös und führen bei der Katze innerhalb weniger Tage in Zellen des Darmepithels zur ungeschlechtlichen (**Schizogonie**) und geschlechtlichen Reproduktion (**Gamogonie, s. S. 47; Abb. 2.14 d**). Nach der Befruchtung werden wieder unsporulierte Oozysten ausgeschieden. Sporulierte Oozysten können aber auch zur Infektion bei zahlreichen **Zwischenwirten** führen (u. a. Maus, Schaf, Schwein, aber auch beim Fehlwirt Mensch!). In diesen Wirten erfolgt nach einer starken Vermehrung durch **Endodyogenie** in verschiedenen extraintestinalen Zellen (**Pseudozysten**) die Bildung von **Gewebezysten** (u. a. im Gehirn, Muskel **Abb. 3.10 e**). Diese sind infektiös und führen nach oraler Aufnahme durch die Katze wiederum zum vollständigen Kokzidienzyklus, d. h. zu Schizo-, Gamogonie sowie zur Ausscheidung von Oozysten. Nimmt dagegen ein **Zwischenwirt** Gewebezysten oral auf, so entstehen in ihm zunächst Pseudozysten in vielen Zelltypen (**Abb. 5.14 e**) und danach wieder Gewebezysten.
3. **Symptome der Erkrankung:** Bei schwachem Befall des Katzendarms treten meist keine klinischen Symptome auf, so daß eine Gefährdung des Menschen durch die Oozysten-Ausscheidung nicht erkannt wird. Bei stärkerem Befall treten jedoch Diarrhöen in den Vordergrund.
Hunde und Katzen (insbesondere geschwächte Tiere) können aber auch an akuter **Toxoplasmose** leiden, d. h. in extraintestinalen Geweben erfolgt die Bildung zahlreicher Pseudo- und Gewebezysten. Dann tritt häufig der Tod infolge von Hepatitis, Myocarditis, Pneumonie oder Encephalitis ein.
4. **Diagnose:** Nachweis der kleinen, unsporulierten Oozysten im Anreicherungsverfahren (Flotation, s. S. 4); Verwendung frischer Fäzes notwendig! Serologische Tests zum Nachweis einer *T. gondii*-Infektion der Katze, z. B. Sabin-Feldman-Test (SFT) oder der indirekte Immuno-Fluoreszenz-Test (IIFT), sind nicht immer sicher.
5. **Infektionsweg:** Katzen können sich auf zwei Weisen mit *Toxoplasma gondii* infizieren:
   a) **Oral** durch sporulierte **Oozysten** aus den Fäzes;
   b) **Oral** durch Aufnahme von infektiösen **Pseudo-** oder **Gewebezysten** in rohem Fleisch von Zwischenwirten (z. B. Mäusen).
6. **Prophylaxe:**
   1. Keine Verfütterung von rohem Fleisch an Katzen;
   2. Regelmäßige Entfernung des Kots und Reinigung der Käfige mit den üblichen Verfahren (s. *Isospora*-Arten, **s. 47**);
   3. Schwangere sollten Kontakt mit Katzen vermeiden und **kein** rohes Fleisch essen.
7. **Inkubationszeit:** Variabel, je nach Infektionsstärke (wenige Tage).
8. **Präpatenz:** Die Katze scheidet Oozysten[14] aus:
   a) bei Aufnahme von Oozysten in 21–24 Tagen
   b) bei Aufnahme von Pseudozysten in 9–11 Tagen
   c) bei Aufnahme von Gewebezysten in 3–5 Tagen

---

[13] Lit. s. Frenkel (1977) **s. S. 48**.
[14] Angaben nach Frenkel (1977), **s. S. 48**.

9. **Patenz:** 1–15 Tage
10. **Therapie:** Bei Katze und Hund kann bei Verdacht auf akute Infektion **versuchsweise** eine Behandlung mit Sulfonamiden oder Kombinationspräparaten (Sulfonamide + **TRIMETHOPRIM**) durchgeführt werden (Präparatbeispiele, Dosierung, Behandlungsdauer siehe *Isospora*-Arten).

    SPIRAMYCIN, ein Makrolid-Antibiotikum, mit Wirkung gegen gram-positive Bakterien und weniger ausgeprägtem Effekt gegen *Toxoplasma gondii;* vorzugsweise oral zu verabreichen, da parenteral (nach wiederholter Anwendung) schmerzhafte örtliche Reaktionen möglich (z. B. *Rovamycine® – 250 oder *Selectomycin® (1 Tbl. bzw. 1 Kps. enthält: Spiramycin 0,75 Mio. I.E.; Dosis versuchsweise: 2–4 mal 1 (Katze) –2 Tbl. bzw. Kps. (Hund) tgl. über 2–4 Wochen (je nach Verträglichkeit und Kgw. Dosis erniedrigen bzw. erhöhen oder z. B. Suanovil® 50–100 g Pulver = 150 Mio. **I.E. SPIRAMYCIN**-Base, versuchsweise Dosierung wie *Rovamycin® oder *Selectomycin®; Anwendung über das Futter).

    Cave: PYRIMETHAMIN (*Daraprim®), das von Hund und Katze im Wirkungsbereich nicht mehr vertragen wird (**toxisch**)!

Sarcocystis-Arten

1. **Geographische Verbreitung:** Weltweit.
2. **Arten:** Die Oozysten in den **Endwirten** Hund bzw. Katze sind morphologisch nicht zu unterscheiden, wohl aber die Gewebezysten[15] in den obligaten Zwischenwirten.

    A) Hund:
    1) *S. bovicanis* (Zyste beim Rind, s. S. 191)
    2) *S. ovicanis* (Schaf, s. S. 192)
    3) *S. arieticanis* (Schaf, s. S. 192)
    4) *S. equicanis* (Pferd, s. S. 142)
    5) *S. capracanis* (Ziege, s. S. 192)
    6) *S. hircicanis* (Ziege, s. S. 192)
    7) *S. suicanis* (Schwein, s. S. 106)

    B) Katze:
    1) *S. bovifelis* (Rind, s. S. 191)

---

* Fertigarzneimittel Humanmedizin.

[15] Mehlhorn, H.; Heydorn, A. O. (1978). The Sarcosporidia: Life cycle and fine structure. Adv. Parasitol. *16*, 43–93.

Abb. 2.14: a–c) Makro-Aufnahmen, d–e) LM-Aufnahmen.
a) Ein durch mehrere Hakenwürmer (Pfeile) befallener Darmabschnitt ist deutlich blutig verändert. × 1
b) Adulte *Echinococcus granulosus*-Würmer ragen mit ihrem Hinterende (Pfeile) aus der Schleimhaut heraus. × 2
c) Zahlreiche *Toxocara canis*-Würmer im Darm eines 4 Wochen alten Welpen. × 0,2
d) *Toxoplasma gondii.* Paraffinschnitt durch verschiedene Entwicklungsstadien im Epithel des Katzendarms. × 1000
e) *Sarcocystis ovifelis;* Paraffinschnitt durch einen Makrogameten (MA) in der *Lamina propria* des Katzendarms. × 500

EP = Epithel
MA = Makrogamet
ME = Merozoiten
MIG = Mikrogamont
N = Nucleus (= Kern)
NH = Nucleus der Wirtszelle

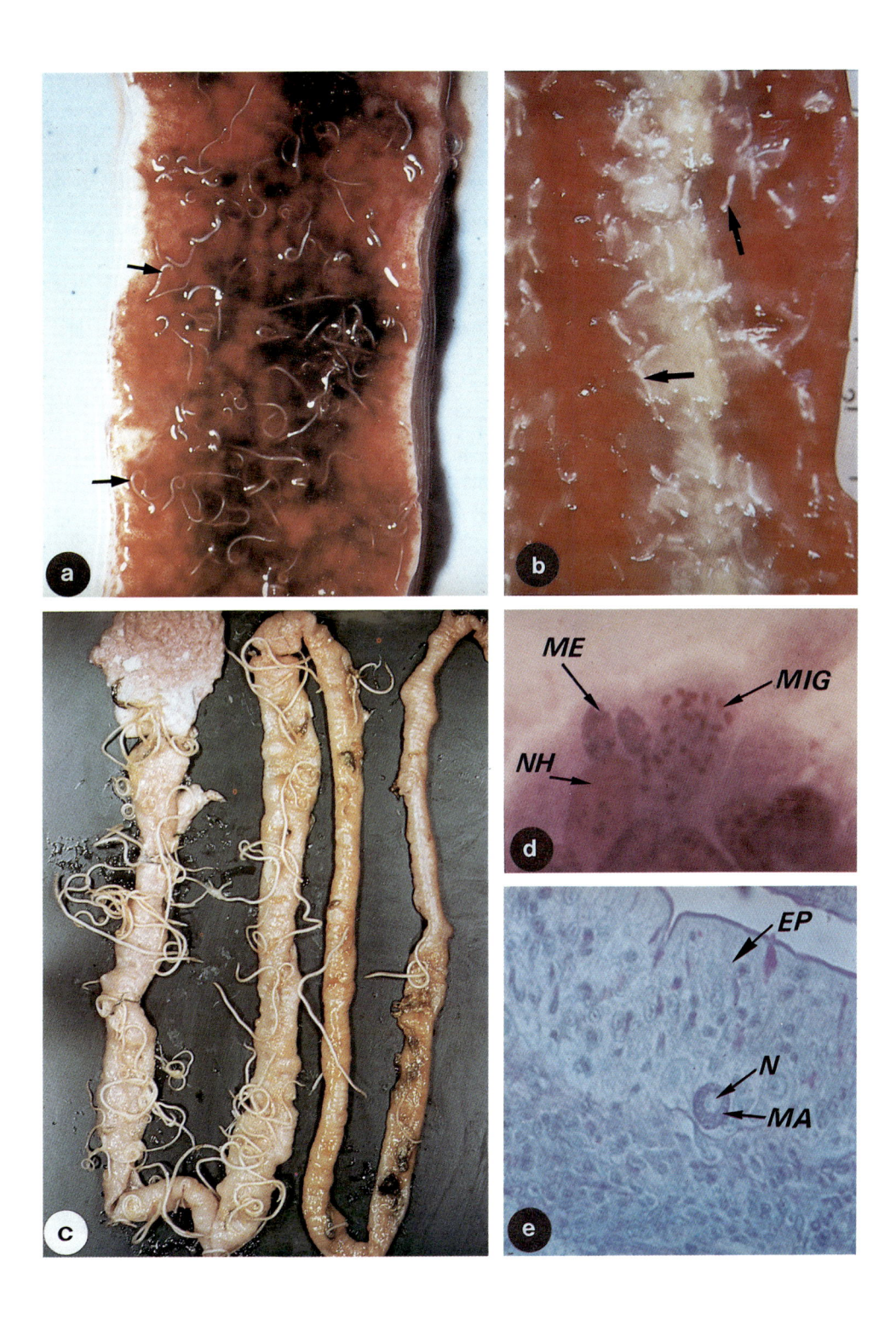
a
b
ME
MIG
NH
d
EP
N
MA
c
e

2) *S. ovifelis* (Schaf, s. S. 191)
3) *S. muris* (Maus, s. S. 261)
4) *S. cuniculi* (Kaninchen, s. S. 261)
5) *S. cymruensis* (Ratte, s. S. 261)

Die Entwicklung verläuft beim Endwirt in den Zellen der Lamina propria des Dünndarms (**Abb. 2.14 e**). Im Gegensatz zu den *Isospora*-Arten (s. S. 47) und *Toxoplasma gondii* (s. S. 49) findet jedoch **keine Schizogonie** statt, sondern lediglich (binnen 24 h) die **Gamogonie**. Die Sporulation wird bereits im Darm abgeschlossen, so daß in frischen Fäzes sporulierte Oozysten[16] oder freie Sporozysten (von etwa 12–16 × 8–10 µm Größe; **Abb. 2.11 l**) anzutreffen sind. Diese Oozysten, die stets zwei Sporozysten mit je vier Sporozoiten enthalten, sind nur für die obligaten Zwischenwirte (s. o.) infektiös. Nach oraler Aufnahme entwickeln sich in ihnen Schizonten in Endothelzellen. Etwa einen Monat p.i. erfolgt schließlich die Bildung (in Muskel-, Gehirnzellen) der arttypischen **Gewebezysten** (**Abb. 5.18**). Diese enthalten im reifen Zustand (60 d p.i.) Zystenmerozoiten, die für die Endwirte infektiös sind. Die Oozysten der *Sarcocystis*-Arten wurden (vor Kenntnis des Entwicklungszyklus) als *I. bigemina* beschrieben.

3. **Symptome der Erkrankung:** In der Regel symptomlos, selten Diarrhöen (für 1 Tag); Mensch ist empfindlicher und reagiert mit Durchfall, Übelkeit und Fieber.
4. **Diagnose:** Nachweis der sporulierten kleinen Oozysten bzw. Sporozysten (**Abb. 2.11 l, m**) in frischen Fäzes mit Hilfe der Anreicherung, da oft nur eine mäßige Ausscheidung erfolgt.
5. **Infektionsweg:** Oral durch Aufnahme von rohem, zystenhaltigen Fleisch der Zwischenwirte (s. o.).
6. **Prophylaxe:** Nur Verfütterung von abgekochtem oder tiefgefrorenem Fleisch, da Gewebezysten häufig nur mikroskopisch zu erkennen sind. Vernichtung der Oo- und Sporozysten durch Desinfektion (**s. S. 48**).
7. **Inkubationszeit:** 1–2 Tage (im Experiment festgestellt).
8. **Präpatenz:** Artspezifisch beim Hund zwischen 8–10 Tagen, bei der Katze zwischen 5–14 Tagen.
9. **Patenz:** 6–7 Wochen
10. **Therapie:** Aus klinischer Sicht ist die Behandlung von Hund und Katze nicht angezeigt oder notwendig. Hauptmerkmal der Bekämpfung liegt bei Prophylaxe (siehe dort). Die therapeutische Anwendung von Sulfonamiden oder Sulfonamiden + **TRIMETHOPRIM** ist wegen nur schwacher Wirkung der Präparate nicht empfehlenswert.

    Eine Behandlung der Zwischenwirte ist möglich, und zwar **versuchsweise** mit Kokzidiostatika für das Geflügel (siehe *Sarcocystis*-Arten: Wiederkäuer, s. S. 195).

---

[16] Die Oozystenhülle ist extrem dünn, so daß sie leicht reißt und die beiden Sporozysten freisetzt. Dies geschieht z. T. bereits im Darm und zudem bei der Manipulation während der Anreicherung.

Abb. 2.15: Parasiten im Blut.
a) *Dirofilaria immitis;* Makro-Aufnahme eines Bündels adulter Würmer (Pfeil) im Herzen. × 1,5
b, c) *Hepatozoon* sp.; LM-Aufnahmen von Gamonten (G) in Wirtszellen. b) × 2000   c) × 3000
d) *Leishmania donovani;* amastigote Stadien (AM) vermehren sich stark in Wirtszellen, die dadurch zugrunde gehen; LM-Aufnahme eines Blutausstrichs. × 1500
e) *Dirofilaria immitis;* Mikrofilarie im Blutausstrich. × 500
f) *Babesia canis;* LM-Aufnahme von erythrozytären Merozoiten im Blutausstrich. × 2000

AM = Amastigote Stadien	G = Gamont	MF = Mikrofilarie
BM = Birnenförmige Merozoiten	K = Kinetoplast	N = Nucleus (= Kern)
E = Erythrozyt	LZ = Leukozyt	NH = Nucleus der Wirtszelle

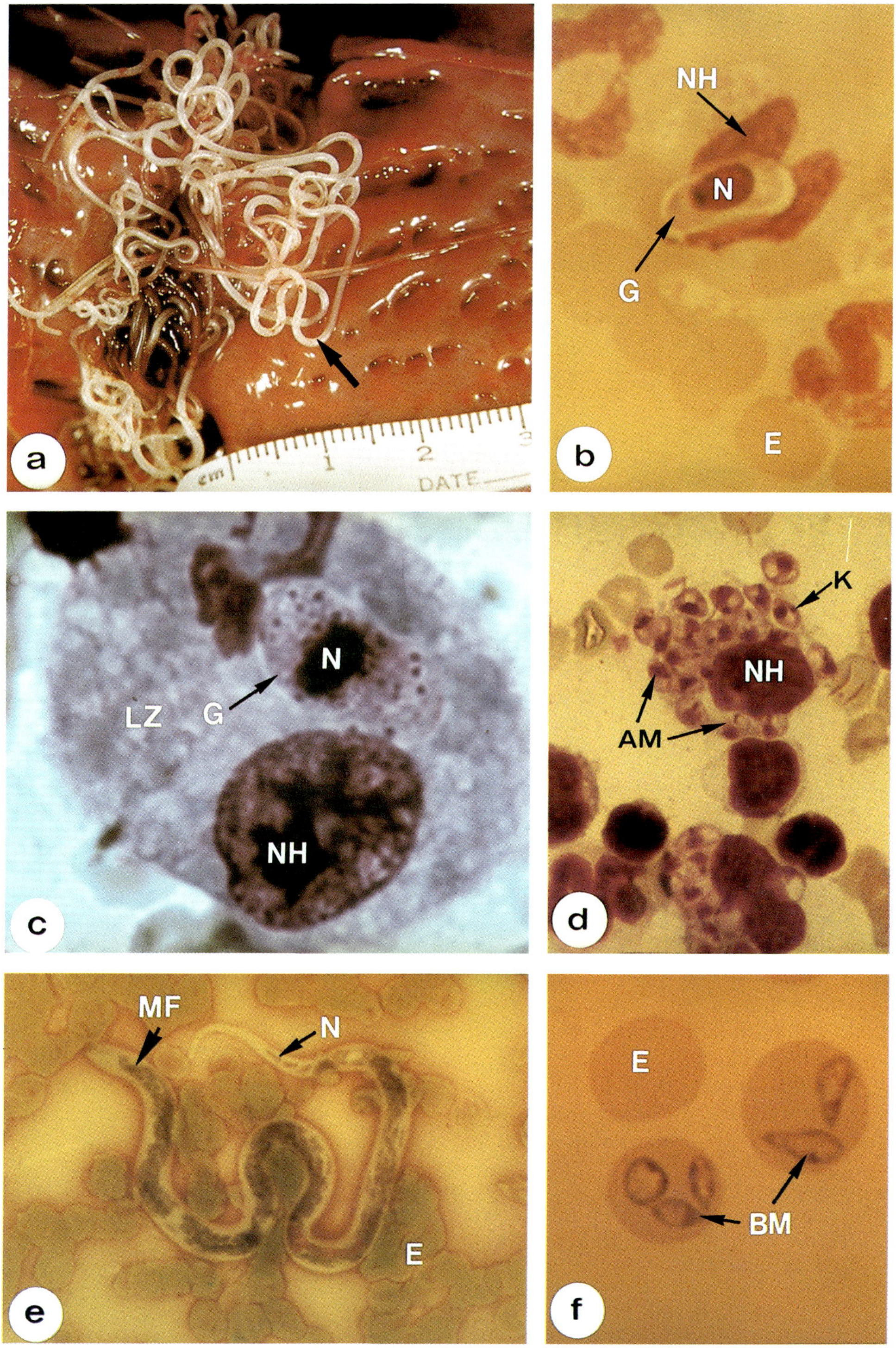
a
cm 1 2 3
DATE
b
NH
N
G
E
c
N
LZ
G
NH
d
K
NH
AM
e
MF
N
E
f
E
BM

2.2 Stadien im Blut

1. Parasiten sind wurmförmig und liegen extrazellulär 2
— Parasiten liegen in Zellen 4
2. «Würmer» messen etwa 100 µm in der Länge; Enden sind abgerundet (**Abb. 3.8 f**) . . . .
. . . . **Trichinenlarve, s. S. 57**
— «Würmer» erreichen eine Größe von etwa 300 × 8–15 µm 3
3. Hinterende der «Würmer» mit klauenförmiger Zuspitzung (**Abb. 2.20 a**) . . . .
. . . . **Larven von *Angiostrongylus vasorum*, s. S. 58**
— Hinterende der «Würmer» spitz auslaufend, kein Darm vorhanden (**Abb. 2.15 e**) . . . . .
. . . . **Larven von *Dirofilaria immitis*, s. S. 57**
4. Parasiten sind von birnenförmiger Gestalt und liegen in Erythrozyten (**Abb. 2.15 f**) . . . .
. . . . **Babesia canis**[17]**, s. S. 54**
— Parasiten erscheinen ± bananenförmig und liegen vorwiegend in Leukozyten
(**Abb. 2.15 b**) . . . . **Hepatozoon canis, s. S. 56**
— Stadien erscheinen kugelig (Ø 0,3 µm), als Stäbchen (1,5 µm lang) oder als Kette kugeliger
Elemente (**Abb. 2.16**) . . . . **Rickettsiales, s. S. 55**

Babesia canis

1. **Geographische Verbreitung:** Weltweit bei Hunden[18], in Europa jedoch vorwiegend in Südeuropa.
2. **Artmerkmale:** Bei der Diagnose angetroffene Stadien in Erythrozyten sind birnenförmig, werden bis zu 6,5 µm lang und vermehren sich durch Zweiteilung (**Abb. 2.15 f**). Überträger sind Zecken (vorwiegend *Rhipicephalus sanguineus*, s. S. 78 und *Haemaphysalis leachi*, s. S. 225). In diesen findet im Darm die **Gamogonie** und in den Speicheldrüsen die **Sporogonie** statt; dabei entstehen zahlreiche Sporozoiten, die beim Zeckenbiß mit dem Speichel übertragen werden und direkt die roten Blutkörperchen befallen[19]. *Babesia*-Arten gehen auch auf die Zeckenbrut über, so daß bereits die Zecken-Larven die Erreger verbreiten können (**transovarielle Übertragung!**).
3. **Symptome der Erkrankung (Babesiose):** Akut erkrankte Tiere zeigen starke Beeinträchtigung des Allgemeinbefindens (Apathie, Mattigkeit), Fieber, Milzvergrößerung, Anämie, Ikterus. Auch bei chronischem Verlauf mit unauffälligen Symptomen bleibt die Anämie erhalten. In einigen Fällen wurden zerebrale Schädigungen beschrieben, die sich in Lähmungen, Bewegungsstörungen sowie in epileptiformen Anfällen äußerten.
4. **Diagnose:** Gründliche Anamnese; Mikroskopischer Nachweis der Erreger (**Abb. 2.15 f**) im Blutausstrich (s. S. 10) nach Gewinnung von Kapillarblut; falls Blutausstrich mehrfach negativ ausfällt, sollte eine serologische Untersuchung (KBR, indirekter Coombs-Test, IFAT, ELISA) in Speziallaboratorien (s. S. 18, 20) veranlaßt werden.

---

[17] In außereuropäischen Ländern tritt beim Hund noch die kleinere *B. gibsoni* auf, die medikamentös schwerer zu beeinflussen ist als *B. canis* (s. S. 54).
[18] Bei Katzen treten Babesien (u. a. *B. felis*) nur relativ selten auf. Ihre Pathogenität ist relativ niedrig; wichtigstes Symptom ist eine progressive Anämie.
[19] Lit. s. Mehlhorn, H., Schein, E. (1984): Piroplasmea: Life cycle and sexual stages. Advances in Parasitology 23, 38–103.

5. **Infektionsweg:** Zeckenbiß.
6. **Prophylaxe:** Tragen von Ungezieferhalsbändern oder Auftragen von Ungezieferpuder (Wirkstoff: **CARBARIL**) für Hunde bzw. Katzen mit akarizidem Effekt (Details s. Zecken, S. 78). Tragen der Bänder besonders beim Freilauf im Unterholz. Gleiche Anwendung bei Importhunden oder Aufenthalt in südlichen Ländern.
7. **Inkubationszeit:** Variabel, häufig 2–3 Wochen.
8. **Präpatenz:** 2 Wochen.
9. **Patenz:** Bei geringem Befall bleiben die Erreger evtl. für Jahre im Blutbild (**dicker Tropfen**) nachweisbar (Zustand der **Prämunität**).
10. **Therapie:** In Deutschland ist derzeit kein Präparat zur Behandlung der Babesiose des Hundes registriert. Als spezifische Therapeutika sind mehrere, aber auch mit gravierenden Nebenwirkungen (z. B. starker Blutdruckabfall; Schädigung der großen Parenchyme; Neurotoxizität und nicht-kalkulierbare Mortalität) behaftete Präparate bekannt (s. S. 140). Bei akuten und lebensbedrohenden Infektionsverläufen ist Nutzen und Risiko einer Behandlung abzuwägen. Wird eine Behandlung versuchsweise und auf eigene Gefahr des Besitzers durchgeführt, kann die empfohlene Dosis aufgeteilt und in aufeinanderfolgenden Tagen verabreicht werden. In der Regel wird mit diesem Behandlungsschema eine deutliche Besserung des Allgemeinbefindens (**klinische Heilung**) des Patienten und Reduzierung der Nebenwirkungen erreicht.
Als mögliche Therapeutika können folgende Präparate angewandt werden:
A: QUINURONIUM (Acaprin®, Bayer AG): 0,025 ml/5 kg Kgw subkutan (5%ige handelsübliche Lösung 1 : 10 verdünnt). Bei eventuell auftretenden Rückfällen innerhalb 10–20 Tagen erneute Injektion.
B: IMIDOCARB (-dipropionat = Imizol® Coopers; in Deutschland nicht registriert): 6 mg/kg = 0,5 ml/10 kg Kgw handelsüblicher 12%iger Lösung subcutan. Keine parasitäre Heilung (**Prämunität**).

Haemobartonella-Arten (Rickettsiales: Anaplasmataceae)

1. **Geographische Verbreitung:** Weltweit.
2. **Arten:** *H. felis* (häufig) und *H. canis* (selten) liegen als kleine basophile Kügelchen (∅ 0,3 µm), Stäbchen (1,5 × 0,3 µm) oder Ketten meist in Falten der Erythrozytenmembran und können (von Ungeübten) mit Piroplasmen (s. S. 54) verwechselt werden (**Abb. 2.16**). Diese nicht-protozoären Erreger sollen mechanisch beim Saugakt der Hundezecke *Rhipicephalus sanguineus* übertragen werden. Nachgewiesen wurde zudem die Übertragung durch Bluttransfusion.
3. **Symptome der Erkrankung (Haemobartonellose):** Häufig inapparent; Erkrankungen treten erst nach Streßsituationen auf (z. B. Transport; resistenzmindernde andere Krankheiten; Entmilzung). Typisch ist eine länger andauernde und stark ausgeprägte Anämie; Beeinträchtigung des Allgemeinbefindens, Inappetenz.

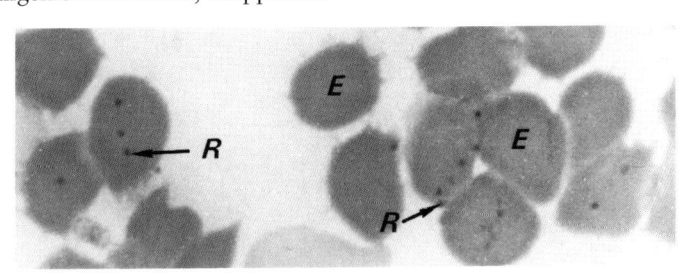

Abb. 2.16: *Hämobartonella canis*; kokkoide Stadien (R) auf Erythrozyten (E). LM-Aufnahme. × 1000

4. **Diagnose:** Nachweis der Erreger (**Abb. 2.16**) in Falten der Erythrozytenmembran im Giemsa-gefärbten Blutausstrich (s. S. 10).
5. **Infektionsweg:** Noch weitgehend unbekannt; die mechanische Übertragung beim Blutsaugakt von Arthropoden und bei der Bluttransfusion wurde nachgewiesen.
6. **Prophylaxe:** Zeckenbekämpfung; Blutuntersuchung vor Transfusion.
7. **Inkubationszeit:** Variabel.
8. **Präpatenz:** Abhängig vom Allgemeinzustand des Tieres.
9. **Patenz:** Unbekannt (bei latenter Infektion möglicherweise Jahre).
10. **Therapie:** CHLOR- oder OXYTETRAZYKLIN-hydrochlorid über mehrere Tage (10 mg/kg oral 3 mal täglich, möglicherweise Dosisminderung nach Wirkung).

Hepatozoon canis

1. **Geographische Verbreitung:** Weltweit, in Europa vorwiegend im Mittelmeergebiet.
2. **Artmerkmale:** Typischer Kokzidienentwicklungszyklus mit Wirtswechsel; der Hund ist obligater Zwischenwirt. In Endothelzellen (u. a. der Leber, der Milz, des Knochenmarks) findet die ungeschlechtliche Vermehrung (**Schizogonie**) in mehreren Generationen statt; schließlich dringen hier gebildete Merozoiten in Leukozyten ein und differenzieren sich zu den Gamonten (**Abb. 2.15 b**) um. **Endwirt** und **Vektor** sind Zecken (*Rhipicephalus sanguineus* und *Ixodes*-Arten, s. S. 78), die beim Saugakt Gamonten aufnehmen. In ihrem Darm erfolgt die Gamogonie. Die bewegliche Zygote (Ookinet) verläßt schließlich den Darm und wandert ins Haemozoel ein, wo die Sporogonie abläuft und Oozysten mit Sporozysten (mit je 16 infektiösen Sporozoiten) gebildet werden. Der Zyklus schließt sich, wenn der Hund die befallenen Zecken beim Abbeißen frißt.
3. **Symptome der Erkrankung:** Lymphknotenschwellungen, Fieber, Abmagerung, Apathie, glanzloses Fell; multiple Läsionen (**Nekrosen**) in allen befallenen Organen (u. a. Leber, Milz, Knochenmark). Die klinischen Symptome können in ihrer Intensität variieren, starker Befall kann jedoch zum Tode führen.
4. **Diagnose:** Erschwerend ist, daß Parasiten in Leukozyten[20] (**Abb. 2.15 b**) erst spät (nach dem Abklingen der klinischen Symptome) auftreten. Daher zunächst Nachweis der Schizonten in Tupfpräparaten (Punktion des Knochenmarks oder Milz- bzw. Leberbiopsie; **Abb. 2.15 c**).
5. **Infektionsweg:** Oral, durch Aufnahme infizierter Hunde-Zecken (s. o.).
6. **Prophylaxe:** Anlegen von Hundehalsbändern mit akariziden Effekten (s. Zecken, S. 78); Absuchen des Fells nach Zecken.
7. **Inkubationszeit:** 2–4 Wochen.
8. **Präpatenz:** 4–6 Wochen.
9. **Patenz:** Mehrere Jahre möglich.
10. **Therapie:** Bei frühzeitiger Diagnose der Schizonten in den Endothelien: Versuchsweise Gabe von Sulfonamiden (s. *Isospora*-Arten S. 48), die allerdings nicht auf die Gamonten wirken. Allgemeine Grundsätze der Leberschutztherapie beachten (Ruhe, diätetische Maßnahmen, Wärmeanwendung, Zuckerpräparate u. a. Medikamente je nach Leberfunktionszustand).

---

[20] In Giemsa-gefärbten Blutausstrichen (s. S. 10).

Dirofilaria immitis

1. **Geographische Verbreitung:** Südliches Europa, Amerika, gelegentliche Einschleppung in Deutschland.
2. **Artmerkmale:** Adulte Würmer (♀ bis 30 cm; ♂ bis 18 cm) leben in der Lungenarterie und in der rechten Herzkammer (**Abb. 2.15 a**). Die abgesetzten ersten Larven (= **Mikrofilarien**) sind ungescheidet, messen etwa 305–320 × 8 µm und treten permanent im peripheren Blut auf mit einer Tendenz zur **Periodizität:** Maximum 18^h, Minimum 6^h (**Abb. 2.15 e**).
Zwischenwirte und Vektoren sind Stechmücken (u. a. *Aedes, Anopheles* und *Culex*), die beim Saugakt die L_1 aufnehmen und nach deren Reifungszeit (mit zwei Häutungen) als L_3 wieder abgeben.
3. **Symptome der Erkrankung (Dirofilariose):** Husten, Blut im Speichel, Dyspnoe, Venenstauungen, Ödembildungen, Lebervergrößerung, Dilatation der rechten Herzkammer, pulmonaler Hochdruck, Aszites, deutliches Nachlassen der Laufleistung.
4. **Diagnose:** Nachweis der Mikrofilarien (**Abb. 2.15 e**) durch Anreicherung (**s. S. 11**). Gelingt jedoch erst nach der Geschlechtsreife der Würmer (s. u.), zuvor hilft direkter Nachweis der Würmer durch Angiographie bzw. Erscheinen typischer pulmonar-vaskulärer Krankheitssymptome.
5. **Infektionsweg:** Perkutan beim Mückenstich.
6. **Prophylaxe:** In endemischen Gebieten ist eine Chemoprophylaxe mit Mikrofilariziden angebracht, da eine Zwischenwirtsbekämpfung nur gebietsübergreifend Erfolg haben kann und Repellents nur begrenzt wirksam sind.
DIETHYLCARBAMAZIN-Zitrat ist als Dauermedikation in Dosierungen von 5–6 mg/kg Kgw pro Tag während der gesamten Mückensaison und zwei Monate anschließend versuchsweise anzuwenden. Auch **IVERMECTIN** (etwa 0,1 mg/kg Kgw s.c.) verhindert das Heranreifen zu adulten *D. immitis*, wie der Literatur zu entnehmen ist.
7. **Inkubationszeit:** Variabel nach Infektionsstärke; 1–6 Monate.
8. **Präpatenz:** 6–9 Monate.
9. **Patenz:** 5–6 Jahre.
10. **Therapie:** Nur im Ausland erhältlich sind Präparate mit Wirksamkeit auf Adulte; hierher gehören in erster Linie arsenhaltige Verbindungen (z. B. **THIACETARSAMID**, Arsenamide®, Carparsolate®, Filaramide®: 2 mal täglich 2,2 mg/kg Kgw an 2 oder 3 aufeinanderfolgenden Tagen streng intravenös).
Auf jeden Fall jedoch begleitende Therapie mit **Antihistaminika**, da der plötzliche Tod der Würmer zu stärksten allergischen Reaktionen (bis zu tödlichem Schock) führt.

Wanderlarve von *Trichinella spiralis*

Etwa vom 4. bis 15. Tag nach der Aufnahme von trichinenhaltigem Fleisch (**s. S. 110**) können bei Anreicherung die 90–120 µm langen und 6–8 µm dicken, stabförmigen Larven im Blut auf dem Weg zur Muskulatur angetroffen werden (**Abb. 3.8 f**). Diese Larven sind besonders durch den mit drüsigen, sog. Stichosom-Zellen versehenen Oesophagus gekennzeichnet (**Abb. 3.8 f**). Da die lebend abgesetzten Larven in kurzer Zeit in die Muskelzellen (**Abb. 3.11 b**) eindringen, sind sie in Ausstrichen während der akuten Phase nur relativ selten anzutreffen und fehlen gänzlich während der chronischen Phase. Weitere Angaben zum Zyklus **s. S. 110**.

Angiostrongylus vasorum

1. **Geographische Verbreitung:** Weltweit; in Europa vorwiegend in südlichen Ländern.
2. **Artmerkmale:** Adulte Würmer (♀ bis 2,5 cm; ♂ bis 1,8 cm) leben in der Lungenarterie (seltener auch im rechten Herzen). Eier[21] stauen sich in der Lunge, wo die L_1 (ca. 330–360 µm) schlüpft und über die Trachea – Oesophagus via Fäzes ins Freie gelangt (**Abb. 2.20 a**). **Zwischenwirte** sind verschiedene Nackt- und Gehäuseschnecken (u. a. *Arion, Limax, Helix, Cepaea*), in denen die L_3 heranreift. Nach oraler Aufnahme werden die L_3 im Magen frei, wandern über Mesenterial-Lymphknoten (hier zwei Häutungen) via Leber (8 Tage p.i.) in die Lungenarterie und rechten Herzventrikel (9–10 Tage p.i.).
3. **Symptome der Erkrankung:** Entsprechend der involvierten Organe insbesondere erhöhte Atemfrequenz; Bronchialödeme, Tachykardie, Hydrothorax, Hydropericard; bei Einwanderung ins ZNS Zittern, epileptische Anfälle.
4. **Diagnose:** Nachweis der Larven in frischen Fäzes (**Abb. 2.20 a**) oder Speichel.
5. **Infektionsweg:** Oral durch Aufnahme infizierter Zwischenwirte.
6. **Prophylaxe:** Zugang zu Zwischenwirtsschnecken unterbinden.
7. **Inkubationszeit:** Etwa 1 Woche.
8. **Präpatenz:** 33–36 Tage.
9. **Patenz:** 5–6 Jahre.
10. **Therapie:** Chemotherapie mit **LEVAMISOL** (Citarin-L®); 10 mg/kg subkutan an drei aufeinanderfolgenden Tagen.

---

[21] 60–80 µm × 55–70 µm.

2.3 Stadien im Speichel / in den Atmungsorganen[22]

1. Stadien sind eiförmig 2
— Stadien sind wurmförmig (**Abb. 2.15**) 3
— Stadien weisen 4 Beinpaare auf (**Abb. 2.21**) .... Lungenmilben, s. S. 63
2. Wurmeier enthalten eine Larve; Schale ohne Polpfropfen (**Abb. 2.17 a**) ....
  .... Eier des Pentastomiden *Linguatula serrata*, s. S. 59
— Wurmeier mit Polpfropfen an jedem Wurmpol (**Abb. 2.19**) ....
  .... *Capillaria aerophila*, s. S. 62
3. Würmer mit klauenförmigen, spitz zulaufenden Hinterenden (**Abb. 2.20 a**) ....
  .... *Angiostrongylus vasorum*, s. S. 58
— Hinterende anders geformt (**Abb. 2.20 b, c**) . . Larven der Lungennematoden s. S. 62

Linguatula serrata (Zungenwürmer)

1. **Geographische Verbreitung:** Weltweit.
2. **Artmerkmale:** Würmer sind weißlich, zungenförmig, erscheinen geringelt, sind vorn breiter als hinten und besitzen vier Mundhaken (**Abb. 2.18**). Die Adulten (♀ bis 13 cm, ♂ bis 2 cm) leben in den Nasenhöhlen aber auch im Respirationstrakt (**Abb. 2.18**). Die etwa 90 × 70 µm großen embryonierten oder Larven enthaltenden Eier (**Abb. 2.17 a**) gelangen mit dem Nasenschleim ins Freie. Werden sie von Pflanzenfressern aufgenommen, durchbohren die Larven die Darmwand, wandern in die Mesenteriallymphknoten, aber auch in Lunge, Leber etc., wo sie nach mehrmonatiger Entwicklung das infektiöse Nymphenstadium (4–6 mm) erreichen. Dieses Stadium, auch **Terminallarve** genannt, liegt in flüssigkeitsgefüllten Knötchen, den sog. **Pentastomen**-Knötchen, die gelegentlich bei der Fleischbeschau beobachtet werden können (s. S. 203). Diese Knötchen werden nach 1–3 Monaten wieder verlassen, und die Terminallarve gelangt in die Leibeshöhle oder via Mundraum sogar ins Freie. Wenn der Hund oder ein anderer Endwirt diese Larven oral mit infizierten Eingeweiden (beim Verfüttern dieser) oder «freie» Larven aus der Außenwelt aufnimmt, erfolgt der Befall des Nasenraums.
   Das Adultenstadium wird dann nach einer Häutung erreicht.
3. **Symptome der Erkrankung:** Nasenkatarrh, Ausfluß, Niesen, Juckreiz, bakterielle Sekundärinfektionen, Beeinträchtigung/Verlust des Geruchsvermögens.
4. **Diagnose:** Nachweis der typischen Eier (**Abb. 2.17 a**) im Nasenschleim oder in den Fäzes. (**Abb. 2.18**). Auffinden spontan beim Niesen abgegangener adulter Würmer.
5. **Infektionsweg:** Oral, durch Aufnahme von Larven mit infizierten Eingeweiden oder nasal beim Aufschnüffeln freier Larven.
6. **Prophylaxe:** Keine Verfütterung von rohen Eingeweiden.
7. **Inkubationszeit:** Wenige Wochen.
8. **Präpatenz:** 6 Monate.
9. **Patenz:** 2–3 Jahre.
10. **Therapie:** Mechanische Entfernung; evtl. Provokation durch starken Niesreiz.

---

[22] Das Nasensekret eingeschlossen.

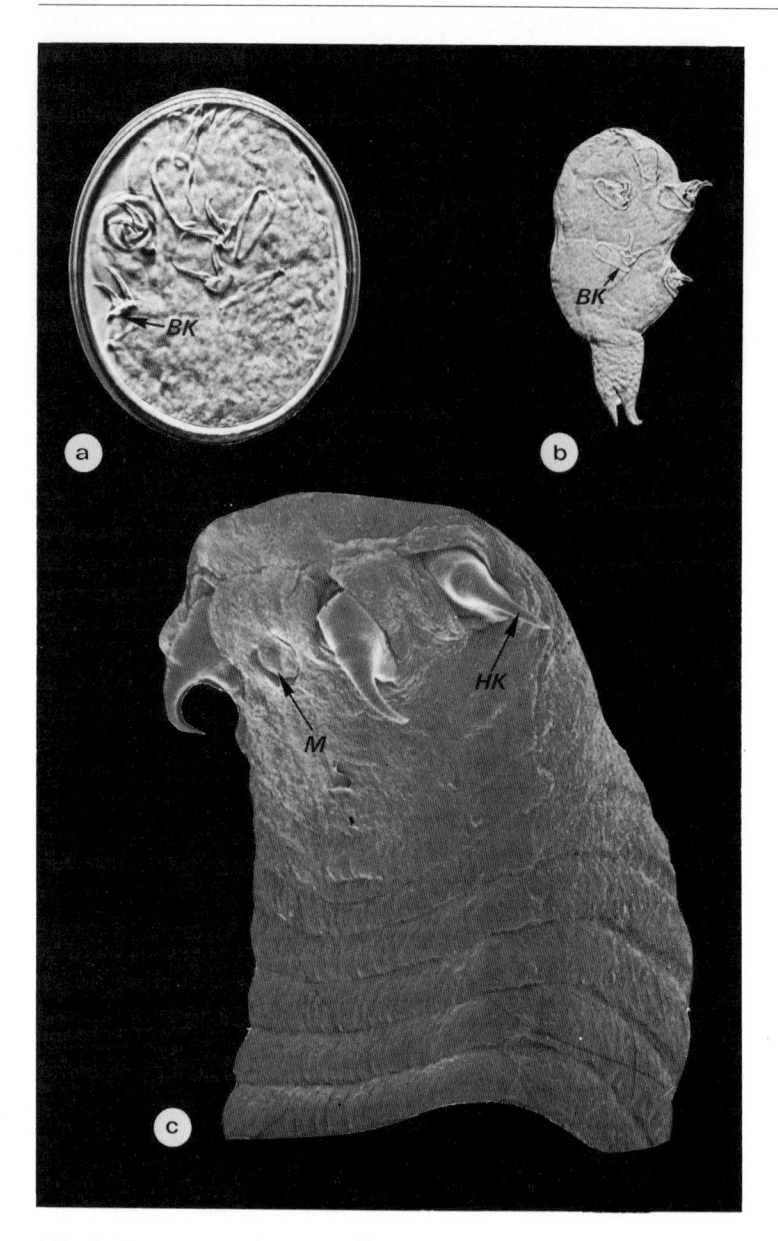

Abb. 2.17: Pentastomiden-Entwicklungsstadien bei Fleischfressern (a, b = LM; c = REM).
a) Larvenhaltiges Ei im Sputum/Fäzes. × 500
b) Freie Erstlarve mit Beinen. × 300
c) Vorderende einer Bohrlarve. × 80

BK = Beine der Larve (mit je zwei Endklauen)
HK = Haken
M = Mundöffnung

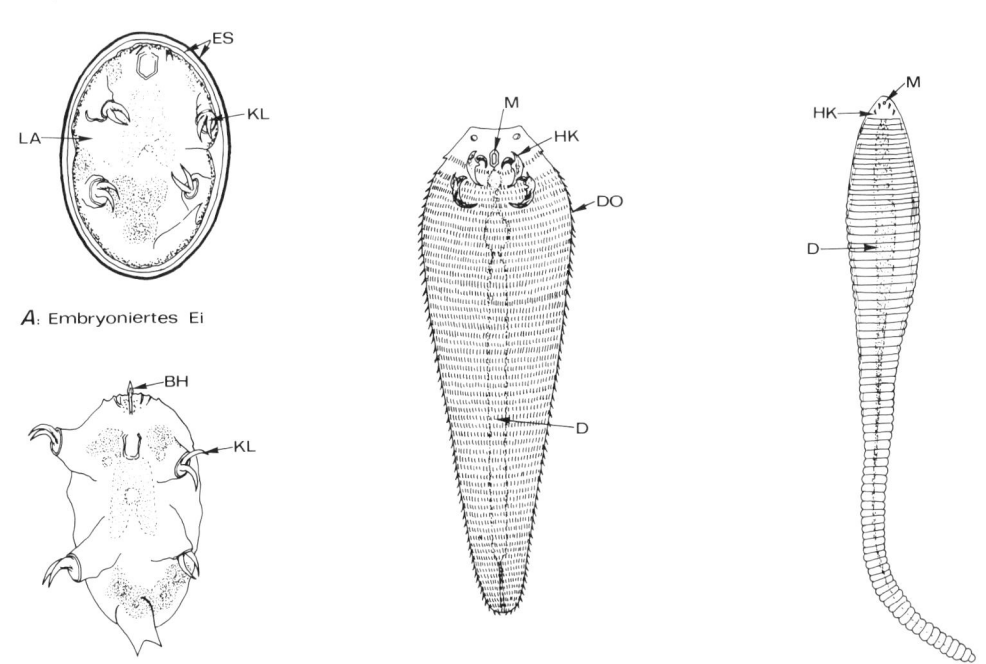

2.3 Hund, Katze; Speichel, Atmungssystem

Linguatula serrata

A: Embryoniertes Ei

B: Larve 1

C: Larve 2

D: Adultes Weibchen

Abb. 2.18: Schem. Darstellung der Entwicklungsstadien des Pentastomiden *Linguatula serrata*.

BH = Bohrhaken
D = Darm
DO = Dorn
ES = Eischalen
HK = Haken
KL = Klauen der Beine
LA = Larve
M = Mundöffnung

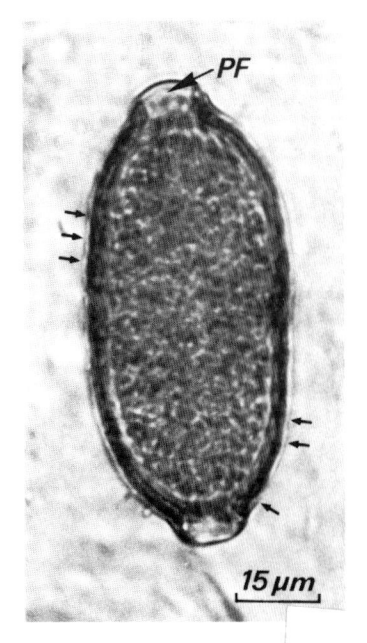

Abb. 2.19: *Capillaria aerophila*; LM-Aufnahme eines Eies aus dem Sputum einer Katze; die Eischale ist leicht gerunzelt (Pfeile), der körnige Inhalt wirkt grün-gelblich und erscheint grob granuliert; PF = Polpfropfen.

Lungennematoden

1. **Geographische Verbreitung:** Weltweit.
2. **Arten:** Im Atmungssystem der Fleischfresser treten eine Reihe von Nematoden auf, deren Artbestimmung nicht immer leicht, aber im Hinblick auf die Chemotherapie (s. u.) auch nicht unbedingt erforderlich ist, u. a.:
    a) *Capillaria aerophila,* Adulte (♀ bis 3 cm, ♂ bis 2,5 cm) in Trachea und Bronchien, seltener in Nasenhöhlen; direkte Entwicklung.
    b) *Crenosoma vulpis*: Adulte (♀ bis 1,5 cm, ♂ bis 0,8 cm lang) in Bronchien und Trachea; Schnecken sind Zwischenwirte.
    c) *Aelurostrongylus abstrusus*: Adulte (♀ bis 1 cm, ♂ bis 0,7 cm lang) in Alveolen und Bronchiolen; Schnecken sind Zwischenwirte.
    d) *Filaroides* sp.: Adulte (♀ bis 1,5 cm, ♂ bis 0,7 cm) in Knoten der unteren Trachea; Entwicklung direkt *oder* mit einem Zwischenwirt (Schnecken).
    e) *Angiostrongylus vasorum,* s. S. 58.
3. **Symptome der Erkrankung:** Chronischer Husten, Atemnot, Katarrh, Nasenausfluß, schlechter Allgemeinzustand, auch Pneumonie, Anämie; häufig jedoch symptomlos.
4. **Diagnose:** In Fäzes Larvennachweis bei *C. vulpis, F.* spp. (auch im Speichel) und *A. abstrusus* (Abb. 2.20). Einachweis bei *C. aerophila* jeweils in Fäzes oder Speichel (Abb. 2.19).
5. **Infektionsweg:** Oral, durch Aufnahme von larvenhaltigen Eiern *(Capillaria)* oder L_3 in Zwischen- bzw. Transportwirten, bei *Filaroides* auch beim Lecken ihrer Welpen durch die Mutter.
7. **Inkubationszeit:**
    a) *Capillaria aerophila:* ca. 7–10 Tage
    b) *Crenosoma vulpis:* ca. 11–14 Tage
    c) *Aelurostrongylus abstrusus:* 1–2 Tage
    d) *Filaroides* spp.: 1–2 Tage
    e) *Angiostrongylus vasorum:* ca. 7 Tage
8. **Präpatenz:**
    a) *Capillaria aerophila:* ca. 6 Wochen
    b) *Crenosoma vulpis:* ca. 3 Wochen
    c) *Aelurostrongylus abstrusus:* 4 Wochen
    d) *Filaroides* spp.: ca. 5–10 Wochen
    e) *Angiostrongylus vasorum:* 33–36 Tage

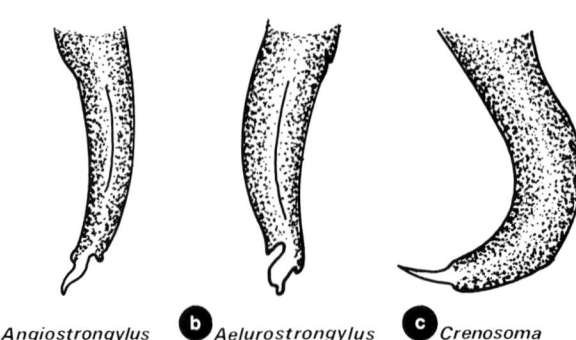

a *Angiostrongylus vasorum*   **b** *Aelurostrongylus abstrusus*   **c** *Crenosoma vulpis*

Abb. 2.20: Schem. Darstellung der Hinterenden von Larven der Lungenwürmer.

9. **Patenz:**
   a) *Capillaria aerophila:* keine gesicherten Angaben, wohl Monate.
   b) *Crenosoma vulpis:* keine gesicherten Angaben, wohl Monate und länger.
   c) *Aelurostrongylus abstrusus:* 4–9–(24) Monate.
   d) *Filaroides* spp.: keine gesicherten Angaben, wohl Monate und länger.
   e) *Angiostrongylus vasorum:* 5–6 Jahre.
10. **Therapie:** Da diese Lungennematoden nicht sehr häufig vorkommen, gibt es keine offiziellen Behandlungsempfehlungen. Nach Literaturhinweisen hat **LEVAMISOL** (Citarin®) mit zweimal täglich 7,5 mg/kg Kgw s.c. für 2 Tage bei 2- bis 3-maliger Wiederholung in Intervallen von 10 Tagen gute Erfolge bei *C. aerophila*, eine Behandlung mit 7,5 mg/kg je an zwei einander folgenden Tagen wird empfohlen für *C. vulpis* sowie *A. abstrusus*. **ALBENDAZOL** wirkt auf *Filaroides* bei 2×25–50 mg/kg Kgw p.o. jeweils für fünf Tage. Wie dieses sind auch andere Benzimidazole wirksam; von **FENBENDAZOL** (Panacur®) liegen Berichte vor, die nach fünftägiger oraler Behandlung mit je 20 mg/kg Kgw eine Heilung bei *Capillaria, Filaroides* und *Aelurostrongylus* mitteilen; letzterer wird auch bereits durch 5 mg/kg an 6 Tagen eliminiert.

Milben im Atmungssystem

1. **Geographische Verbreitung:** Weltweit.
2. **Arten:** u. a. *Pneumonyssus caninum* ($1,5 \times 0,9$ mm lang) lebt in den Nasenhöhlen und -nebenhöhlen (**Abb. 2.21**).
3. **Symptome der Erkrankung:** Nasenfluß, Schniefen, gel. Husten, Epitaxis.
4. **Diagnose:** Nachweis der Milben in Abstrichen (**Abb. 2.21**); Serologie (KBR).
5. **Infektionsweg:** Direkt durch Kontakt.
6. **Prophylaxe:** Aussonderung infizierter Tiere.
7. **Inkubationszeit:**
8. **Präpatenz:**
9. **Patenz:**
10. **Therapie:**

} Gesicherte Untersuchungen fehlen.

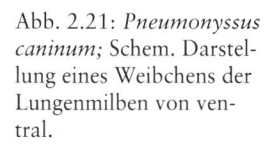

Abb. 2.21: *Pneumonyssus caninum;* Schem. Darstellung eines Weibchens der Lungenmilben von ventral.

AP = Analplatte mit Anus
HS = Haftscheiben (am 2., 3. und 4. Beinpaar)
KL = Pedipalpen (= Taster)
PT = Peritrema (= Stigma)

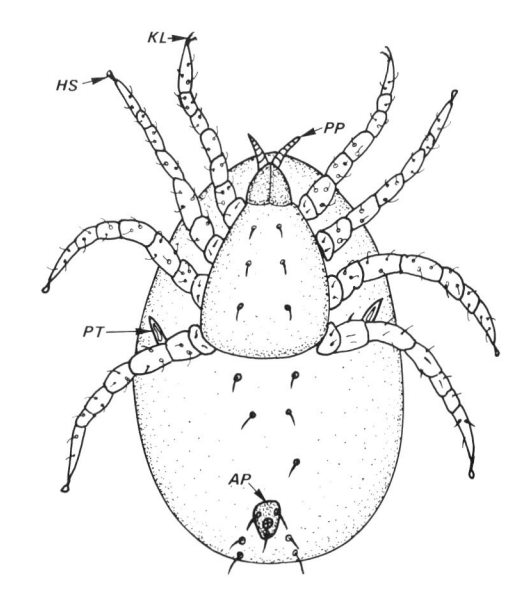

2.4 Stadien im Urin

1. Eier im Urin mit Polpfropfen (Abb. 2.23) . . . . *Capillaria* sp., s. S. 65
— Eier ohne Polpfropfen, mit dicker, lokal eingedellter Schale (Abb. 2.22) . . . .
. . . . Nierenwurm, *Dioctophyme renale*, s. S. 64

Dioctophyme renale (Nierenwurm)

1. **Geographische Verbreitung:** Weltweit, aber selten.
2. **Artmerkmale:** Adulte (♀ bis 100 cm × 1 cm, ♂ bis 35 cm × 0,4 cm) sind blutrot und leben vorzugsweise im Nierenbecken. Die typischen Eier (Abb. 2.22) messen etwa 75 × 50 µm und werden im Zweizellenstadium im Urin abgesetzt. Im Freien (Süßwasser, feuchte Erde!) entwickelt sich in ihnen eine Larve, die erst ausschlüpft, wenn das Ei vom **Zwischenwirt** (Oligochaeten: Ringelwürmer) aufgenommen wird. Nach einer Entwicklungsperiode von ca. 100 Tagen liegt das Infektionsstadium vor; **Endwirte** infizieren sich durch Aufnahme der Anneliden. Daneben können auch paratenische Wirte (Hilfswirte) wie Fische oder Frösche sich an infizierten Anneliden anstecken. Nach Verzehr der Hilfswirte durch die Endwirte (auch Mensch!) dringt die L_3 auch hier via Bauchhöhle in die Niere (aber auch Brusthöhle) ein.
3. **Symptome der Erkrankung:** Hämaturie, bakterielle Infektionen infolge von mechanischen Schäden.
4. **Diagnose:** Einachweis im Urin.
5. **Infektionsweg:** Oral, durch Verzehr larvenhaltiger, roher Fische oder durch Anneliden.
6. **Prophylaxe:** Keine Verfütterung von rohem Fisch.
7. **Inkubationszeit:** 2–4 Wochen.
8. **Präpatenz:** 3–6 Monate.
9. **Patenz:** 1–3 Jahre.
10. **Therapie:** Chirurgische Entfernung.

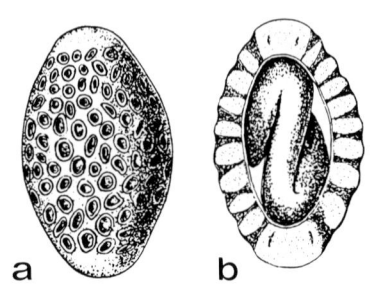

Abb. 2.22: *Dioctophyme renale*; Eier des Nierenwurms in der Schalenaufsicht (a) und -durchsicht (b, mit Larve).

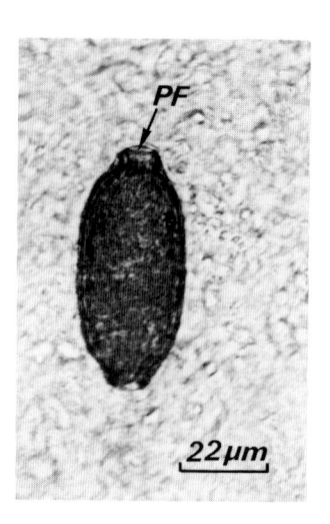

Abb. 2.23: *Capillaria felis*; REM-Aufnahme eines Eies aus dem Urin; die Polpfropfen (PF) sind breit und abgeflacht; die Schale wirkt gelblichbräunlich, der Inhalt ist granulös.

Capillaria-Arten der Harnblase

1. **Geographische Verbreitung:** Weltweit.
2. **Artmerkmale:** Adulte (♀ bis 6 cm, ♂ bis 3 cm) leben ganz oder teilweise eingebettet in der Schleimhaut der Blase, des Nierenbeckens oder des Ureters. Eier, die durch flache Polpfropfen und eine leicht runzelige Schale gekennzeichnet sind (**Abb. 2.23**), messen etwa $60 \times 30\,\mu m$. Nach dem Absetzen mit dem Urin bildet sich in ihnen eine Larve. Zwischenwirte sind u. a. Regenwürmer, aber auch direkte Entwicklung wird für möglich gehalten.
3. **Symptome der Erkrankung:** Blut im Urin, entzündliche Prozesse der harnführenden Wege; Schwierigkeiten beim Harnlassen.
4. **Diagnose:** Nachweis der Eier im Urin.
5. **Infektionsweg:** Orale Aufnahme von Zwischenwirten oder Eiern.
6. **Prophylaxe:** Kaum möglich.
7. **Inkubationszeit:** 2–3 Wochen.
8. **Präpatenz:** 8–9 Wochen.
9. **Patenz:** Gesicherte Untersuchungen fehlen.
10. **Therapie:** Aus der Literatur liegen Berichte vor, nach denen **FENBENDAZOL** (Panacur®: 3 Tage × 50 mg/kg Kgw p.o.) einen *Capillaria*-Befall heilt.

2.5 Stadien in verschiedenen Organen

2.5.1 RES-System (Leber, Milz, etc.)

1) *Leishmania*-Arten (Abb. 2.15 d; s. S. 66)
2) *Hepatozoon*-Schizonten (vergl. Abb. 6.8 d)

Leishmania-Arten des Hundes

1. **Geographische Verbreitung:** Trockene Gebiete; in Europa vorwiegend südliche Länder (Mittelmeer).
2. **Arten:**
   a) **L. *donovani*-Gruppe,** Erreger der viszeralen Leishmaniasis, Befall u. Zerstörung von Zellen des RES durch amastigote Formen (**Abb. 2.15 d**).
   b) **L. *tropica*-Gruppe,** Erreger der Hautleishmaniasis, Befall und Zerstörung von Makrophagen im Hautbereich.

   Beide Arten lassen sich morphologisch **nicht** unterscheiden! Im Hund Vermehrung durch Zweiteilung der amastigoten-Stadien (**Abb. 2.15 d**). **Überträger** sind Phlebotomen = **Sandmücken**, in denen die Parasiten als promastigote Stadien vorliegen, d. h. ihre Geißel entspringt am Vorderende.
3. **Symptome der Erkrankung:**
   a) **viszerale Form:** Lymphknoten-, Milz- und Leberschwellungen[23], Fieber, Diarrhöen; auch Übergang in eine chronische, tödlich verlaufende Form.
   b) **kutane Form**[24]: Schuppung, helle Knötchen, Ulzera mit bräunlichen Krusten infolge von bakteriellen Infektionen.
4. **Diagnose:** Nachweis der amastigoten Stadien im angefärbten Tupfpräparat (**s. S. 13**) nach Punktion des Knochenmarks (a) bzw. der Randgebiete der veränderten Hautbereiche (b).
5. **Infektionsweg:** Kutan, durch den Stich von infizierten Sandmücken.
6. **Prophylaxe:** Kaum möglich.
7. **Inkubationszeit:** Variabel (einige Wochen bis mehrere Monate).
8. **Präpatenz:** Parasiten sind bei Auftreten von Symptomen direkt nachzuweisen.
9. **Patenz:**
   a) Bei *L. donovani:* Evtl. Jahre,
   b) bei *L. tropica:* Monate.
10. **Therapie:** Es liegen keine einschlägigen Therapie-Erfahrungen vor. Von den wirksamen Human-Präparaten stehen in Deutschland nur wenige zur Verfügung. Die **kutane Leishmaniose** kann **versuchsweise**, sofern nicht Spontan-Heilung eintritt, mit fünfwertigen Antimonpräparaten behandelt werden (**Vorsicht:** Präparate sind toxisch, auch anaphylaktische Reaktionen): **MEGLUMIN-ANTIMONAT** = Glucantime (Specia?) oder **Na-STIBOGLUCONAT** (Solustibosan) = Pentostam® (Burroughs Wellcome): 1–3

---

[23] Infolge der schnellen Teilungen der amastigoten Stadien reagieren die befallenen Zellen des RES mit Hyperplasie und -trophie und platzen schnell.
[24] Ist beim Hund relativ selten; nach einigen Autoren ist eine Trennung nicht möglich (Reiter J., Kretschmar, A., Boch J., Krampitz H. (1985): Zur Leishmaniose des Hundes. Berl. Münch. Tierärztl. Wschr. 98, 40–44.

Behandlungszyklen von ca. 8–12 Tagen; keine Dosierungsempfehlung möglich[25]; **CHLOROQUIN** (*Resochin®) wird örtlich in das Geschwür oder Hautefflореszenz injiziert, sofern Herd nicht zu groß; örtliche **KRYOTHERAPIE** mit CO_2-Schnee oder flüssigem Stickstoff, vorher Sekundärinfektion beseitigen.

Die Behandlung der **viszeralen Leishmaniose** *(L. donovani)* kann mit 5-wertigen Antimonpräparaten (siehe oben) oder **PENTAMIDIN** (*Lomidin® 2 mg/kg Kgw (4–6 i.m. Injektionen); 3 mg/kg (3–4 Injekt.); 4 mg/kg (bis 5 Injekt.) zwischen jeder Injektion 2–3 Tage Abstand[26]) oder in therapieresistenten Fällen mit **AMPHOTERICIN** (Amphotericin B «Squibb» zur Infusion, **Vorsichtsmaßnahmen** beachten; hohe Toxizität!) durchgeführt werden.

Parasitologische Heilung fraglich, in der Regel nur klinische Besserung.

2.5.2 Muskel

1) *Toxoplasma gondii*-Zysten (vergl. **Abb. 3.10 e**; s. S. 105)
2) Bandwurm-Finnen (vergl. **Abb. 5.21 c**; s. S. 196)
3) Wandernde Spargana (s. S. 27)
4) *Trichinella spiralis*-Zysten (**Abb. 3.8 f**; s. S. 110)
5) Wandernde *Toxocara*-Larven (**s. S. 35**)
6) Wandernde Hakenwurm-Larven (**s. S. 38**)

2.5.3 Stadien in der Magenschleimhaut

1) *Spirocerca*-Arten **s. S. 67**
2) *Ollulanus*-Arten **s. S. 68**

Spirocerca-Arten

1. **Geographische Verbreitung:** Weltweit.
2. **Artmerkmale:** Adulte (♀ bis 8 cm, ♂ bis 5 cm) leben aufgerollt in derben Knoten in der Schleimhaut des Schlundes, des Magens und der Aorta. Larvenhaltige Eier werden mit den Fäzes frei und von **Zwischenwirten** (Käfern) aufgenommen. Über mögliche **Transportwirte** (Nager, Reptilien etc.) gelangen die L_3 wieder in den Endwirt, wo in der Aorta die 3. und 4. Häutung erfolgt. Schließlich wandern die Präadulten in den Schlund ein.
3. **Symptome der Erkrankung:** Schlingbeschwerden, Erbrechen, Aortenstenosis, Atemnot, Aortenruptur, Möglichkeit der Bildung maligner Tumore.
4. **Diagnose:** Nachweis der relativ dickschaligen, larvenhaltigen Eier (35 × 15 µm) in den Fäzes (**Abb. 2.13 c**).
5. **Infektionsweg:** Oral, durch Aufnahme von Transportwirten.
6. **Prophylaxe:** Kaum möglich bei freiem Auslauf.

---

[25] Nach neuesten experimentellen Befunden (s. Fußnote 24) war eine Behandlung mit 50 mg/kg oder bereits mit 10 mg/kg Pentostam® (für 2 × 10 Tage mit 10tägigem Intervall) erfolgreich.
[26] Zitiert bei: Praktikum der Hundeklinik, 5. Aufl., H. G. Niemand Verl. Paul Parey, Berlin und Hamburg.
* Fertigarzneimittel Humanmedizin.

7. **Inkubationszeit:** 1–2 Wochen.
8. **Präpatenz:** 3–4 Monate.
9. **Patenz:** Jahre.
10. **Therapie:** Versuchsweise **DIETHYLCARBAMAZIN**-Zitrat (Coopers) 20 mg/kg Kgw für 5–10 Tage, Benzimidazol-Präparate über mehrere Tage erscheinen gleichfalls erfolgversprechend.

Ollulanus-Arten

1. **Geographische Verbreitung:** Weltweit.
2. **Artenmerkmale:** Adulte dieser Arten sind mit maximal 1 mm Länge extrem klein; sie leben in der Schleimhaut des Magens. Weibchen setzen vivipar bereits die Drittlarve ab.
3. **Symptome der Erkrankung:** Gastritis.
4. **Diagnose:** Nachweis aller Entwicklungsstadien im Geschabsel der Magenschleimhaut; Fäzes-Untersuchungen erfolglos außer bei Diarrhöe: Wurmnachweis (= 1 mm!) bei Vomitus-Provokation (z. B. durch Rompun®); Wurmnachweis im Erbrochenen.
5. **Infektionsweg:** Oral, durch Aufnahme erbrochenen Mageninhaltes oder Eigeninfektionen, in dem die L_3 sofort im Magen zum Adulten heranwächst.
6. **Prophylaxe:** Entfernung von Erbrochenem aus Zwingern.
7. **Inkubationszeit:** Wenige Tage bei massiver Infektion.
8. **Präpatenz:** Ca. 5 Wochen
9. **Patenz:** Jahre (infolge Eigeninfektionen?)
10. **Therapie:** Chemotherapie versuchsweise mit **LEVAMISOL** (Citarin®: 5 Tage × 5 mg/kg Kgw s.c.).

2.5.4 Gehirn/Augen

1. *Leishmania donovani*-Nester (**s. S. 66**),
2. *Toxoplasma gondii*-Zysten (**s. S. 105**),
3. *Babesia canis:* Thromben infolge von massivem Auftreten befallener Erythrozyten in Gehirnkapillaren (**s. S. 54**),
4. Finnen (Cysticercus, Coenurus) von Bandwürmern (**s. S. 196**)
5. Wanderlarven verschiedener Nematoden (u. a. *Toxocara canis*, **s. S. 35**; Hakenwürmer, **s. S. 38**; *Dirofilaria immitis*, **s. S. 57**),
6. Fliegenlarven im Auge (**Ophthalmomyiasis, s. S. 76, 217**).

2.6 Parasiten der Körperoberfläche

2.6.1 Haut

Bei Verdacht auf einen Befall mit intrakutanen («minierenden») bzw. dicht auf der Haut befindlichen Parasiten müssen Hautgeschabsel (s. S. 16) der betroffenen (entzündeten, verkrusteten etc.) Bereiche untersucht werden. Im wesentlichen finden sich beim Hund und der Katze (in Europa) drei Parasitosen der Haut
1. Demodikose (s. S. 69)
2. Räude (s. S. 72)
3. Hautmyiasis (s. S. 76).

Demodex-Arten (Haarbalgmilben)

1. **Geographische Verbreitung:** Weltweit.
2. **Arten:** *Demodex canis* (häufig), *D. felis(cati)*[27] (selten) sind weißliche, langgestreckte Milben (♀ 250 µm, ♂ etwa 150 µm lang), die in Haarfollikeln (Talgdrüsen) sowie auch gelegentlich in Lymphknoten und Arteriolen der Subkutis ihrer Wirte lokalisiert sind; bestimmte Hautregionen werden bevorzugt befallen:
Hund: Kopfbereich, Dorsalflächen der Vorderextremitäten (selten Beininnenseiten!), seitliche Bauch- und Brustflächen.
Charakteristisch (**Abb. 2.24**) sind für diese Grabmilben die Stummelbeine sowie das lange Abdomen (mit der Kutikula-Ringelung). Die gesamte Entwicklung erfolgt im Haarbalg. Die Kopulation findet an der Oberfläche des Wirtes statt (♂ sterben 3–7 Tage danach); die Weibchen dringen in die Öffnungen der Haarbälge ein und beginnen nach 1 Tag mit der Ablage der spindelförmigen Eier (etwa 70–90 µm × 25 µm), in denen binnen zweier Tage der Embryo heranreift. Über ein Larvenstadium und zwei Nymphenstadien (Proto-, Deutonymphe) verläuft die Entwicklung zum Adulten binnen 9–21 Tagen. Die Larve wie auch die Protonymphe weisen nur drei Beinpaare auf. Die Jugendstadien sowie die Weibchen zerstören durch Fraß die Matrix der Haare. Sie sind zunächst im oberen Drittel des Haarbalges lokalisiert, wandern dann tiefer ein, wodurch der Follikel ausgedehnt wird und die äußere und innere Wurzelscheide sich separiert. Es resultiert Haarausfall durch Ruptur des Haarbalges und Zerstörung der Haarzwiebel.
3. **Symptome der Erkrankung:** *Demodex canis*-Infektion ist durch hohe Befallsdichte (bis zu 80 000 Milben pro cm^3 Haut) gekennzeichnet. Es lassen sich grundsätzlich 2 Räude-Hauptformen abgrenzen:
    a) **Lokalisierte squamöse Demodikose:** Prognose gut; manifestiert sich durch mehrere, deutlich umschriebene, erythematöse, schuppige Alopezieherde (periokulär, Lippen, Vorderbeine; meist 3–6 Monate alte Hunde: bis 90% spontane Heilung, der Rest entwickelt trotz Behandlung eine generalisierte Form.
    b) **Generalisierte Demodikose** (initial: Alopezie, Erythem, Schuppung). Prognostisch ungünstig. Manifestiert sich als Seborrhöe, Pyodermie und Pruritus (große Teile der Körperoberfläche erfaßt), gelegentlich auch Bronchopneumonie durch bakterielle Beteiligung (*Aerobacter* spp., *Proteus* spp.). Nach bakteriellen Sekundärinfektionen (Staphylokokken; *S. aureus, Proteus* spp.) der Haut interdigitale Pyodermie (ranziger

---

[27] Es ist noch nicht eindeutig bewiesen, daß es sich hier um eine eigenständige Art handelt, die auch zu Hautveränderungen im Kopfbereich führen soll.

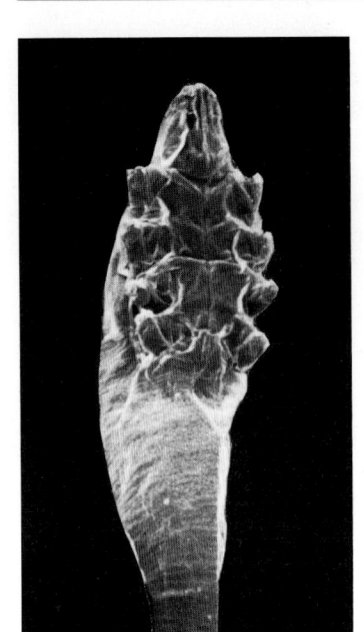

Abb. 2.24: *Demodex* sp.; die REM-Aufnahme zeigt (von ventral) die 4 Paar Stummelbeine. × 400

Geruch, Geschwürbildung, Letalität bis 5%), tiefe Pyodermien (50% der Hunde) mit generalisierter Demodikose, die besonders bei *Pseudomonas*-Infektionen zu Septikämie mit Abszeßbildung in allen großen Parenchymen führt (Letalität hoch).
4. **Diagnose:** Nachweis der Milben im Hautgeschabsel, ggf. Hautbiopsie (s. S. 16).
5. **Befallsmodus:** Durch Körperkontakt, nur bei Welpen bis zu einem Alter von 3 Monaten! Offenbar treten die Adulten bei oder nach ihrer Kopulation ins Fell über.
6. **Prophylaxe:** Tiere mit generalisierter Demodikose sowie Hündinnen, deren Welpen an Demodikose erkrankt sind, müssen von der Zucht ausgeschlossen werden. Generell empfiehlt sich die Etablierung einer Milben-freien Zucht (Kaiserschnitt, kontaktfreie, künstliche Aufzucht bis zum 4. Lebensmonat).
7. **Inkubationszeit:** Variabel, meist nicht relevant.
8. **Präpatenz:** Der Lebenszyklus der *Demodex*-Arten dauert ca. 3 Wochen.
9. **Patenz:** Die Einzelindividuen leben zwar nur kurze Zeit, durch die ständige Vermehrung können die Parasiten jedoch lebenslang auf einem Wirt nachweisbar sein.
10. **Therapie:** Die Angaben gelten **nur** für den **Hund**; die Chemotherapie ist insgesamt problematisch, da einerseits auch ohne spezifische Therapie sowohl bei lokalisierter (ca. 90%) als auch generalisierter Form (ca. 50%) spontane Heilung bis zum 1. Lebensjahr eintreten kann.
    Gleichzeitig mit **Kausaltherapie** folgende **Ergänzungstherapie:** Eiweiß- und vitaminreiche Ernährung. Ausschaltung anderer Endo- und Ektoparasiten; roborierende Maßnahmen und Stimulation der Immunabwehr (möglicher vererbter T-Zellen-Defekt). Nach Gothe

und Kraiß (1983)[28] sind im Schrifttum über 1500 Demodikosen und deren verschiedene Dosierungs- und Anwendungstechnik mit **Phosphorsäureestern** beschrieben worden (1200 Tiere wurden nach Wochen oder Monaten als geheilt oder auch milben-frei gedeutet; es lag bei vielen Hunden sicherlich Spontanheilung vor).

Aus der Gesamtbewertung der Autoren resultiert, daß **FENCHLORPHOS** ([29]Ronnel®, Dow Chemical, Co.) nach topischer Anwendung als demodizid (über 1 Jahr alte Hunde) anzusehen ist (**Vorsicht:** hepatotoxisch, ständige klinische Kontrolle). Oft versagt die Phosphorsäure-ester-Therapie (selbst in Kombination mit Antibiotika, wie **GENTAMYCIN, KANAMYCIN** oder Cephalosporinen) bei schweren generalisierten und pustulösen Räudeformen. In diesen und auch in allen anderen Fällen hat sich das Formamidin **AMITRAZ** ([29]Mitaban®, flüssiges Konzentrat, Upjohn Co., Michigan, USA; Taktic® in Frankreich; Ektodex® Dog Wash in England) als sehr wirksam erwiesen (hohe Heilungsraten nach 3–6maliger topischer Ganzkörperbehandlung (Abstand jeweils 14 Tage) mit 0,025 bis 0,05%iger Wirkstoffkonzentration). Behandlung soll solange fortgeführt werden, bis keine lebenden Milben im Hautgeschabsel mehr nachweisbar sind. **CYTHIOAT** (Cyflee®, American Cyanamid Comp., USA, Vertrieb: Böhringer Ingelheim) mit guter Warmblüter-Verträglichkeit bei sachgemäßer Anwendung; auch sichere Wirkung gegen Flöhe, Zecken, Ohrmilben und Läuse (Hund: 1 Tabl./10 kg Kgw; Katze: ¼ Tabl./5 kg Kgw; 2× wöchentlich, gewährleistet eine ausreichende Wirkstoffaufnahme).

Alle anderen in Deutschland registrierten Phosphorsäure-Ester sind auch nach langen Behandlungszeiträumen (Behandlungsfrequenzen zwischen 35–70 Tagen) bei generalisierter Demodikose in der Regel nur unbefriedigend wirksam.

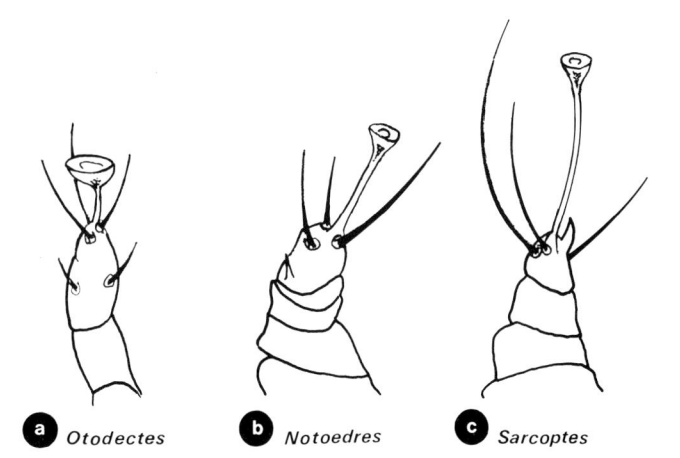

Abb. 2.25: Schem. Darstellung der Haftstiele verschiedener Milben-Gattungen. **a** *Otodectes* **b** *Notoedres* **c** *Sarcoptes*

---

[28] Gothe, R., Kraiß, A. (1983): Die Demodikose des Hundes. Tierärztl. Prax. 11, 349–360.
[29] Nicht in Deutschland registriert! Vergl.: Folz, S. D., Kakuk, T. J., Rector, D. L., Tesar, F. B. (1984): Clinical Evaluation of Amitraz as a treatment for canine demodicosis. Vet. Parasitol. **16**, 335–341.

2.6 Hund, Katze; Haut

Räude-Erreger[30]

1. **Geographische Verbreitung:** Weltweit.
2. **Arten:**
   a) *Sarcoptes canis* (♀ 300–400 µm lang (Abb. 2.26a, b), ♂ 200–250 µm); in Gängen der Haut des gesamten Körpers (besonders häufig Nasenrücken, Ohrränder, Augenbereich); **bei Hunden.**
   b) *Notoedres cati* (♀ 230–300 µm lang (Abb. 2.25b), ♂ 150–180 µm); Lokalisation s. o.; **bei Katzen.**
   c) *Otodectes cynotis* (♀ 350–500 µm lang; ♂ 250–400 µm; Abb. 2.25a; 2.27); vorwiegend auf der Haut des äußeren Gehörganges; **bei Hund und Katze.**
   Im Gegensatz zu *Otodectes* leben *Sarcoptes-* und *Notoedres*-Milben in Bohrgängen der Epidermis (vergl. Abb. 3.12b). Die Entwicklung läuft stets über ein Larvenstadium (drei Beinpaare) und zwei Nymphenstadien (Proto-, Teleonymphe; 4 Beinpaare) binnen zwei (beim Männchen) bzw. drei Wochen (beim Weibchen) zum Adultus. Zur Kopulation verlassen die Männchen und weiblichen Telonymphen die Bohrgänge. Nach der Kopulation sterben die Männchen, und die Weibchen bohren sich in die Haut ein.
3. **Symptome der Erkrankung**[30]: In den jeweiligen Hautbereichen (s. o.) kommt es infolge von Sekundärinfektionen zu Eiterungen, Krusten-, Schuppenbildungen, Haarverlusten (Abb. 2.28 a, b); häufig ist Sepsis. Bei der Ohrräude besteht die Gefahr einer Affektion des Trommelfells (möglicher Durchbruch!).
4. **Diagnose:** Nachweis der Milben in Bohrgängen (Entnahme durch Nadeln) oder im Hautgeschabsel (evtl. KOH-Mazeration s. S. 16).
5. **Befallsmodus:** Durch Körperkontakt werden Männchen und Teleonymphen übertragen.
6. **Prophylaxe:** Absonderung befallener Tiere. Vorsicht, auch für den Menschen besteht Infektionsgefahr (bei *Sarcoptes*).
7. **Inkubationszeit:** 1–2 Wochen, abhängig von der Befallsdichte.
8. **Präpatenz:** 3 Wochen.
9. **Patenz:** Jahre (durch Generationen von Milben).
10. **Therapie:** Eine erfolgreiche Behandlung setzt ausreichenden Kontakt zwischen Milben und Wirkstoff voraus (generell Scheren der erkrankten Stellen, Entfernen der Krusten; gründliche Reinigung mit alkalifreien Waschmitteln (z. B. Satina® oder Wasa®), Anlegen eines Halskragens etc.). Zur spezifischen Therapie werden moderne Kontaktinsektizide im Wasch-Einreibe- (vorzugsweise Katze) und Bade- (Sprüh-) Verfahren (ggf. Hund) äußerlich angewandt (Ganztierbehandlung!), die 4 mal in wöchentlichem Abstand zu wiederholen ist (Milben außerhalb des Wirtes sind in Wohnung und Lagerstätte bis zu 3 Wochen überlebensfähig!) CYTHIOAT (Cyflee®) orale Anwendung, s. S. 71.
    Katze: Bei der äußerlichen Anwendung von Kontaktinsektiziden ist Vorsicht geboten, insbesondere bei der Ganzkörperbehandlung und Tieren unter 3 Monaten. Edelkatzen zeigen oft Unverträglichkeiten. Relativ gut verträglich sind Präparate auf **PYRETHRUM**-Basis sowie Derriswurzelextrakt (**ROTENON** = Derrivetrat® 40 ml + 1 l Wasser) und mit gewissen Einschränkungen auch halogenierte Kohlenwasserstoffe, wie z. B. **BROMOCYCLIN** (Alugan®: keine Ganzkörperbehandlung bei Edelkatzen; Anwendung als Konzentrat (0,2%ig) oder Puder bzw. Spray vorzugsweise für Lagerstätte) oder γ-HCH-Kombinationspräparate (**HCH** + Benzylbenzoat u. a. org. Verbin-

---

[30] **Räude**-artige Erscheinungen können auch infolge starken Befalls durch andere Milben (*Cheyletiella*-Arten, *Neotrombicula autumnalis*, s. S. 73, 79) hervorgerufen werden.

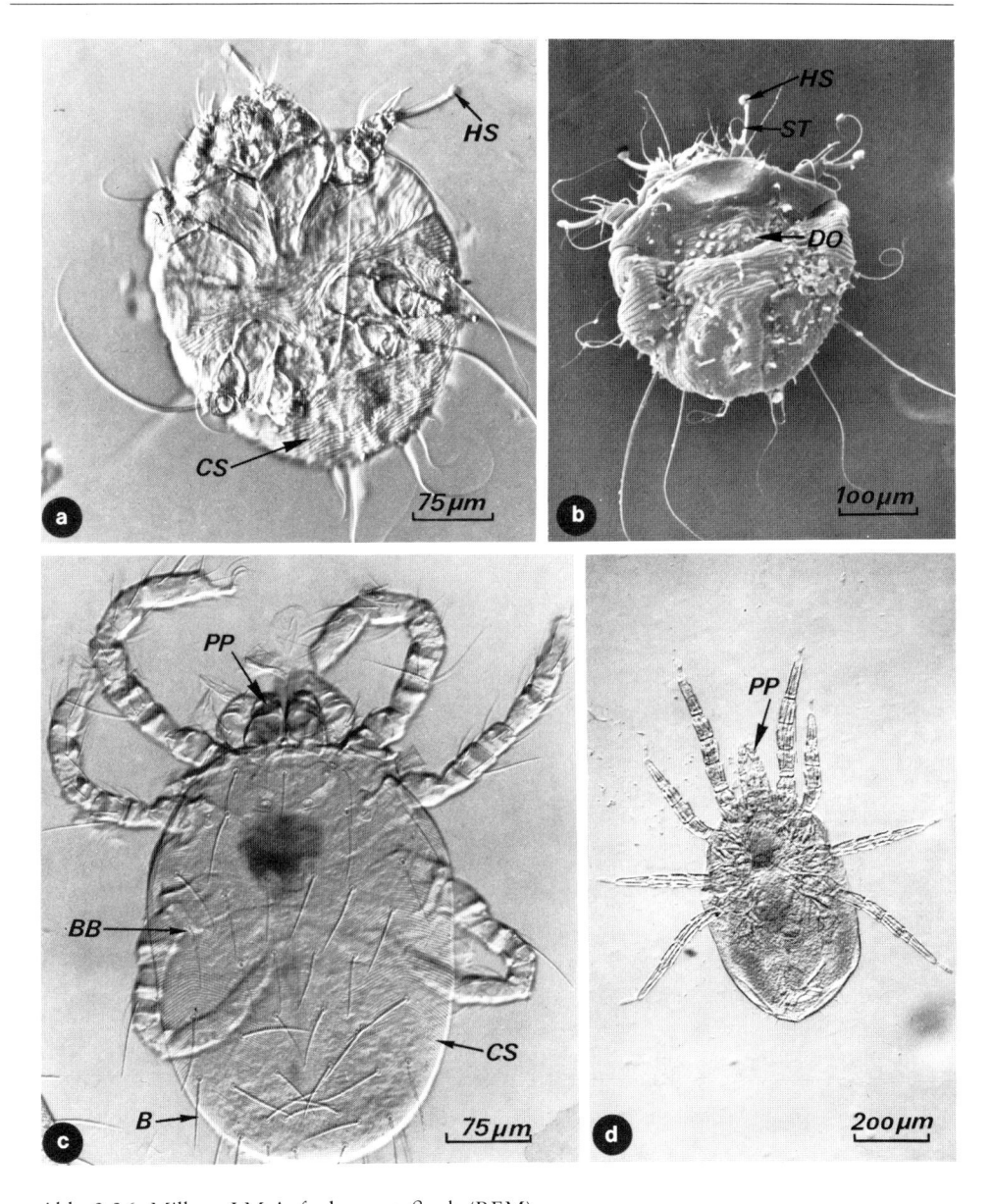

Abb. 2.26: Milben; LM-Aufnahmen außer b (REM).
a, b) *Sarcoptes* sp.; ♀ von ventral (a) und dorsal (b).
c) *Neotrombicula autumnalis;* blutsaugende, sechsbeinige Larve von dorsal.
d) *Dermanyssus gallinae* von ventral.

B = Borsten
BB = Borstenbasis
CS = Kutikulastreifung
DO = Dorn der Kutikula
HS = Haftscheibe
PP = Pedipalpen
ST = Stiel

dungen) wie z. B. Triplexan® oder Penochron® mit auch antibakterieller, antimykotischer, juckreiz- und schmerzlindernder Wirkung.

Hund: Zusätzlich zu obengenannten Präparatgruppen können Phosphorsäureester äußerlich (die Regel) angewandt werden, z. B. **COUMAPHOS** (Asuntol® als Emulsion), **HEPTENOPHOS** (Ragadan®, 0,05–0,1% Wirkstoffkonzentration) oder **PHOXIM** (Sebacil®-Lösung; 0,05–0,1% Wirkstoffkonzentration). Auch andere Präparatgruppen sind gegen Räude anzuwenden: Odylen® (org. Disulfid-Verbindung; nicht bei Katze); Räudelinement (WdT), ein Präparat mit Ol.Jecuris u. a. ätherischen Ölen oder **versuchsweise IVERMECTIN** (Ivomec® 0,2–0,4 mg/kg Kgw s.c.), das eine sehr gute Wirkung gegen Räudemilben zeigen soll (Yazwinski et al., 1981: Vet. Med. Small Anim. Clin. 76, 1749–1751).

Die **Desinfektion** der Hunde- und Katzen-Lager hat gleichzeitig mit der Behandlung der Tiere zu erfolgen, vorzugsweise mit Pyrethroiden und Carbamaten (Langzeitwirkung über mehrere Wochen, z. B. Permethrin 25 bzw. CBM8®).

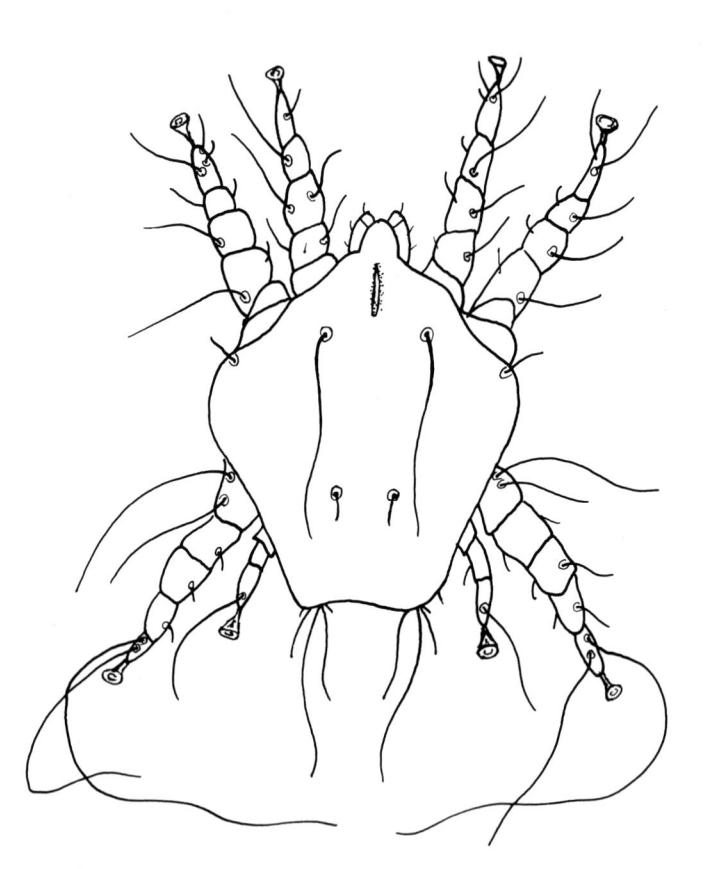

Abb. 2.27: *Otodectes cynotis;* Schem. Darstellung eines Männchens von dorsal. × 200.

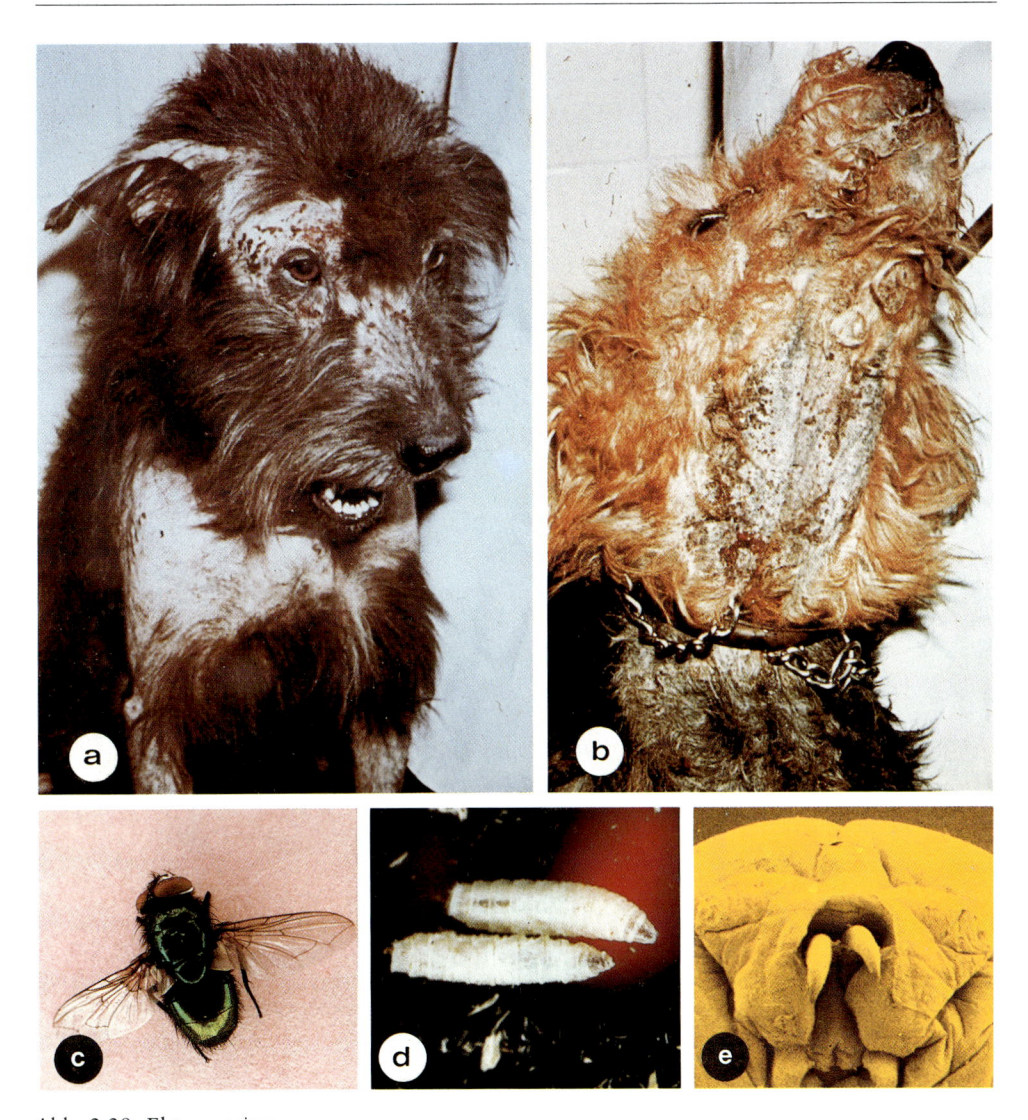

Abb. 2.28: Ektoparasiten.
a, b) Räudebilder beim Hund. × 0,3
c) Adulte *Lucilia* sp.. × 2,5
d) Fliegenlarven (= Maden). × 2
e) REM-Aufnahme einer minierenden Fliegenlarve, die (wie die übrigen) zwei kräftige Mundhaken aufweist. × 25

Fliegenlarven-Erreger einer Wundmyiasis

1. **Geographische Verbreitung:** Weltweit.
2. **Arten:** Eine Reihe von fakultativen **Myiasis-Erregern**, wie z. B. Calliphoriden (Schmeiß- und Fleischfliegen, **Abb. 2.28c**), legen gelegentlich ihre Eier in kleine Hautwunden ab. Die Larven bohren aber auch in unverletzte Hautbereiche Gänge, die durch bakterielle Sekundärinfektionen stark eitern können. Kurz vor der Verpuppung kriechen die Larven aus dem Bohrgang aus und lassen sich zu Boden fallen. (**Abb. 2.28d**).
3. **Symptome der Erkrankung (Wundmyiasis):** Schlecht heilende Wunden und entzündete, makroskopisch sichtbare Bohrgänge; nur während der Sommermonate.
4. **Diagnose:** Nachweis der Larven in den Bohrgängen.
5. **Befallsmodus:** Eiablage durch Fliegenweibchen.
6. **Prophylaxe:** Einsatz von Mitteln (z. B. Autan®), die Insekten abwehren, oder Kontaktinsektizide mit Langzeitwirkung. Wenn Wunden vorhanden sind, müssen diese sofort versorgt werden.
7. **Inkubationszeit:** 1–2 Tage.
8. **Präpatenz:** Eier und Larven sind im Fell direkt nachweisbar.
9. **Patenz:** Etwa 2 Wochen (Entwicklungszeit der Larven zur Puppe).
10. **Therapie:** Chirurgische Versorgung; Entfernung der Larven soweit möglich; versuchsweiser Einsatz von Kontaktinsektiziden (nur bei kleinen Wunden; z. B. Alugan®, Neguvon®). **Vorsicht bei der Katze!** Antibiotische Versorgung wegen häufiger bakterieller Sekundärinfektion (Antibiotika und Kortikosteroide zur örtlichen Behandlung).

2.6.2 Fell

1. Parasiten haben drei Beinpaare 3
— Parasiten haben vier Beinpaare 2
2. Stadien sind makroskopisch sichtbar, schwache Beborstung (**Abb. 2.29**) . . . .
. . . . Zecken, s. S. 76
— Merkmale der Stadien sind nur mikroskopisch diagnostizierbar (vergl. **Abb. 5.33**); starke Beborstung des Körpers und der Beine (**Abb. 2.26c**) . . . . Milben, s. S. 79
3. Körper in drei größere Bereiche (Kopf, Brust, Abdomen, **Abb. 2.31b**) gegliedert . . . 5
— Körper ungegliedert 4
4. Mundwerkzeuge deutlich vorstehend, mit großem Hypostom (**Abb. 2.23c**) . . . .
. . . . Larven der Zecken, s. S. 76
— Mundwerkzeuge meist relativ klein (vergl. **Abb. 5.29a**) . . Larven der Milben, s. S. 79
5. Körper der Parasiten lateral abgeflacht, mit langen Sprungbeinen (**Abb. 2.31**) . . . .
. . . . Flöhe, s. S. 80
— Körper dorsoventral abgeflacht 6
6. Kopf breiter als der Thorax (**Abb. 2.33c**); Extremitäten mit Klauen . Haarlinge, s. S. 84
— Kopf länger als breit und schmaler als der Thorax, Beine als Klammerbeine ausgebildet, (**Abb. 2.33a**) . . . . Sauglause, s. S. 80

Zecken

1. **Geographische Verbreitung:** Weltweit, in Europa Arten von vier verschiedenen Gattungen (s. S. 224).
2. **Arten:** Bei Hund und Katze finden sich am häufigsten folgende Schildzecken:

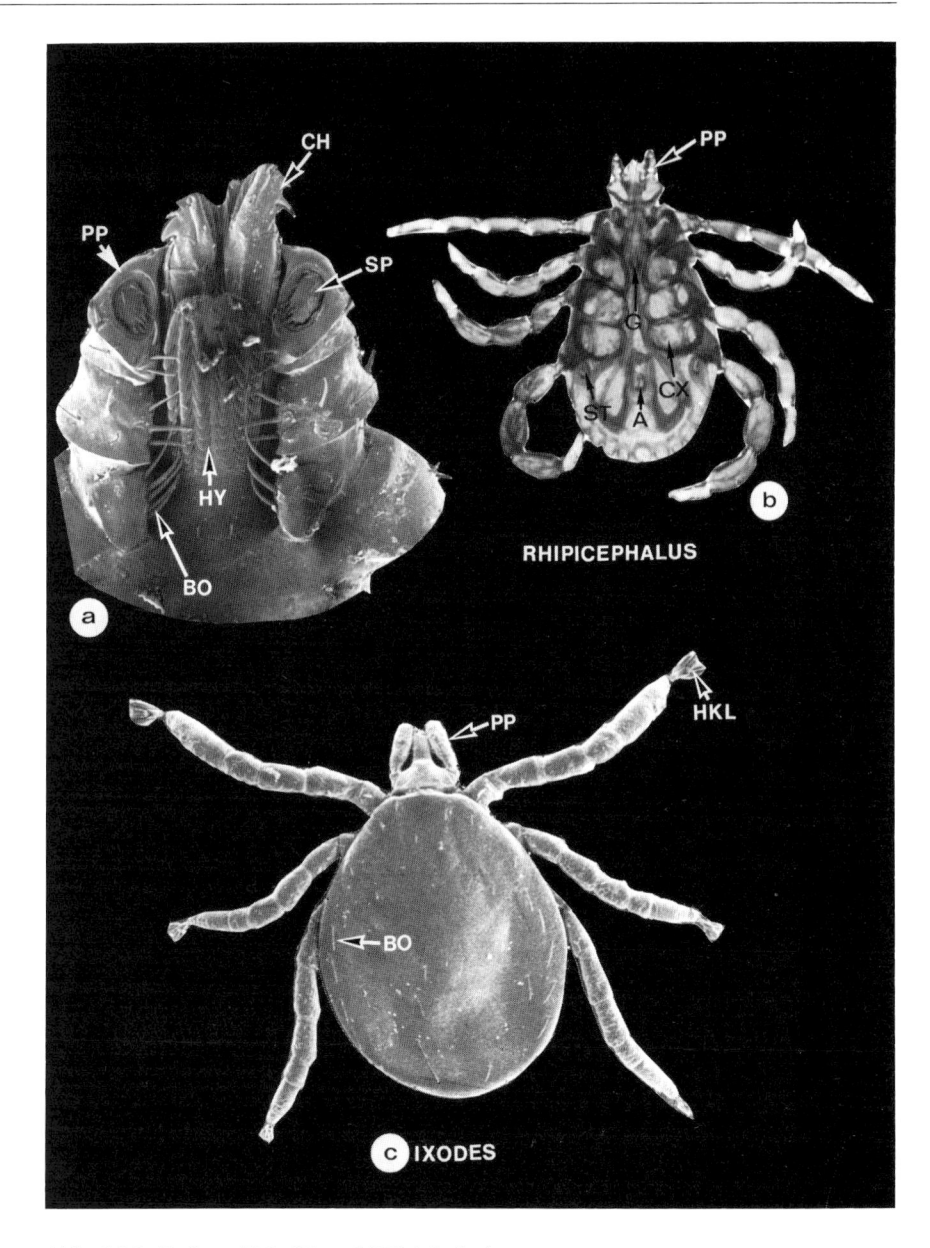

Abb. 2.29: Zecken; LM- (b) und REM-Aufnahmen.
a, b) *Rhipicephalus sanguineus.*
    a) Ventralansicht des Vorderendes. × 190
    b) Totalansicht von ventral. × 12
    c) *Ixodes ricinus;* Larve von dorsal. × 30

A	= Anus	HKL	= Haftklauen
BO	= Borsten	HY	= Hypostom
CH	= Cheliceren	PP	= Pedipalpen
CX	= Coxa (Hüfte)	SP	= Sinnespapille
G	= Genitalöffnung	ST	= Stigma (Atemöffnung)

a) *Ixodes ricinus* (Holzbock), Männchen werden bis 4 mm, ungesogene Weibchen bis 5 mm lang, während gesogene bis 1,5 cm Länge erreichen (**Abb. 2.23**). Augen fehlen, Analfurche auch vor dem Anus; Palpen lang, schmal (**Abb. 5.33**).
b) ***Rhipicephalus sanguineus*** (braune Hundezecke, in Deutschland eingeschleppt, aber nur in Stallungen, Wohnungen etc. entwicklungsfähig). Männchen bis 3,5 mm, ungesogene Weibchen bis 3 mm, gesogene bis 1,2 cm lang (**Abb. 2.29b**). Augen sind vorhanden; die Analfurche liegt hinter dem Anus, Palpen kurz und breit; Basis capituli ist sechseckig (**Abb. 5.33**).
Beide Zecken sind dreiwirtig, d. h. die Larven (drei Beinpaare), die Nymphe (vier Beinpaare) und das adulte Stadium parasitieren jeweils an einem anderen Wirt. Die Entwicklungsdauer ist (da im Freien) abhängig von der Temperatur, Luftfeuchte und vom Auffinden eines Wirtes (verhalten sich wirtsunspezifisch). Besonders gehäuft treten die Zecken im Frühjahr und im Herbst auf. Dies liegt in der Tatsache begründet, daß die Zecken in gemäßigten Zonen mit deutlichem Winter bis zu drei Jahre für die Gesamtentwicklung (s. S. 224) benötigen. Daher befallen nach der Winterruhe verschiedene Entwicklungsstadien (**Larven, Nymphen** und **Adulte**) von mehreren Zeckengenerationen gleichzeitig die Wirte; nach Häutungen auf dem Boden suchen sie im Spätsommer/Herbst (je nach Gelegenheit) wieder neue Wirte auf, wodurch es zu einem massiven Befall kommen kann.
Bei *I. ricinus* saugen die Larven für 4–5 Tage, die Nymphen 3–5 Tage, die Weibchen für 5–14 Tage, während die Männchen nur kurz saugen und danach die Weibchen beim Saugakt begatten. Die Weibchen saugen bis zum 200-fachen ihres Gewichts (bis 400 mg). Ähnliches gilt für andere Schildzecken.
3. **Symptome des Befalls:** Intoxikation (selten mit Paresen), lokale Hautschwellungen, Entzündungen bei unvollständiger Entfernung der Zecken (s. u.), Gehirnhautentzündung bei Übertragung von Viren, Fieber bei Übertragung von *Babesia canis* (s. S. 54) oder *Hepatozoon canis* (s. S. 56).
4. **Diagnose:** Bestimmung der abgelösten Zecken (s. S. 224).
5. **Infektionsweg:** Alle Stadien der Zecken lassen sich von Pflanzen auf Warmblüter fallen.
6. **Prophylaxe:** Auftragen von Ungezieferpuder (Wirkstoff **CARBARIL** oder **BROMOPHOS**, z. B. Pluridox®) oder Tragen von Ungezieferhalsbändern für Hunde bzw. Katzen mit akarizidem Effekt, bei dem der Wirkstoff (z. B. **DIAZINON**, z. B. Kadox®-Halsband u. a., **PROPOXUR** oder **DICHLORVOS**) durch Reiben des PVC-Bandes am Hals des Tieres freigesetzt wird und kontinuierlich auf Haut und Haare übergeht.
Vorsicht bei Halsbändern, die **DICHLORVOS** (**DDVP**) enthalten. Perserkatzen, Greyhounds und Whippers reagieren überempfindlich (Naßwerden vermindert Wirksamkeit!). Die Akarizid-Resistenz der Zecken, insbesondere gegen Phosphorsäureester, kann Ursache einer unbefriedigenden Wirkung sein.
7. **Therapie:**
    a) **Entfernen großer Zecken:** Sie werden für 15–30 min mit einem Wattebausch umhüllt, der mit Aether oder Öl getränkt ist. Dies bewirkt, daß die Zecke ihr hakenbewehrtes Hypostom zurückzieht und dann leicht entfernt werden kann. Bei sofortiger gewaltsamer Entfernung der Zecke reißt ihr vorderer Bereich ab und führt zu Entzündungen. Auch nach Betupfen mit Nagellackentferner-getränktem Wattestäbchen läßt die Zecke sofort ihren Wirt los.
    b) **Befall** mit zahlreichen **kleinen Entwicklungsstadien:** Äußerliche Behandlung mit Kontaktinsektiziden (s. Räudeerreger) oder oral Cyflee® (**s. S. 71**).
    c) **Zeckenverseuchte Räume** müssen unbedingt mit Akariziden (z. B. Dichlorvos, Pyrethroide, Pyrethrum) enthaltendem Kaltnebel «**entwest**» werden, da die Vermehrungsrate von *R. sanguineus* enorm hoch sein kann.

Milben

1. **Geographische Verbreitung:** Weltweit.
2. **Arten:** In Mitteleuropa finden sich im Fell als Ektoparasiten häufiger drei Milbengruppen
   a) *Cheyletiella*-Arten
   Hier ernähren sich alle Stadien (**Larve, Nymphe 1** und **2, Adulte**) von Haut und Hautderivaten ihrer Wirte. Die adulten Milben werden bis 600 µm (♀) bzw. 400 µm (♂) lang und sind durch die starken Klauen der Pedipalpen (**Abb. 2.30**) charakterisiert. Die Eier werden mit fadenartigen Gebilden an den Haaren festgeklebt.
   b) *Neotrombicula autumnalis* (Herbstgrasmilbe)
   Bei dieser Art parasitieren lediglich die sechsbeinigen Larven (**Abb. 2.26c**), während die Nymphen und Adulten sich auf dem Boden saprophytisch ernähren. Die etwa 500 µm langen, stark beborsteten Larven erscheinen gelblich bis rötlich (gesogen); sie lassen sich nach einer «Saugtätigkeit» von etwa einer Woche auf den Boden fallen. Die Larven ernähren sich im wesentlichen von einem extraintestinal vorverdauten Brei der Epidermiszellen, so daß in ihnen nur in Ausnahmefällen Blut angetroffen wird, obwohl im Anschluß an den «Saugakt» die **Bißstelle** infolge der zur extraintestinalen Vorverdauung notwendigerweise injizierten lytischen Enzyme **blutig unterlaufen** erscheint.
   c) *Dermanyssus gallinae* (**Abb. 2.26d**, Beschreibung s. S. 324).
3. **Symptome der Erkrankung:** Bei Massenbefall mit einer der drei Milbentypen können räudeartige Veränderungen der Haut auftreten.
4. **Diagnose:** Nachweis der Milben. Diese werden auf einen dunklen Untergrund gebürstet und mit der Lupe (Mikroskop) bestimmt oder im Abklatschverfahren mit Hilfe von durchsichtigen Plastik-Klebebändern nachgewiesen. Wenn das Wirtstier im Fell «knabbert», sind auch Milbeneier in den Fäzes anzutreffen (s. S. 45).
5. **Befallsmodus:** Körperkontakt mit befallenen Tieren *(Cheyletiella)*; *Neotrombicula*-Larven lassen sich im Spätsommer bzw. Herbst von Pflanzen aus auf vorbeikommende Warmblüter (unspezifische Auswahl) fallen. **Vorsicht:** Auch für den Menschen besteht die Gefahr des Befalls!

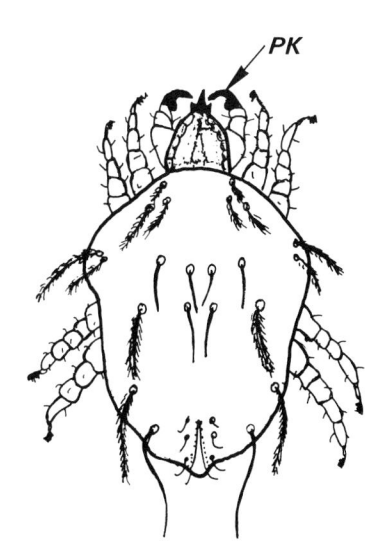

Abb. 2.30: *Cheyletiella* sp.; Schem. Darstellung eines Weibchens von dorsal (die Kutikula Streifung des Körpers wurde weggelassen); Charakteristikum sind die Klauen an den Pedipalpen (PK). × 100.

2.6 Hund, Katze; Fell

6. **Prophylaxe:** Anlegen von Ungezieferhalsbändern bzw. Auftragen von Ungezieferpuder für Hunde bzw. Katzen (Details s. Zecken, S. 78).
7. **Therapie:** Äußerliche Behandlung mit Kontaktinsektiziden (Details s. **Räude**-Erreger S. 72).

Flöhe

1. **Geographische Verbreitung:** Weltweit.
2. **Arten:**
    a) *Ctenocephalides canis* (**Abb. 2.32c**),
        ♀ bis 3,5 mm lang; ♂ bis 2,5 mm; Hinterrand der Tibia mit 8 Einkerbungen.
    b) *Ctenocephalides felis* (**Abb. 2.32d**),
        ♀ bis 3 mm lang, ♂ bis 2,5 mm; Hinterrand der Tibia mit 6 Einkerbungen.
    c) *Pulex irritans* (selten)
        etwa gleiche Größe wie *C. canis*; keine Kämme (**Abb. 2.32a**).

    Alle drei Arten sind nicht sehr wirtsspezifisch. Entwicklung ist holometabol (= vollständig: Ei, 2–3 Larven, Puppe, Adulte). Nur die Adulten saugen (beide Geschlechter) häufiger anstechend, sofern möglich, täglich Blut; sie verlassen danach evtl. den Wirt und verbringen die Zwischenzeit in dessen Lager. In der etwa 20–100 Minuten dauernden Saugzeit nehmen die Flöhe bis zum 20fachen ihres Gewichtes an Blut auf, setzen aber große Mengen unverdaut wieder ab. Als Entwicklungszeit wird je nach Temperatur für *C. felis* mindestens 11 Tage (*C. canis* 18 Tage) benötigt, kann aber auch Monate erfordern.
3. **Symptome des Befalls:** Starker Juckreiz, Ekzem und Hautveränderungen infolge von Sekundärinfektionen.
4. **Diagnose:** Nachweis von Adulten (Auskämmen, Duschen in heller Badewanne); Nachweis von rötlichen «Kotwürstchen» im Fell bzw. Lager des Tieres.
5. **Befallsmodus:** Kontakt mit befallenen Tieren bzw. deren Lagerstätten.
6. **Prophylaxe:** Anlegen von Ungezieferhalsbändern für Hunde oder Katzen (Details s. Zecken S. 78).
7. **Therapie:** Nur äußerlich, Details siehe Räude-Erreger, S. 72. Bei Welpen und Katzen hat sich die Anwendung von **PROPOXUR** (Bolfo®) in verschiedenen Formulierungen oder **BROMOPHOS** (z. B. Pluridox®) bewährt. Spot-on Behandlung mit **FENTHION** (Tiguvon®, Schutz 3–4 Wochen); Gegenanzeige: Katzen < 2 kg, Edelkatzen, Hunde < 3 kg. Bei starkem Befall Badebehandlung durchführen, s. S. 72. Desinfektion der Lagerstätten mit Kontakt-Insektiziden nicht vergessen! Anwendung von Cyflee®, s. S. 71.

Saugläuse

1. **Geographische Verbreitung:** Weltweit.
2. **Artmerkmale:** *Linognathus setosus* (**Abb. 2.33**).
    Adulte, deren Kopf fast so lang wie breit ist, werden etwa 1,5 mm–2,5 mm lang; die an den Haaren angeklebten Eier erreichen eine Größe von etwa 1 mm × 0,6 mm; das Stigma liegt verborgen. Larven, die 10 Tage nach der Eiablage schlüpfen, saugen ebenso wie die Adulten Blut. 3 Larvenstadien werden jeweils durch Häutungen abgeschlossen. Die gesamte Larvalentwicklung dauert etwa 30 Tage, danach legen die Weibchen für maximal 6 Wochen täglich 3–10 Eier ab. Bevorzugte Saugplätze sind der Ohr-, Oberlippen- und Augenbereich, Hals und Brust.

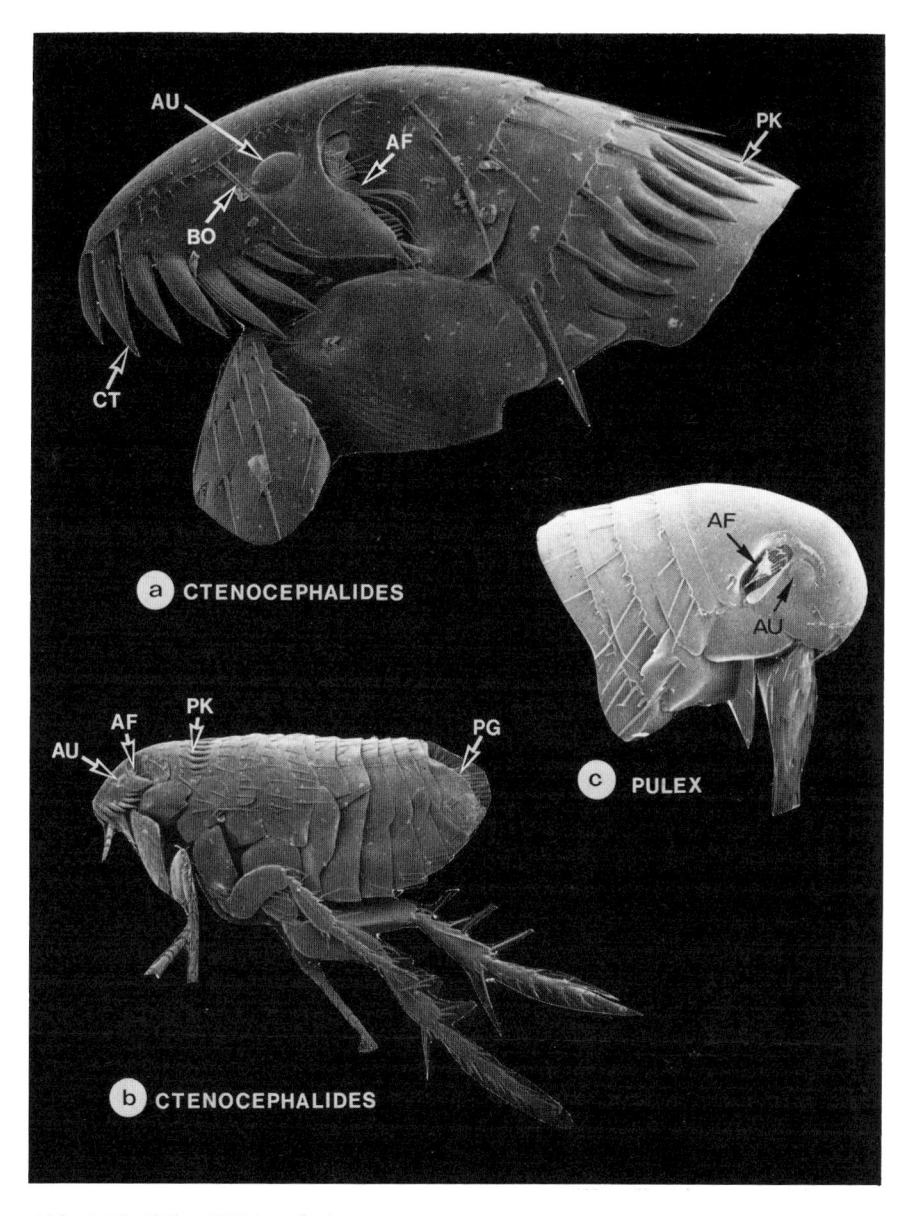

Abb. 2.31: Flöhe; REM-Aufnahmen.
a) Hundefloh *Ctenocephalides canis*, Vorderende. × 120
b) Katzenfloh *C. felis;* Seitenansicht. × 20
c) *Pulex irritans*, Menschenfloh, Kopf. Im Gegensatz zu den Hunde- und Katzenflöhen weist der Menschenfloh weder Ctenidien am Pronotum noch an der Wange auf. × 80

AF = Antennenfurche (mit eingelegter Antenne)
AU = Auge (Ommatidium)
BO = Borsten
CT = Ctenidium (Kamm)
PG = Pygidialplatte
PK = Pronotalkamm(-Ctenidium)

A PULEX IRRITANS

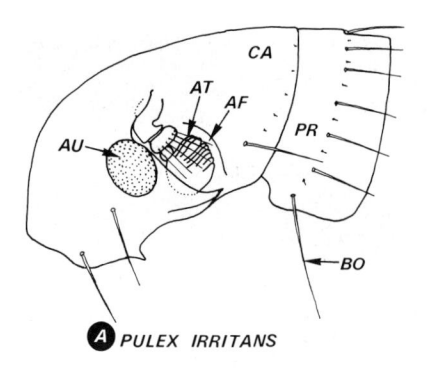

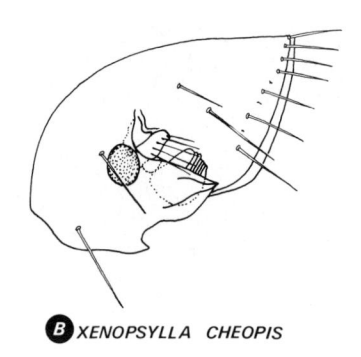

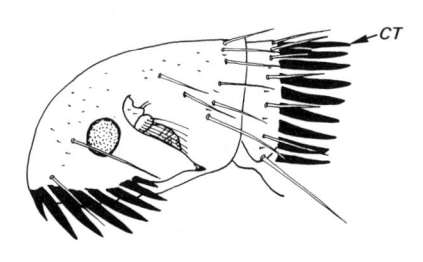

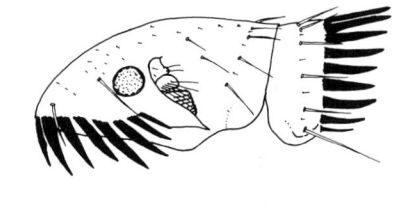

B XENOPSYLLA CHEOPIS

C CTENOCEPHALIDES CANIS

D CTENOCEPHALIDES FELIS

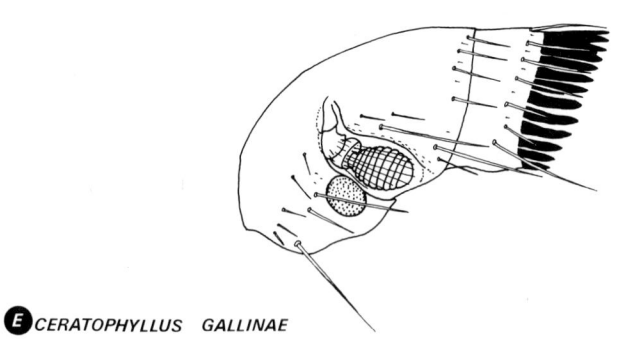

E CERATOPHYLLUS GALLINAE

Abb. 2.32: Schem. Darstellung der Köpfe verschiedener weiblicher Flöhe zur Artdiagnose (n. Peus, 1938).

AF = Antennenfurche
AT = Antenne (meist in der Furche eingeklappt)
AU = Auge (Ommatidium)
BO = Borsten (Sitz und Form ist artspezifisch)
CA = Caput (Kopf)
CT = Ctenidien (Borstenkämme)
PR = Pronotum

2.6 Hund, Katze; Fell 83

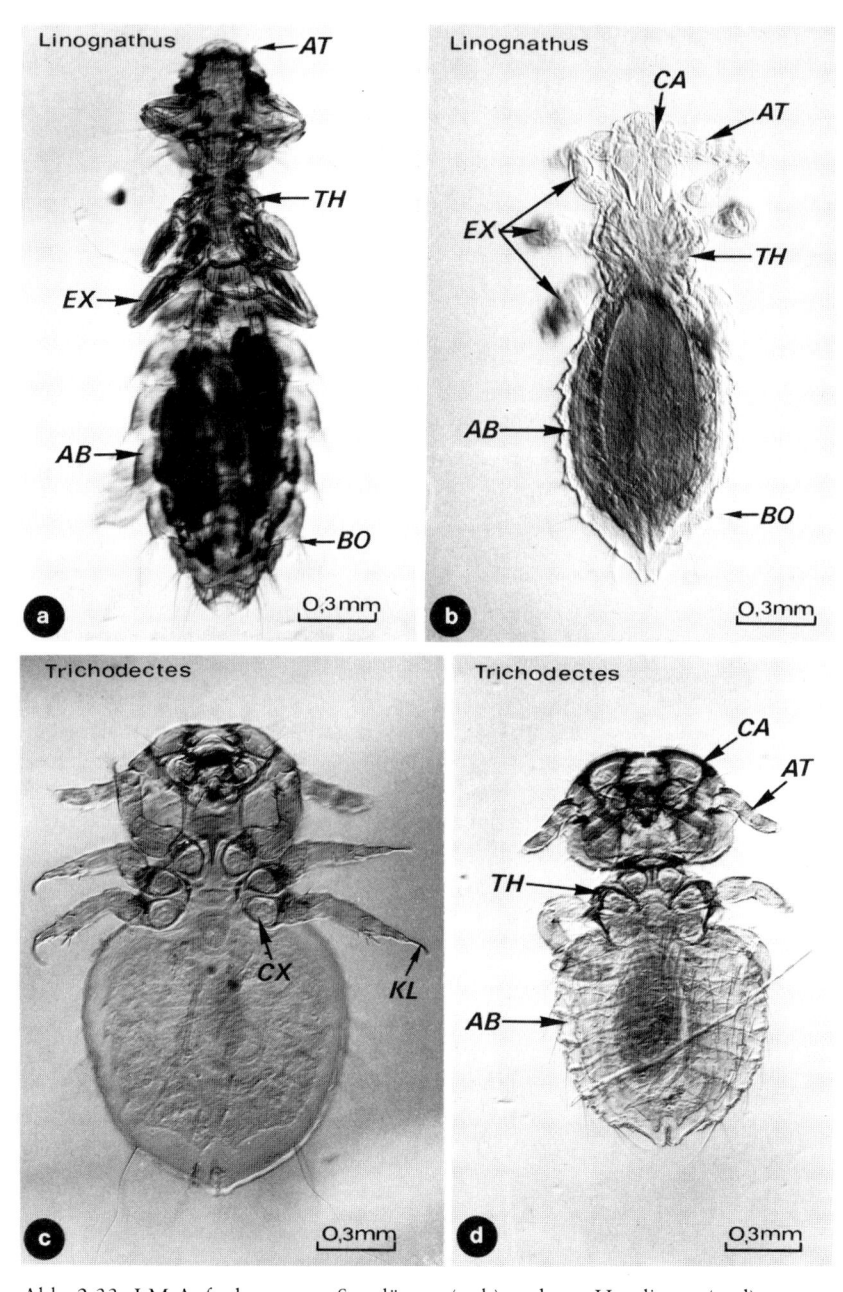

Abb. 2.33: LM-Aufnahmen von Saugläusen (a, b) und von Haarlingen (c, d)
a)   Linognathus sp. von ventral.
b)   Linognathus setosus von dorsal.
c, d) Trichodectes canis von ventral (c) und dorsal (d).
Bei Haarlingen ist der Kopf im Unterschied zu den Saugläusen breiter als lang.

AB = Abdomen   CA = Caput (Kopf)   KL = Klaue
AT = Antenne   CX = Coxa (Hüfte)   TH = Thorax
BO = Borsten   EX = Extremitäten

3. **Symptome des Befalls:** Starker Juckreiz, Unruhe, Haarausfall, Ekzeme oder gelegentliche Dermatitis infolge Sekundärinfektionen, bei massivem Befall evtl. Abmagerung und Anämie.
4. **Diagnose:** Nachweis der Adulten und Eier (**Nissen**) im Fell.
5. **Befallsmodus:** Körperkontakt mit befallenen Tieren.
6. **Prophylaxe:** Anlegen von Ungezieferhalsbändern (Details s. Zecken S. 78).
7. **Therapie:** Vorzugsweise Bade- oder Sprühbehandlung mit Kontaktinsektiziden (Präparate s. Räude-Erreger, S. 72). Wiederholung der Behandlung nach zwei Wochen wegen unbefriedigender Wirkung der Präparate gegen Eier; Cyflee®, s. S. 71. Versuchsweise: IVERMECTIN (Ivomec®, 0,2–0,4 mg/kg Kgw s.c.).

Haarlinge (Mallophaga)

1. **Geographische Verbreitung:** Weltweit.
2. **Arten:**
    a) *Trichodectes canis* wird bis 2,0 mm lang; Kopf ± rechteckig, vorn abgestumpft (**Abb. 2.33c**).
    b) *Felicola subrostratus* wird bis 1,3 mm lang; Kopf drei- bzw. fünfeckig.

   Diese Arten, die Zwischenwirte des Bandwurms *Dipylidium caninum* (s. S. 27) sein können, weisen einen deutlichen Geschlechtsdimorphismus auf. Alle Stadien bleiben im Fell: Eier werden an die Haare geklebt; Larven 2–3 sowie Adulte ernähren sich von Schuppen und Wundsekreten. Für die gesamte Larvalentwicklung werden nur 3–6 Wochen benötigt, so daß eine starke Ausbreitungsmöglichkeit besteht.
3. **Symptome des Befalls:** Starker Juckreiz, Unruhe der Tiere; bei starkem Befall Ekzem, Verkrustungen, Haarausfall.
4. **Diagnose:** Nachweis der sehr agilen, gelblichen Adulten im Fell durch intensives Auskämmen auf dunklem Untergrund.
5. **Befallsmodus:** Körperkontakt mit befallenen Tieren oder deren Lager.
6. **Prophylaxe:** Anlegen von Ungezieferhalsbändern für Hunde oder Katzen (s. S. 78).
7. **Therapie:** Äußerliche Behandlung mit Kontaktinsektiziden (Details **s. Räude**-Erreger S. 72). Wie bei Läusebefall muß die Behandlung nach zwei Wochen wiederholt werden, da die Eier so gut wie nicht durch Kontaktinsektizide beeinflußt werden.

3. Parasiten der Schweine

INHALT

3.1 Stadien in den Fäzes / im Darm 85
3.2 Stadien im Blut 100
3.3 Stadien in inneren Organen 103
    3.3.1 Leber 103
    3.3.2 Lunge 105
    3.3.3. Muskulatur 105
3.4 Stadien in/auf der Haut 112

3.1 Stadien in den Fäzes/im Darm

1. Stadien erreichen max. 15 µm im Durchmesser 2
— Stadien messen mindestens 15 µm 3
2. Zysten sind sehr klein (5–7 µm) und enthalten vier schlecht sichtbare Sporozoiten (**Abb. 5.1b**) . . . . *Cryptosporidium*, s. S. 86
— Zysten messen 5–12 µm im Durchmesser und enthalten einen großen Kern mit diffusem Nukleolus (**Abb. 3.1a**) . . . . *Entamoeba suis (syn. polecki)*, s. S. 86
— Stadien weisen 3 oder 4 Geißeln auf (**Abb. 3.1j**) . . . . **Trichomonaden**, s. S. 86
3. Stadien meist nur 30 µm lang, enthalten ein kugeliges, einkerniges, grobkörniges Cytoplasma (**Abb. 3.1e**) . . . . *Oozysten der Kokzidien*, s. S. 89
— Stadien meist größer als 50 µm; im Innern sind Furchungsstadien oder bereits Larven enthalten 4
4. Stadien voll embryoniert, d. h. sie enthalten bereits Larven 5
— Stadien ohne Larven 8
5. Eingeschlossene Larven sind wurmförmig 6
— Eingeschlossene Stadien erscheinen anders (oft ovoid) 7
6. Wand der Eier ist dünn und glatt (**Abb. 3.2e**) . . . . . . *Strongyloides ransomi*, s. S. 92
— Wand der Eier ist gerunzelt; Larve weist knopfförmig verdicktes Hinterende auf (**Abb. 3.2f; 3.3**) . . . . **Lungenwürmer, Metastrongliden**, s. S. 94
7. Eingeschlossenes Stadium enthält zwei Kerne; der größere erscheint nierenförmig (**Abb. 3.1g**) . . . . Zysten von *Balantidium coli*, s. S. 90
— Eingeschlossenes Stadium ist ovoid und liegt in einer inneren Hülle (**Abb. 3.2a**) . . . . Kratzer, *Macracanthorhynchus*, s. S. 98
8. Eier mit Polpfropfen (**Abb. 3.2c**) . . . . Peitschenwurm, *Trichuris suis*, s. S. 93
— Eier ohne Polpfropfen 9
9. Eier mit Deckel (Operculum, **Abb. 3.2b**) . . . . **Trematoden**, s. S. 92
— Eier ohne Deckel 10

10. Eier mit dicker, runzliger Wand (**Abb. 3.2g**), erscheinen goldbraun . . . .
    . . . . **Spulwurm**, *Ascaris suum*, s. S. 98
— Eier mit dünner, farbloser Wand 11
11. Eier weisen in frisch abgesetzten Fäzes weniger als 8 Blastomeren auf (vergl. **Abb. 2.13d**)
    . . . . **Hakenwurm**, *Globocephalus urosubulatus*, s. S. 97
— Eier weisen in frisch abgesetzten Fäzes deutlich mehr als 8 Blastomeren auf
    (**Abb. 3.2h, i**) . . . . **Magenwürmer** (s. S. 95, *Hyostrongylus*) oder **Knötchenwürmer**[1]
    . . . . (*Oesophagostomum*, s. S. 97

Trichomonaden

Beim Schwein treten im Darm, Nasenhöhle bzw. Scheide drei Arten von Trichomonaden auf, die aber alle als apathogen gelten. Daher wurde hier auf eine Darstellung verzichtet. Ihre morphologischen Merkmale gleichen denen anderer Arten (s. S. 118). *Tritrichomonas suis* findet sich in der Nasenhöhle, Rachenraum und im gesamten Darm sowie in der Scheide; *Tritrichomonas rotunda* und *Trichomonas buttreyi* besiedeln dagegen nahezu ausnahmslos das Zäkum.

Entamoeba suis (syn. *E. polecki*)

1. **Geographische Verbreitung:** Weltweit
2. **Artmerkmale:** *E. suis* tritt im Zäkum und Kolon auf. Die einkernigen vegetativen Darmlumenformen werden 5–25 µm groß. Der große Kern enthält einen großen diffusen Nukleolus. Die einkernigen Zysten erreichen Größen von 5–17 µm (**Abb. 3.1a**). *E. suis* bleibt offenbar im Darmlumen, nur in wenigen Fällen wurde ein Befall (und Ulzeration) der Darmwand beobachtet.
3. **Symptome der Erkrankung (Amöbiasis):** Meist symptomlos, gelegentlich Durchfälle in Folge von Enteritis.
4. **Diagnose:** Mikroskopischer Nachweis der Zysten in den Fäzes (**Abb. 3.1a**).
5. **Infektionsweg:** Oral mit kontaminiertem Futter.
6. **Prophylaxe:** Regelmäßige Entfernung der Fäzes. **Achtung:** Eine Infektion des Menschen ist möglich; hier treten klinische Symptome auf!
7. **Inkubationszeit:** Variabel, abhängig vom Allgemeinzustand des Tieres.
8. **Präpatenz:** 2–10 Tage.
9. **Patenz:** Monate.
10. **Therapie:** Siehe Kapitel Hund und Katze S. 46.

Cryptosporidium sp.

Da noch ungeklärt ist, ob sich die Kryptosporidien-Infektionen der Haustiere auf eine oder mehrere Arten zurückführen lassen, wird hier auf die Darstellung bei Wiederkäuern (s. S. 161) verwiesen.

---

[1] Die Eier dieser Arten können mit morphologischen Kriterien nicht unterschieden werden. Eine Artdiagnose ist jedoch nach Bebrütung (s. S. 7) der Fäzes durch die Morphologie der Larven möglich, jedoch im Hinblick auf die Chemotherapie z. Zt. (s. S. 96) nicht erforderlich!

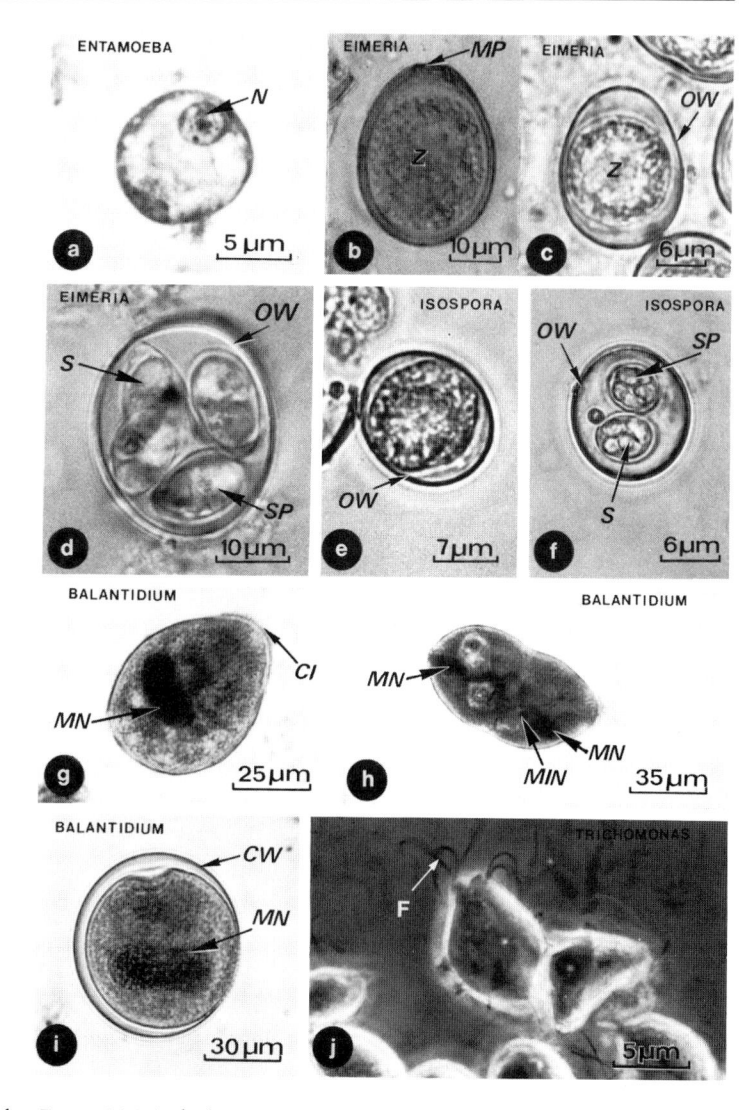

Abb. 3.1: Protozoen in den Fäzes; LM-Aufnahmen.
a) Zyste von *Entamoeba suis*.
b) Unsporulierte Oozyste von *Eimeria scabra*; die Oozystenwand ist rauh und bräunlich; eine Mikropyle (MP) ist vorhanden.
c) Unsporulierte Oozyste von *E. suis* (ohne Mikropyle), die Wand ist glatt und farblos.
d) Sporulierte *Eimeria*-Oozyste.
e, f) *Isospora suis;* unsporulierte (e) und sporulierte (f) Oozyste.
g–i) *Balantidium coli;* Trophozoit (g), Teilungsstadium (h) und Zyste (i).
j) *Trichomonas* sp. in Bewegung.

CI	= Cilien (Wimpern)	N	= Nucleus
CW	= Zystenwand	OW	= Oozystenwand
F	= Flagellum (= Geißel)	S	= Sporozoit
MIN	= Mikronucleus	SP	= Sporozyste
MN	= Makronucleus	Z	= Zygotenplasma
MP	= Mikropyle		

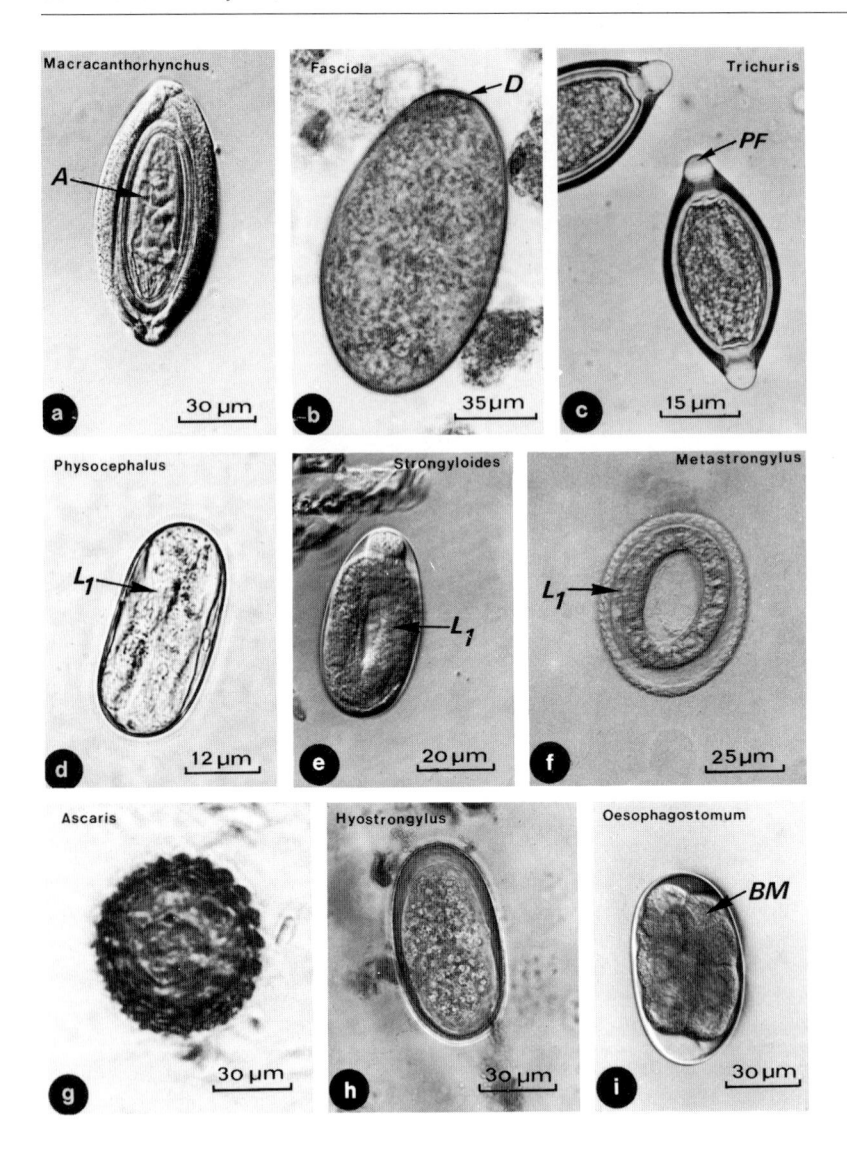

Abb. 3.2: LM-Aufnahmen von Wurmeiern.
a) *Macracanthorhynchus hirudinaceus;* dieses Kratzerei enthält eine Hakenlarve (A = Acanthor).
b) *Fasciola hepatica;* Ei des großen Leberegels (D = Deckel).
c) *Trichuris suis;* mit hellen Polpfropfen (PF); Inhalt bräunlich.
d) *Physocephalus sexalatus* (mit Larve = L_1).
e) *Strongyloides* sp. (stets mit Larve = L_1).
f) *Metastrongylus* sp.; die Eier der Lungenwürmer besitzen eine dicke, dunkelgraue, runzlige Schale und enthalten eine Larve (L_1).
g) *Ascaris suum;* Ei erscheint goldbraun mit stark runzliger Oberfläche; unembryonierter Inhalt.
h, i) *Hyostrongylus rubidus* und *Oesophagostomum* sp.; diese Eier sind untereinander und auch von denen der Hakenwürmer *Globocephalus* sp. nicht zu unterscheiden. Die Larvenkultur gibt Aufschluß. Die L_3 von *Hyostrongylus* weist einen langen (vom Anus bis Hinterende ca. 70 µm), die L_3 von *Oesophagostomum* einen kurzen Schwanz (ca. 50 µm) auf; diese Werte beziehen sich nicht auf die stets vorhandene Scheide, sondern lediglich auf den Wurmkörper; BM = Blastomeren.

3.1 Schwein; Fäzes   89

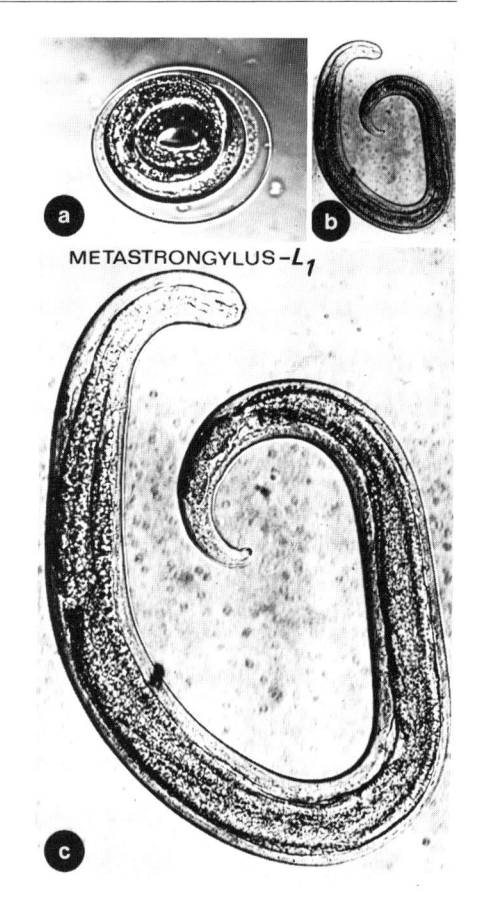

Abb. 3.3: *Metastrongylus elongatus* (syn. *apri*);
LM-Aufnahmen des Eies und der L_1. a, b)
× 500   c) × 1500

Kokzidien

1. **Geographische Verbreitung:** Weltweit.
2. **Arten:** Beim Schwein treten eine Reihe von *Eimeria*- wie auch *Isospora*-Arten auf, die im einzelnen nur von Spezialisten differenziert werden können. Für die versuchsweise zur medikamentösen Prophylaxe bzw. zur Therapie einzusetzenden Präparate[2] ist dies auch nicht erforderlich. Als Beispiele seien hervorgehoben:
   a) ***Eimeria scabra:***
      Unsporulierte Oozysten messen 25–40 µm × 20 µm, weisen eine rauhe, dickere, bräunliche Wand auf und besitzen ein Polkörperchen, aber keine Mikropyle (**Abb. 3.1b**). Die drei Schizontengenerationen und die Gameten entwickeln sich in Vakuolen der Epithelzellen von Jejunum und Ileum (**Abb. 3.4b,c**). Sporulierte Oozysten enthalten vier Sporozysten (mit Stieda-Körper) mit je 2 Sporozoiten (**Abb. 3.1d**).
   b) ***Isospora suis:***
      Unsporulierte Oozysten messen etwa 20 × 17 µm, weisen eine glatte, farblose Wand ohne Mikropyle auf und enthalten kein Polkörperchen (**Abb. 3.1e**). Die Entwicklung

---

[2] In der Bundesrepublik Deutschland ist z. Zt. kein Präparat zur Behandlung der Schweinekokzidiose zugelassen.

der Merozoiten (durch Endodyogenie und zwei Schizontengenerationen) und Gameten erfolgt in den Epithelzellen und verlagert sich während der Infektion in die hintere Hälfte des Dünndarms. Sporulierte Oozysten enthalten zwei Sporozysten (ohne Stieda-Körper) mit je 4 Sporozoiten (**Abb. 3.1 f**).
3. **Symptome der Erkrankung (Kokzidiose)**: Geringes Wachstum oder sogar Gewichtsverluste; bei starkem Befall: heftige Durchfälle (gelblich, wässrig, schaumig).
4. **Diagnose**: Nachweis der unsporulierten Oozysten in frischen Fäzes. Nach 1–2 Tagen *(I. suis)* bzw. 9–11 Tagen *(E. scabra)* Sporulationszeit (in 2,5%iger $K_2Cr_2O_7$ = Kaliumbichromat-Lösung bei Zimmertemperatur) ist die Gattungszugehörigkeit unzweifelhaft.
5. **Infektionsweg**: Oral, durch Aufnahme sporulierter Oozysten.
6. **Prophylaxe**: Regelmäßige und gründliche Reinigung der Stallungen (Dampfstrahl) oder geeignete Desinfektionsmittel für Tierhaltung (z. B. Dekaseptol®, Lysococ®, Meysept-GS®, Incicoc®, letzteres ohne Schwefelkohlenstoff). **Medikamentös: Versuchsweise AMPROLIUM** (Amprolvet®) vor (8 Tage), während und nach (8 Tage) dem Abferkeln (2 g/Sau/Tag) über das Futter; **SALINOMYCIN**-Na (Salocin®) oder **HALOFUGINON** (Stenorol®) bei Mastschweinen in für Wachstumsförderung vorgesehenen Konzentrationen: **SALINOMYCIN**-Na 60 ppm (bis 50 kg Kgw) danach 25 ppm (> 50 kg Kgw); **HALOFUGINON** 3 ppm (Zusatzstoffe im Futter). Beide Präparate führen zur deutlichen Reduktion der Oozystenausscheidung (Stenorol® auch bei *Isospora*-Arten).
7. **Inkubationszeit**: 2–3 Tage.
8. **Präpatenz**:
   a) *E. scabra*: 8–9 Tage,
   b) *I. suis*: 5–6 Tage.
9. **Patenz**: Etwa 1 Woche.
10. **Therapie: Versuchsweise** Sulfonamide (**SULFAQUINOXALIN; SULFADIMIDIN** u. a. über das Trinkwasser oder Futter, z. B. Sulfadimidin-Na®: 1 g Pulver je 10 kg Kgw; oder Amprolium® (Dosis siehe Prophylaxe).

Balantidium coli

1. **Geographische Verbreitung**: Weltweit.
2. **Artenmerkmale**: Der Ziliat *B. coli* (**Abb. 3.1g**) lebt vorwiegend im Lumen von Kolon und Zäkum, wird 50–150 µm groß und ist durch zwei unterschiedliche Kerne charakterisiert (**Abb. 3.1h**). Die Vermehrung erfolgt durch Querteilung, die Übertragung durch 50–100 µm große, ovoide bzw. kugelige **Zysten** (**Abb. 3.1i**). Die vegetativen Formen können tief in die Darmwand vordringen (**Abb. 3.4a**).
3. **Symptome der Erkrankung (Balantidien-Ruhr)**: Diarrhöen (dünnbreiige bzw. schleimigflüssige Fäzes), Typhlitis, Kolitis. Akute Balantidiose ist meist eine Folge einer andersartigen Darmstörung. **Achtung**: Infektion des **Menschen** möglich (besonders Metzger etc.), dann teilweise perakuter Krankheitsverlauf.
4. **Diagnose**: Nachweis von Zysten (**Abb. 3.1i**) bzw. veg. Stadien (**Abb. 3.1g**) in den Fäzes mit Hilfe der Flotation (s. S. 4).
5. **Infektionsweg**: Oral, durch Aufnahme von Zysten.
6. **Prophylaxe**: Regelmäßige und gründliche Reinigung der Stallungen (Dampfstrahl) oder geeignete Desinfektionsmittel (vgl. hierzu 5. Desinfektionsmittelliste der Deutschen Vet. med. Gesellschaft (DVG), Dtsch. Tierärzteblatt 10/1984); eiweißreiche Ernährung.
7. **Inkubationszeit**: Tage bis Wochen.
8. **Präpatenz**: Tage bis Wochen.
9. **Patenz**: Evtl. Jahre.

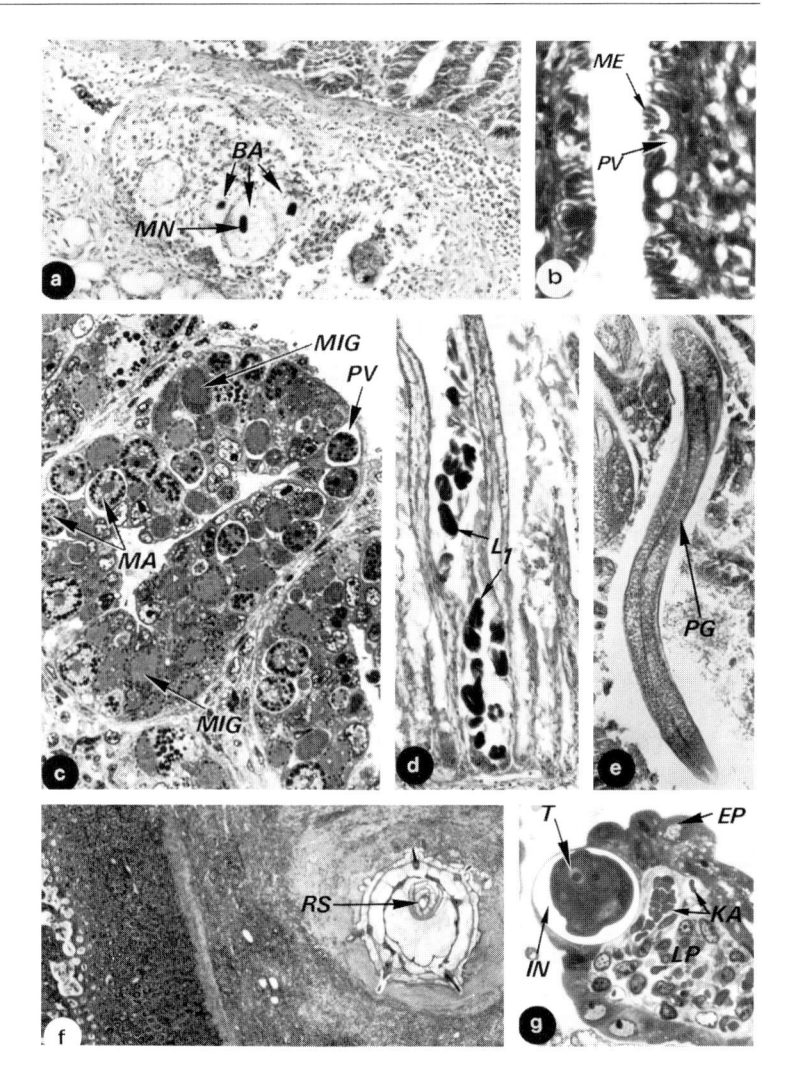

Abb. 3.4: LM-Aufnahmen von Darmschnitten.
a) *Balantidium coli*-Trophozoiten im Darmgewebe (Paraffin). × 500
b) *Eimeria scabra;* jede der Epithelzellen enthält ausdifferenzierte Schizonten (= Merozoiten (ME)); Paraffinschnitt. × 350
c) *Eimeria* sp.; Semidünnschnitt durch eine Darmzotte, deren Zellen von Mikro- (MIG) bzw. Makrogamonten (MA) gefüllt sind. × 200
d, e) *Strongyloides* sp. Larven (d; L_1) und ein parthenogenetisches Weibchen (e) sind getroffen. d) × 150   e) × 10
f) Querschnitt (Paraffin) durch das Vorderende eines Kratzers *Macracanthorhynchus hirudinaceus*, der in der Darmwand fest verankert ist. × 7
g) Semidünnschnitt durch das Vorderende eines Trichinenweibchens, das offenbar intrazellulär liegt und sich so an die Darmwand festgeheftet hat. × 40

BA	= *Balantidium*-Trophozoiten	LP	= Lamina propria der Darmzotte	MN	= Makronucleus
EP	= Epithel	MA	= Makrogamont	PV	= Parasitophore Vakuole
KA	= Kapillare mit Erythrozyten	ME	= Merozoiten	RS	= Rüsselscheide
L_1	= Larve	MIG	= Mikrogamont	T	= Trichine (♀)

10. **Therapie:** ACETARSOL in Kombination mit Tetrazyklinen in üblicher Dosis über 5 Tage (Acetarson® = **ACETARSOLDIETHYLAMIN** 20 mg/kg Kgw oral 1 × tägl. über 5 Tage, außer Handel; möglicher Ersatz S.V.C. Tabletten, May und Baker, GB). **Versuchsweise** auch **FURAZOLIDON** (10 mg/kg Kgw über 7 Tage oral), **DIMETRIDAZOL** (z. B. Emtryl®: 60–120 mg/kg Kgw am Tag) oder **GABBROCOL** (10% **DIMETRIDAZOL**: 0,5 g/kg für 5–10 Tage im Trinkwasser); versucht werden können auch andere **5-NITROIMIDAZOLE** aus der Humanmedizin (z. B. **METRONIDAZOL** oder **TINIDAZOL**).

Trematoden

1. **Geographische Verbreitung:** Weltweit.
2. **Arten:** In Europa kommen im Gallengangsystem einige Trematoden (relativ selten, nur bei Weidehaltung) vor:
   a) *Fasciola hepatica* (s. S. 203),
   b) *Dicrocoelium dendriticum* (s. S. 204),
   c) *Opisthorchis tenuicollis* (s. S. 22).
   Die in den Fäzes angetroffenen Eier sind stets durch einen Deckel (Operculum) charakterisiert (**Abb. 2.1d**).
3. **Symptome der Erkrankung:** s. S. 22, 203.
4. **Diagnose:** *Nachweis der Eier mit der Sedimentation bei* **Fasciola** (s. S. 6); sonst M. I. F. (S. 4)).
5. **Infektionsweg:** Oral, durch Aufnahme von Metazerkarien in Zwischenwirten *(D. dendriticum, O. tenuicollis)* oder an Wasserpflanzen (Uferzone) bzw. Pflanzen in feuchtem Milieu (Pfützen!).
6. **Prophylaxe:** Kaum möglich.
7. **Inkubationszeit:** Abhängig von der Befallsrate (s. S. 203, 204), je nach Erreger 4–10 Wochen; häufig auch subklinischer Verlauf.
8. **Präpatenz:** 6–8 Wochen.
9. **Patenz:** Jahre.
10. **Therapie:** Da Befall nur regional bei intensiver Weidehaltung und somit begrenzt auftritt, sind spezielle Fasziolizide nicht entwickelt worden; versuchsweise Präparate wie bei Wiederkäuern (s. S. 203, 204) anwenden.
    Vorsicht: Verträglichkeit der Präparate kann zwischen mono-gastrischen Tieren und Wiederkäuern differieren.

Nematoden
Strongyloides ransomi (Zwergfadenwurm)

1. **Geographische Verbreitung:** Weltweit.
2. **Artenmerkmale:** Es parasitieren im Schwein eine Generation von parthenogenetischen Weibchen, die in der Schleimhaut des Dünndarms eingebohrt leben (**Abb. 3.4e**), eine Größe von nur 3–5 mm× 0,6 mm erreichen und ohne Befruchtung täglich bis zu 2000 embryonierte Eier ablegen (**Abb. 3.2e**). Aus diesen schlüpft im Freien je eine Larve, die über Häutungen je nach ihrem Chromosomensatz zu einer infektionsfähigen Larve 3 oder den Männchen bzw. Weibchen einer **freilebenden Generation** heranwächst. Aus den befruchteten Eiern dieser Generation entstehen schließlich ebenfalls (nach zwei Häutungen) infektionsfähige L_3. Diese bohren sich in die Haut ein und wandern über Blut- und

Lymphgefäße in die Lunge ein. Nach 2 Häutungen gelangen die Präadulten via Trachea und Oesophagus in den Darm.
3. **Symptome der Erkrankung:** Meist nur bei Jungtieren; Schäden im Lungenbereich (Wanderphase) und Darm (Adulte): Husten, Pneumonien, Anorexie, Abmagerung, Darmkatarrh, Blutarmut, ekzemartige Erscheinungen. Bei extrem hohen Infektionen von Jungferkeln traten Todesfälle auf.
4. **Diagnose:** Nachweis der 45–60 µm × 25–30 µm großen, larvenhaltigen Eier (**Abb. 3.2e**) in den Fäzes.
5. **Infektionsweg:** Perkutan; L_3 dringen ein; pränatale und transkolostrale Infektion von Ferkeln.
6. **Prophylaxe:** Beseitigung der Fäzes, damit die Larven nicht aus den Eiern schlüpfen bzw. wenig Zeit zum Eindringen haben; Dampfstrahlreinigung 1 × wöchentlich.
7. **Inkubationszeit:** 1 Tag.
8. **Präpatenz:** 6 Tage.
9. **Patenz:** 3–4 Monate.
10. **Therapie: IVERMECTIN** (1 × 0,3 mg/kg Kgw s.c.; Ivomec®), **TIABENDAZOL** (1 × 50 mg/kg Kgw, Thibenzole®) im Futter, **LEVAMISOL** (5–10 mg/kg Kgw) im Futter oder als parenterale Injektion (Citarin®) wie auch allgemein Breitspektrum-Benzimidazole in von Herstellern empfohlenen Dosierungen.
Begleittherapie entsprechend klinischer Symptome.

Trichuris suis (Peitschenwurm)

1. **Geographische Verbreitung:** Weltweit.
2. **Artenmerkmale:** Die *Trichuris*-Arten (s. S. 34) sind durch einen fadenförmigen Vorderkörper und ein verdicktes Hinterende charakterisiert und erscheinen daher peitschenartig (vergl. **Abb. 2.8a**). Sie bohren sich mit dem Vorderende in die Schleimhaut des Kolons ein und verankern sich so (vergl. **Abb. 2.8b**). *T. suis* wird im männlichen Geschlecht bis 4,5 cm, im weiblichen bis 5,5 cm lang. Die Entwicklung ist **direkt** (s. S. 34). Die typischen Eier (65 × 30 µm) werden unembryoniert abgesetzt (**Abb. 3.2c**).
3. **Symptome der Erkrankung (Trichuriasis):** In Abhängigkeit zur Infektionsintensität Darmkatarrh, Darmentzündung, Diarrhöe, geringe Wachstumsraten durch schlechte Futterverwertung, Anämie, Nervosität der Wirtstiere.
4. **Diagnose:** Nachweis der typischen Eier in den Fäzes (**Abb. 3.2c**).
5. **Infektionsweg:** Oral, durch die Aufnahme von larvenhaltigen Eiern (hierzu wird im Freien ein Aufenthalt von mindestens 2 Monaten benötigt!).
6. **Prophylaxe:** Sorgfältige Stallreinigung; 14-tägig mit Dampfstrahl.
7. **Inkubationszeit:** Variabel, oft 6–7 Wochen.
8. **Präpatenz:** 6–7 Wochen.
9. **Patenz:** 4–6 Monate.
10. **Therapie:** Behandlungen während eines Tages führen nicht immer zum gewünschten Erfolg, da Peitschenwürmer nicht permanent Nahrung aufnehmen, so sind mehrtägige Behandlungen mit dem Futter erfolgreicher und weniger arbeitsintensiv, wobei sich **Breitspektrum**-Benzimidazole besonders eignen, z. B. **FENBENDAZOL** (Panacur®) 5 mg/kg Kgw verteilt auf 6 Tage (= 17 ppm im Futter bei Schweinen unter 50 kg bzw. 20 ppm bei Schweinen über 50 kg Lebendgewicht entsprechend täglichem Futterverzehr), **MEBENDAZOL** (Mebenvet®) 30 ppm für 9 Tage, **FEBANTEL** (Rintal®) etc.; oder Einmal-Behandlung mit **LEVAMISOL** (Citarin®) 7,5 mg/kg Kgw s.c..

Metastrongylus-Arten (Lungenwürmer)

1. **Geographische Verbreitung:** Weltweit.
2. **Arten:** In Europa kommen beim Schwein vier Arten der Gattung *Metastrongylus* vor *(M. elongatus*[3]*, M. pudendotectus*[4]*, M. salmi, M. confusus)*. Sie sind nur von Spezialisten zu unterscheiden, was aber für die Therapie unerheblich ist. Die Männchen erreichen eine Länge von etwa 1,5–2,5 cm, die Weibchen von 2–5,5 cm. Sie leben in Knäueln in den kleinen und mittleren Bronchien. Die Entwicklung ist indirekt. Die embryoniert abgesetzten, etwa 55×40 µm großen Eier müssen von **Zwischenwirten** (Regen-, Erdwürmern) aufgenommen werden, in denen sich nach zwei Häutungen die infektionsfähige Larve 3 entwickelt (bleiben hier jahrelang lebensfähig!). Nach dem Verzehr von Zwischenwirten

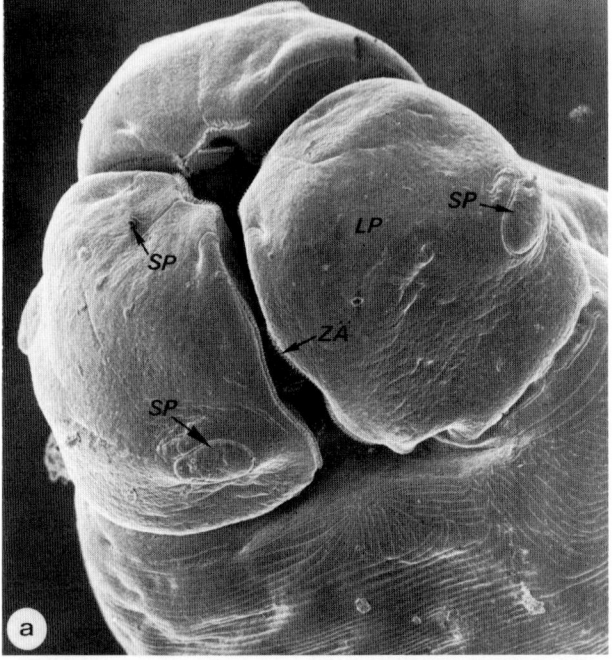

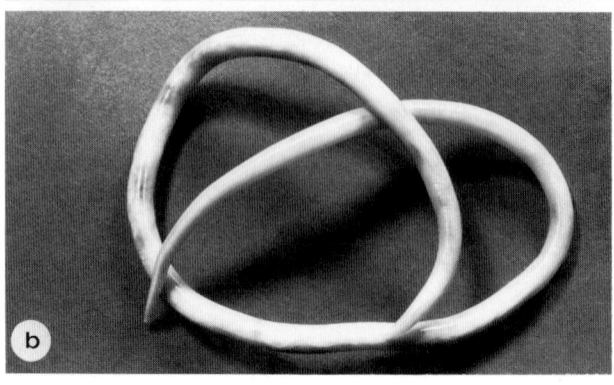

Abb. 3.5: *Ascaris suum*.
a) REM-Aufnahme des Vorderendes. × 80
b) Makro-Aufnahme des gesamten Wurms (etwa ½ Originalgröße).

LP = Lippe
SP = Sinnespapille
ZÄ = Zähnchen

---

[3] syn. *M. apri*.
[4] syn. *Choreostrongylus pudendotectus*.

wandern die Larven vom Darm auf dem Lymphweg und der rechten Herzkammer in die Lunge ein und gelangen so in die Bronchialräume.
3. **Symptome der Erkrankung:** Schwellung der Mesenteriallymphknoten (Wanderung), Husten, Bronchitis, Pneumonie, Gewichtsverlust.
4. **Diagnose:** Nachweis der Eier (**Abb. 3.2 f; 3.3**) in den Fäzes; (IFAT) serolog. Test.
5. **Infektionsweg:** Oral, durch Aufnahme von befallenen Zwischenwirten.
6. **Prophylaxe:** Stallhaltung, Vorreinigung der Nahrung; Auslauf nur auf Beton und ähnlichen Böden.
7. **Inkubationszeit:** Etwa 10 bis 12 Tage.
8. **Präpatenz:** 28–32 Tage.
9. **Patenz:** Bis 1 Jahr, jedoch werden nach 6 Monaten nur noch wenige Eier ausgeschieden.
10. **Therapie:** Für die individuelle Therapie eignen sich **IVERMECTIN** (Ivomec®; 1 × 0,3 mg kg Kgw s.c.) gegenüber adulten Lungenwürmern oder **LEVAMISOL** (Citarin®) in der Dosis von 1 × 7,5 mg/kg Kgw s.c. (oder oral), die **Breitspektrum**-Benzimidazole sind sehr gut wirksam, sollten jedoch über mehrere Tage im Futter verabreicht werden, wie z. B. **FENBENDAZOL** (Panacur®) 5 mg/kg Kgw, im Futter verteilt für 5 bis 15 Tage, **FLUBENDAZOL** (Flubenol®: 10^d × 30 ppm im Futter).

Hyostrongylus rubidus (Magenwürmer)

1. **Geographische Verbreitung:** Weltweit.
2. **Artenmerkmale:** *H. rubidus* erscheint rötlich (= Blutsauger); das Männchen erreicht eine Länge von 7 mm, das Weibchen etwa 1,2 cm. Die Vorderenden dieser Würmer sind in die Schleimhaut des Magens eingebohrt. Die Entwicklung ist **direkt.** Im Freien schlüpfen aus den 70–85 × 40 µm großen Eiern (**Abb. 3.2h**) nach temperaturabhängiger Entwicklung die Larven 1, die über zwei Häutungen zur infektionsfähigen Larve 3 heranwachsen. Diese relativ langlebigen Larven (bis 1 Jahr) müssen mit dem Futter oral aufgenommen werden. Sie entwickeln sich binnen 3 Wochen über 2 weitere Häutungen in der Magenschleimhaut zu Adulten.
Neben *H. rubidus* treten noch einige andere Würmer im Magen auf (seltener), die zu den Spiruroiden gehören (u. a. *Physocephalus sexalatus;* **Abb. 3.7**; *Ascarops strongylina;* **Abb. 3.6**). Die Artdiagnose ist jedoch aus therapeutischer Sicht nicht erforderlich. Die Entwicklung dieser Würmer erfolgt über Käfer als **Zwischenwirte.**
3. **Symptome der Erkrankung:** Abmagerung, Anämie, evtl. blutig gefleckte Fäzes, Diarrhöen, Erbrechen; ekzemartige Hauterscheinungen; im Situs erscheinen Knötchen von Linsengröße (infolge der Larven) bzw. mit blutigem Schleim gefüllte Ulzera in der Magenschleimhaut.
4. **Diagnose:** Nachweis der Eier in den Fäzes (**Abb. 3.2h**).
5. **Infektionsweg:** Oral, durch Aufnahme von infektionsfähigen Larven 3 mit dem Futter oder bei Spiruroiden durch Aufnahme infizierter Zwischenwirte.
6. **Prophylaxe:** Regelmäßige Säuberung des Stalles, kein Auslauf; 1 × wöchentlich Dampfstrahlreinigung.
7. **Inkubationszeit:** 10–13 Tage.
8. **Präpatenz:** 3 Wochen (Spiruroiden ca. 6 Wochen).
9. **Patenz:** Jahre?
10. **Therapie:** Die Magenwürmer reagieren praktisch einheitlich auf Anthelminthika – bewährt haben sich die modernen Benzimidazole bzw. -Vorstufen wegen ihrer breiten Wirksamkeit auf immature wie adulte Nematoden und der im allgemeinen guten Verträglichkeit. Die Dosierungsempfehlung der Hersteller ist wie folgt:

3.1 Schwein; Fäzes

Tabelle 3.1: Nematozide beim Schwein

Präparat	Chemische Kurzbezeichnung	Einzelbehandlung mg/kg Kgw	Mehrfachbehandlung im Futter
Flubenol®	(FLUBENDAZOL)	1 × 5,0 p. o.	5–10 Tage × 30 ppm
Ivomec®	(IVERMECTIN)	1 × 0,3 s. c.	–
Mebenvet®	(MEBENDAZOL)		5–10 Tage × 30 ppm
Neminil®	(PARBENDAZOL)	1 × 30,0 p. o.	7–10 Tage × 3000 ppm
Panacur®	(FENBENDAZOL)	1 × 5,0 p. o.	5 mg/kg verteilt auf 6–15 Tage
Rintal®	(FEBANTEL)	1 × 5,0 p. o.	5 Tage × 0,5–0,7 mg/kg
Thibenzole® *	(TIABENDAZOL)	1 × 500 p. o.	500 mg/kg verteilt auf 5–10 Tage

* plus **PIPERAZIN**

Unterschiede zwischen diesen Präparaten ergaben sich allenfalls im Wirkungsspektrum gegenüber immaturen Stadien, aber auch in der oviziden Aktivität, die stärker ausgeprägt ist bei modernen Substanzen.

Als weitere Präparate in dieser Indikation sind Citarin® bzw. Concurat® (**LEVAMISOL**, 1 × 5,0 mg/kg Kgw s.c. oder i.m. oder via Futter) sowie Banminth® (**PYRANTEL** 1 × 12,5 mg/kg Kgw p.o.) zu nennen.

Durch Einsatz von Anthelminthika sollen die durch Helminthen verursachten Schäden, die besonders heranwachsende Tiere beeinträchtigen, verhindert oder wenigstens gemindert werden. Bei Verwendung der i.a. gut verträglichen Breitspektrum-Anthelminthika

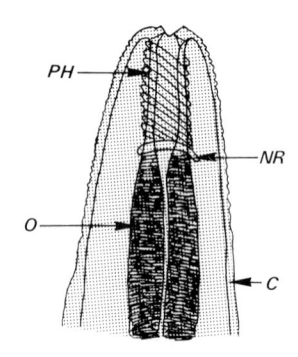

Abb. 3.6: *Ascarops strongylina*; schem. Darstellung des Vorderendes.
C = Kutikula
NR = Nervenring
O = Oesophagus
PH = Pharynx mit spiraligen Versteifungen

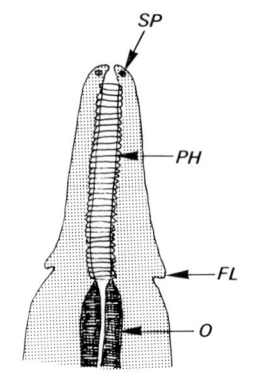

Abb. 3.7: *Physocephalus sexalatus*; schem. Darstellung des Vorderendes.
FL = Flügelartige Verdickung der Kutikula
O = Oesophagus
PH = Pharynx mit ringförmigen Versteifungen
SP = Sinnespapille

mit hoher Aktivität auf immature und adulte Helminthen sowie oviziden und larviziden Effekt sollte folgendes Behandlungsschema angewandt werden: Behandlung der graviden Muttertiere 1 bis 3 Wochen (in Abhängigkeit zur gewählten Applikationsweise) vor der Geburt; Ferkel sollen vor Beginn der Mastperiode entwurmt werden, bei starkem Infektionsdruck unter unhygienischen Zuständen ist die Entwurmung vier Wochen später zu wiederholen. Grundsätzlich sind begleitende hygienische Maßnahme – Reinigung und Desinfektion der Ställe – wichtig, um das Risiko der Reinfektion nach erfolgreicher Entwurmung zu mindern.

Oesophagostomum-Arten (Knötchenwürmer des Darmes)

1. **Geographische Verbreitung:** Weltweit.
2. **Artenmerkmale:** Von den in Europa beschriebenen drei Arten scheint *Oesophagostomum dentatum* die bedeutendste; ♀ bis 14 mm lang, ♂ bis 10 mm lang; leben verankert in der Submukosa des Zäkum und Kolon. Die Entwicklung verläuft **direkt**, wobei im Freien die infektionsfähige Larve 3 heranwächst und mit dem Futter aufgenommen werden muß. Die Häutung zur Larve 4 findet in Knötchen (von Erbsengröße) der Submukosa statt. Nach der Rückkehr (etwa 14. Tag p.i.) ins Darmlumen wachsen die Würmer in etwa 2 Wochen zur Geschlechtsreife heran.
3. **Symptome der Erkrankung:** Variabel, geringere Gewichtszunahme, sekundäre Darminfektionen, gelegentlich blutig-schleimige Fäzes.
4. **Diagnose:** Nachweis der dünnwandigen Eier (75 µm × 40 µm; **Abb. 3.2i**).
5. **Infektionsweg:** Oral, durch Aufnahme von L_3 mit dem Futter.
6. **Prophylaxe:** Ständige Stallreinigung, 1 × wöchentlich Dampfstrahlreinigung.
7. **Inkubationszeit:** Variabel, 4–7 Tage.
8. **Präpatenz:** Mindestens 5 Wochen.
9. **Patenz:** Jahre?
10. **Therapie:** Präparate und Dosierung s. bei *Hyostrongylus* sp. (**S. 95**).

Globocephalus-Arten (Hakenwürmer)

1. **Geographische Verbreitung:** Weltweit.
2. **Art:** *Globocephalus urosubulatus* tritt vorwiegend beim Wildschwein auf (♀ bis 8 mm; ♂ bis 6 mm), lebt im Dünndarm und saugt mit Hilfe seiner Mundkapsel (offenbar ohne nennenswerte Zähne) Blut. Aus den Eiern (55 × 35 µm) schlüpfen im Freien die Larven 1. Die infektionsfähige Larve 3 kann oral oder perkutan eindringen.[5] Im Falle des perkutanen Befalls erfolgt stets eine Herz-Lungen-Trachea-Schlund-Passage.
3. **Symptome der Erkrankung:** Häufig subklinisch; Darmstörungen, aber auch Anämie.
4. **Diagnose:** Nachweis der Eier (vergl. **Abb. 2.14d**) in den Fäzes.
5. **Infektionsweg:** Oral oder perkutan durch die freie Larve 3.
6. **Prophylaxe:** Regelmäßige Beseitigung der Fäzes.
7. **Inkubationszeit:** Variabel.
8. **Präpatenz:** Etwa 4–5 Wochen.
9. **Patenz:** Jahre?
10. **Therapie:** Präparate und Dosierung s. bei *Hyostrongylus* sp., **S. 95**.

---

[5] Die Entwicklung erfolgt vermutlich direkt (ohne Zwischenwirt), ist aber noch nicht völlig geklärt.

Ascaris suum (Spulwürmer)

1. **Geographische Verbreitung:** Weltweit.
2. **Art:** *Ascaris suum* gilt heute als eigenständige Art; ♀ bis 40 cm; ♂ bis 25 cm lang, leben im Lumen des Dünndarms (**Abb. 3.5**) und erscheinen leicht gelbrötlich. Die etwa 60–45 µm großen goldbraunen, stark runzeligen Eier (**Abb. 3.2g**) werden unembryoniert abgesetzt. Im Freien entwickelt sich in etwa 40 Tagen (temperaturabhängig) in ihnen bereits die L_3. Nach oraler Aufnahme derartiger Eier schlüpft diese Larve, verläßt den Darm und gelangt mit dem Blutstrom in die Leber; hier wird häufig die Häutung der L_3 abgeschlossen, die via Herz in die Lunge vordringen. Nach der Passage von Trachea und Oesophagus finden sich die Larven vom 8. Tag p.i. im Dünndarm, wo nach weiteren Häutungen über 4. und 5. Stadien die Geschlechtsreife etwa 7 Wochen p.i. eintritt.
3. **Symptome der Erkrankung:**
   a) In der Phase der Körperwanderung: Freßunlust, Pneumonie, Husten, Atembeschleunigung; Eosinophilie; evtl. **Hepatitis interstitialis parasitaria multiplex (Abb. 3.9d)**.
   b) Als Adulte führen Spulwürmer zu Abmagerung, Durchfall, Ikterus infolge Verstopfung des Gallenabflusses, evtl. zu Darmverschluß infolge von Wurmknäuel, insbesondere bei Jungtieren.
4. **Diagnose:** Nachweis der typischen Eier (**Abb. 3.2g**) in den Fäzes.
5. **Infektionsweg:** Oral, durch Aufnahme larvenhaltiger Eier.
6. **Prophylaxe:** Regelmäßige Beseitigung der Fäzes, Desinfektion der Stallungen durch Dampfstrahl (1 × wöchentlich). **Chemoprophylaxe** mit Benzimidazol-Präparaten im Futter (bei heranwachsenden Tieren) s. Tabelle S. 95.
7. **Inkubationszeit:** 4 Tage.
8. **Präpatenz:** Etwa 8–9 Wochen.
9. **Patenz:** 2–3 Jahre?
10. **Therapie:** Die modernen Breitspektrum-Benzimidazole bei oraler Applikation sowie **IVERMECTIN** als injizierbares Anthelminthikum sind als Mittel der Wahl anzusehen, gerade im Hinblick auf ihre Wirksamkeit auf Wanderstadien (s. bei *Hyostrongylus*, S. 95). Darüberhinaus sind noch zu erwähnen verschiedene **PIPERAZIN**-Salze, die in Dosierungen von 100–400 mg/kg meist mit dem Futter gegeben werden, aber nicht während der Wanderphase wirken.

Kratzer

1. **Geographische Verbreitung:** Weltweit, in Europa heute fast nur noch auf dem Balkan.
2. **Artmerkmale:** Der sogenannte Riesenkratzer *Macracanthorhynchus hirudinaceus* ist durch einen stark bezahnten, verstülpbaren Rüssel charakterisiert (**Abb. 3.13a**), mit dessen Hilfe er sich in die Schleimhaut des Dünndarms einbohrt. Die Männchen werden bis 10 cm, die Weibchen bis 45 cm lang; die **Zwischenwirte** sind Larven verschiedener Käfer (Engerlinge), die die voll embryoniert abgesetzten Eier (**Abb. 3.2a**) mit einer Größe von etwa 70–110 µm × 40–65 µm aus den Fäzes aufnehmen. Die im Ei enthaltene 1. Larve (**Acanthor**) wächst über verschiedene weitere Larvenstadien (**Acanthella**) in der Leibeshöhle des Käfers zur Infektionsfähigkeit heran.
3. **Symptome der Erkrankung:** Unspezifische Darmstörungen und -entzündungen durch mechanische Reizung; gelegentlich auch Peritonitis bei Perforation der Darmwand; bei Ferkeln auch extreme Durchfälle, Muskelkrämpfe, Abmagerung.
4. **Diagnose:** Nachweis der Eier (**Abb. 3.2a**) in den Fäzes.
5. **Infektionsweg:** Oral, durch Aufnahme infizierter Zwischenwirte.

6. **Prophylaxe:** Auf der Weide (Auslauf) kaum möglich.
7. **Inkubationszeit:** Variabel, mindestens 6–12 Wochen; einige Autoren allerdings berichten von kürzeren Zeitspannen.
8. **Präpatenz:** 8–12 Wochen.
9. **Patenz:** Jahre.
10. **Therapie:** Versuchsweise kann die Behandlung mit Panacur® (**FENBENDAZOL**, 5 Tage × 20 mg Kgw p.o.) vorgenommen werden; diese Dosis eliminiert den Kratzerbefall bei Affen.

3.2 Stadien im Blut

1. Stadien sind einzellig 2
— Stadien sind mehrzellig 6
2. Parasiten liegen eindeutig intrazellulär 4
— Parasiten liegen extrazellulär 3
3. Parasitäre Stadien liegen an der Oberfläche von Erythrozyten (häufig in Ketten, Abb. 3.8d,e) .... *Eperythrozoon suis* s. S. 101
— Parasiten erscheinen sichelförmig; ein Pol ist deutlich zugespitzt (Abb. 3.8b) .... freie Stadien von *Toxoplasma gondii*, s. S. 105
— Parasiten erscheinen bananenförmig; beide Pole ± abgerundet (Abb. 3.8a) .... freie Stadien der Sarkosporidien, s. S. 106
3. Parasiten liegen im Inneren von Erythrozyten 4
— Parasiten im Inneren von Leukozyten; häufig wird eine umschließende parasitophore Vakuole sichtbar (Abb. 3.8c) .... *Toxoplasma gondii*, Pseudozysten, s. S. 105
4. Parasitäre Stadien erscheinen birnenförmig und erreichen eine Größe von 2,5–4 µm × 1,5–2 µm; meist mehrere Parasiten in einem Erythrozyten (vergl. Abb. 2.15 f) .... *Babesia trautmanni* s. S. 100
— Parasiten liegen meist einzeln in den Erythrozyten, erscheinen ringförmig und messen maximal etwa 2 µm im Durchmesser (vergl. Abb. 4.13b) . *Babesia perroncitoi*, s. S. 100
5. Wurmförmiger Körper an beiden Polen deutlich abgerundet (Abb. 3.8f) .... Trichinenlarve, s. S. 110
— Wurmförmiger Körper am hinteren Pol verjüngt oder sogar zugespitzt .... Wanderlarve von Nematoden, s. S. 110

Babesia-Arten

1. **Geographische Verbreitung:** Südeuropa.
2. **Arten:**
   a) *B. trautmanni* erscheint im Regelfall birnenförmig: die Erreger liegen meist zu zweit (häufig ist auch ein vierfacher bzw. sechsfacher Befall) in den Erythrozyten und werden mit 2,5–4 µm × 1,5–2 µm relativ groß. Im Erscheinungsbild gleichen sie *B. canis* (s. S. 54). Überträger soll *Rhipicephalus sanguineus* (s. S. 78) sein.
   b) *B. perroncitoi* ist kugeliger Gestalt; die Erreger liegen meist einzeln in den Erythrozyten und erscheinen ringförmig; mit einem Durchmesser von 0,7–2,0 µm bleiben sie relativ klein und gleichen etwa *B. equi* (s. S. 138). Der Überträger ist unbekannt.
3. **Symptome der Erkrankung (Babesiose):** Mattigkeit, Freßunlust, Fieber, Milz- und Leberschwellungen, Anämie, Hämoglobinurie, Ikterus, Ödeme.
4. **Diagnose:** Mikroskopischer Nachweis der Parasiten im Giemsa-gefärbten Blutausstrich (s. S. 4).
5. **Infektionsweg:** Perkutan, durch Zeckenbiß (s. S. 224).
6. **Prophylaxe:** Regelmäßige Zeckenbekämpfung.
7. **Inkubationszeit:** 1–2 Wochen.
8. **Präpatenz:** 1–2 Wochen.
9. **Patenz:** Evtl. lebenslang.
10. **Therapie:** Berenil® (3,5 mg/kg **DIMINAZEN**aceturat Kgw., i.m., injektionsfertige Lösung 7%ig = 0,5 ml/10 kg Kgw, 1 × Behandlung); Acaprin® (5%ige Lösung: 0,2 ml/

Abb. 3.8: LM-Aufnahmen von Blutparasiten.
a) *Sarcocystis* sp. – Merozoiten; nativ.
b) *Toxoplasma gondii;* freie Merozoiten.
c) *T. gondii;* Wirtszelle mit intrazellulären (MV) und freien Merozoiten (ME).
d, e) *Eperythrozoon suis;* Rickettsie.
f) *Trichinella spiralis;* Larve 1 auf dem Weg in die Muskulatur. Die Larvenenden sind gleichermaßen abgerundet (Pfeile).

E = Erythrozyt
EP = Rickettsie (*Eperythrozoon*)
ME = Freie Merozoiten
MV = Merozoiten in parasitophorer Vakuole (= intrazellulär)
N = Nucleus
NH = Nucleus der Wirtszelle

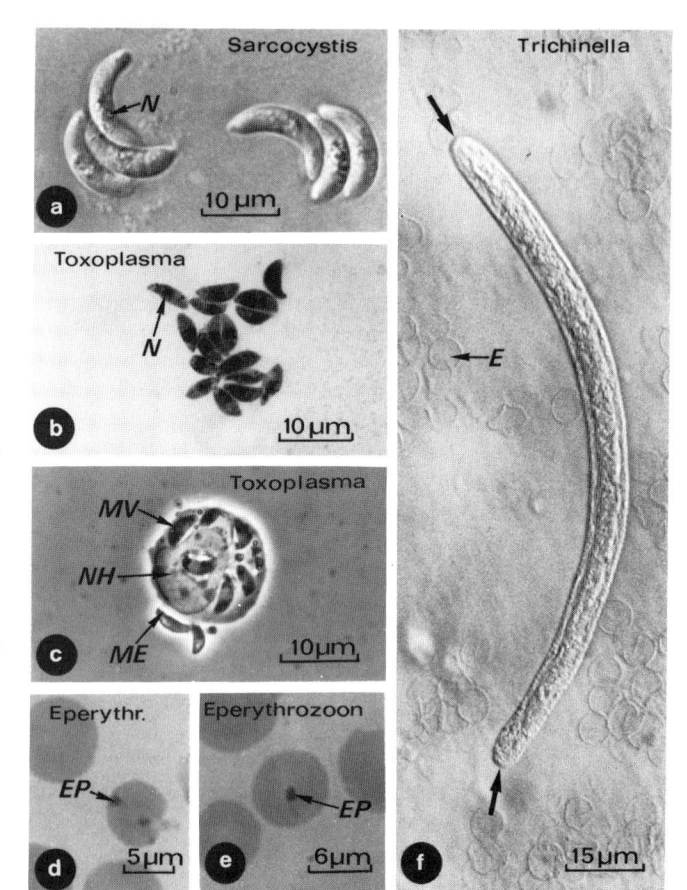

10 kg Kgw, einmalige Behandlung, ggf. Wiederholung nach 24 h). Mit beiden Präparaten wird nur eine klinische Heilung erreicht. Acaprin® ist in der BR Deutschland nicht mehr im Handel.

Eperythrozoon suis (Rickettsie)

1. **Geographische Verbreitung:** Weltweit.
2. **Artmerkmale:** Die Rickettsie *E. suis* hat große wirtschaftliche Bedeutung und muß differentialdiagnostisch zu den Babesien abgegrenzt werden. Die Erreger liegen **auf** den Erythrozyten, erscheinen bei Giemsa-Färbung als rosa-rötliche, zarte Ringe bzw. Scheiben von 0,3–2 µm im Durchmesser und liegen häufig in Ketten vor (**Abb. 3.8d,e**). Überträger ist die Schweinelaus (s. S. 114).
3. **Symptome der Erkrankung (Eperythrozoonose):**
   1) Ikterus, Anämie und Wachstumshemmung bei Mastschweinen,
   2) Anämie bei neugeborenen Ferkeln,
   3) Embryonaler Frühtod oder Spätabort von Föten.
4. **Diagnose:** Mikroskopischer Nachweis der Erreger im Blutausstrich (nach Giemsafärbung, s. S. 10).

5. **Infektionsweg:** Saugakt von Läusen; diaplazentare Übertragung.
6. **Prophylaxe:** Bekämpfung der Schweineläuse, s. S. 115.
7. **Inkubationszeit:** Variabel.
8. **Präpatenz:** Tage.
9. **Patenz:** Evtl. Jahre.
10. **Therapie: OXYTETRACYCLIN (OTC):** 11 mg/kg Kgw i.m. an Säuen vor dem Ferkeln; 50 mg/kg Kgw, 1 × i.m. am ersten Lebenstag bei Ferkeln.[6]
    Bei Mastschweinen kann folgendes Behandlungsschema angewandt werden: OTC 10 mg/kg Kgw i.m. (Terramycin®) am 1. und 2. Tag, dann 3 Tage Medizinalfutter mit 200 mg OTC/kg.[7] Gleichzeitig Ektoparasitenbekämpfung (Präparate s. S. 115).

---

[6] Henry, S. C. (1979) Clinical Observations on Eperythrozoonosis. JAVMA, Vol. 174 (6), 601–603.
[7] Hoffmann, R., Saalfeld, R. (1977) Ausbruch einer Eperythrozoonose in einem Schweinebestand. Dtsch. Tierärztl. Wschr. 84, 7–9.

3.3 Stadien in inneren Organen

3.3.1 Leber

Außer den in den Kapiteln 3.2.2 (Lunge) und 3.2.3 (Muskulatur) aufgelisteten Parasiten treten in der Leber insbesondere
- Zysten des Hundebandwurms *Echinococcus granulosus* (= Hydatiden, s. S. 103),
- Leberegel (s. S. 92, 203) und
- Erscheinungen durch die Passage von Askariden (sog. **milk spots**, s. S. 104, 105)

in nennenswertem Umfang hervor.

Trematoden

In den Gallengängen finden sich relativ selten und meist nur bei geweideten Schweinen Leberegel (**s. S. 203**), die dann wie bei Wiederkäuern zu typischen pathologischen Veränderungen (u. a. Hypertrophie der Gallengänge) führen.

Larve von *Echinococcus granulosus*

1. **Geographische Verbreitung:** Weltweit.
2. **Artmerkmale:** Der Entwicklungszyklus wurde auf S. 24 dargestellt. Die Larvenstadien (**Abb. 3.9b**) wurden mit eigenständigen Namen wie *E. hydatidosus* oder *E. cysticus* belegt; sie wachsen langsam (in Monaten) bis zur Größe einer Apfelsine heran.
3. **Symptome der Erkrankung:** Druckatrophie, starke Lebervergrößerung, Verdauungsstörungen, evtl. Aszites bei starkem Befall; bei Ansiedelung in der Lunge tritt häufiger Husten und Atemnot auf.
4. **Diagnose:** Der direkte Nachweis ist bei Befall der Leber nur schwer möglich; bei Befall der Lunge evtl. Nachweis von Häkchen im Speichel. Ein serologischer Nachweis (KBR, IIF, ELISA) ist möglich und spezifisch. Wegen Gefahr der **Metastasierung** sollten **keine Biopsien** durchgeführt werden!! Das histologische Bild (**Abb. 5.27**) zeigt, ob eine Zyste steril ist (**Abb. 5.27a**) oder Brutkapseln mit Protoscolices enthält (**Abb. 5.21d**).
5. **Infektionsweg:** Oral, durch Aufnahme von Eiern (Proglottiden) in Hundefäzes.
6. **Prophylaxe:** Strikte Trennung von Hunde- und Schweinehaltung.
7. **Inkubationszeit:** Jahre.
8. **Präpatenz:** Monate → Jahre.
9. **Patenz:** Jahre.
10. **Therapie:** Moderne Breitspektrum-Benzimidazole könnten versuchsweise über mehrere Tage im Futter appliziert werden; wegen des langsamen Heranwachsens der Zysten und dem damit verbundenen Fehlen klinischer Symptome ist eine Behandlung von Mastschweinen nicht gegeben; bei wertvollen Zuchttieren sollte die Diagnose erst gesichert und Rentabilitätsüberlegungen angestellt werden.
    Dosierungsvorschlag für gut verträgliche Benzimidazole: 1- bis 2-fache übliche therapeutische Dosis für 10 bis 20 Tage im Futter.

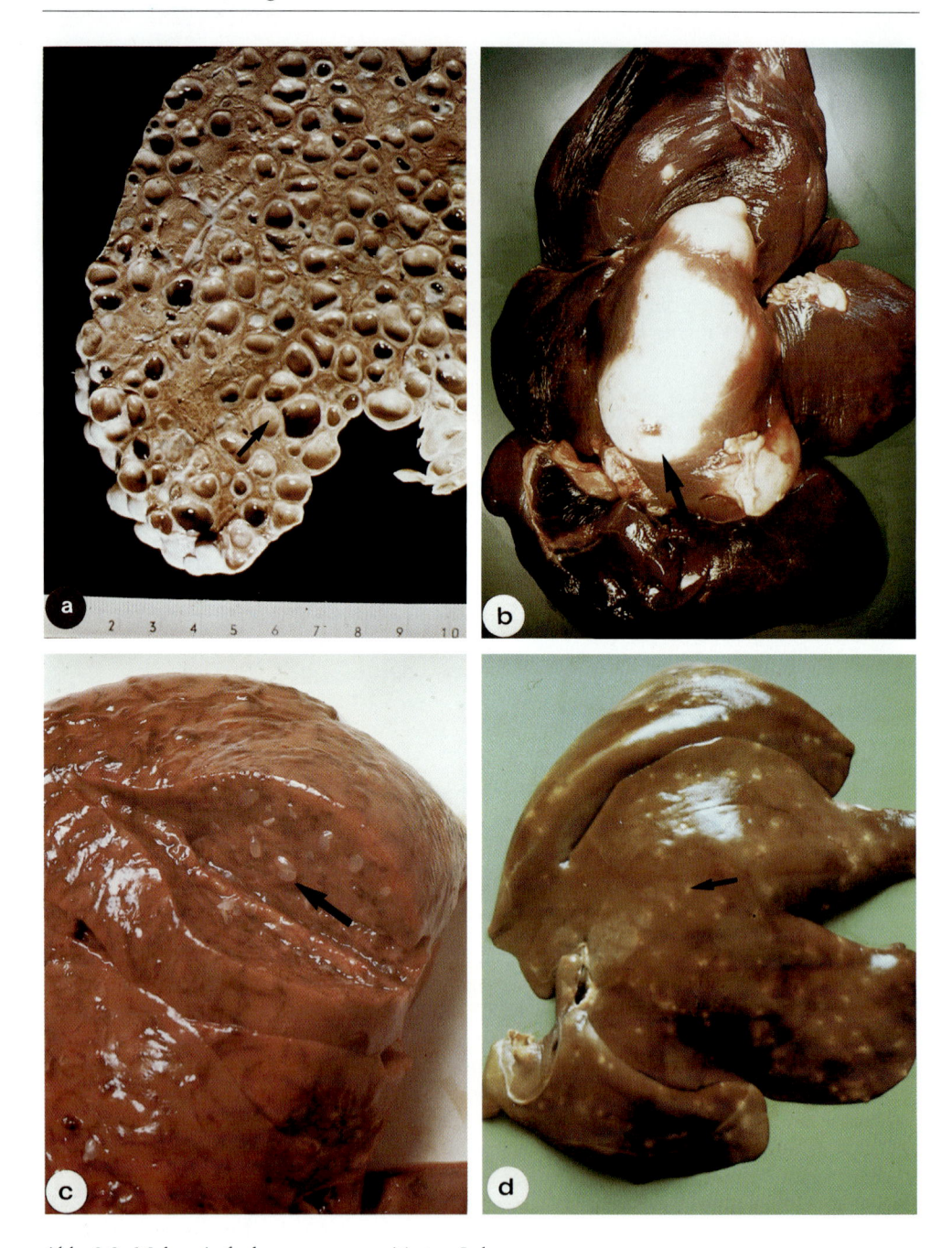

Abb. 3.9: Makro-Aufnahmen von parasitierten Lebern.
a) *Echinococcus multilocularis;* multilokuläre Zyste (= zahlreiche Schläuche; Pfeil). × 0,5
b) *E. granulosus;* Hydatide (Pfeil). × 0,3
c) *Cysticercus tenuicollis;* Larven (Pfeil) des Hundebandwurms *Taenia hydatigena;* diese hier verbliebenen Stadien «verkäsen» schließlich. × 0,3
d) «Milk-spots» infolge Befalls mit Askariden. × 0,2

«Milk spots»

Die Leberpassage durch Askariden-Larven führt zu Gewebsnekrosen, die nach außen hin als weiße Flecken von strahligem Aussehen erscheinen (**Abb. 3.9d**), innerhalb von Wochen bis Monaten aber wieder ihren Umfang reduzieren. Derartige fibrinöse Veränderungen können nur durch intensive, regelmäßige Askariden-Prophylaxe verhindert werden (s. S. 98).

3.2.2 Lunge

Bei starkem Infektionsdruck können sich alle in den Kapiteln 3.2.1 (Leber) und 3.2.3 (Muskulatur) aufgelisteten Parasiten in der Lunge ansiedeln; in erster Linie treten jedoch die vier Lungenwurmarten (**Abb. 3.3**), die in den Bronchien und Bronchiolen leben, in den Vordergrund. Ihr Entwicklungszyklus und die Therapie sind auf S. 94 dargestellt.

Auf histologischen Schnitten lassen sich im weiteren die Wanderlarven der Spulwürmer (**s. S. 98**) und von *Strongyloides ransomi* (s. S. 92) erkennen.

3.3.3 Muskulatur

A: Einzeller
  1. Zysten von *Toxoplasma gondii* (**Abb. 3.10d,e**), s. S. 105
  2. Zysten der *Sarcocystis*-Arten (**Abb. 3.10a–c**), s. S. 106
B: Mehrzeller
  1. Metazerkarien von Trematoden, s. S. 108
  2. Larven von Bandwürmern, **s. S. 108**
  3. Wanderlarven von Spulwürmern, **s. S. 98**
  4. Trichinenlarven, **s. S. 110**

Toxoplasma-gondii-Zysten

1. **Geographische Verbreitung:** Weltweit.
2. **Artmerkmale:** Die Gewebezysten (**Abb. 3.10e**) von *T. gondii* entstehen intrazellulär in verschiedenen Zelltypen (u. a. Gehirn!!) einer großen Anzahl von Wirten. Die im Inneren eingeschlossenen Parasiten (Zystenmerozoiten) werden etwa 6–8 µm lang und sind sichelförmig gebogen (**Abb. 3.8b**). Endwirte sind Katzen (**s. S. 49**). Die Zysten erreichen eine Größe von etwa 100 µm im Durchmesser und sind lichtoptisch mit einer dünnen Wand zum verbliebenen Plasma der Wirtszelle abgegrenzt.
3. **Symptome der Erkrankung:** Unspezifisch, häufig symptomlos, aber auch schwere Fieber, Apathie, Husten, Dyspnoe, Durchfälle; Aborte bei Sauen (während der akuten Phase).
4. **Diagnose (beim Schwein):** Nachweis der Zysten im gefärbten Biopsieschnitt oder vital im Verdauungspräparat (s. S. 14); serologischer Nachweis (SFT, IFAT) möglich.
5. **Infektionsweg:** Oral, durch Aufnahme von Oozysten (s. S. 49) der Katze oder durch Fraß von rohem Fleisch infizierter Wirte (Mäuse, Ratten, aber auch Schlachtabfälle).
6. **Prophylaxe:** Unterbindung des Zyklus (s. o.) **Achtung:** Der Verzehr von rohem Schweinefleisch stellt eine der Hauptinfektionsquellen für den Menschen dar.
7. **Inkubationszeit:** 1 Woche.
8. **Präpatenz:** Zysten nach etwa einer Woche.
9. **Patenz:** Jahre.

10. **Therapie:** Versuchsweise mit Sulfonamiden (Präparatbeispiele siehe Kokzidien) oder Kombinationspräparaten (Sulfonamide + **TRIMETHOPRIM**) wie z. B. Vetoprim®, Tribrissen® oder Trafigal® 30% nach jeweiliger Dosierungsvorschrift. Reife Gewebezysten sind offensichtlich therapieresistent, Pseudozysten in lymphatischen Zellen (akute Infektion) reagieren gegen Chemotherapeutika empfindlicher.

Sarcocystis-Arten

1. **Geographische Verbreitung:** Weltweit.
2. **Arten:** Im Schwein treten zwei Arten von Sarkosporidien auf[8]:
   a) *Sarcocystis suihominis:*
   Endwirt ist der Mensch, der Oozysten und Sporozysten in den Fäzes ausscheidet. Gewebezysten werden im Schwein bis zu 5 mm lang; sie liegen innerhalb von Zellen der Skelettmuskeln, des Herzens und des Gehirns. Im fixierten, lichtmikroskopischen Bild erscheinen sie von einer etwa 1 µm dünnen Wand begrenzt. Bei elektronenmikroskopischer Betrachtung zeigt sich, daß die Zystenwand aus flach anliegenden, bis zu 14 µm langen Vorwölbungen besteht (**Abb. 3.10c**). Das Zysteninnere ist gekammert und enthält zahlreiche bananenförmige Zystenmerozoiten von etwa 16 µm Länge (**Abb. 3.10c**).
   b) *Sarcocystis suicanis:*
   Endwirt ist der Hund (s. S. 50). Die Zysten werden bis zu 1,5 mm lang und finden sich in Herz- wie auch Skelettmuskulatur. Die Zystenwand (**Abb. 3.10a**) erscheint bis zu 4,8 µm dick, da sie aus zahlreichen, palisadenartig angeordneten Vorwölbungen besteht (**Abb. 3.10b**). Die Zystenmerozoiten unterscheiden sich nicht von denen der anderen Art.
   Beiden Arten ist gemeinsam, daß eine Vermehrungsphase (**Schizogonie**) in Zellen des Endothels der Zystenbildung vorausgeht. Vom 30. Tag p.i. lassen sich dann junge Zysten in der Muskulatur nachweisen, diese sind etwa vom 60. Tag p.i. (nach Ausdifferenzierung der *beweglichen* Zystenmerozoiten) infektiös für den spezifischen Endwirt.
3. **Symptome der Erkrankung:** Intensität hängt von der Anzahl der aufgenommenen Sporozysten ab (mehr als 1 Million führt zum Tode!). Akute **Sarkozystose** (während der Vermehrungsphase in den Endothelien) zeigt eine zweigipflige Fieberkurve (Maxima am 5. und 9. Tag p.i. und 11.–15. Tag p.i.). Insbesondere in der zweiten Phase kommt es zu Apathie, Dyspnoe, Anämie, vor dem Tod treten eine charakteristische zyanotische Färbung der Ohren, des Schwanzes und anderer Teile der Haut in den Vordergrund.
4. **Diagnose beim Schwein:** Nachweis während der akuten Phase im Organtupfpräparat (s. S. 13); die Zysten können bei Biopsien im histologischen Bild (**Abb. 3.10a,c**) bzw. durch die Verdauungsmethode (s. S. 14) erkannt werden. Serologische Nachweise (IFAT, IHA, ELISA) möglich, allerdings nur während der chronischen Phase (der Zystenexistenz).
5. **Infektionsweg:** Oral, durch Aufnahme von Sporozysten aus Fäzes des Hundes *(S. suicanis)* bzw. des Menschen *(S. suihominis)*.
6. **Prophylaxe:** Kontakt von Schweinen mit Fäzes der Endwirte verhindern; keine rohen Schlachtabfälle an Hunde verfüttern; Menschen sollten kein rohes Schweinefleisch (Mett etc.) essen.

---

[8] Frenkel, J. K., Heydorn, A. O., Mehlhorn, H., Rommel, M. (1979): Sarcocystinae: Nomina dubia and available names. Z. Parasitenkd. 58, 115–139.
Mehlhorn, H., Heydorn, A. O. (1978): The Sarcosporidia. Advances in Parasitology 16, 43–93.

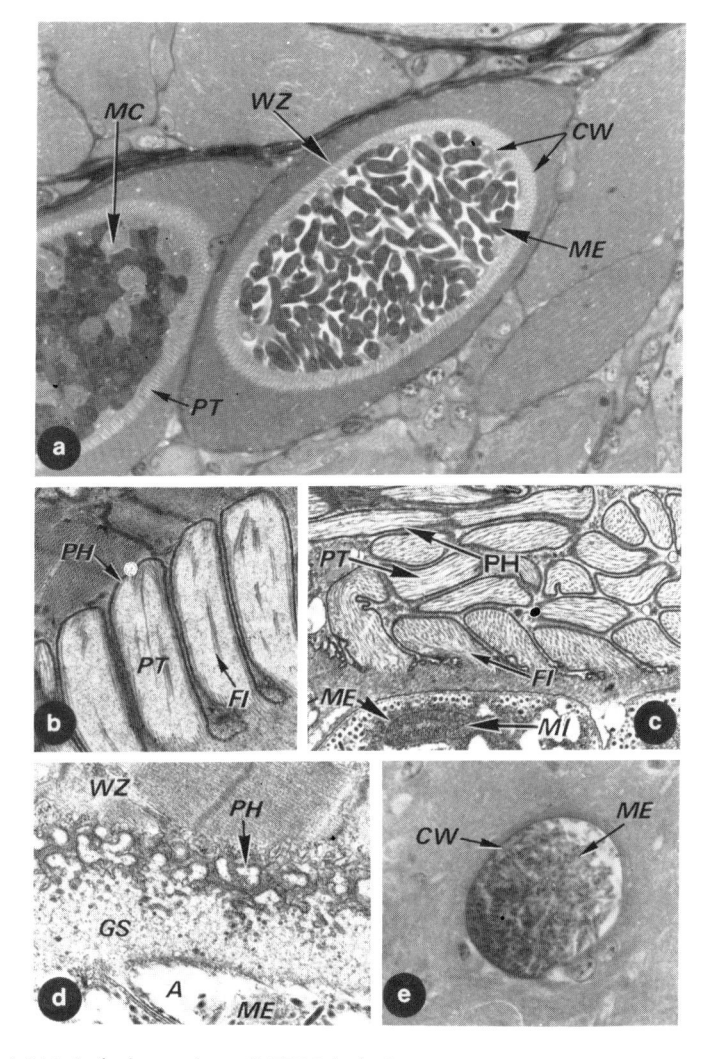

Abb. 3.10: Gewebezysten. a, e) LM-Aufnahmen; b, c, d) TEM-Aufnahmen.
a) *Sarcocystis suicanis;* Semidünn-Schnitt durch zwei unterschiedlich alte Zysten, die ältere enthält ausschließlich Zystenmerozoiten (ME), die jüngere Metrozyten (die sich während Endodyogenien = innere Zwei-Teilungen in ME umwandeln). × 500
b) *S. suicanis;* die Vorwölbungen (PT) der Zystenwand stehen stets aufrecht. × 5000
c) *S. suihominis;* die Vorwölbungen (PT) der Zystenwand liegen dieser (bei älteren Zysten!) flach an und sind daher hier meist quer getroffen. × 5000
d) *Toxoplasma gondii;* die Primärhülle der Zyste bildet keine Vorwölbungen aus. × 5000
e) *T. gondii;* LM-Bild der Gewebezyste (Paraffinschnitt). × 300

A = Amylopektin (Reservestoff der ME)
CW = Zystenwand (lichtmikroskopischer Aspekt)
FI = Filamente (zur Versteifung?)
GS = Grundsubstanz
MC = Metrozyt
ME = Zystenmerozoit
MI = Mitochondrium
PH = Primärhülle (= unmittelbare Zystenwand)
PT = Vorwölbungen der PH
WZ = Wirtszelle

7. **Inkubationszeit:** 5 Tage.
8. **Präpatenz:** Etwa 1 Monat (= Erscheinen der Zysten).
9. **Patenz:** Mindestens ein Jahr lang bleiben die Zysten infektiös.
10. **Therapie:** Versuchsweise Kokzidiostatika. Nach Vierter Verordnung zur Änderung der FMV (20. 12. 84; näheres s. S. 290, 291) sind Zusatzstoffe zur Verhütung der Kokzidiose in Deutschland nur für Geflügel (Kaninchen) zugelassen.
    Möglicherweise ist **HALOFUGINON** (Stenorol®) bei prophylaktischer Anwendung im Futter wirksam (Konzentration 3 ppm). Therapie kann auch versucht werden (**HALOFUGINON** 0,5 mg/kg Kgw oral).

Trematodenlarven

Relativ selten findet sich bei Schweine-Importen aus Südeuropa die etwa 1 mm große Metazerkarie (als sog. Muskelegel) des beim Hund auftretenden Trematoden *Alaria alata (canis)*. Das Schwein ist hier 3. Zwischenwirt (sonst Ratten etc.), während Wasserschnecken als erster und Kaulquappen als zweiter Zwischenwirt dienen. Die pathologische Bedeutung dieses Egels ist beim Schwein gering.

Larven von Bandwürmern

1. **Geographische Verbreitung:** Weltweit.
2. **Arten:**
    a) *Cysticercus cellulosae* ist die **Finne** (Larve) des sog. «Schweine»-Bandwurms[9] *Taenia solium*, der als Adulter beim Menschen lebt. Dieser Cysticercus stellt eine flüssigkeitsgefüllte, weiße Blase von 0,5–2 cm Durchmesser dar (**Abb. 3.11c**). Im Inneren entsteht aus einer Keimschicht die Kopfanlage des späteren Bandwurms; sie weist bereits den Hakenkranz auf (**Abb. 3.11e**).
    b) *Cysticercus tenuicollis* ist die Larve des beim Hund parasitierenden Bandwurms *Taenia hydatigena* (s. S. 31); sie kann nach ihrer Leberpassage bis zu einer Länge von 6 cm heranwachsen. Diese Zysten, die einen den Skolex enthaltenden flaschenartigen Hals aufweisen, befinden sich niemals direkt in der Muskulatur; sie liegen vielmehr außen an, haben jedoch meist ihren Sitz im Gekröse und im Netz (**Abb. 3.9c**).

---

[9] Inkonsequente deutsche Namensgebung: Bei Schweine-/Rinder-Bandwurm wird vom Sitz des Finnenstadiums ausgegangen, bei Hunde-/Geflügel-Bandwurm vom Sitz des geschlechtsreifen Stadiums.

Abb. 3.11: LM-Aufnahmen von Muskelparasiten.
a) Schnitt durch eine Trichinenzyste; Spalträume sind artifiziell (durch Paraffineinbettung).
b) Quetschpräparat (Nativ-Aufnahme) einer Trichinenzyste (Muskeltrichine).
c) Totalansicht eines Cysticercus.
d) Semidünnschnitt einer Muskeltrichine (schräg getroffen). × 1000
e) Schnitt durch den Skolexbereich eines Cysticercus.

AMS = Amorphe, unstrukturierte innere Zone der befallenen Muskelfaser
AT = Anschnitte der Trichinenlarve
BL = Blase
BLW = Blasenwand
HC = Wirtszelle

3.3 Schwein; Organe

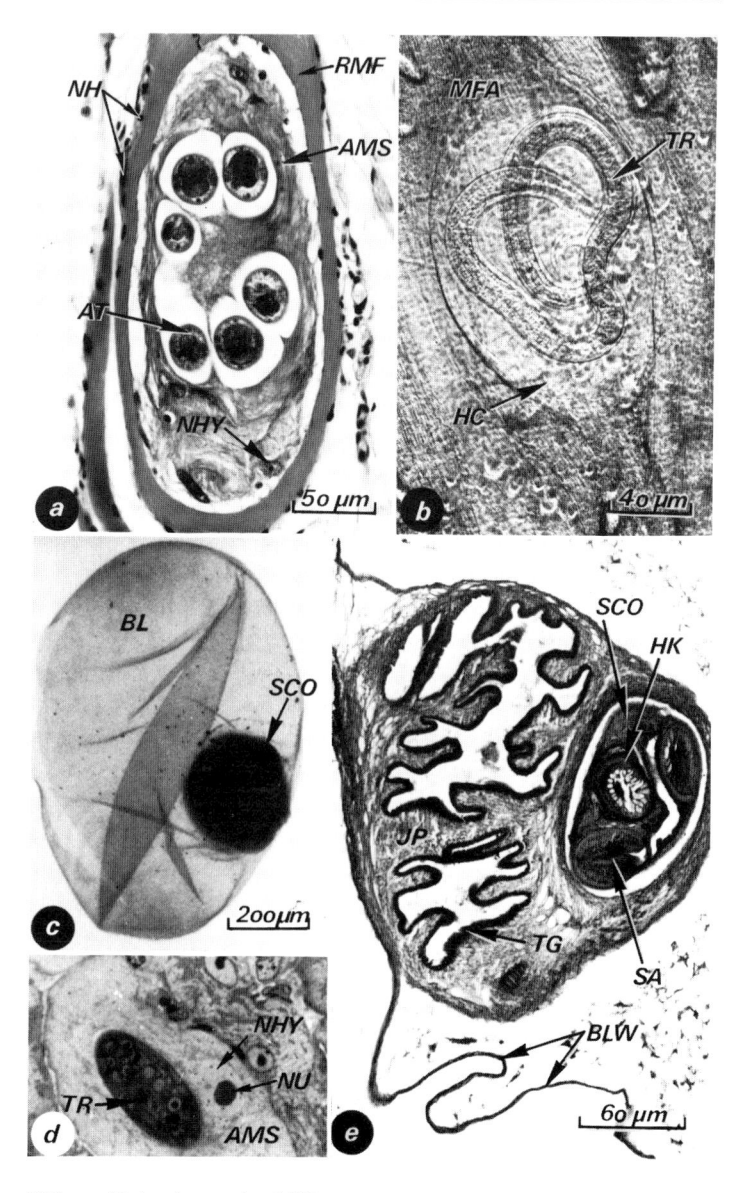

HK = Hakenkranz des SCO
JP = Junge Proglottide
MFA = Muskelfaser
NH = Regulärer Wirtszellkern
NHY = Hypertrophierter Wirtszellkern
NU = Nucleolus
RMF = Intakter Rest der Wirtszelle
SA = Saugnapf
SCO = Scolex
TG = Tegument
TR = Trichinenlarve

3. **Symptome der Erkrankung:** Im Regelfall keine; wenn doch, sind sie unspezifisch, je nach befallenem Organ; bei der Wanderung der Larven[10] durch die Leber kann es zu schweren Störungen des Allgemeinbefindens (evtl. mit Todesfolge) kommen.
4. **Diagnose:** Im lebenden Tier kaum möglich; bei Fleischbeschau jedoch makroskopisch feststellbar.
5. **Infektionsweg:** Oral, durch Aufnahme von Eiern (Proglottiden) aus Fäzes des Menschen, *(T. solium)* bzw. des Hundes (s. S. 31).
6. **Prophylaxe:** Trennung von Hunde- und Schweinehaltung; keine Fäzes des Menschen ausbringen. Kein Verzehr von rohem Fleisch durch die Endwirte.
7. **Inkubationszeit:** 1 Woche.
8. **Präpatenz:** Nach 2 *(T. hydatigena)* bzw. etwa 3 Monaten *(T. solium)* finden sich infektionsfähige Zysten.
9. **Patenz:** Jahre.
10. **Therapie:** Versuchsweise kann mit Droncit® (**PRAZIQUANTEL**, 5 Tage × 10 mg/kg Kgw) oder mit Benzimidazolcarbamaten behandelt werden: Panacur® (**FENBENDAZOL** 7 Tage × 5 mg/kg Kgw) bzw. Mebenvet® (**MEBENDAZOL**, 5 Tage × 25 mg/kg Kgw). Nach Literaturberichten werden die Finnen praktisch zu 100% abgetötet.

Wandernde Nematodenlarven

In der Muskulatur finden sich häufiger «verirrte» Larven der Spulwürmer *Ascaris suum* (s. S. 98) und *Toxocara canis* (s. S. 35) sowie die Larven von *Strongyloides ransomi* (s. S. 92) und *Trichinella spiralis* (**Abb. 3.11a,b,d**).

Trichinella spiralis

1. **Geographische Verbreitung:** Weltweit.
2. **Artmerkmale:** Diese Würmer leben als Adulte (♀ bis 4 mm, ♂ bis 2 mm) nur wenige Tage bis maximal 6 Wochen, wobei sie sich mit ihrem Vorderende in die Schleimhaut des Dünndarms einbohren. Die vom Weibchen (vivipar) abgesetzten (etwa 2000) Larven (**Abb. 3.8 f**) haben charakteristische abgerundete Enden und messen etwa 100×8 µm; sie gelangen auf dem Blutweg zu den Zellen der quergestreiften Muskulatur und dringen in diese ein (**Abb. 3.11d**). Sie liegen dort aus Platzgründen eingerollt, so daß auf Schnittpräparaten ein Mehrfachbefall vorgetäuscht wird (**Abb. 3.11a,b**). Durch den Befall wird die Muskelzelle (= Syncytium) entdifferenziert, ihre Kerne hypertrophieren und teilen sich vielfach. In den Wirtszellen, die zudem noch eine Kapsel bilden können, bleiben die Wurmlarven (= Muskeltrichinen) beim Menschen bis zu 20 Jahre lebensfähig (bei Tieren häufig lebenslang), sofern keine Verkalkung (frühestens nach 6 Monaten) einsetzt. Der Entwicklungszyklus schließt sich, wenn derartige infektionsfähige Larven von einem anderen Fleischfresser verzehrt werden. Die Infektionsfähigkeit von Muskeltrichinen für neue Wirte ist allerdings erst 4–6 Wochen nach der Infektion erreicht.
3. **Symptome der Erkrankung (Trichinose):** Im allg. wenig pathognostisch;
    a) **Befall des Darms:** Durchfall, Fieber (typhoid).
    b) **Befall der Muskulatur:** Myositis, Muskelschmerzen, Atembeschleunigung, Steifheit in den Bewegungen, Ödeme, hohe Eosinophilie; bei schwerer Infektion Tod infolge Paralyse der Respirationsmuskulatur.

---

[10] Insbesondere bei *C. tenuicollis*.

4. **Diagnose:** Nachweis der Muskeltrichinen (*post mortem* oder Biopsie) mit dem Trichinoskop; die Verdauungsmethode (s. S. 14) ist heute das Mittel der Wahl auf Schlachthöfen; serologischer Nachweis (IIFT, ELISA) ist möglich.
5. **Infektionsweg:** Oral, durch Aufnahme von Muskeltrichinen mit rohem Fleisch (z. B. Fraß von Mäuse-, Rattenkadavern oder Schlachtabfällen).
6. **Prophylaxe:** Keine Verfütterung von rohem Fleisch. **Achtung:** Gefährdung des Menschen!
7. **Inkubationszeit:** 5 Tage.
8. **Präpatenz:** 9–11 Tage.
9. **Patenz:** Jahre.
10. **Therapie:** Eine Behandlung *Trichinella*-infizierter Schweine ist – abgesehen von den begrenzten diagnostischen Möglichkeiten – nicht üblich. Beim Menschen ergeben sich therapeutische Probleme nach der *Trichinella*-Infektion, die meist erst während der Muskelphase erkannt wird. In der Literatur sind Behandlungen in verschiedenen Dosierungen berichtet mit Minzolum® (**TIABENDAZOL:** 5–10 Tage × 25–50 mg/kg), mit Vermox® (**MEBENDAZOL:** 6–10–(14) Tage × 100–600–(1000) mg per Patient) und jüngst auch mit Panacur® (**FENBENDAZOL:** 14 Tage × (2 × 250 mg/Patient)).

3.4 Stadien in/auf der Haut

Neben einer Reihe von **temporären Ektoparasiten** (Zecken, Stechinsekten) haben beim Schwein drei Parasitenarten eine besondere Bedeutung erlangt:
- die **Haarbalgmilbe** *Demodex suis*, der Erreger der **Demodikose**, s. S. 113,
- die **minierende Milbe** *Sarcoptes suis*, der Erreger der **Räude**, s. S. 113,
- die **Laus** *Haematopinus suis* als **Lästling**, s. S. 114.

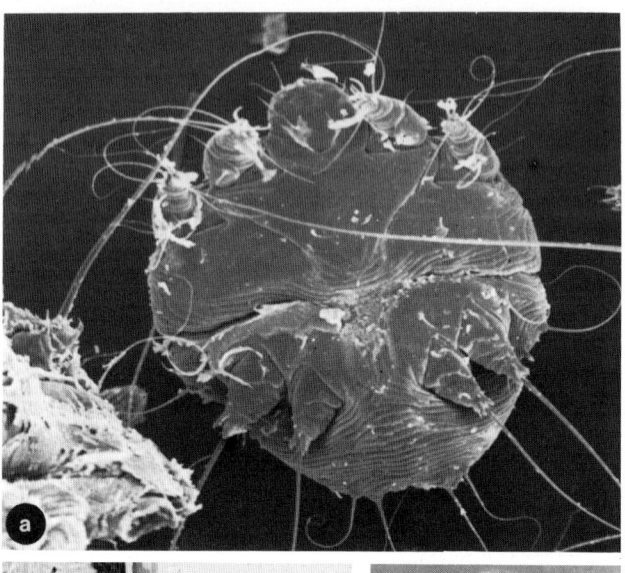

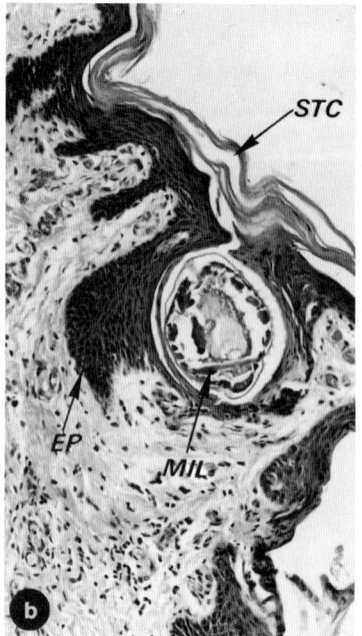

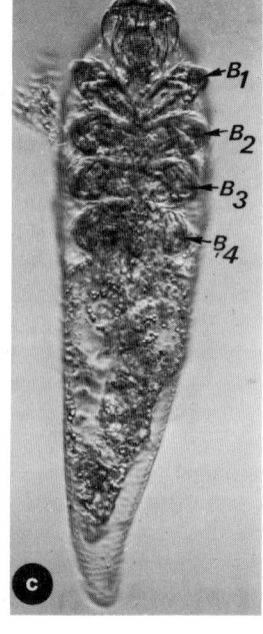

Abb. 3.12: Milben.
a) *Sarcoptes suis*; REM-Aufnahme von ventral.
  × 150
b) *Sarcoptes*-Weibchen im epidermalen Bohrgang; Paraffinschnitt durch die Haut; LM-Aufnahme.
  × 50
c) *Demodex* sp.; LM-Aufnahme von ventral.
  × 300

B_{1-4} = Beinpaare 1–4
EP = Epidermis
MIL = Milbe
STC = Stratum corneum der EP

Demodex suis

1. **Geographische Verbreitung:** Weltweit.
2. **Artmerkmale:** *D. suis* wird im männlichen Geschlecht mit etwa 0,27 mm Länge geringfügig länger als im weiblichen (**Abb. 3.12c**), weist aber den für *Demodex*-Arten typischen Habitus auf. Die Entwicklung verläuft bei den *Demodex*-Arten im wesentlichen gleich (s. S. 69, 213). *D. suis* ist in Deutschland relativ selten.
3. **Symptome der Erkrankung (Demodikose):** Knötchen (etwa haselnußgroß) in befallenen Hautzonen, vorwiegend im Bereich des Rüssels, der Augenlider, des Unterbauchs und der Schenkelinnenseiten; bei stärkerem Befall auch Generalisierung mit Haarausfall und Schuppenbildung.
4. **Diagnose:** Nachweis der Milben im Hautgeschabsel (s. S. 16).
5. **Infektionsweg:** Übertritt von Präadulten von Tier zu Tier bei Körperkontakt.
6. **Prophylaxe:** Nicht möglich, da unbemerkte Übertragung bei schwachem Befall.
7. **Inkubationszeit:** 4–6 Wochen oder viel länger.
8. **Präpatenz:** Mindestens 4–6 Wochen.
9. **Patenz:** Jahre.
10. **Therapie:** **Äußerlich** mit Kontaktinsektiziden wie bei Räudebehandlung (s. *Sarcoptes suis*), jedoch 3 × Wiederholungsbehandlung durchführen; versuchsweise auch **innerlich**, z. B. Neguvon®-Pulver (5 g je 100kg Kgw 2 × im Abstand von je 10 Tagen über das Futter, alle Tiere behandeln außer Zuchtsauen während Trächtigkeit). Wirkt gleichzeitig gegen verschiedene Nematoden. Weder äußerliche noch innerliche Behandlung führt zur parasitologischen Heilung (Besserung der klinischen Symptome).

Sarcoptes suis

1. **Geographische Verbreitung:** Weltweit.
2. **Artmerkmale:** *S. suis* zeigt den typischen *Sarcoptes*-Habitus (**Abb. 3.12a**); die Weibchen werden mit einer Länge von maximal 0,5 mm deutlich größer als die Männchen (0,25 mm). Wie bei anderen *Sarcoptes*-Arten verläuft die Entwicklung vom Ei über ein Larvenstadium (3 Beinpaare) und zwei Nymphen zum Adulten (♀ in 21 d, ♂ in 14 d). Die Männchen kopulieren auf der Hautoberfläche mit den weiblichen Nymphen II. Nach der Häutung bohren sich die befruchteten Weibchen in die Haut, dringen bis zum *Stratum germinativum* der Epidermis vor (**Abb. 3.12b**) und legen die Eier in den Bohrgängen ab. Nymphen und Adulte weisen 4 Beinpaare auf; die Haftlappen der Beine sitzen auf langen, ungegliederten Stielen (**Abb. 2.25c**).
3. **Symptome der Erkrankung (Räude):** Papeln, Krustenbildung, bakterielle Sekundärinfektionen, später extremer Juckreiz (Unruhe der Tiere); Ausbreitungstendenz der Symptome (**Abb. 3.13b**).
4. **Diagnose:** Nachweis der Milben im Hautgeschabsel (s. S. 16).
5. **Infektionsweg:** Übertragung von Tier zu Tier bei Körperkontakt; freie Milben sterben nach etwa zwei Wochen.
6. **Prophylaxe:** Regelmäßige Reinigung der Stallungen und Geräte (Dampfstrahl) bzw. Desinfektion mit Kontaktinsektiziden (z. B. Carbamaten oder Pyrethroiden mit Langzeitwirkung z. B. CBM 8® bzw. Ins 15®, Permethrin 25®). **Achtung:** Nur zur Stalldesinfektion verwenden! Beseitigung prädisponierender Faktoren (mangelhafte Unterbringung, Ernährung; Wurmbefall). Prophylaktische Behandlung aller Tiere im Sprühverfahren mit Kontaktinsektiziden (siehe Therapie).
7. **Inkubationszeit:** Variabel, oft sehr lang; mindestens jedoch 1 Woche.

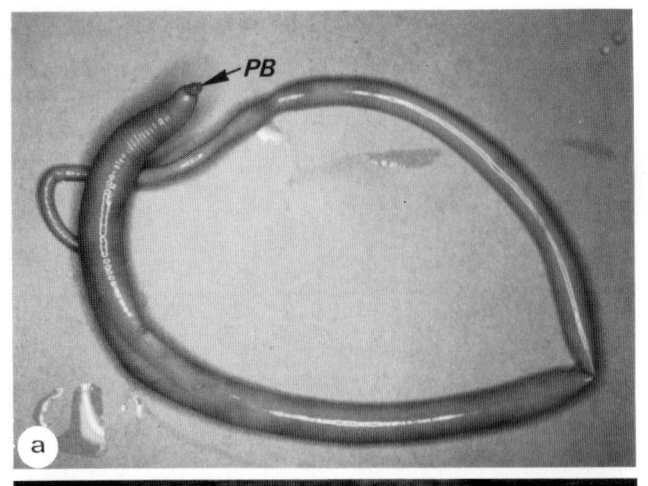

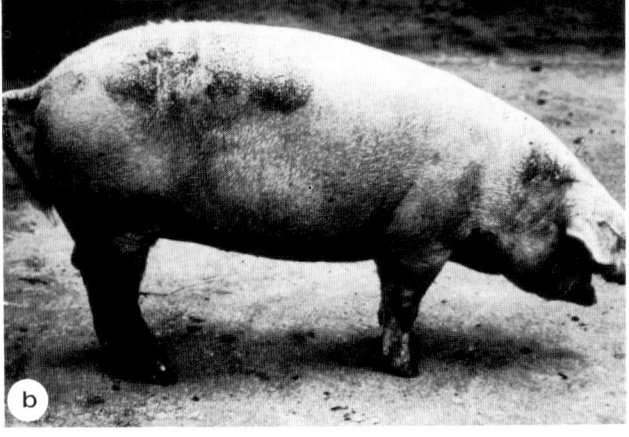

Abb. 3.13.
a) *Macracanthorhynchus hirudinaceus;* Makroaufnahme dieses Kratzers (PB = Proboscis); etwa Originalgröße.
b) Schwein mit Räude.

8. **Präpatenz:** Etwa 14–21 Tage.
9. **Patenz:** Jahre, durch dichte Generationsfolge.
10. **Therapie:** Besonders Sprühverfahren mit Phosphorsäureestern und Pyrethroiden (Ferkel: Tauchbehandlung) des gesamten Tieres und aller Tiere in Stallungen sowie zusätzlich Desinfektionsmaßnahmen (siehe Prophylaxe). Vorgeschriebene Konzentration der Räudemittel nicht unterschreiten.
    Im Handel befinden sich mehrere Präparate (**s. Tabelle 3.2**).
    Innerlich: Neguvon®-Pulver über das Futter (Dosierung und Wiederholung siehe *Demodex suis*); versuchsweise **IVERMECTIN** (Ivomec®) 0,3 mg/kg Kgw s.c.
    Wichtig! Behandlung mit Kontaktinsektiziden 7–10 Tage nach Erstbehandlung wiederholen.

Haematopinus suis (Schweinelaus)

1. **Geographische Verbreitung:** Weltweit.
2. **Artmerkmale:** Die Schweineläuse (♀ 6 mm lang; ♂ 5 mm lang) saugen mehrfach täglich Blut, sie sind an ihrer Größe und den typischen Klammerbeinen eindeutig zu identifizieren (**Abb. 3.14a,b**). Die etwa 1 mm langen, weißlichen Eier (Nissen) werden an den Borsten

3.4 Schwein; Haut 115

(Abb. 3.14c) wasserunlöslich verklebt. Der gesamte Entwicklungszyklus (Larve I – Larve IV) erfordert 3–4 Wochen. Ohne Nahrungsaufnahme können die adulten weiblichen Läuse nur wenige Tage überleben, sonst 4–5 Wochen.

3. **Symptome des Befalls:** Entzündliche Hautverletzungen infolge des Kratzens bzw. Scheuerns von Stichstellen; bei starkem Befall anämisches Erscheinungsbild.
4. **Diagnose:** Makroskopischer Nachweis der Adulten (**Abb. 3.14a**), bzw. der Eier (**Abb. 3.14c**).
5. **Befallsmodus:** Körperkontakt (z. B. bei Fütterung).
6. **Prophylaxe:** Regelmäßige Entlausung durch Sprühbehandlung mit Kontaktinsektiziden (s. *Sarcoptes suis*, S. 113).
7. **Inkubationszeit:** Variabel, je nach Befallsdichte.
8. **Präpatenz:** Variabel.
9. **Patenz:** Evtl. Jahre durch Generationsfolge.
10. **Therapie:** Parenterale Anwendung von **IVERMECTIN** (Ivomec®) 0,3 mg/kg Kgw s.c. (nach 3 Wochen wiederholen) oder Anwendung von Kontaktinsektiziden wie bei der Räudebehandlung (s. S. 115), insbesondere Sprühverfahren, Tauchbehandlung bei Ferkeln; Desinfektion des Stalles mit Insektiziden (s. S. 113).

Wichtig: Wiederholung der Behandlung (optimal ist zweimal) jeweils im Abstand von 1 Woche nach der Erstbehandlung, da die Eier (**Nissen**) nicht ausreichend von den Kontaktinsektiziden geschädigt werden.

Tabelle 3.2: Präparate[1] zur Ektoparasitenbekämpfung bei Schwein und Pferd

Chemische Kurzbezeichnung	Handelsnamen	Hersteller	Wartezeit in Tagen eßbares Gewebe	Indikation
BROMOCYCLEN	Alugan®-Konzentrat	Hoechst	10 (Schwein) 20 (Pferd)	Räudemilben, Flöhe, Läuse, Haarlinge, Pferdelausfliege
HCH	Chlorhexol-Konzentrat	WdT	28	Räudemilben, Flöhe, Läuse, Zecken, Haarlinge, Dipteren
HCH	Pecusanol® 80	Boehringer Ingelheim	28	Räudemilben, Flöhe, Läuse, Zecken, Haarlinge
HCH	Triplexan®	IFFA Merieux	28	Räudemilben, Flöhe, Läuse, Zecken, Haarlinge
METRIFONAT	Neguvon®-Pulver	Bayer	1	Räudemilben, Läuse, Haarlinge, Fliegen
HEPTENOPHOS	Ragadan®	Hoechst	2	Räudemilben, Flöhe, Läuse, Haarlinge
COUMAPHOS	Asuntol®-Emulsion 16%	Bayer	7	Räudemilben, Läuse, Zecken, Flöhe, Haarlinge, Lausfliegen, Stechfliegen, Fliegenlarven
FENTHION	Tiguvon® 2%ige Lsg.	Bayer	8 (Schwein)	,,
PHOXIM	Sebacil®-Lsg.	Bayer	28 (Schwein)	Räudemilben, Läuse, Zecken, Fliegen, Fliegenlarven
IVERMECTIN	Ivomec® S	MSAG Vet	28 (Schwein)	Schwein: Räudemilben, Läuse

[1] Aufgeführt in «Das Lexikon der Tierarzneimittel», 4. Aufl., 1984, Delta Verlag

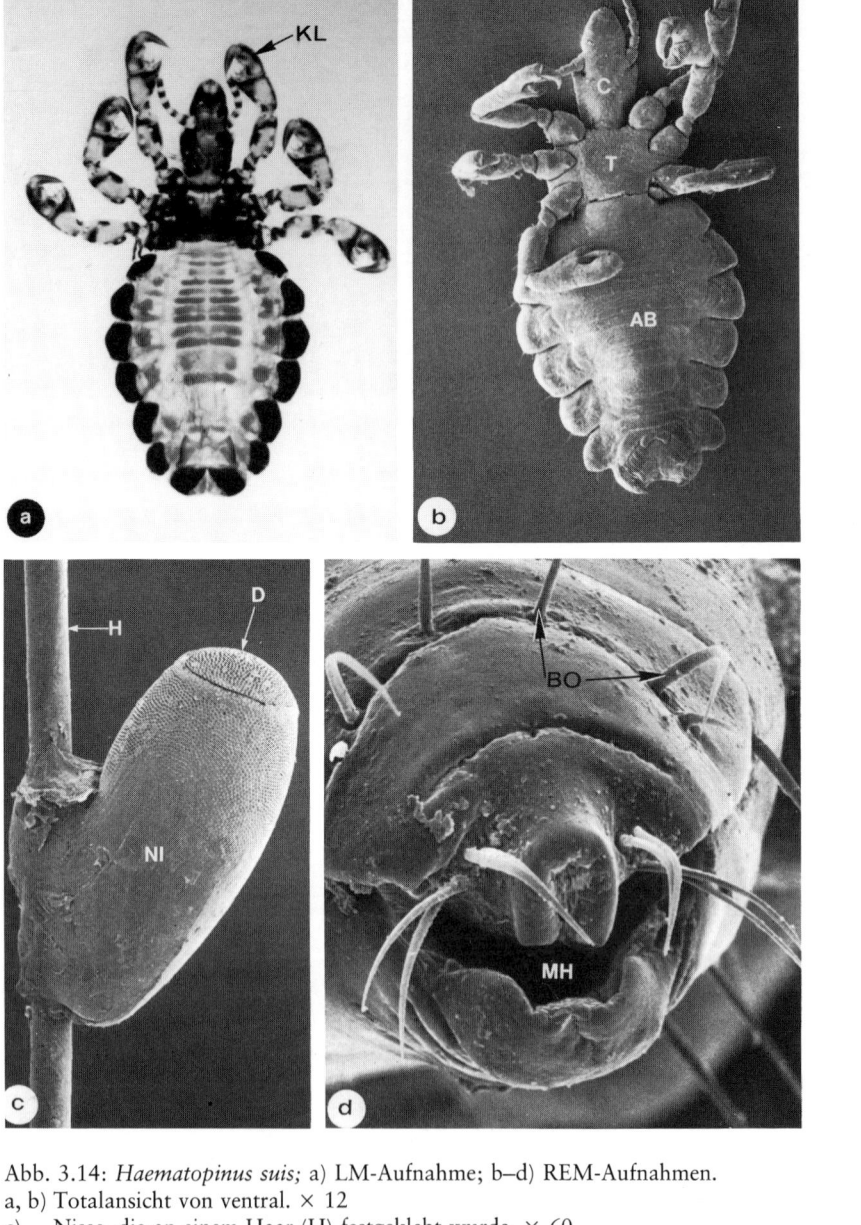

Abb. 3.14: *Haematopinus suis;* a) LM-Aufnahme; b–d) REM-Aufnahmen.
a, b) Totalansicht von ventral. × 12
c) Nisse, die an einem Haar (H) festgeklebt wurde. × 60
d) Mundöffnung von vorn; die stechend-saugenden Mundwerkzeuge sind versenkt. × 150

AB = Abdomen
AT = Antenne
BO = Borsten
C = Caput (Kopf)
D = Deckel
H = Haar des Schweins
KL = Klammer-Klaue
MH = Mundhöhle
NI = Nisse
T = Thorax

4. Parasiten der Pferde und Esel

Inhalt

4.1 Stadien in den Fäzes 117
4.2 Stadien im Urin und Genitalsekreten 135
4.3 Stadien im Blut 138
4.4 Stadien in inneren Organen 142
    4.4.1 Muskulatur und Bindegewebe 142
4.5 Parasiten der Körperoberfläche 145
    4.5.1 Auge 145
    4.5.2 Haut 146
    4.5.3 Fell 151

4.1 Stadien in den Fäzes

1. Stadien sind makroskopisch sichtbar 2
— Stadien nur mikroskopisch (evtl. erst nach Anreicherung) sichtbar 5
2. Parasiten sind dorso-ventral stark abgeflacht 3
— Parasiten erscheinen anders 4
3. Parasiten weisen je einen Mund- und Bauchsaugnapf (**Abb. 5.25**) auf . . . .
. . . . **Adulte Leberegel, s. S. 121**
— Stadien erscheinen als breite, gefaltete Bänder (oder als Teile davon; **Abb. 4.3**); vorn mit vier Saugnäpfen . . . . **Adulte Bandwürmer, s. S. 122**
4. Parasiten erscheinen wurmförmig mit drehrundem Querschnitt (**Abb. 4.6**) . . . .
. . . . **Adulte Nematoden, s. S. 122 ff**
— Parasiten sind tönnchenförmig, 8–20 mm lang, geringelt und mit Widerhaken versehen (**Abb. 4.10c**) . . . . **Larven der Magendasselfliegen, s. S. 133**
5. Parasiten erscheinen ohne stabile, zystenartige Wand; mit Geißeln (**Abb. 4.1d**) . . . .
. . . . **Trichomonaden, s. S. 118**
— Parasiten werden von einer nicht-flexiblen Wand umschlossen 6
6. Stadien (Eier) enthalten bereits eine Larve 12
— Stadien ohne Larve 7
— Stadien kugelig, Durchmesser unter 10 µm, im Inneren liegen vier (undeutliche) Sporozoiten (**Abb. 5.1b**) . . . . **Cryptosporidium sp., s. S. 121**
7. Hülle extrem dick (**Abb. 4.1a**) 8
— Hülle dünner und glatt 9
8. Hülle zweischichtig; äußere dicht-dunkelbraun, innere durchsichtig und birnenförmig (**Abb. 4.1a-c**); die ovoiden Stadien (80 × 55 µm) enthalten im Zytoplasma nur einen Kern . . . . **Oozysten von Eimeria leukarti, s. S. 118**
— Schale außen deutlich runzlig; in kugeligen Stadien von etwa 90 µm Durchmesser liegt das Zytoplasma zentral (**Abb. 4.2g**) . . **Eier des Nematoden Parascaris equorum, s. S. 122**
9. Schale weist ein Operculum (Deckel, **Abb. 4.1e,f**) auf . **Eier der Trematoden, s. S. 121**
— Schale ohne Operculum 10

10. Stadien mit gleich abgerundeten Polen (**Abb. 4.2 f**) . . . . *Trichostrongylus* sp., s. S. 130
— Stadien mit ungleichen Polen 11
11. Eier bis maximal 90 μm in der Länge; messen in der Länge weniger als zweimal ihre Breite (**Abb. 4,2e**) . . . . **Eier der großen Strongyliden, s. S. 125**
— Eier deutlich über 100 μm in der Länge, die mehr als das zweifache des Eidurchmessers erreicht (**Abb. 4.2d**) . . . . **Eier der kleinen Strongyliden, s. S. 129**
12. Eihülle asymmetrisch, Wand mit einem Polpfropfen (**Abb. 4.2i**) . *Oxyuris equi*, s. S. 131
— Eihülle ohne Polpfropfen 13
13. Einfache Eischale 14
— Doppelte oder dreifache Eischale 15
14. Eiform zylindrisch (**Abb. 4.2h**) . . . . *Habronema*-Arten, s. S. 130
— Eiform ellipsoid (**Abb. 4.2c**) . . . . *Strongyloides westeri*, s. S. 125
15. Eischale doppelt, Larve wurmförmig (**Abb. 4.2b**) . . . . . *Dictyocaulus* sp., s. S. 124
— Eischale aus mehreren Lagen; Ei häufig polymorph; Larve kugelig mit 6 Haken (**Abb. 4.2a**) . . . . **Eier der Bandwürmer, s. S. 122**

Trichomonaden

1. **Geographische Verbreitung:** Weltweit.
2. **Arten:**
   a) *Trichomonas equi:* 3 freie Geißeln und eine Schleppgeißel; erreicht etwa eine Größe von 10 × 5 μm im Zäkum und Kolon; keine Zysten (**Abb. 4.1**).
   b) *Trichomonas equibuccalis:* 4 freie Geißeln und eine Schleppgeißel; erreicht eine Länge von etwa 6–9 μm im Speichel.
3. **Symptome der Erkrankung (Trichomoniasis):** Diarrhöen, Kolitis; es ist aber nicht sicher, daß Trichomonaden primär dafür verantwortlich sind.
4. **Diagnose:** Nachweis der vegetativen Formen in frischen Fäzes bzw. bei der Anreicherung.
5. **Infektionsweg:** Vermutlich oral.
6. **Prophylaxe:** Kaum möglich.
7. **Inkubationszeit:** Variabel.
8. **Präpatenz:** Variabel.
9. **Patenz:** Jahre.
10. **Therapie:** Versuchsweise DIMETRIDAZOL (z. B. Emtryl®) und andere 5-Nitroimidazole (z. B. METRONIDAZOL: Wirkstoff in Fertigarzneimitteln der Humanmedizin). Bisher liegen keine Erfahrungen zur Dosierung und Verträglichkeit vor.

Kokzidien: *Eimeria leuckarti*

1. **Geographische Verbreitung:** Weltweit.
2. **Artmerkmale:** Oozysten des Sporozoons *Eimeria* (syn. *Globidium*) *leuckarti* sind mit 70–90 × 50–69 μm relativ groß (**Abb. 4.1a**) und durch eine extrem dicke äußere und eine farblose dünne innere Hülle gekennzeichnet. Die Gamogonie verläuft in Zellen der Lamina propria des Dünndarms und Ileums; erstmals wurden auch intraepithelial gelegene, runde, 12,5 μm große, reife Schizonten im Ileum nachgewiesen[1]. Die Sporula-

---

[1] Bauer, C., Bürger, H. J. (1984): Zur Biologie von *Eimeria leuckarti* (Flesch, 1883) der Equiden. Berl. Münch. Tierärztl. Wschr. 97, 367–372.

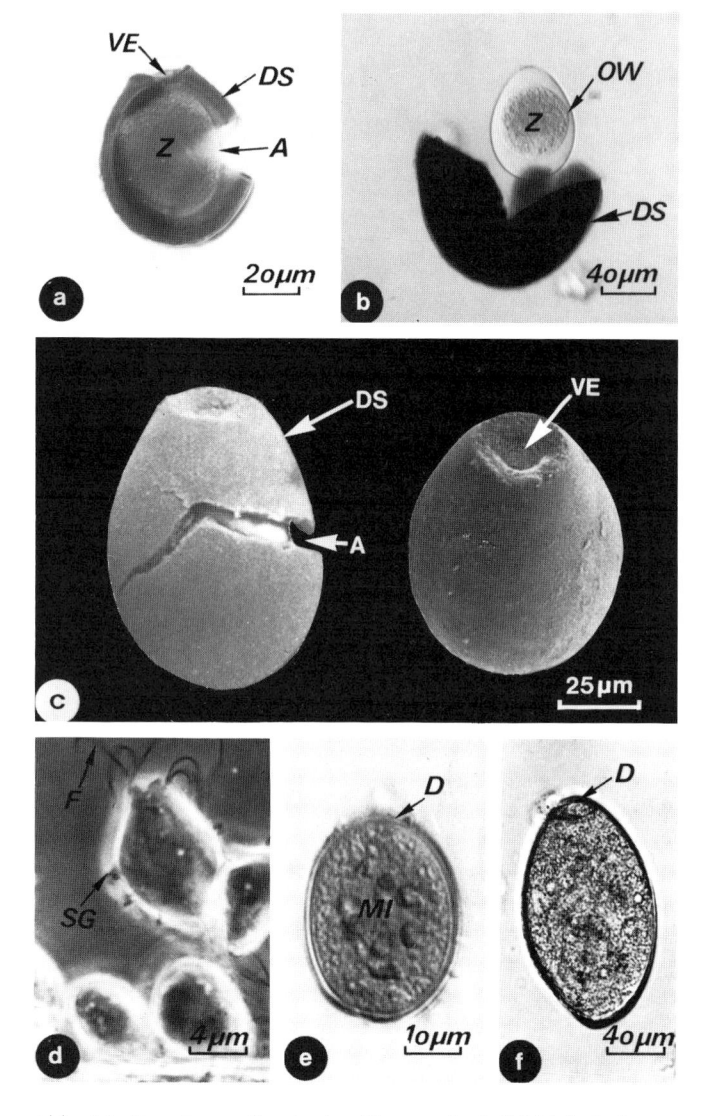

Abb. 4.1: Parasitenstadien in den Fäzes; a, b, d–f) LM-Aufnahmen; c) REM-Aufnahme.

a–c) *Eimeria leuckarti*-Oozysten
d)   *Trichomonas equi* (mit drei apikalen Geißeln (F))
e)   *Dicrocoelium dendriticum*-Ei
f)   *Fasciola hepatica*-Ei

A   = Artifizieller Aufbruch der DS   Z   = Zygotenplasma
D   = Deckel (Operculum)
DS = Dicke, äußere Schale
F   = Flagellum
MI = Miracidium-Larve
OW = Oozystenwand
SG = Schleppgeißel
VE = Apikale Vertiefung der DS

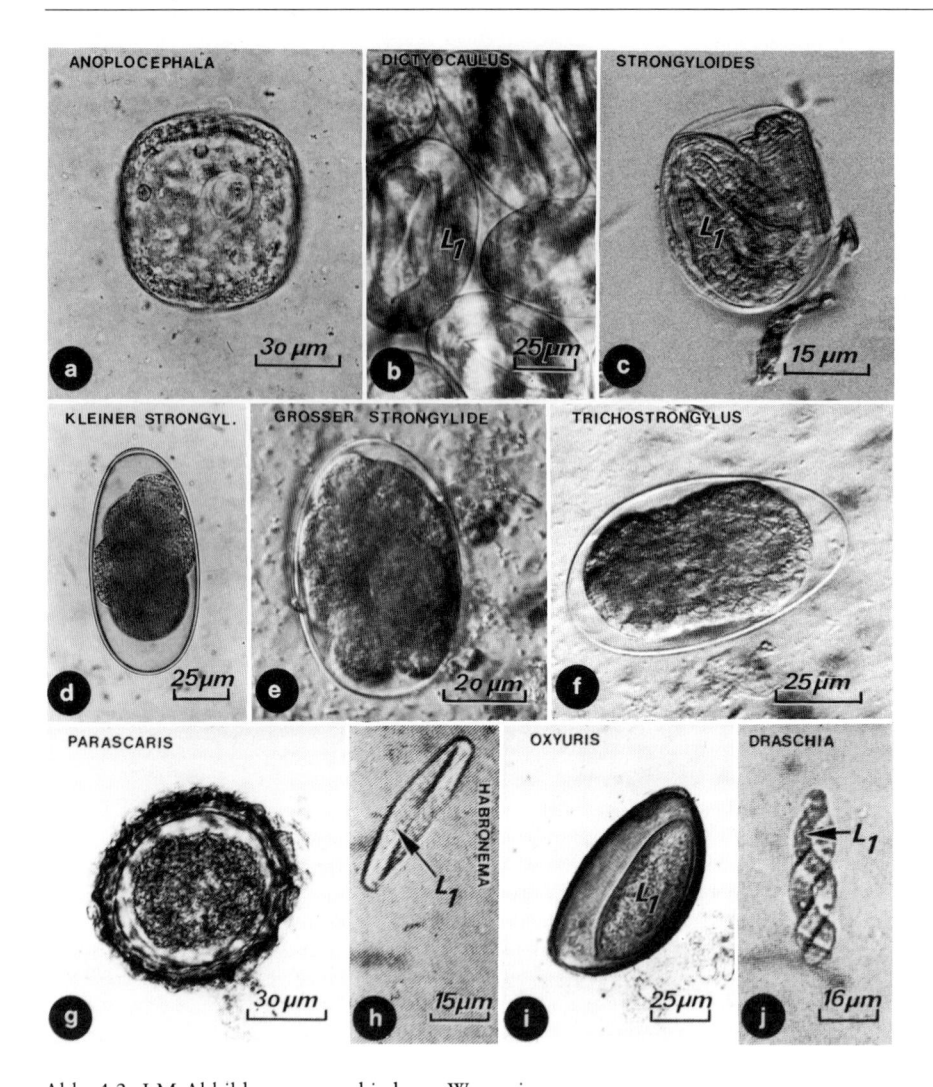

Abb. 4.2: LM-Abbildungen verschiedener Wurmeier.
a) *Anoplocephala perfoliata* (Zestodenei mit Oncosphaera-Larve).
b–j) Nematodeneier.
  b) *Dictyocaulus arnfieldi;* die Larve 1 (300–480 µm) verläßt das Ei sehr schnell.
  c) *Strongyloides westeri;* das (normal) ovoide Ei (mit gleich breiten Polen) enthält eine kurze, dicke Larve 1.
  d) Ei-Typ der kleinen Strongyliden; die Eier sind über 100 µm lang, besitzen parallele Seitenwände und enthalten wenige große Blastomeren; die Ei-Breite ist kleiner als die Hälfte der Länge.
  e) Ei-Typ der großen Strongyliden (*Strongylus* sp.); die Ei-Breite der Eier, die stets unter 100 µm lang sind, ist größer als die Hälfte der Länge.
  f) *Trichostrongylus* sp.; das Ei erscheint als unregelmäßige Ellipse (= Eipole ungleich).
  g) *Parascaris equorum;* das kugelige, braun-gelbliche Ei ist mit einer runzligen albuminösen (schrumpfenden) äußeren Schicht bedeckt.
  h) *Habronema* sp.; Larve 1 im Ei-Inneren erscheint meist 1 × gefaltet.
  i) *Oxyuris equi;* das asymmetrische Ei enthält meist eine Larve 1 (oder zumindest einen weit entwickelten Embryo).
  j) *Draschia* sp.; die Larve 1 ist häufig spirillenartig eingerollt.

tionszeit der ausgeschiedenen Oozysten ist extrem lang; sie beträgt ca. 21 Tage (bei 25 °C) bis 42 Tage (bei 15 °C).
3. **Symptome der Erkrankung (Kokzidiose):** Im allgemeinen inapparenter Infektionsverlauf.
4. **Diagnose:** Nachweis der typischen Oozysten (**Abb. 4.1a**) in den Fäzes mit Hilfe der Sedimentation (s. S. 6). Bei der Flotation (s. S. 4) wird wegen des hohen spezifischen Gewichtes dieser Oozysten eine mindestens 7–8 minütige Zentrifugation benötigt.
5. **Infektionsweg:** Oral, durch Aufnahme sporulierter Oozysten.
6. **Prophylaxe:** Regelmäßige Stallreinigung (Dampfstrahl) und/oder versuchsweise Desinfektionsmittel (z. B. Dekaseptol®, Lysococ®, P 3 Incicoc®).
7. **Inkubationszeit:** Experimentell in 2–3 Tagen.
8. **Präpatenz:** 31–37 Tage.
9. **Patenz:** 3–18 Tage.
10. **Therapie:** Unbekannt und wegen in der Regel inapparenten Verlaufs auch nicht erforderlich.

Cryptosporidium sp.

In jüngster Zeit wurde berichtet[2], daß eine Art der Gattung *Cryptosporidium* auch bei Pferden auftritt. Allerdings ist noch nicht klar, ob diese spezifisch für Pferde ist oder ob eine Identität mit denen anderer Haustiere besteht. Daher wird hier auf die Darstellung im Kapitel Wiederkäuer (s. S. 161) verwiesen.

Trematoden

1. **Geographische Verbreitung:** Weltweit.
2. **Arten:**
   a) *Fasciola hepatica* (großer Leberegel): Merkmale s. S. 203
   b) *Dicrocoelium dendriticum* (Lanzettegel): Merkmale s. S. 204
3. **Symptome der Erkrankung:** In Abhängigkeit zur Infektionsintensität Mattigkeit, Abmagerung, Aszites, Hepatitis, Leberzirrhose; ggf. auch Änderungen im Blutbild: Leukozytose, Erythropenie, Neutrophilie.
4. **Diagnose:** Nachweis der typischen Eier (**Abb. 4.1e,f**) im Sediment (s. S. 6).
5. **Infektionsweg:** Oral, durch Aufnahme von Metazerkarien an Pflanzen *(Fasciola)* bzw. in Ameisen *(Dicrocoelium)*.
6. **Prophylaxe:** Bei Fasziolose-Gefahr Meiden der feuchten Weiden; Lanzettegel-Prophylaxe kaum möglich.
7. **Inkubationszeit:** Etwa 1–8 Wochen.
8. **Präpatenz:** Etwa 7–9 Wochen.
9. **Patenz:** Jahre.
10. **Therapie:** Wegen des seltenen Vorkommens sind keine speziellen Präparate registriert worden. **Versuchsweise** sind die für Wiederkäuer bei *Fasciola* empfohlenen Anthelminthika anzuwenden:
    RAFOXANID (Ranide®: 3–7,5 mg/kg Kgw p.o.) oder **TRICLABENDAZOL** (Fasinex®: 10 mg/kg Kgw p.o.), das eine ausgeprägte Wirkung auf juvenile wie adulte *Fasciola*-Würmer besitzt.

---

[2] Eckert, J. (1984): Internist 25, 242.

Klinischer Lanzettegel-Befall ist so selten, daß Therapie-Empfehlungen nicht erforderlich erscheinen; modernen Benzimidazolen in höherer oder längerer Anwendung wird Erfolg nachgesagt.
ACHTUNG: Verträglichkeitsangaben von Wiederkäuer-Präparaten sind nicht ohne weiteres auf Pferde übertragbar!

Adulte Bandwürmer

1. **Geographische Verbreitung:** Weltweit.
2. **Arten:**
    a) *Anoplocephala perfoliata:* Im Ileum, Zäkum und Kolon; bis 25 cm lang (schrumpft in Fäzes auf etwa 5 cm); hakenloser Skolex weist vier Saugnäpfe und vier lappenartige Fortsätze auf (**Abb. 4.3**); Proglottiden deutlich breiter als lang. Zwischenwirte sind Oribatiden (Moosmilben).
    b) *A. magna:* Bis 80 cm lang, Skolex ohne Fortsätze.
    c) *Paranoplocephala mamillana:* nur 4 cm lang, geschlitzte Saugnäpfe; selten.
3. **Symptome der Erkrankung:** Selten klinische Symptome; nur bei massivem Befall Verdauungsstörungen, Koliken, Diarrhöe, Abmagerung.
4. **Diagnose:** Nachweis adulter Würmer, Proglottiden oder der typischen *Moniezia*-artigen Eier, die 60–80 µm im Durchmesser erreichen (**Abb. 4.2a**), polymorph sind und bereits eine sechshakige Oncosphaera-Larve enthalten (**Abb. 4.3d**).
5. **Infektionsweg:** Oral, durch Aufnahme von Moosmilben (mit dem Futter), die die Cysticercoid-Larve enthalten.
6. **Prophylaxe:** Regelmäßige Bekämpfung der Oribatiden durch Sanierung feuchter, mooshaltiger Wiesen, um so den Lebensraum der Moosmilben einzuengen.
7. **Inkubationszeit:** Bei starkem Befall etwa 2 Wochen.
8. **Präpatenz:** Etwa 4–6 Wochen.
9. **Patenz:** 6–8 Monate.
10. **Therapie:** Versuchsweise sind hohe Dosierungen von **NICLOSAMID** (Mansonil®: 80–100 mg/kg Kgw p.o.) angewandt worden; **FENBENDAZOL** (Panacur®: 3 × 10 mg/kg Kgw p.o.) ist als wirksam beschrieben worden.

Parascaris equorum (Spulwürmer)

1. **Geographische Verbreitung:** Weltweit.
2. **Artmerkmale:** *Parascaris equorum*-Weibchen werden bis 50 cm, Männchen bis 28 cm lang (**Abb. 4.4; 4.5 f**). Hauptsächlicher Sitz der Würmer ist der Dünndarm. Die Männchen besitzen schmale Kaudalflügel, die Vulva der ♀ liegt zwischen erstem Körperviertel und der Mitte. Die Entwicklung verläuft ähnlich der von *A. suum* (s. S. 98).
3. **Symptome der Erkrankung:** Junge Tiere zeigen bei starker Invasion chronischen Darmkatarrh, Koliken, Abmagerung, glanzloses Fell; seltener ist Darmverschluß; gelegentlich auch Peritonitis nach Darmperforation; bei Passage der Larven durch die Lunge treten Husten, Pneumonien und Eosinophilie in den Vordergrund. Bei älteren Tieren meist symptomlos und ohne klinische Konsequenzen.
4. **Diagnose:** Nachweis der kugeligen, braungefärbten Eier (**Abb. 4.2g**), deren Oberfläche buckelig ist und die einen Durchmesser von etwa 90 µm aufweisen.
5. **Infektionsweg:** Oral, durch Aufnahme larvenhaltiger Eier.

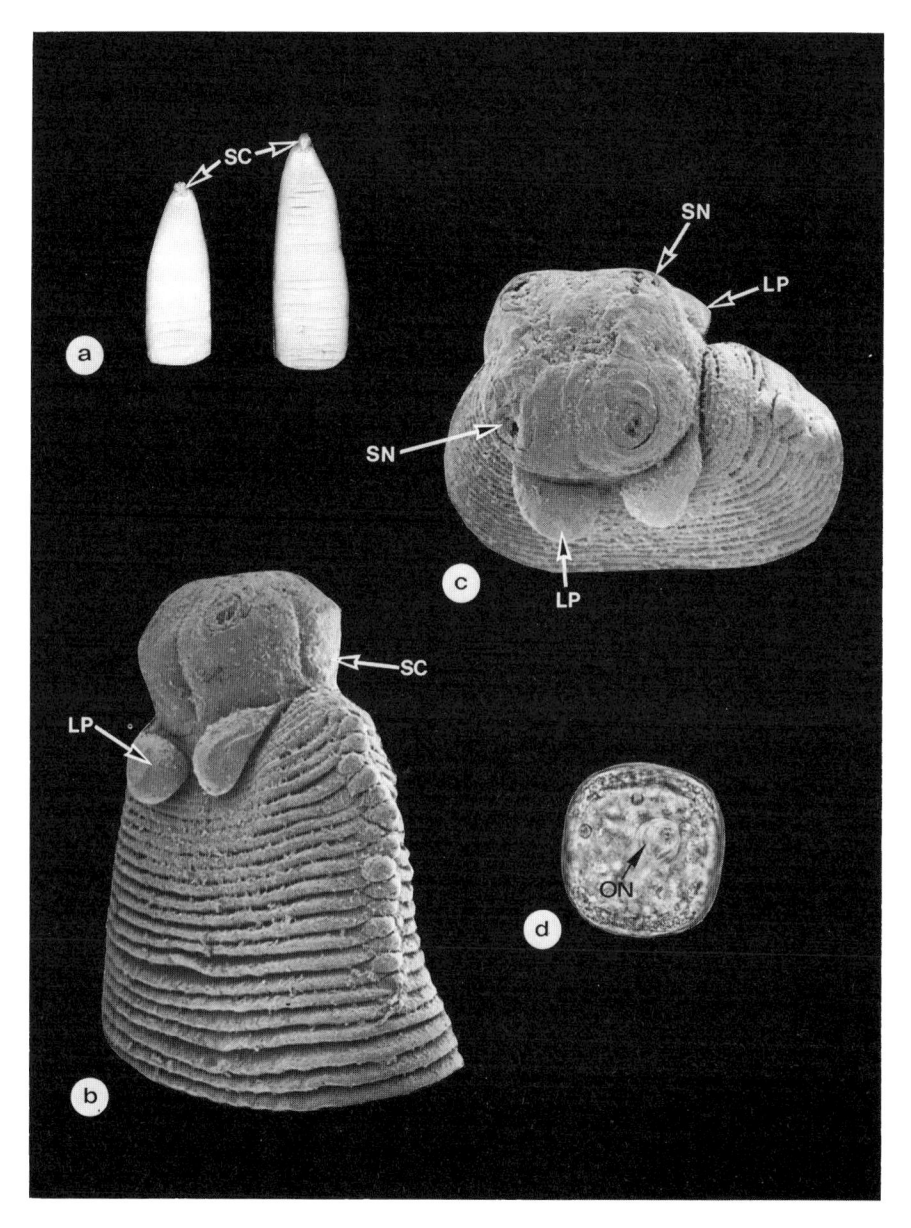

Abb. 4.3: *Anoplocephala perfoliata;* a, d) LM-Aufnahmen; b, c) REM-Aufnahmen.
a) Vorderenden zweier adulter Würmer. × 1,5
b, c) Skolex in Seitenansicht (b) und Aufsicht (c); charakteristisch ist der Besitz je eines Lappen (LP) unterhalb der vier Saugnäpfe (SN). b) × 30   c) × 35
d) Ei mit Oncosphaera (ON). × 350

LP = Lappen
ON = Oncosphaera
SC = Skolex
SN = Saugnapf

6. **Prophylaxe:** Regelmäßige prophylaktische Wurmkuren; regelmäßige Kotbeseitigung (Eier sind extrem widerstandsfähig!). Sachgemäße Hitzesterilisation mit Dampfstrahlgerät ist am aussichtsreichsten.
   Als Desinfektionsmittel werden empfohlen*: Dekaseptol® (6% – 1 h), Lyso ASK® (4% – 2 h), M & Enno ASK® (2% – ½ h).
7. **Inkubationszeit:** 7 Tage.
8. **Präpatenz:** 10–15 Wochen.
9. **Patenz:** Jahre.
10. **Therapie:** Die Mehrzahl der Anthelminthika für Pferde besitzt eine gute Wirksamkeit auf **adulte Askariden;** so werden p.o. empfohlen **CAMBENDAZOL** (Cambenzole®: 20 mg/kg Kgw), **FEBANTEL** (Rintal®: 6 mg/kg), **FENBENDAZOL** (Panacur®: 7,5 mg/kg), **MEBENDAZOL** (Telmin: 10 mg/kg), **PYRANTEL**-Pamoat (Banminth®: 19 mg/kg), aber auch **HALOXON** (Eustidil®: 60–75 mg/kg) und **PIPERAZIN** wirken sowie **TIABENDAZOL** in höherer Dosierung oder in Kombination mit Piperazin. Für s.c. Applikation steht **IVERMECTIN** (Ivomec®; 0,2 mg/kg Kgw) zur Verfügung. **Cave: Klostridien.**
   Die **Wanderstadien** sind schwieriger zu beeinflussen; es liegen Literatur-Berichte über gute Wirksamkeiten vor, wenn die modernen Anthelminthika in therapeutischer Dosis über einige Tage verabreicht werden.

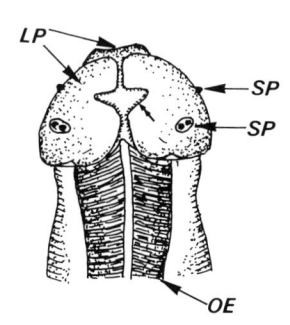

Abb. 4.4: *Parascaris equorum;* Schematische Darstellung des Vorderendes; die drei Lippen (LP) haben charakteristische, laterale Einkerbungen (Doppelpfeil).

LP = Lippen
OE = Oesophagus
SP = Sinnespapillen

Dictyocaulus arnfieldi (Lungenwürmer)

1. **Geographische Verbreitung:** Weltweit.
2. **Artmerkmale:** *Dictyocaulus arnfieldi* entwickelt sich ähnlich wie andere Arten dieser Gattung (s. S. 199), wird als ♂ 4 cm (**Abb. 4.5g**), als ♀ bis 6 cm lang und lebt in den Bronchien und Trachea; selten bei Pferden, häufiger bei Eseln und anderen Equiden.
3. **Symptome der Erkrankung:** Bei Pferden dauernder, trockener Husten, Schleimauswurf, Freßunlust, Abmagerung; bei Esel meist symptomlos.
4. **Diagnose:** Nicht immer erreicht *D. arnfieldi* Geschlechtsreife im Pferd, so daß ein Nachweis larvenhaltiger Eier (**Abb. 4.2b**) in frischen Fäzes (ältere Fäzes enthalten Larven) durch Flotation (s. S. 4) oder im Ausstrich von Trachealschleim nicht immer möglich ist.
5. **Infektionsweg:** Oral, durch Aufnahme der infektionsfähigen Larve 3 mit dem Futter.
6. **Prophylaxe:** Pferde nicht mit Eseln auf derselben Weide halten; Kotbeseitigung.
7. **Inkubationszeit:** 4–5 Tage.

---

* 5. Liste der Deutschen Veterinärmedizinischen Gesellschaft e.V.; Dt. Tierärzteblatt Heft 10, 1884.

8. **Präpatenz:** 30–42 Tage; im Experiment bei Eseln 12–14 Wochen.
9. **Patenz:** Bei Pferden bis zwei Jahre, bei Eseln evtl. lebenslang (5 Jahre wurden berichtet).
10. **Therapie:** Nach Literatur-Hinweisen wirken **LEVAMISOL** (Citarin®: 1 × 5 mg/kg Kgw i.m., Wiederholung nach ca. 3 Wochen) oder moderne Benzimidazole wie **MEBENDAZOL** (Telmin®: 20 mg/kg Kgw p.o. an je 5 aufeinanderfolgenden Tagen), **FENBENDAZOL** (Panacur®: 1 × 50 mg/kg Kgw oder 5 × 10 mg/kg Kgw p.o.).

Strongyloides westeri (Zwergfadenwurm)

1. **Geographische Verbreitung:** Weltweit.
2. **Artmerkmale:** Parasitische Weibchen werden bis 9 mm lang und etwa 0,1 mm dick, leben eingebohrt in der Schleimhaut des Dünndarms von Fohlen. Entwicklung wie *S. papillosus* der Wiederkäuer (s. S. 199).
3. **Symptome der Erkrankung (Strongyloidose):** *S. westeri* selber wird als wenig pathogen angesehen, schafft aber offensichtlich Eintrittspforten für Bakterien etc.; gelegentlich Diarrhöen (wahrscheinlich nicht primär auf *S. westeri* zurückgehend), Kolik, Abmagerung.
4. **Diagnose:** Durch Flotation Nachweis der typischen ellipsoiden Eier (**Abb. 4.2c**), die eine U-förmig angeordnete Larve enthalten und etwa 45 × 35 µm messen (s. S. 4).
ACHTUNG: Verwendung von frischen Fäzes notwendig, sonst Larven-Nachweis mittels Baermann-Methode (s. S. 6); Zentrifugieren der gesamten Flüssigkeit und **sofortige** Untersuchung des Bodensatzes, da Larven schwimmen!
5. **Infektionsweg:** Üblich ist die galaktogene Infektion der Fohlen als Initial-Infektion, daneben auch perkutanes Eindringen von L_3.
6. **Prophylaxe:** Regelmäßige, tägliche Entfernung der Fäzes, da die Larven sich schnell entwickeln; Fohlen nicht auf verseuchten Weiden halten.
7. **Inkubationszeit:** 2–5 Tage.
8. **Präpatenz:** 7–9 Tage.
9. **Patenz:** Wenige Monate.
10. **Therapie:** Chemotherapie mit **CAMBENDAZOL** (Cambenzole®: 1 × 20 mg/kg Kgw) gilt als Mittel der Wahl; auch **TIABENDAZOL** (1 × 75 mg/kg) oder **versuchsweise OXIBENDAZOL** (der Fa. Smith Kline: 1 × 10 mg/kg) oder andere Benzimidazole in hoher Dosierung haben gute anthelminthische Wirkung (oral). S.c. s. **IVERMECTIN** S. 124.

Strongylus sp. (Große Strongyliden)

1. **Geographische Verbreitung:** Weltweit.
2. **Arten:**
    a) ***Strongylus edentatus:*** Weibchen bis 4 cm, ♂ bis 3 cm; Mundkapsel kegelförmig, ohne Zähne, von Blätterkränzen umgeben.
    b) ***S. vulgaris:*** ♀ bis 2,4 cm, ♂ bis 1,6 cm lang, Mundkapsel becherförmig mit zwei Zähnen an der Basis.
    c) ***S. equinus:*** ♀ bis 4,7 cm, ♂ bis 3,5 cm lang; Mundkapsel kugelig mit vier zahnartigen Vorsprüngen am Kapselgrund (**Abb. 4,5d; 4.7**).
Diese Würmer sitzen im Kolon und Zäkum, wo sie sich mit Hilfe ihrer Mundkapsel an der Schleimhaut festgesogen haben und sich von dieser durch Blutsaugen ernähren. Aus den mit den Fäzes abgesetzten Eiern schlüpfen die Larven, die sich freilebend bis zur

infektionsfähigen L_3 entwickeln[3]. Nach oraler Aufnahme dieser kommt es zunächst zu einer Besiedelung der darmnahen Blutgefäße, der Leber und später zum Befall der bevorzugten Darmlumenbereiche.

3. **Symptome der Erkrankung**[4]:
    a) **Schäden durch Adulte:** Anämie, Ödeme, Abmagerung, Schwäche, Abnahme der Freßlust, starker Durchfall.
    b) **Schäden durch Larven:** Mukosa-Blutungen, Embolien, Thrombosen: intermittierendes Hinken; Koliken, Aneurysmenbildungen, Gefäß-Abszesse, Arterienwandverdikkungen; Fieber, Leukozytose.
4. **Diagnose:** Nachweis der gefurchten Eier, die bei den großen Strongyliden eine Länge von 90 µm (**Abb. 4.2e**) nicht übertreffen, in den Fäzes durch Flotation (s. S. 4). Artdiagnose durch Larvenmorphologie (nach Larvenkultur, s. S. 6).

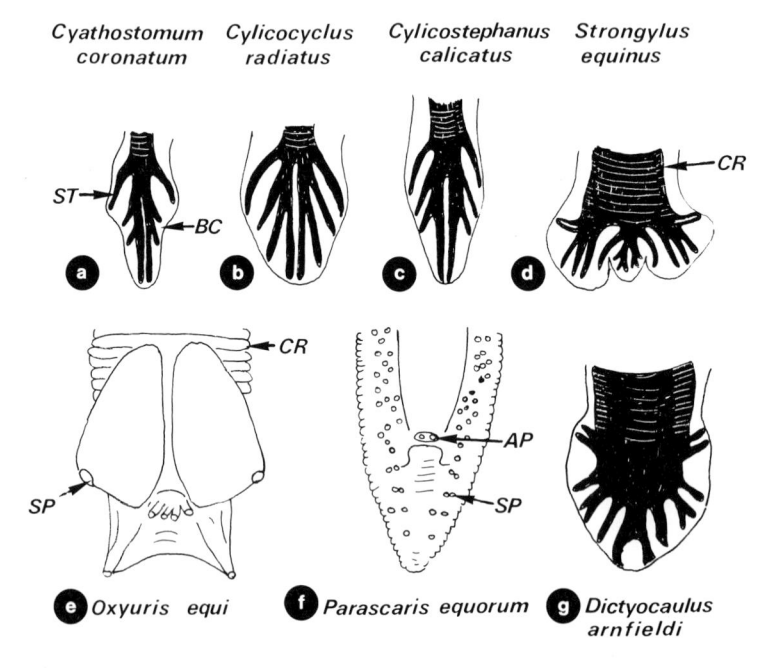

Abb. 4.5: Schematische Darstellung der Hinterenden von Männchen verschiedener Nematoden-Arten des Pferdes.

AP = Analpapille
BC = Bursa copulatrix
CR = Kutikula-Ringelung
SP = Sinnespapillen
ST = Strahlen der BC

---

[3] Für die Differentialdiagnose ist Spezialliteratur notwendig; s. u. a. – Boch, J., Supperer, R. (1983): Veterinärmedizinische Parasitologie, Parey, Berlin. – Lichtenfels, J. R. (1975): Helminths of Domestic Equids. Proceedings of the Helminthological Society Washington 42 (Special Issue), 1–92.

[4] Wegen der regelmäßigen Vergesellschaftung von großen und kleinen Strongyliden wird das Krankheitsbild einheitlich als **Strongylidose** bezeichnet.

5. **Infektionsweg:** Oral, durch Aufnahme der Larven mit dem Futter. **Achtung:** Larven bleiben meist 2 Monate lebensfähig! Überwinterung möglich.
6. **Prophylaxe:**
   a) **Hygienische Maßnahmen im Stall:** Tägliche Entfernung der Fäzes; Belüftung; Desinfektion.
   b) **Weide:** Alternierendes Beweiden durch Rinder und Schafe; Drainage feuchter Gebiete; Verwendung möglichst sauberer Weiden für Jungtiere; keine Überbesetzung der Weiden.
   c) **Chemoprophylaxe** durch regelmäßig wiederholte Verabreichung therapeutischer Dosen wirksamer Medikamente (s. u.).
7. **Inkubationszeit:** 7–15 Tage.
8. **Präpatenz:** 8–9 Monate bei *S. equinus;* 10–11 Monate bei *S. edendatus;* 5–7 Monate bei *S. vulgaris.*
9. **Patenz:** 1–2 Jahre.
10. **Therapie:** Eine Reihe von Anthelminthika stehen für die Behandlung adulter großer Strongyliden zur Verfügung, wichtig ist allerdings, daß auch immature Stadien erfaßt werden. Die nachfolgende Aufstellung gibt Dosis und Wirkungsbreite der gebräuchlichsten Pferde-Anthelminthika wieder.

Tabelle 4.1: Nematozide bei Pferden

Handelsname	Chemische Kurzbezeichnung	Dosis mg/kg p.o.	große Strongyliden immatur	große Strongyliden adult	kleine Strongyliden immatur/adult	kleine Strongyliden benz.-resistent
Banminth®	PYRANTEL-Pamoat	19,0		+++	+++	+++
Cambenzole®	CAMBENDAZOL	20,0		+++	+++	
Eustidil®	HALOXON	60–75		+++	+++	+++
Neminil®	PARBENDAZOL	2 × 2,5		+++	+++	
Panacur®	FENBENDAZOL	7,5	+++[1]	+++	+++	
Rintal®	FEBANTEL	6,0		+++	+++	
Telmin®	MEBENDAZOL	10,0		+++	+++	
Thibenzole®	TIABENDAZOL	50,0	+++[2]	+++	+++	
nach Literatur-Berichten:						
Fa. MSD AGVET **IVERMECTIN***		0,2 s.c.	+++	+++	+++	+++
Fa. SmithKline **OXIBENDAZOL**		10,0		+++	+++	+++

nach Literatur-Berichten: [1] 7,5–10 mg/kg p.o. × 5 Tage
[2] 440 mg/kg p.o. × 2 Tage

Ein allgemeines Schema für die Anwendung von Anthelminthika sollte immer die örtlichen Voraussetzungen bezüglich Infektionsdruck, Alter der Tiere, Weidemöglichkeiten usw. berücksichtigen. Grundsätzlich kann folgendes Schema zu Grunde gelegt werden:
2-monatliche Behandlung mit jeweils wechselnden Präparaten: **Gruppe I** (Präparate mit Nematoden **und** *Gasterophilus*-Effekt), **Gruppe II** (Breitspektrum-Anthelminthika mit Wirkung auf adulte **und** immature Strongyliden sowie Askariden, Oxyuren), **Gruppe III** (Präparate, die nicht aus der Benzimidazol-Chemie stammen, um Resistenz-Entwicklungen bei kleinen Strongyliden entgegen zu wirken).

* Eine orale Formulierung (Paste, Ivomec® P) ist in Vorbereitung.

I: **HALOXON** oder Kombinationen von Benzimidazol-Präparaten plus **METRIFO-NAT** z. B. Rintal® Plus, Telmin® Plus; nach Literatur-Berichten **IVERMECTIN;**
II: Die Benzimidazole **CAMBENDAZOL, FENBENDAZOL, MEBENDAZOL, PAR-BENDAZOL, TIABENDAZOL,** die Benzimidazol-Vorstufe **FEBANTEL** sowie entsprechend der Literatur **IVERMECTIN** und **OXIBENDAZOL;**
III: **HALOXON, PYRANTEL,** sowie entsprechend Literatur-Berichten Kombination von Benzimidazol-Präparaten mit Piperazin oder **IVERMECTIN** und auch **OXIBENDAZOL.**

Behandlungen im November mit Präparaten der **Gruppe I,** im Januar mit **II,** entsprechend im März I oder III, Mai: **II,** Juli: **II** (oder **I, III**), September: **II.**

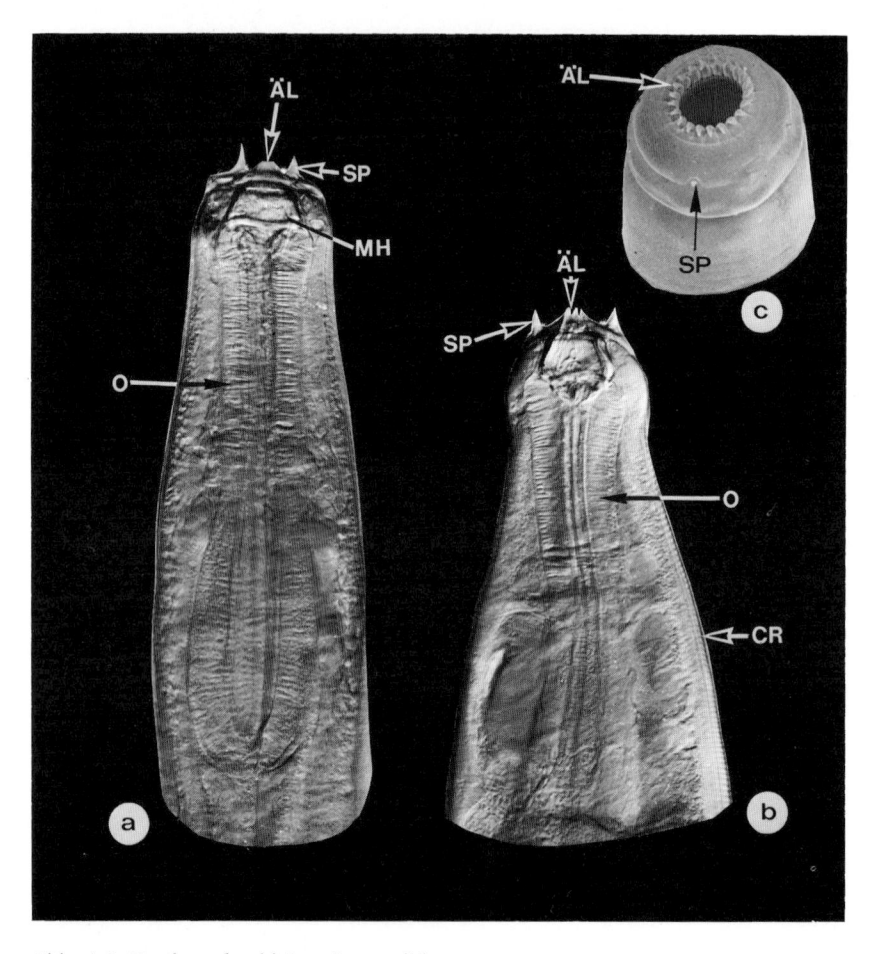

Abb. 4.6: Vorderenden kleiner Strongyliden.
a, b) LM-Aufnahmen von Vorderenden zweier Arten (s. Mundhöhle u. Oesophagus). × 15
c) REM-Aufnahme des Vorderendes von *Cyathostomum* sp.. × 20

ÄL = Äußerer Lamellenkranz
CR = Kutikula-Ringelung
MH = Mundhöhle
O = Oesophagus
SP = Sinnespapille

Kleine Strongyliden[5]

1. **Geographische Verbreitung:** Weltweit.
2. **Arten:** Hier werden eine Reihe von Nematoden aus zwei verschiedenen Familien zusammengefaßt: *Triodontophorus, Craterostomum, Oesophagodontus* sowie *Cyathostomum, Cylicocyclus, Cylicostephanus* und weitere (**Abb. 4.5a–c**). Ihnen ist gemeinsam, daß die Weibchen maximal bis 25 mm, die Männchen bis 15 mm lang werden und oft

Abb. 4.7: Schematische Darstellung des Vorderendes eines großen Strongyliden *(Strongylus equinus)*.

ÄL = Äußerer Lamellenkranz
CR = Kutikula-Ringelung
IL = Innerer Lamellenkranz
MH = Mundhöhle
OL = Oesophagus-Lumen
OM = Oesophagus-Muskulatur
ZL = Zahnartige Kutikula-Leiste

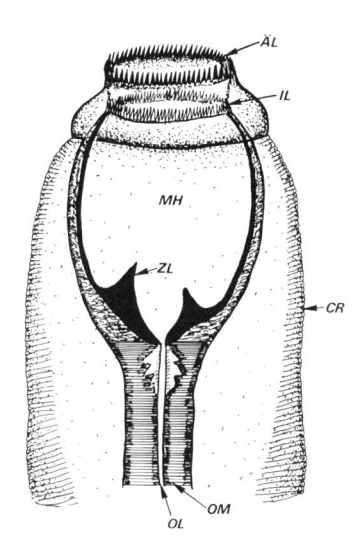

Abb. 4.8: Schematische Darstellung des Vorderendes eines kleinen Strongyliden (*Cylicostephanus* sp.).

ÄL = Äußerer Lamellenkranz
CR = Kutikula-Ringelung
CU = Kutikula
IL = Innerer Lamellenkranz
MH = Mundhöhle
OL = Oesophagus-Lumen
OM = Oesophagus-Muskulatur
SP = Sinnespapillen

---

[5] Hier werden zahlreiche, nur schwer zu unterscheidende Arten zusammengefaßt, die zudem häufig noch gleichzeitig und in Vergesellschaftung mit großen Strongyliden (s. S. 125) auftreten. Als Bestimmungsschlüssel eignet sich: – Lichtenfels, J. R. (1975): Helminths of domestic Equids. Proc. Helminthol. Soc. Wash. 42 (Special issue), 1–92.

rötlich wegen des Blutsaugens erscheinen. Die Artdiagnose erfolgt aufgrund der Bezähnelung der tonnenförmigen Mundkapsel und ist relativ schwierig (**Abb. 4.6; 4.8**).
3. **Symptome der Erkrankung**[6]: Da Infektionen mit «kleinen» Strongyliden meist mit *Strongylus* gemeinsam vorkommen, sind typische Symptome nicht bekannt; bei Massenbefall dürften sie denen wie bei den großen Strongyliden (**s. S. 125**) entsprechen.
4. **Diagnose:** Nachweis der gefurchten Eier in den Fäzes; diese werden meist etwas länger als 90–100 μm (**Abb. 4.2d**). Larvenkulturen (**s. S. 6**) bieten die Möglichkeit zur Artdiagnose.
5. **Infektionsweg:** Oral, durch Aufnahme gescheideter, infektionsfähiger Larven 3 mit dem Futter. **Achtung:** Larven bleiben bis zu einem Jahr im Freien lebensfähig!
6. **Prophylaxe:** s. große Strongyliden (**s. S. 127**).
7. **Inkubationszeit:** 1–5 Wochen.
8. **Präpatenz:** 8–20 Wochen.
9. **Patenz:** Monate.
10. **Therapie:** Anthelminthika sind auf S. 127 bei der Therapie der großen Strongyliden aufgelistet.
    Da offensichtlich in jüngster Zeit auch in der Bundesrepublik Deutschland benzimidazolresistente Stämme von kleinen Strongyliden beschrieben wurden, ist ein Alternieren mit Anthelminthika verschiedener chemischer Gruppen angebracht.

Magenwürmer

1. **Geographische Verbreitung:** Weltweit.
2. **Arten:**
   a) *Habronema*-**Arten:** ♀ bis 25 mm lang, ♂ bis etwa 15 mm; Artdiagnose schwierig.
   b) *Draschia megastoma:* ♀ 13 mm, ♂ bis 10 mm.
   c) *Trichostrongylus axei:* ♀ bis 8 mm lang, ♂ bis 6 mm lang (**Abb. 5.10, s. S. 173**).
   Diese Arten (*H.* und *D.*) leben in Knötchen der Magenwand oder an dieser, wo die Weibchen embryonierte Eier *(Trichostrongylus)*, larvenhaltige Eier *(Habronema)* oder bereits Larven *(Draschia)* absetzen. **Zwischenwirte** sind für *Habronema*-Arten und *D. megastoma* Fliegenlarven *(Musca, Stomoxys)* und später deren Adulti, während *T. axei* ohne Zwischenwirt eine direkte Entwicklung über $L_1 \rightarrow L_3$ nimmt.
3. **Symptome der Erkrankung:** Magenbefall bleibt häufig subklinisch, bei starkem Befall Koliken, katarrhalische Gastritis, Abmagerung; bei Befall von Hautverletzungen durch Larven von *Habronema* und *Draschia* kommt es zur kutanen Form der **Habronematose**, den sog. **Sommerwunden** (**Abb. 4.9**), die schlecht abheilen (nässen, wuchern)!
4. **Diagnose:** Nachweis der dünnschaligen Eier (**Abb. 4.2 f, h, j**) in den Fäzes durch Flotation (**s. S. 4**) bzw. der Larven im Baermann-Verfahren (**s. S. 6**) ist schwierig, da nur jeweils wenige Stadien ausgeschieden werden; pathognostisches Bild der lange bestehenden «Sommerwunden».
5. **Infektionsweg:** Oral, durch Aufnahme von infektionsfähigen L_3 mit dem Futter *(Trichostrongylus)* oder nachdem die L_3 von *Habronema* bzw. *Draschia* aktiv aus den Rüsseln adulter Fliegen ausgewandert und in das Maul der Pferde gelangt sind; Infektion auch durch Abschlucken infizierter Fliegen mit Futter oder Wasser.
6. **Prophylaxe:** Kotbeseitigung, Fliegenbekämpfung.
7. **Inkubationszeit:** 1–4 Wochen.

---

[6] Wegen der regelmäßigen Vergesellschaftung mit großen Strongyliden wird die Erkrankung generell als **Strongylidose** bezeichnet.

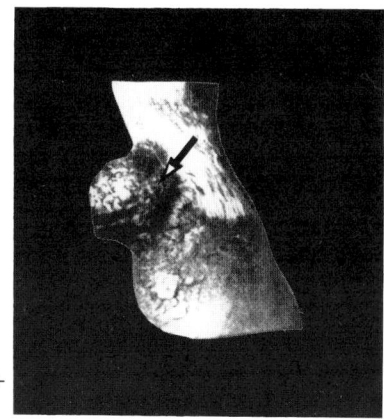

Abb. 4.9: Makrophoto eines Pferdefußes mit einer wuchernden «Sommerwunde». × 0,2

8. **Präpatenz:** 2 Monate für *Habronema*-Arten und *D. megastoma*, etwa 20 Tage für *T. axei*.
9. **Patenz:** 4–6–15 Monate.
10. **Therapie:**
    A. Für *T. axei* stehen **TIABENDAZOL** (Thibenzole®: 50 mg/kg Kgw) oder **CAMBENDAZOL** (Cambenzole®: 20 mg/kg Kgw) oder auch – entsprechend Literatur-Berichten – **OXFENDAZOL** (Systamex®, Synanthic®: 10 mg/kg Kgw) zur Verfügung.
    B: Die **Magenformen** von *Habronema* bzw. *Draschia* sind **versuchsweise** durch hohe Dosen von Benzimidazolen zu behandeln, z. B. **TIABENDAZOL:** 2–3 × 75 mg/kg Kgw; **OXFENDAZOL:** 2–3 × 15 mg/kg Kgw; **FENBENDAZOL:** 1 × 30–60 mg/kg Kgw oder 5 × 10 mg/kg Kgw).
    C: Bei der **kutanen Form** sollten Larven chirugisch entfernt und die Wunden entsprechend versorgt werden; eine Larvenbekämpfung in diesen Sommerwunden ist auch möglich durch wiederholte lokale Behandlung mit 10%iger **METRIFONAT**-Lösung (Neguvon®).

Oxyuris equi u. a. (Pfriemenschwänze)

1. **Geographische Verbreitung:** Weltweit.
2. **Arten:** *Oxyuris equi* (häufig) und *Probstmayria vivipara* (selten) treten im Zäkum und Kolon auf, wobei jüngere Tiere seltener infiziert sind! *O. equi* wird im weiblichen Geschlecht bis 15 cm lang (♂ bis 1,2 cm), während *P. vivipara*-♀ nur etwa 3 mm erreichen. Die Eiablage (10 000–60 000) erfolgt bei *O. equi* außen am After in einer erstarrenden Flüssigkeit (→ Eischnüre, **Abb. 4.10a**). Nach zwei Häutungen im Ei sind die L_3 in 3–5 Tagen infektionsfähig. Nach der oralen Aufnahme erfolgt direkt die Besiedlung des Kolon, wo die weiteren Häutungen bis zur Geschlechtsreife in etwa 4–5 Monaten erfolgen. Bei *P. vivipara* verbleiben die meisten der abgesetzten L_1 im Darm und entwickeln sich in kurzer Zeit (14–16 Tage) über $L_2 \rightarrow L_4$ zur Geschlechtsreife; dies führt evtl. in kurzer Zeit zum Massenbefall des jeweiligen Wirts.
3. **Symptome der Erkrankung (Oxyuridose):** Juckreiz, Haarausfall am After durch Reiben und folgende Hautentzündungen; klinische Symptome unbekannt.
4. **Diagnose:** Bei *O. equi* Nachweis der typischen, etwa 80–95 μm × 40–45 μm großen asymmetrischen, larvenhaltigen Eier (**Abb. 4.2i**) in Eischnüren (**Abb. 4.10b**) oder durch

4.1 Pferde/Esel; Fäzes

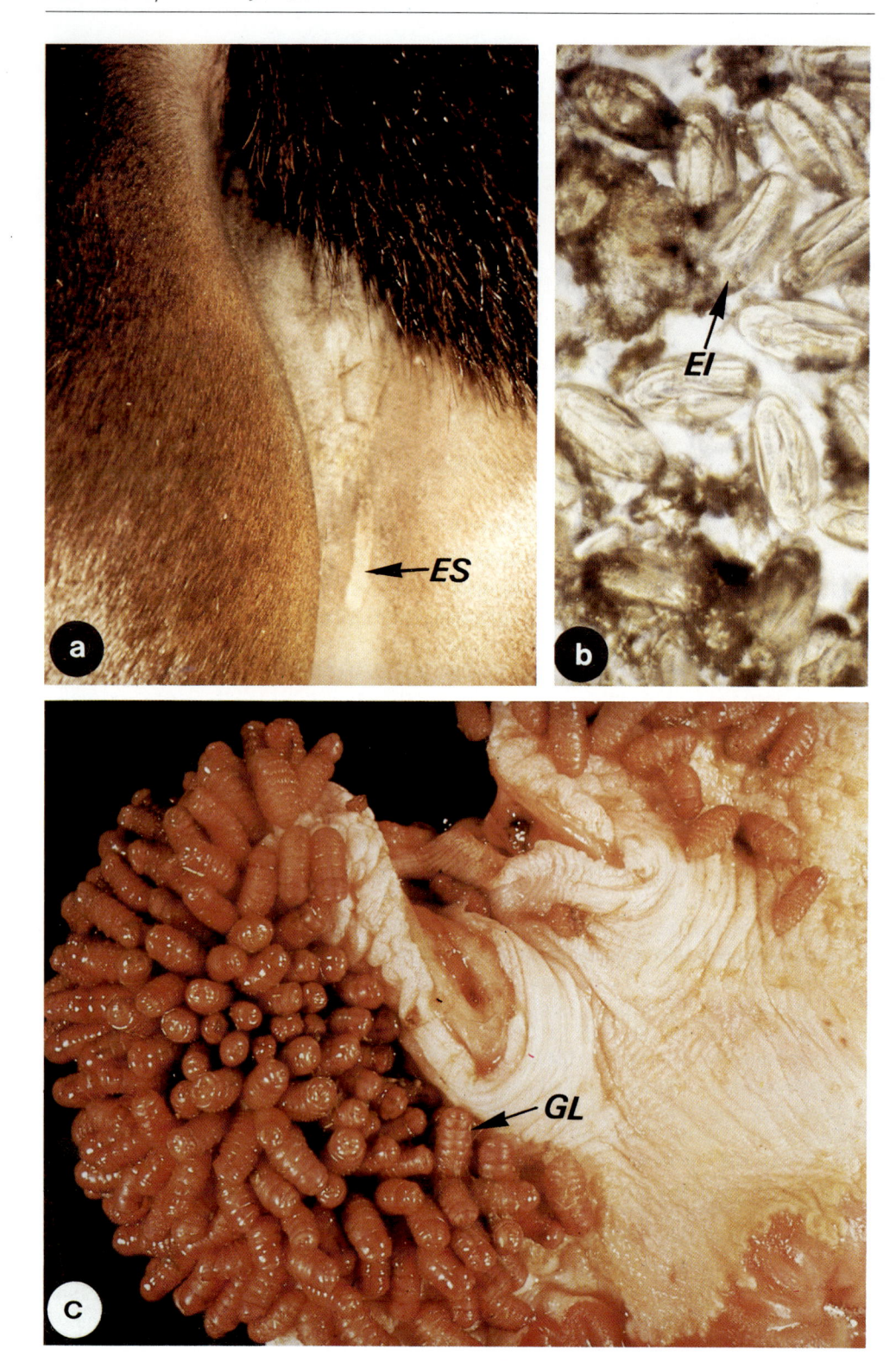

Auffinden abgestorbener Weibchen im Kot. Bei *P. vivipara* ist die Larvenanreicherung im Baermann-Trichter (s. S. 6) erforderlich. Auffinden von abgescheuerten Stellen an der Schwanzrübe.
5. **Infektionsweg:** Oral, durch Aufnahme von Eiern, bzw. Larven *(P. vivipara)* mit kontaminiertem Futter; Eigeninfektion *(P. vivipara)*.
6. **Prophylaxe:** Waschen der Analgegend; regelmäßige (tägliche) Entfernung der Streu (ohne Kontakt zur Krippe).
7. **Inkubationszeit:** 8–10 Tage.
8. **Präpatenz:** 4–5 Monate.
9. **Patenz:** Etwa 10 bis 14 Tage (Weibchen sterben nach Eiablage, Männchen nach Begattung).
10. **Therapie:** Die gebräuchlichen Anthelminthika haben p.o. eine gute Wirkung auf Adulte (z. B. **PYRANTEL**-Pamoat/Banminth® für über 8 Wochen alte Pferde 1 × 19 mg/kg Kgw; **PIPERAZIN**, ca. 90 mg Base pro kg Kgw); wegen der langen Präpatenzperiode sollten jedoch Benzimidazol-Präparate mit m.o.w. ausgeprägter Immaturen-Wirkung Anwendung finden wie **CAMBENDAZOL** (Cambenzole®: 1 × 20 mg/kg Kgw), **FEBANTEL** (Rintal®: 1 × 6 mg/kg), **FENBENDAZOL** (Panacur®: 1 × 7,5 mg/kg Kgw), **MEBENDAZOL** (Telmin®: 1 × 10 mg/kg Kgw), **TIABENDAZOL** (Thibenzole®: 1 × 50 mg/kg Kgw). Für s.c. Applikation s. **IVERMECTIN** (Ivomec®) S. 124.

Gasterophilus sp. (Magendasselfliegen)[7]

1. **Geographische Verbreitung:** Weltweit.
2. **Artmerkmale:** Adulte Fliegen der Gattung *Gasterophilus* (am verbreitetesten *G. intestinalis*) werden bis zu 1,8 cm lang, erscheinen rotgelb, braunschwarz oder kastanien-braun und nehmen als Adulte keine Nahrung mehr auf. Die Weibchen legen ihre gedeckelten Eier direkt an verschiedenen Körperstellen (artspezifisch: Maul, Nüstern, Beine, Schulter, Flanken etc.) der Pferde oder an bestimmten Futterpflanzen ab. Die schlüpfenden Larven dringen in die Mundschleimhaut (direkt nach Ei-Ablage oder beim Lecken am Bein etc. wegen Juckreiz) ein und gelangen nach einer Häutung als Larve II an ihren spezifischen Sitz (Magen, Duodenum bzw. Rektum), wo sie sich mit ihren beiden Mundhaken in der Schleimhaut verankern und diese anfressen. Sie werden bis zu 2 cm lang, sind rötlich oder gelbbraun und weisen 11 Ringe, die artspezifisch mit Haken besetzt sind (**Abb. 4.10c**), auf. Die Larve III wird etwa nach 8–10–12 Monaten mit den Fäzes ausgeschieden, verpuppt sich im Erdboden. Nach 3–5 Wochen schlüpft dann die adulte Fliege.
3. **Symptome der Erkrankung:** Zunächst Entzündungen der Mundschleimhaut; bei Massenbefall Gastritis, Verdauungsstörungen (im Herbst), Abmagerung; Anämie, Mattigkeit, Koliken; bei starkem Befall (bis 1000 Larven) auch Todesfälle (Kachexie).
4. **Diagnose:** Nachweis der Eier an Prädilektionsstelle; direkter Nachweis der Larven durch Gastroskopie; evtl. Auffinden abgestorbener Larven im Kot.
5. **Infektionsweg:** Oral, durch Eindringen der Larven I.

---

[7] Die Larven werden auch noch trivial als Magenbremsen bzw. Magendasseln bezeichnet.

Abb. 4.10:
a) *Oxyuris equi;* Eischnüre (ES) am Anus des Pferdes. × 10
b) *O. equi;* larvenhaltige Eier (EI); LM-Aufnahme einer Kotschnüre. × 250
c) *Gasterophilus* sp.-Larven; Makroaufnahme eines geöffneten Magens mit zahlreichen Magendasseln (GL). × 1

6. **Prophylaxe:** Abwaschen von Eiern aus dem Fell mit warmem Wasser mit Insektizid-Zusatz; konsequente Chemotherapie befallener Tiere ein- bis zweimal pro Jahr: ca. 4 Wochen nach dem ersten Frost (wenn keine Adulten mehr fliegen) und zum Winterende, um die nächsten Fliegengeneration klein zu halten.
Abwehr anfliegender Magendasselfliegen durch Repellentien ist nur für Stunden erfolgreich.
7. **Inkubationszeit:** Im Mundbereich 3–4 Tage; im Verdauungstrakt 3–4 Wochen.
8. **Präpatenz:** Larvenabgang nach etwa 8 und mehr Monaten p.i.
9. **Patenz:** Befall dauert 8–12 Monate.
10. **Therapie:** Behandlung der Larven II und III im Verdauungstrakt mit **METRIFONAT** (Neguvon®: 35–40 mg/kg Kgw p.o.) oder mit **METRIFONAT**-Kombinationen wie z.B. Rintal Plus® oder Telmin Plus®.
Aus der Literatur ist gleichfalls die gute Wirkung von **IVERMECTIN** (Ivomec®: 0,2 mg/kg Kgw s.c. bekannt; eine orale Formulierung (Ivomec® P) ist in Vorbereitung. **Vorsicht:** Evtl. parallele Klostridien-Infektion)[8].

---

[8] Lit. s. Newsletter July 1984, No. 2, American Assoc. Equine Practioners, 56–57.

4.2 Stadien im Urin und Genitalsekreten

In Genitalsekreten und im Urin treten neben gelegentlich anzutreffenden, «verirrten» Nematoden(larven) bei Pferden im wesentlichen nur Protozoen auf (s. u.).

Trypanosoma equiperdum

1. **Geographische Verbreitung:** Weltweit, in Europa z. Zt. nur in südlichen Ländern. Beschälseuche der Pferde und Esel ist in Deutschland seit 1953 nicht mehr festgestellt worden.
2. **Artmerkmale:** Die mit einer Geißel und undulierenden Membran versehenen (trypomastigoten) Erreger (**Abb. 4.11**) von etwa 25 µm Länge vermehren sich durch Längsteilung im Urogenitalbereich. Sie verursachen zunächst Läsionen der Genitalschleimhäute (Präputium, Vagina), dringen dann aber via Blut und Lymphe in das ZNS vor.
3. **Symptome der Erkrankung (Beschälseuche, Dourine):** Langsam verlaufende Geschlechtskrankheit der Pferde und Esel, Krankheitserscheinungen schon 1 Woche oder mehrere Monate nach der Ansteckung sichtbar. Beim **Hengst** Schwellung des Penis, Ausfluß aus der Harnröhre, Harndrang, Schwellung der Inguinallymphknoten, häufige Erektion des Penis, erhöhter Geschlechtstrieb.
Bei der **Stute:** Harndrang, ‹Dauerrossigkeit›, Schwellung der Scheide. Später bei ♀ und ♂ weiße Flecken (Krötenflecken) im Bereich der Geschlechtsorgane und Quaddeln (Urtikaria; Talerflecken); später Ödeme an Unterbrust und Unterbauch, schließlich unsicherer Gang, Lähmungen durch Polyneuritis mit typischen Ausfallerscheinungen: Ptosis, Kehlkopfpfeifen, Penisvorfall, relativ hohe Mortalität.
4. **Diagnose: Anzeigepflichtige**[9] **Tierseuche** nach § 10 (1) TierSG (Fassung, 28. 3. 1980, BGBl. I, S. 386).
Nachweis der Trypanosomen (**Abb. 4.11**) im Sediment des Urins, in Ausstrichen des Harnröhren- bzw. Scheidenausflusses (sicher!) oder im Blutausstrich (sehr selten). Am sichersten ist jedoch der serologische Nachweis (KBR, ELISA) oder Tierversuch (Kaninchen).
Differentialdiagnose: Deckdruse, Bläschenausschlag zeigen einzelne ähnliche Krankheitserscheinungen.

---

[9] **Anzeigepflicht** bedeutet, daß Tierbesitzer und deren Vertreter, aber auch Tierärzte und andere Personen, die mit Haltung und Behandlung oder auch Dienstleistungen an Tieren betraut sind, der zuständigen Behörde oder dem beamteten Tierarzt unverzüglich den Verdacht auf den Ausbruch einer anzeigepflichtigen Tierseuche zu melden haben. Die kranken und verdächtigen Tiere sind von Orten, an denen Gefahr der Ansteckung fremder Tiere besteht, fernzuhalten. Weitere anzeigepflichtige Seuchen sind: **Räude der Einhufer und Schafe** (s. Pferd bzw. Wiederkäuer, S. 213), **Deckinfektionen des Rindes** (u. a. *Tritrichomonas foetus*, s. Wiederkäuer, S. 181) und die bösartige **Faulbrut, Milbenseuche und Varroatose der Bienen** (s. S. 424). Zu den **meldepflichtigen Tierkrankheiten** (Verordnung über meldepflichtige Tierkrankheiten vom 09. 08. 1983; BGBL. I, S. 1095) gehört die **Toxoplasmose** (s. Fleischfresser S. 49, 67; Wiederkäuer, S. 196; u. a. Tierspezies, S. 105, 144). Die Krankheiten können in ihrem Auftreten einen ähnlichen seuchenartigen Chrakter zeigen, wie die anzeigepflichtigen Tierseuchen. Sie werden in der Regel jedoch nicht staatlich bekämpft. Es wird ggf. nur die Notwendigkeit staatlicher Maßnahmen untersucht (gewissermaßen Warteliste für anzeigepflichtige Tierseuchen). Zur Meldung verpflichtet sind Tierärzte und die Leiter der staatlichen Vet. Untersuchungsämter, Tiergesundheitsämter oder sonstiger öffentlicher oder privater Untersuchungsstellen. Meldung hat in der Regel an den beamteten Tierarzt bzw. die Kreisverwaltungsbehörde zu erfolgen (§ 9, **TierSG**).

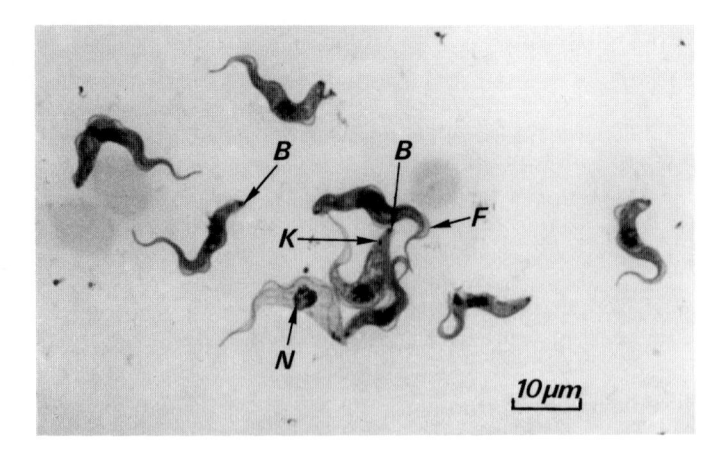

Abb. 4.11: LM-Aufnahme von trypomastigoten Stadien von *Trypanosoma equiperdum*. Der Kinetoplast (K) liegt subterminal.

B = Basalapparat der Geißel
F = Flagellum (Geißel)
K = Kinetoplast
N = Nucleus (Kern)

5. **Infektionsweg:** Durch Kontakt bei Deckakt, evtl. Fliegen.
6. **Prophylaxe:** Regelmäßig serologische Untersuchung.
7. **Inkubationszeit:** Variabel (5 Tage bis einige Monate).
8. **Präpatenz:** 5 Tage.
9. **Patenz:** Evtl. Jahre.
10. **Therapie:** Die Bekämpfung ist hier durch das TierSG (Fassung 28. 3. 1980, BGBL. I, S. 386) geregelt. Ausschluß der erkrankten oder verdächtigen Hengste und Stuten von der Begattung und ihre Absonderung von unverdächtigen Tieren (versuchsweise Behandlung mit trypanoziden Präparaten: **SURAMIN** oder **QUINAPYRAMIN,** sofern erhältlich).

Klossiella equi

1. **Geographische Verbreitung:** Weltweit.
2. **Artmerkmale:** In der Niere werden dünnwandige Oozysten[10] von 50–100 µm Durchmesser angetroffen, die etwa 38–60(40) Sporozysten (4–6 × 6–10 µm) mit je 10–15 Sporozoiten enthalten. Die Sporozysten werden mit dem Urin frei (**Abb. 4.12**). Die Gesamtentwicklung (Schizo-, Gamo- und Sporogonie) läuft somit in Epithelzellen der Nierentubuli (u.a. Henlésche Schleife) ab.
3. **Symptome der Erkrankung (Nierenkokzidiose):** Hämaturie, häufiger Harndrang.
4. **Diagnose:** Nachweis der dünnwandigen, sporuliert abgesetzten Sporozysten im Urinsediment.
5. **Infektionsweg:** Oral, durch Aufnahme von Sporozysten. Die Sporozoiten gelangen auf dem Blutweg in die Niere.
6. **Prophylaxe:** Siehe *Eimeria leuckarti* S. 118.
7. **Inkubationszeit:** Unbekannt.
8. **Präpatenz:** Unbekannt.
9. **Patenz:** Unbekannt.
10. **Therapie:** Unbekannt; Einsatz von Kokzidiostatika wurde noch nicht erprobt.

---

[10] u. a. Vetterling, J. M., Thompson, D. E. (1972): *Klossiella equi* from equids. J. Parasitol. 58, 589–594.

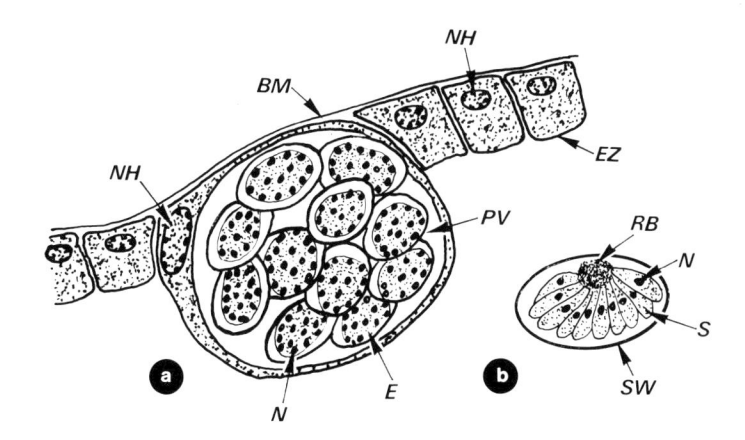

Abb. 4.12: *Klossiella equi.*
a) Schematische Darstellung einer befallenen Nierenkanalzelle (EZ), die zahlreiche, sich entwickelnde Sporozysten (E) enthält.
b) Schematische Darstellung einer ausdifferenzierten Sporozyste im Urin.

BM = Basalmembran
E = Sporozyste in der Entwicklung
EZ = Endothelzelle
N = Nucleus
NH = Nucleus der Wirtszelle
PV = Parasitophore Vakuole
RB = Restkörper (= residual body)
S = Sporozoit
SW = Sporozystenwand

4.3 Stadien im Blut

Im **Blutausstrich** können eine Reihe von Erregern angetroffen werden.

A: **Einzeller (Protozoa)**
1. *Trypanosoma equiperdum*, Erreger der **Beschälseuche** s. S. 135 (selten);
2. *Toxoplasma gondii* (Gewebe-Merozoiten), Erreger der **Toxoplasmose s. S. 105, 144.** (selten);
3. *Sarcocystis*-Arten (Endothel-Merozoiten, Zystenmerozoiten), **s. S. 142** (selten, nur während der akuten Phase);
4. *Babesia equi* und *B. caballi* (Merozoiten), Erreger der **Pferdepiroplasmosen, s. S. 138.**

B: **Mehrzeller (Metazoa)**
1. Wandernde Nematodenlarven (z. B. *Parascaris equorum*, s. S. 122, *Strongylus vulgaris*, s. S. 125, *Dictyocaulus arnfieldi*, s. S. 124, *Strongyloides westeri*, s. S. 125);
2. Mikrofilarien der Filarie *Setaria equina*, s. S. 140.

In Blutgefäßen (vor allem) des Mittelfußknochens und des Fesselbeines können zudem adulte Filarien (**Makrofilarien**) der Art *Elaeophora böhmi* auftreten, die infolge von Durchblutungsstörungen und Entzündungen der Gefäßwände zu Lahmheiten führen sollen.

Piroplasmen

1. **Geographische Verbreitung:** Weltweit, in Europa in südlichen Ländern bei Equiden (auch Esel, Maulesel, -tier).
2. **Arten:**
   a) ***Babesia equi:*** Häufigere Art; lymphozytäre Stadien vorhanden (**Abb. 4.13a**); erythrozytäre Stadien (Merozoiten) häufig in Vierzahl (als sog. Malteserkreuz, **Abb. 4.13b**) erreichen eine Länge von etwa 2 μm. Überträger sind Zecken der Gattung *Hyalomma*, aber auch *Rhipicephalus evertsi* s. S. 224, die in der Regel ihre Nachkommen nicht infizieren (= **keine transovarielle** Übertragung).
   b) ***B. caballi:*** Merozoiten (ausschließlich in Erythrozyten) sind von birnenförmiger Gestalt, erreichen eine Länge von etwa 3 μm (**Abb. 4.13c**) und bilden während der Zweiteilung häufig einen spitzen Winkel zueinander (**Abb. 4.13c**). Überträger sind Zecken der Gattungen *Hyalomma, Dermacentor* und *Rhipicephalus*. Eine **transovarielle Infektion** der Zeckennachkommen erfolgt **regelmäßig**.
3. **Symptome der Erkrankung (Babesiose):** *B. equi* ist pathogener (Parasitämie bis 80% der Erythrozyten) als *B. caballi* (bis 10%). Generell treten hohes Fieber, Apathie, Hämorrhagien, hämolytische Anämie, Ikterus, Splenomegalie und Leberschwellungen auf. Während bei *B. equi* Hämoglobinurie (dunkler Urin) häufig auftritt, ist dies bei *B. caballi*-Infektionen relativ selten. Perakut bzw. akut verlaufende Infektionen führen innerhalb weniger Tage zum Tod, besonders bei älteren Pferden (akutes Lungenödem). Nach Überstehen der Infektion bildet sich in der Regel eine **Prämunität** aus (keine Kreuzimmunität zwischen beiden Arten).
   Chronische Erkrankungen (insbesondere bei *B. caballi*-Infektionen) ziehen sich über Monate bis vier Jahre hin, sind oft mit Abmagerung und Schwäche der Hinterhand verbunden (und bedingen zudem eine allgemeine Anfälligkeit).
4. **Diagnose:** Nachweis der Parasiten im Blutausstrich (bei akuten Fällen) innerhalb der

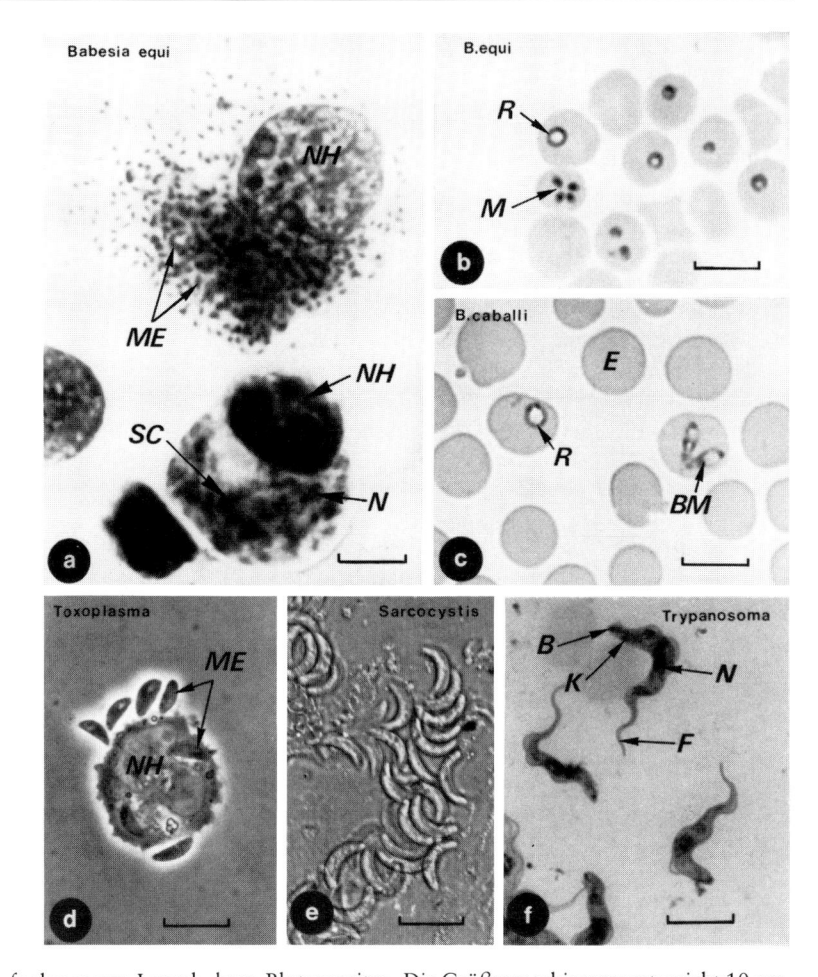

Abb. 4.13: LM-Aufnahmen von Lymph- bzw. Blutparasiten. Die Größenmarkierung entspricht 10 µm.
a) *Babesia equi;* aus Schizonten (SC) gehen in Lymphozyten Merozoiten (ME) hervor, die durch Platzen der Wirtszelle freigesetzt werden.
b, c) Erythrozytäre Stadien der *Babesia*-Arten; für *B. equi* sind sog. Malteser-Kreuz- Stadien charakteristisch.
d) *Toxoplasma gondii;* Entwicklung von Merozoiten (ME) innerhalb von beweglichen Wirtszellen.
e) Merozoiten von *Sarcocystis* sp., die durch Platzen ihrer Wirtszelle in die Blutbahn gelangen können.
f) *Trypanosoma equiperdum;* die trypomastigoten Stadien sind durch einen subterminalen Kinetoplast (K) gekennzeichnet.

B   = Basalapparat
BM = Birnenförmiger Merozoit
E   = Erythrozyt
F   = Flagellum
K   = Kinetoplast
M   = Merozoitenteilungsbild (= Malteser-Kreuz)
ME = Merozoit (= beweglicher, ungeschlechtlicher Parasit)
N   = Nucleus
NH = Nucleus der Wirtszelle
R   = Rundliches Stadium
SC = Schizont

ersten 14 Tage. Danach schwierig. Empfohlen werden dann serologische (KBR, ELISA) Untersuchungen[11] durch Speziallaboratorien (s. S. 18, 20).
5. **Infektionsweg:** Perkutan, durch Zeckenbiß; im Speichel sind die infektiösen Sporozoiten enthalten.
6. **Prophylaxe:** Regelmäßige Kontrolle auf Zecken; Meiden von Weiden, die mit Zecken kontaminiert sind. **Versuchsweise:** Waschbehandlung mit Kontakt-Akariziden vor oder während der Weideauftriebs (Details s. Räudemilben **S. 148**) oder **IMIDOCARB** (Imizol® bzw. Forray®, 1 × 2,4 mg/kg Kgw = 2 ml/100 kg Kgw i.m. bietet Schutz für etwa 1 Monat).
7. **Inkubationszeit:** 2–10 Tage.
8. **Präpatenz:** 2–7 Tage.
9. **Patenz:** Evtl. mehrere Jahre (bes. *B. caballi*).
10. **Therapie:** *B. caballi* läßt sich chemotherapeutisch günstiger als *B. equi* beeinflussen. Folgende Substanzen zeigen Wirkung:
    A: **IMIDOCARB** = Imizol® und Imixol® (Coopers), beide in Deutschland nicht registriert. Dosierung für beide gleich: 2,4 mg/kg Kgw = 2 ml/100 kg Kgw i.m. (**klin. Heilung** mit Ausbildung einer **Prämunität**).
    Sterilisation der Infektion: *B. equi* 4 × 4,8 mg/kg (4 × 4 ml/100 kg Kgw).
    B. caballi 2 × 2,4 mg/kg (2 × 2 ml/100 kg Kgw)
    jeweils in Abständen von 72 h i.m.; beim Esel, Maulesel, Maultier 2,4 mg/kg/Dosis nicht überschreiten.
    B: **QUINURONIUM**-Sulfat = Acaprin® (in Deutschland nicht mehr registriert) nur subkutan verabreichen! 1 × Gabe = **klin. Heilung (Prämunität)**. 1,2 ml (5%ige Lösung) je 100 kg Kgw (Dosis auf 2 Injektionen verteilen, Abstand 6 h: bei Nebenerscheinungen 1–1,5 ml/100 kg Kgw Atropinsulfat (1%)).
    C: **Berenil®:** 1 g Granulat enthält: **DIMINAZEN**aceturat 445 mg und **PHENAZON** 555 mg; als Dosis gilt 3,5 mg/kg Wirkstoff/kg Kgw i.m.; injektionsfertige Lösung 7%ig = 5,0 ml je 100 kg Kgw.
    Klinische Heilung (Prämunität) beider *Babesia*-Arten bei 4 mg/kg Kgw. Eine sichere parasitäre Heilung ist erst nach Verdoppelung der Dosis und Wiederholung der Behandlung zu erwarten (= **Sterilisation der Infektion**). Wichtig ist jedoch das Verteilen der Dosis auf mehrere Injektionsstellen.
    D: **AMICARBALID**(di)isethionat = Diampron® (May und Baker) oder Pirodia® (S.P.E.-C.I.A., Rhône-Poulenc)[12] sind beide in Deutschland nicht registriert. **Klinische Heilung (Prämunität** gegen *B. caballi*) bei i.m.-Injektion von 5–10 mg/kg Kgw.

Setaria equina (Bauchhöhlenfilarie)

1. **Geographische Verbreitung:** Weltweit; in Europa vorwiegend in östlichen bzw. südlichen Ländern.
2. **Artmerkmale:** Die Adulten (♀ bis 15 cm, ♂ bis 8 cm lang) parasitieren in der Bauchhöhle (selten Skrotum, Leber, Milz, Pleuralhöhle, Lunge, Perikard). Die Weibchen setzen gescheidete Mikrofilarien von 260 µm Länge ab, die ein abgerundetes Vorderende, ein

---

[11] Ist erforderlich bei Export von Tieren nach USA, Kanada und Australien bzw. bei der Teilnahme an Turnieren in diesen Ländern.
[12] Die Herstellung von Pirodia® wurde z. Zt. von der Firma eingestellt.

S-förmiges Hinterende und einen deutlichen, etwa 40 µm langen Innenkörper aufweisen (**Abb. 4.15a**). Überträger sind wahrscheinlich Stechmücken (*Aedes*-Arten).
3. **Symptome der Erkrankung:** Oft symptomlos; selten Anzeichen einer Peritonitis, bei Befall des Skrotums: Schmerzempfindlichkeit; durch Mikrofilarien, die sich im Auge (Vorderkammer, Glaskörper) befinden, werden Tränenfluß, Trübung der Hornhaut und evtl. Erblindung ausgelöst. Im Gehirn treten bei Einwanderung evtl. Encephalomyelitis auf.
4. **Diagnose:** Nachweis der Mikrofilarien (**Abb. 4.15a**) im Blutausstrich (**s. S. 10**) bzw. nach Anreicherung (**s. S. 11**). Spiegelung des Auges: Mikrofilarien im Kammerwasser.
5. **Infektionsweg:** Perkutan, durch Mückenstich (evtl. *Aedes*-Arten).
6. **Prophylaxe:** Fernhalten der Zwischenwirte durch Repellentien, die allerdings nur für Stunden wirken.
7. **Inkubationszeit:** Wochen bis Monate.
8. **Präpatenz:** 7–10 Monate.
9. **Patenz:** Jahre
10. **Therapie:** Die Mikrofilarien können **versuchsweise** mit **DIETHYLCARBAMAZIN** (Coopers; 25–100 mg/kg Kgw oral über mehrere Tage) oder mit **IVERMECTIN** (Ivomec®: 0,2–0,5 mg/kg Kgw s.c. bekämpft werden. **Vorsicht:** Evgl. parallele Klostridien-Infektion!). Eine Behandlung der Makrofilarien, die allerdings nur selten eine Therapie erfordern, ist praktisch z. Zt. nicht möglich.

Mechanisch können Mikrofilarien-Ansammlungen im Auge durch Inzision der Hornhaut entfernt werden; Abklingen der klin. Symptome binnen einer Woche bei entsprechender Wundversorgung.

4.4 Stadien in inneren Organen

Hier werden zwei Organsysteme ausgewählt, in denen einige Parasiten jeweils ihren hauptsächlichen Sitz haben:
Muskulatur und **Bindegewebe**
Daneben treten in nahezu allen anderen Organen des Pferdes sog. **passagere Parasiten** auf, die diese nur passieren oder sich in diese «verirrten«, aber ihren hauptsächlichen Sitz im Darm, Blut etc. haben und dann über die jeweiligen Nachweisverfahren (s. o.) erfaßt werden können.

4.4.1 Muskulatur und Bindegewebe

In der Muskulatur und im Bindegewebe sind neben passierenden Parasitenstadien insbesondere folgende Erreger anzutreffen:

A: **Einzeller (Protozoa)**
  1. Gewebezysten der *Sarcocystis*-Arten (Abb. 4.14), s. S. 142.
  2. Gewebezysten von *Toxoplasma gondii* (Abb. 3.10e), s. S. 144.

B: **Mehrzeller (Metazoa)**
  1. Finnen verschiedener Bandwürmer (Abb. 3.9), s. S. 144.
  2. Adulte Filarien, s. S. 140.

Sarcocystis-Arten

1. **Geographische Verbreitung:** Weltweit.
2. **Arten:**
   a) ***Sarcocystis bertrami:*** Makroskopisch sichtbare Zysten (bis 15 mm Länge) mit haarförmigen Vorwölbungen. Endwirt noch nicht im Experiment nachgewiesen.
   b) ***S. equicanis*[13]:** Mikroskopisch sichtbare Zysten von etwa 600 µm × 50 µm Größe (Abb. 4.14a). Die Vorwölbungen stehen anfangs aufrecht, erscheinen später haarförmig und erreichen eine Länge von 5–11 µm (Abb. 4.14). Endwirt ist der Hund (s. S. 50), der 8 Tage p.i. 15 µm × 10 µm große Sporozysten für mindestens 21 Tage (Patenz) ausscheidet. Die Gewebezysten in der Muskulatur (besonders häufig im Schlund!) der Pferde entstehen nach einer Schizogonie (2 Generationen) innerhalb der Endothelien (etwa vom 30. Tag p.i.) und sind ab dem 60.–90. Tag p.i. infektionsfähig (wenn ausreichend bananenartige, bewegliche Zystenmerozoiten ausgebildet sind).
3. **Symptome der Erkrankung:** Beim Pferd treten in der Regel keine klinischen Symptome auf. Gelegentlich wurden allerdings die Sarkosporidien für eine **Myositis** (herdförmig oder generalisiert) und die dadurch bedingten Bewegungsstörungen verantwortlich gemacht.
4. **Diagnose:** Nachweis der Gewebezysten im Quetschpräparat (s. S. 14), im histologischen Schnitt einer Biopsie (s. S. 14) oder durch Einsatz der Trypsin-Verdauung (s. S. 14).
5. **Infektionsweg:** Oral, durch Aufnahme von Sporozysten aus den Fäzes von Hunden (s. S. 52) mit kontaminiertem Gras während des Weidens.

---

[13] Die Art *S. fayeri* soll nach mündlicher Auskunft der Beschreiber (Dubey, Fayer) doch identisch mit *S. equicanis* sein.

6. **Prophylaxe:** Keine Verfütterung von rohem Pferdefleisch an Hunde.
7. **Inkubationszeit:** Wenn überhaupt Symptome: Monate.
8. **Präpatenz:** Zysten werden in der Muskulatur nach etwa 30–40 Tagen nachweisbar.
9. **Patenz:** Jahre.
10. **Therapie:** Unbekannt, auch nicht erforderlich.

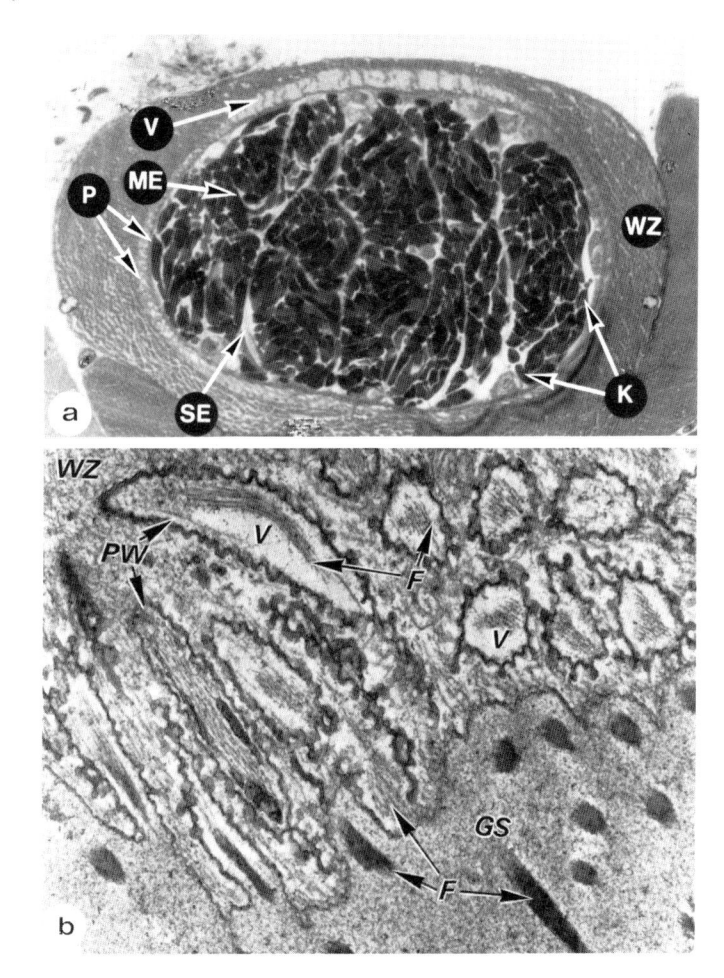

Abb. 4.14: *Sarcocystis equicanis;* Schnitte durch Zysten in der Muskulatur.
a) LM-Aufnahme eines Semidünn-Schnitts. × 1000
b) Transmissions-EM-Aufnahme eines Schnitts durch die Zystenperipherie; die Vorwölbungen (V) der Zystenoberfläche sind längs bzw. quer getroffen. × 25 000

F = Filamente in den Vorwölbungen
GS = Grundsubstanz des Zysteninneren
K = Kammerartiger Innenraum
ME = Merozoit
P = Palisadenartige Vorwölbungen (erscheinen als Wand)
PW = primäre Zystenwand
SE = Septum der GS
V = Vorwölbung
WZ = Wirtszelle

Toxoplasma gondii

In Muskelzellen des Pferdes treten wie in einer Reihe anderer Zwischenwirte (besonders u. a. bei Schweinen, s. S. 105) Gewebezysten von *T. gondii* auf (**Abb. 3.10e**), die sich hier nach oraler Aufnahme von sporulierten Oozysten aus den Fäzes des Endwirts (Katze s. S. 49) entwickeln. Ihre Daten (Morphologie, Abmessungen und Pathogenität) entsprechen den Verhältnissen bei anderen Zwischenwirten (s. S. 196).

Taenia-Finnen (Bandwurm-Larven)

1. **Geographische Verbreitung:** Weltweit.
2. **Arten:**
   a) **Hydatiden** (mehrere cm im Durchmesser) bzw. multilokuläre Zysten der Hundebandwürmer *Echinococcus granulosus* und *E. multilocularis* (s. S. 24; Abb. 3.9a,b).
   b) *Cysticercus inermis (bovis)*, die etwa 1,5 cm großen Larven des «Rinderbandwurms» *Taenia saginata* (s. Abb. 3.11c), der als Adultus beim Menschen parasitiert.
   c) *Cysticercus tenuicollis*, die flaschenhals-artig gestielte Larve (**Abb. 3.9c**) des Bandwurms *Taenia hydatigena*, der als Adultus im Hundedarm lebt (s. S. 31).
   d) *Coenurus cerebralis*, die etwa 1 cm große, mehrere Protoskolizes enthaltende Larve des Bandwurms *Taenia multiceps* (s. S. 31), der als Adulter bei Caniden auftritt.
3. **Symptome der Erkrankung:** Bei Befall der Muskulatur und des Bindegewebes verläuft der Befall meist symptomlos. Treten jedoch Finnen z. B. im Gehirn, Lunge, Knochen etc. auf, kommt es zu organspezifischen Ausfallerscheinungen.
4. **Diagnose:** *Intra vitam* nur durch serologische Untersuchung des Blutes durch Speziallaboratorien (s. S. 18) möglich, aber Kreuzreaktionen zu anderen Helminthen!
5. **Infektionsweg:** Oral, durch Aufnahme von Futter, das mit Bandwurmeiern (mit der darin enthaltenen Oncosphaera-Larve, **Abb. 2.12c**) verunreinigt ist (nach Auswandern der Bandwurm-Proglottiden aus den Fäzes der jeweiligen Endwirte: Hund, Fuchs, Mensch).
6. **Prophylaxe:** Keine Verfütterung von rohem Fleisch an Hunde; Freihalten der Weiden von Hunde-Fäzes.
7. **Inkubationszeit:** Variabel, Wochen bis Monate; die Finnen wachsen i. a. sehr langsam.
8. **Präpatenz:** Die Zysten werden erst Wochen nach der Infektion makroskopisch sichtbar.
9. **Patenz:** Jahre.
10. **Therapie:** Wenn Verdachtsmomente für einen Befall durch Metazestoden (= Entwicklungsstadien von Bandwürmern) vorliegen, kann bei wertvollen Pferden versuchsweise eine Behandlung vorgenommen werden: Benzimidazol-Präparate in hoher Dosierung p.o. über mehrere Wochen (z. B. **FENBENDAZOL** 2000 mg/Tier/Tag bei Hydatiden); bei Cysticercus und Coenurus kann entsprechend Literatur- Hinweisen mit **PRAZIQUANTEL** (Droncit®: 2–4 × 50 mg/kg Kgw) oder **FENBENDAZOL** (Panacur®: 7 × 5 mg/kg Kgw bei Cysticercus; 3 × 25 mg/kg Kgw bei *Coenurus*) behandelt werden.

4.5 Parasiten der Körperoberfläche

4.5.1 Auge

Neben einer Reihe von passierenden Parasitenstadien (z. B. wandernde Wurmlarven) können der Nematode *Thelazia lacrymalis* (s. u.), die Mikrofilarien von *Setaria equina* und *Onchocerca*-Arten (s. S. 140, 147) sowie verschiedene Fliegenlarven (als Erreger einer Myiasis, s. S. 146) häufiger im Auge angetroffen werden.

Thelazia lacrymalis (Augenwürmer)

1. **Geographische Verbreitung:** Weltweit.
2. **Artmerkmale:** *T. lacrymalis* wird als Weibchen (**Abb. 4.15**) bis 18 mm lang (♂ bis 11 mm). Sie parasitieren im Konjunktivalsack, wobei das Weibchen embryonierte Eier an die Konjunktiva anheftet. Diese werden von Fliegen (u. a. *Musca autumnalis*) oral mit der Tränenflüssigkeit aufgenommen. In der Fliege entwickelt sich in etwa 2 Wochen aus der Larve 1 über zwei Häutungen die L_3, die aus dem Rüssel beim nächsten Saugakt auskriecht und im neuen Wirt über 2 weitere Häutungen zum Adultus heranwächst.
3. **Symptome der Erkrankung:** Akute Entzündung der befallenen Augenbereiche, diffuse Hornhauttrübung, Verfärbung (grau) der Iris. **Gefahr:** Erblindung!
4. **Diagnose:** Untersuchung der Tränenflüssigkeit nach Oberflächenanästhesie des Auges (z. B. Chibro-Kerakain, Vesiform®).
5. **Infektionsweg:** Durch Saugakt der Zwischenwirte (Fliegen).
6. **Prophylaxe:** Nur durch Fernhalten der Fliegen durch Einsatz von Repellentien, die aber nur für Stunden wirken.
7. **Inkubationszeit:** 2–3 Tage.
8. **Präpatenz:** 11 Wochen p.i. beginnt die Eiablage.
9. **Patenz:** 2–3 Monate bleiben die adulten Würmer lebensfähig.
10. **Therapie:** Medikamentelle Therapie versuchsweise mit **LEVAMISOL** (Citarin®: 2 ml in den Subkonjunktivalsack, oder 5 mg/kg Kgw p.o.) oder **FENBENDAZOL** (Panacur®: 5 × 10 mg/kg Kgw p.o.). Mechanische Entfernung der Adulten mit feiner Pinzette nach lokaler Oberflächenanästhesie; Wundversorgung unter Einschluß von Antibiotika-Augensalbe.

Abb. 4.15: *Thelazia lacrymalis*; Schematische Darstellung des Vorderendes.

CR = Kutikula-Ringelung
M = Mundöffnung
MH = Mundhöhle
OL = Oesophagus-Lumen
OM = Oesophagus-Muskulatur
SP = Sinnespapille

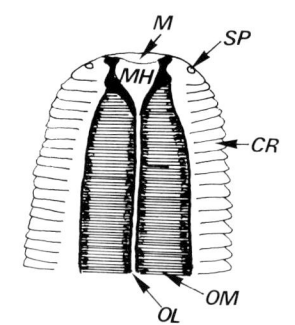

Rhinoestrus purpureus

Die Larven dieser sog. Nasen-Rachen-Dasselfliege werden von der weiblichen Fliege häufig auch an die Augenlider «bombenartig» abgesetzt und befallen von da aus das Auge. Der Fraßvorgang führt zu extremer Konjunktivitis, wobei die Larven (**Abb. 4.16**) in der Augenspülflüssigkeit nachgewiesen werden können. Weitere Angaben s. S. 150.

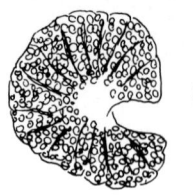

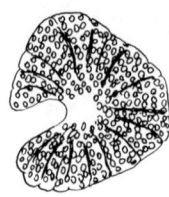

Abb. 4.16: *Rhinoestrus purpureus*; Schematische Darstellung der Stigmenplatten der Larve III.

4.5.2 Haut

In der Haut von Pferden lassen sich häufig folgende Erreger nachweisen:
1. Parafilarien (s. S. 146),
2. Filarien der Gattung *Onchocerca* (s. S. 147),
3. Räudemilben (s. S. 148),
4. Fliegenlarven, Erreger der Hautmyiasis (s. S. 150).

Parafilarien

1. **Geographische Verbreitung:** Weltweit, in Europa in südöstlichen Ländern.
2. **Artmerkmale:** *Parafilaria*-Arten (u. a. *P. multipapillosa*), die Weibchen werden bis 7 cm (♂ bis 3 cm) lang, leben im subkutanen Bindegewebe und rufen erbsengroße, blutgefüllte Knötchen hervor, in die die Eier abgelegt werden, aus denen nach kurzer Zeit Mikrofilarien (ca. 200 µm lang) schlüpfen (**Abb. 4.17b**). Bei intensiver Sonneneinstrahlung brechen diese prallgefüllten, granulomartigen Knötchen auf und das klinische Bild des «Sommerblutens» tritt auf. Die im blutigen Exsudat befindlichen, ungescheideten **Mikrofilarien** werden vom **Zwischenwirt** (Fliegen: *Haematobia*-Arten) mit Blut als Futter oral aufgenommen. Nach einer Wachstumsphase von etwa 2 Wochen ist die L_3 dann beim nächsten Saugakt wieder infektionsfähig.
3. **Symptome der Erkrankung:** Knötchen, die bei Sonneneinstrahlung aufbrechen und bluten: «**Sommerbluten**»; Sepsis bei bakterieller Infektion der Wunden.
4. **Diagnose:** Nachweis von Mikrofilarien im Ausstrich des Knötchenexudats.
5. **Infektionsweg:** Perkutan, beim Saugakt des Zwischenwirts.
6. **Prophylaxe:** Durch Fernhalten der Fliegen durch Einsatz von Repellentien, die aber nur für Stunden wirken.
7. **Inkubationszeit:** Monate.
8. **Präpatenz:** Monate.
9. **Patenz:** Jahre.
10. **Therapie:** Versuchsweise wurde mit **METRIFONAT** (Neguvon®: 35 mg/kg Kgw täglich für 4 bis 6 Tage) oder mit **DIETHYLCARBAMAZIN** (Coopers: 6–8 mg/kg Kgw für

10–20 Tage) behandelt. Nach Literatur-Berichten wirkt **FENBENDAZOL** (Panacur®: 5 × 50 mg/kg Kgw p.o.).
Wundversorgung, um bakterielle Infektion zu vermeiden.

Filarien

1. **Geographische Verbreitung:** Weltweit.
2. **Arten:** *Onchocerca cervicalis* (♀ bis 30 cm; ♂ 7 cm) lebt im Unterhautbereich des Nackenbandes, während *O. reticulata* (♀ 75 cm; ♂ 20 cm) vorwiegend in Bereichen des Musculus interosseus und der Beugesehnen angetroffen werden können. Die jeweils

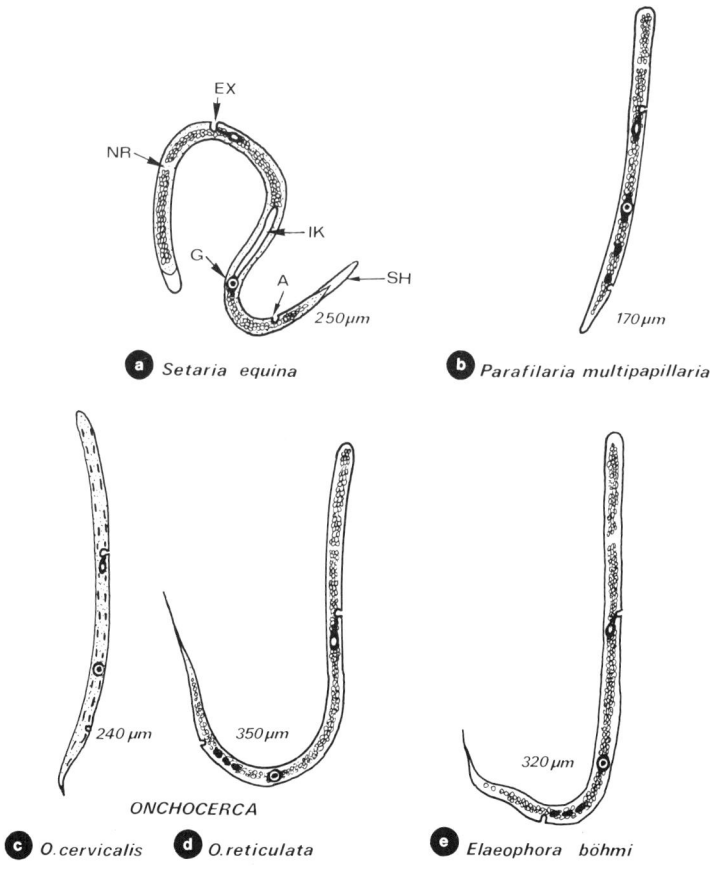

Abb. 4.17: Schematische Darstellung der Mikrofilarien (= L_1) verschiedener Filarien (nach Ausstrichen); die Maßangaben sind Mittelwerte der Längen.

A   = Analporus
EX = Exkretionsporus
G   = Genitalanlage
IK = Innenkörper
NR = Nervenring
SH = Scheide (sheath)

ungescheideten, in der Lymphe befindlichen Mikrofilarien werden bei der ersten Art 200–240 µm lang, bei der zweiten jedoch 330–370 µm (**Abb. 4.17c**). **Überträger** sind Gnitzen der Gattung *Culicoides*.
3. **Symptome der Erkrankung:** Besonders in den Sommermonaten hyalinisierte, verkalkte Bereiche der befallenen Zone; Ödeme, Fisteln; Störungen des Allgemeinbefindens; Störungen der Bewegungsfähigkeit bei Sitz im Sehnenbereich (= Stützbeinlahmheit); evtl. Beeinträchtigung des Sehvermögens durch ins Auge eingewanderte Mikrofilarien.
4. **Diagnose: Mikroskopischer Nachweis** der Mikrofilarien (**Abb. 4.17c,d**) in Hautproben (nach einigen Stunden in warmem Wasser sind Mikrofilarien ausgewandert) und im Ausstrich entnommener Gewebslymphe (Anritzen der Haut in schmerzenden Bereichen). **Serologischer Nachweis** in bestimmten Instituten (**s. S. 18**). **Makroskopischer Nachweis** von Wurmstücken aus Fisteln.
5. **Infektionsweg:** Perkutan, beim Saugakt der Gnitzen (L_3).
6. **Prophylaxe:** Nur durch Fernhalten der Gnitzen durch Einsatz von Repellentien, die aber nur für Stunden wirken.
7. **Inkubationszeit:** Monate.
8. **Präpatenz:** bis 1 ½ Jahre.
9. **Patenz:** Jahre.
10. **Therapie:** Chirurgische Entfernung der adulten Würmer (wo möglich); medikamentöse Wundversorgung bei Fisteln.
    Behandlung gegen Mikrofilarien – um keine Infektionsmöglichkeiten für die Zwischenwirte zu bieten – versuchsweise durch **DIETHYLCARBAMAZIN** (Fa. Coopers: 5–8 mg/kg s.c. täglich für 21 Tage), Begleittherapie mit Kortikosteroiden ist wegen zu erwartender allergischer Reaktionen erforderlich.
    Versuchsweise Behandlung auch mit **IVERMECTIN**[14] (Ivomec®: 0,2–0,5 mg/kg Kgw s.c. **Vorsicht:** Klostridien-Infektion möglich!).

Räudemilben

1. **Geographische Verbreitung:** Weltweit.
   Das klinische Bild der Räude wird durch Erreger verursacht, die verschiedenen Acarina-Familien zuzuordnen sind.
2. **Arten:**
   a) *Sarcoptes equi*[14] (vergl. **Abb. 3.12a**): ♀ bis 0,45 mm Länge, ♂ bis 0,25 mm, nur die beiden vorderen der vier Stummelbeinpaare von oben sichtbar; napfförmige Haftscheiben auf ungegliederten Stielen (**Abb. 2.25**; beim ♂ 1., 2., 4., beim ♀ 1. u. 2. Beinpaar); Sitz besonders an Kopf und Widerrist; diese Art ist selten.
   b) *Psoroptes*-Arten[14] (**Abb. 5.29a**; *P. equi, P. cuniculi*): ♀ werden bis 0,8 mm lang, ♂ bis 0,5 mm; sie sind länger als breit, alle Beine von dorsal sichtbar; Beine mit einer tulpenförmigen Haftscheibe auf langem, dreigliedrigen Stiel (**Abb. 5.29b**; beim ♂ an allen Beinpaaren, beim ♀ nicht am 3., das zwei lange Borsten trägt); befallen insbesondere geschützte Hautbereiche (u. a. Schwanzwurzel, Innenfläche der Beine, Hals, Unterbauch etc.); Befall ist relativ selten.
   c) *Chorioptes bovis*[15]; ♂ werden bis 0,6 mm lang; alle Beine von oben sichtbar, mit glockenförmiger Haftscheibe auf kurzem, ungegliederten Stiel (**Abb. 5.29d**; bei ♀

---
[14] S. Fußnote S. 134.
[15] Weitere Angaben **s. S. 213**; **Achtung:** *Sarcoptes*-Räude ist übertragbar auf den Menschen! Juckender Ausschlag, an Händen, Fingern und Armen ist die Folge.

nicht am 3. Beinpaar); Sitz besonders in der Haut der Fußenden und der Fesseln (Fußräude); *Chorioptes*-Befall ist relativ häufig, führt jedoch nur selten zu schweren Krankheitssymptomen.

d) *Demodex equi:* Beim Pferd relativ selten; Milben langgestreckt (bis 400 µm), walzenförmig, extreme Stummelbeine; in Haarbälgen; Eier mit 60–80 × 40 µm deutlich kleiner als bei *D. caballi,* wo etwa 100 µm Länge erreicht werden. *D. caballi* vorwiegend in Augenlidern (vergl. **Abb. 5.29e).**

3. **Symptome des Befalls (Räude):** Heftiger Juckreiz (beim Reiben oder Kratzen der erkrankten Stellen «Wohlbehagen»: z. B. Flehmen), Knötchen, Pusteln, Schuppen und Borken, Verdickung und Faltenbildung der Haut; haarlose Stellen.
4. **Diagnose:** Nachweis der Milben im Hautgeschabsel (**s. S. 16**). **Achtung:** *Sarcoptes-* und *Psoroptes-*Räude sind nach § 10 (1) TierSG anzeigepflichtige Seuchen[16].
5. **Befallsmodus:** Körperkontakt, Übertragung auch durch Pferdegeschirr.
6. **Prophylaxe:** Regelmäßige Desinfektion der Stallungen und Gebrauchsgegenstände mit Kontaktakariziden (CBM 8®, Permethrin 25®, Ardap®, INS 15). **Achtung:** Nicht am Tier anwenden!
7. **Inkubationszeit:** Variabel, abhängig vom Allgemeinzustand des Wirts.
8. **Präpatenz:** Als Entwicklungszeit werden etwa 9–10 Tage benötigt.

Tabelle 4.2: Präparate[1] zur Ektoparasitenbekämpfung bei Pferd und Schwein

Chemische Kurzbezeichnung	Handelsnamen	Hersteller	Wartezeit in Tagen eßbares Gewebe	Indikation
BROMOCYCLEN	Alugan®-Konzentrat	Hoechst	10 (Schwein) 20 (Pferd)	Räudemilben, Flöhe, Läuse, Haarlinge, Pferdelausfliege
HCH	Chlorhexol-Konzentrat	WdT	28	Räudemilben, Flöhe, Läuse, Zecken, Haarlinge, Fliegen, Mücken
HCH	Pecusanol® 80	Boehringer Ingelheim	28	Räudemilben, Flöhe, Läuse, Zecken, Haarlinge
HCH	Triplexan®	IFFA Merieux	28	Räudemilben, Flöhe, Läuse, Zecken, Haarlinge
METRIFONAT	Neguvon®-Pulver	Bayer	1	Räudemilben, Läuse, Haarlinge, Fliegen
HEPTENOPHOS	Ragadan®	Hoechst	2	Räudemilben, Flöhe, Läuse, Haarlinge
COUMAPHOS	Asuntol®-Emulsion 16%	Bayer	7	Räudemilben, Läuse, Zecken, Flöhe, Haarlinge, Lausfliegen, Stechfliegen, Fliegenlarven
FENTHION	Tiguvon® 2%ige Lsg.	Bayer	8 (Schwein)	,,
PHOXIM	Sebacil®-Lsg.	Bayer	28 (Schwein)	Räudemilben, Läuse, Zecken, Fliegen, Fliegenlarven in Wunden
IVERMECTIN	Ivomec®	MSD AGVET	28	Räudemilben, Läuse

[1] Aufgeführt in «Das Lexikon der Tierarzneimittel», 4. Aufl., 1984, Delta Verlag

9. **Patenz:** Die adulten Milbenweibchen leben maximal etwa 5 Wochen.
10. **Therapie:**
    A: *Sarcoptes-*(Grabmilbe) und *Psoroptes-*(Saugmilbe) **Räude** sind nach § 10 (1) TierSG anzeigepflichtige Seuchen[16]. Absonderung der verdächtigen Tiere und sofortige äußerliche Behandlung mit Kontaktinsektiziden (s. Tabelle S. 149), und zwar Ganzbehandlung der Tiere (Wasch- oder Sprühverfahren). **Versuchsweise IVERMECTIN** (Ivomec®) 0,2 mg/kg Kgw s.c., Paste in Vorbereitung. **Cave:** Klostridien.
    B: Bei *Chorioptes*-**Räude** wird lokal behandelt (distal ab Karpal- bzw. Tarsalgelenke). Die Behandlung ist mindestens 1 mal nach 8 Tagen zu wiederholen.
    Gleichzeitige Desinfektion der Gebrauchsgegenstände und Stallungen mit einem Präparat, das Langzeiteffekt hat, z. B. mit CBM8®, Permethrin 25® oder Ardap® (**Achtung:** Nur zur Stalldesinfektion verwenden).
    Nicht-Benutzen der Ställe und Geräte über 4 Wochen führt auch zur Entseuchung.
    C: **Versuchsweise** ist bei lokalisierter **Demodikose** auch **CLOSANTEL** (Fa. Janssen) einzusetzen: 1 × 5 mg/kg Kgw s.c. und wöchentliche Wiederholung mit 2,5 mg/kg s.c.

Nasen-, Rachen-, Haut-Dasselfliegen

1. **Geographische Verbreitung:** Weltweit.
2. **Arten:**
   a) ***Rhinoestrus purpureus,*** Nasendassel: Larven III gelblich, Dornenfelder am Vordergrund der Segmente, Mundhaken sehr kräftig; im Nasen- und Rachenraum, selten Auge.
   Bis zu 700 Larven I dieser sog. Nasen-Rachendasselfliege werden von der weiblichen Fliege im Fluge (in bis zu 40 Portionen) an die Choanen (auch Augenlider) «bombenartig» abgesetzt. Nach dem Heranwachsen (durch Fraß entsprechender Hautbereiche) werden die L III ausgehustet und abgestreift (**Abb. 4.16**). Nach einer temperaturabhängigen Verpuppungszeit (von 2–5 Wochen) schlüpfen die Adulten.
   b) *Hypoderma-*Arten: Oberseite stark bedornt (außer 10. Segment!); Stigmenplatten nierenförmig, mit engem, trichterförmigen Kanal; Larven werden aber nicht verpuppungsreif.
3. **Symptome des Befalls:**
   a) *Rhinoestrus:* Bei Befall des Auges Konjunktivitis; Husten, Niesreiz, Entzündungen, Lymphknotenschwellungen, Abmagerung, evtl. sogar Tod durch Sepsis bei Befall des Nasen-Rachen-Raumes.
   b) *Hypoderma:* Eitrige Beulen, Entzündungen.
4. **Diagnose:**
   a) *Rhinoestrus:* Nachweis der Larven in der Spülflüssigkeit von Nase bzw. Auge (**Abb. 4.16**).
   b) *Hypoderma:* Entnahme der Larven aus Beulen (**Abb. 5.31; 5.32b**).
5. **Infektionsmodus:** Das Fliegenweibchen setzt an den Augen oder auf dem Fell Larven bzw. Eier *(Hypoderma)* ab.
6. **Prophylaxe:** Nur sehr begrenzt durch Waschungen mit Insektiziden; Repellentien haben nur Wirkung über wenige Stunden.
7. **Inkubationszeit:** 4–7 Tage.
8. **Präpatenz:** Nach bereits 1–2 Wochen sind kleine Beulen festzustellen.

---

[16] Zur Bedeutung der Anzeigepflicht s. Beschälseuche S. 135.

9. **Patenz:**
   a) *Rhinoestrus:* August/September bis April/Juni.
   b) *Hypoderma:* 8–10 Wochen.
10. **Therapie:** Mechanisches Ausdrücken bei *Hypoderma* ist nur selten erfolgreich, da es nur bei reifen Larven vollständig gelingt, sonst Abreißen des Larvenkörpers mit Folge von Entzündung und Abszeß, evtl. Anaphylaxie.
    Topikal – ggf. auch systemisch – können Ansiedlungsstellen am Auge oder in der Haut mit Lösungen von Phosphorsäureester-Präparaten behandelt werden.
    Aus Literaturhinweisen ist die gute Wirkung von **IVERMECTIN** (Ivomec®: 0,2 mg/kg Kgw s.c. – **Vorsicht** vor Klostridien-Infektionen!)[17] bekannt.

4.5.3 Fell

1. Parasiten mit vier Beinpaaren . . . . Adulte Zecken, s. S. 151
— Parasiten mit drei Beinpaaren 2
2. Stadien maximal 2 mm groß 3
— Stadien deutlich größer 4
3. Stadien nur leicht beborstet; Mundwerkzeuge kräftig, vorstehend; Schild vorhanden (**Abb. 5.34b**) . . . . Larven der Zecken, s. S. 151
— Stadien maximal 0,5 mm groß, stark behaart (**Abb. 2.26c**) . . . .
. . . . Larve der Herbstgrasmilbe, s. S. 79
4. Parasiten mit deutlichem Stechrüssel, geflügelt (vergl. **Abb. 5.37**) . . . .
. . . . *Hippobosca equina*, Lausfliege, s. S. 151
— Parasiten ohne Flügel, Kopf vorn abgerundet (**Abb. 4.18, 4.19**) 5
5. Kopf schmal, Thorax breiter als der Kopf; Abdomen oval, kurz; Fühler fünfgliedrig (**Abb. 4.18**) . . . . Läuse, s. S. 153
— Kopf breiter als Thorax und breiter als lang (**Abb. 4.19**) . . . . . . Haarlinge, s. S. 153

Ixodidae (Zecken)

Bei Pferden treten die Entwicklungsstadien (Larve, Nymphe, Adultus) einer Reihe von Schildzecken (u. a. als Überträger der Babesien, **s. S. 138**) auf: *Dermacentor*-Arten (**Abb. 5.33a**), *Haemaphysalis*-Arten (**Abb. 5.33d**), *Rhipicephalus*-Arten (**Abb. 2.29b; 5.33b**) sowie als häufigste Art *Ixodes ricinus* (**Abb. 2.29c**). Die biologischen Daten dieser Überträgerzecken sind an anderer Stelle (**s. S. 224**) zusammengestellt; ebenso die übertragenen Erreger (**s. S. 139**). Die **Bekämpfung** der Zecken erfolgt mit Kontaktakariziden (Details s. Räudemilben, S. 149).

Hippoboscidae (Lausfliegen)

1. **Geographische Verbreitung:** Weltweit.
2. **Artmerkmale:** *Hippobosca equina:* Bis 8 mm lang, braun mit rotgelben Beinen (einfache Klauen!), geflügelt; ♀, ♂ laufen im Sommer (zur Paarung) rasch zwischen den Haaren (besonders in den wenig behaarten Bereichen des Bauches, der Schenkelinnenseiten und des Afters) umher; Weibchen setzen 7–10 Larven ab, die sich bereits 4–6 h später

---
[17] S. Fußnote S. 134.

verpuppen; meist 4 Wochen Puppenruhe (3–20), danach schlüpfen die Adulten, die Blut saugen (vergl. **Abb. 5.37**).

3. **Symptome des Befalls:** Unruhe der Tiere wegen der raschen Fliegenbewegungen im Fell und der schmerzhaften Stiche. **Achtung:** Auch der Mensch wird befallen. Stich verursacht ähnliche Symptome wie Bienenstiche.
4. **Diagnose:** Aufsuchen der Adulten bzw. Puppen an prädestinierten Körperpartien (s. o.).
5. **Befallsmodus:** Anflug von Adulten.
6. **Prophylaxe:** Behandlung der Stallungen und Tiere mit Kontaktinsektiziden (Details s. Räudemilben, S. 149).
7. **Therapie:** Siehe Prophylaxe. Am besten Waschbehandlung mit Kontaktinsektiziden; falls notwendig, symptomatische Behandlung (u. a. Antihistaminika).

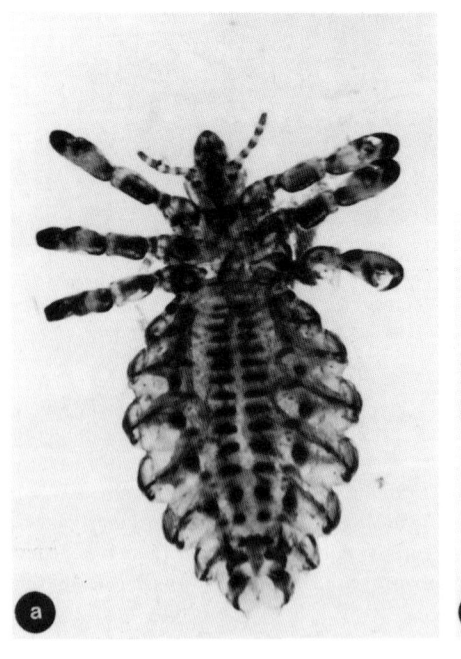

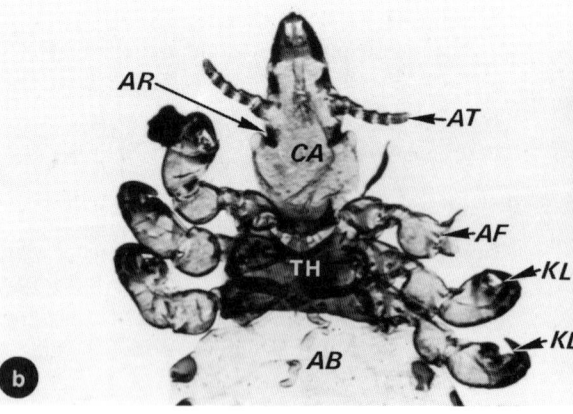

Abb. 4.18: LM-Aufnahme von Läusen der Pferde.
a) *Haematopinus asini macrocephalus;* Totalpräparat der sog. Pferdelaus. × 20
b) *H. asini asini;* «langnasiger» Kopf der sog. Esellaus; die Augen sind rudimentär (Kopfgruben). × 35

AB = Abdomen
AF = Artefakt (Präp.).
AR = Augenrudiment
AT = Antenne
CA = Caput, Kopf
KL = Klammerbein
TH = Thorax

Anoplura (Läuse)

1. **Geographische Verbreitung:** Weltweit.
2. **Arten:** *Haematopinus asini* – Rassen (**Abb. 4.18**) sind gelblich bis rostfarben; die Weibchen werden maximal 3,5 mm lang, die Männchen 2,4 mm; Fühler fünfgliedrig und behaart; typ. Klammerbeine. Eier (**Nissen**) finden sich an Haaren des Kopfes, Ohrinnenseite, Schultern, Rücken, Flanken. Schlüpfen der Larven nach 10–30 Tagen, die nach drei Häutungen in etwa 2 Wochen zum geschlechtsreifen Adultus heranwachsen und in beiden Geschlechtern Blut saugen. Durch dichte Generationenfolge kann ein Befall ständig bestehen bleiben.
3. **Symptome des Befalls:** Ungepflegtes Fell, Unruhe, Juckreiz (Pruritus), klein-papulöse verkrustete Bereiche auf der Haut; bakterielle Superinfektion kann zu einer nässenden Dermatose führen (= Verkleben der Haare).
4. **Diagnose:** Nachweis der Adulten bzw. Nissen beim Kämmen gegen den Strich; ebenso Kontakttiere untersuchen (**Abb. 4.18**).
5. **Befallsmodus:** Körperkontakt.
6. **Prophylaxe:** Regelmäßige Reinigung und Kontrolle des Fells aller Tiere im Stall; Desinfektion der Gebrauchsgegenstände (Kämme, Haarbürsten, Sattel, Satteldecken etc.) mit Kontaktinsektiziden.
7. **Therapie:** Ganzwaschungen mit Kontaktinsektiziden (s. Räudemilben, S. 149), **Achtung:** Wiederholung der Behandlung nach 1 Woche, da meist die Embryonen in den Eiern (Nissen) nicht erfaßt werden. Alle Gebrauchsgegenstände reinigen (heißes Wasser) und mit Kontaktinsektiziden desinfizieren (ebenso wiederholen). Kontakttiere müssen gleichfalls untersucht und ggf. behandelt werden. Möglicherweise: Ivomec® Paste (in Vorbereitung).

Haarlinge

1. **Geographische Verbreitung:** Weltweit
2. **Arten:** *Werneckiella-Arten* (**Abb. 4.19**) werden bis 1,8 mm groß und sind durch einen breiten Kopf bei schmalem Thorax sowie durch große Abdominalstigmen gekennzeichnet (**Abb. 4.19**). Die Eier werden am Grunde der Haare angekittet. Nach 5–8 Tagen schlüpft

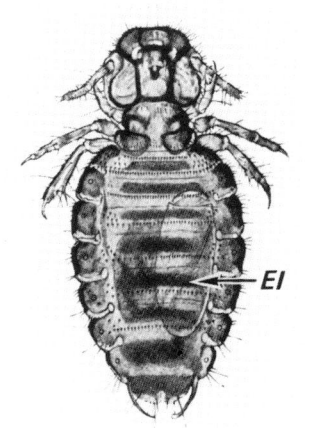

Abb. 4.19: Schematische Darstellung des Eselhaarlings (♀) *Werneckiella equi asini*; die Vorderkante des Kopfes ist hier abgeflacht, beim Pferdehaarling *W. equi equi* dagegen gewölbt.
E = Ei (durchscheinend)

die Larve, die nach zwei weiteren Larvenstadien in 14 Tagen geschlechtsreif wird. Die Haarlinge saugen **kein** Blut, sondern leben von Epidermisschuppen, Hautsekreten und Haaren. Massenbefall bei geschwächten Pferden.
3. **Symptome des Befalls:** Nur bei Massenbefall sind die Pferde unruhig und leiden unter Juckreiz (Pruritus); Krustenbildung durch Scheuern; Pferdehaarlinge übertragen wahrscheinlich die Erreger (Viren) der infektiösen Anämie.
4. **Diagnose:** Mikroskopisches Betrachten ausgezupfter Haarbüschel.
5. **Befallsmodus:** Körperkontakt; Verwendung gleicher Kämme etc.
6. **Prophylaxe:** Regelmäßige Fellkontrolle (s. Läuse, S. 153).
7. **Therapie:** Ganzwaschung mit Kontaktinsektiziden (s. Räudemilben, S. 149).
Achtung: Wiederholung der Behandlung nach einer Woche, da Embryonen in den Eiern nicht erfaßt werden.

5. Parasiten der Wiederkäuer

INHALT

5.1 Stadien in den Fäzes 155
5.2 Stadien in den Genitalien 181
5.3 Stadien im Blut 183
5.4 Stadien in inneren Organen 191
    5.4.1 Muskulatur 191
    5.4.2 Lunge 198
    5.4.3 Leber 203
5.5 Parasiten der Körperoberfläche 210
    5.5.1 Haut 210
    5.5.2 Auge 222
    5.5.3 Fell 224

5.1 Stadien in den Fäzes

1. Stadien sind makroskopisch sichtbar 2
— Stadien nur mikroskopisch (evtl. erst nach Anreicherung) sichtbar 10
2. Parasitäre Formen weisen zwei Saugnäpfe (**Abb. 5.25**) auf 3
— Parasiten erscheinen anders 5
3. Beide Saugnäpfe in Nähe des Vorderendes 4
— Saugnäpfe befinden sich jeweils am Vorder- u. Hinterende (**Abb. 5.5**) . . . .
. . . . *Paramphistomum*-Arten s. S. 162
4. Parasiten sind maximal 192 mm lang (**Abb. 5.25a**), Bauchsaugnapf größer als Mundsaugnapf; gegabelter Darm ohne Seitenverzweigungen . . . .
. . . . Kleiner Leberegel, *Dicrocoelium dendriticum* s. S. 204
— Parasiten meist mehr als 2 cm lang (2–5 × 1 cm); gegabelter Darm mit Seitendivertikeln (**Abb. 5.25c**) . . . . Großer Leberegel, *Fasciola hepatica*, s. S. 203
5. Parasiten sind fadenartig und drehrund im Querschnitt 6
— Parasiten sind dorso-ventral stark abgeflacht (**Abb. 5.6a**) 7
6. Parasiten sind länger als 1 mm . . . . Adulte Nematoden, s. S. 168 ff
— Parasiten maximal 400–600 µm lang (**Abb. 5.23**) . . . .
. . . . Larven 1 der Lungenwürmer, s. S. 199
7. Bandwurmproglottiden sind extrem breit (**Abb. 5.6a**), enthalten zwei Sätze von Geschlechtsorganen (**Abb. 5.6b**) . . . . *Moniezia*-Arten, s. S. 167
— Bandwurmproglottiden enthalten nur einen Satz von Geschlechtsorganen 8
8. Uterus mit einem großen, die Eier enthaltenden Paruterinorgan (**Abb. 5.7b**) . . . . .
. . . . *Avitellina*-Arten, s. S. 167
— Uterus mit mehr als einem Paruterinorgan 9
9. Uterus mit zwei Paruterinorganen; Proglottiden glockenförmig (**Abb. 5.7c**) . . . . .
. . . . *Stilesia*-Arten, s. S. 168
— Uterus mit zahlreichen, bläschenförmigen Paruterinorganen, die etwa 5–10 Eier enthalten (**Abb. 5.7a**) . . . . *Thysaniezia*-Arten, s. S. 167
10. Stadien sind extrem klein (Ø 5–7 µm; **Abb. 5.1b**) . . . .
. . . . Oozysten von *Cryptosporidium* sp. s. S. 161
— Stadien sind deutlich größer als 10 µm 11

11. Parasiten sind von einer Wand umgeben 13
— Oberfläche ist mit Cilien oder Geißeln bedeckt 12
12. Parasiten weisen 8 freie Geißeln auf (**Abb. 2.11a**) . . . .
 . . . . **Veg. Stadien von *Giardia*-Arten, s. S. 157**
— Parasitenoberfläche ist mit relativ kurzen Cilien (vgl. **Abb. 10.3**) bedeckt . . . .
 . . . . **Ciliaten, s. S. 162**
13. Zysteninneres mit zwei deutlichen Kernen (**Abb. 5.1a**), max. 15 µm × 8 µm groß . . . . .
 . . . . **Zysten der *Giardia*-Arten, s. S. 157**
— Zysten anders 14
14. Zytoplasma im Zysteninneren meist kugelig und zentral bzw. in einigem Abstand zur Wand liegend (**Abb. 5.1c**); deutlich einkernig in frischen Fäzes . . . .
 . . . . **Unsporulierte Oozysten der *Eimeria*-Arten, s. S. 157**
— Zytoplasma deutlich vielfach gefurcht, bis hin zu ausgebildeten Larven 15
15. Eier mit Polpfropfen (**Abb. 5.8e,f**) 16
— Eier ohne Polpfropfen 17
16. Polpfropfen der Eier deutlich vorquellend, Seitenwände gewölbt, relativ groß mit 75 × 35 µm (**Abb. 5.8f**) . . . . ***Trichuris*-Arten, s. S. 168**
— Polpfropfen der Eier nicht vorquellend; Seitenwände ± parallel; Ei mit 45 × 25 µm relativ klein (**Abb. 5.8e**) . . . . ***Capillaria*-Arten, s. S. 168**
17. Eier enthalten eine Larve 18
— Eier unterschiedlich weit gefurcht, aber ohne Larve (bzw. undeutlich) 19
18. Eier Ø bis 80–90 µm sind polygonal (oft dreieckig, **Abb. 5.3a–c**); Larve zentral in eigener Hülle . . . . **Bandwurmeier, s. S. 167**
— Larve undeutlich, nur an zwei großen Keimballen (**Abb. 5.3g**) erkenntlich . . . .
 . . . . ***Dicrocoelium dendriticum*, s. S. 204**
— Eier elliptisch mit wurmförmiger Larve (**Abb. 5.8c**), etwa 55 × 25 µm groß . . . .
 . . . . ***Strongyloides*-Arten[1] s. S. 172**
19. Eier mit Deckel (meist erst beim Fokussieren sichtbar) 20
— Eier ohne Deckel 22
20. Eier klein (40 × 25 µm) mit dicker, dunkelbrauner Schale, 2 deutliche Keimballen (**Abb. 5.3g**) . . . . ***Dicrocoelium dendriticum*, s. S. 204**
— Eier groß (über 130 µm Länge) 21
21. Ei erscheint in frischen Fäzes gelblich mit körnigem Inhalt (**Abb. 5.3e,h**), max. etwa 145 µm lang . . . . ***Fasciola hepatica*, s. S. 203**
— Ei erscheint hell-grün-grau; Inhalt flockig; max. 160 µm lang (**Abb. 5.3 f**) . . . .
 . . . . ***Paramphistomum*-Arten, s. S. 162**
22. Ei mit dicker, außen buckliger Schale (**Abb. 5.8g, h**) . . . **Eier der Spulwürmer, s. S. 170**
— mit relativ dünner Schale, die oft als Doppelkontur erscheint 23
23. Eier sind relativ groß (mehr als 130 µm lang), symmetrisch, schmalelliptisch mit 2–8 großen, dunklen Blastomeren (**Abb. 5.9a**) . . . . ***Nematodirus*-Arten, s. S. 175**
— Eier groß (deutlich über 100 µm); oval, dunkle Furchungszellen füllen die Schale vollständig aus (**Abb. 5.8b**) . . . . **Unreifes Ei von Räude- oder Futtermilben, s. S. 213**
— Eier deutlich kürzer als 130 µm (max. 110 µm) 24
24. Eier enthalten wenige (2–8) Blastomeren in frischen Fäzes (**Abb. 5.9 f**) . . . .
 . . . . ***Bunostomum*-Arten, s. S. 171**
— Eier mit mindestens 16 Blastomeren (**Abb. 5.8; 5.9**) . . . . . . ***Trichostrongylus*-Arten,
 s. S. 173; *Cooperia*-Arten, s. S. 175; *Haemonchus*- und *Oesophagostomum*-Arten, s. S. 175; *Chabertia*-Arten (s. S. 178) und *Ostertagia*-Arten, s. S. 175. Alle diese Arten**

---

[1] Die Eier von *Gongylonema pulchrum* (s. S. 180) ähneln sehr stark *Strongyloides* sp.

sind letzlich nur durch Fäzeskultur und Untersuchung der Larven zu unterscheiden. Da unter natürlichen Bedingungen stets Mischinfektionen vorliegen, bleibt dies für die **Praxis** unerheblich, zumal die **Chemotherapie (s. S. 177) identisch ist.**

Giardia-Arten

1. **Geographische Verbreitung:** Weltweit.
2. **Arten:**
    a) *G. bovis:* veg. Formen (**Abb. 5.1a**) bei Rindern max. 19 × 11 µm groß (Zysten 16 × 10 µm); Kerne elliptisch, sog. Parabasalkörper in Form zweier gebogener Stäbe; Sitz vorwiegend im Duodenum und Jejunum.
    b) *G. caprae (G. ovis)* der Ziegen und Schafe ist etwas kleiner als *G. bovis* (veg. Formen und Zysten 14 × 8 µm); als eigenständige Art noch umstritten.
3. **Symptome der Erkrankung (Giardiasis):** Ein Befall mit *Giardia*-Arten ist meist bedeutungslos; gelegentlich kommt es jedoch zu katarrhalischer Enteritis mit Diarrhöen.
4. **Diagnose:** Nachweis der Zysten bei der Flotation (s. S. 4) oder der beweglichen veg. Formen in frischen Fäzes.
5. **Infektionsweg:** Oral, mit kontaminiertem Futter; **Achtung:** Zysten sind in feuchtem Milieu über 3 Monate lebensfähig.
6. **Prophylaxe:** Bei Stallhaltung regelmäßige Beseitigung der Fäzes, Reinigung mit Lysol® etc.[2] vernichtet Zysten (beim Nachweis befallener Tiere).
7. **Inkubationszeit:** Variabel, hängt vom Allgemeinzustand des Tieres ab.
8. **Präpatenz:** Einzelne Zysten werden bereits nach wenigen Tagen abgesetzt.
9. **Patenz:** Monate.
10. **Therapie:** Unbekannt; **versuchsweise** Behandlung mit **5-NITROIMIDAZOLEN** (Präparate siehe Kapitel Fleischfresser **S. 44** bzw. Kap. Schwein **S. 92**); zur Dosierung liegen keine Erfahrungen vor.

Eimeria-Arten (Kokzidien)

1. **Geographische Verbreitung:** Weltweit.
2. **Arten:** Bei Rind, Schaf, Ziege sind jeweils über 10 eigenständige *Eimeria*-Arten beschrieben, deren Morphologie und pathogene Wirkung z. T. sehr unterschiedlich ist. Die Artdiagnose ist im Einzelfall (ohne Vergleichsmaterial) in vielen Fällen extrem schwierig, für prophylaktische und therapeutische Maßnahmen jedoch unerheblich.
    Den Arten[3] ist gemeinsam:
    a) Sie sind extrem wirtsspezifisch (z. B. Eimerien des Rindes entwickeln sich nicht bei Schafen!).
    b) Die ovoiden Oozysten (mit einem Längenspektrum von insgesamt 17–56 µm) werden stets unsporuliert (**Abb. 5.1c,e**) abgesetzt und benötigen im Freien eine artspezifische Zeit (1–4 Tage), um die vier Sporozysten mit je 2 Sporozoiten zu entwickeln (Sporulation).
    c) Die Entwicklung im Darm der Wirtstiere findet stets intrazellulär in Vakuolen der Epithelzellen bzw. Zellen der Lamina propria (seltener) statt (**Abb. 5.2b**). Die befallenen Darmbereiche sind wiederum artspezifisch.

---

[2] u. a. Chevi 75®, P 3 Incicoc®.
[3] In Mitteleuropa sind folgende Arten besonders häufig bzw. pathogen: **Rind:** u. a. *E. bovis, E. auburnensis, E. zuernii, E. ellipsoidalis.* **Schaf:** u. a. *E. faurei, E. intricata, E. ovina, E. ovinoidalis.* **Ziege:** u. a. *E. arloingi, E. ninakohlyakimovae, E. christenseni.* Details s. Pellérdy, L. (1974). Coccidia and Coccidiosis. Parey, Berlin.

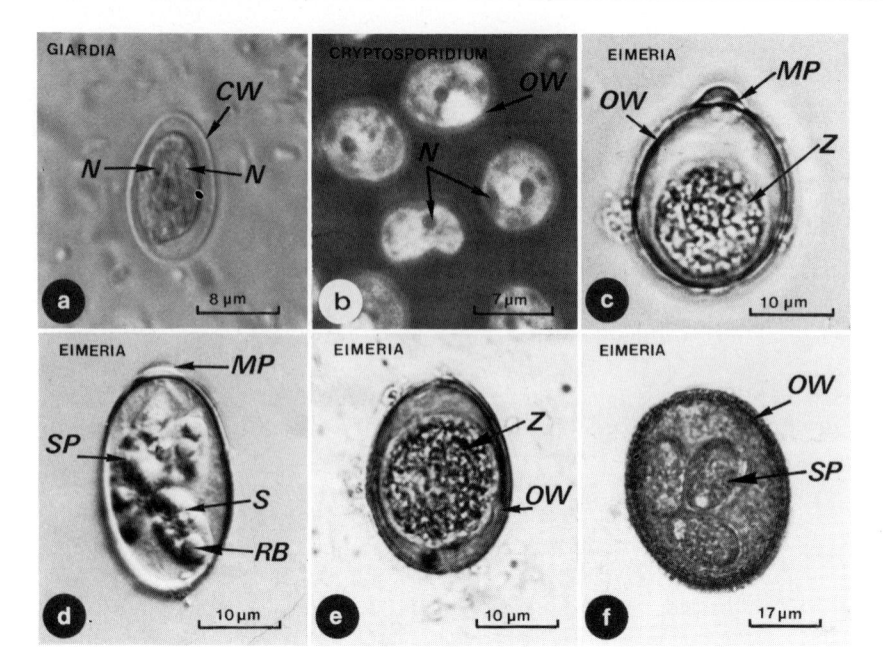

Abb. 5.1: Darmprotozoen; LM-Aufnahmen.
a) Zyste von *Giardia* sp.
b) Oozysten von *Cryptosporidium* sp.
c–f) *Eimeria*-Oozysten.
    c) *E. granulosus;* unsporulierte Oozyste aus frischen Schaffäzes.
    d) *E. ovina;* im Freien sporulierte Oozyste aus Schaffäzes.
    e) *E. bovis;* unsporulierte Oozyste aus frischen Fäzes des Rindes.
    f) *E. intricata;* sporulierte Oozyste; typisch ist die dicke, rauhe Oozystenwand.

CW = Zystenwand
MP = Mikropyle
N   = Nucleus
OW = Oozystenwand
RB = Restkörper
S   = Sporozoit
SP = Sporozyste
Z   = Zygotenplasma

    d) Die Anzahl von ungeschlechtlichen Generationen (während der Schizogonie) variiert mit gewissen Schwankungen von Art zu Art wie auch meist die Größe der Schizonten; einige Arten haben Schizonten, die bis zu 600 µm Durchmesser erreichen, diese wurden z. T. mit einem anderen Gattungsnamen belegt (*Globidium,* **Abb. 5.4**)! Ob dies korrekt ist, oder ob die Globidien eigenständige Arten mit einem zweiwirtigen Entwicklungszyklus darstellen, bleibt vorerst umstritten.
    e) Mit Ausbildung von intrazellulären männlichen (Mikrogameten, **Abb. 5.2b,d**) und weiblichen (Makro-)Gameten sowie deren Verschmelzung zur sich mit einer Wand umgebenden Zygote (Oozyste) endet die Entwicklung im Darm der Wirtstiere.
    f) Für die Entwicklung im Darm werden artspezifisch 6–35 Tage benötigt (**Präpatenz**).
    g) Starke Infektionen mit pathologischen Effekten werden meist nur bei Jungtieren beobachtet.

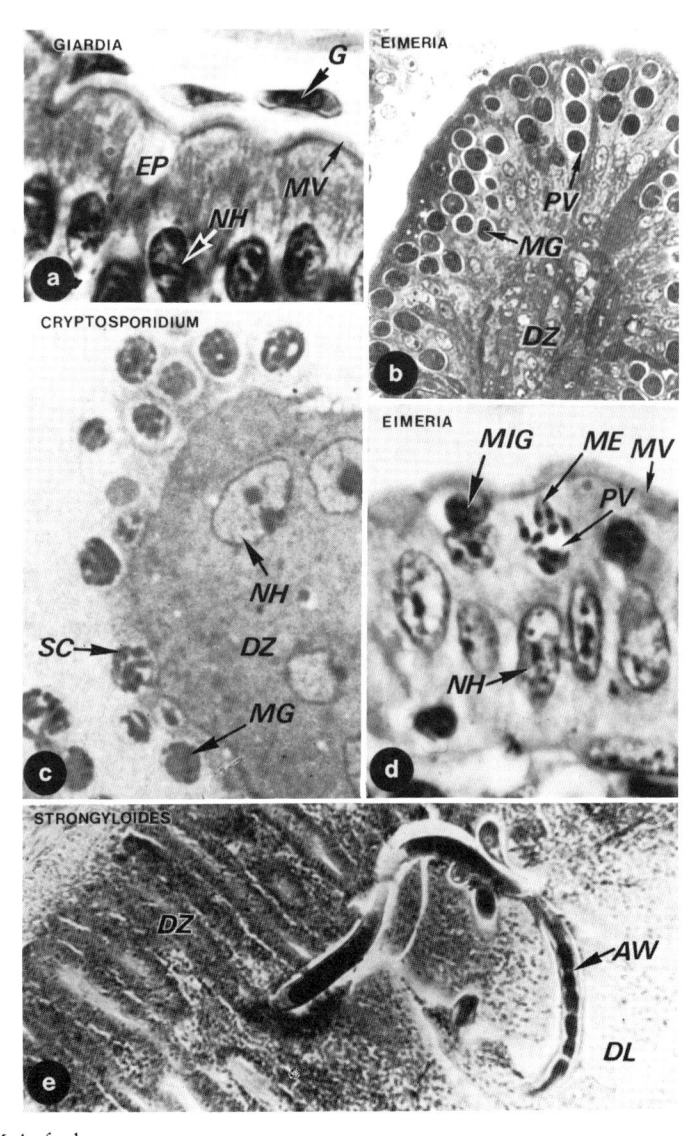

Abb. 5.2: Darmparasiten; LM-Aufnahmen.
a) *Giardia* sp.; veg. Stadien verankern sich am Epithel. × 1000
b) *Eimeria* sp.; Zahlreiche Gamonten liegen in intrazellulären Vakuolen (PV). × 150
c) *Cryptosporidium* sp.; verschiedene Schizonten (SC) und Gamonten (MG) liegen im Mikrovilli-Saum. × 1000
d) *Eimeria* sp.; kleiner Schizont (ME) und Mikrogamont (MIG) liegen in parasitophoren Vakuolen. × 350
e) *Strongyloides papillosus;* Weibchen innerhalb der Darmzotten. × 10

AW = Adultes Weibchen
DL = Darmlumen
DZ = Darmzotte
EP = Epithelzellen
G = *Giardia*-Stadien
ME = Merozoiten
MG = Makrogamont (♀)
MIG = Mikrogamont (♂)
MV = Mikrovilli-Saum
NH = Wirtszellkern
PV = Parasitophore Vakuole
SC = Schizont

3. **Symptome der Erkrankung (Kokzidiose):** Durchfälle, die oft blutig sind (Zerstörung der Epithelzellen bzw. der Lamina propria), führen zu bakteriellen Sekundärinfektionen, Tenesmen und Exsikkose. Das Allgemeinbefinden wird stark beeinträchtigt. Bei schweren Infektionen treten zusätzlich Fieber, nervöse Erscheinungen (tetanische Krämpfe, Strabismus) sowie Pneumonie (infolge Bakterien) auf. Bei Jungtieren werden auch **hochakute** Infektionen (**Rote Ruhr**) beobachtet, die oft ad exitum führen. Eine Eimerien-Infektion hat in der Regel eine artspezifische Immunität (offenbar zellulärer Art) zur Folge (Dauer unbekannt).
4. **Diagnose:** Nachweis der Oozysten in den Fäzes (besonders gut erhalten bei Flotation, s. S. 4).
5. **Infektionsweg:** Oral, durch Aufnahme sporulierter Oozysten mit dem Futter. **Achtung:** Die Oozysten bleiben im Freien über ein Jahr lebensfähig!
6. **Prophylaxe:** Regelmäßige Entfernung der Fäzes, Säuberung der Ställe mit Dampfstrahl, d. h. regelmäßige Stall- und Weidehygiene im weitesten Sinn. Auch Einsatz von geeigneten Desinfektionsmitteln in Stallungen, z. B. Dekaseptol®, Lysococ®, P 3 Incicoc® u. a. . Falls Zusatzstoffe in Alleinfuttermitteln, die die Futterverwertung während der Mast verbessern, d. h. Polyäther-Antibiotika eingesetzt werden, kann auch ein gewisser prophylaktischer Effekt gegen den Ausbruch einer klinischen Kokzidiose erreicht werden, z. B. mit **MONENSIN-N**a (Dosis 10–40 mg/kg Alleinfutter für Mastrinder) oder **SALINOMYCIN**-Na (10–30 mg/kg Alleinfutter für Mastrinder, Lämmer und Ziegen). Grundsätzlich können versuchsweise auch Kokzidiostatika eingesetzt werden, die für das Geflügel bzw. Kaninchen registriert sind (s. Therapie); **AMPROLIUM** als wasserlösliches Pulver = Amprolvet® ist auch bei Kälbern, Lämmern und Ziegen prophylaktisch anzuwenden: Dosierung 2,5 g Amprolvet® pro 50 kg Kgw. tgl. über mindestens 2 Wochen. Bisher hat sich aber der prophylaktische Einsatz von Kokzidiostatika wegen einer notwendigen Dauerbehandlung auch bei der subklinischen Kokzidiose als unwirtschaftlich erwiesen.
7. **Inkubationszeit:** Artspezifisch: 2–9 Tage (häufig).
8. **Präpatenz:** Artspezifisch: 6–35 Tage.
9. **Patenz:** Wenige Wochen.
10. **Therapie:** Rind/Schaf/Ziege können **versuchsweise** mit Sulfonamiden oder Kombinationspräparaten mit **TRIMETHOPRIM** bei klinisch manifester Kokzidiose behandelt werden. Nach Literaturhinweisen ist **SULFADIMIDIN** (Sulfamethazin-Na) das Mittel der Wahl zur Behandlung der *E. bovis* oder *E. zuernii*-Infektion (20 mg/kg Kgw über 4 Tage; *Wartezeit* – eßbares Gewebe: 12 Tage). Die in der Geflügelmast bzw. – aufzucht registrierten Kokzidiostatika liegen im Handel als Praemix vor (zur therapeutischen Anwendung ungeeignet) und zeigen besonders bei subklinischer Kokzidiose einen gewissen Effekt (klinische Besserung; Reduktion der Oozystenausscheidung). Ihre eigentliche Anwendung ist aufgrund ihrer Angriffspunkte im Entwicklungszyklus auf die Prophylaxe gerichtet. Als neues Therapeutikum ist **TOLTRAZURIL** (Baycox®) in Vorbereitung. Die in experimentellen Versuchen ermittelten Effekte (klinische Besserung, Oozystenreduktion und Gewichtsentwicklung) und Dosen einiger Wirkstoffe gegen bestimmte Kokzidien der Wiederkäuer sind im folgenden aufgeführt[4]:

---

[4] Details s. a) Long P. L. (Ed.) (1982): The Biology of the Coccidia. Edward Arnold Inc., London. b) Boch, J., Supperer, R. (1983): Veterinärmedizinische Parasitologie. Parey, Berlin.

Tabelle 5.1: Präparate mit Wirkung gegen Kokzidien der Wiederkäuer

Tierart	Wirkstoff (Hersteller/Vertrieb)	im Experiment ermittelte Dosis
Rind	LASALOCID-Na (Roche)	3 mg/kg Kgw tgl. über mehrere Wochen
Rind	MONENSIN-Na (Elanco)	1 mg/kg Kgw tgl. über 10 Tage
Rind	SALINOMYCIN-Na (Hoechst)	2 mg/kg Kgw tgl. über 3 Wochen
Rind	METICLORPINDOL (Dow)	10 mg/kg Kgw tgl. über 6 Wochen
Rind	DECOQUINATE (May and Baker)	0,5–0,8 mg/kg Kgw tgl. über 3–4 Wochen
Schaf/Ziege	MONENSIN (Elanco)	1 mg/kg Kgw tgl. über mehrere Tage oder 10–20 mg/kg Alleinfutter
Schaf	METICLORPINDOL (Dow)	250 mg/kg Futter über 56 Tage
Schaf	AMPROLIUM (MSD AGVET)	50–67,5 mg/kg Kgw tgl. über 14–21 Tage
Ziege	AMPROLIUM (MSD AGVET)	25–50 mg/kg Kgw tgl. über 3 Monate

AMPROLIUM ist auch als wasserlösliches Pulver = Amprolvet® (MSD AGVET) zur Trinkwasserbehandlung der Wiederkäuer erhältlich; Dosierung für Kälber, Lämmer und Ziegen bei schweren Ausbrüchen: 5 g Amprolvet® pro 50 kg Kgw tgl. über 4–5 Tage (**keine** Wartezeit).

Kryptosporidien (Sporozoa)

1. **Geographische Verbreitung:** Weltweit.
2. **Artmerkmale:** Bei zahlreichen Haustieren (s. S. 86,) wie auch beim Menschen treten Kryptosporidien auf. Ob es sich um eine *Cryptosporidium*-Art oder mehrere handelt, ist ungeklärt, zumal Übertragungen (insbesondere bei Wirten mit Defekt der Immunabwehr) möglich sind.[5] Die kugeligen Oozysten sind mit einem Durchmesser von etwa 5–7 μm extrem klein; sie enthalten nur 4 Sporozoiten (ohne Sporozysten!) und bleiben im lichtmikroskopischen Bild undeutlich (**Abb. 5.1b**). Nach oraler Aufnahme von Oozysten werden die Sporozoiten im Darm frei und heften sich an die Mikrovilli, ohne jedoch in die Zellen einzudringen! Nach Vermehrung durch Bildung von Schizonten (**Abb. 5.2c**) treten in gleicher Weise festgeheftete Gamonten auf (**Abb. 5.2c**). Nach der Befruchtung entsteht aus jeder Zygote wiederum eine Oozyste (**Abb. 5.1b**). Nach den bisher vorliegenden Untersuchungen scheint es zwei Arten von Oozysten zu geben: eine, die ihre vier Sporozoiten erst im Freien bildet und so zur Infektion neuer Wirte dient, sowie eine zweite, deren Sporozoiten bereits im Darm des gleichen Wirts wieder frei werden und so zu einem Massenbefall führen.

---

[5] Levine, N. D. (1984): Taxonomy and review of the coccidian genus *Cryptosporidium* J. Protozool. 31, 94–97.
Moon, H. W., Bemrick, W. K. (1981): Faecal transmission of calf cryptosporidia between calves and pigs. Vet. Pathol. 18, 248–285.

3. **Symptome der Erkrankung (Kryptosporidiosis):** In jüngster Zeit hat sich erwiesen, daß akuter Befall mit tödlichem Ausgang (insbesondere beim Menschen) lediglich nach Therapie mit Immunsuppressiva oder erworbenen Immundefekten (**AIDS**) auftreten. Bei Versuchen mit Kälbern[6] traten Symptome wie Mattigkeit, Anorexie, Durchfall wechselnder Intensität, erhebliche Gewichtsverluste sowie Exsikkose auf. Eine ähnliche Symptomatik wurde auch bei Mehrfachinfektionen mit Kryptosporidien, enteropathogenen *E. coli*-Stämmen sowie *Corona*- und *Rota*-Viren beschrieben.
4. **Diagnose:** Nachweis der Oozysten (**Abb. 5.1b**) in den Fäzes (s. S. 4).[7b]
5. **Infektionsweg:** Oral, durch Aufnahme der sporulierten Oozysten mit dem Futter.
6. **Prophylaxe:** Regelmäßige Entfernung der Fäzes; gründliche Reinigung (mit Dampfstrahl) und Desinfektion (Mittel s. *Eimeria*-Arten, S. 157) der Stallungen. **Achtung:** Infektionsgefahr für den Menschen! (Händewaschen).
7. **Inkubationszeit:** Variabel, je nach Allgemeinzustand (2–10 Tage).
8. **Präpatenz:** 2–10 Tage (experimentell).
9. **Patenz:** 5–14 Tage (experimentell).
10. **Therapie:** Möglichkeiten der Chemotherapie bestehen noch nicht; alle bisher erprobten Substanzen (ca. 40 bei Menschen, Kälbern, Schafen, Schweinen, Pferden und Mäusen), die zu den Sulfonamiden, Antibiotika, Malariaziden, Amoeboziden oder Kokzidiostatika gehören, erwiesen sich als wirkungslos.[7] Neueste Befunde von Göbel (persönl. Mitteilung) zeigen Therapie-Erfolge von **LASALOCID** bei Kälbern.

Ziliaten

Im Pansen der Wiederkäuer treten Ziliaten in großer Anzahl als Symbionten bzw. Kommensalen auf, sowohl was Artenzahl als auch Individuenstärke betrifft. Von diesen werden einzelne auch in den Fäzes (insbesondere bei Diarrhöen) angetroffen. Inwieweit jedoch *Balantidium coli* (s. S. 90) oder die großen (140 × 100 µm) veg. Stadien von *Buxtonella sulcata* zusätzlich auftreten oder gar Krankheitssymptome herbeiführen, ist z. Zt. noch ungeklärt.

Paramphistomum cervi (Pansenegel)

1. **Geographische Verbreitung:** Weltweit.
2. **Artmerkmale:** *P. cervi* (bis 5 × 13 mm groß) und verwandte Arten finden sich insbesondere bei **Rindern**, aber auch bei anderen Weidetieren; sie sind durch den terminal gelegenen Bauchsaugnapf charakterisiert (**Abb. 5.5**). Die sehr großen Eier (bis 180 × 100 µm) werden mit den Fäzes abgesetzt (**Abb. 5.3f**); in ihnen entwickelt sich temperaturabhängig binnen 10–20 Tagen ein Miracidium, das nach Schlupf in den 1. Zwischenwirt (Wasserschnecken verschiedener Gattungen z. B. *Planorbis, Anisus*) eindringt; über Sporozysten und Redien entstehen in etwa 5 Wochen schließlich Zerka-

---

[6] z. B. Tzipori, S., Smith, M., Halpin, C. (1983): Experimental Cryptosporidiosis in calves: Clinical manifestations and pathological findings. Vet. Rec. 112, 116–120.

[7a] u. a. – Tzipori, S. (1983): Cryptosporidiosis in animals and humans. Microbiol. Reviews 47, 84–96.
Moon, H. W., Woode, G. N., Ahrens, F. A. (1982): Attempted chemoprophylaxis of cryptosporidiosis in calves. Vet. Rec. 110, 181.
O'Donoghue, P. J. (1985): *Cryptosporidium* infections in man, animals, birds and fish. Austral. Vet. J. 62, 253–258.

[7b] Heine, J. (1982): Eine einfache Nachweismethode für Kryptosporidien im Kot. Zbl. Vet. Met. 329, 324–327.

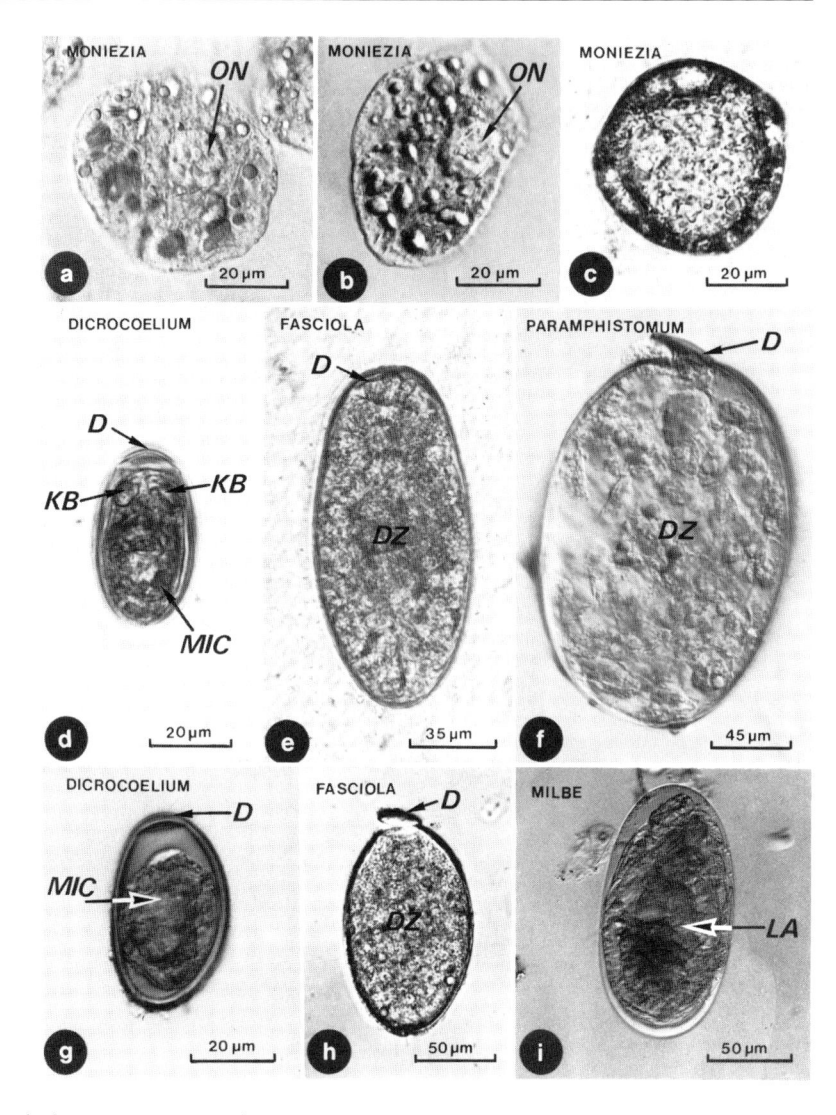

Abb. 5.3: LM-Aufnahmen von Eiern in den Fäzes.
a–c) *Moniezia expansa;* Frischpräparat (a, b) und nach Anreicherung (c).
d, g) *Dicrocoelium dendriticum;* Ei enthält bereits eine Larve (Miracidium, MIC).
e, h) *Fasciola hepatica;* gedeckeltes Ei enthält zahlreiche Dotterzellen und die Zygote. Eifarbe ist gelblich-bräunlich.
f) *Paramphistomum cervi;* Eifarbe (in frischen Fäzes) grünlich-grau, Schale durchscheinend.
i) Milbenei, das den Darm passiert; enthält hier bereits eine Larve (LA), oft aber auch nur Blastomeren.

D = Deckel (Operculum)
DZ = Dotterzellen
KB = Keimballen
LA = Larve
MIC = Miracidium
ON = Oncosphaera-Larve

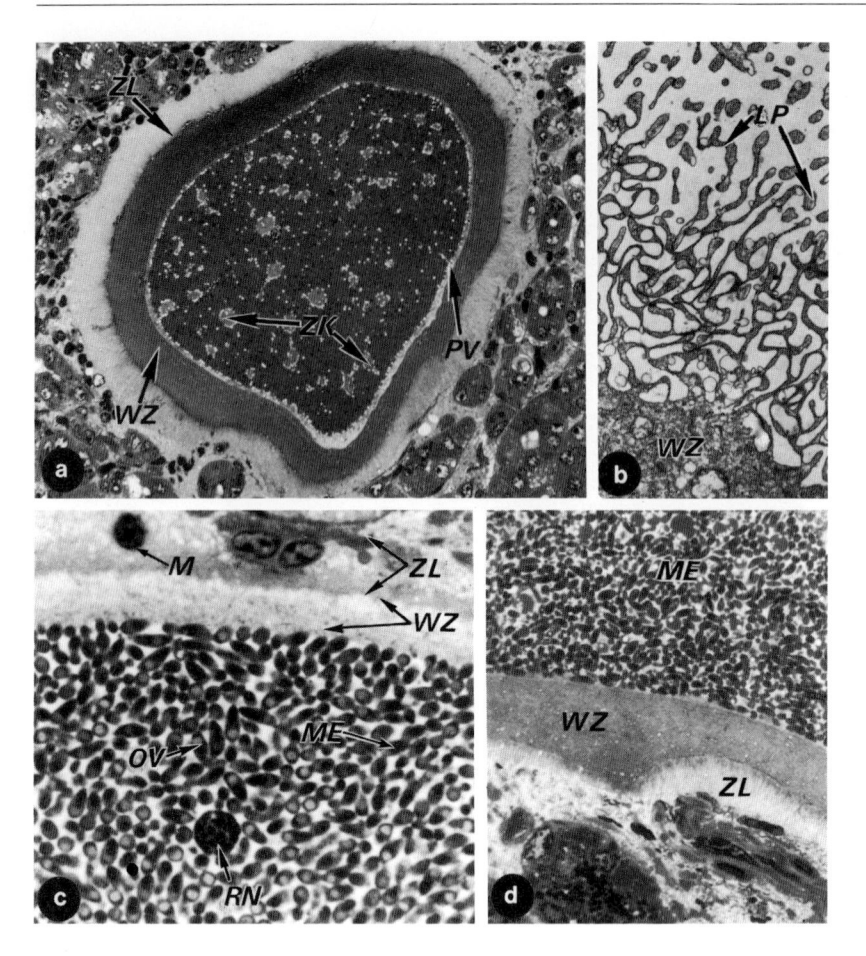

Abb. 5.4: *Globidium* sp., Zysten aus dem Labmagen von Schafen. a, c, d) LM-Aufnahme; b) TEM-Aufnahme.
a) Querschnitt durch eine junge Zyste (= Schizont) in einer Wirtszelle während der Phase der Kernteilungen. × 80
b) Die Oberfläche der Wirtszelle ist außen durch Fortsätze (LP) stark vergrößert. × 5000
c, d) *Globidium*-Zysten mit ausdifferenzierten Merozoiten (ME). Ein Zystentyp (c) hat Merozoiten mit hellen Innenkörpern (= andere Art). c) × 1000   d) × 600

LP = Laminärer Fortsatz
M = Monozyt
ME = Merozoit
OV = Ovoider heller Einschluß
PV = Parasitophore Vakuole
RN = Restnuclei
WZ = Wirtszelle
ZK = Zentren der Kernteilungen im Schizont
ZL = Zone der laminären Fortsätze der WZ

rien, die nach Verlassen der Schnecke sich an Pflanzen festsetzen und dort zu Metazerkarien enzystieren. Nach Verzehr der Metazerkarien werden diese im Duodenum frei, heften sich an der Schleimhaut fest und wandern allmählich zum Pansen hin, den sie etwa 10 Wochen p.i. wieder erreicht haben.
3. **Symptome der Erkrankung (Paramphistomatose):** Starker Befall mit juvenilen Würmern ist ausgesprochen pathogen und führt zu schweren pathologischen Veränderungen der Dünndarmschleimhaut mit katarrhalischem Krankheitsbild; Anorexie; nur bei sehr

starkem Befall des Pansen mit adulten Egeln werden Störungen des Wiederkauens und dadurch Leistungsminderungen beobachtet.
4. **Diagnose:** Nachweis der Eier (**Abb. 5.3 f**) im Sediment (**s. S. 6**).
5. **Infektionsweg:** Oral, durch Aufnahme von Pflanzen mit angehefteten Metazerkarien.
6. **Prophylaxe:** Umzäunung von schneckenhaltigen Tümpeln; Trocknung von Futterpflanzen (Metazerkarien sterben nach 2 Tagen!); Schneckenbekämpfung durch Melioration und – soweit möglich – durch Molluskizide.
Achtung: Metazerkarien überleben in feuchtem Milieu mehrere Monate.
7. **Inkubationszeit:** 2 Wochen.
8. **Präpatenz:** 12–15 Wochen.
9. **Patenz:** Etwa 1–1½ Jahre.
10. **Therapie:** Mansonil® (**NICLOSAMID** 75–90 mg/kg p.o.) ist für die Behandlung von Immaturen im Dünndarm registriert.
Nach Praxisversuchen entfaltet eine Reihe von *Fasciola*-Präparaten gleichfalls eine i.a. gute Wirkung: **NICLOFOLAN** (Bilevon®: 6 mg/kg p.o., **Achtung:** Verträglichkeit!), **OXYCLOZANID** (Diplin®, Zanil®: 10–17 mg/kg); sehr guten Effekt gegen immature und adulte Paramphistomen hat **RESORANTEL** (Terenol®: 65 mg/kg).

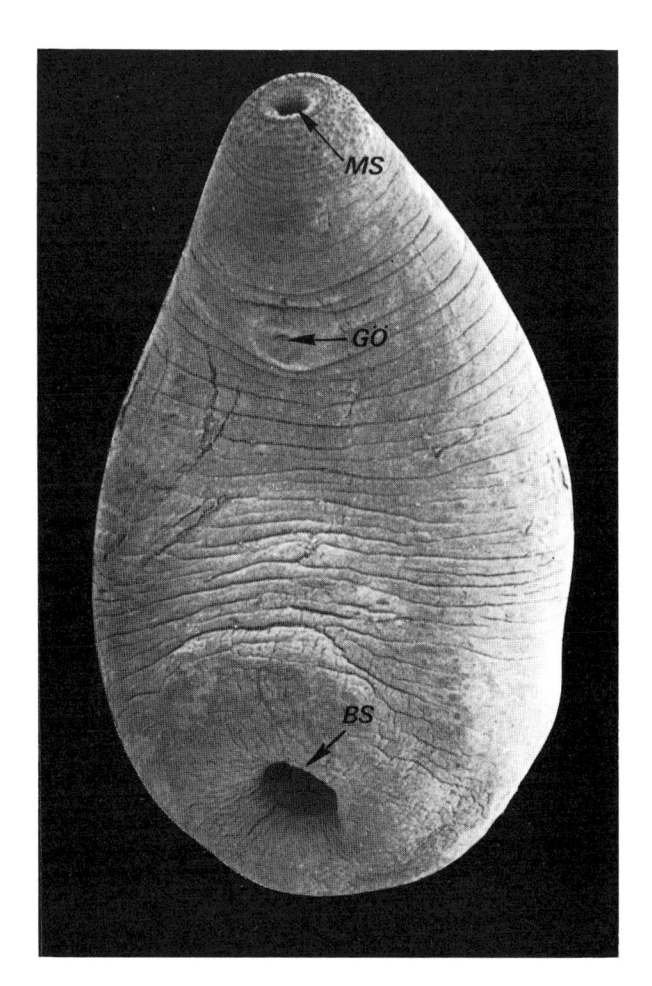

Abb. 5.5: *Paramphistomum cervi*: REM-Aufnahme von ventral. × 15

BS = Bauchsaugnapf
GÖ = Genitalöffnungen
MS = Mundsaugnapf

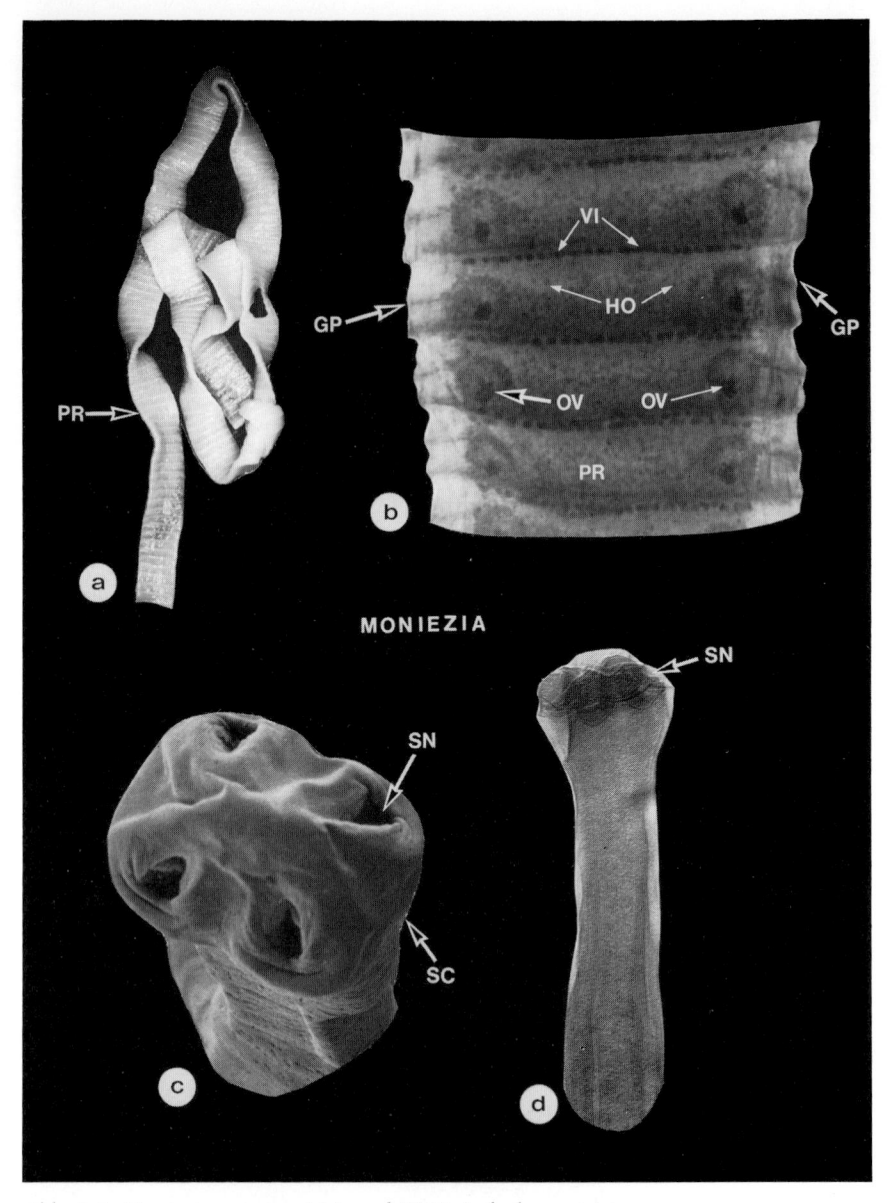

Abb. 5.6: *Moniezia expansa;* LM- und REM-Aufnahmen (c).
a) Teil der Gliederkette nativ. × 0,5
b) Mittlere Proglottiden – gefärbtes Dauerpräparat; charakteristisch ist der doppelte Satz von Geschlechtsorganen. × 6
c, d) Der Skolex weist keinen Hakenkranz auf. c) × 30   d) × 15

GP = Genitalporus
HO = Hodenbläschen
OV = Ovarbereich/Ootyp
PR = Proglottide

SC = Skolex
SN = Saugnapf
VI = Vitellarium (= Dotterstock)

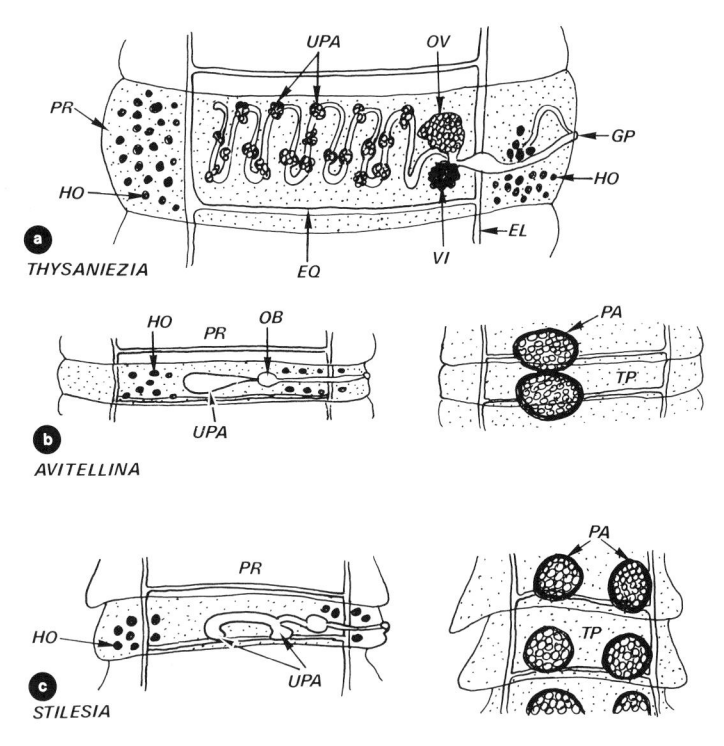

Abb. 5.7: Schem. Darstellung von Bandwurmproglottiden.

EL = Exkretionskanal (längs)
EQ = Exkretionskanal (quer)
GP = Genitalporus
HO = Hodenbläschen
OB = Ovarbereich
OV = Ovar
PA = Paruterinorgan mit Eiern
PR = Mittlere Proglottide
TP = Terminale Proglottide
UPA = Uterus mit Paruterinorgan-Anlage
VI = Vitellarium

Bandwürmer (Anoplocephalidae)

1. **Geographische Verbreitung:** Weltweit.
2. **Arten:**
   a) *Moniezia*-Arten (u. a. *M. expansa*): bis 6 m lang; Skolex mit vier schlitz-förmigen Saugnäpfen, ohne Hakenkranz (**Abb. 5.6**); bis 1,5 cm breite Proglottiden mit zwei Sätzen von Genitalien; beidseitige Genitalöffnung (GÖ); Eier (⌀ 60 µm) sind polymorph (**Abb. 5.3a–c**) mit Oncosphaera-Larve. Zwischenwirte (ZW) sind Moosmilben (Oribatiden).
   b) *Avitellina*-Arten: bis 3 m lang; Strobila erscheint fast unsegmentiert, da letzte Proglottiden nur etwa 0,3 mm hoch sind (**Abb. 5.7b**); einseitige GÖ; nur ein Paruterinorgan; Eier sind 20 × 45 µm; ZW sind Oribatiden.
   c) *Thysaniezia*-Arten: bis 2 m lang; Proglottiden bis 1 cm breit; GÖ alternierend; Hoden lateral nach außen der Längsgefäße; Uterus mit zahlreichen Paruterinorganen (**Abb. 5.7a**); Eier 25 µm im Durchmesser; ZW sind wahrscheinlich Staubläuse.

d) *Stilesia*-Arten *(S. globipunctata)* werden bis 60 cm lang; hintere Proglottiden erreichen eine Breite von 2,5 cm und enthalten **zwei** charakteristische **Paruterinorgane** (**Abb. 5.7c**), die dicht mit den 25 µm großen Eiern gefüllt sind. Zwischenwirte sind Moosmilben (Oribatiden).
3. **Symptome der Erkrankung:** Bei den hier am häufigsten vorkommenden Arten (Gattung *Moniezia*) sind Krankheitserscheinungen nur bei jungen Tieren ausgeprägt: Mattigkeit, Abmagerung; Anämie; Wollausfall; Kolik; Wechsel von Diarrhöen und Verstopfung; Krämpfe, Lähmungen; bei Jungtieren auch Todesfälle.
4. **Diagnose:** Nachweis der Proglottiden in den frischen Fäzes bzw. nach Anreicherung der Eier (**Abb. 5.3a**).
5. **Infektionsweg:** Oral, durch Aufnahme larvenhaltiger (Cysticercoide) Zwischenwirte mit dem Futter.
6. **Prophylaxe:** Kaum möglich.
7. **Inkubationszeit:** Variabel nach Befallsstärke, ca. 14 Tage.
8. **Präpatenz:** 4–8 Wochen.
9. **Patenz:** 4–8–9 Monate.
10. **Therapie:** Ökonomisch wichtig ist es, befallene Schaflämmer zu behandeln, um Ausfälle zu vermeiden; in zunehmendem Maße ist auch die Behandlung von Kälbern und Jungrindern erforderlich.
    Als spezielle Zestozide sind **NICLOSAMID** (Mansonil®: 75–90 mg/kg), **PRAZIQUANTEL** (beim Schaf 5 mg/kg) verfügbar; die Breitspektrum-Anthelminthika sind über die Nematoden-Wirkung hinaus auch auf Bandwürmer hochwirksam: **ALBENDAZOL** (Valbazen®: 7,5 mg/kg), **FENBENDAZOL** (Panacur®: 5–10 mg/kg), **MEBENDAZOL** (Ovitelmin®: 15–20 mg/kg), **OXFENDAZOL** (Synanthic®/Systamex®: 5 mg/kg).

Trichuris- und *Capillaria*-Arten (Peitschen- und Haarwürmer)

1. **Geographische Verbreitung:** Weltweit.
2. **Arten:**
    a) *Trichuris*-Arten: (u. a. *T. discolor, T. ovis*): Die Körper der Männchen und Weibchen sind in zwei Bereiche untergliedert: vorn haardünn, hinten verdickt; Männchen mit nur einem Spiculum in einer Scheide, deren Form der Bezähnelung zur Artdiagnose verwendet wird; Vulva an der Grenze zwischen dickem und dünnem ($2/3$–$4/5$ der Länge) Körperabschnitt; Oesophagus aller Würmer stets mit Stichosomzellen (Drüsen) umgeben.
    Bräunliche Eier (70–80 × 25–40 µm) mit deutlich vorquellenden, durchsichtigen Polpfropfen (**Abb. 5.8f**); häufig; Arten meist 4–8 cm lang; Sitz meist im Blinddarm und Kolon (vergl. **Abb. 2.8**); Vorderende in der Schleimhaut eingebohrt.
    b) *Capillaria*-Arten: (u. a. *C. bovis*) werden in die Nähe der Peitschenwürmer gestellt, sind aber kleiner, schlanker und haben kein deutlich abgesetztes dickes Hinterende; selten; Polpfropfen der meist farblosen Eier (40–50 × 22–25 µm) nicht vorquellend (**Abb. 5.8e**); Würmer kleiner (1–2,5 cm) als *Trichuris*-Arten; Sitz im Dünndarm.
Die meist farblosen Eier werden unembryoniert abgesetzt und erreichen im Freien die Infektionsreife (L_2) in Abhängigkeit zur Temperatur nach einigen Wochen bis wenigen Monaten. Nach Aufnahme durch den Wirt schlüpfen L_2 im Darm, bohren sich mit ihrem Vorderende in die Schleimhaut des Dünndarms und wandern nach ca. 10 Tagen zu ihrem endgültigen Ansiedlungsort. Nach 3 Häutungen erreichen sie dann in etwa 5–9 Wochen die Geschlechtsreife.

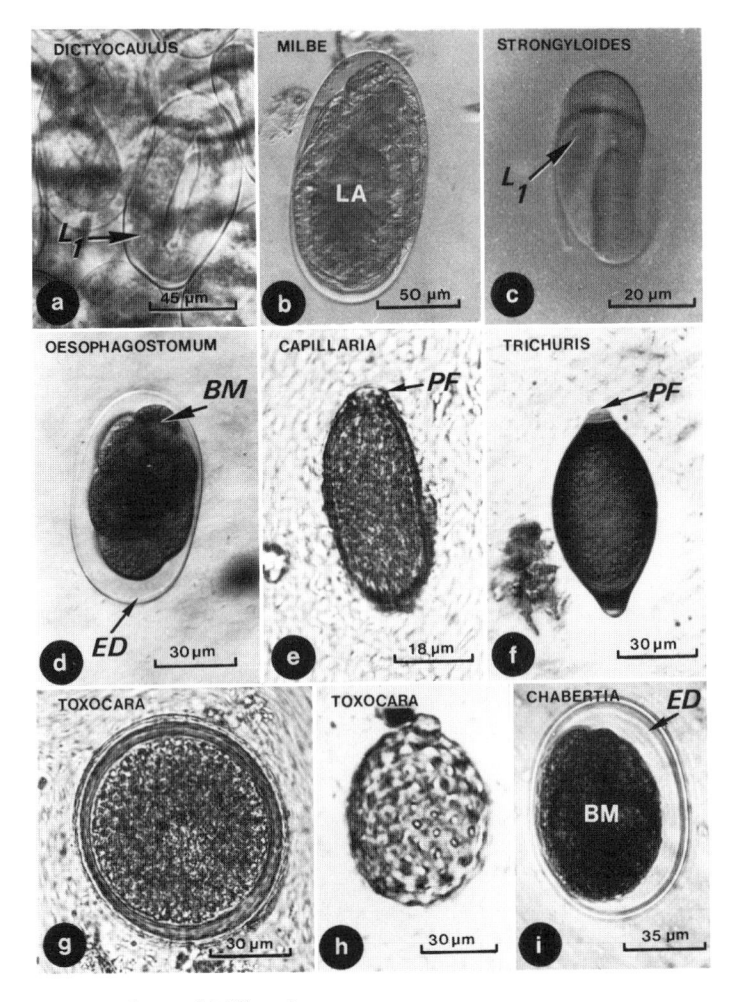

Abb. 5.8: LM-Aufnahmen von Nematoden und Milbeneiern.
a) *Dictyocaulus viviparus;* Eier sind selten, meist werden Larven angetroffen.
b) Milbenei; gelangt mit dem Futter in den Darm des Rindes.
c) *Strongyloides papillosus;* Eischale dünn, farblos; Larve schlüpft noch am Tag des Absetzens!
d) *Oesophagostomum* sp.; dünne Schale mit glatter Außenseite; Innenseite der Schale ist mit einer Eidottermembran bedeckt (ED); Eier enthalten in frischen Fäzes 16–32 Blastomeren (BM).
e) *Capillaria* sp.; dicke, runzlige Schale; Polpfropfen kaum vorstehend (PF).
f) *Trichuris ovis;* Ei häufig dunkelbraun; typische zitronenförmige Gestalt mit hervorquellenden, durchscheinenden Polpfropfen (PF).
g, h) *Toxocara vitulorum;* Askariden-Ei in Durchsicht (g) und Aufsicht (h); Schale außen mit feinen Dellen.
i) *Chabertia ovina;* Ei mit gleichmäßig abgerundeten Polen, glatter Oberfläche; innen 16–32 Blastomeren.

BM = Blastomeren
ED = Eidottermembran
LA = Larvenstadium der Milben
L_1 = Larve 1
PF = Polpfropfen

3. **Symptome der Erkrankung:** Die Pathogenität ist umstritten, zweifelsohne verursacht ein starker Befall Darmentzündungen; Jungtiere zeigten bei starkem Befall Diarrhöen; progressive Abmagerung; Kolitis; evtl. Ödeme im Hals- und Brustbereich.
4. **Diagnose:** Nachweis der typischen Eier (**Abb. 5.8e,f**) bei der Anreicherung (s. S. 4).
5. **Infektionsweg:** Oral, durch Aufnahme der Eier mit infektionsfähigen L_2. **Achtung:** Eier sind Monate bis Jahre infektionsfähig und können im Freien auch überwintern!
6. **Prophylaxe:** Regelmäßige Beseitigung der Fäzes.
7. **Inkubationszeit:** 1–2 Wochen.
8. **Präpatenz:** Etwa 50–65 Tage (bis 84).
9. **Patenz:** Etwa 1 Jahr.
10. **Therapie:** Für die Behandlung eines *Trichuris*- oder *Capillaria*-Befalls eignen sich die allgemeinen Breitband-Anthelminthika (**ALBENDAZOL, FENBENDAZOL, MEBENDAZOL, OXFENDAZOL, PARBENDAZOL**), wenn die empfohlene therapeutische Dosis bei der Einmal-Applikation um 50–100% erhöht wird. Ein ausgezeichneter Effekt ist zu erzielen, wenn die empfohlene therapeutische Dosis auf 3–5 Tage verteilt mit dem Futter gegeben wird.

Toxocara vitulorum (Spulwürmer)

1. **Geographische Verbreitung:** Weltweit, in Europa aber selten.
2. **Artmerkmale:** Bei Wiederkäuern wird nur *Toxocara* (syn. *Neoascaris*) *vitulorum* geschlechtsreif. Die Weibchen werden bis 30 cm, die Männchen bis 25 cm lang; sie parasitieren im Dünndarm. Vom Schweinespulwurm *(Ascaris suum)* unterscheiden sie sich durch ihre zum restlichen Körper deutlich dünneren Lippen, so daß sie mit «Schultern» erscheinen. Die mit einer buckeligen Oberfläche versehenen Eier (70–90 × 60–75 µm) werden unembryoniert abgesetzt (**Abb. 5.8g,h**). Weitere Entwicklung ähnlich wie bei *Ascaris suum* (s. S. 98), jedoch auch galaktogene (und evtl. pränatale) Infektionen.
3. **Symptome der Erkrankung:** Bei schwachem Befall meist symptomlos: meist eigentümlicher Geruch des Atems (des Urins und des Fleisches) nach Buttersäure, Alkohol; Husten; bei starkem Befall jedoch evtl. Pneumonien (durch Wanderlarven); Koliken; Aufblähen; Diarrhöen und Obstipationen wechseln ab; deutliche Freßunlust; Darmverschluß (führt bei Kälbern zum Tod) oder auch Darmperforationen.
4. **Diagnose:** Nachweis der typischen Eier (**Abb. 5.8g,h**) in der Anreicherung (Flotation); eigentümlicher Stallgeruch.
5. **Infektionsweg:** Oral, durch Aufnahme von Eiern mit infektionsfähiger L_2, die sich unter optimalen Bedingungen in ca. 14 Tagen entwickelt hat; pränatale Infektion durch L_3 wird für möglich gehalten; galaktogene Infektion ist häufig.
6. **Prophylaxe:** Regelmäßige Kotbeseitigung.
7. **Inkubationszeit:** Selten Lungensymptome nach 4–7 Tagen; Darmsymptome nach 2–4 Wochen.
8. **Präpatenz:** Nach galaktogener Infektion ca. 4 Wochen,
9. **Patenz:** 3–6 Monate.
10. **Therapie:** **PIPERAZIN** (70–150 mg Base/kg, ein- bis zweimal) eliminiert die Spulwürmer; die neuen Breitband-Anthelminthika (s. S. 177 Trichostrongyliden) erfassen i.a. mit den empfohlenen therapeutischen Dosierungen auch diese Nematoden. Auch **HALOXON** (Eustidil®: 40–45 mg/kg p.o.) und **LEVAMISOL** (Citarin®: 5 mg/kg s.c.; Concurat®: 7,5 mg/kg p.o.) besitzen eine Spulwurm-Wirksamkeit.

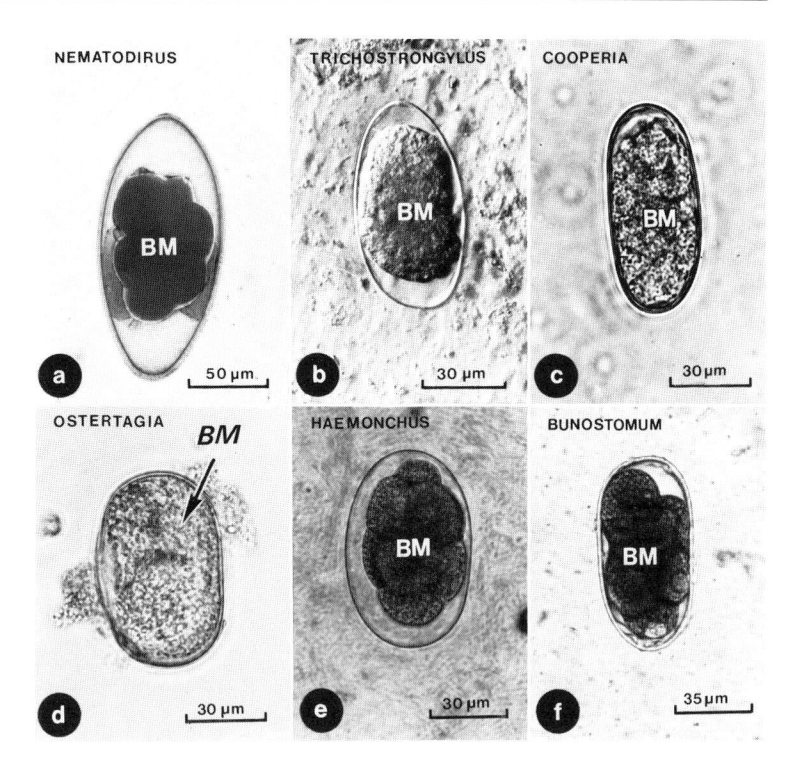

Abb. 5.9: LM-Aufnahmen von Eiern verschiedener Nematodengattungen, die (mit Ausnahme von *Nematodirus* – a) kaum zu unterscheiden sind. (Die Eier stammen aus definierten ♀).

BM = Blastomeren (in unterschiedlicher Anzahl)

Bunostomum-Arten (Hakenwürmer)

1. **Geographische Verbreitung:** Weltweit.
2. **Arten:** Die Hakenwürmer sind insbesondere durch ihre mit Schneideplatten (vergl. **Abb. 2.10a**) bzw. Zähnen bewehrte (**Abb. 2.10**) Mundkapsel ausgezeichnet. ♂ besitzen am Hinterende eine arttypische Bursa copulatrix (**Abb. 2.10c**). *Bunostomum*-Arten (u. a. *B. trigonocephalum*-**Schaf-Ziege-Wildwiederkäuer**; *B. phlebotomum*-**Rinder**) saugen sich mit ihrem hakenartig gebogenen Mundbereich an der Schleimhaut im Duodenum und Ileum fest und saugen Blut. Die männlichen Würmer werden bis 1,8 cm, die weiblichen bis 2,8 cm lang. Letztere setzen dünnschalige Eier (85–104 × 45–55 µm) ab, die meist nur 2–4, jedoch stets unter 16 Blastomeren in frischen Fäzes aufweisen (**Abb. 5.9f**). Im Freien schlüpft nach etwa 1 Woche (temperaturabhängig!) die Larve 1, die sich in 6–8 Tagen zur invasionsfähigen L_3 (gescheidet) entwickelt. Diese kann aktiv perkutan eindringen oder mit dem Futter aufgenommen werden. Nach einer Herz-Lungen-Schlund-Passage und 2 Häutungen wird etwa 5–6 Wochen p.i. die Geschlechtsreife erreicht.
3. **Symptome der Erkrankung:** Tiere lecken sich (**Lecksucht** der Füße als Reaktion auf die eingedrungenen L_3); Anämie; Abmagerung; Koliken; Diarrhöen wechseln mit Obstipation; Aufblähung; dunkler Kot infolge Blutbeimengungen; Ödeme im Hautbereich; Pneumonien bei Lungenpassage in den ersten 8 Tagen p.i.

4. **4. Diagnose:** Nachweis der dünnschaligen Eier (**Abb. 5.9f**) in der Anreicherung.
5. **Infektionsweg:** Perkutan oder oral, durch eindringende L_3, die beim Penetrationsvorgang ihre Scheide abstreifen.
6. **Prophylaxe:** Da die infektiösen L_3 bei Trockenheit binnen 3 Tagen sterben, ist bei Stallhaltung für häufige Entfernung der Fäzes und Trockenheit der Unterlage zu sorgen.
7. **Inkubationszeit:** Lungensymptome treten bereits in der 1. Woche p.i. auf.
8. **Präpatenz:** 30–55 Tage.
9. **Patenz:** Mindestens ein Jahr.
10. **Therapie:** Chemotherapie und chemoprophylaktische Maßnahmen s. Trichostrongyliden S. 177.

Strongyloides papillosus (Zwergfadenwürmer)

1. **Geographische Verbreitung:** Weltweit, insbesondere bei Jungtieren.
2. **Artmerkmale:** *Strongyloides papillosus* tritt in zwei verschiedenen Generationen auf:
    a) **freilebende Generation** (♀ bis 0,9 mm, ♂ bis 7 mm) mit rhabditiformen Ösophagus;
    b) **parthenogenetische Weibchen** im Darm (bis 6,5 mm lang). Diese Formen sitzen in der Schleimhaut des Dünndarms; ihr Hinterende verjüngt sich kurz vor dem Anus und läuft in eine abgesetzte, stumpfe Spitze aus; Vulva quer, am Beginn des letzten Körperdrittels; parthenogen. Weibchen setzen voll-embryonierte (= larvenhaltige Eier, **Abb. 5.8c**) ab. Im Freien schlüpft die L_1. Diese Larven können sich je nach Chromosomensatz (s. S. 92) innerhalb 48 Stunden zu Männchen, Weibchen oder in etwa 4 Tagen zur infektionsfähigen (ungescheideten) L_3 entwickeln. (Derartige L_3 gehen auch stets aus den wenigen Eiern der freilebenden Generation hervor). Die L_3 sind – je nach Wetterbedingungen – im Freien 3–6 Monate lebensfähig, dringen im Regelfall perkutan ein und werden (nach einer Herz-Lungen-Schlund-Passage) im Dünndarm sehr schnell adult: sie beginnen bereits 5–7 Tage p.i. mit der Eiablage. Bei älteren Tieren werden die L_3 häufig nicht mehr geschlechtsreif, sondern verbleiben u. a. in der Muskulatur. Bei Muttertieren gelangen sie dann via Euter/Milch in die Jungtiere, die so gleichfalls infiziert werden.
3. **Symptome der Erkrankung:**
    a) Juckende **Hautreaktionen** bei starkem Larvenbefall;
    b) **Lungenschäden,** Husten, Eosinophilie, Pneumonien, Aufflammen anderer Infektionen durch Schwächung (bei Larvenwanderung).
    c) **Katarrhalische Enteritis** und deren Folgen (Diarrhöen; Abmagerung Hydrothorax; Aszites; Abnahme der Wollfaserdicke). Bei starkem Befall von erstinfizierten Tieren trat auch in 15–18% der Fälle der Tod ein.
4. **Diagnose:** Nachweis der typischen, etwa $45–65 \times 25$ µm großen, larvenhaltigen Eier (**Abb. 5.8c**) in frischen Fäzes (in älteren liegen bereits Larven vor; Nachweis dieser mit dem Baermann-Apparat, s. S. 6).
5. **Infektionsweg:** Perkutan; die L_3 dringen aktiv in die Haut ein; orale wie auch galaktogene und pränatale Infektion möglich!
6. **Prophylaxe:** Regelmäßige Entfernung der Fäzes; trockene Stallung, da L_3 empfindlich gegenüber Austrocknung; Desinfektion der Stallungen mit Dampfstrahlgerät oder Chemikalien (s. S. 176). **Achtung:** freie Larven sind für Monate in feuchtem Milieu lebensfähig!
7. **Inkubationszeit:** 1–2 Tage.
8. **Präpatenz:** 5–7 Tage.
9. **Patenz:** Monate.

5.1 Wiederkäuer; Fäzes   173

10. **Therapie:** Infolge der kurzen Entwicklungszeit und der daraus folgenden Reinfektionsmöglichkeit sind ggf. wiederholte Behandlungen erforderlich: **TIABENDAZOL** (Thibenzole®: 50–75–100 mg/kg p.o.); auch Levamisol und die neuen Breitspektrum-Anthelminthika wirken bei *Strongyloides*-Befall in den empfohlenen therapeutischen Dosierungen (s. Trichostrongyliden, S. 177).

Magen- und Dünndarmwürmer (Trichostrongylidae)

1. **Geographische Verbreitung:** Weltweit, häufig.
2. **Arten:** Die verschiedenen Arten der Trichostrongylidae leben im Labmagen oder im Dünndarm ihrer Wirte. Da die klinischen Symptome nur wenig artspezifische Aspekte ergeben wie auch die morphologische Unterscheidung der Arten für den Praktiker nur schwer möglich ist (und dies auch für die Chemotherapie unerheblich bleibt), werden die einzelnen Gattungen hier bei der Besprechung zusammengefaßt.
   Im Labmagen kommen häufig Mischinfektionen vor:

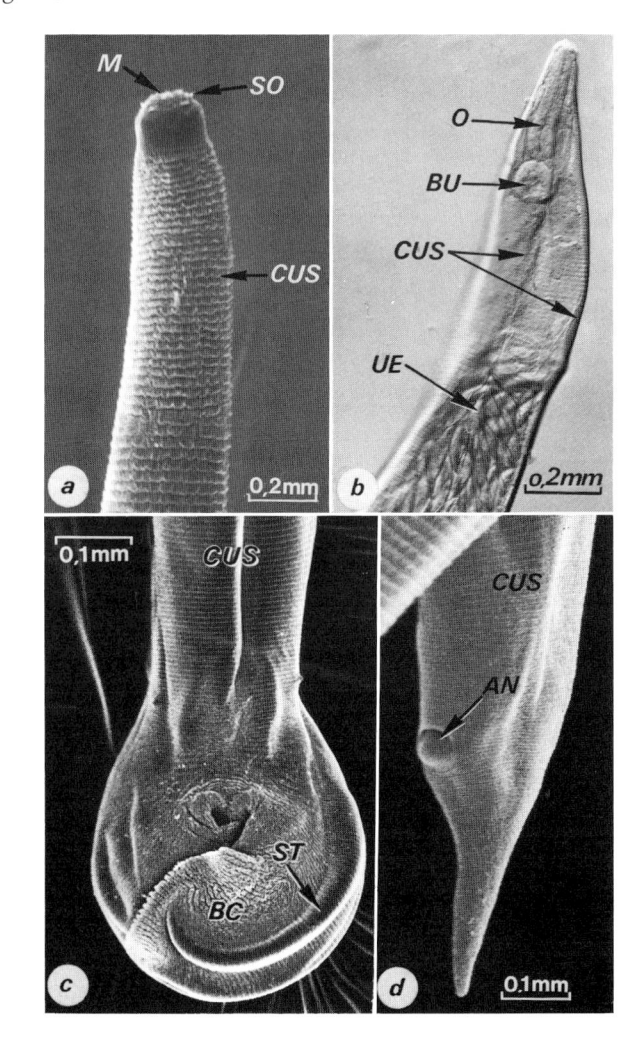

Abb. 5.10: *Trichostrongylus* sp.; Adulte Würmer; a, c, d) REM-Aufnahmen; b) LM-Aufnahme.
a) Vorderende Männchen,
b) Vorderende Weibchen,
c) Hinterende Männchen,
d) Hinterende Weibchen.

AN = Anus
BC = Bursa copulatrix
BU = Bulbus
CUS = Kutikulastreifung
M = Mund
O = Oesophagus
SO = Sinnesorgan
ST = Strahlen der BC
UE = Uterus mit Eiern

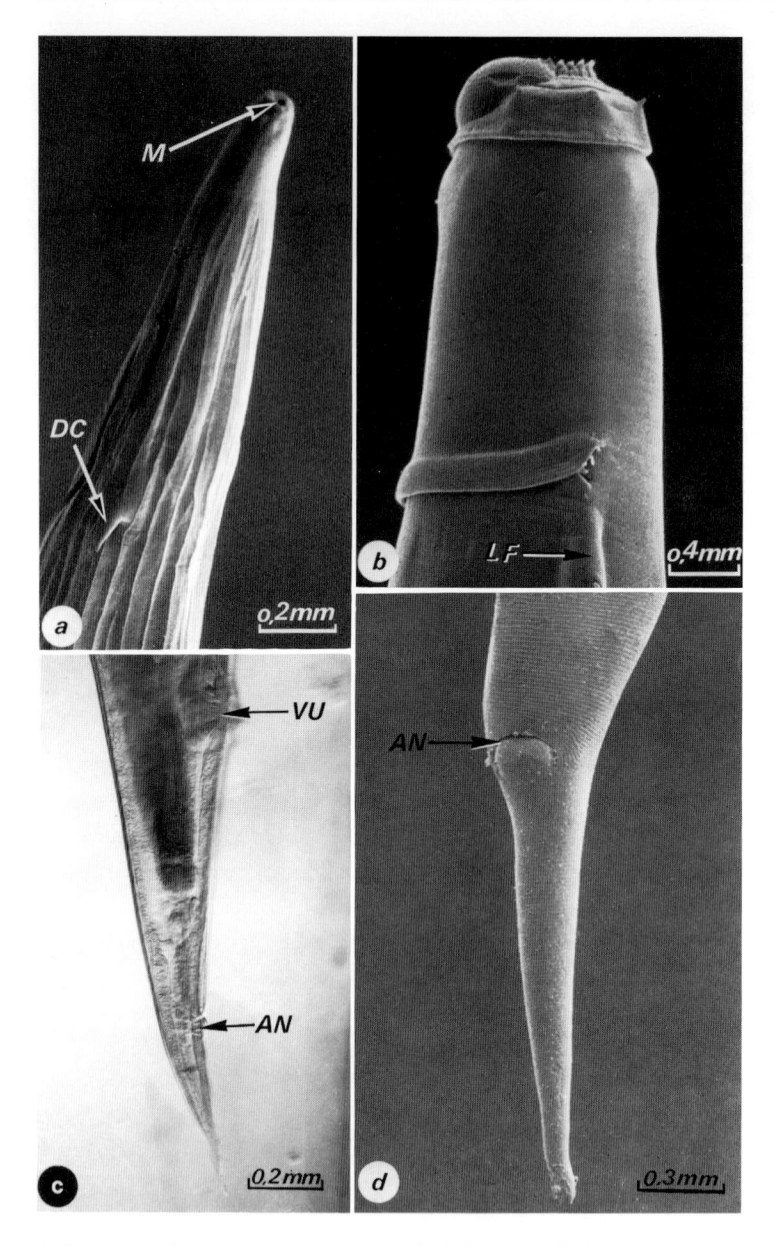

Abb. 5.11: Adulte Darmnematoden; a, b, d) REM-Aufnahmen; c) LM-Aufnahme.
a, c) *Haemonchus contortus;* Vorder- und Hinterende eines Weibchens.
b, d) *Oesophagostomum* sp.; Vorder- und Hinterende des Weibchens.

AN = Anus
DC = Dorn der Kutikula
LF = Lateralflügel
M   = Mund
VU = Vulva

a) **Große Magenwürmer** (*Haemonchus contortus* u. a.) treten im Labmagen bei allen Wiederkäuern auf und zählen zu den pathogenen Parasiten; sie liegen auf der Schleimhaut und erscheinen nativ infolge ihres Blutsaugens rötlich (allerdings mit weißlichen Keimschläuchen); ♀ bis 3 cm, ♂ bis 2 cm lang; charakteristisch sind zwei hakenartige Zervikalpapillen am Vorderende (**Abb. 5.11**); beim Männchen ist die Bursa zweilappig mit einem dorsalen, asymmetrischen Anhangslappen; 2 gleich kurze braune Spicula; bei Weibchen liegt die Vulva 3–5 mm vor dem Hinterende (mit Vulvaklappe).
b) **Kleine Magen- und Darmwürmer:**
   1) *Ostertagia*-Arten (u. a. *O. ostertagi*, *O. circumcincta*) sind dünne weißliche Würmer, die in Knötchen oder auf der Mukosa des Labmagens auftreten (**Abb. 5.12 c**); ♂ bis 9 mm, ♀ bis 12 mm lang; Spicula der Männchen kurz, aber gleichlang; Bursa dreilappig, in zwei oder drei Fortsätze aufgegliedert; bei ♀: Vulva im hinteren Körperfünftel, oft mit Vulvaklappe (aber auch fehlend).
   2) *Cooperia*-Arten (z. B. *C. oncophora* bes. **Rind**; *C. curticei*-bes. **Schaf**) sind meist rötliche sehr zarte Würmer, deren Vorderende spiralig aufgerollt ist; hier weist zudem die Kutikula eine deutliche Aufblähung und Aufringelung auf: ♂ und ♀ werden etwa 9 mm lang; Spicula der ♂ kurz; bei ♀ liegt die Vulva im hinteren Körperviertel (mit oder ohne Lappen); parasitieren im Dünndarm (selten im Labmagen).
   3) *Trichostrongylus*-Arten (z. B. *T. axei* – bes. im Labmagen, *T. colubriformis* – bes. im Dünndarm) erscheinen als sehr feine rötlich-braune vorn verjüngte Würmer von 2,5–8 mm Länge (**Abb. 5.10**), deren Kutikula deutlich geringelt ist (**Abb. 5.10a**); sie sind innerhalb der Wiederkäuer nicht sehr wirtsspezifisch; Spicula meist ungleich; Vulva in der hinteren Körperhälfte.
   4) *Nematodirus*-Arten (u. a. *N. filicollis*, *N. helvetianus*) parasitieren im Dünndarm; sie erscheinen fadenförmig; Vorderkörper mit länglicher Kutikula-Vorwölbung; die Männchen werden bis zu 17 mm, die Weibchen bis zu 25 mm lang; die Spicula der Männchen sind mit etwa 1,5 mm sehr lang; Vulva der ♀ in der hinteren Körperhälfte.

Die Weibchen der Trichostrongyliden setzen Eier (**Abb. 5.9**) im Morula-Stadium ab, die so in frischen Fäzes angetroffen werden.

Im Freien schlüpft aus ihnen die L_1, die hier nach zwei Häutungen zur infektiösen, gescheideten L_3 heranwächst. Die Larven sind i.a. empfindlich gegenüber hohen Temperaturen und Trockenheit, überleben bei mittleren Temperaturen und Feuchtigkeit Wochen bis Monate und überwintern zu einem gewissen Teil. Nach oraler Aufnahme derartiger L_3 verlassen diese im Labmagen ihre Scheide, häuten sich noch zweimal und entwickeln sich in etwa 3 Wochen zur Geschlechtsreife; werden im Herbst nach kühleren Temperaturen von einigen Arten L_3 aufgenommen, so wird deren Entwicklung im Wirtstier verzögert (**Hypobiose**); die Entwicklung zu geschlechtsreifen Würmern wird erst im Frühjahr abgeschlossen. – Bei verschiedenen Arten ist im Frühjahr eine verstärkte Eiausscheidung zu registrieren (sog. ‹spring rise›-**Phänomen**), das wohl durch hormonellen Einfluß des Wirtes stimuliert wird.

3. **Symptome der Erkrankung:** Häufig ausgeprägt bei Jungtieren der ersten Weideperiode; da nahezu immer Mischinfektionen auftreten, ist ein einheitliches Krankheitsbild selten. Als Hauptsymptome zeigen sich:
wässrige, übelriechende Diarrhöen; Abmagerung, struppiges Fell bis Wollausfall bei Schafen; Ödeme im Halsbereich, Unterbrust, Bauch als Zeichen einer Hydrämie, Anämie, Anorexie; Lymphknotenschwellungen; Puls- und Atembeschleunigung; Fieber; Massenbefall führt auch zum Tode der Jungtiere.

4. **Diagnose:** Nachweis der Eier (**Abb. 5.9**) in den Fäzes durch Anreicherung (u. a. Flotation, s. S. 4).
5. **Infektionsweg:** Oral, durch die Aufnahme der gescheideten L_3 mit dem Gras.
6. **Prophylaxe:** S. unten.
7. **Inkubationszeiten:** Etwa 14 Tage p.i.; bei Hypobiose erst im Frühjahr.
8. **Präpatenz:** *Haemonchus* (18–24 Tage); *Ostertagia* (18–23); *Trichostrongylus* (17–21); *Cooperia* (14–22); *Nematodirus* (15–26); *Marshallagia*[8] (21–32); *Skrjabinagia*[9] (18); **bei Hypobiose:** Monate (Eier erst im Frühjahr!).
9. **Patenz:** Artspezifisch von wenigen Tagen (18–32) bei *Nematodirus* bis Monate (über 1 Jahr) bei *Trichostrongylus*.
10. **Chemoprophylaxe/Chemotherapie:** Infektionen bei Weidetieren werden meist durch verschiedene Magen-Darmwurm-Arten verursacht, die weitgehend einheitlich durch therapeutische Maßnahmen zu beeinflussen sind. Deswegen werden hier Chemoprophylaxe und Chemotherapie gemeinsam für die Weide-Nematoden besprochen.

    Chemoprophylaxe vor Befall mit Magen-Darmwürmern setzt den sinnvollen Einsatz von Anthelminthika voraus unter Einschluß begleitender weidetechnischer Maßnahmen. Modelle für strategische und taktische Bekämpfungsmaßnahmen sind im In- und Ausland entwickelt worden; ihre Anwendungsmöglichkeit und Durchführbarkeit ist abhängig von lokalen und klimatischen wie agrartechnischen Voraussetzungen.

    Auf den Erkenntnissen epizootologischer Untersuchungen fußend basieren Programme, die verhindern sollen, daß empfängliche Jungtiere sich mit überwinterten Larven oder aus latenten Ei-Ausscheidern infizieren: nach Patentwerden der Infektion in Jungtieren werden die Weiden zusätzlich stark verseucht, so daß etwa Mitte Juli ein massiver Infektionsdruck entsteht, der zu klinischem Befall führt.

    Um Tiere der ersten Weideperiode zu schützen, sollten diese auf «sauberen» Weiden separat aufgetrieben werden, die möglichst im vorhergehenden Herbst gemäht wurden. Ideal ist dann ein etwa 2wöchiges Umtreiben auf gleichfalls saubere Weiden, die zuvor durch Mähen (→ Silieren) oder durch Grasen von anderen Tierarten genutzt worden sind. In wenigen Fällen wird ein derartiges System die ganze Weidesaison durchführbar sein, so daß anthelminthische Behandlungen in der Mitte des Sommers und ggf. im Herbst angezeigt sind.

    Bei fehlenden Umtriebsweiden reduziert auch eine Entwurmung 4 bis 6 Wochen nach Auftrieb die Wurmbürde und damit die Larvendichte im Juli. Nachfolgebehandlungen sind im Hochsommer und ggf. Herbst erforderlich – und bei allen Programmen bei der Aufstallung gegen hypobiotische Larven anzuraten.

    Durch Depot-Systeme, wie dem Paratect®-Bolus mit **MORANTEL** als Anthelminthikum, wird über mindestens 60 Tage Wirkstoff abgegeben und dadurch in erheblichem Maße die Verseuchung der Weide mit Wurmeiern während dieser Zeit verhindert.

    Den neueren Benzimidazolen ist auch ein ovizider/larvizider Effekt zu eigen, der allerdings nur für den Behandlungszeitraum gilt. Allen Jungrindern (über 100 kg Körpergewicht) einer Weidegruppe ist im Frühjahr vor Weideauftrieb der Bolus zu applizieren, nachträglich sind weitere Tiere dieser Gruppe nicht zuzuführen. Bolus-Träger sind im Herbst nicht auf verseuchte Weiden zu bringen, um sie dann bei auslaufender Anthelminthika-Gabe nicht massivem Infektionsdruck auszusetzen. Zu beachten ist, daß der Paratect®-Bolus einen Lungenwurm-Befall nicht verhindert.

    Da der Befall durch Magen-Darmwürmer oft vergesellschaftet ist mit Lungenwurmbefall,

---

[8] Erreger einer Ostertagiose des Schafes und der Ziegen.
[9] Erreger einer Ostertagiose des Rindes.

Tabelle 5.2: Anthelminthika für Nematoden-Befall bei Wiederkäuern

Chemische Kurzbezeichnung	Handelsname (®)	empfohlene Dosis (mg/kg Kgw) Rind	empfohlene Dosis (mg/kg Kgw) Schaf	Tricho-strongy-liden	Dictyo-caulus	Proto-strongy-liden	immature Stadien	hypo-biotische Stadien	Wartezeit eßbares Gewebe	Wartezeit Milch	Sicher-heits-Index*
ALBENDAZOL[a]	Valbazen	7,5 p.o.	5,0 p.o.	1	1	(2)	1	(2)	8[b]	5	> 10
FEBANTEL	Rintal	7,5 p.o.	5,0 p.o.	1	1		1	(2)	7[c]	2	> 40
FENBENDAZOL	Pancacur	7,5 p.o.	5,0 p.o.	1	1	(2)	1	2	7	3	> 500
IVERMECTIN	Ivomec	0,2 s.c.		1	1		1	1[d]	38	38	> 30
LEVAMISOL §	Citarin-L	5,0 s.c./i.m.	5,0 s.c./i.m.						8	3	> 8
	Concurat-L	7,5 p.o.	7,5 p.o.	1	1			(2)	4	3	> 6
	Concurat-L Ripercol	10,0 pour on							8	3	
MEBENDAZOL	Ovitelmin		10–20 p.o.	1	1				7	[e]	
MORANTEL	Paratect	1 Bolus pro Tier		reduziert Ansiedlung von Magen-Darm Nematoden					0[f]	0	> 20
OXFENDAZOL	Synanthic Systamex	4,5 p.o.	5,0 p.o.	1	1	(2)	1	2	14	5	> 20
PARBENDAZOL	Neminil	30,0 p.o.		1	1		3		14	4	> 20
PYRANTEL	Banminth	12,5 p.o.	25,0 p.o.	1	1		3		14	0	> 15
TIABENDAZOL	Thibenzole	75,0 p.o.	50,0 p.o.	1	3		(2)		0	0[g]	> 10

Legende: 1 Wirksamkeit 95–100 %
2 Wirksamkeit ca. 80 %
3 Wirksamkeit ca. 60 %
( ) Wirksamkeit variabel

* Sicherheitsindex = maximal tolerierte Dosis dividiert durch therapeutische Dosis (nach Literatur)
a) nicht in den ersten Monaten der Gravidität
b) Wartezeit Leber/Niere: 28 Tage
c) Wartezeit Leber: 14 Tage
d) betr. *Ostertagia* Typ II
e) nicht für Milchtiere
f) Wartezeit Leber: 15 Tage
g) 3 Tage nicht für Herstellung von Edel-Schimmelkäse

§ Hierher gehört auch der nur im Ausland verfügbare Langzeit-Bolus mit Schutz vor gastro-intestinalen und Lungen-Nematoden (Chronomintic Bolus® von Virbac Laboratories für Rinder; Wartezeit für eßbare Gewebe sowie Milch: 4 Monate) sei hier angeführt, daß die geschilderten Maßnahmen – insbesondere die Anthelminthika-Behandlungen – auch weitgehend einen *Dictyocaulus*-Befall kupieren. Bei Weide-Rotation ist – bei starkem Befall – allerdings der Umtrieb alle 4–6 Tage erforderlich.

Aufgrund von Wetterdaten sowie Gras-Untersuchungen auf Larvendichte sind Voraussagen von besonderem Ansteckungsrisiko mit klinischen Folgen möglich – hier sind Fachinstitute zu Rate zu ziehen.

Aus Europa existieren erste wenige Berichte, die eine Benzimidazol-Resistenz bei *Haemonchus*- und *Ostertagia*-Arten im Schaf mitteilen. Diese Erscheinungen konnten für die Bundesrepublik Deutschland nicht bestätigt werden. Bei Rindern ist eine Benzimidazol-Resistenz nicht bekannt.

Die für die vorbeugenden Behandlungen einzusetzenden Präparate sind auch in gleicher Dosierung bei therapeutischer Notwendigkeit anzuwenden. In der Tabelle 5.2 sind die empfohlenen Dosierungen entsprechend der Herstellerangaben angegeben und das Wirkungsspektrum als Durchschnittswerte aufgeführt:

Chabertia- und *Oesophagostomum*-Arten (Dickdarmwürmer)

1. **Geographische Verbreitung:** Weltweit.
2. **Arten:**
    a) *Chabertia ovina* ist nicht wirtsspezifisch und kann bei allen Wiederkäuern auftreten. Die zylindrischen, streichholzartigen (wegen der verdickten, zahnlosen Mundkapsel) Würmer werden als Männchen bis 14 mm, als Weibchen 20 mm lang; die Adulten wie auch die L_4 sind Blutsauger im Bereich des Kolon; ♀ setzt unembryonierte Eier ab (**Abb. 5.8**), aus denen die L_1 schlüpft. Nach 5–6 Tagen ist die infektionsfähige L_3 herangewachsen. Die weitere Entwicklung gleicht den Trichostrongyliden (**s. S. 175**).
    b) *Oesophagostomum*-Arten (u. a. *O. radiatum*) befinden sich als etwa 2 cm × 0,4 mm große, adulte Würmer (♂ bis 17 mm lang) im vorderen Kolon (**Abb. 5.12b**); sie sind keine Blutsauger. ♀ setzen unembryonierte Eier (**Abb. 5.8d**) ab, im Freien entstehen in etwa 6–8 Tagen die gescheideten L_3; nach oraler Aufnahme dieser entwickeln sich die meisten dieser direkt zu Adulten (in etwa 6 Wochen), während wenige in 2–10 mm großen Knötchen der Darmwand eingeschlossen verharren. Diese hypobiotischen Larven entwickeln sich erst nach Abgang der ersten Adulten (nach Selbstheilung oder Wurmkur) zu neuen Adulti.
3. **Symptome der Erkrankung:** Klinische Erscheinungen meist erst bei starkem Befall; Diarrhöen (schleimig-eitrig); Abmagerung, Schwäche, Anämie, Haarausfall, Ödeme im Hals- und Brustbereich; bei *Oesophagostomum*-Befall kann es zudem noch zu Peritonitis (durch perforierende Larven) mit bakteriellen Sekundärinfektionen kommen; makroskopisch erscheinen 2–10 mm große Knötchen, die auch von rektal tastbar sind (**Abb. 5.12b**).
4. **Diagnose:** Nachweis der Eier (**Abb. 5.8d,i**) in den Fäzes durch Anreicherung.
5. **Infektionsweg:** Oral, durch Aufnahme der infektionsfähigen Larven 3.
6. **Prophylaxe:** S. S. 176.
7. **Inkubationszeit:** 5–7 Tage.

Abb. 5.12: Makro-Aufnahmen des Wiederkäuerdarms.
a) *Moniezia expansa;* Bandwurm in verschiedenen Darmabschnitten des Schafes. × 0,5
b) *Oesophagostomum*-Knoten (Pfeile) in der Darmwand. × 4
c) *Ostertagia ostertagi*-Knoten (Pfeile) im Fundus eines Rindes. × 2

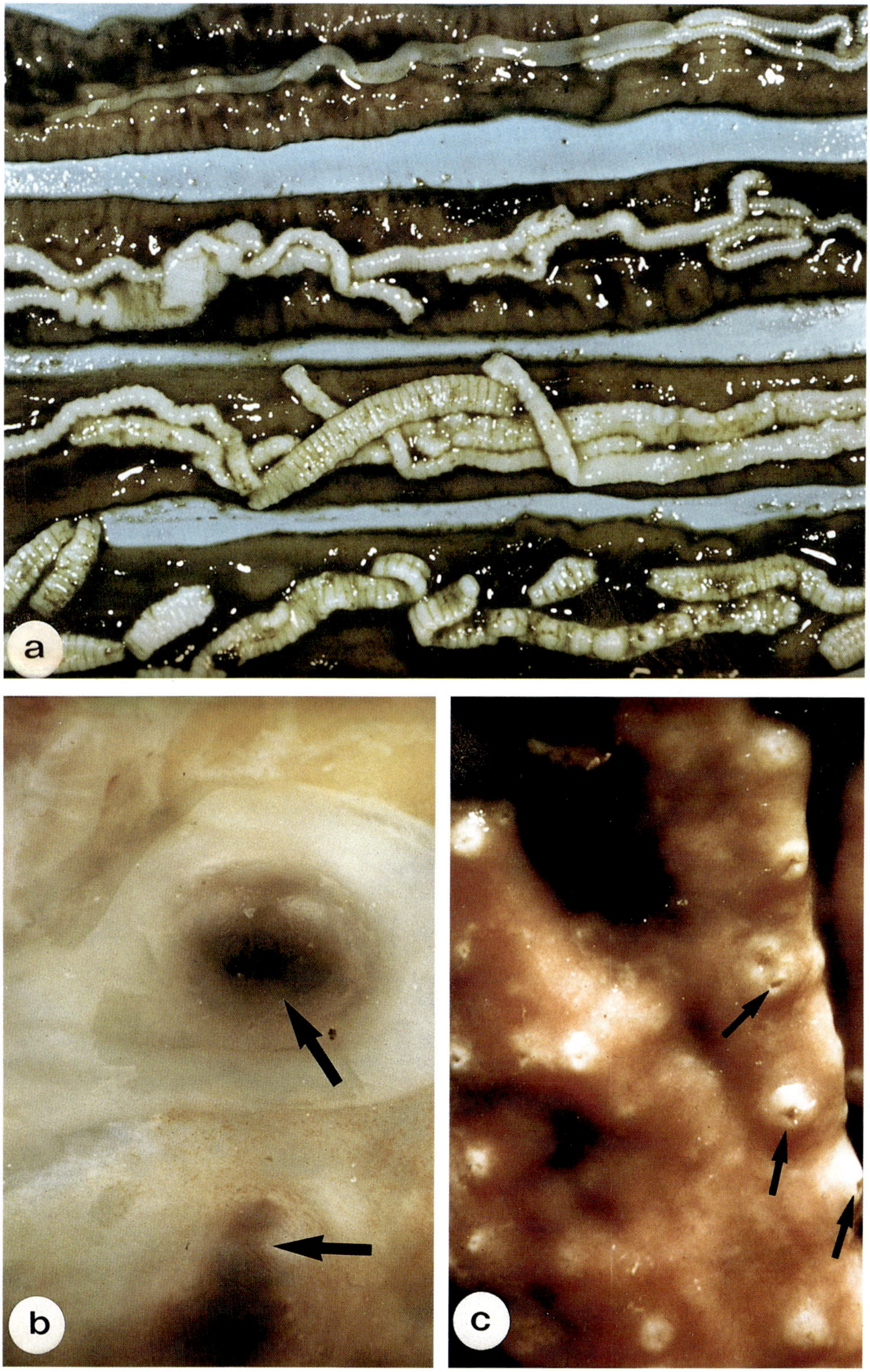
a
b
c

8. **Präpatenz:** *Chabertia* (7 Wochen); *Oesophagostomum* (6 Wochen).
9. **Patenz:** 1–6 Monate.
10. **Therapie:** Die für Trichostrongyliden beschriebenen therapeutischen Maßnahmen gelten auch für diese im Dickdarm parasitierenden Würmer (s. S. 177).

Gongylonema pulchrum (Ösophagus-Wurm)

1. **Geographische Verbreitung:** Weltweit, relativ selten.
2. **Artmerkmale:** *G. pulchrum* als Männchen bis 6 cm, als Weibchen bis 15 cm lang; sind sie ganz oder teilweise in die Schleimhäute des Oesophagus, der Zunge und/oder des Pansens eingedrungen, lassen sie ein typisches mäanderförmiges Erscheinungsbild entstehen. Das Weibchen setzt larvenhaltige Eier (wie *Strongyloides*) ab, die von koprophagen Zwischenwirten (Käfern, Schaben u. a.) aufgenommen werden. In den ZW entstehen in etwa 1 Monat die infektionsfähigen L_3 (in Zysten eingeschlossen). Nach oraler Aufnahme schlüpfen die Larven im Magen aus den Zysten und wandern von dort in den oberen Verdauungstrakt (Rachen, Oesophagus) ein. Nach 2 Monaten wird die Geschlechtsreife erreicht.
3. **Symptome der Erkrankung:** Meist symptomlos; bei der Schlachtung werden die typischen «Wandmuster» (s. o.) sichtbar; selten Freßunlust.
4. **Diagnose:** Nachweis der larvenhaltigen Eier in frischen Fäzes (nach Anreicherung, s. S. 4).
5. **Infektionsweg:** Oral, durch Aufnahme von infizierten Käfern mit dem Futter.
6. **Prophylaxe:** Kaum möglich.
7. **Inkubationszeit:** Kaum klinische Symptome.
8. **Präpatenz:** Etwa 8 Wochen.
9. **Patenz:** Monate.
10. **Therapie:** Chemotherapie unbekannt.

5.2 Stadien in den Genitalien

Tritrichomonas foetus

1. **Geographische Verbreitung:** Weltweit.
2. **Artmerkmale:** Dieser 12–18 × 6–10 µm große Flagellat ist länglich-birnenförmig, besitzt apikal drei freie Geißeln sowie eine die Zelle überragende Schleppgeißel (**Abb. 5.13**); der Achsenstab wirkt vorn kolbenförmig verdickt und läuft am Hinterende dornenförmig aus. Diese Erreger teilen sich längs und besiedeln bei **Kühen** die Geburtswege (Vagina, Uterus) und Eileiter, bei **Bullen** den Präputialschlauch, dessen Fundus (Penisblatt) und den Mündungsteil der Harnröhre (Sperma).
3. **Symptome der Erkrankung (Deckseuche):** Beim **Bullen** in 50% der Fälle unauffällig! Seuchenhafte Fruchtbarkeitsstörungen bei **Kühen**; Vaginitis; Endometritis (Ausfluß – gelbgrün, dickflüssig, süßlich-fade riechend – aus Zervix und Vulva); Frühaborte nach 6–16 Wochen.
In der Regel wird die Frucht ausgestoßen, selten tritt intra-uterine Mazeration (Pyometra) auf.
Im letzteren Fall kann die Trächtigkeit vorgetäuscht werden (retrahierter Abort), Luteinisierung wird aufrecht erhalten. Bakterielle Begleitinfektionen sind bei ♀-Tieren häufig.
4. **Diagnose:** Nachweis der Trichomonaden im Vitalpräparat (Dunkelfeld) bzw. im nach Giemsa angefärbten Tupfpräparat der entsprechenden Proben bzw. Materialien (Foetus, Eihäute, Fruchtwasser und Pyometra-Inhalt von Uterus und Vagina, Scheidensekrete vor und nach der Brunst bzw. nach Aborten); im Präputialsekret (Gewinnung durch Präputialspülproben) ist ein direkter Nachweis schwierig; hier empfiehlt sich ein **Kuluransatz** (s. S. 7; **Abb. 5.13**). Mehrmalige Wiederholung der Untersuchung. Nach gesicherter Diagnose unverzügliche Anzeigepflicht; Untersuchung des Bestandes; Decksperre, Nut-

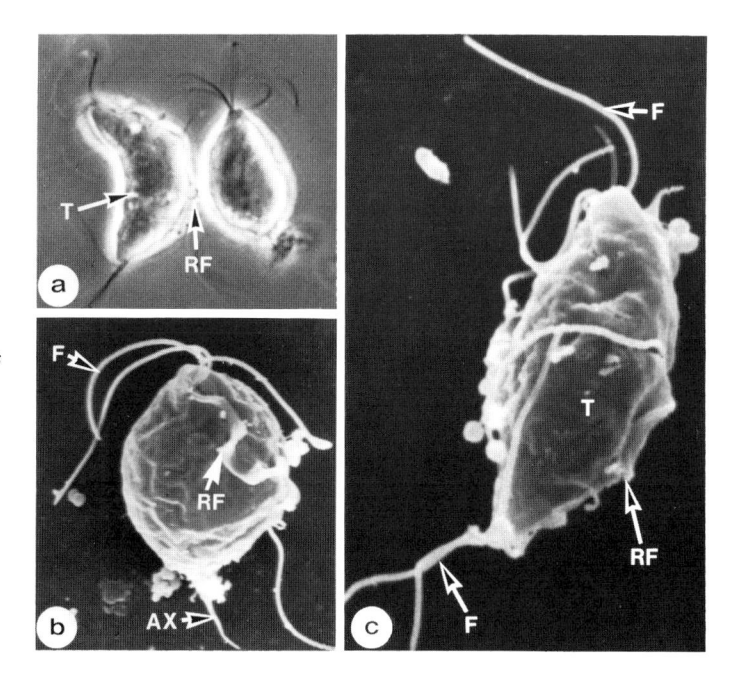

Abb. 5.13: *Tritrichomonas foetus;* a) LM-Phasenkontrast-Aufnahme. ×; 900 b, c) REM-Aufnahmen. × 1300

AX = Axostyl
F = Flagellum, Geißel
RF = Schleppgeißel
T = Teilungsstadium (Geißeln an beiden Polen)

zungsbeschränkung, Herdenanamnese. **Anzeigepflichtige Seuche nach § 10(1) des TierSG (Deckinfektionen des Rindes); s. S. 135).**
5. **Infektionsweg:** Beim Deckakt oder selten bei künstlicher Besamung bzw. durch parasitenhaltigen Ausfluß (Versprühen durch Schwanzschlagen oder Kontamination).
6. **Prophylaxe:** Regelmäßige Untersuchung (Sperma, Präputialspülproben, Vaginal- und Uterussekret) besonders von zugekauften Tieren; meistens werden ungekörte Bullen als Überträger festgestellt.
7. **Inkubationszeit:** Variabel.
8. **Präpatenz:** Variabel.
9. **Patenz:** Möglicherweise Jahre.
10. **Therapie:** Grundsätzlich tritt die Behandlung des Einzeltieres gegenüber organisatorischen und prophylaktischen Maßnahmen zurück.
    Ausschluß der Bullen für die Zuchtbenutzung; nur wertvolle Tiere werden in der Regel behandelt (Behandlungserfolg ca. 90%), sonst Schlachtung. Vor der Wiederverwendung (nicht vor 3–6 Monaten) sind mehrmalige Kontrollen durchzuführen.
    Bullen: Bewährt hat sich die örtliche Behandlung (extrapräputiale Verlagerung des Penis nach oberflächlicher Schleimhautanästhesie).
    Die Schleimhaut des Penis und Präputiums werden mit einer 25%igen wäßrigen Silbernitratlösung verätzt (Grauverfärbung der mit Gaze betupften Schleimhaut; Neutralisation bei zu starker Verätzung mit physiolog. NaCl-Lösung). Die Harnröhre bedarf keiner Behandlung. Systemische Behandlung kann zusätzlich mit 5-Nitroimidazolen durchgeführt werden (z. B. 75–150 g Emtryl®/Tier, oral an 5 aufeinanderfolgenden Tagen).
    Kühe: Für die Behandlung der Vaginitis, Endometritis, Salpingitis eignen sich Lugol'sche Lösung, kolloidales Jod, Chloramin, Acridinfarbstoffe (z. B. Rivanol®-Tabletten). Die antiseptischen Lösungen werden in Vagina, Uterus und ggf. Harnröhre infundiert (nach Vorspülung). Mehrmalige Wiederholung der Behandlung; zusätzliche orale Therapie (s. Bullen) kann die völlige Eliminierung der Trichomonaden sichern.
    Bei Pyometra müssen die Eitermassen entleert werden; Beseitigung des Corpus luteum; Eihautreste aus Uterushöhle entfernen und Infusion von antiseptischen Lösungen (s. oben).
    Bei bakterieller Beteiligung Anwendung von Antibiotika, die allerdings gegen *T. foetus* unwirksam sind.

5.3 Stadien im Blut

1. Parasiten mehrzellig (wurmförmig; vergl. **Abb. 4.17**) . . . .
. . . . **Mikrofilarien, Larven der Filarien, s. S. 190, 192**
— Parasiten einzellig 2
2. Einzeller intrazellulär 3
— Einzeller extrazellulär 6
3. Stadien in roten Blutkörperchen 5
— Stadien in leukozytären Zellen 4
4. Parasiten sind halbmondförmig gebogen vorn spitz (**Abb. 5.14d,e**), hinten abgerundet, liegen in einer Vakuole . . . . **Toxoplasma gondii, s. S. 185**
— Parasiten liegen als kleine (Ø 2–3 µm), mehrkernige Kugeln direkt im Zytoplasma von lymphatischen Zellen (insbesondere in Lymphknoten, **Abb. 5.14f**). . . . .
. . . . **Lymphozytäre Stadien der Theileria-Arten, s. S. 188**
5. Stadien meist deutlich unter 2 µm Länge (**Abb. 5.14g**) . . . . **Theileria-Arten, s. S. 188**
— Stadien meist über 2 µm Länge (**Abb. 5.14h**); wenn kleiner, dann signifikante Randlage (**Abb. 5.14j**) . . . . **Babesia-Arten, s. S. 185**
— Stadien meist deutlich unter 1 µm, punkt- oder strichförmig ohne sichtbaren Kern (**Abb. 5.15**) . . . . **Anaplasma-Arten, s. S. 189**
6. Parasiten mit einer Geißel (Flagellum; **Abb. 5.14b**) . . . . **Trypanosoma-Arten, s. S. 183**
— Parasiten ohne Geißel 7
7. Parasiten bananenförmig, 14–16 µm lang, treten nur bei Organtupfpräparaten auf (**Abb. 5.14c**) . . . . **Zystenmerozoiten der Sarcocystis-Arten, s. S. 185, 191**
— Parasiten nur 6–9 µm lang (vergl. Erythrozyt → 7 µm) 8
8. Stadien halbmondförmig, vorn zugespitzt, hinten abgerundet (**Abb. 5.14d**) . . . .
. . . . **Freigesetzte Zystenmerozoiten von Toxoplasma gondii, s. S. 185**
— Stadien nicht so stark gebogen, vorn nicht deutlich verjüngt (**Abb. 5.14c**) . . . .
. . . . **Merozoiten von Sarcocystis-Arten aus Schizonten, s. S. 192 oder Merozoiten**
. . . . **von Besnoitia-Arten, s. S. 210**

Trypanosomen (Stercoraria)[10]

1. **Geographische Verbreitung:** Weltweit, in Europa nur wenige Arten.
2. **Arten:**
   a) *Trypanosoma theileri* (**Abb. 5.14b; 5.22d**) gilt als apathogen; bei Rindern; extrem lange, stark gebogene Formen (30–65 µm); **Übertragung**[10] durch Bremsen (Tabaniden: *Tabanus, Haematopota*) und Schildzecken (s. S. 224).
   b) *T. melophagium* – bei Schafen (apathogen): 40–60 µm lang; **Übertragung**[10] durch Schaflausfliegen (*Melophagus ovinus*, s. S. 230; **Abb. 5.14a**).
   Vermehrung beider Spezies im Blut durch Längsteilung.
3. **Symptome der Erkrankung:** Unauffällig; gelegentlich mit anderen Streßfaktoren gewisse Pathogenität, diaplazentare Übertragung wurde nachgewiesen.
4. **Diagnose:** Nachweis der Stadien im Blutausstrich nur selten (am ehesten im Sommer/ Herbst) Anreicherungsverfahren (**s. S. 11**); Nachweis epimastigoter Stadien im Darmausstrich experimentell angesetzter Überträger (**Xenodiagnose; Abb. 5.14a**).

---

[10] Entwicklung der Parasiten erfolgt im Magen-Darmkanal des Überträgers. Die infektiöse, metazyklische Form wird im Kot der Fliegen ausgeschieden (= **kontaminative Übertragung** in Stichwunde!).

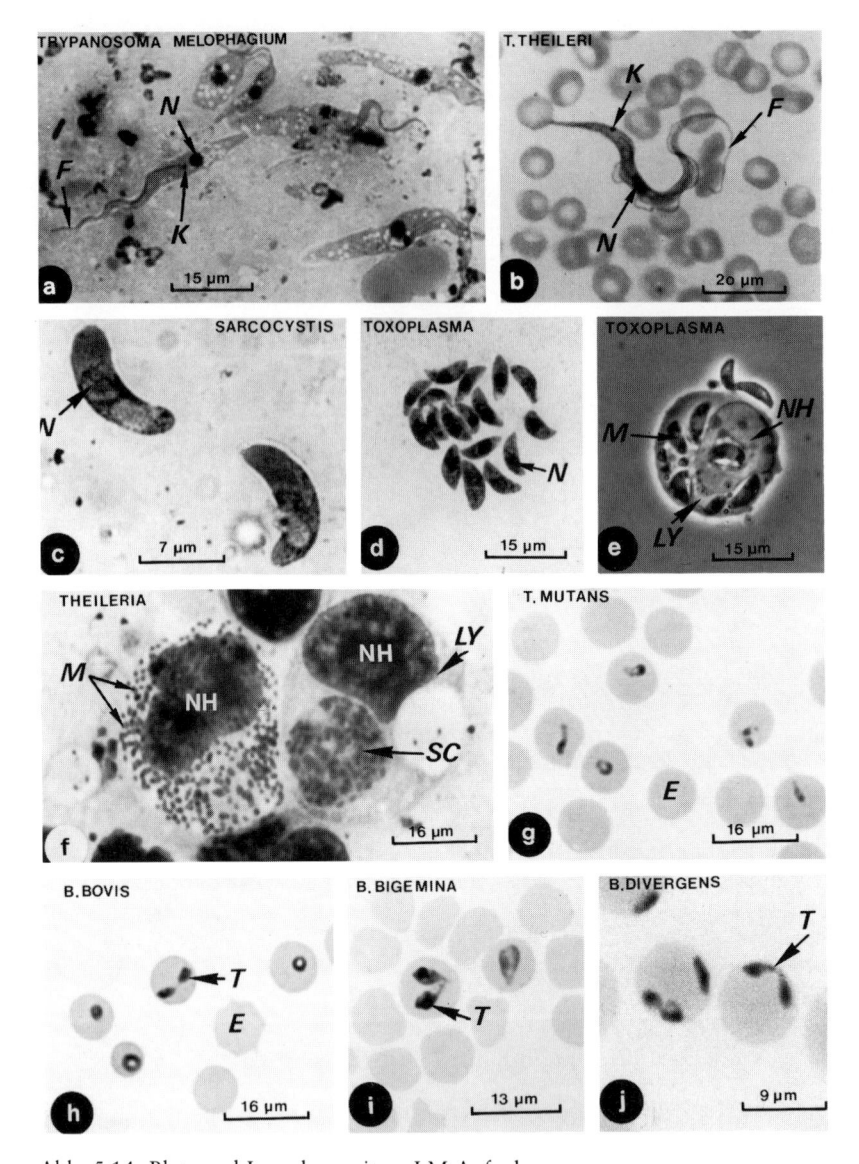

Abb. 5.14: Blut- und Lymphparasiten; LM-Aufnahmen.
a) *Trypanosoma melophagium;* epimastigote Stadien aus dem Darm der Schafslausfliege (nach Xenodiagnose, s. S. 19).
b) *T. theileri,* Rinderblut.
c) *Sarcocystis ovifelis;* Zystenmerozoiten nach Aufreißen einer Zyste.
d, e) *Toxoplasma gondii;* freie und intrazelluläre Merozoiten, die durch Endodyogenie entstanden sind.
f) *Theileria* sp.; heranreifende Schizonten (SC) und ausdifferenzierte Merozoiten (ME) im Inneren von Lymphozyten.
g) *T. mutans;* erythrozytäre Stadien.
h–j) *Babesia*-Arten; erythrozytäre Merozoiten, z. T. in Teilung (T).

E = Erythrozyt
F = Flagellum, Geißel
K = Kinetoplast
LY = Zelle des lymphatischen Systems
M = Merozoit
N = Nucleus (Kern)
NH = Wirtszellkern
S = Schizont
T = Teilungsstadium

CNR=XKPBY201/QN=2369/RD=25.11.1993-27.12.1993/CX72/CAB ANIMAL
COPYRIGHT: CABI
S=11.00   coccidiostatics
DIMDI - Deutsches Institut für medizinische Dokumentation und Information

ND: 93V845971 BASE: CX72 NA: 0V05926-063; 0Y04015-017; 0I00009-061
EM: 0V-9309; 0Y-9312; 0I-9312
SU: 0V   Veterinary Bulletin (from 1972)
    0Y   Protozoological Abstracts (from 1977)
    0I   Index Veterinarius (from 1972)
AU: Singh DK; Thakur M; Raghav PRS; Varshney BC
TI: Chemotherapeutic trials with four drugs in crossbred calves experimentally
    infected with Theileria annulata.
SO: Research in Veterinary Science; 54; 1; 68-71; 1993; 13 ref.;
LA: English
CS: Animal Disease Research Laboratory, National Diary Development Board, Anand
    388001, India.
DT: NP   numbered Part
AB: Groups of calves were infected by the injection of ground-up-tick
    supernatant from ticks (Hyalomma anatolicum anatolicum) infected with
    ODE-Anand stock of Theileria annulata, the causative agent of tropical
    theileriosis. Treatment with long-acting oxytetracycline, at 20 mg/kg
    injected intramuscularly, had no effect against severe Theileria annulata
    infection when administered either as a single injection on the day of
    infection or as three injections given on days 8, 10 and 12 after infection.
    Halofuginone lactate, given orally at 1.2 mg/kg, was effective but caused
    anorexia, diarrhoea and debility. Parvaquone at 20 mg/kg intramuscularly
    given on day 11 after infection, had a marked suppressive effect, while
    buparvaquone was highly effective. A single treatment with buparvaquone,

CNR=XKPBY201/QN=2369/RD=25.11.1993-27.12.1993/CX72/CAB ANIMAL
COPYRIGHT: CABI
S=11.00   coccidiostatics
DIMDI - Deutsches Institut für medizinische Dokumentation und Information

either at 5 mg/kg or 2.5 mg/kg intramuscularly, rapidly eliminated schizonts and piroplasms of T annulata. At 5 mg/kg it resulted in rapid recovery of all the treated calves.

5. **Infektionsweg:** Durch Kontamination (Einreiben der Fäzes des Überträgers in Stichwunde); bei Zecken (s. o.) finden sich infektiöse metazyklische Stadien offensichtlich noch zusätzlich im Speichel, so daß hier auch eine direkte Übertragung während des Blutsaugens vermutet wird.
6. **Prophylaxe:** Nicht notwendig.
7. **Inkubationszeit:** Nicht relevant.
8. **Präpatenz:** Nicht relevant.
9. **Patenz:** Evtl. Jahre.
10. **Therapie:** Im allgemeinen nicht erforderlich.

Toxoplasma gondii

Während der akuten Phase treten in zahlreichen Zelltypen der weißen Blutkörperchen die typischen Merozoiten auf (**Abb. 5.14e**), die sich durch Endodyogenie (**Abb. 5.14e**) vermehren und nach dem Platzen der Wirtszellen frei (**Abb. 5.14d**) im Blut befinden können. Seltener Befund wegen der Kürze der akuten Phase. Entwicklungszyklus und Therapie s. S. 49, 105.

Sarcocystis-Arten

Im 1. Monat p.i. vor der Zystenbildung in der Muskulatur (s. S. 191); vermehren sich *Sarcocystis*-Arten in Endothelzellen – u. a. verschiedener Venen – durch Schizogonie. Die aus jedem Schizonten hervorgehenden 60–90 Merozoiten sind dann für kurze Zeit im Blutausstrich nachzuweisen (**Abb. 5.17b**). Entwicklungszyklus und Therapie s. S. 50, 191.

Babesia-Arten (Piroplasmen)[11]

1. **Geographische Verbreitung:** Weltweit, in Europa nur wenige Arten.
2. **Arten:**
A) Beim Rind:
  a) *Babesia divergens* (Erreger des «**Blutharnens**», «**Weiderots**», «**Mairots**») wird im Erythrozyten 1,7 × 1 µm groß. Die Parasiten liegen oft an der Peripherie des Erythrozyten und bilden einen stumpfen Winkel (**Abb. 5.14j**). Überträger: Holzbock (*Ixodes ricinus*, s. S. 78, 224). Im Vektor erfolgt außerdem eine ständige transovarielle Übertragung auf dessen Nachkommen.
  b) *B. major* ist wenig pathogen und wird bis 3,5 × 1,5 µm groß (vergl. **Abb. 5.14i**). Die Parasiten liegen zentral im Erythrozyten und sind meist von typischer birnenförmiger Gestalt. Überträger sind Zecken der Art *Haemaphysalis punctata*, s. S. 225. Diese Erreger sind besonders in Norddeutschland verbreitet.
  c) *B. bovis* (in Europa nur in südlichen Ländern) erscheint im Erythrozyten oft siegelringartig oder ovoid (**Abb. 5.14h**) und erreicht eine Größe von 2,4 × 1,5 µm. Die Erkrankung wird als «seuchenhafte Hämoglobinurie» bezeichnet. Vektoren sind Zecken der Gattung *Boophilus* (s. S. 225), *Rhipicephalus* (s. S. 78) sowie *Ixodes ricinus* (s. S. 78); eine transovarielle Übertragung ist die Regel.
  d) *B. bigemina* (Erreger des **Texas-Fiebers**, des «red water fever») tritt in Europa nur

---

[11] Eine ausführliche Übersicht über die Biologie und Morphologie der verschiedenen Arten bietet der Review-Artikel: Mehlhorn, H., Schein, E.: The Piroplasms: Life Cycles and Sexual Stages. Advances in Parasitology 23, 37–103 (1984).

vereinzelt in südlichen Ländern (importierte Tiere) auf. Die erythrozytären Stadien erscheinen kugelig, ovoid oder birnenförmig und erreichen mit 4–5 × 2–3 µm eine beträchtliche Größe (**Abb. 5.14i**). Überträger sind *Boophilus*-Arten (**s. S. 224**).

B) **Beim Schaf:**
Babesia-Arten des Schafes sind relativ selten und nur wenig pathogen. *B. motasi* ist unter diesen Arten noch am bedeutendsten; die erythrozytären Stadien werden 2–3,8 × 1,8 µm groß und bilden stets nur extrem wenige Teilungsformen aus, die in einem spitzen Winkel zueinander stehen. Vektoren sind in Deutschland *Ixodes ricinus* (**s. S. 78**), in anderen Ländern auch *Rhipicephalus bursa, Dermacentor marginatus* sowie *Haemaphysalis punctata* (**s. S. 225**).

3. **Symptome der Erkrankungen (Babesiose):** Bei Infektion mit pathogenen Arten *(B. bovis; B. divergens; B. bigemina)* zeigen besonders ältere Tiere ca. 8 Tage p.i. deutlich klinische Symptome der **Babesiose**:
Starke Beeinträchtigung des Allgemeinbefindens, 1 Woche andauerndes Fieber (40–41,8 °C), Ikterus, Magen-Darmstörungen (Durchfall, Paresen), einige Tage später Hämoglobinurie (dunkel- bis schwarzroter Harn), Anämie, Festliegen, Koma, auch Exitus; nach Erholung von akuter Erkrankung → Ausbildung einer länger andauernden Prämunität (Tiere bleiben Parasitenträger über längere Zeit = Ansteckungsquelle.)
Ein gleichzeitiger Befall mit anderen Parasiten (z. B. *Fasciola hepatica*) kann zu besonders schweren Infektionsverläufen führen. Erkrankung tritt in Mitteleuropa besonders in den Monaten Mai/Juni, September auf.

4. **Diagnose:** Nachweis der Parasiten im nach Giemsa angefärbten Blutausstrich; eindeutig etwa 7–10 Tage p.i. (**s. S. 10**). Hinweise auf eine mögliche Infektion bietet auch der Nachweis von Blut im Urin (mit Teststäbchen) oder das Auffinden von Zecken und -bissen. Serologische Methoden (ELISA, IFAT, IHA) eignen sich zum Nachweis latenter Infektionen. Im Tierversuch (Jirds: *Meriones unguiculatus*) lassen sich u. a. *B. divergens* Stadien vermehren und somit nachweisen.

5. **Infektionsweg:** Perkutan; Zecken (Larve, Nymphe, Adulte ♂, ♀) übertragen (injizieren) beim Blutsaugen mit dem Speichel die infektiösen Sporozoiten.

6. **Prophylaxe:** Am effektivsten ist z. Zt. die Zeckenbekämpfung (Dips, Spray mit Kontaktinsektiziden s. Zecken); versuchsweise Vakzinierung (z. B. mit parasitenhaltigem Vollblut und anschließende Chemotherapie); Chemoprophylaxe (s. Therapie).

7. **Inkubationszeit:** Variiert (ca. 8 Tage).

8. **Präpatenz:** Variiert (ca. 8 Tage).

9. **Patenz:** Mehrere Monate bis Jahre.

10. **Therapie:** Es stehen mehrere wirksame Präparate zur Verfügung, die jedoch alle mit Nebenwirkungen behaftet sind, wenn die jeweils empfohlene Dosis deutlich überschritten wird (s. Babesien: Hund, Katze, S. 54). Im allgemeinen wird nach einmaliger parenteraler Behandlung nur eine klinische Heilung mit Ausbildung einer **Prämunität** erreicht. Eine parasitäre Heilung erfordert (in Abhängigkeit von Sensitivität des *Babesia*-Stammes, Stadium der Infektion und Zustand des Allgemeinbefindens) eine Mehrfachbehandlung (Intervalle mehrere Tage) und in der Regel eine höhere Dosis als die empfohlene.
Die in der folgenden Tabelle aufgeführten Wirkstoffe sind gegen *B. bovis* (syn. *B. argentina; B. berbera; B. colchica*), *B. bigemina, B. major* und mit gewissen Einschränkungen auch gegen *B. divergens* (syn. *B. occidentalis; B. caucasica; B. carelica*) wirksam. Letztere Art ist generell durch die zur Verfügung stehenden Babesienmittel, zumindest in der jeweils empfohlenen Dosis, nicht immer ausreichend zu beeinflussen (versuchsweise Dosiserhöhung).
Achtung: Geringe chemotherapeutische Breite der Präparate!

Tabelle 5.3: Präparate gegen Babesien der Wiederkäuer

Chemische Kurzbezeichnung	Handelsname	Hersteller	Wartezeit in Tagen eßbares Gewebe	Wartezeit in Tagen Milch	Verabreichung	Empfohlene Dosen mg/kg Kgw Wirkstoff	Wirkung
QUINURONIUM-sulfat	Acaprin®	Bayer[1]	?	?	subkutan (Triel, Schwanzfalte)	1	klinische Heilung Achtung Toxizität
AMICARBALID-diisethionat	Diampron® Pirodia®	May & Baker S.P.E.C.I.A.[2] (Rhône-Poulenc)	?	?	intramuskulär	5–10	klinische Heilung
DIMINAZENE-aceturat	Berenil®	Hoechst	20 (Rind, Schaf)	3 (Rind, Schaf)	intramuskulär	3,5	klinische Heilung
IMIDOCARB-dipropionate	Imizol®	Coopers	28 (Rind, Schaf)	keine Anwendung bei laktierenden Tieren	subkutan	1,2	klinische Heilung
	Forray® 65	Coopers	28 (Rind, Schaf)			2,4	parasitäre Heilung oder Prophylaxe über 1–2 Monate

[1] Wird in und für BR-Deutschland nicht mehr hergestellt.
[2] Produktion eingestellt.

Theileria-Arten (Piroplasmen)

1. **Geographische Verbreitung:** Weltweit, in Europa nur einige, zumeist wenig pathogene Arten. Die Arten in Afrika sind von extrem hoher Pathogenität.[12]
2. **Arten:**
   A) **Beim Rind:** *T. mutans*[13], Erreger der sog. «milden Theileriose», des Pseudoküstenfibers in Afrika; intraerythrozytäre Formen meist kugelig mit max. Durchmesser von 1,5 µm; Teilungsformen als sog. «Malteserkreuz» (**Abb. 5.14g**); hiesige Variation gilt als apathogen. Überträger in Westeuropa: *Haemaphysalis punctata* (s. S. 225), daher oft Mischinfektion mit *B. major*.
   B) **Bei Schaf/Ziege:**
      a) *T. ovis* (syn. für eine Anzahl wenig-pathogener Arten der kleineren Wiederkäuer; Befall mit den max. 1,3 µm großen erythrozytären Stadien führt zur charakteristischen Deformation der roten Blutkörperchen (= polymorphes Erscheinungsbild). Überträger in Europa neben *Rhipicephalus*- und *Haemaphysalis*-Arten auch *Ixodes ricinus*, da Mischinfektionen mit *B. motasi* auftreten.
      b) *T. hirci* – pathogene Art (in Europa nur in südlichen Ländern). Erythrozytäre Formen mit einem Durchmesser von max. 2 µm.
      Schizonten in den Lymphozyten dagegen werden bis zu 20 µm groß und erscheinen relativ zahlreich (vergl. **Abb. 5.14f**). Überträger sind wahrscheinlich Zecken der Gattung *Hyalomma* (s. S. 225).
3. **Symptome der Erkrankung (Theileriose):** Nur bei der pathogenen Art *T. hirci* finden sich hohe Fieber (ab 7. Tag p.i.), die sich auf 41 °C steigern können (bei massenhaften Auftreten von Schizonten in Lymphozyten), Anämie; Ikterus; Lymphknoten- und Milzschwellungen, selten Hämoglobinurie (bei Nieren-Infarkten); Mortalitätsraten bis zu 50% bei älteren Tieren. Starke immunsuppressive Effekte werden durch Theilerien – bes. bei Schafen und Ziegen – hervorgerufen.
4. **Diagnose:** Nachweis von Schizonten (Koch'sche Kugeln) im Lymphknotenausstrich und ab dem 10. Tag (relativ wenige) Stadien in den Erythrozyten (vergl. **Abb. 5.14g,f**).
5. **Infektionsweg:** Perkutan, durch Zeckenbiß.
6. **Prophylaxe:** Regelmäßige Zeckenbekämpfung mit Kontaktinsektiziden (Dips, Spray); Vakzination mit atenuierten *Theileria*-Stämmen und Verabreichung von Tetrazyklinen; **Vorsicht:** Vakzination erst durchführen, wenn Erkrankung eindeutig abgeklungen ist (Tiere zeigen eine stark herabgesetzte Immunabwehr).
7. **Inkubationszeit:** 5–7 Tage (bei pathogenen Stämmen).
8. **Präpatenz:** Ab dem 5. Tag p.i. lassen sich Schizonten in Lymphknoten nachweisen.
9. **Patenz:** Bei Überleben evtl. Jahre.
10. **Therapie:**
    a) **PARVAQUONE** = Clexon® (Coopers, Lösung[14] zur i.m. Injektion, 1 ml enthält 150 mg **PARVAQUONE**). Totale Dosis 20 mg/kg Kgw **PARVAQUONE** verteilt auf 2 Injektionen (10 mg/kg Kgw) im Abstand von 48 h; Wartezeit für eßbares Gewebe: 28 Tage (Milch 14 Tage) nach letzter Behandlung.

---

[12] Die Morphologie und Biologie aller *Theileria*-Arten ist im Review: Mehlhorn, H., Schein, E.: The Piroplasms: Life Cycles and Sexual Stages. Advances in Parasitology 23, 37–103 (1984) zusammengestellt.

[13] *T. annulata*, Erreger des Mittelmeerküstenfiebers, soll fokal auch in Ländern des nördlichen Mittelmeerrandes auftreten. *T. orientalis*, eine apathogene Form, findet sich auch in Deutschland, bleibt aber meist wegen fehlender Symptome inapparent.

[14] Ist in der BR Deutschland nicht registriert.

b) **Versuchsweise: HALOFUGINONE**-Laktat = Lerioxine® (Hoechst AG, Lösung zur oralen Verabreichung, 1 ml enthält 30 mg **HALOFUGINONE**-Laktat ≙ 25 mg **HALOFUGINONE**-Base). Totale Dosis 2 mg/kg Kgw **HALOFUGINONE**-Base verteilt auf 2 orale Verabreichungen (1 mg/kg Kgw) im Abstand von 48 h. Vor Gabe wird erforderliche Dosis entsprechend dem Körpergewicht in 500 ml Wasser verdünnt und mit Flasche oder geeignetem ‹drencher› eingegeben.

Lerioxine® ist am besten bei Erscheinen der ersten klinischen Zeichen wirksam (unwirksam während der Inkubationszeit und gegen erythrozytäre Formen).

Bei schweren Infektionsverläufen ist jeweils die Behandlung mit o.g. Präparaten (wie beschrieben) zu wiederholen und die Therapie zusätzlich durch eine antibakterielle Chemotherapie (→ mögliche Sekundärinfektionen) zu unterstützen, z. B. mit Reverin®. Bei gleichzeitig auftretender Babesiose parenterale Verabreichung von Babesienmitteln (s. Therapie **Babesia**-Arten, S. 187). **Achtung:** Die gleichzeitige (oder in kurzen Abständen durchgeführte) Behandlung mit einem Theilerien- und Babesienmittel kann toxische Nebenwirkungen verursachen (Dosis des Babesienmittels reduzieren)!

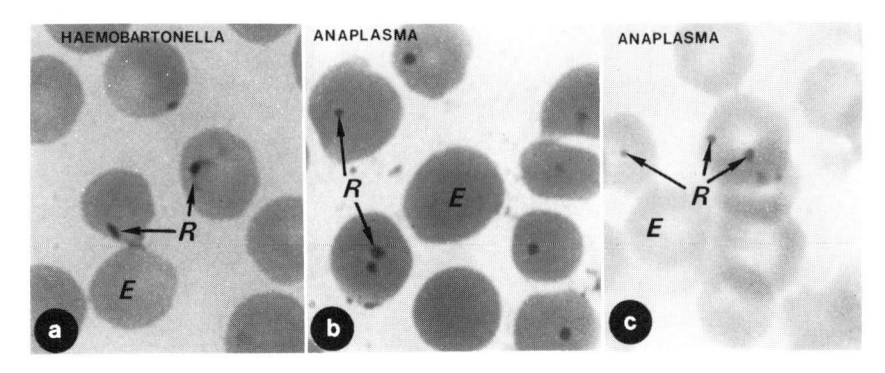

Abb. 5.15: Rickettsiale-Erreger in bzw. auf Erythrozyten des Rindes. LM-Aufnahmen. × 1000
a) *Haemobartonella bovis.*
b) *Anaplasma centrale.*
c) *A. marginale.*

E = Erythrozyt
R = Rickettsien

Anaplasma-Arten (Rickettsiales: Anaplasmataceae)

1. **Geographische Verbreitung:** Weltweit.
2. **Arten:** *Anaplasma*-Arten (u. a. *A. marginale, A. centrale, A. ovis*) sind nicht sehr wirtsspezifisch und treten bei nahezu allen Wiederkäuern auf, führen allerdings zu unterschiedlich schweren Erkrankungen. Wegen der Lage innerhalb von Erythrozyten (**Abb. 5.15**) können die gram-negativen, kugeligen (mit etwa 0,5 µm Durchmesser) Erreger leicht mit Piroplasmen verwechselt werden.
Verwandte bei anderen Tierarten sind **Eperythrozoon** (auf Erythrozyten und im Plasma) des Schweines (s. S. 101), **Haemobartonella** (in und auf Erythrozyten) der Carnivoren (s. S. 55) und **Aegyptianella** (in Erythrozyten) des Geflügels (s. S. 309). Als **Überträger**

dienen blutsaugende Arthropoden, die die Erreger mechanisch beim Blutsaugen inokulieren können. Auch sollen ixodide Zecken als echte Zwischenwirte fungieren (s. **Aegyptianella S. 309**).
3. **Symptome der Erkrankung (Anaplasmose, Gallenseuche):** *A. marginale* ruft bei Rindern eine schwere Anämie, Gelbfärbung der Schleimhäute und Ernährungsstörungen hervor. Die Mortalität kann bei ungünstiger Haltung zwischen 80–100% betragen. Die Anaplasmose bei Schafen und Ziegen verläuft dagegen meist latent (inapparent). Tiere, die die Infektion überstanden haben, sind langanhaltend immun.
4. **Diagnose:** Nachweis der sich im Giemsa angefärbten Ausstrich homogen-chromatisch färbenden Erreger in (auf) Erythrozyten (**Abb. 5.15**). **Differentialdiagnostisch sind Babesien bzw. Theilerien auszuschließen.**
5. **Infektionsweg:** Perkutan, durch Stich bzw. Biß von blutsaugenden Arthropoden.
6. **Prophylaxe:** Fernhalten von Vektoren durch Kontaktinsektizide (s. S. 218).
7. **Inkubationszeit:** Variabel: 15–42 Tage (bei *A. marginale*).
8. **Präpatenz:** Etwa 2 Wochen.
9. **Patenz:** Evtl. lebenslang (latente Infektionen?).
10. **Therapie:** Tetracycline (**CHLORTETRACYCLIN** oder **OXYTETRACYCLIN**) 6–10 mg/kg Kgw; **IMIDOCARB** (s. S. 187) ist ebenso wirksam.

Setaria-Arten (Filarien)

1. **Geographische Verbreitung:** Weltweit.
2. **Artmerkmale:** *Setaria labiato-papillosa (S. digitatus)*; adulte Würmer (♀ bis 12 cm) liegen in der Bauchhöhle (meist ohne Wirtsreaktionen!); die vom Weibchen abgesetzten Mikrofilarien werden bis zu 260 µm lang, sind gescheidet und befinden sich im Blut (auch in der vorderen Augenkammer – Augenfilariose). Überträger sind vermutlich stechende Mücken.
3. **Symptome der Erkrankung:** Keine durch adulte Filarien; Augenschäden – (s. S. 222) durch Mikrofilarien; evtl. ZNS-Symptome bei Irrläufern von Mikrofilarien.
4. **Diagnose:** Nachweis der Mikrofilarien (vgl. **Abb. 4.17**) im Blut (s. S. 10, 11).
5. **Infektionsweg:** Perkutan, Mücken übertragen beim Stich die infektiöse L_3.
6. **Prophylaxe:** Kaum möglich; Repellentien wirken nur kurze Zeit; versuchsweiser Einsatz von Insektiziden (in Ohrmarken).
7. **Inkubationszeit:** Variabel → Monate.
8. **Präpatenz:** Monate.
9. **Patenz:** Jahre.
10. **Therapie:** Eine chemotherapeutische Behandlung ist bislang nicht eindeutig möglich. Versuchsweise kann **IVERMECTIN** (Ivomec®: 0,2–0,5 mg/kg s.c.) eingesetzt werden. Dieses wie auch **DIETHYLCARBAMAZIN** (Franocid®: 25–100 mg/kg s.c. oder i.p. jeweils mehrere Tage) tötet Mikrofilarien ab und verhindert so die Ansteckung der Zwischenwirte.

5.4 Stadien in inneren Organen

5.4.1 Muskulatur

In der Muskulatur der Wiederkäuer finden sich im wesentlichen folgende Parasiten in nennenswerter Anzahl:
A: **Einzeller (Protozoa):**
1. Gewebezysten der Sarkosporidien (**Abb. 5.1b**), s. S. 191;
2. Gewebezysten von *Toxoplasma gondii* (**Abb. 3.10d,e**), s. S. 196.

B: **Mehrzeller (Metazoa):**
1. Bandwurmfinnen; s. S. 196.
2. wandernde Nematodenlarven; s. S. 198.
3. Wandernde Larven der Hautdasselfliege *Hypoderma bovis*; s. S. 198, 217.

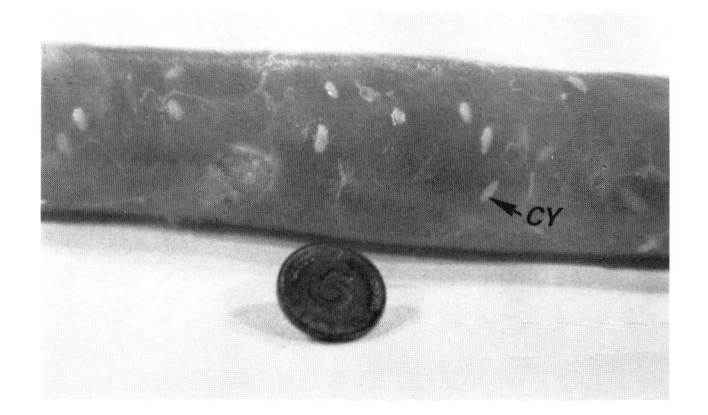

Abb. 5.16: *Sarcocystis ovifelis;* Zahlreiche Gewebezysten (CY) in einem Schafs-Oesophagus. × 1; Makro-Aufnahme.

Sarcocystis-Arten (zystenbildende Kokzidien)

1. **Geographische Verbreitung:** Weltweit.
2. **Arten:** Die früher als Miescher'sche Schläuche bezeichneten *Sarcocystis*-Gewebezysten finden sich bei allen Wiederkäuern.[15] Folgende Arten erwiesen sich als wichtig:
   a) *S. bovicanis:* **Rind** – Endwirt **Hund**; Zysten erscheinen lichtmikroskopisch (lm) dünnwandig, da die bis zu 3 µm langen Vorwölbungen der Zystenoberfläche flach anliegen (**Abb. 5.19c**); pathogen.
   b) *S. bovifelis: Rind* – Endwirt **Katze**; Zysten lm dickwandig (Vorwölbungen bis 5,5 µm, aufrecht; **Abb. 5.19b**).
   c) *S. bovihominis:* **Rind** – Endwirt **Mensch**; Zysten lm dickwandig (Vorwölbungen bis 7,8 µm; **Abb. 5.19a**).
   d) *S. ovifelis:* **Schaf** – Endwirt **Katze**; Zysten makroskopisch sichtbar, bis 1 cm lang; Zystenwand relativ dünn (mit 1–4,5 µm langen, blumenkohlartig verzweigten Vorwölbungen; **Abb. 5.16; 5.20b**).

---

[15] Die jeweiligen Wiederkäuer (s. u.) sind dabei obligate Zwischenwirte, d. h. nur sie können durch die vom jeweiligen Endwirt ausgeschiedenen Oozysten und Sporozysten (s. S. 50) infiziert werden. Entwicklungszyklus s. S. 50.

e) *S. ovicanis:* **Schaf** – Endwirt **Hund**; Zysten mikroskopisch klein, lm dickwandig (Vorwölbungen bis 3,5 µm, aufrecht (**Abb. 5.18b,c; 5.20c**); pathogen.
f) *S. arieticanis:* **Schaf** – Endwirt **Hund**; Zysten lm dünnwandig (**Abb. 5.20**); pathogen.
g) *S. capracanis:* **Ziege** – Endwirt **Hund**; Zystenwand lm dickwandig (**Abb. 5.19d**); pathogen.
h) *S. hircicanis:* **Ziege** – Endwirt **Hund**; Zystenwand lm dünnwandig (**Abb. 5.18d; 5.19e**).
i) Im Zwischenwirt **Reh** sind *Sarcocystis*-Arten mikroskopisch klein (**Abb. 5.18a**).

Nach einer Phase der Schizogonie in Endothelzellen verschiedener Gefäße (**Abb. 5.17**) werden Zysten innerhalb von Muskelfasern gebildet. Diese Zysten sind länger als 1 Jahr infektiös, sofern sie Endwirte (s. o.) mit rohem Fleisch verzehren (= **obligater Entwicklungszyklus**).

3. **Symptome der Erkrankung:** Nur die vom Hund übertragenen Arten sind für Wiederkäuer pathogen. Während der akuten Phase der Erkrankung (endotheliale Schizonten[16]) treten Apathie, hohe Fieber, Anämie, Ikterus, Hämorrhagien, Lymphknoten-, Leber- und

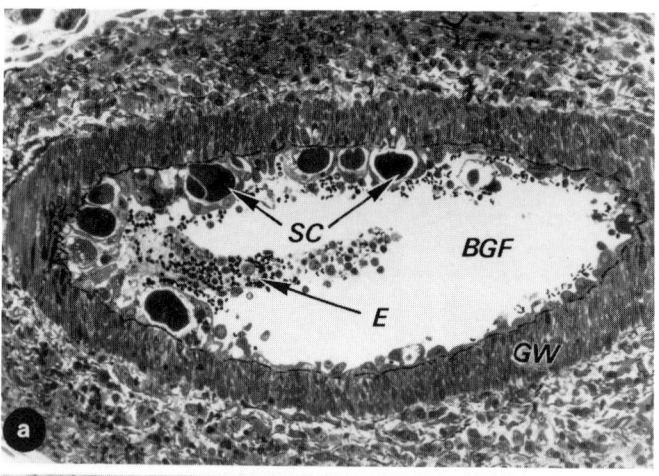

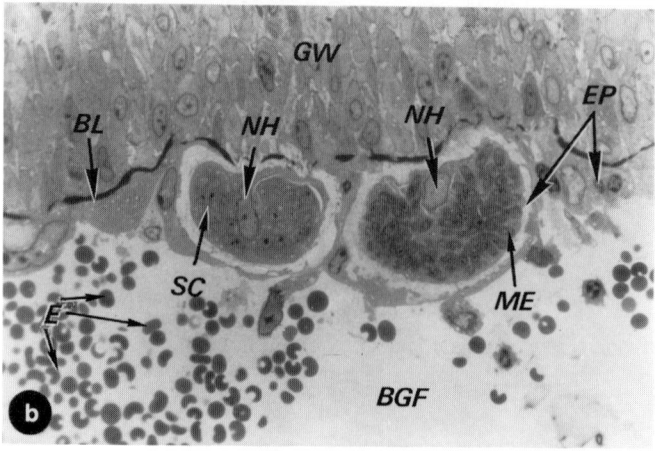

Abb. 5.17: *Sarcocystis arieticanis*; Semidünnschnitte durch Mesenterialblutgefäße mit Schizonten. a) × 150 b) × 600

BGF = Blutgefäß
BL = Basallamina
E = Erythrozyt
EP = Epithelzelle
GW = Gefäßwand
ME = Merozoit
NH = Nucleus der Wirtszelle
SC = Schizont

---
[16] Bei *S. bovicanis* (14., 26. Tag p.i.), bei *S. ovicanis* (6–18 d p.i. und 19.–34 d p.i.), bei *S. capracanis* (10–12 d p.i. und 20–24 d p.i.).

Milzschwellungen, Ödeme der Haut (z. B. Ohren), evtl. auch Todesfälle auf (abhängig von Anzahl aufgenommener Sporozysten). Diese Beobachtungen beruhen überwiegend auf experimentellen Infektionsversuchen. Die Zysten scheinen klinisch ohne Bedeutung zu sein. Nach Überstehen der akuten Sarkozystose bildet sich eine spezifische Immunität (Dauer unbekannt) aus. Reinfektionen sind daher klinisch unauffällig.
4. **Diagnose:** Während der akuten Phase (1 Monat) schwierig! Nachweis der Merozoiten im

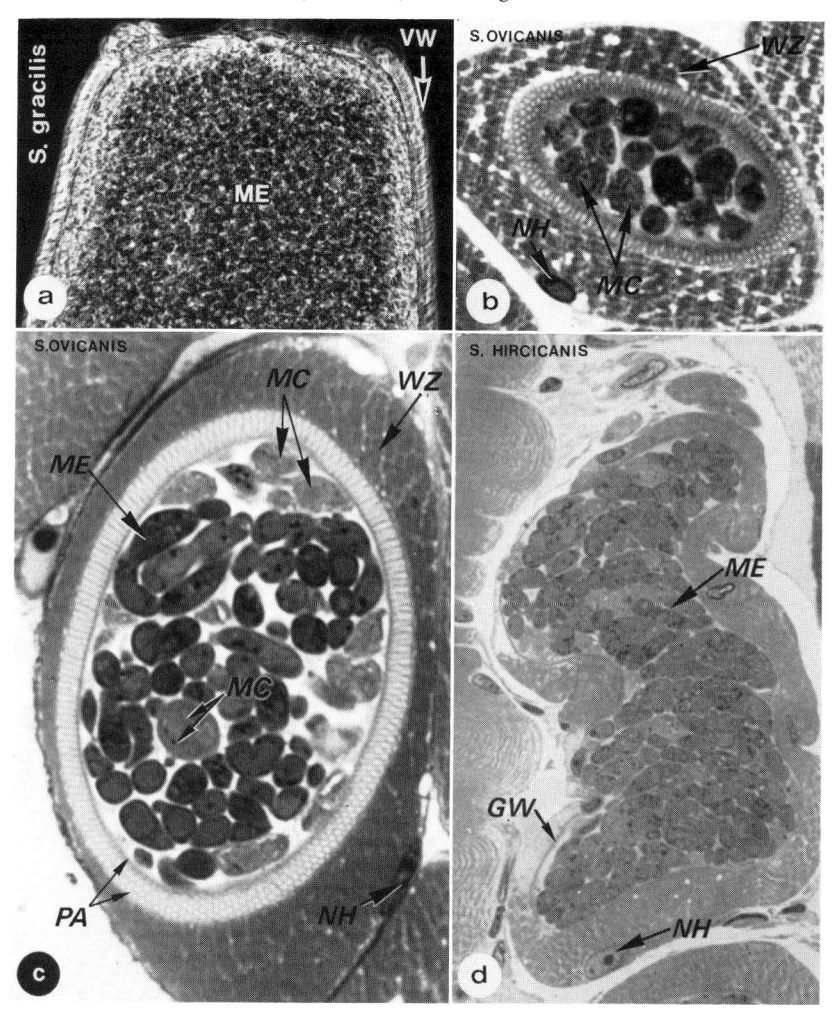

Abb. 5.18: *Sarcocystis*-Gewebezysten, LM-Aufnahmen.
a) *S. gracilis* des Rehs, nativ; Vorwölbungen der Zystenoberfläche sind haarartig. × 400
b, c) *S. ovicanis*; junge und ältere Zyste vom Schaf; junge sind mit Metrozyten (MC), ältere mit Merozoiten (ME) erfüllt, Vorwölbungen der Zystenoberfläche sind palisadenartig. b) ×500   c) × 800
d) *S. hircicanis*; Zyste in der Ziegenmuskulatur; die Zystenoberfläche ist glatt. × 800

GW = Glatte Zystenwand
MC = Metrocyt
ME = Merozoit
NH = Wirtszellkern
PA = Palisadenartige Vorwölbungen
VW = Vorwölbungen
WZ = Wirtszelle

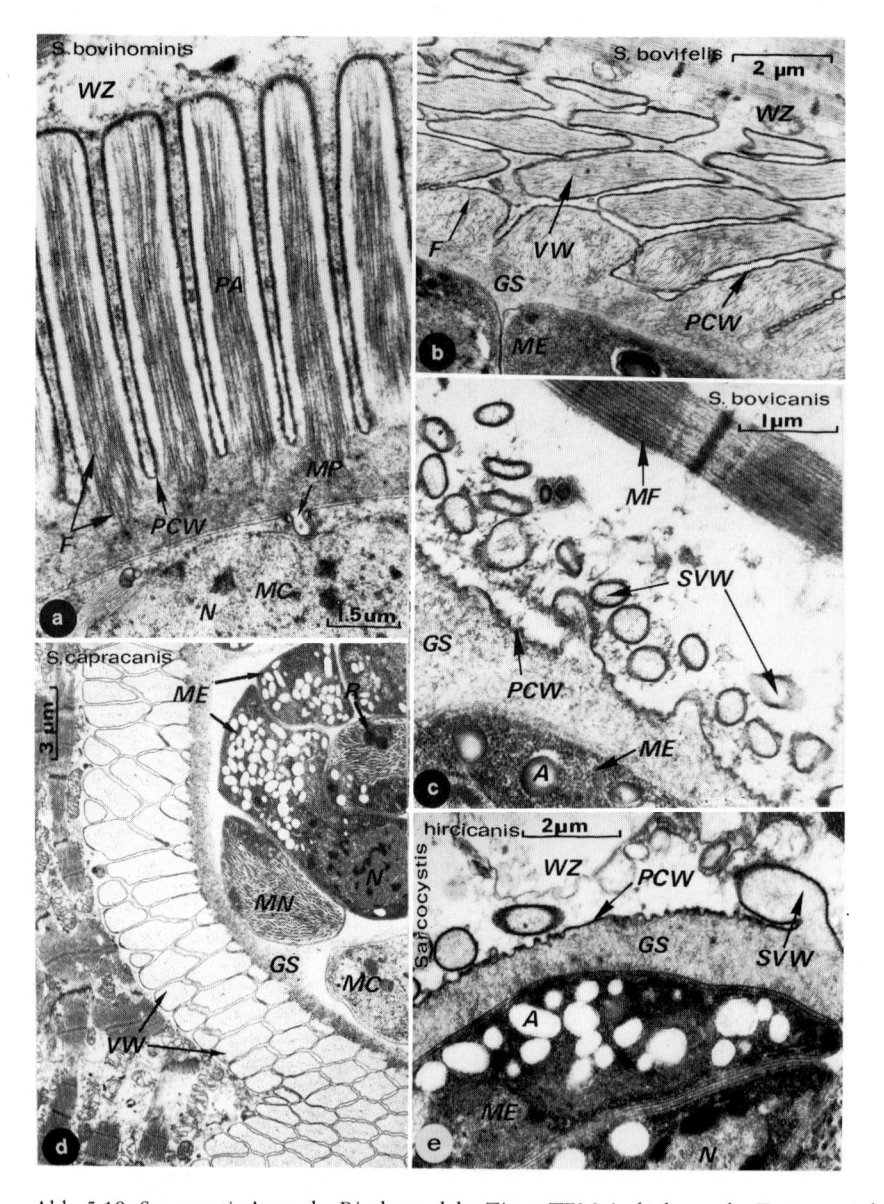

Abb. 5.19: *Sarcocystis*-Arten des Rindes und der Ziege; TEM-Aufnahmen der Zystenperipherie mit den arttypischen Vorwölbungen der primären Zystenwand (PCW).

A	= Amylopektin		N	= Nucleus
F	= Filamente		PA	= Palisadenartige Vorwölbungen der PCW
GS	= Grundsubstanz		PCW	= Primäre Zystenwand
MC	= Metrocyt		R	= Rhoptrien
ME	= Merozoit		SVW	= Schlauchartige Vorwölbungen der PCW
MF	= Muskelfibrillen		VW	= Vorwölbungen der PCW
MN	= Mikronemen		WZ	= Wirtszelle
MP	= Mikropore (Cytostom)			

nach Giemsa gefärbten Blutausstrich oder Biopsietupfpräparat für Schizontennachweis. Am toten Tier Nachweis von Muskelzysten am besten durch Verdauungsmethode (s. S. 14) bzw. Schizontennachweis in Organtupfpräparaten (Niere!). Serologische Nachweisverfahren erst nach Abklingen der akuten Phase möglich (IFAT; ELISA).

5. **Infektionsweg:** Oral, durch Aufnahme von Sporozysten aus Fäzes der Endwirte (s. S. 50).
6. **Prophylaxe:** Kontakt zwischen Wiederkäuern und besonders Fäzes von Hunden verhindern; andererseits keine Verfütterung von rohem Fleisch an prospektive Endwirte.
7. **Inkubationszeit:** Beim Zwischenwirt (ZW) etwa 12–14 Tage (Dauer der 1. Schizontengeneration).
8. **Präpatenz:** Beim ZW erstmals Nachweis von Merozoiten nach etwa 12 Tagen (s. Fußnote S. 192).
9. **Patenz:** Gewebezysten bleiben im lebenden Tier über 1 Jahr infektiös.
10. **Therapie:** Die Chemotherapie ist noch in der Erprobung, wird aber sicherlich in der Praxis keine bedeutende Rolle spielen (differentialdiagnostisch schwierig!). **Rind:** Im experimentellen Versuche zeigte **AMPROLIUM** = Amprolvet® (100 mg/Wirkstoff/kg Kgw beginnend bei Infektion und tgl. über 30 Tage) eine gewisse Wirkung gegen endotheliale Schizogonien (Verhinderung einer akuten Erkrankung).

Abb. 5.20: TEM-Aufnahmen der Zystenwand der Schaf-Sarkosporidien.

AF = Abgeflachte Vorwölbungen
B = Blumenkohlartige Vorwölbungen
F = Fibrilläre Elemente
GS = Grundsubstanz
MF = Muskelfibrillen
MH = Mitochondrien des Wirtes
MN = Mikronemen
PA = Palisadenartige Vorwölbungen
PE = Pellikula
PT = Palisaden tangential
PW = Primäre Zystenwand
R = Rhoptrien
VE = Versteifungen
VW = Schlauchartige Vorwölbungen
ZM = Zystenmerozoiten

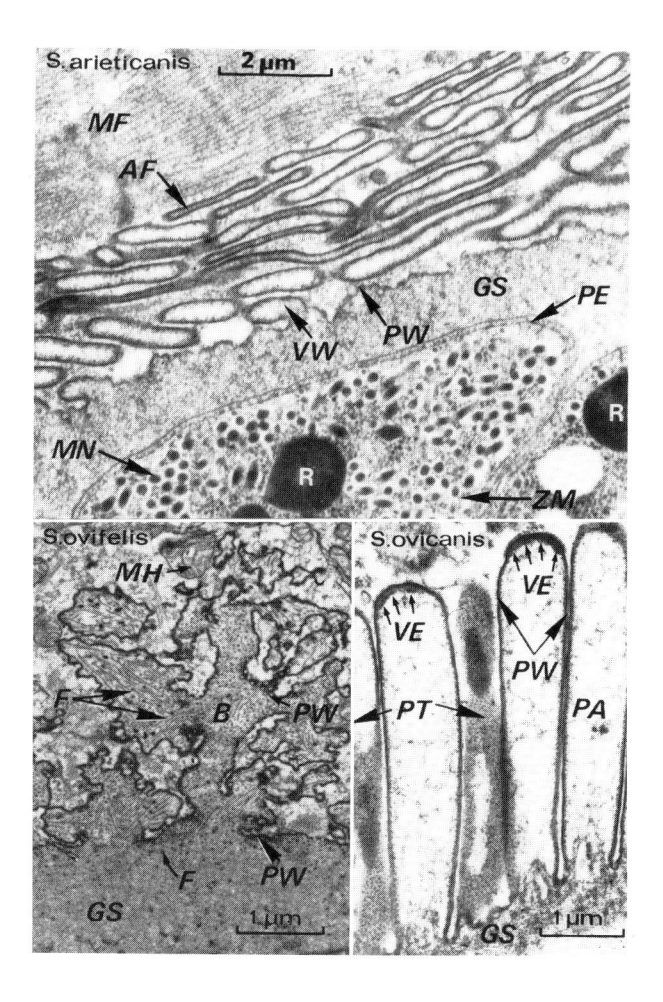

Schaf/Ziege: Versuchsweise **AMPROLIUM** (s. Rind) oder **HALOFUGINON** (0,66 mg/kg Kgw oral an zwei aufeinanderfolgenden Tagen – experimentell ermittelte Dosen[17] – kann akute Erkrankung wirkungsvoll verhindern).
Achtung: HALOFUGINONE hat nur eine sehr geringe therapeutische Breite. Überdosierung führt zur Intoxikation (Durchfall, Appetitlosigkeit).

Toxoplasma gondii

Toxoplasma gondii – Gewebezysten (**Abb. 3.10d,e**) entstehen bei Wiederkäuern in gleicher Weise wie beim Schwein (s. S. 105), wenn offenbar auch in kleinerer Anzahl; Entwicklungszyklus (s. S. 49). Die klinische Diagnose kann anhand der unauffälligen bzw. nicht eindeutigen Symptome nicht gestellt werden. Hohe Titer im Sabin-Feldman-Test (SFT) oder IFAT (1 : 8000) weisen auf eine bestehende Infektion hin. **Achtung:** Die Toxoplasmose ist eine meldepflichtige Tierkrankheit in der Bundesrepublik Deutschland (s. Verordnung über meldepflichtige Tierkrankheiten, S. 135).

Bandwurmfinnen

1. **Geographische Verbreitung:** Weltweit.
2. **Arten:**
   a) *Cysticercus bovis,* bis 10 × 4,5 mm große Finnen (= Larven) des «**Rinder-Menschenbandwurms**» *Taenia saginata* (**Abb. 5.26b**) in der Muskulatur (Masseter, Zunge, Herz, Zwerchfell); mit einem Protoskolex (= Zystizerkose).
   b) *C. tenuicollis,* meist im Gekröse (selten in der Brusthöhle) vorkommende, bis zu 6 (–15) cm lange, dünnhalsige Larven des **Hundebandwurms** *T. hydatigena* (**Abb. 3.9c**) s. S. 31; enthält einen Protoskolex.
   c) *C. ovis,* bis 10 × 5 mm große Larve des **Hundebandwurms** (**Abb. 5.21a**) *T. ovis* (s. S. 31) in der Muskulatur (meist Masseter, Herz, Zwerchfell); enthält einen Protoskolex.
   d) *Coenurus cerebralis,* bis 5 cm großes Larvenstadium des **Hundebandwurms** *T. multiceps* (s. S. 31) meist im Gehirn. Im durchsichtigen Innern der Wand werden zahlreiche Protoskolizes durch Knospung gebildet (**Abb. 5.21c**).
   e) **Hydatide** oder *Echinococcus cysticus,* Larve des **Hundebandwurms** *E. granulosus* (s. S. 24); Darstellung der Zyste (**Abb. 5.21d**) s. Leber, S. 207.

---

[17] Heydorn, A. O., Haralambidis, S., Matuschka, F. R. (1981): Zur Chemoprophylaxe und Therapie der akuten Sarkosporidiose. Berl. Münch. Tierärztl. Wschr. 94, 229–234.

Abb. 5.21: Bandwurm-Larven.
a, b) *Cysticercus ovis;* im Zwerchfell des Schafes befinden sich zahlreiche Larven (Pfeile) des Bandwurms *Taenia ovis.* × 1,5
c)   *Coenurus,* Larve des Bandwurms *Taenia multiceps;* Aufsicht auf eine Blase, an deren Innenwand traubenartig angeordnete Protoskolizes entstanden sind. × 20
d)   *Hydatide,* Larve des Bandwurms *Echinococcus granulosus;* Paraffin-Schnitt durch die Peripherie. × 200

BK = Brutkapsel
KZ = Keimschicht
PS = Protoskolex
TG = Tegument
ZW = Zystenwand (= laminäre Schicht)

5.4 Wiederkäuer; Organe 197

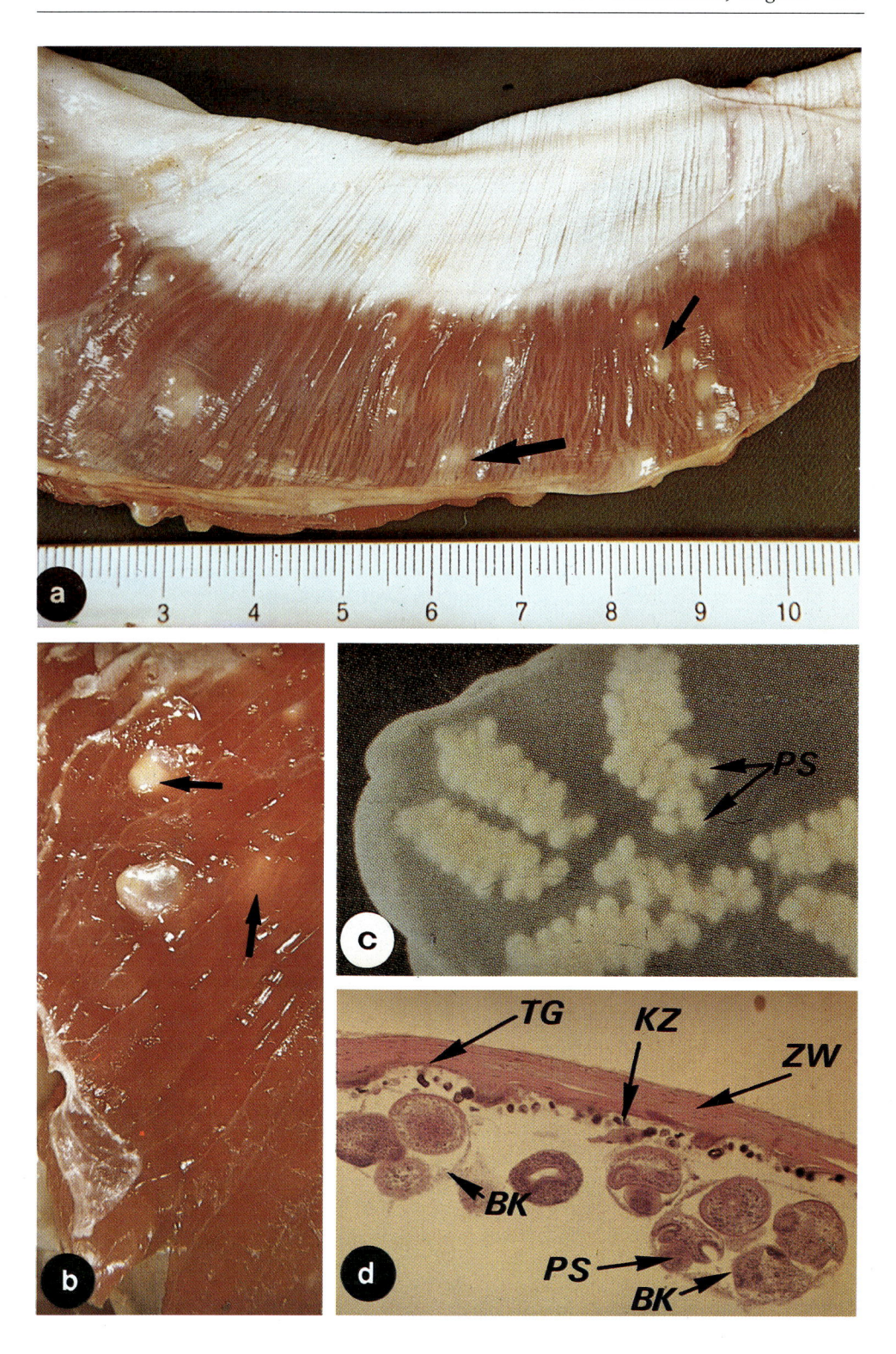

3. **Symptome der Erkrankung:** Organspezifische Ausfallerscheinungen.
4. **Diagnose:** Bei Schlachtung: makroskopisch nachweisbare Larven (= Finnen); serologischer Nachweis ab 14^d p.i. zum Teil möglich (**aber:** unspezifische und falsch-negative Reaktionen möglich!).
5. **Infektionsweg:** Oral, durch Aufnahme von Bandwurmeiern aus den Proglottiden, die von den Fäzes der Endwirte abwanderten; auch direkte Verunreinigung durch eihaltige Fäzes bei Gräsern, Waldbeeren.
6. **Prophylaxe:** Keine Verfütterung von rohem Fleisch oder Innereien an Endwirte.
7. **Inkubationszeit:** Ort- und organspezifisch: 14 Tage bis Monate.
8. **Präpatenz:** Je nach Bandwurm-Art sind die Finnen nach mindestens 5–6 Wochen bis zu 6–8 Monaten infektionsfähig.
9. **Patenz:** Zysten bleiben in lebenden Tieren für Monate bis Jahre infektiös.
10. **Therapie:** Eine Chemotherapie des Zystizerken-Vorkommens ist – nach Literatur-Berichten – bei *Cysticercus bovis* mit **PRAZIQUANTEL** (Droncit®, z. B. 1 × 100 mg/kg s.c.) möglich, bei anderen Zystizerken wie auch *Coenurus* sind ähnliche Verhältnisse zu erwarten. Von den Benzimidazolen werden unterschiedliche Erfolge nach **ALBENDAZOL** sowie **MEBENDAZOL** berichtet; in Analogie zu *C. cellulosae* ist nach mehrtägiger Applikation von **Fenbendazol** (7^d × 5 mg/kg Kgw p.o.) gleichfalls eine Wirkung zu erwarten, wie auch *Coenurus cerebralis* beim Schaf durch 3 × 25 mg/kg p.o. zu ca. 90% abgetötet wird.

Hydatiden sind offensichtlich wesentlich schwieriger zu therapieren, nur Langzeitapplikationen von Benzimidazolen zeigen eine gewisse Einwirkung.

Wandernde Nematodenlarven

Eine Reihe von Nematodenlarven passieren auf dem Lymph-/Blutweg die Muskulatur, um in ihr Zielorgan (Lunge, **s. S. 199**; Darm, **s. S. 170 ff**) zu gelangen. Außer z. T. beträchtlichen Hämorrhagien treten bei dieser Passage kaum klinische Symptome auf.

Wandernde Fliegenlarven

Larven der Hautdasselfliegen *Hypoderma bovis* u. *H. lineatum* (**s. S. 220**) wandern nach einem Aufenthalt im Oesophagus über die Rückenmuskulatur in die Unterhaut ein (**s. S. 219**). Auf diesem Wege können sie bei Schlachtungen in der Muskulatur steckend angetroffen werden, wo sie zu lokal begrenzten, entzündlichen Prozessen führen.

5.4.2 Lunge

In der Lunge der Wiederkäuer treten folgende Parasiten häufiger in Erscheinung:
A: **Einzeller:**
    1. *Toxoplasma gondii* – Gewebezysten, **s. S. 105, 196**;
    2. Schizonten von *Sarcocystis*-Arten, **s. S. 192**.
B: **Mehrzeller:**
    1. Juvenile Leberegel *(Fasciola hepatica)*, die sich nach Durchbohren durch den Darm bei der Suche nach der Leber «verirrt» haben, **s. S. 203**;
    2. Hydatiden des Hundebandwurms *Echinococcus granulosus*, **s. S. 24, 207**;
    3. Adulte und Larven der sog. Lungenwürmer, **s. S. 199**;

4. Wanderlarven der Spulwürmer, s. S. 170;
5. Wanderlarven von *Strongyloides papillosus*, s. S. 172;
6. Wanderlarven der Hakenwürmer, s. S. 171;
7. Pentastomiden-Larven, die auf dem Blutweg verdriftet wurden, s. S. 209;
8. Milben, die häufig zu Bronchitis-artigen Krankheitsbildern führen und deren Übertragung wie auch Bekämpfung noch ungeklärt ist.

Dictyocaulus- und *Protostrongylus*-Arten (Lungenwürmer)

1. **Geographische Verbreitung:** Weltweit.
2. **Arten:** Bei Wiederkäuern treten eine Anzahl von Lungenwurm-Arten in Erscheinung, die zu den Familien der Dictyocaulidae und Protostrongylidae gerechnet werden. Grob wird zwischen großen, maximal etwa 10 cm langen Lungenwürmern (*Dictyocaulus*-Arten; **Abb. 5.22c**) und kleinen Lungenwürmern unterschieden (*Protostrongylus*-Arten: 2 bis 4 cm; *Muellerius*-Arten: 1 bis 3 cm lang; *Neostrongylus*-Arten: ♀ bis 1,5 cm; *Cystocaulus*-Arten: meist 3–5 cm). Die Artbestimmung ist ohne Vergleichsmaterial ziemlich schwierig, für die Therapie aber unerheblich. Den Lungenwürmern ist gemeinsam:
   a) Die Adulten haben ihren Sitz in Alveoli sowie Bronchien, wo sie z. T. in Knoten liegen, bzw. in der Trachea ihrer Wirtstiere.
   b) Die Weibchen setzen hier die voll embryonierten Eier ab, aus denen bereits in den Bronchien bzw. Trachea oder im Verdauungstrakt die L_1 schlüpft, die dann – seltener im Sputum – bzw. Fäzes nachgewiesen werden kann und charakteristische Kennzeichen besitzt (**Abb. 5.23; 5.24**).

   Große und **kleine Lungenwürmer** unterscheiden sich jedoch in ihrem Entwicklungsgang:
   a) *Dictyocaulus*-Arten (*D. viviparus* – **Rind**, *D. filaria* – **Schaf, Ziege**) entwickeln sich ohne Zwischenwirt. Die L_1 wachsen im Freien in 6–10 Tagen (ohne Nahrungsaufnahme) zur L_3 heran, die noch in der Larvenhaut der L_2 steckt und somit gescheidet ist; die Infektionslarve verträgt Trockenheit nur begrenzt. Nach oraler Aufnahme der L_3 mit kontaminiertem Futter gelangen sie in den Dünndarm, verlassen diesen und dringen via Lymphgänge in die Mesenteriallymphknoten vor (dort Häutung zur L_4). Mit der Lymphe werden sie durch Ductus thoracicus und das rechte Herz in die Lungen eingeschwemmt, durchwandern die Alveolenwände und siedeln sich in den Bronchien an, wo sie nach einer weiteren Häutung in etwa 3 Wochen die Geschlechtsreife erlangen. Gelangen Larven 3 erst spät im Jahr in ihre Wirte, so überwintern sie dort als Präadulte und werden erst im nächsten Frühjahr geschlechtsreif (**Hypobiose**).
   b) Die sog. **kleinen Lungenwürmer** (Fam. Protostrongylidae) benötigen einen Zwischenwirt (u. a. Nacktschnecken der Gattungen Arion, Agriolimax, Limax und Land-Gehäuseschnecken u. a. der Gatt. Helix, Succinea, Cepaea, Helicella, Zebrina) zur Entwicklung. Nachdem die L_1 in die Schnecken (per os oder perkutan) gelangt ist, wächst sie in etwa 2 Wochen zur infektiösen L_3 heran. Nach der oralen Aufnahme infizierter Schnecken (mit dem Futter) verlassen die L_3 vorwiegend im Bereich des Kolon den Darm und dringen in die Mesenteriallymphknoten vor; die weitere Entwicklung verläuft wie bei den *Dictyocaulus*-Arten (s. o.).
3. **Symptome der Erkrankung:** Die schwersten Erscheinungen finden sich bei Jungtieren, aber auch ältere Tiere können schwer erkranken (bei Erstinfektionen). Morbidität ist von der Befallsintensität abhängig.
   Da meist ein Befall gemeinsam mit Magen-Darm-Strongyliden auftritt, wird die erste Phase häufig nicht erkannt.
   a) **Erste Phase:** Darmkatarrh infolge der die Darmwand durchdringenden L_3.

200 5.4 Wiederkäuer; Organe

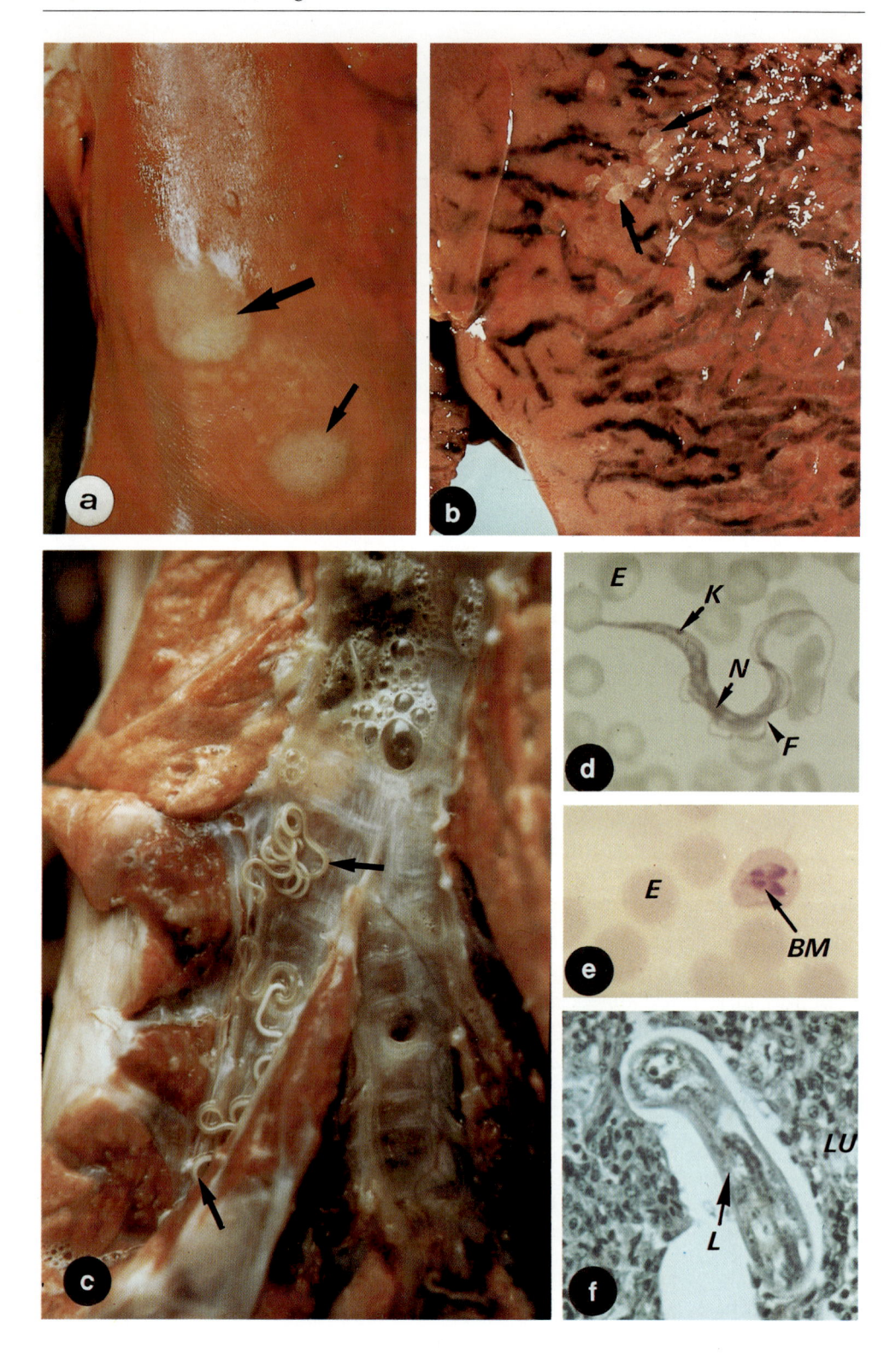

b) **Zweite, akute Phase:** Husten mit Rasselgeräuschen; Nasenausfluß, beschleunigte Herztätigkeit und Atmung; hohes Fieber (bis 41 °C) bei massivem Erstbefall; Ödeme und Emphyseme können noch in der Präpatenz zum Tode führen (auch Pneumonien infolge bakterieller Sekundärinfektionen); Aszites.

c) **Dritte, chronische Phase:** Husten, Freßunlust; Abmagerung; gelegentliche Diarrhöen; Übergang zu subklinischen Symptomen infolge der Entwicklung einer gewissen Immunität.

4. **Diagnose:** Nachweis der Larven 1 in den Fäzes (mit dem Baermann-Trichter, s. S. 6) bzw. im Trachealschleim. Artdiagnose s. **Abb. 5.23 und 5.24.**
5. **Infektionsweg:** Oral:
    a) Bei *Dictyocaulus*-Arten: direkte Aufnahme auf der Weide von L_3 mit dem Futter.
    b) Bei *Protostrongylidae*: Aufnahme von Zwischenwirten, die infektionsfähige L_3 enthalten, direkt oder mit dem Futter.
6. **Prophylaxe:** Maßnahmen sind nur bei den großen Lungenwürmern mit ihrer relativ kurzen Lebensdauer sinnvoll:
    a) für Kälber **separate, saubere Weiden;**
    b) **Weidenrotation:** Rückkehr auf die für max. 4–6 Tage beweideten Flächen nach frühestens 5 Wochen, ggf. Mahd vor neuem Weidebesatz.
    c) **Weidehygienische** Maßnahmen wie Melioration, Drainage, Tränken für Leitungswasser;
    d) **Vakzinierung** mit abgeschwächten L_3 (Dictol®; Lungenwurmimpfstoff Duphar; nur bei *D. viviparus* der Rinder);
    e) Bei Stallhaltung häufiger **Wechsel der Dauerstreu** (muß trocken sein);
    f) **Metaphylaktische Behandlung** im Stall mit Anthelminthika (s. u.), um die im Tier überwinternden Stadien vor dem Frühjahr auszuschalten;
    g) **Chemoprophylaktische Behandlung** mit Anthelminthika (**s. S. 177**) in gefährdeten Weidegebieten 6–8 Wochen nach Auftrieb sowie Mitte Sommer.
7. **Inkubationszeit:** Abhängig von der Jahreszeit, bei Erstinfektion im Frühjahr bereits nach 5–7 Tagen (Einwanderung der Larven); bei Erstinfektion im Herbst aber erst nach Monaten im Frühjahr (s. o. Hypobiose).
8. **Präpatenz:** Artspezifisch:
    a) **große Lungenwürmer:** beginnend etwa nach 24–28 Tagen[18]; bei Befall im Herbst jedoch erst nach Monaten im darauffolgenden Frühjahr;
    b) **kleine Lungenwürmer:** *Protostrongylus*-Arten (4–5 Wochen); *Muellerius*-Arten (1 Monat) *Neostrongylus*-Arten (2 Monate); *Cystocaulus ocreatus* (etwa 1 Monat).

---

[18] Eier bzw. Larven sind jedoch häufig (insbesondere bei *D. filaria*) erst ab dem 32. Tag p.i. in den Fäzes nachzuweisen.

Abb. 5.22: Makro- (a, c) und mikroskopische Aufnahmen.
a) Lungenwurm – Brutknoten (Pfeile) in der Lunge eines Hirsches. × 1,5
b) *Cysticercus tenuicollis*-Stadien (Pfeile) in der Lunge. × 0,5
c) *Dictyocaulus viviparus* (Pfeile) in den Bronchien. × 1
d) *Trypanosoma theileri*; Blutausstrichpräparat. × 1000
e) *Babesia bigemina*; Blutausstrich. × 1000
f) Larve 4 eines Lungenwurms in der Lunge (LU). × 200

BM = Birnenförmiger Merozoit
E = Erythrozyt
F = Flagellum (Geißel)
K = Kinetoplast
L = Larve 4
LU = Lungengewebe
N = Nucleus, Kern

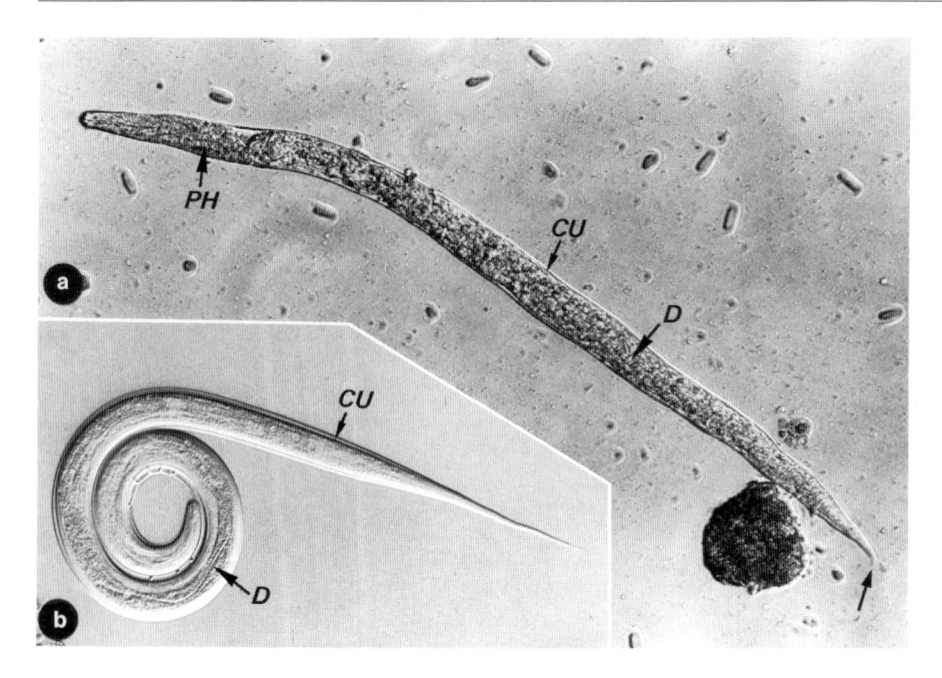

Abb. 5.23: Nematoden-Larven; LM-Aufnahmen.
a) *Dictyocaulus viviparus* (390–490 × 25 µm); charakteristisch ist das stumpfe Hinterende (Pfeil). × 200
b) *Haemonchus contortus*; freie L_3 (= Infektionslarve); Hinterende läuft gleichmäßig spitz aus; Gesamtlänge 750–850 µm. × 130

CU = Kutikula
D = Darm
PH = Pharynx (Oesophagus)

9. **Patenz:** Artspezifisch:
   a) **große Lungenwürmer:** etwa 2–3 Monate (selten bis zu 6);
   b) **kleine Lungenwürmer:** *Protostrongylus*-Arten und *Neostrongylus*-Arten (etwa 2 Jahre); dagegen 5–6 Jahre bei *Cystocaulus ocreatus*; *Muellerius*-Arten.
10. **Therapie:** Angaben zur Chemotherapie der großen Lungenwürmer (s. S. 177 Trichostrongyliden); darüber hinaus hat auch **DIETHYLCARBAMAZIN** (Franocid®: 1–3 × 40 mg/kg i.m. oder oral) oder **TIABENDAZOL** (Thibenzole® in doppelter Dosis: 100 mg/kg p.o.) eine Wirkung auf *Dictyocaulus*. Eine Behandlung hypobiotischer Stadien während der Stallperiode mit **FENBENDAZOL** (Panacur®: 1 × 10 oder besser

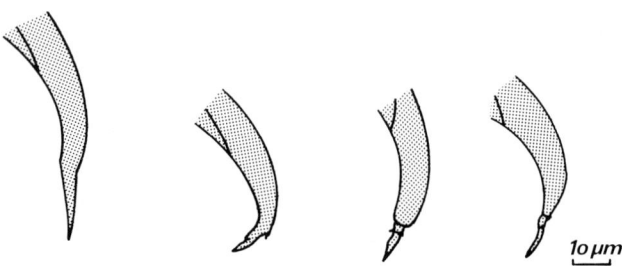

Protostrongylus   Muellerius   Neostrongylus   Cystocaulus

Abb. 5.24: Schem. Darstellung der Hinterenden der Larve 1 verschiedener Lungenwürmer.

5 Tage × 1,5 – 2,0 mg/kg Kgw p.o.) verhindert ein Verseuchen der Weiden im Frühjahr mit Lungenwurmlarven.
Nach Literatur-Berichten sind **ALBENDAZOL, FEBANTEL, FENBENDAZOL, OXFENDAZOL** bei wiederholter Applikation der therapeutischen Dosis wirksam auf die verschiedenen Protostrongyliden; am schwierigsten scheint *Muellerius* sp. zu beeinflussen zu sein.

5.4.3 Leber

In der Leber der Wiederkäuer können folgende Parasiten(stadien) angetroffen werden.
A: **Einzeller:**
  1. Gewebezysten von *Toxoplasma gondii*, s. S. 196.
  2. Schizonten von Sarkosporidien-Arten, s. S. 192.
B: **Mehrzeller:**
  1. Wandernde juvenile *Fasciola hepatica* Würmer (**Abb. 5.26a**) auf ihrem Weg zum späteren Ansiedlungsort, dem Gallengang. Entwicklungszyklus s. S. 203.
  2. Adulte Stadien des kleinen (s. S. 204) und des großen Leberegels (s. S. 203) in den Gallengängen (**Abb. 5.25**).
  3. Hydatiden des Hundebandwurms *Echinococcus granulosus* (**Abb. 5.27a**), s. S. 24, 207.
  4. Multilokuläre Zysten des Fuchs-(Hund-, u. Katzen)-Bandwurms *Echinococcus multilocularis* (**Abb. 5.27c**), s. S. 24, 208.
  5. Wandernde Onkosphaeren der verschiedenen Bandwürmer, s. S. 31.
  6. Wandernde Larven verschiedener Nematoden auf dem Weg zum Ansiedlungsort (z. B. *Toxocara vitulorum*, s. S. 170); oder Irrläufer anderer via Blutbahn transportierter Nematoden-Larven.
  7. Stadien von *Ascaris suum* (s. S. 98), des Schweinespulwurms, die im Gallengang von Wiederkäuern gelegentlich präadult werden.
  8. Präadulte des Schweinenierenwurms *Stephanurus dentatus*, die durch das Leberparenchym von Rindern wandern und zu schweren Läsionen führen.
  9. Larven der Pentastomiden, s. S. 209.

Fasciola hepatica (Großer Leberegel)

1. **Geographische Verbreitung:** Weltweit.
2. **Artmerkmale:** Der große Leberegel *F. hepatica* wird bis 3 cm lang, ist zwittrig, lebt in den Gallengängen und legt täglich mehrere 1000 gedeckelte Eier von 130–150 µm Länge (**Abb. 5.3e,h**) ab (Ausnahmen bis 180 µm). Diese können täglich abgegeben oder in der Gallenblase mit Kalkkonkrementen über Wochen zurückgehalten werden. Der Darm des großen Leberegels hat als Charakteristikum seitliche Divertikel (**Abb. 5.25c**). Aus dem Ei schlüpft nach einer mehrtägigen Entwicklung die erste Larve (Miracidium), die innerhalb 24 Stunden einen Zwischenwirt gefunden haben muß. Zwischenwirte sind Wasserschnecken (*Lymnaea*-Arten), in denen sich Sporozysten, Redien und schließlich Zerkarien entwickeln. Diese heften sich nach dem Verlassen an Gräser der Gewässer fest, enzystieren sich dort (= Metazerkarien) und werden schließlich oral aufgenommen. Die jungen Egel durchbohren die Darmwand und dringen von der Bauchhöhle aus in die Leber ein. Zur Passage der Leber (auf dem Wege zu den Gallengängen) werden etwa 6–8 Wochen benötigt, um dort 2–4 Wochen später die Geschlechtsreife zu erlangen.
3. **Symptome der Erkrankung (Fasziolose):** Mattigkeit, Schwäche, Ödeme im Kehlgang und

Unterbrust; Inappetenz, Kachexie, Abmagerung, Anämie, Wollausfall. Bei akutem Massenbefall plötzlicher Exitus.
4. **Diagnose:** Nachweis der großen Eier in der Sedimentation s. S. 6.
5. **Infektionsweg:** Oral, durch Aufnahme von Metazerkarien an Gräsern.
6. **Prophylaxe:** Regelmäßige Behandlung mit Chemotherapeutika, um Durchseuchungsgrad herabzusetzen; Schneckenbekämpfung mit Molluskziden; Umzäunen von Tümpeln im Weidegebiet.
Achtung: Metazerkarien überleben im Freien und im Heu mehrere Monate in Abhängigkeit zur Feuchte 6–10 Monate, auch leichter Frost wird überstanden.
7. **Inkubationszeit:** 2–4 Wochen (Wanderphase führt evtl. zu starken Leberschäden); bei akuter Faszioloze 5–7 Tage.
8. **Präpatenz:** 2–3 Monate.
9. **Patenz:** Jahre.
10. **Therapie:** Für die Chemotherapie stehen eine Reihe von Präparaten zur Verfügung (s. Tabelle 5.4, S. 205), die auf die verschiedenen Entwicklungsstadien von *Fasciola* unterschiedlich gut wirksam sind.
Um einen Fasziolose-Ausbruch zu vermeiden, ist – bei stärkerer Infektionsgefahr – eine Behandlung im Spätsommer anzuraten, auf jeden Fall sollte sie nach Aufstallung und vor Auftrieb vorgenommen werden, wenn nicht Fasziolizide mit hoher Wirkung gegen immature Stadien angewandt werden. Kombinations-Präparate von Anthelminthika mit Nematoden – u. *Fasciola*-Effekt reduzieren den Arbeitsaufwand, z. B. ®Diplin Kombi.

Dicrocoelium dendriticum (Kleiner Leberegel)

1. **Geographische Verbreitung:** Weltweit.
2. **Artmerkmale:** Der kleine Leberegel wird bis 10 mm lang (**Abb. 5.25a**), die Uterusschlingen füllen die hintere Körperhälfte; gegabelter Darm ohne Seitenäste; Hodenpaar gelappt, hinter dem Bauchsaugnapf; leben als Zwitter in den Gallengängen. Erste Zwischenwirte sind Landschnecken (u. a. *Zebrina, Helicella*) in denen die Mirazidien schlüpfen und sich zu Mutter- u. Tochtersporozysten entwickeln. Letztere bilden Zerkarien, die in Schleimballen ins Freie gelangen und von Ameisen als 2. Zwischenwirt oral aufgenommen werden. Fressen Wiederkäuer derartige Ameisen (mit Metazerkarien), die bei kühler Temperatur nachts nicht zu ihrem Volk zurückkehren, sondern sich an Pflanzen festbeißen, wandern die aus den Ameisen befreiten juvenilen Würmer via Ductus choledochus in die Leber ein und setzen nach etwa 7–9 Wochen ihrerseits wieder die typischen Eier (**Abb. 5.3d,g**) von 25 × 40 µm Größe ab.
3. **Symptome der Erkrankung (Dicrocoeliasis):** Meist symptomlos; evtl. Entwicklungsstörungen infolge verminderter Galleproduktion und somit unzureichendem Nahrungsaufschluß; Verdickung intrahepatischer Gallengänge und ihrer Schleimhaut; Verstärkung des Bindegewebes; bei starkem Befall kann Leberzirrhose als Spätschaden auftreten.
4. **Diagnose:** Nachweis der Miracidium-haltigen Eier durch M.I.F.-Anreicherung (s. S. 4); Sedimentation wegen geringer Größe unsicher!
5. **Infektionsweg:** Oral, durch Aufnahme metazerkarien-haltiger Ameisen mit dem Futter.
6. **Prophylaxe:** Nicht möglich und kaum erforderlich.
7. **Inkubationszeit:** Wochen bis Monate.
8. **Präpatenz:** 7 Wochen.
9. **Patenz:** Jahre.
10. **Therapie:** Die Notwendigkeit einer Anthelminthika-Behandlung ist nicht eindeutig. Nach Literaturberichten wirkt **TIABENDAZOL** in 5fach therapeutischer Dosis, für

Tabelle 5.4: Anthelminthika für *Fasciola*-Befall bei Wiederkäuern

Chemische Kurzbezeichnung	Handelsname (®)	empfohlene Dosis Rind (mg/kg Kgw)	empfohlene Dosis Schaf (mg/kg Kgw)	Wirkung auf immature *Fasciola*-Stadien	Wirkung auf adulte *Fasciola*-Stadien	Wartezeit (Tage) eßbares Gewebe	Wartezeit (Tage) Milch	Sicherheitsindex*
ALBENDAZOL[a]	Valbazen	10,0 p.o.	–		3	8[b]	5	< 10
BROMPHENOPHOS	Acedist	12,0 p.o.	–	3	1	21	7	4-5
NITROXYNIL	Dovenix	10,0 p.o.	10,0 p.o.	3	2	33	5	4
					1	33	5	4
OXYCLOZANID	Diplin	10,0 p.o.	17,0 p.o.	3	1–2	14	4	< 4
					1			< 4
RAFOXANIDE	Ranide	7,5 p.o.	7,5 p.o.	2	1	28	[c]	6
					1	28	[c]	6
TRICLABENDAZOL[d]	Fasinex	12,0 p.o.	10,0 p.o.	1	1	14	[c]	15
				1	1	28	[c]	20

Legende: 1 Wirksamkeit 95–100 %
2 Wirksamkeit ca. 80 %
3 Wirksamkeit ca. 60 %
( ) Wirksamkeit variabel
a) nicht in den ersten Monaten der Gravidität
b) Wartezeit für Leber/Niere: 28 Tage
c) nicht für Muttertiere während der Laktationsperiode
d) z. Zt. in der BR Deutschland nicht im Handel

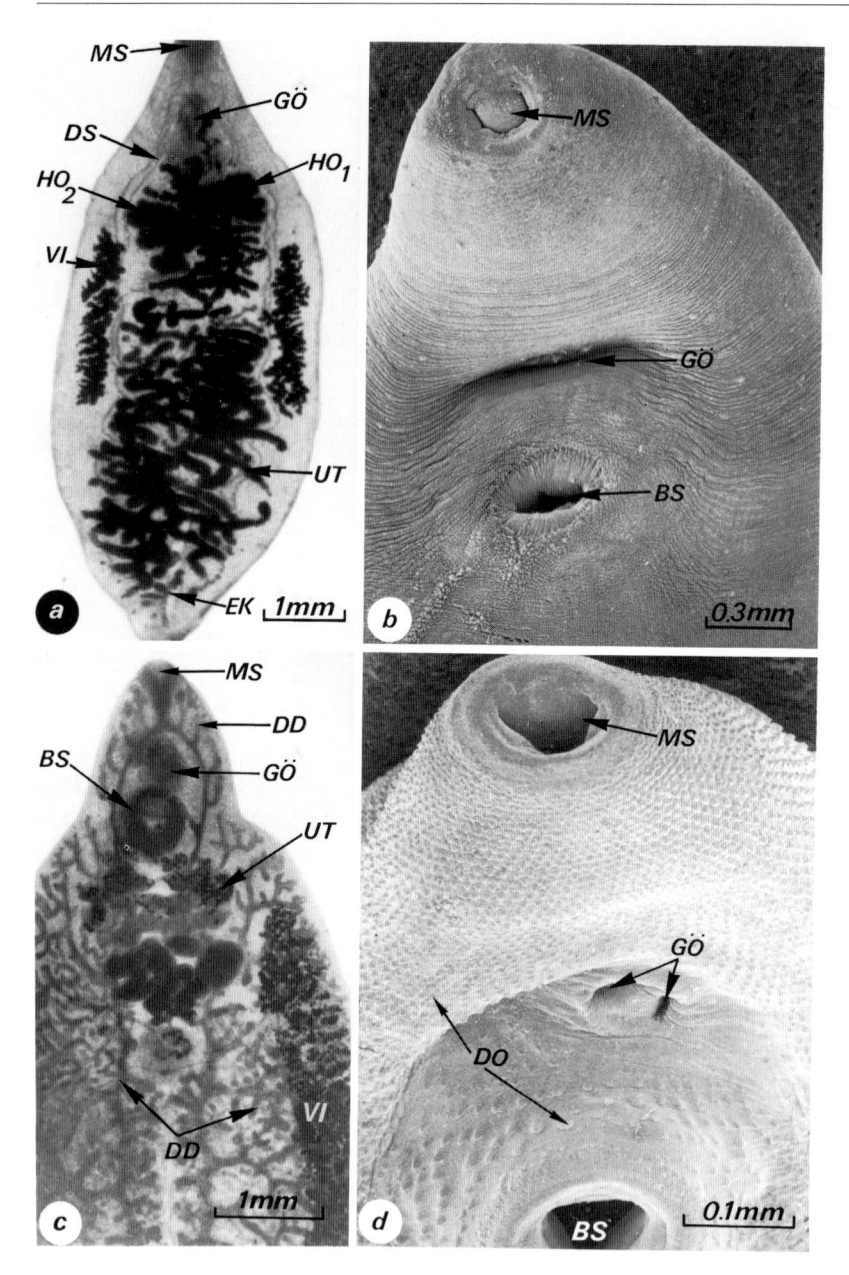

Abb. 5.25: Großer und kleiner Leberegel; a, c) LM-Aufnahmen; b, d) REM-Aufnahmen. Der Darm von *Dicrocoelium dendriticum* (a, DS) zeigt keine seitlichen Verzweigungen, die charakteristisch für *Fasciola hepatica* sind (c, DD).

BS	= Bauchsaugnapf	GÖ	= Genitalöffnung
DD	= Darmdivertikel	HO 1/2	= Hoden 1, 2
DO	= Dorn	MS	= Mundsaugnapf
DS	= Darmschenkel	UT	= Uterus
EK	= Exkretionskanal	VI	= Vitellarium (= Dotterstock)

ALBENDAZOL (1 × 10–15 mg/kg) sowie **PRAZIQUANTEL** (1 × 50 mg/kg) liegen gleichfalls entsprechende Berichte vor. Nach jüngsten Untersuchungen kommt es allerdings selbst innerhalb von 100 Tagen nach Behandlung nicht zur eindeutigen Leberregeneration.

Echinococcus-Zysten

1. **Geographische Verbreitung:** *E. granulosus,* weltweit; *E. multilocularis,* lokal im Süddeutschen Raum, Schweiz.
2. **Arten:**
   a) **Die Hydatide** *(E. hydatidosus, E. cysticus)* ist das Larvenstadium des **Hunde**bandwurms *E. granulosus,* s. S. 24. Diese Zysten (**Abb. 3.9b**) besitzen i.a. einen Durchmesser von 5–10 cm, werden aber z. T. größer als ein Männerkopf. Die eigentliche, glatte Zystenoberfläche wird von einer bindegewebigen Hülle umschlossen (**Abb. 5.27a**), die sich relativ leicht abtrennen läßt. Etwa 6–8 Monate p.i. entstehen im Inneren der Zyste, die mit einer wasserhellen Flüssigkeit gefüllt ist, aus den undifferenzierten Zellen der Keimschicht (**Abb. 5.27**) Brutkapseln von etwa 0,5–0,8 mm Durch-

Abb. 5.26: LM-Aufnahmen.
a) *Fasciola hepatica;* Paraffin-Schnitt durch ein juveniles Stadium, das das Leberparenchym durchquert. × 30
b, c) Cysticercus; der Skolexbereich (SCB) enthält den Skolex mit den vier Saugnäpfen (SN).
   b) Totalaufnahme. × 5
   c) Paraffin-Schnitt. × 10

BL = Blase des Cysticercus
DV = Darmdivertikel
EX = Exkretionskanäle (verästelt)
JP = Junge Proglottiden
LP = Leberparenchym
SCB = Skolexbereich
SN = Saugnapf
TG = Tegument (Oberflächenschicht)

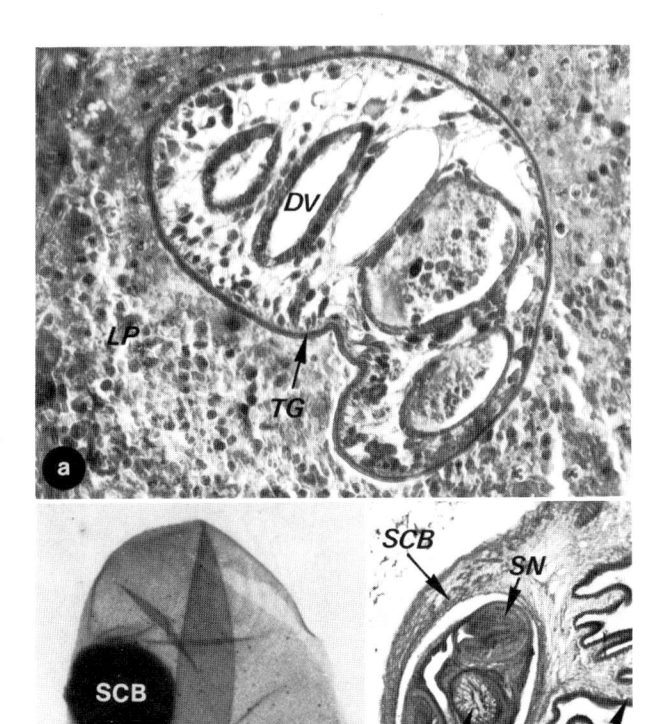

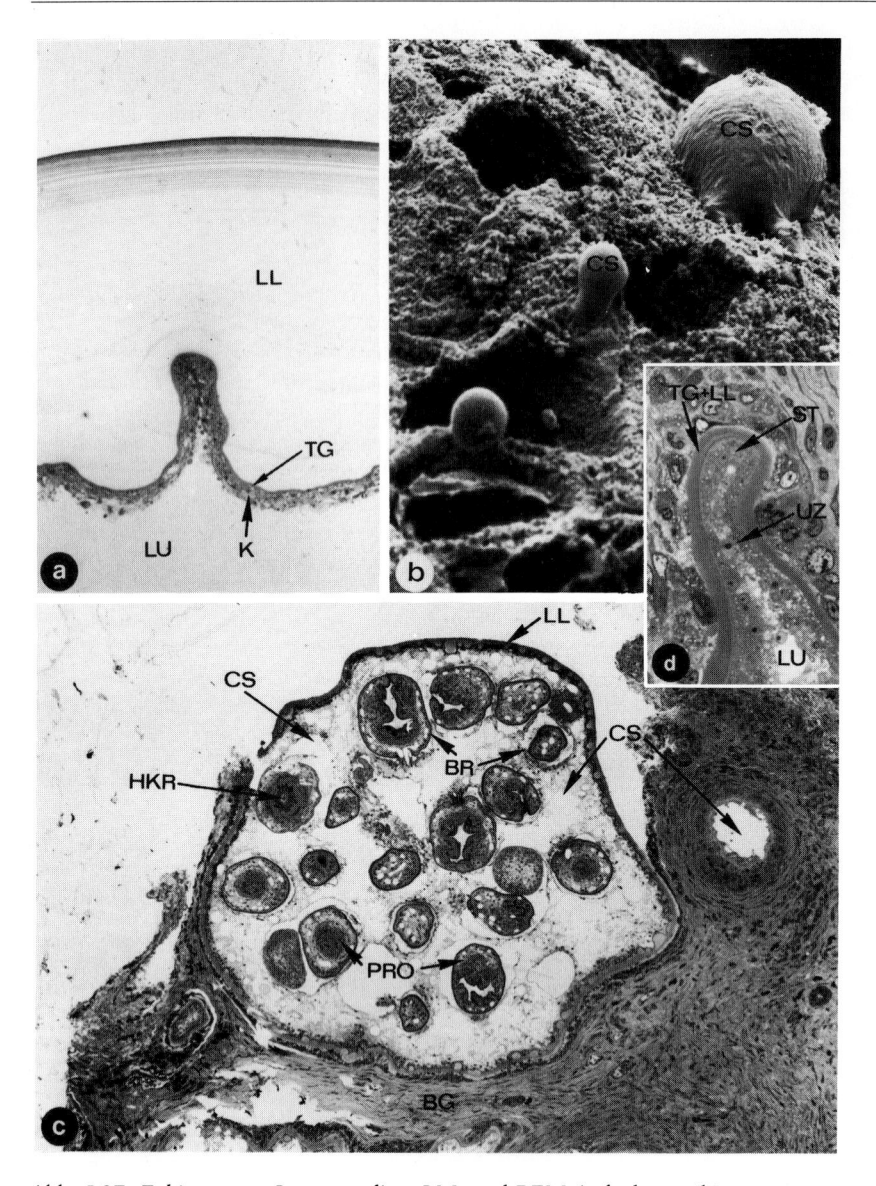

Abb. 5.27: *Echinococcus*-Larvenstadien; LM- und REM-Aufnahmen (b).
a) Semidünnschnitt durch die Hydatidenwand *(E. granulosus)*. × 150
b) Schlauchartige Fortsätze der multilokulären Zyste von *E. multilocularis* durchwuchern das Lebergewebe. × 400
c, d) Quer- (c) und Längsschnitt (d) durch schlauchartige Fortsätze der Zysten von *E. multilocularis*. Die terminalen Bereiche (ST) sind solide, d. h. dicht mit undifferenzierten, sich teilenden Zellen erfüllt.
c) × 200   d) × 450

BG = Bindegewebe   LL = Laminäre Schicht (vom Wirt)
BR = Brutkapsel   LU = Lumen
CS = Zystenartiger Schlauch   PRO = Protoskolex
HKR = Hakenkranz   TG = Tegument (= Begrenzungsschicht des Parasiten)
K   = Keimschicht

messer (**Abb. 5.21d**). In den Brutkapseln entwickeln sich – wiederum aus undifferenzierten Zellen – die Protoskolizes, die sich nach Zerreißen der Brutkapselwände in der Hydatidenflüssigkeit anreichern (= Hydatidensand; 200 000 Protoskolizes pro cm^3 sind dabei keine Seltenheit, **Abb. 5.21d**). Sie sind für die Endwirte (vorwiegend Hunde, s. S. 24) infektiös.
  b) **Die multiloculäre Zyste** (**Abb. 3.9g**) ist das Larvenstadium des **Fuchs**bandwurms (selten sind auch Katze und Hund Endwirte; s. S. 24). Hierbei handelt es sich um ein hohles Schlauchsystem, dessen Enden aus soliden, das Leberparenchym durchwuchernden Strängen besteht (**Abb. 5.27b–d**). In Brutkapseln werden wiederum (s. o.) infektiöse Protoscolizes gebildet.
3. **Symptome der Erkrankung:** Klinische Symptome sind bei Wiederkäuern selten; meist unspezifische Organstörungen (z. B. Ikterus, Aszites; Stenosen der Gallengänge).
4. **Diagnose:** Makroskopischer Befund bei der Schlachtung (**Abb. 3.9a,b**); serologische Nachweise sind eindeutig.
5. **Infektionsweg:** Oral, durch Aufnahme von Eiern aus Hunde-, Katzen- bzw. Fuchsfäzes.
6. **Prophylaxe:** Möglichst keine Verfütterung von rohen Innereien an die Endwirte; Entwurmung der Hunde.
7. **Inkubationszeit:** Mehrere Monate.
8. **Präpatenz:** Erst nach Monaten lassen sich die Zysten im histologischen Bild leicht nachweisen.
9. **Patenz:** Eine Zyste bleibt für Jahre infektiös.
10. **Therapie:** Nach Berichten in der Literatur wirken die neuen Benzimidazol-Anthelminthika bei wiederholter – Tage bis Wochen – Applikation in höherer Dosierung (beim Schaf).

Pentastomiden-Larven

1. **Geographische Verbreitung:** Weltweit.
2. **Artmerkmale:** Larven des Pentastomiden *Linguatula serrata* (s. S. 59) entwickeln sich in Rindern als Zwischenwirten. Dazu müssen die larvenhaltigen Eier oral aufgenommen werden (**Abb. 2.17a**); die Darm befreite Larve I bohrt sich in den Darm ein und wird mit Blut- und Lymphstrom in verschiedene Organe eingeschwemmt, wo nach einer Häutung die L II entsteht. Diese Larve (**Abb. 2.17; 2.18**) wird von einer bindegewebigen Hülle (Pentastomen-Knötchen) umschlossen. Über 6–9 weitere Häutungen entsteht (etwa in einem halben Jahr) die 5–7 mm lange, mit vier Doppelhaken und zahlreichen Stacheln versehene, für Endwirte (= Fleischfresser) infektiöse Larve (= **Terminallarve**). Werden die Larven nicht rechtzeitig gefressen, so sterben sie in den verkalkenden Knötchen ab. Der relativ seltene Durchbruch von Terminallarven durch die Lungenalveolen kann auch zum Heranwachsen von fertilen Adulten in der Nasenhöhle der Wiederkäuer führen (dann sind sie auch Endwirt!).
3. **Symptome der Erkrankung:** Bei starkem Befall meist unspezifische Leberstörungen.
4. **Diagnose:** Auffinden von Knötchen bei der Fleischbeschau.
5. **Infektionsweg:** Oral, Aufnahme von Eiern aus dem Nasensekret bzw. der Fäzes von Fleischfressern.
6. **Prophylaxe:** Kaum möglich.
7. **Inkubationszeit:** Variabel.
8. **Präpatenz:** Die Larven können bereits 3 Tage p.i. in der Leber angetroffen werden.
9. **Patenz:** Über ein Jahr.
10. **Therapie:** Chemotherapie der Knötchen unbekannt.

5.5 Parasiten der Körperoberfläche

5.5.1 Haut/Unterhaut

In der Haut bzw. Unterhaut finden sich folgende Parasiten in nennenswertem Umfang:
A: **Einzeller (Protozoa):**
  1. Zysten von *Besnoitia*-Arten (**Abb. 5.28**), s. S. 210.
B: **Mehrzeller (Metazoa):**
  1. Adulte und Larven von Filarien (s. S. 212);
  2. Haarbalg-Milben (**Abb. 5.29e**), s. S. 213;
  3. Räudemilben (**Abb. 5.29a–d**), s. S. 213;
  4. Wandernde Larven der Dasselfliegen (**Abb. 5.31**), s. S. 217.

Besnoitia-Arten

1. **Geographische Verbreitung:** Weltweit, in Europa nur südliche Länder (u. a. Portugal).
2. **Artmerkmale:** Bei Rindern und Ziegen finden sich in der Unterhaut Gewebezysten von etwa 600 µm–800 µm Durchmesser (**Abb. 5.28**). Es handelt sich hierbei um extrem gedehnte Wirtszellen, deren Kern hypertrophiert ist und die von einer bis zu 50–100 µm dicken Hülle aus Abwehr- bzw. Bindegewebszellen umschlossen sind (**Abb. 5.28**). Diese Sekundärhülle kann auch verkalken. Im Innern liegen in einer großen, ungekammerten, parasitophoren Vakuole tausende der etwa 9 × 2,5 µm langen, bananenartigen Zystenmerozoiten, die sich durch Endodyogenie (= spezielle Form der Zweiteilung) vermehren. Es ist noch unklar, ob es sich bei den diversen beschriebenen Zysten ausschließlich um *B. besnoiti* handelt. Diese Art soll nach bisher nicht bestätigten Ergebnissen russischer Autoren als Endwirt die Katze aufweisen und demnach durch orale Aufnahme im Freien sporulierter Oozysten (s. *Toxoplasma gondii*, S. 49) übertragen werden.
3. **Symptome der Erkrankung**[19]**:**
   a) **Akute Phase:** Vor der Ausbildung der Zysten kommt es zu Lymphknotenschwellungen, Ödemen in verschiedenen Organen, Bewegungsstörungen, Fieber, Freßunlust (als Folge der heftigen Endodyogenien in Zellen des RES-Systems).
   b) **Chronische Phase:** Während der Zystenbildung zeigen sich Haarausfall, bindegewebige Ekzembildung, Induration der Haut, starke Abmagerung; Tiere werden unwirtschaftlich, Bullen evtl. steril.
4. **Diagnose:** Nachweis der freien Merozoiten im Giemsa-angefärbten Blutausstrich (s. S. 10) während der akuten (Fieber-)Phase; makroskopisches Aufsuchen von Zysten in der skleralen Konjunktiva (s. S. 222). Nachweis von Zysten im histologischen Präparat von Hautbiopsien verdächtig-zystischer Provenienz. Serologischer Nachweis möglich (IFAT).
5. **Infektionsweg:** Vermutlich oral (durch Aufnahme von Oozysten aus Fäzes eines Fleischfressers). Angeblich soll auch die mechanische Übertragung von Merozoiten durch blutsaugende Arthropoden möglich sein bzw. durch Körperkontakt erfolgen.
6. **Prophylaxe:** Möglicherweise Vakzination; Bekämpfung evtl. Reservoirwirte oder Endwirte nicht möglich, da Entwicklungszyklus nicht genügend aufgeklärt ist.
7. **Inkubationszeit:** Etwa 2 Wochen (experimentell).

---

[19] Die Hauterscheinungen werden als Hautglobidiose bzw. Elefantenhaut beschrieben.

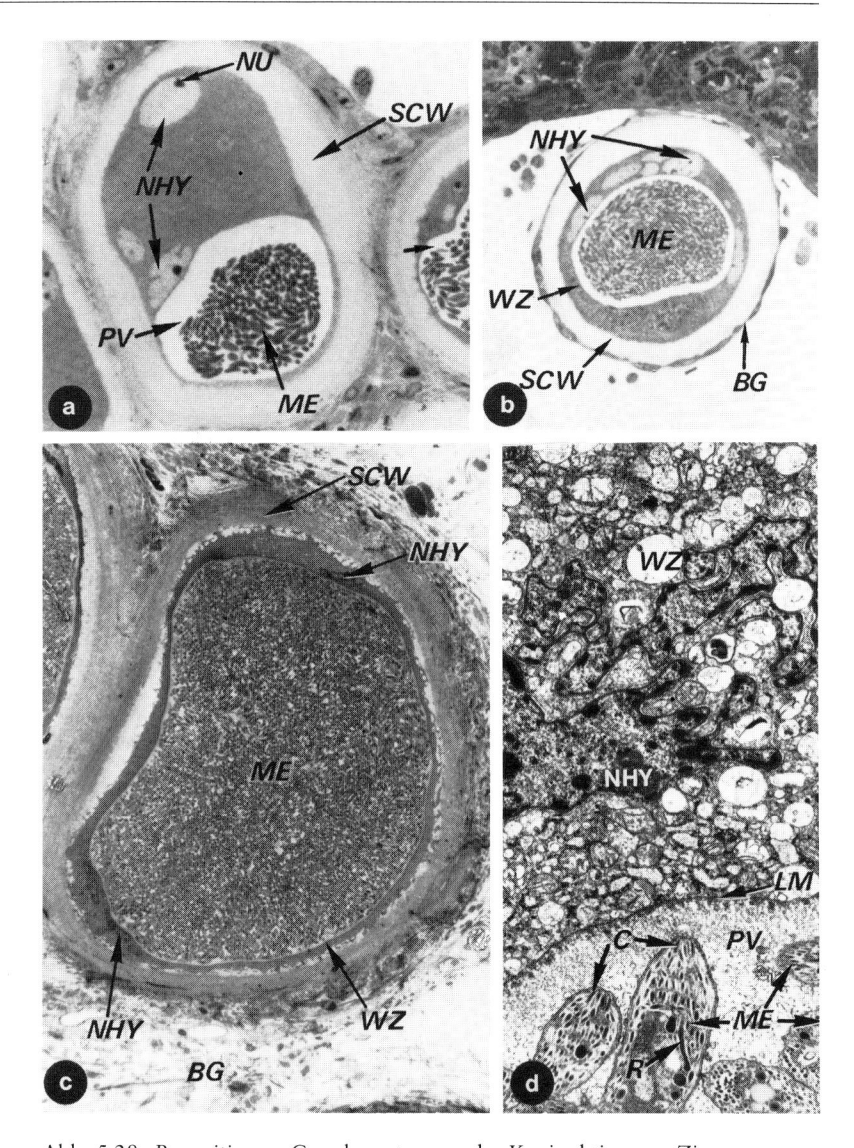

Abb. 5.28: *Besnoitia* sp.; Gewebezysten aus der Konjunktiva von Ziegen.
a–c) LM-Aufnahmen von Semidünnschnitten; a) × 300 b) × 200 c) × 100
d) TEM-Aufnahme der Zystenperipherie. × 7000
Abb. a und b stellen junge Zysten dar.

BG = Bindegewebe
C   = Conoid
LM = Begrenzungsmembran der PV
ME = Zystenmerozoit
NHY = Hypertrophierter Wirtszellkern
NU = Nucleolus
PV = Parasitophore Vakuole
R   = Rhoptrien (Organell)
SCW = Sekundäre Zystenwand
WZ = Wirtszelle

8. **Präpatenz:** Abhängig vom Infektionsgrad können bereits in den ersten beiden Wochen Parasiten im Blutausstrich nachgewiesen werden.
9. **Patenz:** Zysten bleiben offenbar jahrelang in infektionsfähigem Zustand.
10. **Therapie:** Bei Ziegen wurde nach parenteraler Applikation von Antimonlösung (1%ig 0,6 ml/kg Kgw) eine akute Infektion geheilt.[20]

Filarien

1. **Geographische Verbreitung:** Weltweit.
2. **Arten:** Von den zahlreichen hierher gehörenden Parasiten, die meist in tropischen/ subtropischen Gebieten auftreten, besitzen drei eine relative Bedeutung in Mitteleuropa (vergl. Pferd S. 140, 146, 147).
    a) *Onchocerca gutturosa:* ♂ bis 3 cm; ♀ bis 60 cm im Nackenbereich; die abgesetzten, gescheideten Mikrofilarien (230–280 µm × 7 µm) kommen vorwiegend in der Haut der Ohren, des Nackens oder der Bein- und Bauchregion vor. Als Zwischenwirte können offenbar Simuliiden der Gattung *Odagmia* und Gnitzen der Gattung *Culicoides* dienen.
    b) *Stephanofilaria*-Arten: Adulte sind offenbar recht klein (ca. 8–10 mm) und leben in der Haut des Euters, was zu entzündlichen Beulen etc. führt (= Sommerwunden). Mikrofilarien (150 µm lang) finden sich im Exsudat; als Zwischenwirte werden Fliegen angesehen.
    c) *Parafilaria*-Arten: Adulte (♂ 3 cm; ♀ bis 7 cm) leben in den Knötchen der Subkutis; dies führt zu aufbrechenden Entzündungen (= Sommerbluten); die Weibchen legen in das Exsudat die bei Geburt schlüpfenden Mikrofilarien (etwa 300 µm) ab, wo sie von Fliegen (u. a. *Musca*-Arten) aufgenommen werden. In diesen Zwischenwirten entwikkelt sich die L_3, die beim nächsten Kontakt mit Wunden übertragen wird.
3. **Symptome der Erkrankung:** Knötchen in der Haut; durchbrechende, sich evtl. ausbreitende Entzündungen führen bei *Parafilaria*- und *Stephanofilaria*-Arten zum sog. «Sommerbluten» bzw. zu «**Sommerwunden**», die mit Einbruch der kälteren Jahreszeit zurückgehen; im Sommer jedoch Gefahr einer Sepsis.
   Bei *Onchocerca*-Befall kann es – seltener – zu Veränderungen in befallenen Partien kommen, die durch Sekundärinfektionen mit Bakterien zu Entzündungen führen.
4. **Diagnose:** Nachweis von Mikrofilarien im Ausstrich des Exsudats bzw. in Hautbiopsien bei *O. gutturosa*.
5. **Infektionsweg:** Perkutan, Übertragung von L_3 (Saugakt bzw. Lecken) durch Zwischenwirte (s. o.).
6. **Prophylaxe:** Insektenbekämpfung.
7. **Inkubationszeit:** Monate.
8. **Präpatenz:** Mehr als ½ Jahr.
9. **Patenz:** 3–6 Jahre.
10. **Therapie:** Eine Chemotherapie erscheint weder vom Vorkommen noch von klinischen Erscheinungen erforderlich. **SURAMIN**, in der Humanmedizin angewandt, tötet auch im Rind Filarien ab. Mikrofilarien können nach Literatur-Berichten durch **DIETHYLCARBAMAZIN** (Franocid®: 5–8 mg/kg für 3 Wochen), durch **IVERMECTIN** (Ivomec®: 0,2 mg/kg s.c. – Achtung: Klostridien-Gefahr!) oder aber durch **LEVAMISOL** (verschiedene Dosis-Empfehlungen) abgetötet werden. Eine parallele Kortikosteroid-Behandlung wegen evtl. allergischer Symptome kann erforderlich werden.

---

[20] Lee, H. S., Lee, H. B., Moon, M. N. (1979): Studies on control and therapeutics of *Besnoitia besnoiti* (Marotel, 1912) infection in Korean native cattle. Korean J. Animal Sc. 21, 281–288.

Bei Stephanofilarien empfiehlt sich **METRIFONAT** (Neguvon®: 10%ige Lösung wiederholt auf befallene Stellen tupfen).

Haarbalg-Milben

1. **Geographische Verbreitung:** Weltweit, aber relativ selten, meist auf Einzeltiere beschränkt.
2. **Arten:** *Demodex bovis* (bis 0,4 mm × 70 µm), *D. caprae* und *D. ovis* (bis 0,25 mm × 45 µm) sind von charakteristischer Gestalt (**Abb. 5.29e**). Nach der Ablage der elliptischen Eier (bei *D. bovis* 80 × 50 µm) im Haarfollikel schlüpft die sechsbeinige L I, die sich über die L II zur achtbeinigen Protonymphe (in etwa 7–10 Tagen) entwickelt. Erst das zweite Nymphenstadium hat gegliederte Extremitäten und voll entwickelte, beißende Mundwerkzeuge. In insgesamt einem Monat wird die Geschlechtsreife erlangt.
3. **Symptome des Befalls:** Bei Wiederkäuern verläuft ein *Demodex*-Befall meist subklinisch; bei exakter Prüfung des Fells (Kopf, Schulterpartie, Vorderbrust) lassen sich jedoch Hautreizungen, Verhornungen, Milben-enthaltende Knötchen, Reizungen der Haarfollikel und resultierende Nekrosen feststellen; Juckreiz ist dagegen relativ selten.
4. **Diagnose:** Bei Adspektion fällt gesträubtes Haar auf. Abtasten der Haut nach Knötchen. Nachweis der Milben durch Inzision der Knötchen: im käsigen Inhalt sind Eier, Larven, Nymphen und Milben enthalten (Nachweismethoden s. S. 16).
5. **Befallsmodus:** Durch Körperkontakt von älteren auf junge Tiere.
6. **Prophylaxe:** Grundsätzlich nicht möglich; wegen subklinischen Verlaufs ist Einsatz von Kontaktinsektiziden nicht üblich und unwirtschaftlich.
7. **Inkubationszeit:** Variabel, hängt vom Befallsgrad ab.
8. **Präpatenz:** 1 Monat.
9. **Patenz:** Die Milben leben nur wenige Wochen, aber dichte Generationenfolge verursacht permanente Infektion.
10. **Therapie:** Aufgrund der unauffälligen Symptome ist die Wirtschaftlichkeit einer Therapie zu prüfen, da auch nach mehrmaliger Behandlung mit Kontaktinsektiziden in der Regel nur Besserung der klinischen Symptome auftritt). **Versuchsweise AMITRAZ** (Tactic®, Upjohn) äußerlich, das aber nicht in der BR Deutschland registriert ist (**s.** auch Demodikose: Hund, S. 69; Schwein, S. 113).

Räude-Milben

1. **Geographische Verbreitung:** Weltweit.
2. **Arten:**
   a) *Sarcoptes*-Arten (*S. bovis*, **Rind**; *S. ovis*, **Schaf, Rind**; *S. rupicaprae*, **Ziege**) sind im weiblichen Geschlecht max. 0,6 mm lang (♂ bis 0,3 mm); 8 kurze Beine, von denen nur die beiden vorderen Paare von dorsal sichtbar sind (**Abb. 5.29c**); tulpenförmige Haftlappen der Beine auf ungeteilten Stielen. Entwicklung s. S. 72, 113.
   b) *Psoroptes*-Arten (*P. ovis*, **Rind, Schaf**; *P. cuniculi*, **Ziege**) werden als Weibchen max. 0,8 mm lang (♂ 0,65 mm); Charakteristika (**Abb. 5.29a,b**) sind die Haftscheiben (♂ am 1.–3. Beinpaar; beim ♀ nicht am 3. Beinpaar), die auf gegliederten Stielen sitzen; alle 8 Beine von dorsal sichtbar; Entwicklungszyklus, s. S. 263.
   c) *Chorioptes*-Arten (u. a. *C. bovis*, **Rind, Schaf, Ziege**) werden als Weibchen max. 0,65 mm lang (♂ 0,5 mm), Haftscheiben sind glockenförmig, (beim ♀ nicht am 3. Beinpaar) und sitzen auf kurzen und ungegliederten Stielchen (**Abb. 5.29d**); sie leben auf der Haut, fressen Schuppen; Entwicklungsdauer 11 Tage.

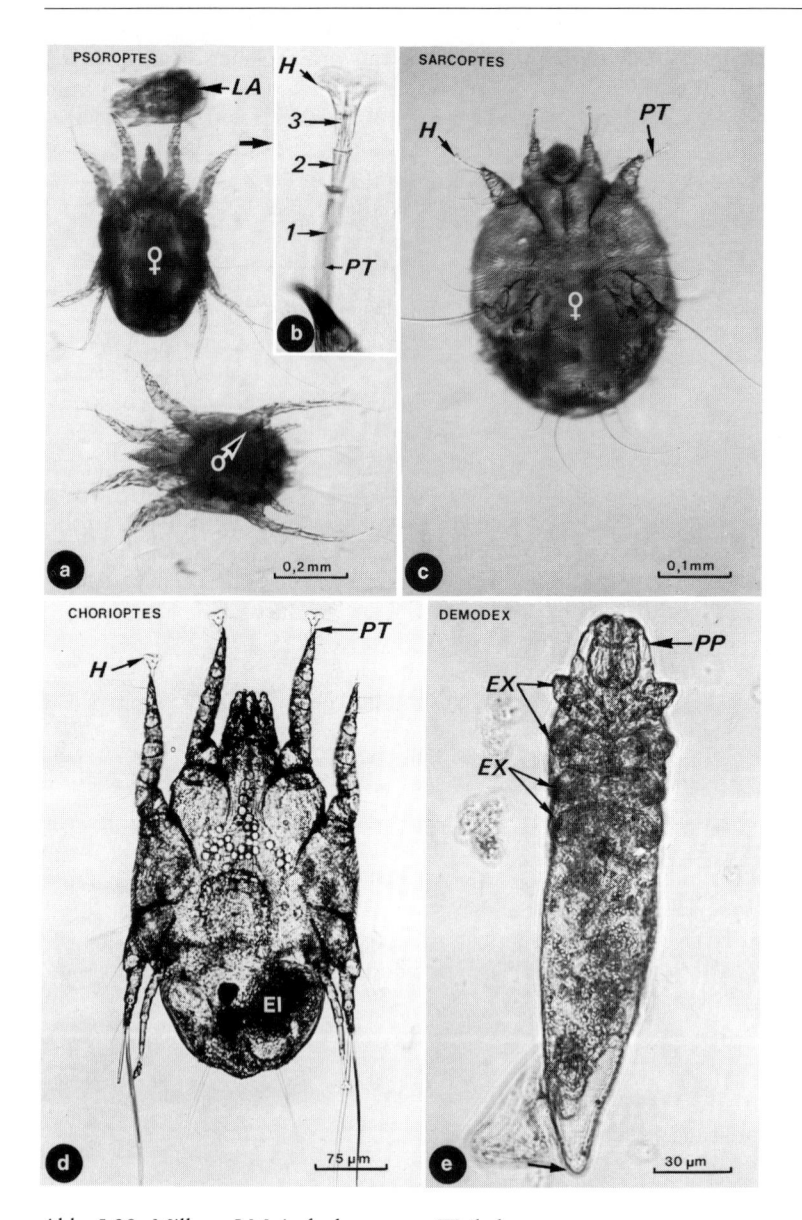

Abb. 5.29: Milben; LM-Aufnahmen von Weibchen.
a, b) *Psoroptes* sp.; diese Saug-Milben sind durch dreifach gegliederte Prätarsen (PT 1–3) charakterisiert.
c) *Sarcoptes* sp. (Grabe-Milben); Haftscheiben sitzen auf ungegliederten langen Prätarsen.
d) *Chorioptes* sp. (Nagemilben); Haftscheiben sitzen auf ungegliederten kurzen Prätarsen.
e) *Demodex bovis* (Haarbalgmilben); charakteristisch sind die Stummelbeine und das spitz zulaufende Hinterende (Pfeil).

EI = Ei (durchscheinend)   LA = Larve
EX = Extremitäten   PP = Pedipalpen
H = Haftscheibe   PT = Prätarsus

3. **Symptome des Befalls (Räude):** Z. Zt. werden besonders hohe volkswirtschaftliche Schäden durch die *Psoroptes*-Räude verursacht (**Abb. 5.30c**). Als **primäres Leitsymptom** für *Sarcoptes*- und *Psoroptes*-Räude gilt ein extrem starker Juckreiz (→ starke Scheuerreaktionen), während bei der *Chorioptes*-Räude offenbar nur mäßiger Juckreiz auftritt. Die Hautläsionen (insbesondere durch Scheuern), Haarausfall (Haare leicht ausziehbar), dicke Krusten sowie eitriges Exsudat infolge von Sekundärinfektionen sind typische Kennzeichen.
   a) *Sarcoptes*-**Räude:** Sie verläuft akut und mit schweren klinischen Bildern:
      Starke Beeinträchtigung des Allgemeinbefindens, Abmagerung, Schwäche, Anämie und Sepsis.
      Sarcoptes-Räude ist weniger häufig zu beobachten als *Psoroptes*-Räude; jedoch akuter im Verlauf und rascher in der Ausbreitung im Bestand.
      Vorsicht: *Sarcoptes bovis* kann auf Melkpersonal übertragen werden.
      Beginnt in der Regel am Kopf und hat beim Rind die Tendenz, sich schnell über den ganzen Körper auszubreiten. Es treten bei generalisierter Form auffällige Hautfaltenbildungen (sog. **Lederhaut, Abb. 5.30c**) an der gesamten Körperoberfläche auf, während bei **Ziege** *(S. rupicaprae)* und **Schaf** *(S. ovis)* nur der Kopf befallen ist (sog. **Kopfräude**, aber auch Tendenz zur Ausbreitung über ganzen Körper, falls schlechtes Allgemeinbefinden und Haltungsbedingungen vorliegen). Bei Gemsen verursacht die *Sarcoptes*-Räude *(S. rupicaprae)* schwere klinische Bilder.
   b) *Psoroptes*-**Räude:** *Psoroptes ovis* findet sich relativ häufig in Mastbullenbeständen. Hautveränderungen an Widerrist, Rücken, Hals, Vorderbrust, Kopfbereich, äußerer Gehörgang; beim Schaf verbreitete Räudeform (starker Juckreiz, Schorfbildung, Ausfallen der Wolle, Lücken im Vlies, rissige Haut, Abmagerung). **Anzeigepflichtige Seuche** nach § 10 (1) des TierSG bei Schafen.[21] Übertragbar von Schaf auf Rind und umgekehrt.
   c) *Chorioptes*-**Räude:** *Chorioptes bovis* verursacht bei Rind und Schaf die sog. **Schwanz-, Steiß-, oder Fußräude**, kann sich bei der Ziege auch auf Rücken und Hals ausdehnen. Deutlicher Rückgang der Milben und Hautveränderungen während der Weidesaison. Die Ausbreitung der Milben in der Haut erfolgt relativ langsam. Diese Räudeart ist besonders bei Rindern (ältere Tiere) und Schafen (differentialdiagnostisch ist die **Moderhinke** abzugrenzen) anzutreffen.
4. **Diagnose:** Mikroskopischer Nachweis der Milbenstadien im Hautgeschabsel. Probeentnahmen müssen an mehreren Stellen und (bei Bestandserkrankung) an mehreren Tieren vorgenommen werden (**s. S. 16**). Hierbei sind Proben aus dem Grenzgebiet der veränderten Hautbereiche zu untersuchen. Zu Beginn einer Infektion ist der Nachweis wegen geringer Milbenzahlen häufig schwierig. **Achtung:** *Psoroptes ovis*-Räude ist beim Schaf in BR-Deutschland nach § 10(1) TierSG **anzeigepflichtig!**[21]
5. **Befallsmodus:** Durch Körperkontakt, kontaminierte Gebrauchsgegenstände (Anbindevorrichtungen etc.).
6. **Prophylaxe:** 3-wöchige Quarantäne, 2malige Behandlung mit einem Akarizid bei neu eingestellten Rindern (insbesondere aus dem Ausland) oder **IVERMECTIN** (Ivomec®). Dosierung und Wartezeiten siehe Therapie (versuchsweises Anbringen von mit Dichlorphos imprägnierten Bändern um die Beine; Rückstände für eßbares Gewebe ungeklärt!).
7. **Inkubationszeit:** Einige Wochen.
8. **Präpatenz:** Die *Sarcoptes*-Milben benötigen etwa 3 Wochen zur Geschlechtsreife, *Psoroptes*- und *Chorioptes*-Milben 9–11 Tage.

---

[21] Bedeutung der Anzeigepflicht s. Kapitel Pferd **S. 135**.

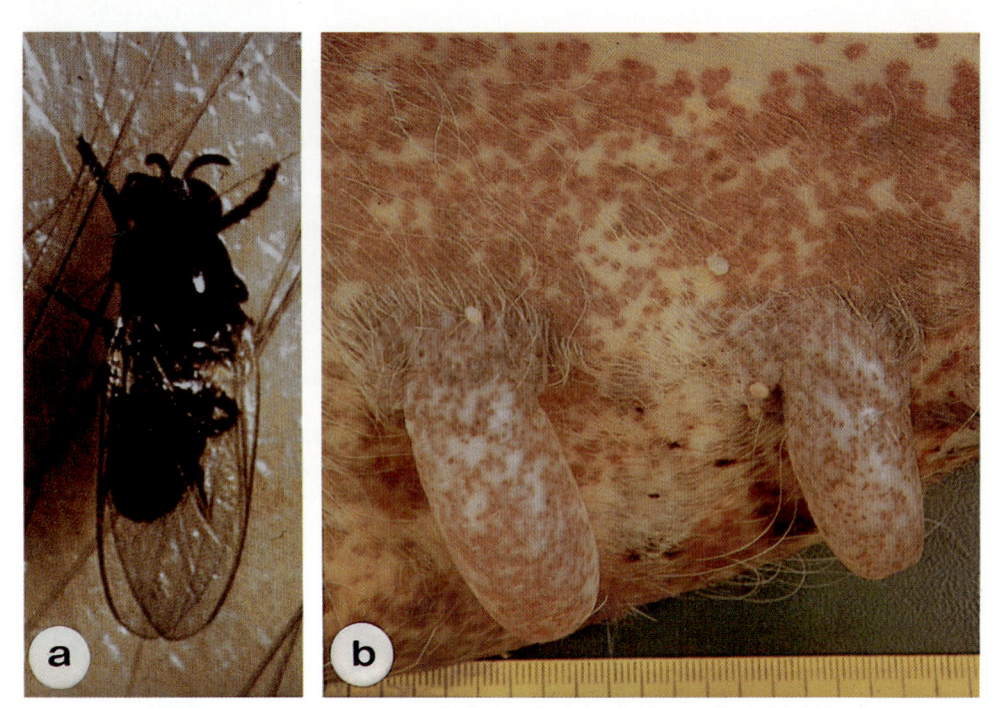

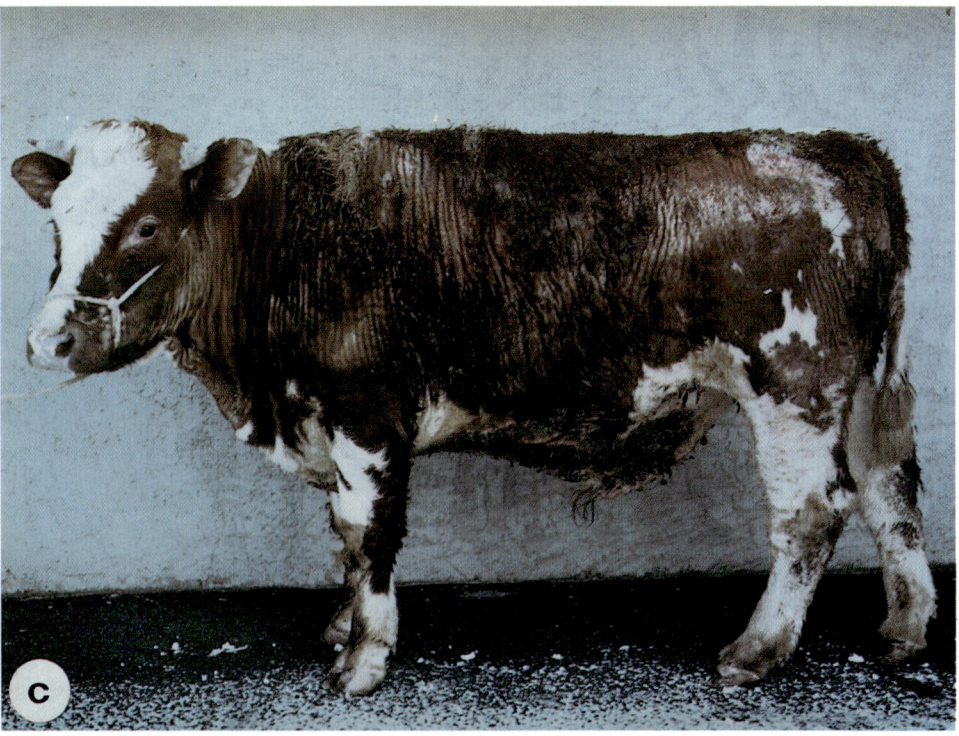

Abb. 5.30: Makro-Aufnahmen.
a) *Simulium* sp.; adulte Kriebelmücke von dorsal. × 12
b) Kuh-Euter und Zitzen sind übersät mit blutunterlaufenen Stichstellen der Kriebelmücken. × 0,5
c) Rind mit Räude.

9. **Patenz:** Einige Wochen.
10. **Therapie:** *Rind:* Die Behandlung der Rinder-Räude ist in BR-Deutschland auf die beim Bundesgesundheitsamt (BGA) registrierten Arzneimittel (Präparate) beschränkt und je nach **Nutzungsart der Tiere und Tierart** bezüglich Aufwandmenge, Wirkstoffkonzentration und **Wartezeiten** (nach der letzten Behandlung) festgelegt.

Die Präparate sind weitgehend äußerlich anzuwenden (Kontaktmittel: die Milben müssen mit Wirkstoff in Kontakt kommen; sie sind aber gegen Eier der Milben wirkungslos: daher Wiederholung der Behandlung notwendig). Einige Wirkstoffe (**PHOXIM**; γ-HCH) erzeugen zusätzlich eine Gasphase (günstig bei versteckt sitzenden Milben). Offensichtlich hängt ein ausreichender Effekt gegen Räudemilben von einer langen Verweildauer des Wirkstoffes ab (**Nachteil:** lange Wartezeiten); ggf. ist bei kürzerer Elimination des Wirkstoffes die Behandlung in kürzeren Abständen zu wiederholen (**Vorteil:** relativ kurze Wartezeit und Anwendung bei laktierenden Kühen erlaubt).

Folgende Regeln[22] sind bei der Behandlung zu beachten:
1. Stall vor Behandlung gründlich reinigen.
2. Tiere reinigen (anhaftender Kot und Krusten aufweichen und entfernen, damit das Akarizid Kontakt zu Milben hat).
3. Alle Tiere des Bestandes sind zu behandeln (auch klinisch unauffällige Tiere).
4. Behandlung erfolgt am zweckmäßigsten mit Sprühgeräten (Rückenspritzen, ca. 5 atü). Aufwandmenge pro erwachsenes Tier ca. 3–4 l des fertigen Ansatzes. Waschungen sind auch möglich. Behandlung beginnt am Kopf über Rücken bis Schwanz, die Extremitäten und Schenkelfalten (unter Schwanz und Ohren innen nicht vergessen!).
5. Genaue Konzentration des Präparates muß eingehalten werden (Vormischung in Eimer muß exakt erfolgen).
6. Desinfektion der Anbindevorrichtungen, Stallgeräte und des Stalles, jedoch in wesentlich höheren Konzentrationen als bei Tierbehandlung. Ställe, die 4 Wochen frei stehen, werden auch ohne Desinfektion frei von Räudemilben.
7. Wiederholungsbehandlungen (mindestens eine, besser zwei) mit Kontaktinsektiziden zu genau festgelegten Terminen. Der Tierarzt führt vorher Kontrolle auf überlebende Milben durch und leitet nach Abgabe des Präparates generell die Behandlung an! Aufklärung der Tierhalter wegen einzuhaltender Wartezeiten. **Cave:** Präparate, die für laktierende Tiere nicht zugelassen sind (γ-HCH-Präparate und Sebacil®-Lösung = PHOXIM).

Oestridae (Dasselfliegen)

1. **Geographische Verbreitung:** Weltweit.
2. **Arten:** Parasitisch von Bedeutung sind die Larven der Dasselfliegen:
   a) **Nasendasselfliegen** – *Oestrus ovis* («Schafsbremse»).
      Die etwa 1 cm großen, adulten Weibchen schleudern jede ihrer 500–600 Larven I im Flug in Richtung der Nase (Augen) von Schafen (u. a. auch Mensch!).
      Nach dem Anheften auf der Haut dringen die L I in die oberen Nasengänge vor, wo sie überwintern und sich von Schleimhaut ernähren (mit Hilfe ihrer typischen Mundhaken). Im Frühjahr folgen dann die Häutungen zur L II und L III, die schließlich via Nasenschleim (**Abb. 5.31c**) auf den Boden gelangen und sich verpuppen. Hierzu wird max. 1 Monat benötigt, so daß meist nur eine Fliegengeneration pro Sommer entsteht.

---

[22] u. a. Liebisch, A. (1982): Ektoparasiten in der Rinderpraxis. – Ein Beitrag zum aktuellen Stand der Verbreitung und Bekämpfung, Berl. Münch. Tierärztl. Wschr. 95, 382–386.

Tabelle 5.5: Präparate[2] zur Ektoparasitenbekämpfung bei Wiederkäuern

Chemische Kurzbezeichnung	Handelsname	Hersteller	Wartezeit in Tagen Milch	Wartezeit in Tagen eßbares Gewebe	Indikation
BROMOCYCLEN	Alugan®-Konzentrat	Hoechst	9 (Rind, Schaf)	20 (Rind, Schaf)	Räudemilben, Läuse, Haarlinge, Lausfliege
HCH	Chlorhexol-Konzentrat	WdT	A[1]	28 (Schaf: 56 ohne Vlies, 84 mit Vlies)	Räudemilben, Läuse, Zecken, Haarlinge, Fliegen, Mücken
HCH	Pecusanol® 80	Boehringer Ingelheim	A[1]	28 (Schaf: 56 ohne Vlies, 84 mit Vlies)	Räudemilben, Läuse, Zecken, Haarlinge
HCH	Triplexan®	IFFA Merieux	A[1]	28 (Schaf: 56 ohne Vlies, 84 mit Vlies)	Räudemilben, Läuse, Milben, Wanzen, Zecken, Haarlinge
METRIFONAT	Neguvon®-Pulver Neguvon®-Lösung	Bayer	0 0	1 (Rind, Schaf, Ziege) 1 (Rind)	Räudemilben, Läuse, Haarlinge, Fliegen nur Rind: Dassellarvenbefall
HEPTENOPHOS	Ragadan®	Hoechst	0 1 (bei Einbeziehung des Euters)	2 (Rind)	Räudemilben, Flöhe, Läuse, Haarlinge
COUMAPHOS	Asuntol®-Emulsion 16%	Bayer	1	7 (Rind) 15 (Schaf, Ziege)	Räudemilben, Läuse, Zecken, Haarlinge, Lausfliegen, Stechfliegen, Fliegenlarven
FENTHION	Tiguvon® 2%ige Lsg.	Bayer	5	14 (Rind)	nur Rind: Läuse, Haarlinge, Dassellarven
PHOXIM	Sebacil®-Lsg.	Bayer	A[1]	28 (Rind) 35 (Schaf, Ziege)	Räudemilben, Läuse, Zecken, Fliegen, Haarlinge, Lausfliegen, Fliegenlarven
IVERMECTIN 0,2 mg/kg Kgw subcutan	Ivomec®-Lsg.	MSD AGVET	A[1] (38)	38	nur Rind: Räudemilben, Läuse, Dassellarven
PERMETHRIN	Stomoxin MO[3]	Coopers	0	0	nur Rind: Fliegen

b) **Hautdasselfliegen:** *Hypoderma bovis* («große Dasselfliege», bis 1,5 cm), *H. lineatum* («kleine Dasselfliege», bis 13 mm).
Nach dem Absetzen der Eier durch das Weibchen entwickeln sich in 4–6 Tagen die Larven I. Diese bohren sich in die Haut ein und vollziehen im Körper eine ausgedehnte Wanderung (auch durch innere Organe), bis sie schließlich als Larven II und L III (**als Hautlarven**) sog. Dassel-Beulen (**Abb. 5.31a,b**) verursachen (Wirtsreaktionen).

3. **Symptome des Befalls (Myiasis):**
   a) **Nasendasselfliegen:** Niesen, Husten, Nasenausfluß, Tränenfluß (bei Befall der Augen); Juckreiz bedingt heftige Schleuderbewegungen des Kopfes («Bremsenschwindel»); zentralnervöse Störungen durch Sekundärinfektionen führen zu verminderter Bewegungskoordination (= falsche Drehkrankheit der Schafe). Starker Befall verursacht Gewichts- und Wollverluste, sek. Infektionen haben häufig Todesfolge.
   b) **Hautdasselfliegen (Hypodermose):**
      1. Anflug der Fliegenweibchen führt zur Unruhe der Wirte (Biesen) und evtl. zu Fluchtreaktionen (Verletzungsgefahr an Zäunen etc.).
      2. Schäden durch Larven:
         a) **Larven I:** Sie verursachen auf ihrem Wanderweg Haut → Wirbelkanal mechanische Schäden, Blutungen, ödematöse Veränderungen und eosinophile Infiltrationen; die Bohrgänge können durch Sekundärinfektionen mit eitrigen Exsudaten gefüllt werden. Achtung: Werden Larven im Bereich des Rückenmarks abgetötet, kann es zu Lähmungen kommen (s. u.).
         b) **Larven II, III:** Die in die Haut zurückgekehrten Larven verursachen hier für mehrere Wochen taubeneigroße, abgekapselte Beulen (sog. **Dasselbeulen**; **Abb. 5.31a, b**); diese weisen an der Außenseite ein sog. Atemloch auf, in das u. a. bakterielle Erreger (trotz bakterizider Abscheidungen der Larven) eindringen können und hier Abszesse entstehen lassen. Starker Befall bewirkt evtl. Sepsis mit Todesfolge und/oder den völligen Verlust des Fells für die Lederproduktion.

4. **Diagnose:** Die aus Nase bzw. Haut (**Beulen**) entnommenen Larven können anhand ihrer Stigmenstruktur (**Abb. 5.32**) diagnostiziert werden.

5. **Befallsmodus:**
   a) **Nasendasselfliegen:** Die Weibchen von *O. ovis* werfen die Larven beim Anflug im Nasen- und Augenbereich der Wirte ab.
   b) **Hautdasselfliegen:**
      1. Weibchen der großen Dasselfliegen *(H. bovis)* fliegen an und legen die Eier an Haaren ab. Der Anflug beunruhigt die Tiere (Fluchtreflex = sog. Biesen).
      2. Die Weibchen der kleinen Dasselfliege *(H. lineatum)* kriechen unbemerkt auf liegende Tiere zur Eiablage.
      In den beiden Fällen bohren sich die geschlüpften Larven in die Haut ein und wandern in innere Organe ein.

6. **Prophylaxe:**
   a) **Nasendasselfliegen:** Leberegelmittel (s. u.).

A[1] keine Anwendung bei laktierenden Tieren
[2] Aufgeführt in «Das Lexikon der Tierarzneitmittel», 4. Aufl., 1984, Delta Verlag
[3] Anwendungsgebiet: nur Abwehr und Vernichtung von **Fliegen** (stechende Weidefliegen). Achtung! Ardap® oder INS 15 (Wirkstoff CYPERMETHRIN = synthetisches Pyrethrumderivat) bzw. CBM8® (Wirkstoff CARBAMAT) sind reine Stallspritzmittel mit Langzeitwirkung, die nicht zur Anwendung am Tier in der BR-Deutschland zugelassen sind. Flectron®-Ohrenclip (**CYPERMETHRIN**) stellt eine neue Form der **Fliegenabwehr** für Rinder dar; keine Wartezeit (auch laktierende Tiere); Vertrieb: Parke Davis; WdT (zugelassenes Arzneimittel).

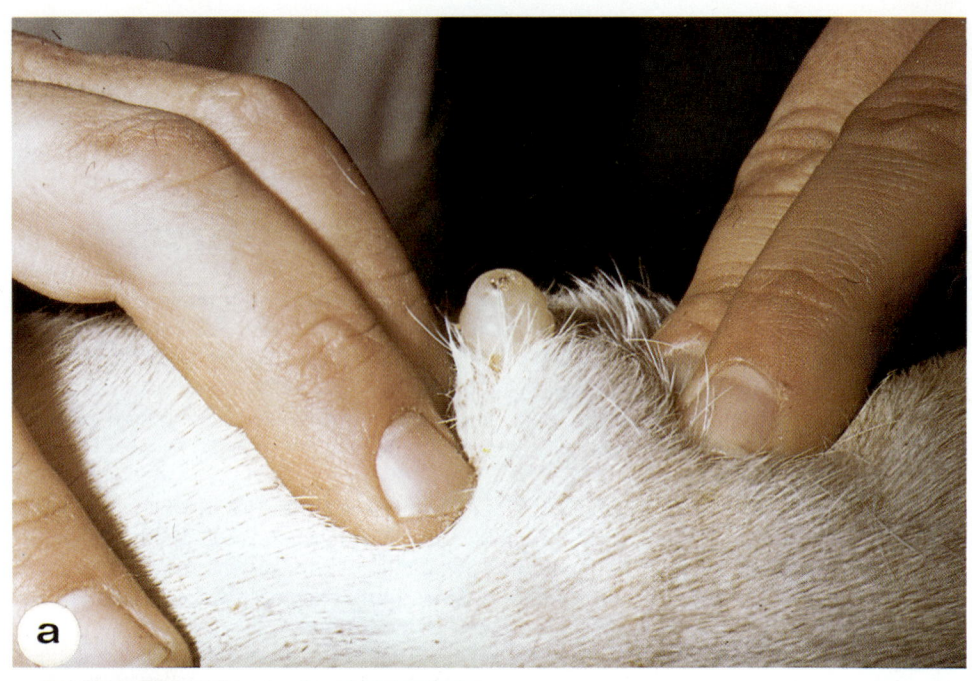

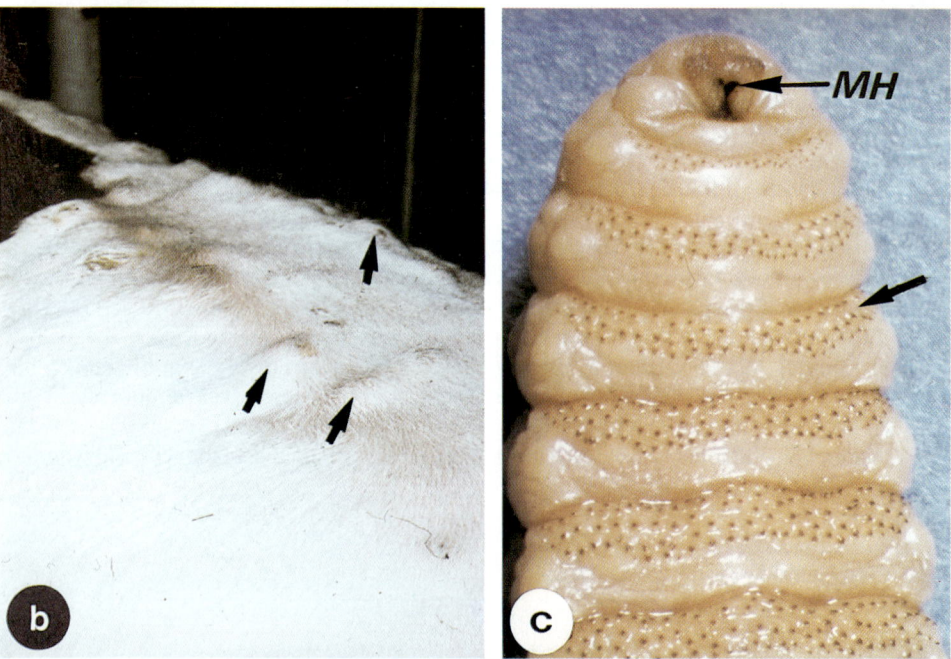

Abb. 5.31: Myiasis-Erreger; Makro-Aufnahmen.
a) Ausdrücken einer Dasselfliegen-Larve *(Hypoderma bovis).* × 1
b) Dasselbeulen (Pfeile) entlang der Wirbelsäule eines Rindes. × 0,5
c) *Oestrus ovis;* Vorderende von ventral; der Pfeil deutet auf die typischen Dornenfelder. MH = Mundhaken.

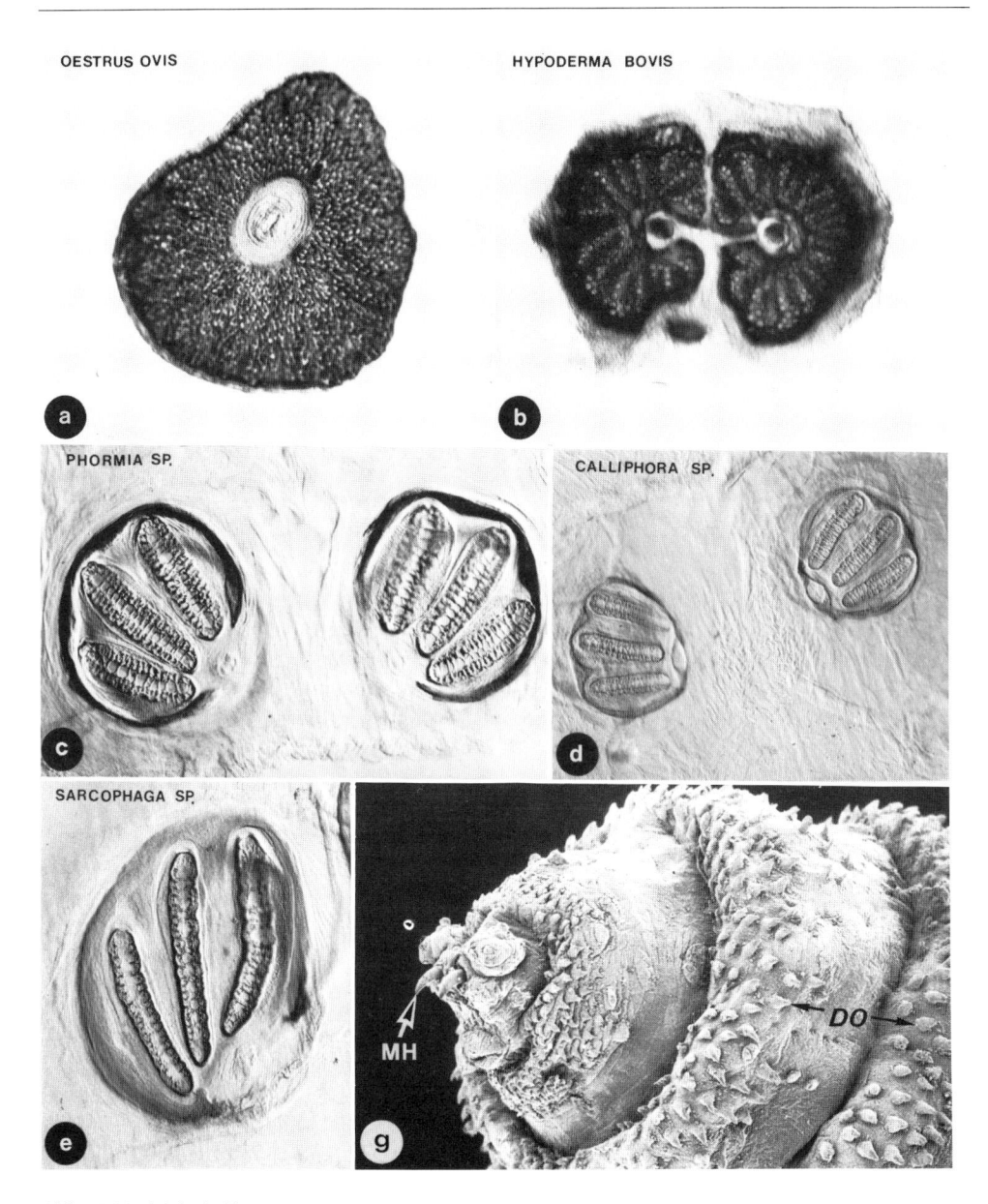

Abb. 5.32: Myiasis-Erreger.
a–e) Stigmenplatten (stets paarig) verschiedener Fliegengattungen; LM-Aufnahmen.
   a, e) ×40   b, c) ×25   d) × 15
g) REM-Aufnahme des Vorderendes einer Fliegenlarve mit den typischen Mundhaken (MH); DO = Dorne der Kutikula. × 20

b) **Hautdasselfliegen:** Frühentdasselung unmittelbar nach Weideabtrieb (Erfassung der wandernden Larven und Vermeidung der Hautschäden); in Deutschland gilt die Regel: Behandlung nur bis 6. Dezember durchführen. Spätere Behandlung kann durch Abtötung der Larven von *H. bovis* im Rückenmarkskanal (im epiduralen Fettgewebe) zu Lähmungen führen!
7. **Inkubationszeit:** Variabel; hängt von der Befallsdichte ab (geringer Befall bleibt evtl. ohne deutliche Symptome).
8./9. **Präpatenz/Patenz:**
   a) **Nasendasselfliegen:** Die Fliegenlarven sind unmittelbar nach dem Absetzen für Monate nachzuweisen.
   b) **Hautdasselfliegen:** Die Larven I sind bei Schlachtungen in inneren Organen (bei Wanderungen) nachzuweisen. Die in die Haut zurückgekehrten Larven wandeln sich in den Dasselbeulen in etwa 2 Monaten zur Larve III, die die Beulen verläßt, zu Boden fällt und sich in 12 bis 36 h verpuppt.
10. **Therapie:**
   a) **Nasendasselfliegen:** Hier empfiehlt sich die Anwendung von Leberegel-Präparaten: **NITROXYNIL** (Dovenix®: 15–20 mg/kg p.o.) oder **RAFOXANID** (Ranide®: 1 × 10 mg/kg p.o.) reduzieren in erheblichem Umfang den *Oestrus ovis*-Befall. Versuchsweise ist **IVERMECTIN** (Ivomec®; 0,2 mg/kg Kgw s.c.) einzusetzen.
   b) **Hautdasselfliegen:** Die Bekämpfung der Hypodermose der Rinder *(H. bovis; H. lineatum)* ist in der BR-Deutschland immer noch gesetzlich vorgeschrieben (Gesetz zur Bekämpfung der Dasselfliege vom 28. 4. 1967 und Länderverordnungen): Anwendung von systemisch wirkenden Präparaten. Zur Vermeidung von Dassellarvenschäden ist die Behandlung im Herbst (bis Ende November: vgl. Frühentdasselung unter Prophylaxe) vorzunehmen. Bei Frühjahrsbehandlung ist mit wirtschaftlichen Verlusten zu rechnen. **Achtung:** Keine Behandlung von Anfang Dezember bis Ende März durchführen (Wanderlarven im Rückenmarkskanal: Abtötung der Larven führt zu Lähmungen!).
   1) **Herbstbehandlung** mit Ivomec® = **IVERMECTIN** 0,2 mg/kg Kgw subkutan; nicht bei laktierenden Tieren anwenden (Wartezeit: eßbares Gewebe 38 Tage). Gleichzeitig Wirkung gegen Magen- und Darmwürmer und Lungenwürmer (jeweils Adulte und 4. Larvenstadien). Neguvon®-Lösung (10%) = **METRIFONAT**. Applikation erfolgt durch Spot-on-Methode. Hochträchtige Rinder sollten vorsichtshalber von Herbstbehandlung ausgeschlossen werden.
   Bei laktierenden Tieren ist auf mögliche Wartezeiten zu achten!
   2) **Frühjahrsbehandlung** (oder Spätbehandlung) erst ab etwa Ende März/Anfang April, unmittelbar vor Weideauftrieb. Behandlung z. B. mit Tiguvon® = **FENTHION** entlang der Wirbelsäule der Tiere (Pour-on-Methode). Präparat ist auch nach beendeter Schwarmzeit der Dasselfliege (Frühbehandlung) zur Behandlung der Wanderlarven geeignet. **Achtung:** Wartezeit s. Tabelle S. 218!

5.5.2 Auge

Im Auge treten folgende Parasiten häufiger in Erscheinung:
1. Gewebezysten der *Besnoitia*-Arten (s. S. 210); diese makroskopisch als weißliche, etwa 1 mm große Knötchen erscheinenden Zysten liegen vorwiegend in der Konjunktiva.
2. Wandernde Larven oder Präadulte von Nematoden, die ihren Zielort (Darm, Lunge) verfehlt haben und in den verschiedenen Bereichen des Auges von außen sichtbar werden.

3. Mikrofilarien der Filarien finden sich häufig in der vorderen Augenkammer (s. S. 190). Ihre Degeneration kann zur Trübung der Hornhaut führen.
4. Nematoden der Gattung *Thelazia*, s. S. 223.
5. Fliegenlarven der Art *Oestrus ovis* (s. S. 217), die von den weiblichen Fliegen im Fluge versehentlich an den Lidern abgesetzt wurden (Regelfall: Nase). Diese Larven können die Hornhaut perforieren und so über die vordere Kammer auch in den Glaskörper vordringen und mechanisch mit ihren beiden Mundhaken (**Abb. 5.31c**) z. T. deutliche Schäden verursachen.

Thelazia-Arten

1. **Geographische Verbreitung:** Europa, Nordafrika.
2. **Arten: Thelazia**-Arten (u. a. *T. gulosa, T. rhodesii*): die Weibchen werden bis 18 mm lang (♂ max. 8–12 mm), die Spicula der Männchen sind meist relativ groß; die Vulva der Weibchen liegt ziemlich nahe am Vorderende. Einige Arten treten im Konjunktivalsack, andere in den Kanälen der Tränendrüse oder im Nasentränengang auf. Weibchen setzten Mikrofilarien ab, die mit dem Nasensekret bzw. der Tränenflüssigkeit von Fliegen der Gattung *Musca* oral aufgenommen werden. Nach einer Entwicklung im Darm dieser Zwischenwirte von etwa 9–12 Tagen ist die infektiöse L_3 ausgebildet, die dann beim nächsten Augenkontakt der Fliegen übertragen wird und etwa 3–4 Wochen zur Geschlechtsreife benötigt.
3. **Symptome der Erkrankung:** Starker Tränenfluß; eitriger Augenausfluß (Buttern); Reaktionen auf Wurmbewegungen wie Konjunktivitis, Iritis, Iridiozyklides, Ödeme sind keine Seltenheit. Degenerierte Mikrofilarien führen zu Hornhauttrübung, Lidschluß und Lichtscheu betroffener Tiere.
4. **Diagnose:** Isolierung des Parasiten durch Augenspülungen.
5. **Infektionsmodus:** Übertragung durch die Mundwerkzeuge von Fliegen.
6. **Prophylaxe:** Fliegenbekämpfung, s. Tab. S. 218.
7. **Inkubationszeit:** 1–2 Wochen.
8. **Präpatenz:** Etwa 3–4 Wochen.
9. **Patenz:** Etwa 1–2 Monate.
10. **Therapie:** Bei Vorkommen von *Thelazia* im Rinderauge kann versucht werden, diese nach lokaler Anästhesie mit feiner Pinzette zu entfernen. **LEVAMISOL** (Citarin®-L: 1–3 Tage je 5 mg/kg Kgw s.c. od. p.o., besser 2 ml in den Subkonjunktival-Sack injiziert) wird eine hohe Wirksamkeit nachgesagt. Auch Salben mit **LEVAMISOL** oder **MORANTEL** – am Auge angewandt – sind versuchsweise einzusetzen.

5.5.3 Parasiten im Fell

Neben einer großen Anzahl von temporären Ektoparasiten, die sich meist nur kurze Zeit zum Blutsaugen (z. B. Bremsen) im Fell aufhalten sowie zahlreichen Lästlingen, die z. T. zwar in großer Anzahl (z. B. Fliegen) auftreten, aber sich durch Flucht meist einer Diagnose entziehen, finden sich im Fell der Wiederkäuer eine Anzahl von verschiedenen Ektoparasiten, die dauernd oder doch zumindest für Tage nachzuweisen sind. Wegen der besonders signifikanten (**Abb. 5.30b**) und gefährlichen Stiche (**Speicheltoxin**) sind die leicht flüchtigen **Simuliiden** mit in den Bestimmungsschlüssel aufgenommen:

5.5.3 Fell

1. Parasiten mit drei Beinpaaren 2
— Parasiten mit vier Beinpaaren (**Abb. 5.34a**) . . . . Adulte Zecken, s. S. 78, 224
2. Stadien deutlich über 2 mm Länge 4
— Stadien unter 2 mm Länge 3
3. Parasiten stark beborstet (**Abb. 2.26c**), etwa 200–450 µm lang . . . .
. . . . Larven der Herbstgrasmilbe, s. S. 79
— Parasiten nicht stark beborstet (**Abb. 5.34b**); Mundwerkzeuge meist vorn stumpf-abgerundet (**Abb. 5.34c**) . . . . Larven der Zecken, s. S. 224
4. Mit Flügeln 5
— Ohne Flügel 6
5. Dunkel bis schwarz gefärbte, max. etwa 5 mm lange Tiere, mit 9–13 gliedrigen, kurzen Antennen (**Abb. 5.30a**) . . . . Adulte ♀ der Kriebelmücken, s. S. 229
— Tiere mit laus-artigem Aussehen; bis 3–10 mm lang; Abdomen sehr breit; stark beborstet (**Abb. 5.37**) . . . . Geflügelte Arten der Lausfliegen, s. S. 230
6. Abdomen länglich oval (**Abb. 5.36**); Antennen an den Seiten des Kopfes (**Abb. 5.35**) 7
— Abdomen schmal beginnend und kugelig endend (**Abb. 5.37d**); Antennen sitzen nebeneinander auf dem Vorderrand des Kopfes (**Abb. 5.37b**) . . . .
. . . . Ungeflügelte Formen der Lausfliegen, s. S. 230
7. Kopf schmaler als der Thorax; Beine mit großen Klammerhaken (**Abb. 5.35**) . . . .
. . . . Läuse, s. S. 227
— Kopf deutlich breiter als der Thorax; Beine ohne Klammerhaken (**Abb. 5.36**) . . . .
. . . . Haarlinge, s. S. 228

Schildzecken (Ixodidae)

1. **Geographische Verbreitung:** Weltweit, in Deutschland nur regional von Bedeutung.
2. **Arten:** Bei Wiederkäuern parasitieren in Europa vorwiegend Schildzecken (Ixodidae), während Lederzecken (**Abb. 7.22**) nur selten angetroffen werden. Dies liegt sicherlich daran, daß die hiesigen Arten Vögel als Wirte bevorzugen (s. S. 323) und sie nur nachts für kurze Zeit (wenige Minuten) Blut saugen, um sich dann wieder in Verstecke zurückzuziehen.
Die bei Wiederkäuern auftretenden Schildzecken lassen sich eindeutig nach Anordnung und Bau ihrer Mundwerkzeuge (s. u.) diagnostizieren. Bis auf wenige Ausnahmen (u. a. die zweiwirtige *Rhipicephalus bursa*) sind sie dreiwirtig, d. h. die drei Stadien des Entwicklungszyklus (Larve, Nymphe, Adultus) saugen jeweils auf einem anderen Wirt[23] und lassen sich nach der mehrwöchigen Blutmahlzeit zu Boden fallen. Dort erfolgt bei den Larven und Nymphen jeweils die Häutung, bei den Weibchen die Eiablage.

Artenschlüssel

1. Pedipalpen sind lang; Analfurche vor dem Anus (**Abb. 5.33c**); ohne Augen . . . .
. . . . *Ixodes ricinus*, rotbrauner bis blaugrauer Holzbock,
(♂ bis 3 mm, ♀ gesogen bis 12 mm, **Abb. 5.33c, 2.29c**).
— Pedipalpen sind kurz; Analfurche hinter dem Anus 2

---

[23] Zecken sind nicht wirtsspezifisch und akzeptieren eine Reihe sich bietender Wirte (u. a. auch den Menschen!).

2. Ohne Augen; Pedipalpen sind kurzkegelförmig (**Abb. 5.33d**) . . . .
. . . . *Haemaphysalis punctata* – (♂ bis 3 mm,
♀ gesogen bis 14 mm lang; **Abb. 5.33d**).
— Augen vorhanden (**Abb. 5.34a**) 3
3. Basis capituli sechseckig (**Abb. 5.33b**) . . . .
. . . . *Rhipicephalus bursa* (braune Zecke; ♂ bis
3 mm, gesogene ♀ bis 1,5 cm (**Abb. 2.29b**).
— Basis capituli viereckig (**Abb. 5.33a**) . . . .
. . . . *Dermacentor marginatus* (Buntzecke, Schafszecke) Rückenschild
weißlich ornamentiert; ♂ bis 6 mm, gesogene ♀ bis 16 mm lang.

3. **Symptome des Befalls:** Unruhe, Juckreiz, Hyperkeratose, Hautentzündungen mit Ulzeration (insbesondere nach Abreißen des Zeckenkörpers), Entwicklungsstörungen; Abmagerung und Anämie bei starkem Befall. Zecken fungieren als Reservoir für tier- und humanpathogene **Rickettsien** (u. a. *Coxiella burneti*), **Viren** (u. a. der Meningoencephalitis), **Bakterien** (u. a. *Listeria monocytogenes* und **Protozoen** (z. B. *Ixodes* → *Babesia bovis*, *B. divergens*, s. S. 185; *Haemaphysalis* → *B. major*, s. S. 185); **Zeckenparalyse** (der Speichel einiger Arten enthält ein Neurotoxin, das zu hohem Fieber und danach zur Lähmung

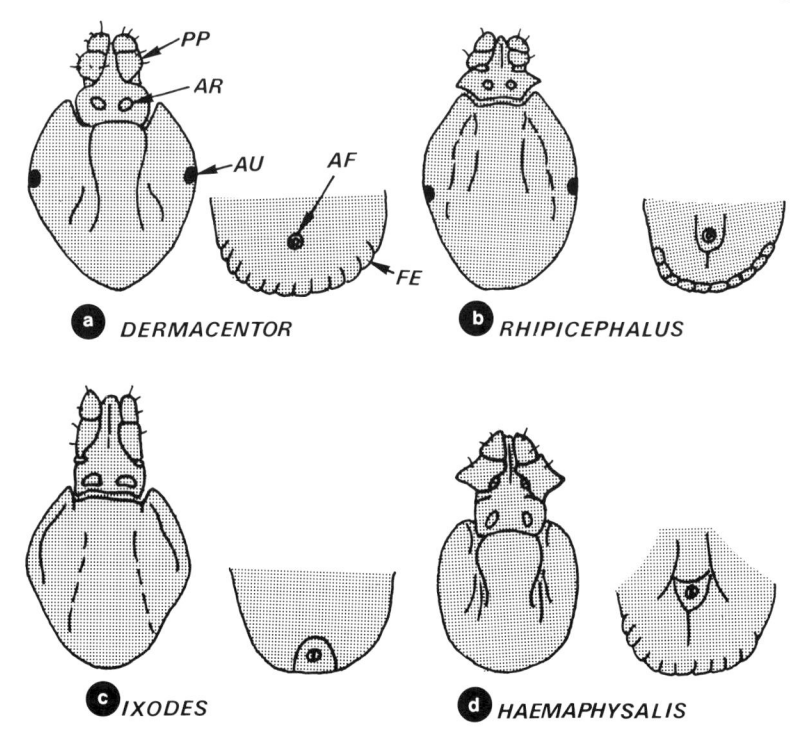

Abb. 5.33: Schem. Darstellung der Scuta, Capitula und der ventralen Hinterenden von 4 Schildzecken-Gattungen.

AF = Anus und Analfurche
AR = Area porosae
AU = Auge (fehlt in c, d!)
FE = Festons
PP = Pedipalpen

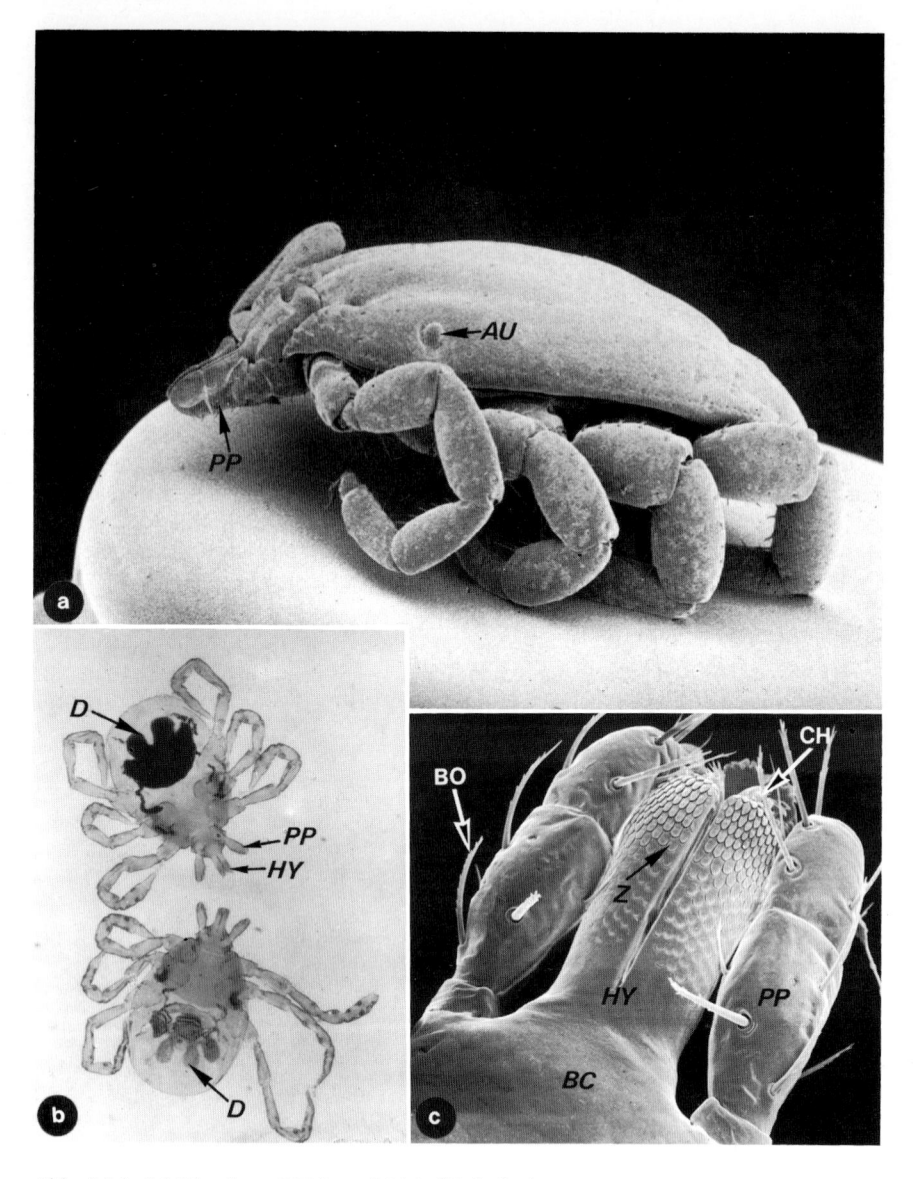

Abb. 5.34: Schildzecken; REM- und LM- (b) Aufnahmen.
a) *Dermacentor* sp.: Seitenansicht. × 15
b) *Hyalomma* sp. Larven. × 30
c) *Hyalomma variegatum*; Vorderende. × 75

AU = Auge
BC = Basis capituli
BO = Borsten
CH = Cheliceren
D = Darm (durchscheinend)
HY = Hypostom
PP = Pedipalpen
Z = Zähnchen des HY

zunächst der hinteren Extremitäten und aufsteigend vorderer Muskulaturen führt. Lähmungen der Atemmuskulatur sind tödlich; wenn Zecken rechtzeitig entfernt werden, erholt sich das Tier binnen 24 h).
4. **Diagnose:** Nachweis der Zecken (Adulte, Nymphen oder Larven) durch Ablösung aus der Haut (**nach Betäubung** mit Alkohol, Öl, Azeton, Nagellackentferner, Mintacol® (Bayer, etc.).
5. **Befallsmodus:** Zecken erklettern Pflanzen (Larven bis 30 cm Höhe, Nymphen bis 1 m Adulte bis 1,5 m) und lassen sich auf vorbeistreifende Tiere fallen (gesteuert vom Haller'schen Organ am Tarsus des 1. Beinpaares).
6. **Prophylaxe:** Regelmäßige Fellkontrolle und Behandlung aller Weidetiere mit geeigneten Akariziden (s. Therapie der Räudemilben, S. 218). **Achtung:** Zecken können im Freien Jahre ohne Nahrung überdauern!
7. **Inkubationszeit:** Schildzecken benötigen einige Tage, um sich festzusaugen; daher kommt es auch erst nach Tagen zu Hautreaktionen, Juckreiz und Unruhe der Wirte.
8. **Befallsdauer:** Die bei Wiederkäuern saugenden 2- bzw. 3wirtigen Zecken bleiben in allen Entwicklungsstadien meist nur wenige Tage auf dem Wirtstier.
9. **Therapie:** Die Bekämpfung von Rinderzecken ist in Deutschland nur selten notwendig. Die Behandlung richtet sich nach der Wirtigkeit der Zeckenart, den Eigenschaften des Wirkstoffes (**Residualeffekt**), seiner Formulierung und nach der Diagnose (Zusammensetzung der Zeckenpopulation und Zeckendruck). Sorgfältige Auswahl und Dosierung der Präparate (Verträglichkeit, Resistenzentwicklung bei Zecken; Rückstände in Fleisch und Milch) sind insbesondere bei Wiederholungsbehandlungen (in der Regel nach 2 Wochen) zu beachten. Die Applikation des Präparates erfolgt durch Besprühen, Sprungdips, Aufguß u. a. Verfahren (jede Behandlungsart birgt gewisse Probleme in sich). Präparate, die relativ rasch abgebaut werden (z. B. Phosphorsäureester), stellen eine weniger starke Belastung der Umwelt dar; Pyrethroide sind zumindest unter Laborbedingungen, z. B. für Fische, hochtoxisch! γ-HCH-Präparate haben den Nachteil langer Wartezeiten, aber den Vorteil eines länger andauernden protektiven Effektes (zugelassene Präparate in BR-Deutschland zur Zeckenbekämpfung siehe Therapie: **Räudemilben, S. 218**).

Läuse

1. **Geographische Verbreitung:** Weltweit.
2. **Arten:** Beim **Rind** treten obligat blutsaugende Läuse dreier Gattungen auf: *Haematopinus, Linognathus, Solenopotes*. Die Arten der beiden ersten Gattungen sind mit etwa 3 mm Länge deutlich größer (**Abb. 5.35**) als die Gattung *Solenopotes* (bis 1,7 mm). Bei **Schaf** und **Ziege** treten ausschließlich *Linognathus*-Arten (vgl. **Abb. 2.33a**) auf. Die Artdiagnose ist nur für Spezialisten möglich, für die Therapie aber unerheblich. Läuseweibchen setzen eine artspezifische Anzahl arttypischer Eier ab, die an der Basis der Haare wasserunlöslich angeklebt werden (**Nisse**). Aus diesen Eiern schlüpft je eine Larve, die über Häutungen (3 Larvenstadien) zu Adulten heranwachsen.
3. **Symptome des Befalls:** Klinisch fällt Unruhe durch starken Juckreiz auf (haarlose blankgescheuerte Stellen; dadurch mögliche Sekundärinfektionen mit Exsudatbildung und Verkrustung); Allgemeinbefinden beeinträchtigt infolge von ständiger Belästigung und Blutverlust; teilweise starke Anämie (besonders bei Absatzkälbern).
4. **Diagnose:** Nachweis der Adulten (**Abb. 5.35**) oder festgeklebten Nissen (vgl. **Abb. 3.14c**) im Fell mit dem bloßen Auge oder einer Lupe (Differentialdiagnostisch: Räude ausschließen).
5. **Befallsmodus:** Durch Körperkontakt, insbesondere im Stall.

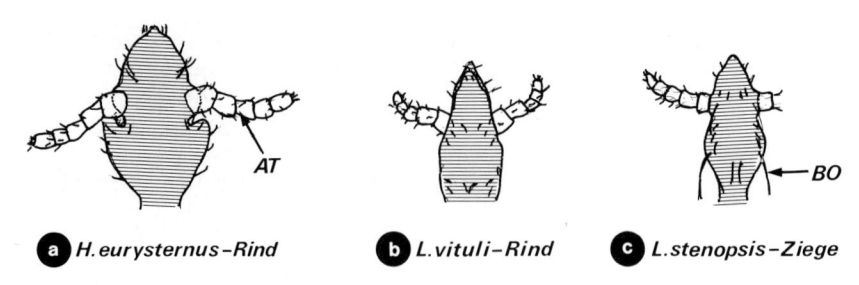

a H. eurysternus - Rind   **b** L. vituli - Rind   **c** L. stenopsis - Ziege

Abb. 5.35: Schem. Darstellung von Köpfen verschiedener Wiederkäuer-Läuse.
a)   ♀ von ventral.
b, c) ♀ von dorsal.

AT = Antenne
BO = Borsten

6. **Prophylaxe:** Häufige Kontrolle des Fells.
7. **Entwicklungszeit:** Die Gesamtentwicklung einer Läusegeneration dauert nach dem Befall etwa 3 Wochen bis zu einem Monat.
8. **Befallsdauer:** Die Weibchen sind auf dem Wirt (mit Blutmahlzeiten) etwa 1–4 Monate lebensfähig, ohne Blutmahlzeiten dagegen nur wenige Tage.
9. **Therapie:** Bei Rindern relativ problemlos, so daß eine Therapie auch bei schwachem Befall zu empfehlen ist (Sprühverfahren oder «pour-on-Verfahren»; Präparate siehe Therapie: Räudemilben, Tabelle S. 218). Bei Milchkühen ist es zweckmäßig, ein Präparat ohne Wartezeit anzuwenden.
Bei Schafen hat sich als wirksame Behandlungsmaßnahme die Schur erwiesen. Falls diese aus wirtschaftlichen Gründen nicht angezeigt ist, empfiehlt sich als Verfahren das Tauchbad mit einem geeigneten Kontaktinsektizid (s. Therapie: Räudemilben, Tabelle S. 218). Schwacher Läusebefall hat weder auf die Gewichtsentwicklung noch Wollmenge einen nachteiligen Einfluß (jedoch ist die ständige Kontrolle des Vlieses notwendig).

Haarlinge

1. **Geographische Verbreitung:** Weltweit.
2. **Arten:** *Bovicola*-Arten (**Rind, Ziege**) und *Lepikentron ovis* (**Schaf**) sind max. 1,5–2 mm lang und von typischer Gestalt (**Abb. 5.36**). Sie ernähren sich von Epidermisschuppen und Drüsensekreten. Eier werden an der Haarbasis festgeheftet. Über drei Larvenstadien wird die Geschlechtsreife erlangt (1 Monat bei *Bovicola*-Arten; 3 Wochen bei *L. ovis*).
3. **Symptome des Befalls:** Unruhe durch Juckreiz; Sensibilisierung der Haut; starke Schuppenproduktion. Bei *L. ovis* kommt es durch juckreizbedingtes Scheuern zu großflächigem Wollverlust und evtl. zu Hautläsionen.
4. **Diagnose:** Nachweis der Adulten an den Haaren (insbesondere etwa an der Peripherie abgescheuerter Wollbereiche).
5. **Befallsmodus:** Körperkontakt.
6. **Prophylaxe:** Schur; Fellkontrolle.
7. **Entwicklungszeit:** 3–4 Wochen nach dem Befall ist die erste Generation geschlechtsreif.
8. **Befallsdauer:** Monate, durch dichte Generationenfolge.
9. **Therapie:** Scheren; Äußerliche Anwendung (Waschen, Baden, Besprühen) von Insektiziden (**s.** Therapie Räudemilben, Tabelle **S. 218**). Wiederholungsbehandlung nach 1 Woche.

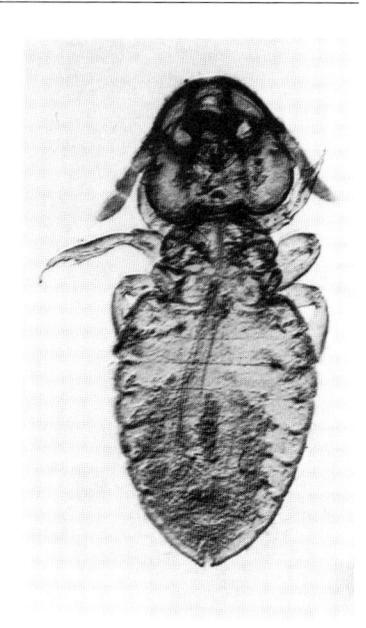

Abb. 5.36: *Bovicola bovis;* Haarling; LM-Aufnahme von dorsal; Kopf ist breiter als Thorax. × 30

Kriebelmücken *(Simuliidae)*

1. **Geographische Verbreitung:** Weltweit.
2. **Arten:** Kleine, dunkelgefärbte, fliegenähnliche Mücken von max. 5 mm Länge, mit charakteristischem Kopf (**Abb. 5.30a**) und säbelartigen Mundwerkzeugen (bei den blutsaugenden Weibchen). Massenanflug von Kriebelmückenarten der Gattungen *Simulium, Odagmia, Wilhelmia* und *Boophthora* beunruhigt nach Massenschlüpfen in den Monaten April bis Juni die weidenden Rinder (Fluchtreaktionen wegen der schmerzenden Stiche). Larven und Puppen der Simuliiden sind in schnellfließenden Gewässern an Pflanzen angeheftet. Meist gelangen 2–3 Generationen von Simuliiden pro Jahr zur Entwicklung (in Mitteleuropa).
3. **Symptome des Befalls:** Leichte bis schwere Krankheitsbilder (meist April bis Juni in Europa), z. B. zahlreiche typische, nadelstichartige, z. T. konfluierende Blutungen an feinhäutigen Körperteilen wie Euter, Hodensack, Vorhaut, Schenkelinnenseite, Bauchfläche, Mund, Nase und After; subkutane Ödeme (**Abb. 5.30b**); Herz- und Kreislaufversagen beim sog. **Haut- und Schleimhautsyndrom**; Atembeschwerden durch Ödeme im respiratorischen Trakt (Laryngitis, Pharyngitis) beim sog. **respiratorischen Syndrom**; Kreislaufstörungen, Paresen, Schockreaktionen durch Speicheltoxine können bei der **Simuliotoxikose** binnen 2–4 h zum Tod führen (Lähmung des Atemzentrums).
4. **Diagnose:** Typische Stichwunden; Nachweis von ♀ in der Nase, Schlund, zwischen den Schenkeln (**Abb. 5.30b**).
5. **Befallsmodus:** Anflug der Weibchen (häufig im Schwarm).
6. **Prophylaxe:**
    a) Stallhaltung während kritischer Tage (feucht-warm);
    b) Mückenbrut-Bekämpfung in den die Weiden durchziehenden Gewässern (**versuchsweise** mit *Bacterium thuringiensis* oder durch Entkrauten des Gewässers);
    c) Chemoprophylaxe mit Kontakt-Insektiziden, die auf das Fell getropft werden oder Repellentien. Wiederholte Anwendung notwendig! Rückstandsprobleme sind besonders bei laktierenden Tieren zu beachten. **Versuchsweise:** Flectron®-Ohrenclips (s. S. 219).

7. **Inkubationszeit:** Variabel, je nach Befallsdichte 1 h bis Tage (Entzündungsausbreitung).
8. **Befallsdauer:** Mückenindividuen saugen nur kurze Zeit.
9. **Therapie:** Vernichten noch vorhandener Insekten durch Besprühen mit einem Kontaktinsektizid (s. Therapie Räudemilben, **Tabelle S. 218**). Antiallergische Behandlung (Kortikosteroide lokal; in bedrohlichen Fällen i.v.), Stützung des Kreislaufes; in perakuten Fällen Tracheotomie.

Lausfliegen

1. **Geographische Verbreitung:** Weltweit.
2. **Arten:** Weibchen der meist relativ kleinen (3–5 mm) *Lipoptena*-Arten *(L. cervi, L. capreoli)* und *Melophagus ovinus* (bis 5 mm) werden auf den Wirtstieren flügellos angetroffen, während bei den größeren *Hippobosca*-Arten (bis 9 mm) die Flügel erhalten bleiben (*L. cervi* – ♀ werfen z. B. die Flügel ab, nachdem sie einen Wirt erreicht haben). Die Lausfliegen (♂, ♀; **Abb. 5.37**) saugen ausnahmslos Blut. Die Weibchen legen danach Larven ab, die im Fell herumkriechen und sich bald (nach 10–14 h) verpuppen. Die Puppen sind bis 3 mm lang, braunrot, typisch tönnchenförmig und kleben an der Haarbasis. Nach einer etwa 1-monatigen Puppenruhe schlüpfen die Adulten und begatten sich evtl. noch auf dem gleichen Wirtstier.
3. **Symptome des Befalls:** Starker Juckreiz, Unruhe, Haar- bzw. Wollausfall infolge von Scheuern und Kratzen; Abmagerung; Hautverletzungen führen zu Sekundärinfektionen bzw. **Dermalmyiasis**.
4. **Diagnose:** Nachweis der Adulten im Fell bzw. Wolle (**Abb. 5.37**).
5. **Befallsmodus:** Geflügelte Formen fliegen an; ungeflügelte Formen kriechen bei liegenden Tieren über.
6. **Prophylaxe:** Regelmäßige Kontrolle des Fells; Anwendung von Kontaktinsektiziden in Spray-Form (Rind, Ziege), die wiederholt auf das Fell aufgebracht werden (im Wochenabstand).
7. **Befallsdauer:** Individuen leben etwa ein halbes Jahr, jedoch ständige Nachkommenschaft.
8. **Therapie:** Bei Schafen führt die Schur zur völligen Beseitigung der Lausfliegen und ihrer Puppen. Der Zeitpunkt der Schur sollte vor dem Ablammen festgelegt werden (Sanierung der Herde durch Unterbrechung der Übertragung auf Lämmer).
Bei **Rindern** und **Ziegen** werden Kontaktinsektizide (s. Präparate Therapie Räudemilben, Tabelle **S. 218**) in Spray-Form angewandt.

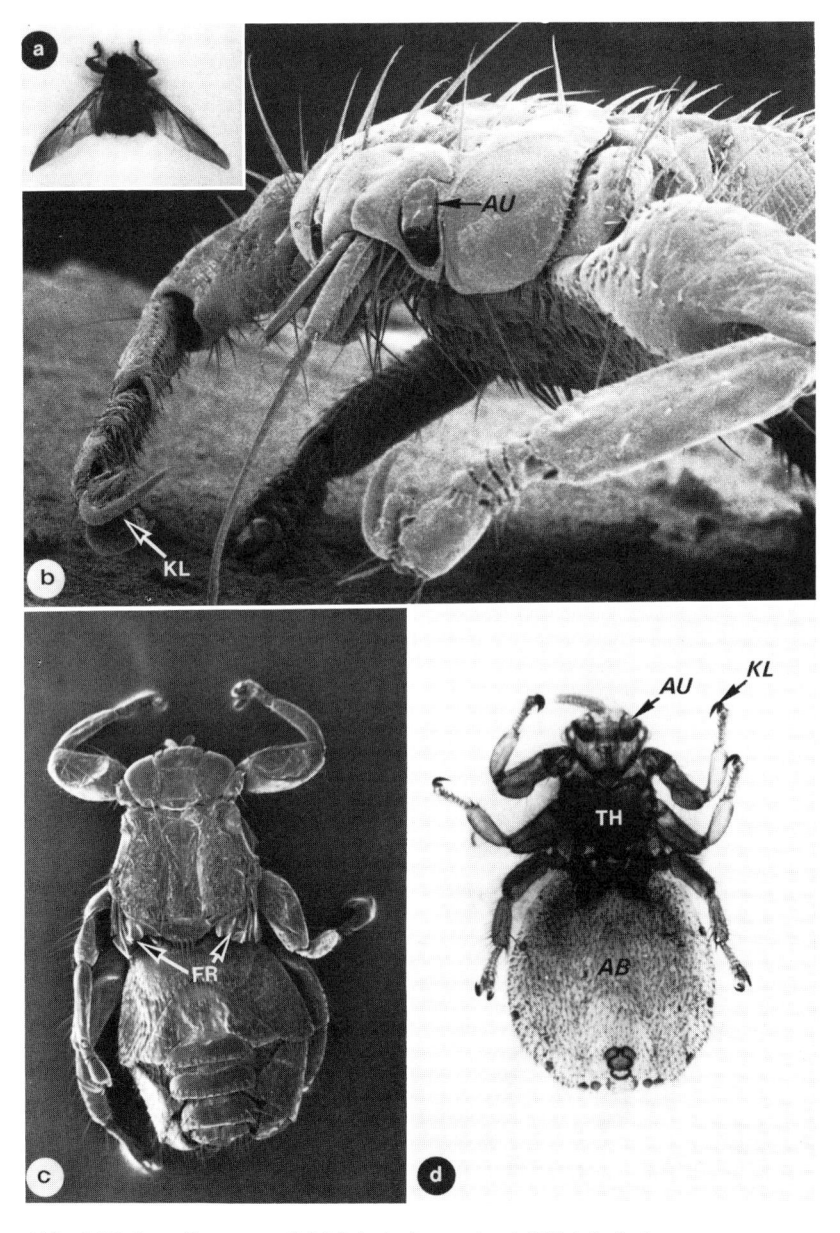

Abb. 5.37: Lausfliegen; a, d) LM-Aufnahmen, b, c) REM-Aufnahmen.
a)   *Hippobosca* sp. mit gespreizten Flügeln. × 1
b, c) *Lipoptena cervi;* Hirschlausfliege von vorn (b) und dorsal (c);
      die Flügelrudimente (FR) deuten auf den Flügelabwurf nach Befall des Wirts.
      b) × 45   c) × 15
d)   *Melophagus ovinus;* ein typisch flügelloses Weibchen von ventral. × 15

AB = Abdomen   KL = Klaue
AU = Auge   TH = Thorax
FR = Flügelrudiment

6. Parasiten der Hasen[1], Kaninchen[1] und Labornager[2]

INHALT

6.1 Stadien in den Fäzes 233
6.2 Stadien im Blut 248
6.3 Stadien im Urin 254
6.4 Stadien in inneren Organen 255
    6.4.1 Leber 255
    6.4.2 Lunge 259
    6.4.3 Muskulatur 261
6.5 Parasiten der Körperoberfläche 263
    6.5.1 Haut 263
    6.5.2 Fell 264

6.1 Stadien in den Fäzes

1. Parasiten erscheinen wurmförmig und sind im Querschnitt drehrund (**Abb. 6.5; 6.7**) . 2
— Parasiten besitzen Geißeln 21
— Parasiten erscheinen anders 4
2. Stadien erreichen max. 500 µm Länge (**Abb. 6.5a**) . . . .
. . . . **Larve 1 der Lungenwürmer, s. S. 259**
— Stadien länger als 0,5 mm; Geschlechtsorgane ausgebildet 3
3. Stadien sind durch ein mit Haken bewehrtes, vorstülpbares Vorderende (vergl.
Abb. 3.13a) charakterisiert . . . . **Adulte, abgegangene Kratzer, s. S. 247**
— Stadien ohne Haken am Vorderende . . . **Adulte, abgegangene Nematoden, s. S. 241 ff.**
4. Parasiten sind dorso-ventral stark abgeflacht (**Abb. 6.3; 5.25**); makroskopisch sichtbar .
. . . . 5
— Parasitenstadien sind mehr oder minder eiförmig (**Abb. 6.1; 6.2; 6.5**) nur mikroskopisch
sichtbar 6
5. Stadien besitzen zwei Saugnäpfe (**Abb. 5.25**) . . . . **Adulte Leberegel, s. S. 239**
— Stadien sind mehrere cm lang, erscheinen bandförmig und besitzen am Skolex 4 Saugnäpfe (**Abb. 6.3**) . . . . **Adulte, total abgegangene Bandwürmer, s. S. 239**
— Stadien sind nur wenige mm lang, erscheinen weißlich und sind amoeboid kontraktil
(vergl. **Abb. 2.6b**) . . . . **Einzeln abgelöste Proglottiden von Bandwürmern, s. S. 239**
6. Stadien enthalten meist eine Larve 7
— Stadien ohne **deutlich** sichtbare Larve 12
7. Larve ist wurmförmig 8
— Larve erscheint anders 9

---

[1] Ord. Lagomorpha=Duplicidentata (Hasenartige: Hase, Kaninchen u. a.).
[2] Ord. Rodentia=Simplicidentata (Nagetiere: Maus, Ratte, Hamster etc.). Diese Gruppe besitzt im Ober- und Unterkiefer stets nur je 1 Paar Nagezähne, die lebenslang wachsen und nur an der Vorderseite mit Schmelz überzogen sind. Die Lagomorpha (= Duplicidentata) weisen dagegen im Oberkiefer 2 Paar und im Unterkiefer 1 Paar Nagezähne auf, die zudem völlig von Schmelz überzogen sind.

8. Seitenwände der Schale gleichmäßig gewölbt (**Abb. 6.5b**) . *Strongyloides*-Arten s. S. 244
— Eine Seitenwand deutlich abgeflacht (**Abb. 6.5j**) . . . . *Syphacia*-Arten, s. S. 243
9. Larve ist kugelig, liegt im Zentrum und besitzt drei Paar Haken (**Abb. 6.2a**) 10
— Larve mit deutlichen Beinen; Eigröße etwa 200 × 100 µm (**Abb. 5.3i**) . . . .
. . . . Eier von Milben, s. S. 303
— Larve sitzt in einem relativ dickschaligem Ei und weist am Vorderende einen Hakenkranz auf (vgl. **Abb. 3.2a; 6.2e**) . . . . Kratzer, s. S. 247
10. Äußere Eihülle kugelig 11
— Eihülle polymorph eingedellt (vergl. **Abb. 5.3a**) . . . . . *Cittotaenia*-Arten, s. S. 239
11. Embryophore dick; keine Polfäden zwischen Embryophore und Eihülle (**Abb. 6.2b**) . . .
. . . . *Hymenolepis diminuta*, s. S. 239
— Embryophore dünner; Plasma konzentrisch um Embryophore (**Abb. 6.2c**) . . . .
. . . . *Hymenolepis* (syn. *Rodentolepis*) *microstoma*, s. S. 239
— Embryophore dünn, mit Polfäden (**Abb. 6.2a**) . . *Hymenolepis fraterna (nana)*, s. S. 239
12. Eier mit Deckel (Operculum; **Abb. 6.2d**) 13
— Stadien ohne Deckel 14
13. Eier groß (130 × 80 µm), dünnschalig (**Abb. 5.3e**) . . . . . *Fasciola hepatica*, s. S. 239
— Eier klein (40 × 25 µm); dunkelbraun. Zwei Keimzonen werden im undeutlichen Miracidium sichtbar (**Abb. 6.2d**) . . . . *Dicrocoelium dendriticum*, s. S. 239
14. Mit hervorquellenden Polpfropfen (**Abb. 6.5c**) . . . . *Trichuris*-Arten, s. S. 241
— Ohne Polpfropfen 15
15. Ungefurchtes, einkerniges Zytoplasma kugelig (oft im Zentrum des Gebildes; **Abb. 6.1c**);
    Schale bei einigen Arten mit einer terminalen Einkerbung (= Mikropyle; **Abb. 6.1d**) . . .
. . . . *Eimeria*-Oozysten, s. S. 237
— Stadien erscheinen anders 16
16. Kleine ovoide Gebilde (10–15 µm) enthalten meist vier Kerne (**Abb. 6.1b**) und fädige Elemente . . . . *Giardia*-Zysten, s. S. 236
— kugelige Stadien meist nur 5–8 µm im Durchmesser (**Abb. 6.12**); enthalten 1–8 dunkle Einschlüsse . . . . Zysten von *Pneumocystis*, s. S. 259
— Zysten um 5 µm, enthalten im LM meist nur 1–2 dunkle Punkte (Kerne, **Abb. 6.1f**) . . .
. . . . *Cryptosporidium* sp., s. S. 161
— Stadien erscheinen anders 17
17. Pole der Eier abgerundet 19
— Pole der Eier zugespitzt 18
18. Seitliche Eiwände symmetrisch (spindelförmig; **Abb. 6.5i**) . *Aspiculuris*-Arten, s. S. 243
— Eine Seitenwand ist abgeflacht (**Abb. 6.5j**) . . . . *Syphacia*-Arten, s. S. 243
19. Eier unter 150 µm Länge 20
— Eier über 150–200 µm Länge, Inhalt dicht granuliert (**Abb. 5.8b**) . . . .
. . . . Eier von Milben, s. S. 303
20. Eier ± symmetrisch[3] (**Abb. 6.5g,k**) . . . .
    Nematospiroides, s. S. 247; *Nippostrongylus*, s. S. 245;
. . . . *Trichostrongylus*, s. S. 245; *Graphidium*, s. S. 245
— Ein Eipol erscheint spitzer als der andere, da eine Seitenwand abgeflacht ist (**Abb. 6.5h**) . .
. . . . *Passalurus*-Arten, s. S. 243
21. Stadien mit 3 freien Geißeln (**Abb. 6.1a**) . . . . *Tritrichomonas*-Arten, s. S. 236
— Stadien mit 8 Geißeln . . . . vgl. Stadien der *Giardia*-Arten, s. S. 236

---

[3] Eier unterscheiden sich in der Größe, sind aber nur vom Spezialisten eindeutig zu differenzieren.

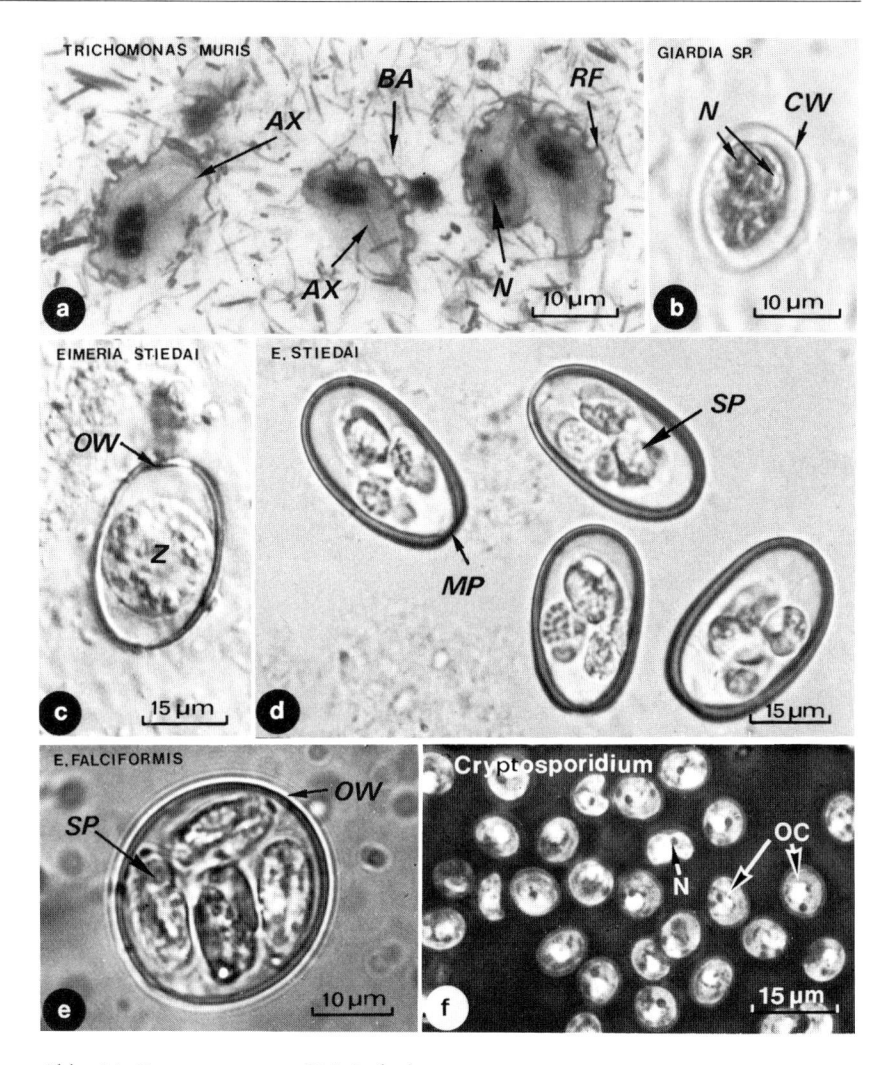

Abb. 6.1: Darmprotozoen; LM-Aufnahmen.
a) *Trichomonas muris;* charakteristisch ist die lange Schleppgeißel (RF).
b) *Giardia* sp.; Zyste.
c, d) *Eimeria stiedai;* unsporulierte (c) und sporulierte Oozysten in Fäzes des Kaninchens.
e) *E. falciformis;* sporulierte Oozyste in alten Mäusefäzes.
f) *Cryptosporidium* sp.; Oozysten; Lebenszyklus s. S. 161

AX = Axostyl
BA = Bakterien
CW = Zystenwand
MP = Mikropyle
N = Nucleus
OC = Oozyste
OW = Oozystenwand
RF = Schleppgeißel
SP = Sporozyste

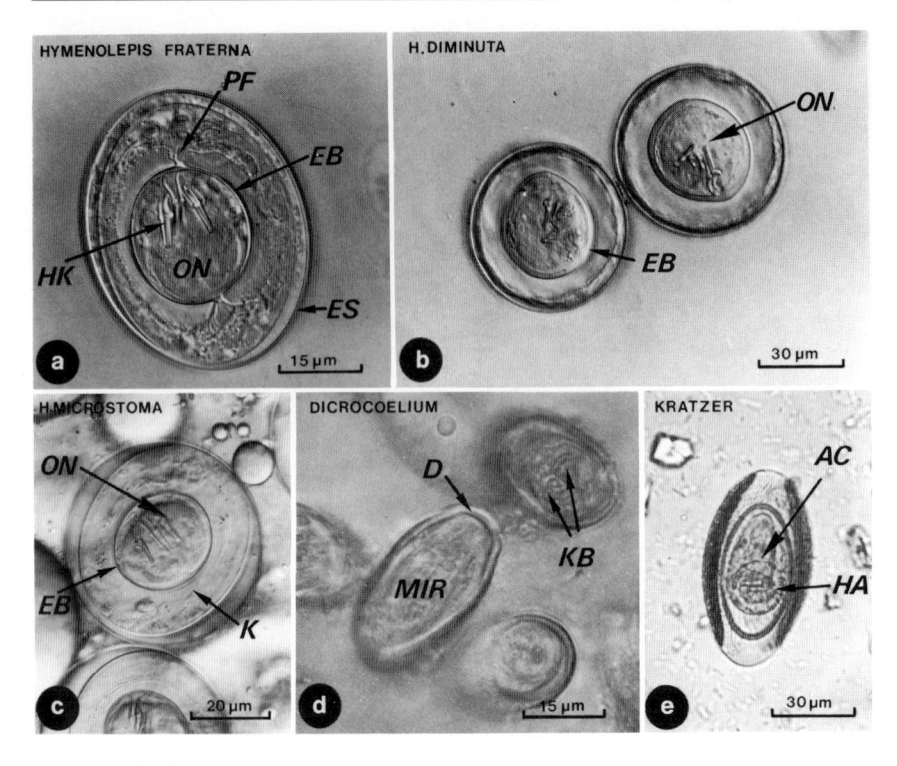

Abb. 6.2: Wurmeier, LM-Aufnahmen.
a) *Hymenolepis fraterna* (syn. *nana*); charakteristisch sind die Polfäden (PF).
b) *H. diminuta;* Ei ohne Polfäden, aber dicker Embryophore (EB).
c) *H. microstoma;* eine Zelle (K) umgibt die Embryophore (EB) konzentrisch.
d) *Dicrocoelium dendriticum;* charakteristisch sind die beiden Keimballen (KB) und der Deckel (D).
e) Kratzer-Ei mit enthaltener *Acanthor*-Larve.

AC = Acanthor-Larve	HA = Haken der AC	MIR = Miracidium
D = Deckel (Operculum)	HK = Haken der ON	ON = Oncosphaera
EB = Embryophore	K = Konzentrische Zelle	PF = Polfäden
ES = Eischale	KB = Keimballen	

Tritrichomonas-Arten

Insbesondere bei Nagern treten im Zäkum, Kolon und gelegentlich auch im Dünndarm verschiedene *Tritrichomonas*-Arten auf, von denen *T.muris* (**Abb. 6.1 a**) mit 16–26 µm × 10–14 µm am größten wird, ohne daß eine nennenswerte Pathogenität (auch bei stärkstem Befall) beschrieben wurde.

Giardia-Arten

Insbesondere bei Mäusen und Ratten, aber auch bei anderen Nagern und bei den Lagomorpha können *Giardia*-Arten (u. a. *G. muris; G. duodenalis*-Ratte, Kaninchen) in großer Anzahl auftreten, ohne daß sie eine auffällige Symptomatik hervorrufen. Ihre Größe (13–19 µm × 8–11 µm) wie auch der Entwicklungszyklus entsprechen den Verhältnissen bei anderen Arten (**s. S. 43**); **Abb. 6.1b**.

Eimeria-Arten

1. **Geographische Verbreitung:** Weltweit.
2. **Arten:** Bei den Lagomorpha und den verschiedenen Nagern treten eigenständige *Eimeria*-Arten in großer Anzahl auf, die im Regelfall in Zellen des Dünndarms ihre Entwicklung vollziehen und z. T. extrem pathogen[4] sind (u. a. *E. intestinalis, E. perforans, E. magna* beim **Kaninchen;** *E. contorta, E. nieschulzi* bei der **Ratte;** *E. falciformis, E. ferrisi* bei der **Labormaus** *(Mus musculus)*.
   Eine Ausnahme bildet die verbreitete Art *E. stiedai*, die sich im Epithel der Gallengänge des Kaninchens entwickelt (**Abb. 6.10d**), ebenfalls sehr pathogen ist und so zu großen wirtschaftlichen Verlusten führen kann. Wie stets bei Eimerien der Warmblüter (s. S. 157) werden auch hier vom Wirt unsporulierte, bis etwa 40 µm lange Oozysten abgesetzt (**Abb. 6.1c–e**), die im Freien in artspezifischer Zeit von meist 2–7 Tagen sporulieren (d. h. 4 Sporozysten mit je zwei Sporozoiten ausbilden).
3. **Symptome der Erkrankung (Kaninchen):**
   a) Bei **Darmkokzidiose** kommt es zu schweren akuten Diarrhöen(teilweise Anämie, Abmagerung und Schwäche). Komplikation in der Regel durch bakterielle Sekundärinfektionen.
   b) Bei **Leberkokzidiose** (*E. stiedai*[5] des Kaninchens) stehen Lebervergrößerung und -dysfunktionen im Vordergrund. Pathologisch-anatomische Veränderungen: gelblich-weißliche Knötchen (bindegewebiger Ersatz des zerstörten Gallengangepithels) auf der Leberoberfläche, die konfluieren können (**Abb. 6.10d**).
   Die Mortalität ist besonders bei Darmkokzidiose und Mischinfektionen (unter Jungtieren) hoch.
4. **Diagnose:** Nachweis der Oozysten (**Abb. 6.1c**) in den Fäzes durch Anreicherung (s. S. 4).
5. **Infektionsweg:** Oral, durch Aufnahme von (im Freien) sporulierten Oozysten.
6. **Prophylaxe:** Regelmäßige Beseitigung der Fäzes, um den Infektionsdruck zu reduzieren. **Achtung:** Oozysten sind im Freien bzw. im Stall über ein Jahr infektionsfähig. Zur Verhütung der Kokzidiose können verschiedene Zusatzstoffe dem Alleinfutter zugesetzt werden (**Tab. 6.1; s. S. 238**).
7. **Inkubationszeit:** Wenige Tage (i. allg. abhängig von der Anzahl aufgenommener Oozysten).
8. **Präpatenz:** Artspezifisch (z. B. *E. intestinalis:* 9–11 Tage; *E. stiedai:* 12–14 Tage).
9. **Patenz:** Wenige Wochen (max. Ausscheidung in der ersten Woche der Patenz).
10. **Therapie:** Der Ausbruch einer klinisch manifesten und schweren Kokzidiose kann bei der Durchführung einer konsequenten Prophylaxe (s. oben) in der Regel verhindert werden. Vor Durchführung der kausalen Therapie soll durch Verabreichung von Elektrolytlösungen (z. B. physiol. NaCl-Lösung, Ringerlösung u. a.) eine drohende Exsikkose abgewendet werden.
    Zur Behandlung der akuten Kokzidiose (sowohl intestinale als auch Leberinfektion) haben sich Sulfonamide bewährt (s. S. 238, Tabelle 6.1).
    Die zusätzliche Gabe von Vitamin A beeinflußt den Heilungsverlauf günstig.

---

[4] Lit. s. Pellérdy, L. (1974): Coccidia and Coccidiosis. Parey Verlag Berlin, Hamburg.
[5] Häufig findet (fälschlicherweise) auch *E. stiedae* Verwendung.

Tabelle 6.1: Präparate zur Prophylaxe und Therapie der Darm- und Leberkokzidiose des Kaninchens

Chemische Kurzbezeichnung	Handelsname Zusatzstoffe bzw. Arzneimittel	Hersteller bzw. Vertrieb	Anwendung (Wartezeit)	Hinweise
[1]METICLORPINDOL	Coyden® (Prämix)	Dow	125–200 ppm (5 Tage eßb. Gewebe) Alleinfutter	A^1
[1]ROBENIDIN	Cycostat® (Prämix)	Cyanamid	50–60 ppm (5 Tage) Alleinfutter	A^1
SULFAQUINOXALIN-Na + PYRIMETHAMIN u. a.	Coccex (Lösung)	Bela-Pharm	Trinkwasser (17 Tage)	A^2
DIAVERIDIN + SULFAQUINOXALIN-Na	Darvisul®-T (Lösung)	Coopers	Trinkwasser (14 Tage; gilt nur für Geflügel)	A^2
SULFATHIAZOL	Eleudron® (Lösung)	Bayer	Pipette: Einzelgaben, oral (8 Tage)	A^2
SULFAQUINOXALIN + PYRIMETHAMIN	Sulka N (Lösung)	TAD	Trinkwasser (15 Tage)	$A^2(A^1)$
SULFAQUINOXALIN-Na	Sulfaquinoxalin-Na (Pulver)	TAD	Trinkwasser Medizinalfutter (12 Tage)	A^2
[2]METHYLBENZOQUAT + METICLORPINDOL	Lerbek® (Prämix)	Dow	ca. 220 ppm Alleinfutter	A^1
[2]METHYLBENZOQUAT	Statyl® (Prämix)	ICI	10–20 ppm Alleinfutter	A^1
[2]AMPROLIUM + ETHOPABATE + SULFAQUINOXALIN	Pancoxin Plus® (Prämix)	MSD AGVET	340 ppm Alleinfutter	A^1
[2]MONENSIN-Na	Elancoban® 100 (Prämix)	Elanco	50 ppm Alleinfutter	A^1
[2]SALINOMYCIN-Na	Sacox® (Prämix)	Hoechst	12,5–25 ppm Alleinfutter	A^1
[2]NARASIN-Na	Monteban® 100 (Prämix)	Elanco	12,5–25 ppm Alleinfutter	A^1

A^1 Prophylaxe
A^2 Therapie
[1] Zugelassen für das Kaninchen: Richtlinien des EG-Rates vom 23. November 1970 über Zusatzstoffe in der Tierernährung; Richtl.: Zusatzstoffe – Anhang I
[2] Präparate sind nur versuchsweise und auf eigene Gefahr anzuwenden (nur für Geflügel zugelassen nach Richtl. des Rates, vom 23. Nov. 1970, Zusatzstoffe – Anhang I + II).

10. **Therapie:** Eine Entwurmung kann mit **PRAZIQUANTEL** (Droncit®): 5–25 mg/kg p.o.) erfolgen; auch die Benzimidazol-Anthelminthika sind bei *Hymenolepis*-Infektionen wirksam und eignen sich für Bestandssanierungen durch Applikation mit medikiertem Futter; z. B. **FENBENDAZOL** (Panacur®) bei adulten und Entwicklungsstadien von *H. fraterna* 5 Tage × 300 ppm im Futter, von *H. diminuta* 5 Tage × 30–50ppm.

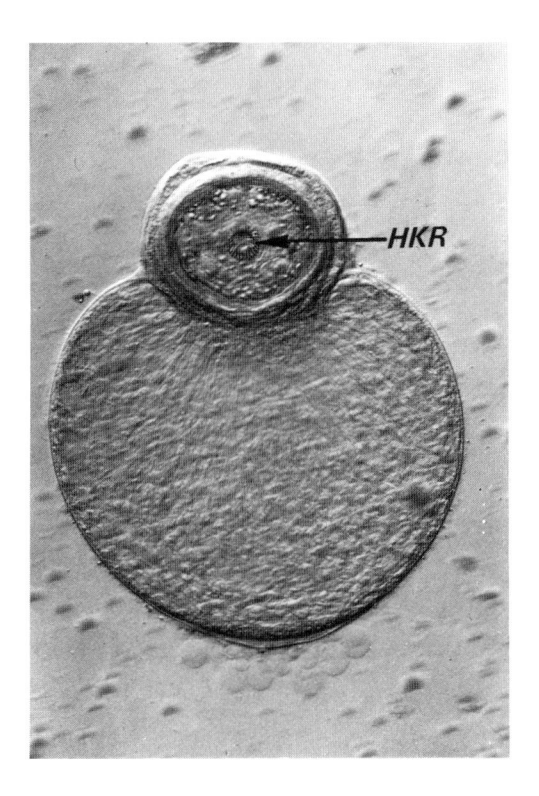

Abb. 6.4: *Cysticercoid*-Larve mit Hakenkranz (HKR) aus dem Darm einer Maus; LM-Aufnahme. × 70

Trichuris sp. (Peitschenwürmer)

1. **Geographische Verbreitung:** Weltweit.
2. **Arten:** Nahezu jedes der in diesem Kapitel besprochenen Tiere weist eine eigene *Trichuris*-Art auf (u. a. *T. leporis; T. muris*). Sie sind in der Schleimhaut des Blinddarms und des Kolon mit ihrem fadenartigen Vorderende verankert; Weibchen setzen die typischen Eier (**Abb. 6.5c,e**) von etwa 70 × 35 µm im Kolon ab. Der Lebenszyklus entspricht dem anderer Arten (**s. S. 33**), obwohl Peitschenwürmer bei Nagern meist kleiner sind (bis 3 cm).
3. **Symptome der Erkrankung:** Diarrhöen, Abmagerungen bei starkem Befall (insbesondere bei wildlebenden Wirten).
4. **Diagnose:** Nachweis der typischen Eier (**Abb. 6.5c**) in den Fäzes.
5. **Infektionsmodus:** Oral, durch Aufnahme von Eiern, in denen sich im Freien eine Larve entwickelt hat.
6. **Prophylaxe:** Häufige Entfernung der Fäzes. Trockenhaltung der Ställe, Käfige sowie generelle Stallhygiene.

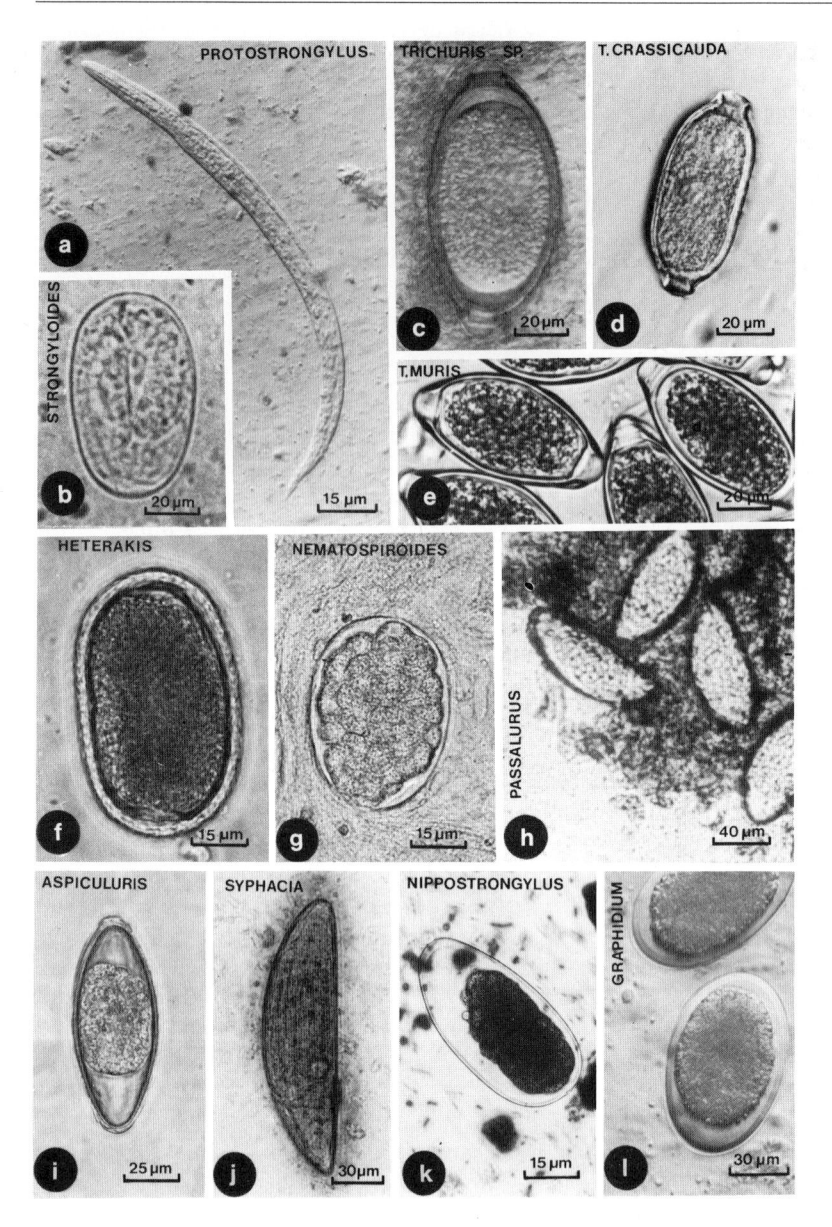

Abb. 6.5: Nematodeneier und Larven (a) in Fäzes bzw. Urin (d). Wirte s. S. 243.
a) *Protostrongylus* sp., Larve der Lungenwürmer.
b) *Strongyloides* sp.; larvenhaltiges Ei.
c, e) *Trichuris*-Arten in Fäzes mit deutlich hervorquellenden Polpfropfen.
d) *Trichomosoides crassicauda*; dieses Ei findet sich im Urin von Ratten und enthält dann meist eine Larve; Polpfropfen abgeflacht; Schale dick braun.
f) *Heterakis spumosa*.
g) *Nematospiroides dubius*.
h) *Passalurus ambiguus*.
i) *Aspiculuris tetraptera*.
j) *Syphacia obvelata*.
k) *Nippostrongylus* sp.
l) *Graphidium* sp.

7. **Inkubationszeit:** 1–2 Wochen.
8. **Präpatenz:** 2 Monate.
9. **Patenz:** 3–4 Monate.
10. **Therapie:** Eine gezielte Therapie ist nicht entwickelt worden, da erkrankte Tiere außerhalb von Laboratorien einer Behandlung nicht zugängig sind. Bei Endemie in einer Labor-Kolonie empfiehlt es sich, Breitspektrum-Benzimidazole einzusetzen in Analogie zu Dosierungen bei Wiederkäuern (**s. S. 170**) oder Schwein (**s. S. 93**).

Oxyuriden (Pfriemenschwänze)

1. **Geographische Verbreitung:** Weltweit.
2. **Artmerkmale:**
   a) **Bei Hase und Kaninchen:** *Passalurus ambiguus* erwies sich als wirtschaftlich sehr bedeutsam; Männchen werden bis 5 mm, ♀ 8 bis 11 cm lang (**Abb. 6.6**); die Hinterenden beider laufen (wie bei allen Pfriemenschwänzen) spitz zu. Weibchen legen im Rektum die typischen Eier (**Abb. 6.5h**) auf die Kotschnüre. In den etwa 90–105 µm × 45 µm großen Eiern entwickelt sich z. T. bereits im Rektum die infektionsfähige L_3, die im Freien in der Eischale verbleibt und mit ihr vom neuen Wirt (Autoinfektion häufig!) aufgenommen wird; Larven setzen sich zunächst in der Schleimhaut vom Dünn- und Blinddarm fest. Adulte verlassen diesen Darmbereich wieder.
   b) **Bei Ratte und Maus:**
      1) *Aspiculuris tetraptera;* ♂ 2–4 mm; ♀ 3–4 mm lang; Vorderende mit breiten Seitenflügeln; Adulte im Dickdarm; Eier (70–100 µm × 30–50 µm) sind symmetrisch mit relativ spitzen Polen (**Abb. 6.5i**); beim Absetzen durch das ♀ enthalten sie eine Morula, aus der (in der Eischale) binnen Stunden eine wurstförmige Larve entsteht; Entwicklung (s. o.).
      2) *Syphacia*-Arten: ♂ 1,5 mm; ♀ bis 4,5 mm; Vorderende mit schmalen Seitenflügeln; leben im Dick- und Blinddarm (Larven); Eier sind auf einer Seite stark abgeflacht, Eier von *S. muris* (75 × 30 µm enthalten häufig bereits eine Larve, während in *S. obvelata*-Eiern (bis 150 × 50 µm!) meist nur eine Morula anzutreffen ist (**Abb. 6.5j**).
      3) *Heterakis spumosa:* ♂ erreichen 10 mm Länge, die ♀ etwa 13 mm bei einem Durchmesser von etwa 0,5 mm. Die Weibchen setzen die Eier (60 × 45 µm; **Abb. 6.5f**) im Vielzellstadium im Dünndarm des Wirtes ab. Gelegentlich findet sich dieser Wurm auch bei **Igeln!**
3. **Symptome der Erkrankung:** Juckreiz; Unruhe der Tiere; Trommelsucht bei Kaninchen; Diarrhöen; insbesondere bei Jungtieren: starke Abmagerung durch Störung der Blinddarmaktivitäten; Futterverweigerung.
4. **Diagnose:** Nachweis der typischen *Passalurus*-Eier (**Abb. 6.5h**) im Analschabsel oder (übrige) in der Anreicherung (**s. S. 4**). Bei verendeten Jungtieren Nachweis der L_3 und L_4 in der Schleimhaut des Zäkum.
5. **Infektionsweg:** Oral, durch Aufnahme von Eiern, die bereits eine L_3 enthalten, mit dem Futter oder als Staubinfektion.
6. **Prophylaxe:** Häufiger Wechsel der Einstreu, Dampfstrahldesinfektion der Ställe und Gerätschaften.
7. **Inkubationszeit:** 2 Wochen.
8. **Präpatenz:** 8–10 Wochen; bei *H. spumosa* 6 Wochen.
9. **Patenz:** 1–2 Monate (oft Selbstheilung durch Wurmausstoß).
10. **Therapie:** FENBENDAZOL (Panacur®: 5 Tage × 25 ppm im Futter) treibt immature und

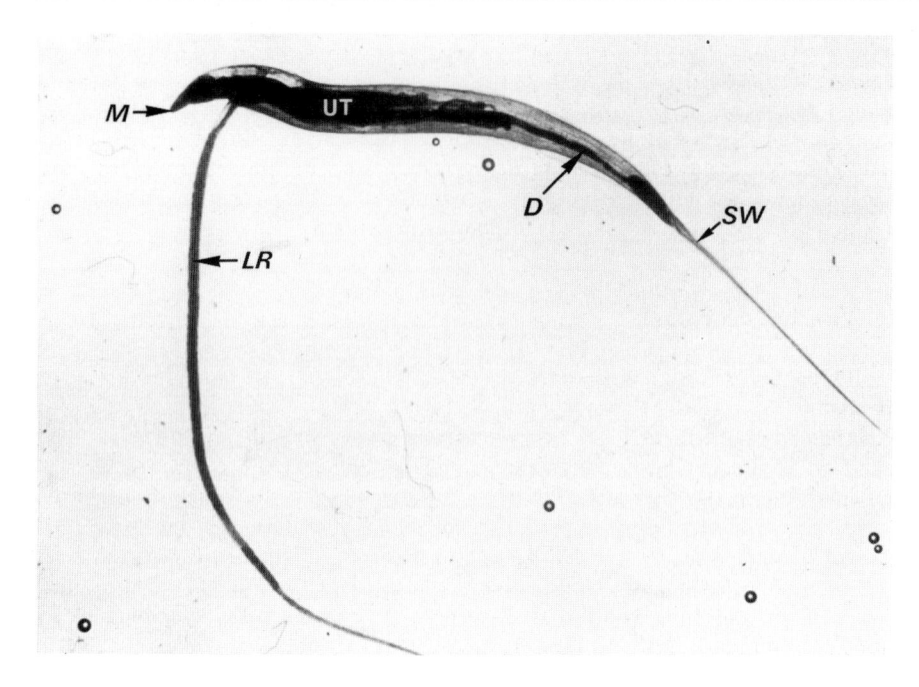

Abb. 6.6: *Passalurus ambiguus*, Makro-Totalaufnahme eines Weibchens mit vorgestülpter Legeröhre (LR). ×1,2

D = Darm
LR = Legeröhre
M = Mundöffnung
SW = Schwanz (läuft pfriemförmig aus)
UT = Uterus

adulte *Passalurus* bei Kaninchen sicher ab; Oxyuren von Nagern sind therapeutisch durch Benzimidazol-Anthelminthika zu behandeln, z. B. **TIABENDAZOL** (Thibenzole®: 1 × 400 mg/kg Kgw p.o.) oder **FENBENDAZOL** (Panacur®: 5 Tage × 100 ppm im Futter). Letzteres eignet sich auch zur Bestandssanierung: um Reinfektion durch mit Oxyuren-Eiern verunreinigtem Staub oder Geräte auszuschließen, empfiehlt sich eine kontinuierliche Bestandsbehandlung für 5 Monate mit 50 ppm **FENBENDAZOL** im Futter.

Strongyloides-Arten

1. **Geographische Verbreitung:** Weltweit.
2. **Arten:** *Strongyloides*-Arten (u. a. *S. papillosus* – s. S. 172 – des Schafes auch beim Kaninchen; *S. ratti*-Ratten, Mäuse) weisen im wesentlichen einen ähnlichen Entwicklungszyklus auf, wie er in den verschiedenen Kapiteln hier für andere Arten beschrieben wurde (s. S. 92). Typisch sind auch die larvenhaltigen (L_1) Eier mit einer Größe von etwa 40–70 × 30–40 µm (**Abb. 6.5b**). Parasitische Weibchen werden bis etwa 6 mm × 60 µm groß.
3. **Symptome der Erkrankung:** Bei Massenbefall Diarrhöen; Abmagerung; Entkräftung; Anämie.

4. **Diagnose:** Nachweis der typischen Eier (**Abb. 6.5b**) in der Anreicherung (**s. S. 4**).
5. **Infektionsweg:** Perkutan, infektiöse L₃ dringen (beim Fressen) in die Schleimhäute des Mauls oder direkt in die Haut anderer Körperpartien (beim Lagern) ein. Auch Übertragung von Mutter auf Nachkommen via Kolostrum.
6. **Prophylaxe:** Häufige Entfernung der Einstreu; Desinfektion und Säubern des Stalls.
7. **Inkubationszeit:** 1 Woche.
8. **Präpatenz:** 1 Woche.
9. **Patenz:** Monate.
10. **Therapie:** Eine gezielte Chemotherapie ist nicht entwickelt worden. **Versuchsweise** sollte **TIABENDAZOL** eingesetzt werden, Dosierung wie beim Schaf mit 1 × 50 mg/kg Kgw p.o.

Magenwürmer

1. **Geographische Verbreitung:** Weltweit.
2. **Arten:**
   a) *Trichostrongylus*-Arten; Artmerkmale und Entwicklungszyklus sind ähnlich wie bei anderen *Trichostrongylus*-Arten; ♀, ♂ meist im vorderen Dünndarm, werden 5–9 mm lang; Eier (vergl. **Abb. 5.3b**) etwa 85 × 50 µm groß, meist mit 16–32 Blastomeren.
   b) *Graphidium*-Arten (u. a. *G. strigosum* bei **Kaninchen** und **Hase**); ♂ bis 1,5 cm; ♀ bis 2 cm (meist jedoch nur 11–14 mm); Entwicklung wie bei anderen Trichostrongyliden direkt (**s. S. 173**), Sitz im Magen und Dünndarm, Eier messen 100 × 85 µm (**Abb. 6.5l**).
   c) *Gongylonema*-Arten (u. a. *G. neoplasticum* der **Ratte**); ♂ 1–2 cm, ♀ bis 5,5 cm lang, in der Schleimhaut des Magens; Entwicklung über Zwischenwirte wie koprophage Käfer, möglicherweise auch Schaben.
3. **Symptome der Erkrankung:** Schwacher Befall bleibt häufig symptomlos; bei starkem Befall dagegen kommt es insbesondere bei Jungtieren zu Diarrhöen; Gewichtsverluste; Mattigkeit; Aszites; Ödeme; Anämie infolge Blutverlust durch die von Würmern gesetzten Läsionen.
4. **Diagnose:** Einachweis in den Fäzes durch Anreicherung (**s. S. 4**).
5. **Infektionsweg:** Oral, durch Aufnahme der infektionsfähigen L₃ mit dem Futter bzw. der Zwischenwirte mit infektionsfähigen Stadien (30–40 Tage nach Aufnahme durch die Käfer).
6. **Prophylaxe:** Häufige Reinigung der Käfige; Trockenhaltung; Zwischenwirts- (Schaben!) Bekämpfung durch Pyrethrum-Präparate o. ä..
7. **Inkubationszeit:** 1–2 Wochen (Larven-Penetration in die Schleimhaut).
8. **Präpatenz:** 2–3 Wochen bei *Graphidium*, 2 Monate bei *Gongylonema*.
9. **Patenz:** 4–12 Monate.
10. **Therapie:** Eine spezielle Chemotherapie für diese Nematoden ist nicht entwickelt worden. Es kann davon ausgegangen werden, daß die für Wiederkäuer empfohlenen Anthelminthika in gleicher Weise hier wirksam sind, sollte eine Behandlung – vor allem bei Jungtieren – erforderlich werden (**s. Tab. S. 177**).

Nematoden des vorderen Dünndarms

1. **Geographische Verbreitung:** Weltweit.
2. **Arten:**
   a) *Nippostrongylus brasiliensis* (syn. *muris*) bei Maus und Ratte; ♂ 3–4 mm, ♀ 4–6 mm

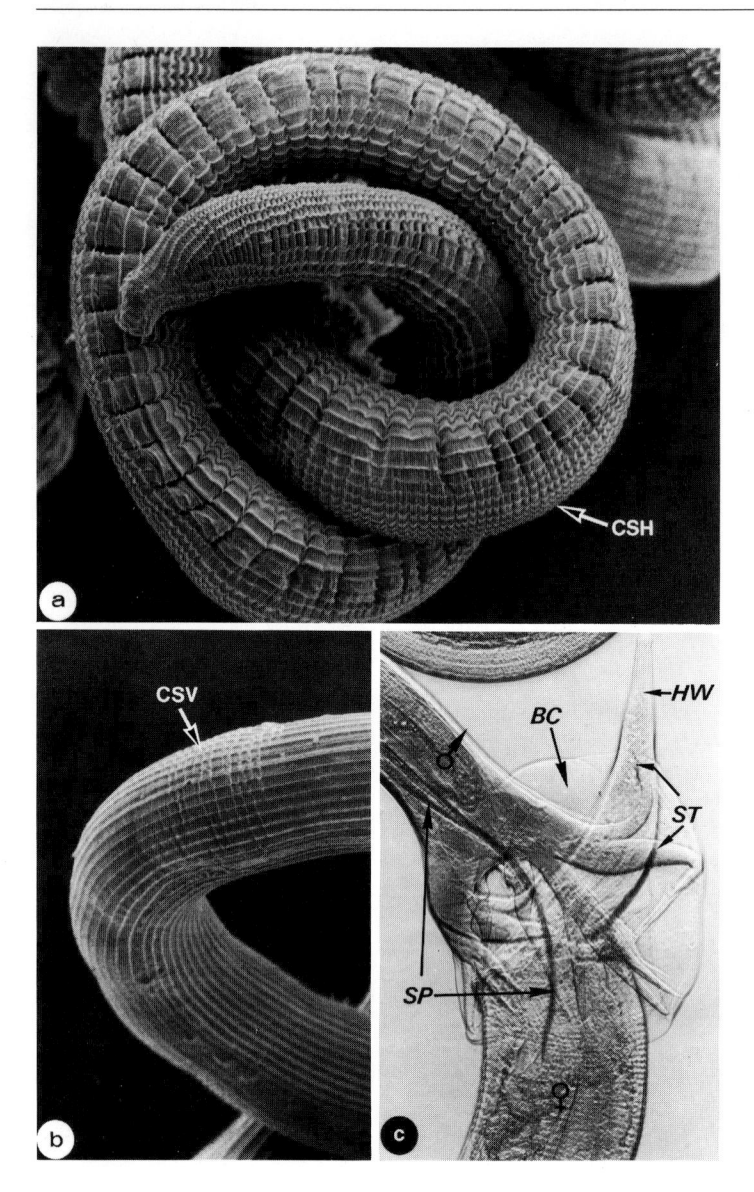

Abb. 6.7: *Nematospiroides* (syn. *Heligmosoides*) *dubius;* a, b) REM-Aufnahmen;
c) LM-Aufnahme, nativ.
a, b) Kutikulastreifung am Hinter- (a) und Vorderende eines Weibchens. × 20
c) Paar in Kopula; die beiden Spicula sind in die subterminale Vulva eingeführt. × 25

BC = Bursa copulatrix
CSH = Kutikulastreifung am Hinterende
CSV = Kutikulastreifung am Vorderende
HW = Hinterende des Weibchens
SP = Spicula
ST = Strahlen der BC

lang; sitzen im Duodenum. Eier (**Abb. 6.5k**) 50–60 μm × 30–35 μm enthalten beim Absetzen eine Morula.

  b) *Nematospiroides* (syn. *Heligmosomoides*) *dubius* bei Maus und Ratte; ♂ bis 6 mm; ♀ bis 1,3 cm, Hinterende eingerollt mit andersartiger Kutikula als das Vorderende. Eier 65 × 40 μm enthalten beim Absetzen eine Morula (**Abb. 6.5g**).
3. **Symptome der Erkrankung:** Bei starkem Befall: Diarrhöen.
4. **Diagnose:** Nachweis der Eier in der Anreicherung (s. S. 4).
5. **Infektionsweg:** Oral, durch Aufnahme von freien Larven 3 mit dem Futter.
6. **Prophylaxe:** Häufiger Wechsel der Einstreu; Käfighygiene.
7. **Inkubationszeit:** 1 Woche (3–7d).
8. **Präpatenz:**
  a) 6–7 Tage bei *Nippostrongylus brasiliensis*;
  b) 14–16 Tage bei *Nematospiroides dubius*.
9. **Patenz:** 12–18 Tage bei *Nippostrongylus*; über ein halbes Jahr bei *Nematospiroides*.
10. **Therapie:** Beide Nematoden stellen Erreger dar, die zum Testen neuer Anthelminthika herangezogen werden. Sollte eine Chemotherapie angezeigt sein, wirken neuere Anthelminthika sehr gut; *N. dubius* benötigt meist etwas höhere Dosierungen.

Acanthocephala (Kratzer)

1. **Geographische Verbreitung:** Weltweit.
2. **Arten:** U. a. *Moniliformis moniliformis* (*M. duvius*) bei Ratten und Mäusen; ♂ 8 cm, ♀ bis 30 cm lang; Eier sind länglich (120 × 55 μm), vom Kratzertyp (d. h. mit doppelter Hülle) und enthalten bereits die Hakenlarve (**Acanthor, Abb. 6.2e**). Zwischenwirte sind Schaben, in deren Leibeshöhle in etwa 2 Monaten schließlich die infektiöse **Acanthella**-Larve entsteht und sich als sog. **Cystacanth** einkapselt.
3. **Symptome der Erkrankung:** Bei starkem Befall kommt es zu Diarrhöen, Darmstörungen sowie zu Darmentzündungen mit evtl. tiefen Ulzerationen.
4. **Diagnose:** Nachweis der typischen Eier (s. S. 4).
5. **Infektionsweg:** Oral, durch Verzehr des Zwischenwirts (Schaben, s. o.).
6. **Prophylaxe:** Bekämpfung der Zwischenwirte mit Pyrethrum-Präparaten o. ä. (s. S. 218).
7. **Inkubationszeit:** 2–4 Wochen.
8. **Präpatenz:** 5–6 Wochen.
9. **Patenz:** Monate.
10. **Therapie:** Eine Chemotherapie ist nicht bekannt. In Analogie zur erfolgreichen Kratzer-Behandlung bei Affen kann **FENBENDAZOL** (Panacur®: 5 Tage × 20–50 mg/kg Kgw p.o. als individuelle Dosierung oder mit dem Futter) verwendet werden.

6.2 Stadien im Blut

Im Blut treten folgende Parasiten häufiger in Erscheinung:
A: **Einzeller (Protozoa):**
1. *Babesia microti* (bes. bei der **Maus** und beim **Hamster**); s. S. 248.
2. *Hepatozoon*-Arten; s. S. 250.
3. *Toxoplasma gondii* (während der akuten Phase finden sich zahlreiche Teilungs-(Endodyogenie)-Stadien im Blut (in Leukozyten); Entwicklungszyklus und Therapie s. S. 105; (*T. gondii* ist ubiquitär).
4. *Sarcocystis*-Arten treten bei allen **Nagern** und **Lagomorpha** auf; während der Phase der Schizogonien in den Endothelien (1. Monat p.i.) finden sich Merozoiten im Blut; später entstehen Gewebezysten in der Muskulatur (s. S. 261); **Nager und Lagomorpha sind somit Zwischenwirte.**
5. *Besnoitia*-Arten treten bei einigen **Nagern** auf. Endwirte sind Schlangen (s. S. 399).

B: **Mehrzeller (Metazoa):**
1. *Trichinella spiralis*-Larven (**Maus, Ratte**); s. S. 250, 261.
2. Mikrofilarien, s. S. 251.
3. Larven 3 der Lungenwürmer, s. S. 259.

Babesia microti

1. **Geographische Verbreitung:** Weltweit
2. **Artmerkmale:** *B. microti*-Stadien werden in Erythrozyten 1–2 µm groß und erscheinen nach Teilungen in Vierzahl häufig als «Malteser-Kreuz» (**Abb. 6.8a**). Beim Platzen der Erythrozyten wird kein Pigment wie bei Malaria-Parasiten freigesetzt. Überträger sind Zecken der Gattung *Ixodes*. **Achtung:** Auch Menschen können infiziert werden!
3. **Symptome der Erkrankung:** Meist symptomlos, da latente Infektion; gelegentlich kommt es jedoch auch zu Anämie und Blutharnen, evtl. mit Todesfolge. Dies ist auf eine massive Parasitenvermehrung nach Schwächung des Immunsystems zurückzuführen.
4. **Diagnose:** Nachweis der Erreger (**Abb. 6.8a**) im nach Giemsa angefärbten Blutausstrich, s. S. 10.
5. **Infektionsweg:** Perkutan, durch Zeckenbiß werden mit dem Speichel infektiöse Sporozoiten inokuliert.

Abb. 6.8.
a) *Babesia microti;* Hamster, Blutausstrich; charakteristisch sind die sog. Malteser-Kreuz-Teilungsstadien (M). × 12 000
b) *Plasmodium berghei;* Blutausstrich; die Erythrozyten enthalten zahlreiche Trophozoiten (O). × 1200
c) *Hepatozoon* sp.; Gamont (G) in einem Leukozyt. × 1300
d) *Hepatozoon* sp.; Lungentupfpräparat enthält Schizonten (SC) in verschiedenen Entwicklungsstadien. × 1200
e) *Hymenolepis fraterna;* Cysticercoid-Larven (CC) in Darmzotten einer Maus. × 250
f) *Besnotia* sp.; zahlreiche Zysten in der Unterhaut einer Rennmaus (Entwirt Schlange). × 1,5
g) *Tetrahyridium*-Stadium (in der Maus); Larve des Bandwurms *Mesocestoides* sp. × 12

BZ	= *Besnoitia*-Zysten	O	= Ovoides Stadium (= Trophozoit)
CC	= Cysticercoid-Larve	SC	= Schizont
G	= Gamont	SN	= Saugnapf
M	= Malteser-Kreuz-Teilungsstadium	Z	= Darmzotte

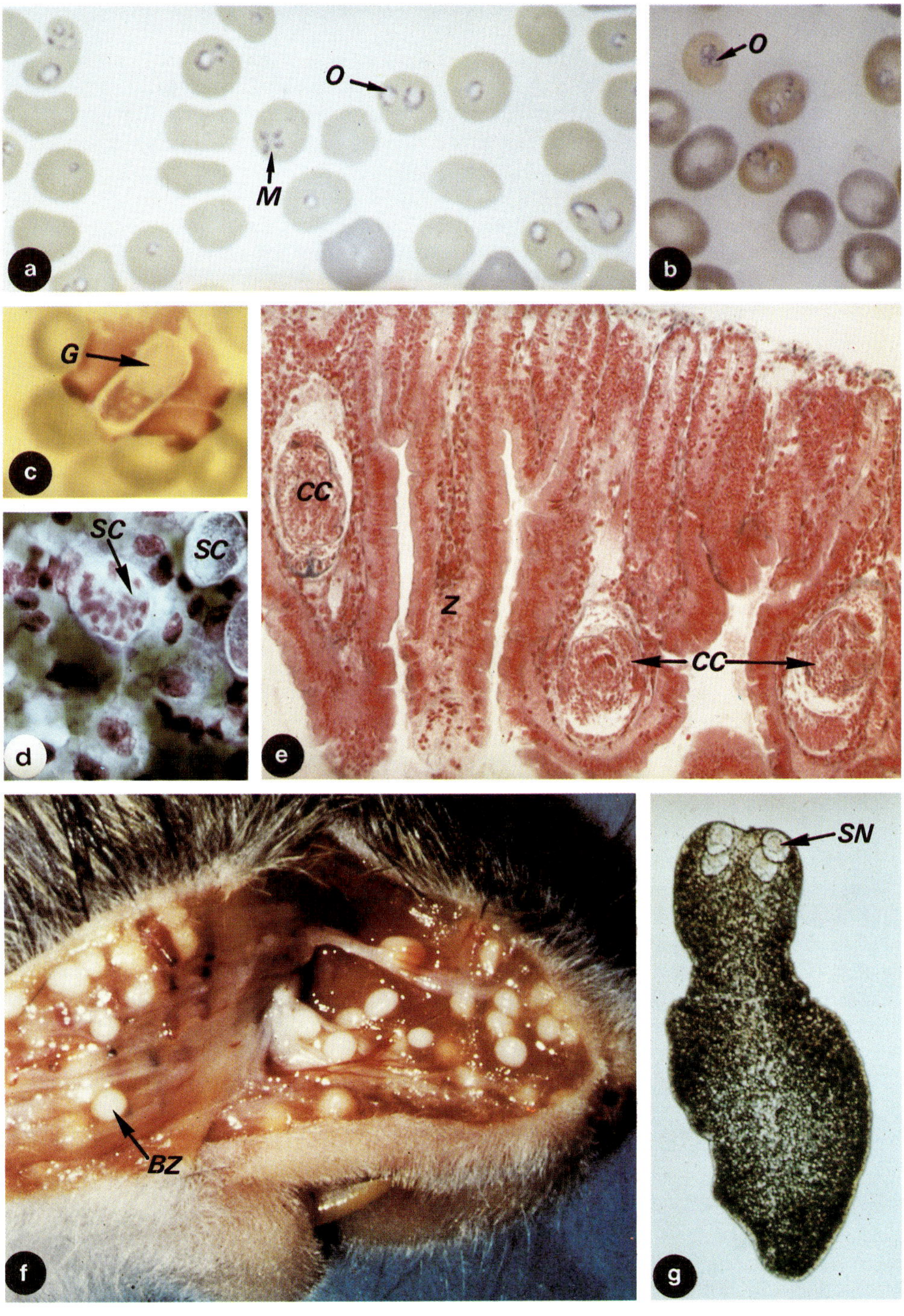
O
M
a
O
b
G
c
SC
SC
d
CC
Z
CC
e
BZ
f
SN
g

6. **Prophylaxe:** Bei Heimhaltung von **Hamstern** oder anderen **Nagern:** Eliminieren der Zecken; **Vorsicht:** Auch beim Menschen treten nach Zeckenbiß gelegentlich, dann meist apparent verlaufende Infektionen auf!
7. **Inkubationszeit:** 1 Woche.
8. **Präpatenz:** 8–12 Tage (abhängig vom Wirt).
9. **Patenz:** Lebenslang.
10. **Therapie:** Bei Nagern in der Regel nicht notwendig. Wegen gelegentlich auftretender *B. microti*-Infektionen des Menschen (auch mit letalem Ausgang) hat Therapie an Interesse gewonnen. Neben Polyäther erwiesen sich bei der experimentellen Infektion in verschiedenen Nagern (Hamster, *Meriones unguiculatus*) **MELARSOPROL, DIMINA-ZENE, PENTAMIDINE, PRIMAQUINE** oder **7–CL–LINCOMYCIN + CHININ** u. a. wirksam. Allerdings liegen widersprüchliche Berichte über die Wirkung einiger dieser Präparate bei der *B. microti*-Infektion des Menschen vor (**CHLOROQUINE** eignet sich nach mehreren Berichten **nicht** für die Therapie!). Offensichtlich ist der ‹response› der Stammvarianten auf Chemotherapeutika recht unterschiedlich.

Hepatozoon-Arten

1. **Geographische Verbreitung:** Weltweit.
2. **Arten:**
   a) *H. muris* (syn. *perniciosum*) bei **Ratten, Mäusen**; Schizonten in Parenchymzellen der Leber; Gamonten in Lymphozyten. Überträger sind Rattenmilben.
   b) *H. erhardovae* (bei **Rötelmäusen**), *H. lavieri* (**Feldmaus**) bilden Schizonten in Lungenzellen (**Abb. 6.8d**) und später Gamonten in segmentkernigen Leukozyten (**Abb. 6.8a**); Überträger sind Rattenflöhe (u. a. *Xenopsylla cheopis*, s. S. 268), in denen in 3 Wochen die infektionsfähigen Sporozoiten entstehen.
   c) *H. cuniculi:* bei **Lagomorpha**; Merkmale der Gattung; Überträger unbekannt.
3. **Symptome der Erkrankung:** In der Regel symptomlos; gelegentlich Beeinträchtigung des Allgemeinbefindens (Fieber, Anämie).
4. **Diagnose:** Nachweis der Blutstadien im nach Giemsa gefärbten Ausstrich (s. S. 10).
5. **Infektionsweg:** Perkutan, durch Injektion von Sporozoiten beim Stich blutsaugender Arthropoden (s. o.) bzw. oral durch deren Verzehr (insbesondere von Milben).
6. **Prophylaxe:** Beseitigung der Überträger durch Kontaktinsektizide (bei Heimtieren).
7. **Inkubationszeit:** Wenige Tage.
8. **Präpatenz:** 3 Wochen bei *H. erhardovae*, 2 Wochen bei *H. lavieri;* dann können im nach Giemsa angefärbten Blutausstrich jeweils die Gamonten (**Abb. 6.8c**) nachgewiesen werden.
9. **Patenz:** Monate bis Jahre; lebenslang bei der Rötelmaus.
10. **Therapie:** Unbekannt (Malariazide, s. S. 307?).

Trichinella spiralis

In aasfressenden Nagern wie **Mäusen** und **Ratten** finden sich häufig Trichinen in großer Anzahl in den Muskelfasern (**Abb. 3.11a,b**). Dieser z. T. starke Befall ist das Resultat wiederholter Infektionen, denn Ratten und Mäuse sind – wie Laborinfektionen zeigten – gegen hohe einmalige Inokulationsdosen sehr empfindlich und sterben innerhalb der ersten Woche p. i.

Der Entwicklungszyklus der Trichinen ist auf **S. 110** beschrieben. Aus seuchenhygienischen Gründen sollten *Trichinella*-infizierte Mäuse wie Ratten unschädlich beseitigt werden (→ verbrennen). Sollte eine therapeutische Maßnahme in Betracht gezogen werden, bieten sich die Benzimidazol-Anthelminthika an, z. B. **FENBENDAZOL** (Panacur®: 5 Tage × 500 ppm im Futter), wodurch auch eingekapselte Stadien so beeinflußt werden, daß sie nach Inokulation in neue Tiere nicht infektiös sind.

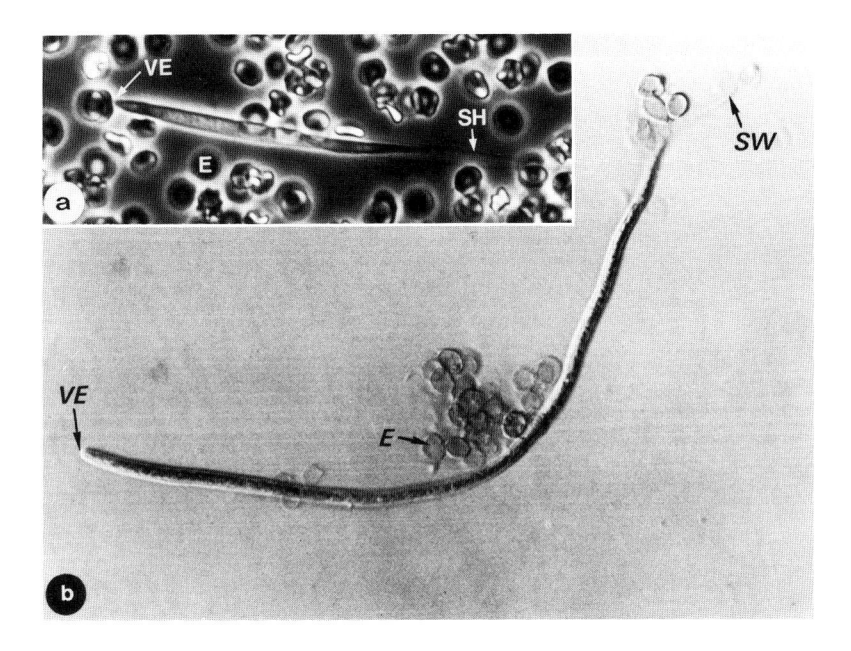

Abb. 6.9: LM-Aufnahmen von Mikrofilarien (nativ). × 500
a) gescheidete Mikrofilarie von *Litomosoides carinii*.
b) ungescheidete Mikrofilarie von *Dipetalonema viteae*.

E = Erythrozyt
SH = Scheide (sheath)
SW = Schwanz
VE = Vorderende

Filarien

1. **Geographische Verbreitung:** In warmen Ländern; hier in importierten Tieren.
2. **Arten:**
    a) *Litomosoides carinii:* Männchen bis 2,8 cm und Weibchen bis 7 cm leben in lebhaft beweglichen Knäueln in der Pleuralhöhle, z. B. von importierten *Mastomys* (**vielzitzige Maus**), *Sigmodon* (**Baumwollratten**) etc.. Gelegentlich können Adulte auch in aberranten Körperregionen, u. a. im Auge (**Abb. 6.10a**) auftreten. Die Weibchen setzen gescheidete Mikrofilarien (**Abb. 6.9a**) ab, die sich in großer Anzahl auch in peripheren Blutgefäßen (ohne Periodizität) aufhalten. Die Mikrofilarien laufen am Hinterende spitz zu und sind mit einer Länge von 90–120 µm relativ klein. Überträger sind blutsaugende Milben (*Bdellonyssus = Ornithonyssus bacoti*, s. S. 266). In den Zwischenwirten wachsen die Larven 1 (Mikrofilarien) über zwei Häutungen zu den

infektiösen L_3 heran, die eine Länge von 800–950 µm nach etwa 2 Wochen erreichen. Werden solche larvenhaltige Milben (beim Knabbern im Fell infolge des Juckreizes) oral aufgenommen, tritt nach 2 weiteren Häutungen der Filarien in etwa 50 Tagen die Geschlechtsreife ein und nach 70–80 Tagen finden sich wieder Mikrofilarien im Blut.

b) *Dipetalonema vitae:* Adulte (♂ bis 5 cm; ♀ bis 8–10 cm lang) leben einzeln oder zu mehreren zusammen im Unterhautbindegewebe von importierten bzw. experimentell infizierten *Mastomys* bzw. *Meriones* (**Wüstenrennmaus**). Die Weibchen setzen ungescheidete Mikrofilarien von etwa 250 µm Länge ab (**Abb. 6.9b**). Diese halten sich ohne Periodizität auch im peripheren Blut in größerer Anzahl auf; so können sie beim Saugakt der Lederzecke *Ornithodorus moubata* aufgenommen und nach einer Entwicklung zur L_3 (in 60 Tagen) als L_3 wieder übertragen werden.

3. **Symptome der Erkrankung:** Schwacher Befall wird symptomlos ertragen; bei starkem Befall treten struppiges Fell, Abmagerung, Atembeschwerden und Schwäche in den Vordergrund.
4. **Diagnose:** Nachweis der Mikrofilarien im Blutstropfen (Bewegungen!), im Ausstrich (**s. S. 10**) oder durch Anreicherung.
5. **Infektionsweg:** Bei *L. carinii* oral durch den Verzehr von infizierten (d. h. L_3-haltigen) Milben; bei *D. vitae* perkutan durch Injektion von L_3 beim Biß von Lederzecken der Art *Ornithodorus moubata* (s. o.).
6. **Prophylaxe:** Fellkontrolle, um Vektoren auszuschließen; Bekämpfung der Zwischenwirte mit Insektiziden (**s. S. 320**).
7. **Inkubationszeit:** Wenige Wochen (L_3–L_4 wandern).
8. **Präpatenz:** Bei *L. carinii:* 70–80 Tage; bei *D. vitae:* 60 Tage.
9. **Patenz:** Bei *L. carinii* max. 1–3 Jahre, meist kürzer; bei *D. vitae* 3 Monate in *Mastomys* bzw. 2–3 Jahre in *Meriones.*
10. **Therapie:** Eine befriedigende Chemotherapie von adulten Filarien besteht noch nicht; diese beiden Arten werden als Modell bei der Suche nach Mikro- und Makrofilariziden verwendet.

Mikrofilarien können erfolgreich durch **DIETHYLCARBAMAZIN, BENZIMIDAZOLCARBAMATE** oder **IVERMECTIN** behandelt werden.

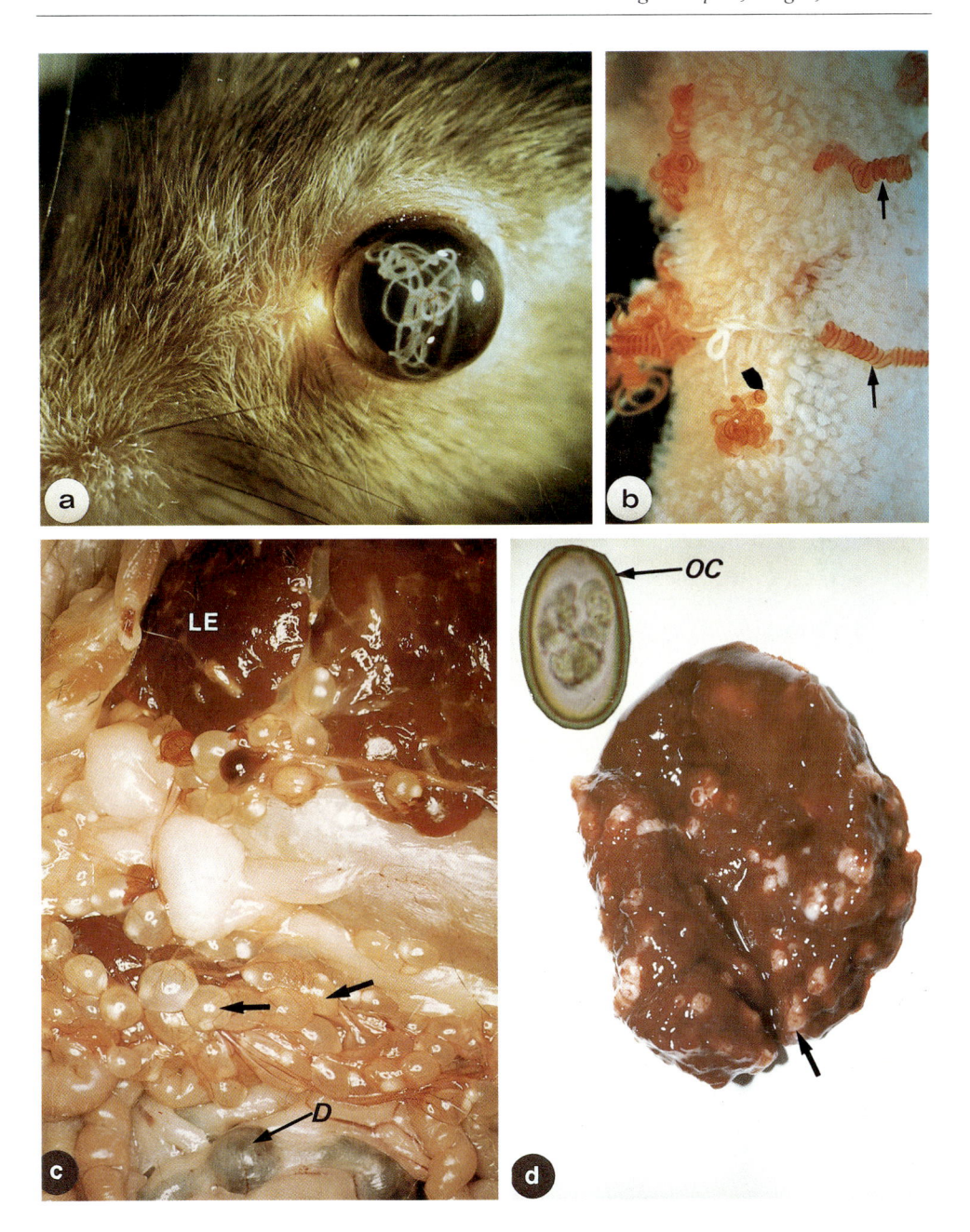

Abb. 6.10: Makro-Aufnahmen.
a) *Litomosoides carinii*; Makrofilarien im Auge von *Mastomys*. × 4
b) *Nematospiroides dubius*; Adulte Würmer sind in der Schleimhaut einer Maus verankert (Pfeile). × 8
c) *Cysticercus pisiformis*; zahlreiche Larvenstadien (Pfeile) erfüllen den Bereich zwischen Darm (D) und Leber (LE). × 1
d) *Eimeria stiedai*; stark nekrotisch-knotig (Pfeil) veränderte Kaninchen-Leber; die Gallengänge sind dicht mit unsporulierten Oozysten (Inset = sporulierte Oozyste) gefüllt (s. Abb. 6.1c). × 1

6.3 Stadien im Urin

Neben einer Reihe von gelegentlich im Urin auftretenden Wanderlarven von Nematoden, die ihr Ziel (Darm, Lunge etc.) verfehlt haben und in die Niere gelangt sind, treten zwei Erreger bei der Ratte bzw. der Maus relativ häufig in Erscheinung:
1. *Klossiella muris*, ein Kokzid, das in den Nierenepithelzellen parasitiert (s. S. 254).
2. *Trichosomoides crassicauda*, ein Nematode, der in der Niere und Harnblase von Ratten lebt; (s. S. 254).

Klossiella muris

1. **Geographische Verbreitung:** Weltweit.
2. **Artmerkmale:** Nahezu 50% der Labormäuse sind infiziert; (*K. cobayae* bei Meerschweinchen); Stadien entwickeln sich in den Zellen der Nierentubuli. Oozysten sind dünnwandig, 50 × 35 µm groß und enthalten etwa 12–16 Sporozysten, die bis zu 25 Sporozoiten umschließen u. im Urin angetroffen werden (vergl. **Abb. 4.12**).
3. **Symptome der Erkrankung:** Schwacher Befall bleibt symptomlos, starker dagegen kann zu Blut im Urin und Sekundärinfektionen führen (in Folge von Zerstörung der Epithelien der Nierentubuli); dennoch wurden bisher keine letalen Infektionen beobachtet.
4. **Diagnose:** Nachweis der Sporozysten von etwa 15–20 µm Länge im Urin.
5. **Infektionsweg:** Oral, durch Aufnahme von Sporozysten mit dem Futter.
6. **Prophylaxe:** Häufiger Wechsel der Einstreu und gründliche Reinigung/Desinfektion der Käfige (z. B. Makrolon®).
7. **Inkubationszeit:** Wenn Symptome, dann nach 10–14 Tagen.
8. **Präpatenz:** Unbekannt.
9. **Patenz:** Unbekannt.
10. **Therapie:** Unbekannt.

Trichomosoides crassicauda

1. **Geographische Verbreitung:** Weltweit.
2. **Artmerkmale:** *T. crassicauda* lebt in der Harnblase (gel. Ureter, Niere) von Ratten; Weibchen werden 10–13 mm lang; Männchen (1–3,5 mm lang) leben als Zwergmännchen in Gruppen zu 3–4 im Uterus der ♀; Eier sind relativ dickwandig, messen etwa 60–70 µm × 30–45 µm und enthalten beim Absetzen bereits eine Larve (**Abb. 6.5d**). Charakteristisch sind die leicht vorquellenden Polpfropfen. Die Eier werden vom nächsten Wirt oral aufgenommen, im Magen schlüpft die L_1, die sich in die Magen-/Darmwand einbohrt und auf dem Blutweg in die Niere bzw. Harnblase gelangt. Dort erfolgt die weitere Entwicklung. Die in andere Organe verdrifteten Larven gehen zugrunde. s. auch *Capillaria aerophila* bei Fleischfressern, S. 62.
3. **Symptome der Erkrankung:** Blutiger Urin; Sekundärinfektionen, organspezifische Störungen durch die wandernden Larven.
4. **Diagnose:** Nachweis der typischen Eier im Urin.
5. **Infektionsweg:** Oral, durch Aufnahme von L_1-haltigen Eiern mit dem Futter.
6. **Prophylaxe:** Regelmäßiger Wechsel der Einstreu, Käfighygiene.
7. **Inkubationszeit:** Wenige Tage (durch wandernde Larven).
8. **Präpatenz:** 8–9 Wochen, Eier werden erst nach 9–12 Wochen abgesetzt.
9. **Patenz:** Wahrscheinlich einige Monate.
10. **Therapie:** Spezielle therapeutische Maßnahmen sind nicht bekannt; ggf. Analogie-Behandlung wie bei *Capillaria aerophila* der Fleischfresser (s. S. 63).

6.4 Stadien in inneren Organen

6.4.1 Leber

In der Leber finden sich häufiger folgende Parasiten:
A: **Einzeller (Protozoa):**
1. *Eimeria stiedai*, ein Kokzid, das in den Epithelzellen des Gallenganges von Kaninchen parasitiert (s. S. 237, 255) und auffällige pathologisch-anatomische Veränderungen hervorruft (**Abb. 6.10d; 6.11a**).
2. *Toxoplasma gondii:* Während der akuten Phase finden sich zahlreiche Teilungsstadien in verschiedenen Wirtszelltypen (**Abb. 3.8b,c**), danach etwa 50–150 µm große Gewebezysten in Parenchymzellen; Entwicklungszyklus und Therapie s. S. 106. *T. gondii* kann bei den meisten Nagern und Lagomorpha angetroffen werden.
3. *Sarcocystis*-Arten: Schizonten in RES-Zellen, s. S. 261.
4. *Hepatozoon*-Arten: Schizonten in Hepatozyten, s. S. 250.

B: **Mehrzeller (Metazoa):**
1. Adulte Leberegel der Arten *Fasciola hepatica* (s. S. 239) und *Dicrocoelium dendriticum* parasitieren in den Gallengängen (**Abb. 5.25**).
2. Juvenile *F. hepatica* durchwandern das Leberparenchym (**Abb. 5.26a**) auf dem Weg vom Darm zu den Gallengängen (s. S. 203).
3. Larven von Bandwürmern *Cysticerus pisiformis* = Larve des Bandwurms beim Hund *Taenia pisiformis* (s. S. 31); *C. fasciolaris* = Larve des Bandwurms beim Hund *T. taeniaeformis* (s. S. 31); *Coenurus serialis* = Larve des Bandwurms von Hund und Fuchs *Taenia serialis* (s. S. 31); Hydatiden bzw. Zysten der Hunde- bzw. Fuchsbandwürmer *Echinococcus granulosus* (**Abb. 2.2; 3.9b; 5.27**) und *E. multilocularis* (**Abb. 2.2; 3.9a; 5.27**).
4. Adulte und Eier der Nematodenart *Capillaria hepatica*, s. S. 256).
5. Larven der Pentastomiden-Art *Linguatula serrata*, s. S. 258.

Bandwurmlarven

1. **Geographische Verbreitung:** Weltweit.
2. **Arten:**
   a) *Cysticercus pisiformis* (Larve des Bandwurms *Taenia pisiformis* beim **Hund**, s. S. 31; typische Zwischenwirte sind **Kaninchen** und **Hase**) wird etwa erbsen- bis haselnußgroß (6–14 mm); häufig sind mehrere Zystizerken traubenförmig angeordnet; sie enthalten jeweils nur eine Protoskolex und liegen unter der Serosa der Leber (**Abb. 6.10a**), meist aber im Netz und im Mesenterium. Seltener dagegen in der Lunge (s. S. 259) oder im Gehirn. Die Larven (Onkosphären) wandern im Regelfall durch die Leber in die Bauchhöhle ein.
   b) *C. fasciolaris* (Larve des Bandwurms von **Katze** und **Hund** *T. taeniaeformis;* typische Zwischenwirte sind **Mäuse** und **Ratten**); Zystizerken von etwa 1–2 cm Durchmesser enthalten einen gewunden liegenden Strobilocercus (= Skolex mit Strobila und einer Endblase; **Abb. 6.3e**).
   c) *Coenurus serialis*, die mehrköpfige Zyste des Bandwurms von Hund und Fuchs *Taenia serialis* (1–1,5 cm Durchmesser) findet sich meist im Gehirn, im Bindegewebe der Muskeln und nur selten in der Leber, besonders häufig bei **Hasen** und **Kaninchen**.
   d) Hydatiden bzw. multilokuläre Zysten der Bandwürmer *Echinococcus granulosus* (**Abb. 3.9**) bzw. *E. multilocularis* (s. S. **Abb. 3.9a**) finden sich häufig in der Leber,

Lunge und Gehirn (**Abb. 5.27**). Sie entwickeln sich sehr langsam über mehrere Monate (bei nahezu allen Vertretern dieser Gruppe).

3. **Symptome der Erkrankung:**
   a) Bei starkem Befall mit *Cysticercus pisiformis* verursachen die Oncosphaera-Larven (wurden mit den Eiern oral aufgenommen) bei der Wanderung durchs Leberparenchym oder Perforierung des Bauch- und Zwerchfells innere Blutungen und Entzündungen, die rasch zum Tode führen können (insbesondere bei Kaninchen). Bei schwächerem Befall treten Verdauungsstörungen, Anämie und Abmagerung in den Vordergrund.
   b) Beim Befall mit *C. fasciolaris, Coenurus serialis* und *Echinococcus*-Zysten verläuft der Infektionsbeginn meist unbemerkt ohne klinische Symptome. Beim auswuchernden Wachstum der Zysten kommt es dann zu lagespezifischen Funktionsstörungen der befallenen Organe. Vollständiger Funktionsverlust führt dann häufig zum Tode.
4. **Diagnose:** Bei Schlachtung, Sektion: Nachweis der Bohrgänge bzw. arttypischen Zysten (**Abb. 6.10c; 5.21c; 5.27**). Serologischer Nachweis möglich.
5. **Infektionsweg:** Oral, durch Aufnahme von Eiern (evtl. ganzen Proglottiden) aus den Fäzes oder Endwirte (s. S. 24 ff) mit dem Futter.
6. **Prophylaxe:** Verschmutzung des Futters durch Fäzes der Bandwurmträger vermeiden; regelmäßige Entwurmung der Hunde; keine Verfütterung von rohen Organen an die Endwirte.
7. **Inkubationszeit:**
   a) Bei *C. pisiformis:* wenige Tage (3–4).
   b) Bei den anderen: Wochen; Monate bei *Echinococcus*.
8. **Präpatenz:**
   a) Bei *C. pisiformis* finden sich ab dem 40. Tag p.i. vollständig ausdifferenzierte (= einen Protoskolex enthaltende) Zysten in der Bauchhöhle bzw. in der Leber (Auswanderung aus der Leber etwa ab dem 20. Tag p.i.).
   b) Bei anderen Arten sind mehrere Monate notwendig (*C. fasciolaris*, 2–3 Monate, *C. serialis* 6–8 Monate, **Hydatiden:** mehrere Monate), um im Innern der Zysten infektionsfähige Protoskolizes zu produzieren.
9. **Patenz:** Monate (bis zum Tod des Zwischenwirts).
10. **Therapie:** Wegen fehlender pathognostischer Symptome ist eine therapeutische Behandlung meist nicht erforderlich. Sollten Verdachtsmomente (nach Schlachtung/Sektion) für eine Bestandsinfektion bestehen, können Zystizerken **versuchsweise** therapiert werden mit: **PRAZIQUANTEL** (Droncit®: bei *C. pisiformis* 5 × 50–100 mg/kg Kgw p.o., *C. fasciolaris* 1 × 250 mg/kg); daneben können **versuchsweise** Benzimidazol-Anthelminthika mit dem Futter über mehrere Tage verabreicht werden (**s. S. 198 Kap. 5.4.1**).

Capillaria hepatica (Haarwürmer)

1. **Geographische Verbreitung:** Weltweit.
2. **Artmerkmale:** Die adulten Würmer (♂ 15–30 mm × 0,06 mm, ♀ bis 100 mm × 0,2 mm) leben im Leberparenchym unmittelbar unter der Oberfläche. Die etwa 45–60 × 30–35 µm großen, unembryoniert abgesetzten, typischen Eier (**Abb. 6.11b**) verbleiben im Leberparenchym und erscheinen in gelblichen «Nestern». Sie verharren im 8-Zellen-Stadium bis der Wirt stirbt und verwest, oder sie werden mit der Leber von einem Fleischfresser verzehrt. In letzterem Fall wird dessen Darm jedoch lediglich passiert und die Larvalentwicklung findet generell erst im Freien statt, wo nach 4–6 Wochen eine infektiöse Larve entsteht, die im Ei bis 1 Jahr (auch bei Kälte) lebensfähig bleibt. Diese

Eier werden dann wieder von den Nagern mit dem Futter oral aufgenommen. Im Zäkum werden die L$_1$ freigesetzt und häuten sich zum ersten Mal; diese L$_2$ durchdringen die Wand des Zäkums und werden bereits 52 h p.i. in der Leber angetroffen. Die weiteren drei Häutungen laufen dann in der Leber ab, wobei die alte Larvenhülle meist noch als «Scheide» einige Zeit erhalten bleibt. Etwa 4 Wochen p.i. ist die Geschlechtsreife erreicht.

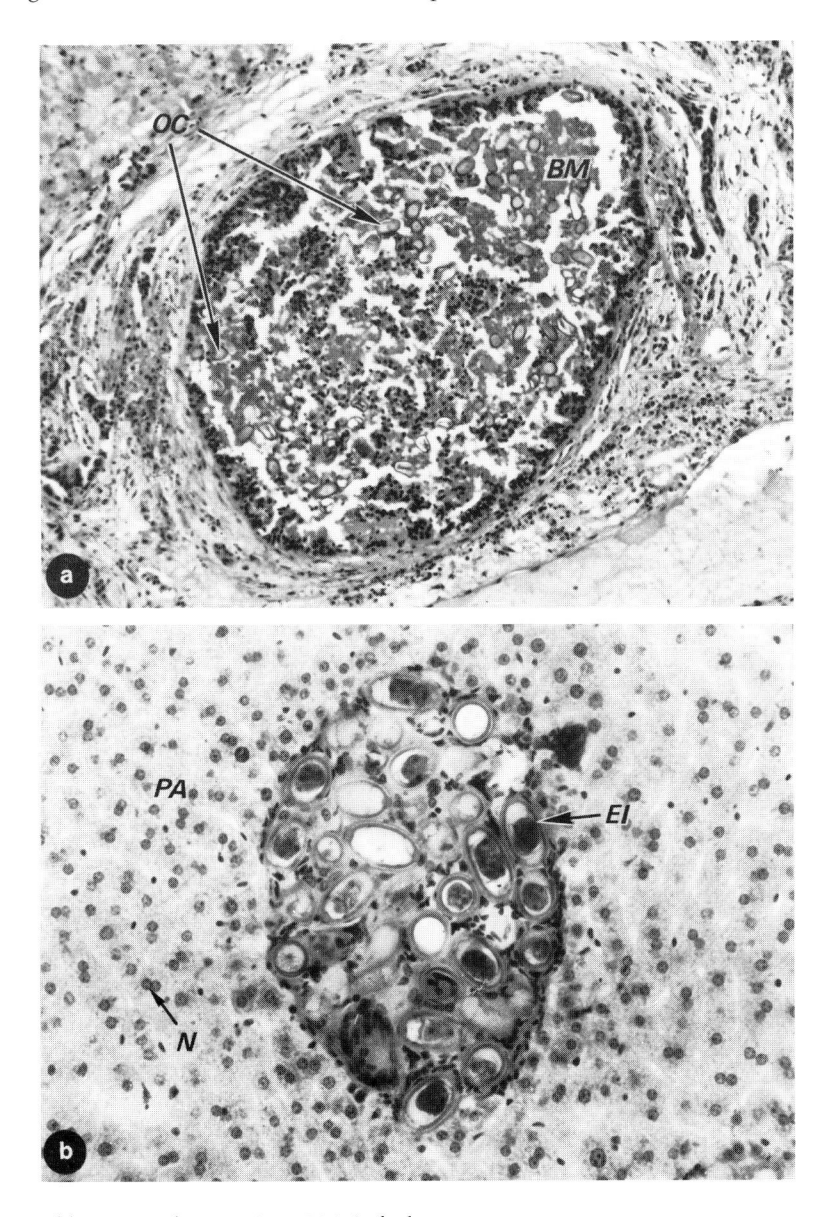

Abb. 6.11: Leberparasiten; LM-Aufnahmen.
a) *Eimeria stiedai*; stark zerstörter Gallengang (enthält zahlreiche Oozysten (OC) und Blutmassen (BM); Inhalt erscheint makroskopisch rahmartig. × 50.
b) *Capillaria hepatica*; Nest von Eiern (EI) im intakten Parenchym (PA); N = Nucleus der Wirtszellen. × 100

3. **Symptome der Erkrankung:** Unspezifische Funktionsstörungen der Leber.
4. **Diagnose:** Nachweis der «Ei-Nester» in der Leber bei Sektion bzw. Schlachtung infizierter Tiere (**Abb. 6.11b**).
5. **Infektionsweg:** Oral, durch Aufnahme von infektionsfähigen (= larvenhaltigen) Eiern mit dem Futter.
6. **Prophylaxe:** Vermeidung von Kontamination des Futters mit Fäzes von Fleischfressern; keine Verfütterung roher Leber an Fleischfresser.
7. **Inkubationszeit:** 2–3 Tage.
8. **Präpatenz:** Eier werden etwa 21–28 Tage p.i. abgelegt, bleiben aber im Leberparenchym!
9. **Patenz:** Adulte Würmer leben nur kurze Zeit (♂ 40 Tage, ♀ 60 Tage), aber die Eier bleiben für die gesamte Lebenszeit des Wirtes in dessen Parenchym.
10. **Therapie:** Eine spezifische Therapie ist nicht bekannt; aus der Literatur ist zu entnehmen, daß mit **MEBENDAZOL** (Ovitelmin®: 5 Tage × 3 mg/kg), **FENBENDAZOL** (Panacur®: 5 Tage × 6 mg/kg) oder **PARBENDAZOL** (Parbendazol Pulver: 5 Tage × 25 mg/kg Kgw p.o.) eine erfolgreiche Behandlung u. a. bei Nagern durchgeführt werden kann.

Larven von *Linguatula serrata*

1. **Geographische Verbreitung:** Weltweit.
2. **Artmerkmale:** Nahezu alle in diesem Kapitel besprochenen Tiere können Zwischenwirte (ZW) des Zungenwurms *Linguatula serrata* sein, der als adulter Wurm in der Nasenhöhle von Fleischfressern (s. S. 59) parasitiert (auch beim Menschen!). Im ZW treten drei verschiedene Larvenformen (in Leber, Lunge, Muskulatur etc.) auf:
   1. **Primärlarven.** Diese schlüpfen im Darm des ZW aus der Eihülle und verlassen mit Hilfe der vier Krallenfüßchen und einem oralen Bohrstachel den Darm um via Blutstrom in innere Organe (u. a. Leber) vorzudringen (**Abb. 2.17b**).
   2. **Enzystierte Sekundärlarven.** Sie entstehen in sog. «Pentastomen-Knötchen» aus den Primärlarven und weisen keinen Bohrstachel sowie auch keine Füßchen mehr auf. Sie wachsen unter mehreren Häutungen (in etwa 7 Monaten) heran.
   3. **Endlarve (Terminallarve, Stachellarve).** Das Endstadium der Larven in den «Pentastomen-Knötchen» ist auf 5 mm Länge herangewachsen und durch vier vordere Doppelhaken gekennzeichnet (**Abb. 2.27c; 2.18**), mit deren Hilfe sie auch die Zystenwand durchbrechen kann. Sie vermag 2 Wochen in der Leibeshöhle umherzuwandern und stellt mit noch nicht abgestorbenen Larven in den Zysten die Infektionsquelle für die Endwirte dar.
3. **Symptome der Erkrankung:** Beim ZW kommt es bei extremem Befall zu organspezifischen Schäden und Ausfallerscheinungen; evtl. tritt der Tod ein; sonst inapparent.
4. **Diagnose:** Bei Schlachtung/Sektion Nachweis der Pentastomiden-Knötchen mit den Sekundär- bzw. Terminallarven.
5. **Infektionsweg:** Oral, Zwischenwirte infizieren sich durch Aufnahme von larvenhaltigen Eiern (im Nasenschleim der Endwirte) mit kontaminiertem Futter.
6. **Prophylaxe:** Regelmäßige Kontrolle der Hunde; keine Verfütterung von rohen Innereien an Hunde.
7. **Inkubationszeit:** Wenige Tage.
8. **Präpatenz:** Nach etwa 7 Monaten sind die Terminallarven infektionsfähig, werden aber nicht frei!
9. **Patenz:** In den Zysten max. 1 Jahr.
10. **Therapie:** Wegen der meist wenig ausgeprägten klinischen Symptome und einer fehlenden Diagnose-Möglichkeit intra-vitam sind bisher keine chemotherapeutischen Maßnahmen entwickelt worden.

6.4.2 Lunge

In der Lunge finden sich neben einer Reihe von passierenden bzw. aberranten Stadien folgende Parasiten in nennenswertem Maße:
A: **Einzeller (Protozoa):**
1. *Toxoplasma gondii:* Gewebezysten (**Abb. 3.10d,3**) und Teilungsstadien in RES-Zellen (**Abb. 3,8b,c**); Entwicklungszyklus s. S. 105.
2. *Sarcocystis*-Arten: Schizonten in RES-Zellen, s. S. 261.
3. *Hepatozoon*-Arten: Schizonten in Endothelzellen (**Abb. 6.8d,** s. S. 250).
4. *Pneumocystis carinii*-Stadien auf der Oberfläche der Alveolen (**Abb. 6.12**), s. S. 119.

B: **Mehrzeller (Metazoa):**
1. Bandwurm-Larven, s. S. 255.
2. Adulte und Larven der Lungenwürmer in den Bronchien, s. S. 259; **Abb. 6.12g**
3. Larven des Zungenwurms *Linguatula serrata,* s. S. 258.

Pneumocystis carinii

1. **Geographische Verbreitung:** Weltweit.
2. **Artmerkmale:** Dieser Erreger, dessen systematische Stellung noch unklar ist, findet sich insbesondere bei **Ratten, Mäusen** und **Meerschweinchen** (aber auch bei an **AIDS** erkrankten **Menschen** oder bei Säuglingen im Alter von 1–4 Monaten). Auf den Zellen der Lungenalveolen sitzen 2–8 µm große Trophozoiten (ohne Wand, helle Vakuolen) oder ein-/mehrkernige Zysten (**Abb. 6.12b–f**). Die *Pneumocystis*-Stadien die Oberfläche der Alveolen nahezu völlig überziehen.
3. **Symptome der Erkrankung:** Meistens symptomloser Verlauf; bei erworbenen Immundefekten «Aufblühen» der Infektion bei gleichzeitigen starken Atembeschwerden, die sich zu Erstickungsanfällen steigern können, starke Verschleimung der Bronchioli und Alveolen als Reaktion auf den vollständigen Besatz der respiratorischen Oberfläche; Erstickungstod unter Pneumonie-artigen Erscheinungen.
4. **Diagnose:** Nachweis der Zysten (5–8 µm im Durchmesser) im Ausstrich des Nasenschleims (**Abb. 6.12a–f**) oder durch Anreicherung der Fäzes (s. S. 4).
5. **Infektionsweg:** Nasal durch Einatmen von Zysten im Staub.
6. **Prophylaxe:** Spielt in praxi keine Rolle. Bei Heimtieren Vorsicht bei Gabe von Immunsuppressiva oder bakteriellen bzw. Virusinfektionen, die ebenso das Immunsystem schwächen (vergl. HTLV III-Virus). In solchen Fällen chemotherapeutisch vorgehen (s. u.).
7. **Inkubationszeit:** Bei Ratten: 1 Woche (exp. Infektion).
8. **Präpatenz:** 4–7 Tage (exp. Infektion).
9. **Patenz:** Lebenslang
10. **Therapie:** Versuchsweise **PENTAMIDIN**-Isothionat (4 mg/kg Kgw über 2–3 Tage) oder Sulfonamide (z. B. **SULFAMETHOXAZOL,** 100 mg/kg Kgw) in Kombination mit **TRIMETHOPRIM** (20 mg/kg Kgw) über 10–14 Tage.

Protostrongylus sp. (Lungenwürmer)

1. **Geographische Verbreitung:** Weltweit.
2. **Arten:** *Protostrongylus*-Arten (u. a. *P. commutatus*); ♂ bis 3 cm; ♀ bis 6 cm lang, braun gefärbte Adulte liegen in den Bronchien; Entwicklungszyklen wie bei anderen Protostrongyliden s. S. 199.

3. **Symptome der Erkrankung:** Niesen; Husten; schleimiger bzw. dünnflüssiger Nasenausfluß; erschwertes Atmen; struppiges Fell; Abmagerung und Schwäche; ausgeprägte Symptome nur bei starkem Befall und bei Jungtieren.
4. **Diagnose:** Nachweis der Larven 1 in den Fäzes (**Abb. 6.5a**).
5. **Infektionsweg:** Oral, durch Aufnahme von Larven 3 in infizierten Zwischenwirten (Schnecken) mit dem Futter.
6. **Prophylaxe:** Entfernen von Schnecken aus dem Futter (bei Stallhaltung).
7. **Inkubationszeit:** 1–2 Wochen.
8. **Präpatenz:** 3–4 Wochen
9. **Patenz:** 1–2 Jahre
10. **Therapie:** Soweit eine Behandlung infrage kommt, kann nach den Empfehlungen für die Behandlung des Protostrongyliden-Befalls bei kleinen Wiederkäuern vorgegangen werden (**s. S. 203; Kap. 5.4.2**).

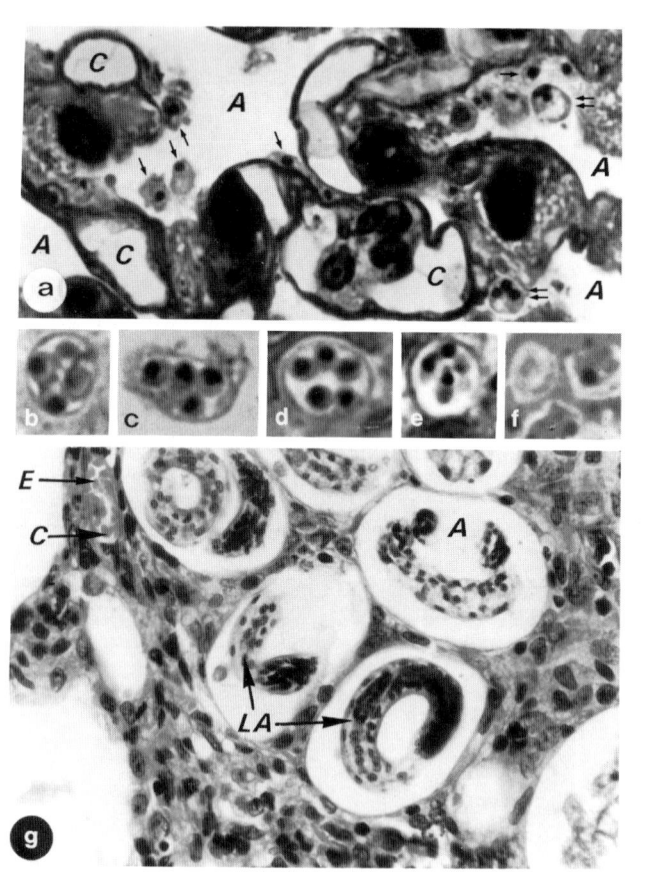

Abb. 6.12: Lungenparasiten; LM-Aufnahmen.
a–f) *Pneumocystis carinii* in der Rattenlunge. Zahlreiche Entwicklungsstadien (b–f) von Zysten und Trophozoiten finden sich auf Paraffinschnitten durch die Lunge (a; Pfeile). a) × 500 b–f) × 1100
g) Lungenwurmlarven in Lungenalveolen. × 250

A = Alveole
C = Kapillare
E = Erythrozyt
LA = Larve der Lungenwürmer

6.4.3 Muskulatur

Neben passierenden bzw. aberranten Stadien treten folgende Erreger häufiger in Erscheinung:

A: **Einzeller (Protozoa):**
 1. *Toxoplasma gondii:* Gewebezysten liegen intrazellulär (**Abb. 3.10d**): Entwicklungszyklus, **s. S. 49, 105**.
 2. *Sarcocystis*-Arten: Jede Nagetier-Art weist mindestens eine *Sarcocystis*-Art innerhalb ihrer Muskulatur auf, **s. S. 261**.

B: **Mehrzeller (Metazoa):**
 1. Bandwurm-Larven, **s. S. 255**.
 2. *Trichinella spiralis*-Zysten (bei aasfressenden Nagern wie Maus und Ratte); Entwicklungszyklus und Therapie, **s. S. 110**.
 3. Pentastomiden-Larven, **s. S. 258**.

Sarcocystis-Arten

 1. **Geographische Verbreitung:** Weltweit.
 2. **Arten:** Jede Nagerart weist mindestens eine *Sarcocystis*-Art auf:
    1) *S. muris:* Zwischenwirt **Maus**; Endwirt **Katze**, s. S. 52. Zystenwand der langen, mikroskopisch sichtbaren, fadenförmig-weiß erscheinenden Zysten ist glatt (**Abb. 6.13a,b**). Höchste Zystendichten in der Muskulatur von Mäusen werden experimentell mit Inokulation von nur 5–10 Sporozysten erreicht.
    2) *S. cymruensis:* Zwischenwirt ist die **Ratte**; Endwirt: **Katze**; Zystenwand dünn; Zysten bis 5 cm lang; makroskopisch sichtbar; auf Mäuse **nicht** übertragbar!
    3) *S. cuniculi:* Zwischenwirt **Kaninchen**; Endwirt **Katze**; Zysten mikroskopisch klein; Zystenwand mit aufrechten Vorwölbungen (**Abb. 6.13c**).
 3. **Symptome der Erkrankung (Sarkozystose):** Unauffällig während der Zystenphase, z. T. starke Beeinträchtigung des Allgemeinbefindens (Fieber, innere Blutungen, Ödeme, auch Mortalität) während der Schizogonien in den Endothelzellen verschiedener Organe.
 4. **Diagnose:** Nachweis der Zysten(stadien) im Quetschpräparat oder mit der Verdauungsmethode (nach Biopsien). Erst nach 1 Monat p.i. möglich.
 5. **Infektionsweg:** Oral, durch Aufnahme von Sporozysten aus den Fäzes der Endwirte (s. o.).
 6. **Prophylaxe:** Vermeidung von evtl. kontaminiertem Futter; keine Verfütterung von rohem Fleisch an Endwirte (zur Unterbrechung des Zyklus).
 7. **Inkubationszeit:** Erste Krankheitssymptome (Fieber) tauchen bei der ersten Schizogonie in den Endothelien vom 9.–13. Tag p.i. auf.
 8. **Präpatenz:** Muskelzysten sind etwa 1 Monat p.i. nachweisbar.
 9. **Patenz:** Zysten bleiben für mind. 1 Jahr infektiös.
 10. **Therapie:** Chemotherapie ist in der Erprobung (s. *Sarcocystis*-Arten der Wiederkäuer S. 195).

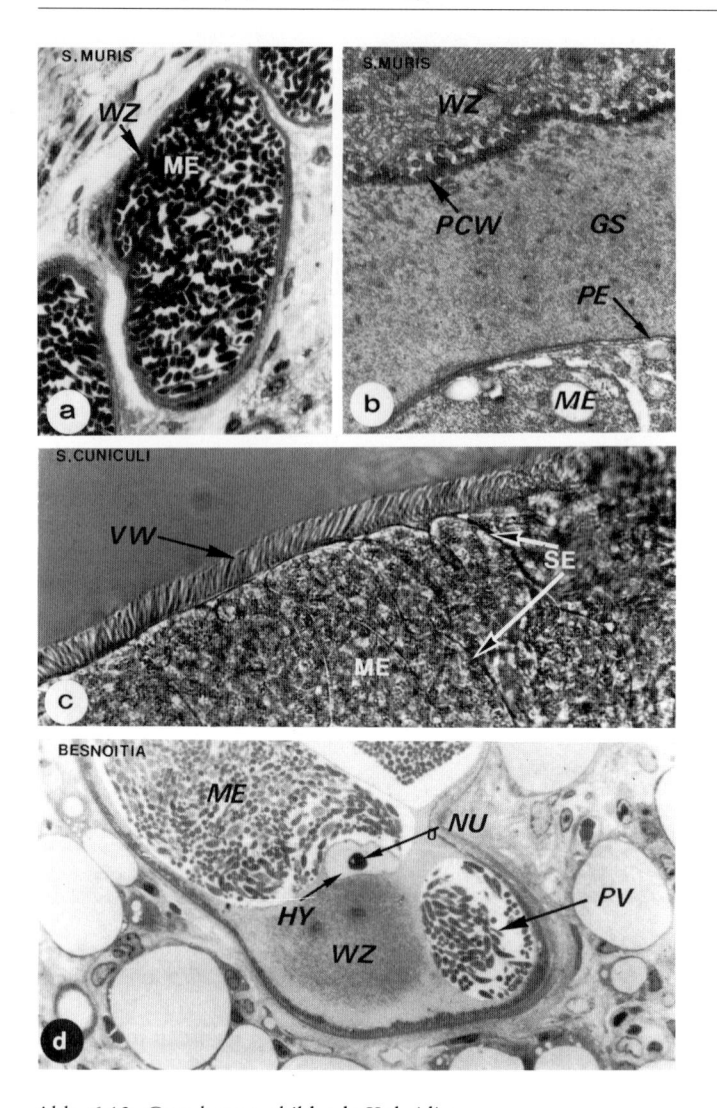

Abb. 6.13: Gewebezystenbildende Kokzidien.
a, b) *Sarcocystis muris* der Maus; dünnwandiger Zystentyp. LM- (a) und TEM-Aufnahmen. a) ×350 b) × 40 000
c) *S. cuniculi* des Kaninchen; LM-Aufnahme einer durch die Verdauungsmethode freigesetzten Zyste; charakteristisch sind die langen Vorwölbungen (VW). × 600
d) *Besnoitia jellisoni*-Zyste in einer Maus. Wie bei allen *Besnoitia*-Arten liegen die Zystenmerozoiten in parasitophoren Vakuolen (PV) innerhalb gedehnter Wirtszellen. × 300

GS = Grundsubstanz (formt Septen)
HY = Hypertrophierter Nucleus
ME = Zystenmerozoit
NU = Nucleolus
PE = Pellikula
PCW = Primäre Zystenwand
SE = Septum
VW = Vorwölbungen der PCW
WZ = Wirtszelle

6.5 Parasiten der Körperoberfläche

6.5.1 Haut

In der Haut finden sich folgende Parasiten in nennenswerten Anzahlen:
1. *Besnoitia* – Zysten (Abb. 6.8 f; 6.13d); Zyklusmerkmale s. S. 210).
2. Adulte Filarien der Gattung *Dipetalonema*, s. S. 252.
3. Räude-Milben, s. u..

Räude-Milben

1. **Geographische Verbreitung:** Weltweit.
2. **Arten:**
    a) *Psoroptes cuniculi* (Erreger der **Ohrräude**) verursacht insbesondere bei **Mastkaninchen** (in Großanlagen) wirtschaftlich bedeutsame Schäden, falls nicht frühzeitige und konsequente Bekämpfungsmaßnahmen durchgeführt werden; die Adulten messen: ♂ = 0,45 mm × 0,3–0,4 mm; ♀ 0,5–0,7 mm × 0,4–0,5 mm; charakteristisch sind die trompetenartigen Haftlappen auf gegliederten Stielen der Beinpaare 1–3 (♂) bzw. 1,2,4 (♀) (**Abb. 5.29a,b**). Die Entwicklung über ein sechsbeiniges Larvenstadium und zwei achtbeinige Nymphen zum adulten Tier benötigt 2–3 Wochen.
    b) *Notoedres cuniculi* (syn. *cati*, s. S. 72), Erreger der Kopfräude; die adulten Weibchen graben Gänge im Bereich der Lippen, des Nasenrückens, Stirn, Ohrengrunds und Augenränder. Ausdehnung auf den gesamten Körper ist jedoch auch möglich; diese Art ist wie *Sarcoptes cuniculi* (**Kopfräude**) sehr selten und ohne wirtschaftliche Bedeutung.
    c) *N. muris* (Erreger der **Ohrräude von Mäusen**): Ähnlichkeiten zu *N. cati*; Läsionen an Ohren, Nase und Schwanz, auch an äußeren Genitalien.
3. **Symptome des Befalls:** Die **Ohrräude** ist durch heftigen Juckreiz gekennzeichnet: äußerlich erscheinen regelmäßig Schuppen-, Knötchen- und Krustenbildungen; Exsudatbildungen werden häufig durch Sekundärinfektionen kompliziert; Abmagerung, Haarausfall an befallenen Stellen; bei Befall von Mittel- und Innenohr halten die Kaninchen den Kopf häufig schief; in Folge von zentralnervösen Störungen kommt es zu Bewegungsstörungen (Taumeln) und Apathie. Bei starkem Befall sind Todesfälle infolge Sepsis bzw. Meningitis keine Seltenheit.
4. **Diagnose:** Nachweis (s. S. 16) der Milben im Hautgeschabsel, da es sich um Grabmilben handelt.
5. **Infektionsweg:** Durch Körperkontakt werden juvenile Stadien der Grabmilben übertragen.
6. **Prophylaxe:** Isolierung befallener Tiere; Regelmäßige Reinigung und Desinfektion der Ställe sowie diese für mindestens 3–4 Wochen leer stehen lassen, damit wandernde Nymphen und Männchen absterben. Alle Neu-Käufe einer gründlichen Untersuchung vor der Einstellung unterziehen.
7. **Inkubationszeit:** Bei starkem Befall wenige Wochen, da die Generationenfolge nur etwa 2–3 Wochen beträgt.
8. **Präpatenz:** Bei Erstbefall tritt nach 3–4 Wochen die nächste Generation in großer Individuenzahl auf.
9. **Patenz:** Monate bis lebenslang durch dichte Generationenfolge.
10. **Therapie:** Es müssen alle Tiere eines Bestandes behandelt werden. Vor dem Besprühen oder Waschen mit einem Kontaktinsektizid sollen die erkrankten Hautstellen (z. B.

Ohren) von Borken und Krusten sorgfältig und vorsichtig mit Hilfe eines milden Antiseptikums (z. B. Rivanol®) befreit werden. Bei Sekundärinfektionen mit Bakterien zusätzliche antibiotische Versorgung. Bei fortgeschrittenem Befall (Mittel- und Innenohr) ist Heilungserfolg und Prognose ungünstig zu bewerten. Es empfiehlt sich Kontaktinsektizide anzuwenden, deren Rückstände zumindest bei Wiederkäuern, Schwein und Pferd untersucht sind (**s. S. 113, 149, 218**); dies trifft besonders für die Behandlung von Mastkaninchen zu (für eßbare Gewebe liegen hier keine Wartezeiten nach Behandlung mit Kontaktinsektiziden vor). Wiederholung der Behandlung ein- bis zweimal in Abständen vor einer Woche. **Versuchsweise** Anwendung von **IVERMECTIN** (Ivomec®; 0,4 mg/kg Kgw s.c. im Abstand von 4 Tagen) soll zur völligen Eliminierung der Milben führen.

6.5.2 Fell

1. Parasiten mit 6 Beinen (**Abb. 6.17**) 3
— Parasiten mit 8 Beinen (**Abb. 6.14**) 2
2. Stadien sind größer als 2 mm, Mundwerkzeuge vorn abgerundet, nur wenige Borsten (**Abb. 2.29; 5.34**) . . . . Zecken, s. S. 264
— Stadien sind meist kleiner als 1 mm, mit dichter Beborstung (**Abb. 6.14**) . . . .
. . . . Milben, s. S. 264
3. Mit starker Beborstung, unter 1 mm lang (**Abb. 2.26c**) . . Larven der Milben, s. S. 264
— Ohne starke Beborstung 4
4. Deutlich über 1 mm lang 5
— Max. 1 mm lang, Mundwerkzeuge vorstehend, vorn abgerundet; Rücken mit Schild (**Abb. 2.29c; 5.34b**) . . . . Larven der Zecken, s. S. 264
5. Stadien sind dorso-ventral abgeflacht (**Abb. 6.15**) . . . . Läuse, s. S. 266
— Stadien sind lateral abgeflacht, mit kräftigen Sprungbeinen (**Abb. 6.17**) . Flöhe, s. S. 268

Zecken

Die Larven, Nymphen und Adulten der mehrwirtigen Schildzecken größerer Haustiere (**s. S. 224**) befallen alle im Kapitel 6 besprochenen Wirtstiere. Dies ist vor allem bei der Ausbreitung von Babesien (**s. S. 248**) von großer Bedeutung, da diese Wirte infizierte Zecken evtl. über weite Strecken in Gebiete transportieren können, wo es noch nicht zu Erkrankungen gekommen war.

Stationäre Milben

1. **Geographische Verbreitung:** Weltweit.
2. **Arten:**
   a) *Cheyletiella parasitivorax:* **Raubmilbe**, die **Kaninchen** und die übrigen Vertreter dieser Gruppe befallen kann und sich im wesentlichen (auf dem Wirt) von Hautprodukten ernährt (sonst fressen sie andere Milben). Gänge in der Haut werden nicht gegraben. Die ständige Hautreizung kann jedoch bei Massenbefall und insbesondere bei Jungtieren zu räude-artigen Symptomen führen. Die Männchen werden etwa 0,3 mm × 0,2 mm groß, Weibchen bis 0,5 × 0,35 mm. Charakteristikum für diese Art sind die großen Pedipalpen, die in starken Klauen enden (**Abb. 2.30**). Die etwa

200 × 100 µm großen Eier werden mit Hilfe eines Fadens an den Haaren des Wirtstieres befestigt (umwickelt). Nach Knabbern im Fell können diese auch in den Fäzes in großer Zahl (und allen Entwicklungsstadien) angetroffen werden.
Achtung: Diese Milben können auch Menschen befallen und verursachen stark juckende Ekzeme!

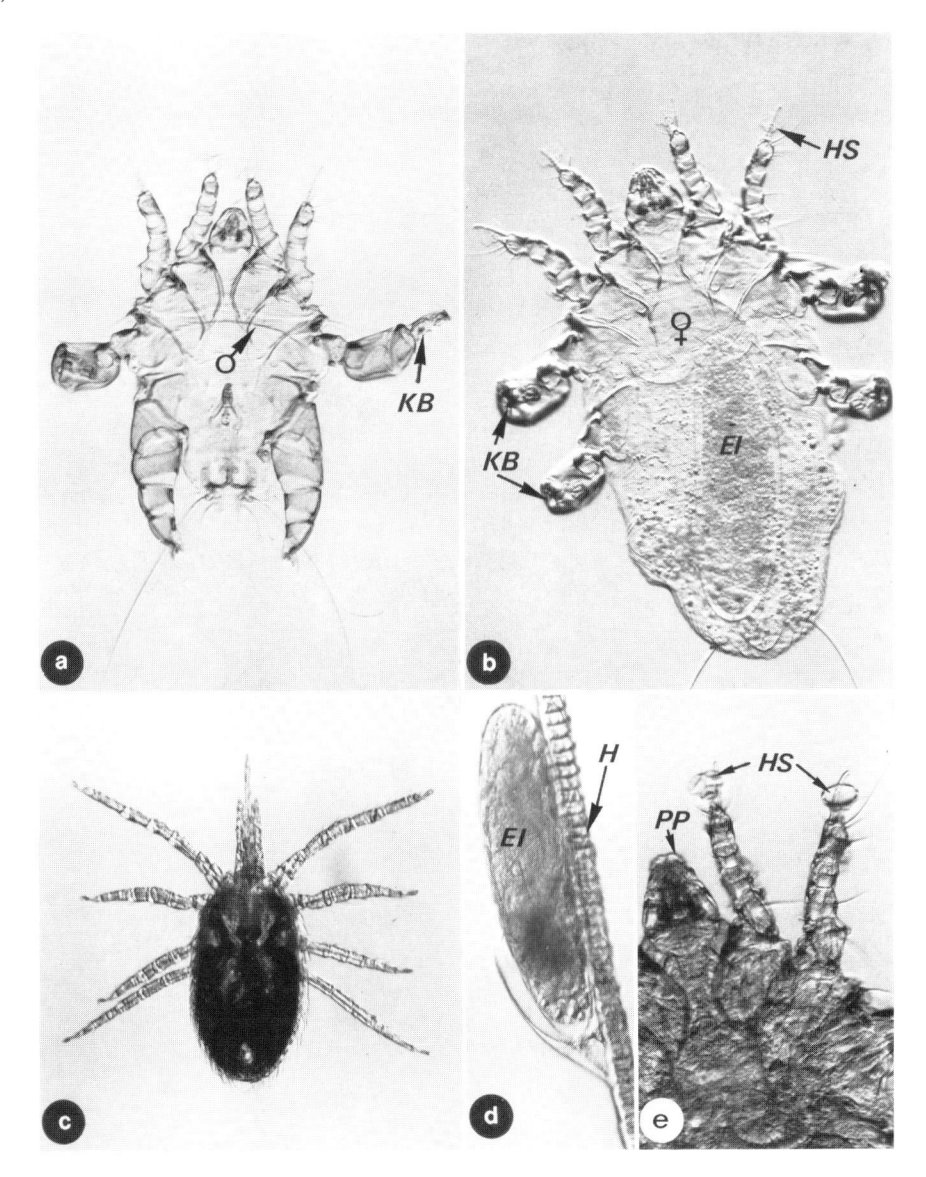

Abb. 6.14: Milben; LM-Aufnahmen.
a, b, d, e) *Myocoptes musculinus*. Merkmale s. Text. a, b) × 100   d) × 80   e) × 150
c) *Liponyssus bacoti;* Saugmilbe (s. stilettförmige Mundwerkzeuge). × 40
EI = Ei   KB = Klammerbein
H   = Haar   PP = Pedipalpen
HS = Haftscheibe

b) *Myocoptes musculinus* – Milben leben ständig im Haarkleid an der Hautoberfläche (♂ 0,25 mm × 0,15 mm; ♀ 0,35 × 0,2 mm) von Hautsekreten und Lymphe. Charakteristisch sind die Klammerbeine (♀ 3. + 4. Beinpaar; ♂ 3. Beinpaar, **Abb. 6.14a,b,d,e**), während die ersten Beinpaare mit Haftscheiben auf kurzen, ungegliederten Stielen versehen sind.

c) *Ornithonyssus* (syn. *Bdellonyssus* o. *Liponyssus*) *bacoti*: diese wirtsunspezifischen Milben saugen (mit Ausnahme ihrer Larven und Tritonymphen) Blut bei den Lagomorpha und vielen Nagern, aber auch beim Menschen; zu diesem Zweck sind die Mundwerkzeuge stilettartig ausgebildet (**Abb. 6.14c**). Der gesamte Lebenszyklus findet auf dem Wirtstier statt; das ♀ wird bis 1,1 mm lang!

3. **Symptome des Befalls:** Bei schwachem Befall unauffällig; bei Massenbefall zeigen besonders die Jungtiere Haarausfall, Schuppenbildung, Ekzeme; Verkrustungen, Exsudate mit Tendenz zu Sekundärinfektionen sowie räude-artige Hautveränderungen. Anämie und ekzemartige Hautveränderungen werden bei *Ornithonyssus*-Befall beobachtet.
4. **Diagnose:** Nachweis von Milben auf Klebestreifen, die gegen das Fell gedrückt werden.
5. **Befallsmodus:** Körperkontakt.
6. **Prophylaxe:** Isolierung und Therapie befallener Tiere; Desinfektion der Käfige bzw. Stallungen mit Kontaktinsektiziden (**s. S. 320**). Rattenbekämpfung in den Stallungen.
7. **Inkubationszeit:** Variabel, abhängig von der Befallsdichte.
8. **Präpatenz:** Milben werden erst bei größeren Anzahlen bemerkt.
9. **Patenz:** Lebenslang durch dichte (etwa 2–3 Wochen) Generationenfolge der Milben.
10. **Therapie:** Die Milben im Haarkleid und Hautoberfläche sind mit Kontaktinsektiziden (Bestäuben, Besprühen) relativ problemlos zu bekämpfen. Grundsätzlich können beim Nager alle Wirkstoffe auf der Basis der Carbamatverbindungen, der Pyrethroide, Phosphorsäureester oder HCH-Präparate eingesetzt werden. Bei Mastkaninchen ist die Anwendung von Kontaktinsektiziden hinsichtlich der zu erwartenden Rückstände in eßbaren Geweben problematisch (**Wartezeiten unbekannt**). Es empfiehlt sich, Präparate anzuwenden, deren Wartezeiten zumindest für Wiederkäuer (**s. S. 218**, Tabelle 5.5) bekannt sind.
Wiederholung der Behandlung nach 1 Woche, ggf. nochmals nach einer weiteren Woche. Desinfektion der Käfige und Stallungen mit einem Kontaktinsektizid (**s. S. 320**) nach gründlicher Reinigung.

Temporär blutsaugende Milben

Die etwa 0,2–0,5 mm langen gelblich-orange gefärbten Larven der Grasmilben *Neotrombicula autumnalis* (**Abb. 2.26c**) sowie alle Stadien (**s. S. 324**) der roten Vogelmilbe *Dermanyssus gallinae* (**Abb. 2.26d; 7.23**) können bei Nagern und Lagomorpha als temporär blutsaugende Ektoparasiten angetroffen werden, insbesondere bei räumlich naher Haltung von Lagomorpha/Nagern und Hühnern. **Symptome** und **Therapie s. S. 325**.

Läuse

1. **Geographische Verbreitung:** Weltweit.
2. **Arten:**
   a) *Haemodipsus*-Arten (bei **Kaninchen, Hasen**) werden als ♀ max. 1,5 mm (♂ 1,2 mm) lang; sitzen an Flanken, Rücken, Bauch. Antennen 5-gliedrig, Segmente mit je einer borstenartigen Haarreihe besetzt. ♀ und ♂ gleich aussehend. *H. ventricosus* des Kaninchens kann z. B. ein Übertrager der Erreger der Tularämie sein (**Abb. 6.15**).

b) *Polyplax*-Arten (bei **Ratte, Maus**); Sexualdimorphismus; erstes Beinpaar deutlich schwächer ausgebildet als 2. und 3.; 5 Antennenglieder.

Den Arten beider Gattungen fehlen Augen; Entwicklung über 3, ebenfalls blutsaugende Larvenstadien, die der Imago ähneln (= **hemimetabole Entwicklung**).

3. **Symptome des Befalls:** Erst bei starkem Befall (meist bei schlechten Haltungsbedingungen) kommt es zu starkem Juckreiz, Haarverlust, Verkrustungen, Exsudaten der Haut, evtl. Sekundärinfektionen; bei Massenbefall treten Anämie und Abmagerung hinzu.
4. **Diagnose:** Nachweis der Nissen (0,5 mm lang), Larven bzw. Adulten in den Haaren.
5. **Befallsmodus:** Körperkontakt.
6. **Prophylaxe:** Regelmäßige Fellkontrolle und hygienische Haltungsbedingungen (Desinfektion der Käfige mit einem Kontaktinsektizid mit Langzeitwirkung, s. S. 320).
Achtung: Wartezeiten für Mastkaninchen unbekannt.
7. **Inkubationszeit:** Bei Erstbefall 3–4 Wochen.
8. **Präpatenz:** 7–10 Tage nach der Ablage schlüpfen die Larven aus den Eiern (Nissen).
9. **Patenz:** Jahre durch dichte Generationenfolge.
10. **Therapie:** Anwendung von Kontaktinsektiziden durch Besprühen oder Bestäuben (s. stationäre Milben). Wiederholung der Behandlung nach 10–14 Tagen.
Versuchsweise IVERMECTIN® 0,2 mg/kg Kgw s.c.. **Achtung bei Mastkaninchen:** Wartezeit für eßbare Gewebe unbekannt!
Gründliche Reinigung der Käfige bzw. Stallungen und Desinfektion mit einem Kontaktinsektizid (siehe Prophylaxe).

H. ventricosus   **H. lyriocephalus**

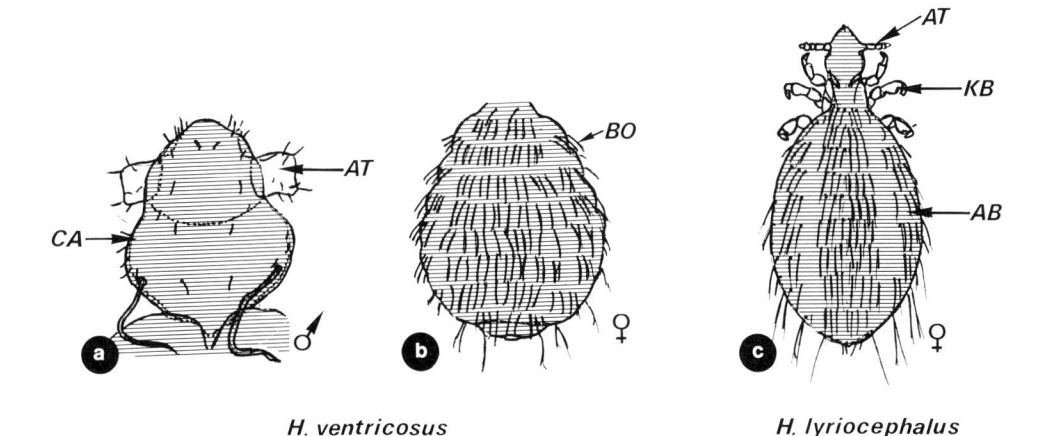

Abb. 6.15: Schem. Darstellung der Merkmale von *Haemodipsus ventricosus* (Kaninchenlaus) und *H. lyriocephalus* (Hasenlaus).
a) Kopf des ♂ von dorsal.
b) Abdomen des ♀ von dorsal.
c) Weibchen von dorsal.

AB = Abdomen
AT = Antenne
BO = Borsten
CA = Caput, Kopf
KB = Klammerbein (charakteristisch klein)

Flöhe

1. **Geographische Verbreitung:** Weltweit.
2. **Arten:** Flöhe saugen temporär Blut und lassen sich nach der Blutmahlzeit ins Lager des Wirts fallen.
   a) *Spilopsyllus cuniculi* (bei **Hase, Kaninchen**); ♂ bis 1,6 mm lang, ♀ bis 2 mm. Pronotal-Ctenidium (**Abb. 6.16**) mit 14–15 Dornen, Genal-Ctenidium mit 4–6 Dornen (= Wangenzähne); Überträger der *Myxomatose*-Viren und anderer Erreger (u. a. der Tularämie; *Francisella tularensis*).

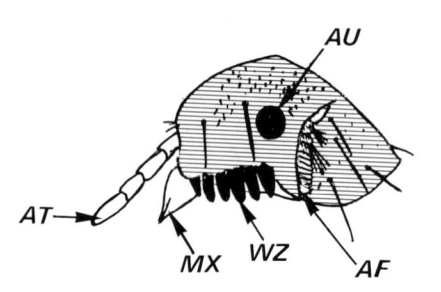

Abb. 6.16: *Spilopsyllus cuniculi*, Kaninchenfloh. Schem. Darstellung des Kopfes.

AF = Antennenfurche
AT = Antenne
AU = Auge, Ommatidium
MX = Maxille
WZ = Wangenzähne (= Genalctenidium)

   b) *Xenopsylla cheopis* (**trop. Rattenfloh**); Ctenidien fehlen, 1,5–2 mm lang (**Abb. 6.17a**); Pestüberträger *(Yersinia pestis)*.
   c) *Nosophyllus fasciatus* (**Europ. Rattenfloh**); ♀, ♂ bis 2 mm lang; Pronotal-Ctenidium mit 20 Dornen.
   d) *Leptopsylla segnis* (**Abb. 6.17c**) (**Hausmaus**floh) und *Ctenophthalmus assimilis* (**Feldmaus**floh; (**Abb. 6.17d,e**).
   Der Entwicklungszyklus der Flöhe umfaßt drei freilebende Larvenstadien, die sich von Detritus und Blutresten (= Kot der Adulten) ernähren, sowie ein Puppenstadium. **Achtung:** Evtl. Massenschlüpfen nach Erschütterungsreiz beim Berühren eines verlassenen Nestes bzw. Lagers!
3. **Symptome des Befalls:** Juckreiz, lokale Hautreaktionen durch Stiche; Massenbefall führt zu ekzematösen Hautveränderungen, Anämie und Abmagerung.
4. **Diagnose:** Adspektion des Felles und der Haut; Nachweis der vollgesogenen ♀ und ♂.
5. **Befallsmodus:** Körperkontakt; **Achtung:** Flöhe können relativ weit und hoch springen!
6. **Prophylaxe:** Regelmäßige und gründliche Reinigung sowie Desinfektion (Kontaktinsektizide, s. S. 320) der Tierlager bzw. Wechseln der Einstreu. **Achtung:** Puppen können lange Zeit (bis zu 3 Jahre) im Ruhezustand verharren. Adulte schlüpfen (auf Erschütterungsreiz!) meist nach 3 Wochen.
7. **Therapie:** Besprühen oder Bestäuben der Tiere mit einem geeigneten Kontaktinsektizid (**Präparate s. S. 320**).

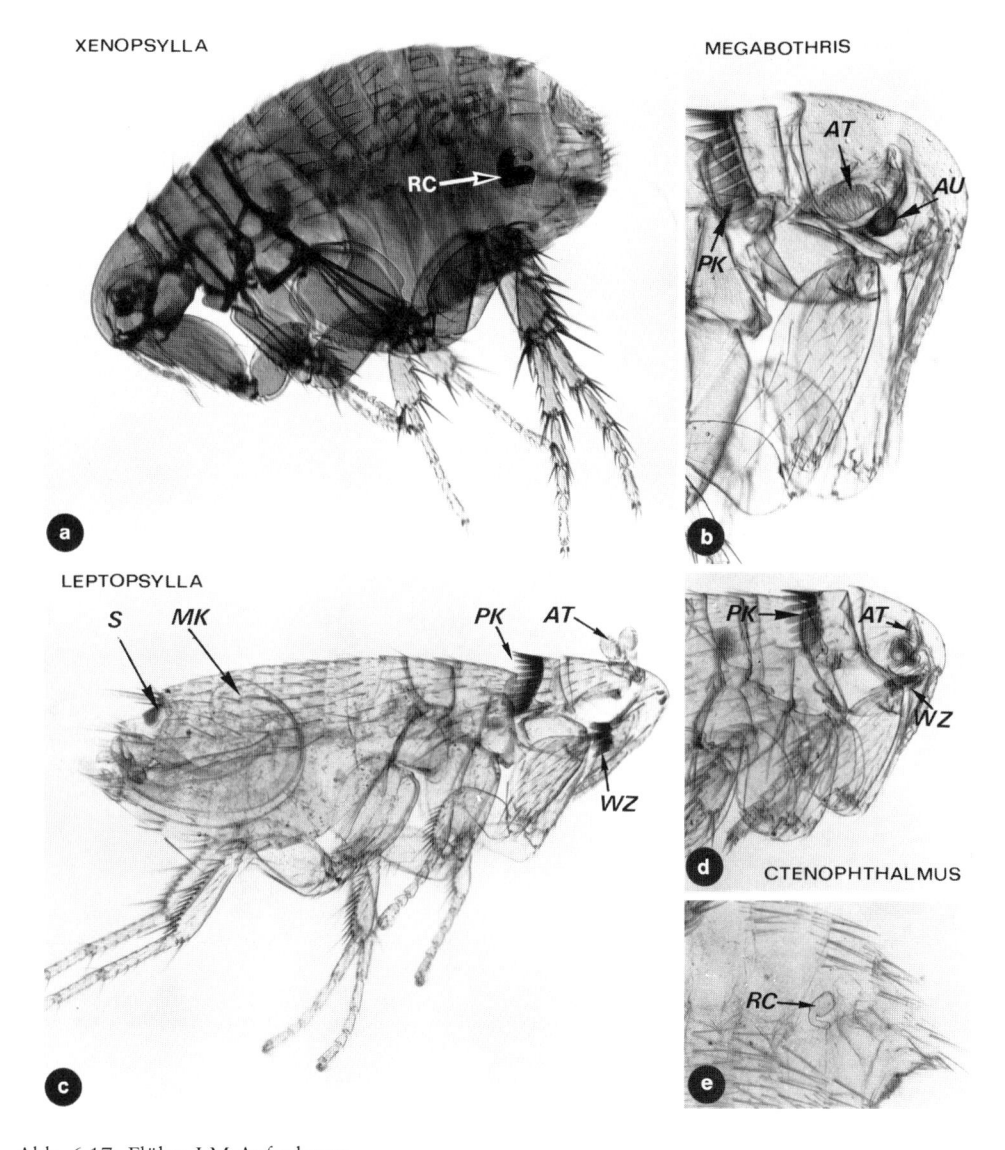

Abb. 6.17: Flöhe; LM-Aufnahmen.
a) *Xenopsylla cheopis*; ♀ des trop. Rattenflohs; charakteristisch ist die Form des Receptaculums seminis. × 3,5
b) *Megabothris turbidus*, Floh bei vielen Muriden. × 90
c) *Leptopsylla segnis*, ♂ Hausmausfloh. × 35
d, e) *Ctenophthalmus agyrtes*; Floh (♀) vieler Nager. × 50

AT = Antenne
AU = Auge (Ommatidium)
MK = Männliche Kopulationsorgane
PK = Pronotalkamm (Ctenidium)
RC = Receptaculum seminis
S = Sinnesborsten der Pygidialplatte
WZ = Wangenzähne (= Genalctenidium)

7. Parasiten der Vögel

Inhalt

7.1 Stadien in den Fäzes 271
7.2 Stadien im Blut 305
7.3 Stadien in inneren Organen 311
  7.3.1 Geschlechtsorgane 311
  7.3.2 Lunge/Luftröhre 313
  7.3.3 Muskulatur 315
7.4 Parasiten der Körperoberfläche 317
  7.4.1 Haut 317
  7.4.2 Gefieder 322

7.1 Stadien in den Fäzes

1. Stadien sind makroskopisch sichtbar 2
— Stadien nur mikroskopisch (evtl. nach Anreicherung) sichtbar 5
2. Stadien sind dorso-ventral abgeflacht 3
— Stadien sind im Querschnitt ± drehrund 4
3. Parasiten sind blattförmig verbreitet; besitzen zwei Saugnäpfe (**Abb. 7.9**) . . . . . .
  . . . . **Adulte abgegangene Trematoden, s. S. 292**
— Parasiten erscheinen bandförmig (**Abb. 7.11**) . . . .
  . . . . **Ganze oder Teile von Bandwürmern, s. S. 296**
— Stadien weisen 6 oder 8 Beine auf (**Abb. 7.13**) . . . .
  . . . . **Futtermilben bzw. -käfer in der Darmpassage, s. S. 303**
4. Bei Druck auf das Vorderende erscheint ein vorstülpbarer, mit Haken bewehrter Rüssel
  (vergl. **Abb. 9.10**) . . . . **Adulte, abgegangene Kratzer, s. S. 297**
— Ohne vorstülpbaren Rüssel; vorn evtl. mit Kutikulaverdickungen (vergl. **Abb. 2.9**), hinten
  evtl. mit Halteapparaten (**Abb. 2.10c; 9.8b**) . . . .
  . . . . **Adulte, abgegangene Nematoden, s. S. 298 ff**
5. Stadien sind begeißelt (beweglich in frischen Fäzes) 6
— Stadien ohne Geißeln (evtl. mit extrem langen Schalenfortsätzen) . . . 8
6. Meist mit 1 (selten mit 2–4) Geißel(n) (**Abb. 7.2**) . . . *Histomonas meleagridis*, s. S. 274
— mit mehr als 2 Geißeln 7
7. Mit drei Paar Geißeln am Vorderende und einem Paar am Hinterende (**Abb. 7.4**) . . . .
  . . . . *Spironucleus*-(*Hexamita*)-Arten, s. S. 280
— Mit vier freien, vorderen Geißeln und einer Schleppgeißel (**Abb. 7.1**) . . . .
  . . . . *Trichomonas*-Arten, s. S. 272
8. Ovoide Stadien meist unter 30 μm Länge (selten 40 μm), einkerniges, kugeliges Zytoplasma liegt im Inneren, füllt dieses aber nicht aus (**Abb. 7.5b–d**); in älteren Fäzes kann die Sporulation (= Bildung von Sporozysten) bereits begonnen haben (**Abb. 7.6b**) . . . .
  . . . . **Oozysten der Kokzidien, s. S. 282**
— Ovoide Stadien max. 15 × 8 μm groß (**Abb. 7.5a**) . . . . . *Giardia*-Zysten, s. S. 281
— Stadien sind größer und erscheinen anders 9

9. Eier enthalten eine Larve 10
— Eier ohne deutliche Larve 14
10. Ovoide Eier deutlich über 100–150 µm lang; Larve mit gegliederten Beinen; Schale ohne Fortsatz (Abb. 7.12i) . . . . Larven der Milben, s. S. 303
— Larve anders gebaut, deutlich unter 100 µm Länge 11
11. Eischale mit Dorn (etwa 70 × 50 µm; Abb. 7.10a) . . *Ornithobilharzia*-Arten, s. S. 293
— Eischale ohne Dorn (aber evtl. mit 2 langen Fäden) 12
12. Eischale mit zwei langen, das Ei um das 5–10-fache überragenden Fäden (Abb. 7.10c) . .
. . . . *Notocotylus*-Arten, s. S. 295
— Eischale mit zwei kürzeren Fortsätzen (Abb. 7.10b) . . . .
. . . . Schistosomatide Trematoden, s. S. 293, 310
— Eischale ohne äußere Fäden 13
13. Ei von ellipsoider Gestalt (Abb. 7.12d); Larve ist wurmförmig (aufgerollt) . . . .
. . . . *Echinuria*-Arten, s. S. 302, *Tropisurus*-Arten, s. S. 302
. . . . *Gongylonema*-Arten, s. S. 302, *Streptocara*-Arten, s. S. 302
— Ei ± ovoid bis kugelig, enthält eine kugelige Hakenlarve (Oncosphaera; Abb. 7.8e,f) . . .
. . . . Eier einiger Bandwürmer, s. S. 296
— Eischale dickwandig; Larve mit vorderem Hakenkranz (Abb. 7.8h) . Kratzer, s. S. 297
14. Eier weisen Polpfropfen auf (Abb. 7.12b,c) . . . . *Capillaria*-Arten, s. S. 301
— Eier ohne Polpfropfen 15
15. Ein Eipol weist einen deutlichen Deckel auf (Abb. 7.8b,c) . . . .
. . . . Eier einiger Trematoden (= Saugwürmer) s. S. 292 und S. 310
— Ohne Deckel oder mit deckelartigen Schalenverdickungen an beiden Eipolen 16
16. Eischale ohne Deckel 17
— Eischale mit Verdickungen an beiden Eipolen (Abb. 7.12a) . *Syngamus*-Arten, s. S. 313
17. Inhalt des Eies erscheint granuliert (Abb. 7.12 f) . . . .
. . . . *Ascaridia*-Arten[1], s. S. 298, und *Heterakis*-Arten[1], s. S. 301
— Inhalt des Eies ist embryoniert (in verschiedenen Stadien von Blastomeren; Abb. 7.12g) .
. . . . *Amidostomum*-Arten[1], s. S. 302, *Trichostrongylus*-Arten, s. S. 303

Trichomonas-Arten

1. **Geographische Verbreitung:** Weltweit.
2. **Arten:** In Deutschland sind 60–100% der unbehandelten Bestände verschiedener Vogel-Arten von Trichomonaden befallen. Im wesentlichen treten dabei zwei *Trichomonas*-Arten in den Vordergrund:
   a) *T. gallinae* (syn. *columbae*) parasitiert bei **Tauben, Hühnervögeln, Greifvögeln, Papageien, Sperlingen** und **Möwen** in der Schleimhaut des oberen Verdauungstraktes, erreicht eine Größe von etwa 7–15 µm × 5–10 µm und erscheint meist birnenförmig; Charakteristikum sind vier vordere, freie Geißeln und eine nach hinten ziehende, mit einer undulierten Membran erscheinende fünfte, deren Hinterende allerdings nicht frei wird (**Abb. 7.1b**). Der Achsenstab (Axostyl) ist am distalen Pol deutlich sichtbar.
   b) *T. gallinarum* parasitiert bei **Hühnern, Puten** und anderen **Hühnervögeln** in den Blinddärmen; die Stadien werden max. 8 µm lang; ihr Axostyl bleibt undeutlich (**Abb. 7.1a**).
3. **Symptome der Erkrankung (Trichomoniasis der Tauben):** Bei älteren Vögeln oft symptomlos (Parasitenträger). Nestlinge erkranken oft im Frühjahr, abgesetzte Jungtauben vom Frühjahr bis Herbst.

---
[1] Diese Eier sind ohne Vergleichsmaterial kaum zu unterscheiden.

Abb. 7.1: *Trichomonas*-Arten, schem. Darstellung (nach Doflein, Reichenow)

AX = Axostyl
C = Costa (Versteifungsfibrillen)
F = Flagellum, Geißel
FS = Freies Ende der SG
N = Nucleus, Kern
NS = Nicht-freies Ende der SG
SG = Schleppgeißel (= Recurrent flagellum)

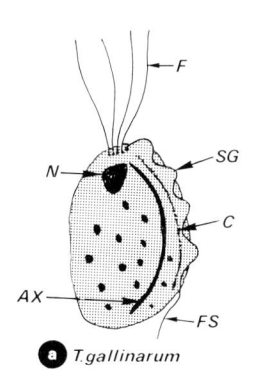

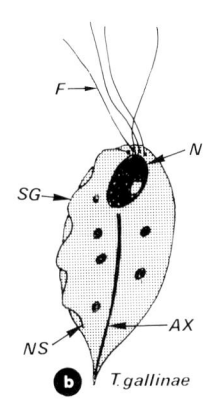

a) T. gallinarum
b) T. gallinae

a) **Bei Infektion mit *T. gallinae*** (Stämme zeigen oft sehr unterschiedliche Virulenz!) treten drei Verlaufsformen in Erscheinung:
   1. Die **Rachen-Kropf-Form** (sog. Gelber Knopf der Tauben) ist durch gelbe-käsige (diphteroide) Beläge der Schleimhaut der Schnabel-Rachenhöhle (gelegentlich auch Kropf) gekennzeichnet, die die Trinkwasser- und Nahrungsaufnahme behindern. Auffällig sind Freßunlust, Abmagerung, Schwäche, gelegentlich Atemnot; Flugvermögen bei Brieftauben ist eingeschränkt.
   2. Die **innere** bzw. **generalisierte Form** weist einen herdförmigen Befall verschiedener Leibeshöhlenorgane (z. B. Leber, Lunge, Herz, Luftsäcke; via Blut) auf und ist durch akuten Verlauf gekennzeichnet, bei dem in kurzer Zeit Mortalität auftritt.
   3. Bei der **Nabelinfektion** (Nabel gelb, Grützbeutel) kommt es zu auffälligen Schwellungen der Nabelregion. Diese Verdickungen enthalten bröckelige oder gelegentlich weiche, schmierige Massen; **klinisch** treten Appetitlosigkeit, starke Abmagerung und hohe Mortalität, besonders bei **Nestlingen** auf.
b) **Infektionen mit *T. gallinarum*** verursachen Durchfälle (hellgelber, dünnflüssiger Blinddarmkot infolge einer fibrinösen Enteritis: diphteroide Beläge mit Nekrose). In selteneren Fällen kommt es zur Generalisation (nekrotische Veränderungen des Leberparenchyms).
   Klinische Symptome sind Freßunlust und starke Abmagerung. Für Hühner ist der Erreger oft apathogen, dagegen können junge Fasanen (besonders in Fasanerien) akut erkranken und an der Infektion sterben (klinische Symptome siehe oben).
   Papageien sind nach Hauser (Prakt. Tierarzt 58; Collegium Vet.; 56, 1977) zu einem hohen Prozentsatz mit Trichomonaden infiziert (offensichtlich inapparent). Erkrankte Tiere zeigen Apathie, Kropfanschoppung, Atemstörung; fibrinöse, gelbliche Auflagerungen auf der Schnabelinnenfläche.
4. **Diagnose:** Nachweis der Erreger (**Abb. 7.1**) im Abstrich der Schleimhäute (Tupferproben) oder in Fäzes im Vitalpräparat (**s. S. 13**).
   Differentialdiagnostisch sind eine Reihe durch Bakterien und Viren verursachte Infektionen zu beachten (z. B. Pocken-Diphtheroid, Schnupfen, Mykoplasmose, Mykosen; Salmonellose und Tuberkulose bei innerer Trichomoniasis).
5. **Infektionsweg:** Oral; die Übertragung erfolgt durch sog. Kröpfen oder Schnäbeln zwischen Alt- und Jungtieren bzw. mit kontaminiertem Trinkwasser oder Futter (Austrocknung überleben die Erreger nicht!).
6. **Prophylaxe:** Sollte nach Plan erfolgen:
   a) Frühjahrsbehandlung der Alttauben (Präparate siehe Therapie) etwa 8–14 Tage vor

Schlupf der Gelege. Wiederholung der Behandlung in gefährdeten Beständen nach zweitem Gelege und nach Abschluß der Zuchtzeit.
b) Behandlung von zugekauften Tauben vor Einstellung oder nach Ausstellungen und Wettbewerben.
c) Kontakt mit Tauben aus anderen Beständen (gemeinsame Tränken) meiden. Regelmäßige Desinfektion der Trinkgefäße; Abdecken von stehenden Gewässern mit Netzen (z. B. Wasserlöcher, Dachrinnen etc.)

7. **Inkubationszeit:** 1–4 Tage.
8. **Präpatenz:** 1–4 Tage.
9. **Patenz:** Jahre, evtl. lebenslang durch dichte Generationenfolge; gelegentlich erlischt Infektion. Reinfektion jederzeit möglich (keine sterile, anhaltende Immunität).
10. **Therapie: Tauben:**
    a) **Niemals** fibrinöse-diphtheroide oder nekrotische Beläge ablösen (Verblutungsgefahr!).
    b) Nabelläsion vorsichtig öffnen, säubern und desinfizieren.
    c) Bei **innerer Trichomoniasis** zusätzliche parenterale Verabreichung von Antibiotika (z. B. Chloramphenicol, Streptomycin), Vit. A, E, B-Komplex über 1–2 Wochen.
    d) Für die kausale Therapie bzw. Prophylaxe eignen sich die allgemein gut verträglichen 5-Nitroimidazole, wie **DIMETRIDAZOL, RONIDAZOL** und **CARNIDAZOL** (Handelsnamen s. *H. meleagridis,* Tabelle S. 278). Als gleichwertig erweist sich **METRONIDAZOL** (Clont®, Flagyl® = Präparate aus der Humanmedizin bei Indikationen wie Trichomoniasis, Amoebiasis, Anaerobierinfektionen). Alle Präparate werden oral verabreicht (entweder im Trinkwasser oder als zermörserte Tablette). Bei der Applikation über das Trinkwasser muß der jahreszeitlich unterschiedliche Wasserbedarf der Tauben berücksichtigt werden. Für 400 g Kgw (Reisetaube) gelten folgende Richtwerte: warmes Sommerwetter ca. 50–60 ml; Frühjahr/Spätsommer ca. 40 ml; Herbst und Winter ca. 20–30 ml. Ältere Tiere nehmen weniger Wasser auf als jüngere (Freiflugbeschränkung während Behandlung auf 1–2 Stunden täglich).
    e) Die Länge der Behandlung richtet sich nach Lokalisation der Läsionen. Die jeweils empfohlene Konzentration wird bei **Rachen-Kropf-Trichomoniasis über 6–7 Tage** im Trinkwasser appliziert (**Achtung:** bei warmem Sommerwetter Dosierung reduzieren, s. oben). Bei schweren Läsionen und gelegentlich inapparenten Infektionen ist die Behandlung auf über 12 Tage auszudehnen.

Bei **innerer Trichomoniasis** ist die Prognose ungünstig. Behandlung über das Trinkwasser ist aufgrund der Schwäche der Vögel nicht mehr ausreichend. Bei besonders wertvollen Tieren empfiehlt sich die direkte Gabe des Präparates per Schlundsonde als Initialbehandlung; sonst Angebot von medikiertem Trinkwasser über 20 Tage.

Papageien:
Nach Literaturhinweisen hat sich **RONIDAZOL** im Trinkwasser in gleicher Dosierung wie für Tauben bewährt. Die Einzelbehandlung kann mit **CARNIDAZOL** (10 mg/ Großpapagei) durchgeführt werden; zusätzliche Verabfolgung von Vitaminen (s. oben).

Histomonas meleagridis

1. **Geographische Verbreitung:** Weltweit.
2. **Artmerkmale:** *H. meleagridis* Trophozoiten erreichen im Darm etwa 8–20 µm im Durchmesser und sind im Regelfall durch eine Geißel (selten 2–4 offenbar nach unterbliebenen Teilungen) charakterisiert (**Abb. 7.2**). Diese Stadien parasitieren bzw. leben kommensalisch im Blinddarm vieler **Hühnervögel** (Puten, Huhn, Perlhuhn, Pfau, Fasan etc.)

Abb. 7.2: *Histomonas meleagridis;* schem. Darstellung verschiedener Erscheinungsformen.

A = Amoeboides Stadium
F = Flagellum, Geißel
N = Nucleus, Kern
NU = Nucleolus
NV = Nahrungsvakuole

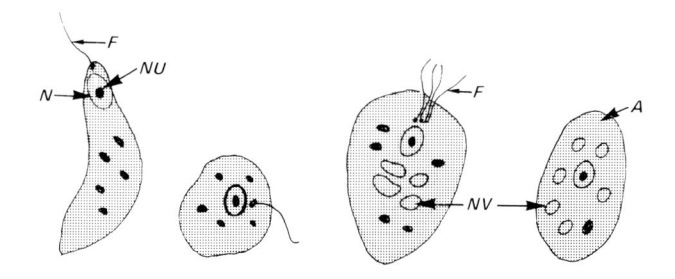

und gelangen mit den Fäzes ins Freie (eine Zystenbildung erfolgt nicht). Aus noch weitgehend unbekannten Gründen werden die Flagellaten pathogen, möglicherweise durch Änderung der Mikroflora im Darm (Bakterien, Pilze, Kokzidien). Sie dringen dann als sog. Trophozoiten unter Verlust ihrer Geißel in die Schleimhaut der Caeca via Pfortader und erst später in die Leber vor. Es entstehen dort Gewebeläsionen und Nekroseherde, in denen sich die amoeboiden Stadien vermehren. Darmtrophozoiten von *H. meleagridis* werden häufig in *Heterakis*-Eier (**s. S. 301**) eingeschlossen und bleiben dort lange (bis 4 Jahre) infektionsfähig. Dieser «Transportparasitismus» dürfte eine bedeutende Rolle bei der Ausbreitung von *H. meleagridis* spielen.

3. **Symptome der Erkrankung (Histomoniasis, Schwarzkopf-Krankheit, nekrotisierende Enteritis, Enterohepatitis-Syndrom):** Bei akutem Verlauf treten charakteristische, schwefelgelbe, schleimige Diarrhöen auf; im weiteren folgen Kreislaufschwäche, Schlafsucht (Folge der nekrotisierenden Hepatitis), Atemnot, struppiges Gefieder sowie eine blau-rot bis schwarz verfärbte Kopfhaut (Kamm). Anämie tritt bei chronischem Verlauf in den Vordergrund. Todesfälle sind insbesondere bei Jungtieren in Putenmastbeständen oder bei Intensivhaltung anderer Hühnervögel häufig.
Puten erkranken in jedem Alter (bevorzugt bis zum 4. Lebensmonat). Perlhühner zeigen nur Veränderungen in den Blinddärmen; in letzter Zeit wird auch über Blackhead-Erkrankung bei Hühnern berichtet (**Abb. 7.3**).

4. **Diagnose:** Nachweis der vegetativen Stadien in frischen Fäzes (**Abb. 7.2**); bei der Sektion lassen sich in der Leber scharf begrenzte, zentral gelbliche Nekroseherde von etwa Erbsengröße nachweisen; im Quetschpräparat des veränderten Gewebes können nativ die Trophozoiten (amoeboide Erreger) beobachtet werden (im Schnitt: **Abb. 7.3**). Differentialdiagnostisch sind systemische Pilzinfektionen zu beachten (PAS-Färbung des histologischen Schnittes gibt Aufschluß!).

5. **Infektionsweg:** Oral, durch Aufnahme von veg. Formen aus frischen Fäzes (bei dichter Stallhaltung); Aufnahme von kontaminierten Eiern/Larven von Nematoden der Gattung *Heterakis* oder durch Aufpicken von Regenwürmern, die als Transportwirt für *Heterakis*-Larven fungieren.

6. **Prophylaxe:** Aufzuchtputen von Hühnern streng trennen; ebenso Jungputen von älteren Puten getrennt halten. Aufzucht auf Drahtgitter hat sich bewährt. Beseitigung des *Heterakis*-Befalles durch regelmäßige Entwurmung (Effekt oft gering). Immunisierungsversuche verliefen bisher erfolglos; Zusatzstoffe im Alleinfutter **s. S. 277**.

7. **Inkubationszeit:** Etwa 6–9 Tage.

8. **Präpatenz:** Zwei Tage p.i. finden sich bereits Trophozoiten in den Fäzes; 5 Tage p.i. haben diese bereits die Schleimhaut der Blinddärme invadiert.

9. **Patenz:** Monate bis lebenslang (inapparent infizierte Alttiere).

10. **Therapie:** Zur Bekämpfung des **Enterohepatitis-Syndroms** (wirtschaftliche Bedeutung nur bei Puten) stehen mehrere Präparate zur Verfügung (**s. Tabellen S. 277–279**), deren

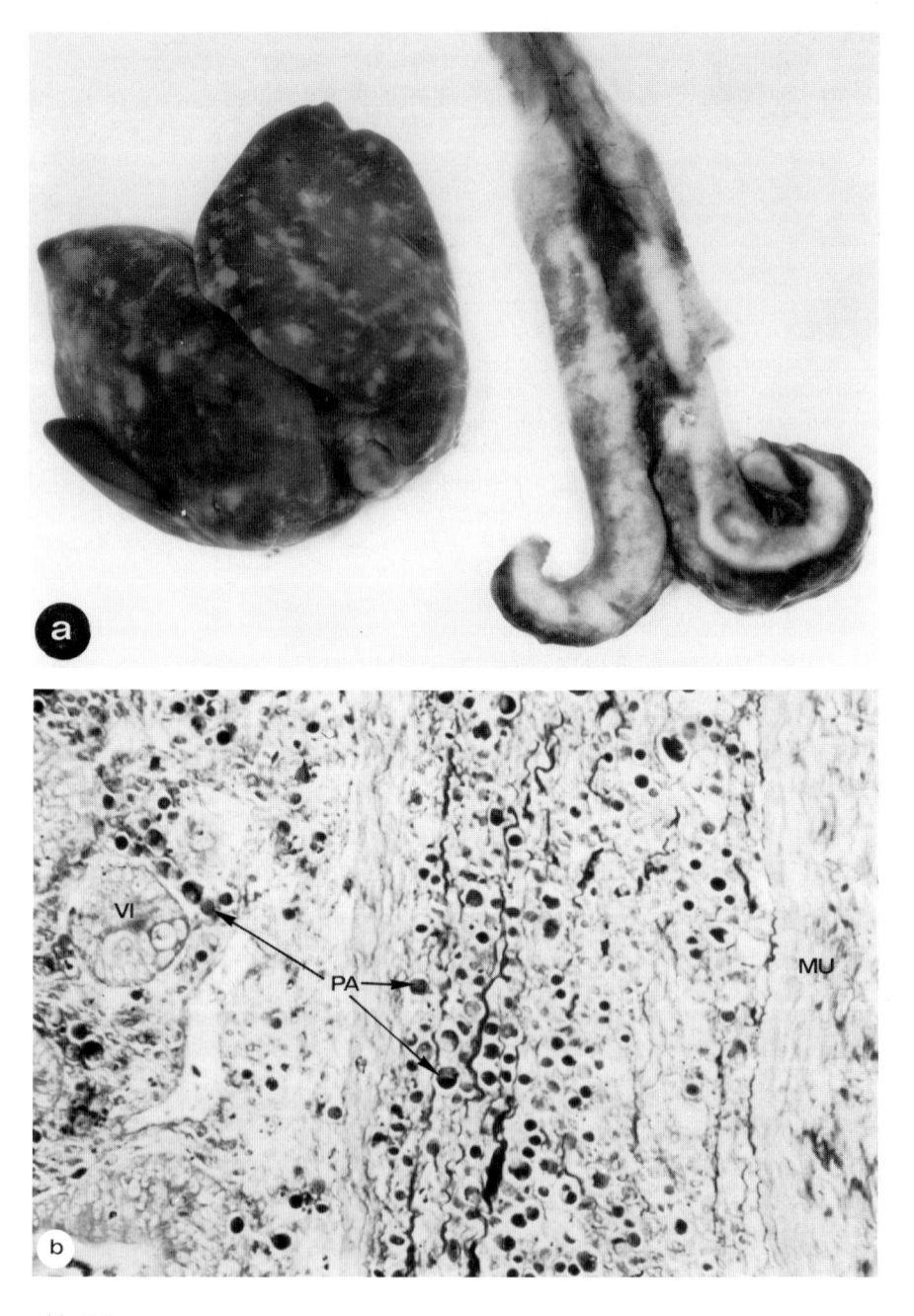

Abb. 7.3.
a) *Histomonas meleagridis*; Makro-Aufnahmen von geschädigten Organen (Typhlo-hepatitis). Die Leber zeigt konzentrisch-ringförmige Parenchymnekrosen; die Blinddärme sind diphtheroid-nekrotisierend entzündet. × 2
b) Schnitt durch die Darmwand. Die Übersicht zeigt zahlreiche (durch die Grocott-Färbung) schwarz erscheinende Parasiten (PA), die sowohl im Villi-Bereich (VI) als auch in tieferen Darmschichten auftreten. × 300 | MU = Muskulatur   PA = Parasiten   VI = Villi (quer getroffen)

Wirkstoff entweder 5-Nitroimidazole oder Furanverbindungen (**Achtung:** Verträglichkeit) sind. **IPRONIDAZOL** gilt nach Literaturhinweisen als das derzeit wirksamste Mittel. Alle Präparate können zur Therapie (**s. Tabelle S. 278**) und Prophylaxe (**s. Tabelle S. 277**; Wirtschaftlichkeit prüfen) eingesetzt werden, wobei auf festgesetzte Wartezeiten für eßbare Gewebe zu achten ist. Für eine erfolgreiche Therapie ist eine frühzeitige Verabreichung des Präparates notwendig. Bei der prophylaktischen Anwendung eines Präparates wird in der Regel der Ausbruch einer klinisch manifesten Enteritis verhindert. Eine Übertragung des Flagellats durch Eier von *Heterakis gallinarum* erfolgt jedoch weiter. Entwurmungsmaßnahmen s. S. 301.

Tabelle 7.1: Zusatzstoffe im Alleinfutter zur Verhütung der Schwarzkopfkrankheit der Trut- und Perlhühner (auch zur Bekämpfung).

	Chemische Kurzbezeichnung	Handelsname	Hersteller bzw. Vertrieb	Tierart	Anwendungs- konzentration ppm (Wartezeit)	Hinweise
Anhang I	[1]DIMETRIDAZOL	(Emtrymix, USA)	Salsbury Lab. (Rhône-Poulenc)	Trut- hühner Perl- hühner	100–200 125–150 (6 Tage)	Verabreichung ab Legereife unzulässig
	[1]RONIDAZOL	Duodegran® F (Ridzol, USA)	MSD AGVET	Trut- hühner	60– 90 (6 Tage)	Verabreichung ab Legereife unzulässig
	[1]IPRONIDAZOL	(Ipropan, USA)	Roche	Trut- hühner	50– 85 (6 Tage)	Verabreichung ab Legereife unzulässig
Anhang II	NIFURSOL	(Salfuride, UK)	Salsbury Lab. (Rhône-Poulenc)	Trut- hühner	75 (5 Tage)	–

[1] Richtlinien des EG-Rates vom 23. November 1970 über Zusatzstoffe in der Tierernährung; Richtl.: Zusatzstoffe-Anhang I + II bzw. in BR-Deutschland zugelassene Zusatzstoffe nach Futtermittelverordnung (FMV) vom 8. April 1981, geändert durch die vierte Verordnung zur Änderung der FMV vom 20. 12. 84 (Stand 1985)

Tabelle 7.2: Präparate zur Therapie des Enterohepatitis-Syndroms (Schwarzkopfkrankheit) der Puten und der Trichomoniasis (Gelber Knopf) der Tauben

Chemische Kurzbezeichnung	Handelsname	Hersteller/Vertrieb	Tierart	Verabreichung (Wartezeit eßb. Gewebe)	Dosierungsbeispiele
DIMETRIDAZOL	Dimetridazol 40% (Pulver)	Bela-Pharm	Puten Tauben	Trinkwasser (7 Tage) Futter (7 Tage)	100 g Pulver auf 150 l Wasser über 5 Tage 200 mg Pulver pro kg Kgw/Tag in das Futter mischen über 5 Tage
DIMETRIDAZOL	Emtryl® (Pulver)	Merieux	Puten Tauben	Trinkwasser (7 Tage) Trinkwasser (7 Tage)	1 Meßlöffel (5 g) für 6 l Wasser über 15 Tage 2,5 g Pulver auf 2 l Wasser (= 0,125 %ig) über 6 Tage
DIMETRIDAZOL	Histomon® (Pulver)	Vemie	Tauben	Trinkwasser (nicht bei Tieren anwenden, die der Gewinnung von Lebensmitteln dienen)	2 g Pulver auf 1 l Wasser über 6 Tage
DIMETRIDAZOL + AMINOSIDINSULFAT	Gabbrocol® (Pulver)	WdT	Puten Tauben	Trinkwasser (nicht genannt) Alleinfutter (nicht genannt) keine Angabe	100 g Pulver/30–50 l Wasser über 3–5 Tage, anschließend 100 g Pulver/50–100 l Wasser über 8–10 Tage 1 kg Pulver/50–100 l Wasser über 3–5 Tage, anschließend 1 kg Pulver/250 kg Futter über 8–10 Tage
RONIDAZOL	Duodegran® (10%iges Pulver)	MSD AGVET	Puten Tauben	Trinkwasser (7 Tage) Trinkwasser (7 Tage)	30 g Pulver auf 50 l Wasser über 5–7 Tage, danach 20 g Pulver auf 50 l Wasser über 5–7 Tage. Bei schweren Ausbrüchen: 30 g Pulver auf 50 l Wasser über 10–14 Tage
RONIDAZOL	Duodegran® F (12%iges Pulver)	MSD AGVET	Puten	Alleinfutter (7 Tage)	1 kg Pulver je t Alleinfutter über 10–14 Tage, anschließend Prophylaxe: 500 g Pulver je t Alleinfutter
CARNIDAZOL	Spartrix® (Tabletten)	Janssen	Tauben	oral (Nicht bei Tieren anwenden, die der Gewinnung von Lebensmitteln dienen)	1 Tablette für Alttauben (= 10 mg/Taube) ½ Tablette für frisch abgesetzte Jungtauben

Fortsetzung nächste Seite

Tabelle 7.2: Präparate zur Therapie des Enterohepatitis-Syndroms (Schwarzkopfkrankheit) der Puten und der Trichomoniasis («Gelber Knopf») der Tauben

Chemische Kurzbezeichnung	Handelsname	Hersteller/ Vertrieb	Tierart	Verabreichung (Wartezeit eßb. Gewebe)	Dosierungsbeispiele
FURAZOLIDON	Furazolidon (Pulver)	Atarost	Puten	Trinkwasser (17 Tage)	Mengenangaben für 1000 Tiere/Tag: Küken 1. Woche: 8 g Pulver/ 15 l 4. Woche: 15 g Pulver/ 55 l 6. Woche: 25 g Pulver/ 80 l Junghennen: 30 g Pulver/120 l Leichte Rassen: 40 g Pulver/250 l Schwere Rassen: 50 g Pulver/300 l Behandlungsdauer: 7–10 Tage
FURAZOLIDON	Furazolidon (Pulver)	WdT	Puten	Alleinfutter (nicht genannt)	200–400 g pro t Alleinfutter (Prophylaxe 100–200 g pro t) über 1–3 Wochen
FURAZOLIDON	Furazolidon Reinsubstanz (Prämix)	Praemix	Puten	Alleinfutter (15 Tage, Eier 15 Tage)	200 g pro t Alleinfutter über 14–21 Tage
FURAZOLIDON	Furazolidon suspendierbar (Pulver)	TAD	Puten	Trinkwasser (15 Tage, Eier 15 Tage)	1,7 g pro 10 l über 6–10 Tage **Hinweis:** Nicht an Wassergeflügel verabreichen
FURAZOLIDON	Furoxon® suspendierbar (Pulver)	Praemix	Puten	Trinkwasser (15 Tage, Eier 15 Tage)	100 mg/1 l über 14–21 Tage **Hinweis:** Nicht an Wassergeflügel und Wiederkäuer mit ausgebildeter Pansenfunktion verabreichen

Dosierungsbeispiele sind aus «Das Lexikon der Tierarzneimittel», DELTA-VERLAG GmbH, Berlin (Stand 1984), entnommen

Spironucleus-Arten (syn. *Hexamita*)

1. **Geographische Verbreitung:** Weltweit.
2. **Arten:** *Spironucleus*-(früher *Hexamita*) Arten (u. a. *S. meleagridis, S. columbae*) sind im Dünn- und Dickdarm von Vögeln anzutreffen und können bei **Jungputen** und **Tauben** eine katarrhalische Enteritis verursachen. Die bilateral-symmetrischen Flagellaten haben eine ei- bis birnenförmige Gestalt (Größe ca. 6–14 × 3–5 µm); sie sind durch den Besitz von zwei Kernen (**Abb. 7.4**), 6 vorn entspringender Geißeln sowie zweier Schleppgeißeln charakterisiert, besitzen aber keine Adhäsionsscheibe (s. *Giardia*-Arten anderer Tiere S. 43). Mit den Fäzes gelangen ovoide Dauerstadien (Zysten) von etwa 5–7 µm Länge ins Freie.

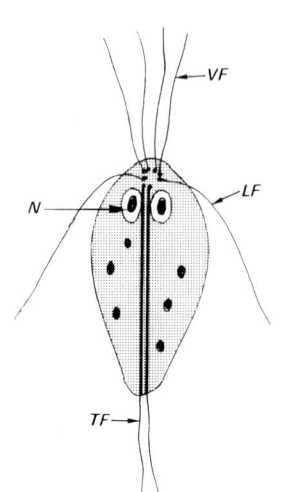

Abb. 7.4: *Spironucleus* (syn. *Hexamita*) *meleagridis*; schem. Darstellung eines Trophozoiten.

LF = Laterale Flagellen
N = Nucleus mit Nucleolus
TF = Terminale Flagellen
VF = Vordere (apikale) Flagellen

3. **Symptome der Erkrankung (Spironucleose,** syn. **Hexamitose):** Relativ selten, bei **Puten** und **Tauben.**
In akuten Fällen Bild einer katarrhalischen Enteritis. Gelegentlich wurden auch Ulzeration in Ileum und Rektum beobachtet; bei unter 10 Wochen alten Tieren auch Mortalität (bei Puten 10–90% beschrieben).
Als Reservoir fungieren inapparent infizierte Alttiere. Die Krankheit tritt besonders in großen Putenzüchtereien auf, gelegentlich auch in Zoos bei importierten **Kranichen.**
4. **Diagnose:** Nachweis der beweglichen begeißelten Stadien (**Abb. 7.4**) oder Zysten in frischen Fäzes.
5. **Infektionsweg:** Oral, durch Aufnahme von Zysten mit dem Futter oder auch vegetativen Formen im kontaminierten Trinkwasser.
6. **Prophylaxe:** Trennung der Aufzuchtputen von alten Truthühnern; getrennte Aufstallung von Neukäufen; hygienische Maßnahmen (Desinfektion der Trinkwassergefäße). **Versuchsweise** medikamentöse Prophylaxe mit Präparaten, die gegen Enterohepatitis der Puten bzw. Trichomoniasis der Tauben eingesetzt werden (s. *Histomonas meleagridis*; Therapie: **Tabellen S. 277–279.**
7. **Inkubationszeit:** 4–8 Tage.
8. **Präpatenz:** 2–4 Tage.
9. **Patenz:** Monate bis lebenslang (inapparent infizierte Alttiere).
10. **Therapie:** Aus Literaturhinweisen ist zu entnehmen, daß 5-Nitroimidazole, aber auch Furanderivate sowohl therapeutisch als auch prophylaktisch wirksam sind. **Versuchs-**

weise sind die unter Therapie bei *Histomonas meleagridis* (**Tabellen s. S. 278**) aufgeführten Präparate einzusetzen.

Giardia sp.

1. **Geographische Verbreitung:** Weltweit.
2. **Artmerkmale:** Bei **Sittichen** und **Papageien** tritt im Dünndarm eine (oder mehrere) noch nicht näher beschriebene *Giardia*-Art auf, die hohe Mortalitätsraten bewirkt. Die Zysten sind maximal 15 × 8 µm groß (**Abb. 7.5a**).
3. **Symptome der Erkrankung** (**Giardiasis**): Apathie, Abmagerung, gesträubtes Gefieder, blasse Kehllappen; bei häufig gleichbleibendem Appetit wird relativ wenig Wasser aufgenommen; starker Befall führt evtl. zu flüssigen, weißlichen Fäzes und einer Mortalitätsrate von mehr als 50%.
4. **Diagnose:** Mikroskopischer Nachweis der Zysten (**Abb. 7.5a**) in den Fäzes (s. S. 4).
5. **Infektionsweg:** Oral, durch Aufnahme von Zysten mit kontaminiertem Futter bzw. Trinkwasser.
6. **Prophylaxe:** Regelmäßige Entfernung der Fäzes; Desinfektion der Volieren.
7. **Inkubationszeit:** Variabel, je nach Infektionsgrad (wenige Tage–Wochen).
8. **Präpatenz:** 4–6 Tage.
9. **Patenz:** Monate bei latenter Infektion.
10. **Therapie:** Chemotherapie mit **DIMETRIDAZOL** (z. B. Emtryl®, Gabbrocol®; 2–4 mg/ml Trinkwasser für 5–10 Tage) oder **METRONIDAZOL** (z. B. Clont®, Flagyl®; 1 mg/ml Trinkwasser für 5–10 Tage).

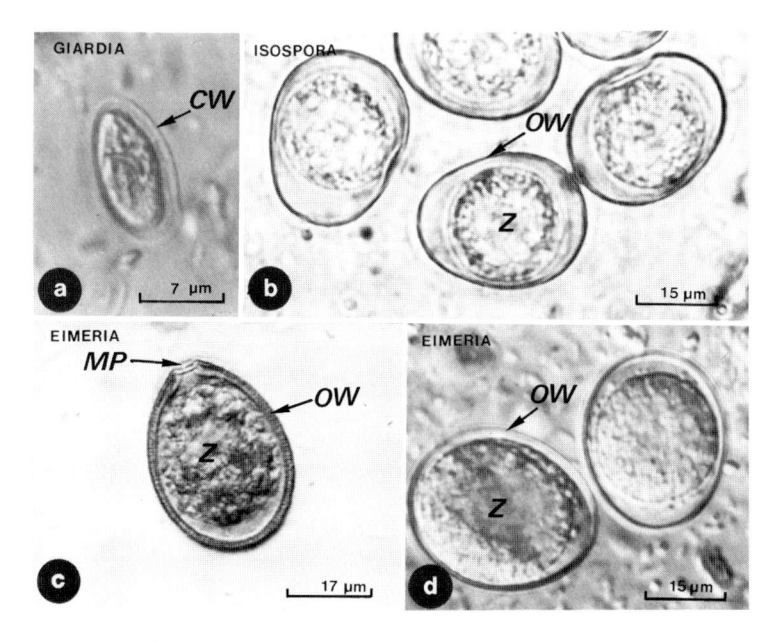

Abb. 7.5: Protozoen-Zysten; LM-Aufnahmen.
a) *Giardia* sp. bei Sittichen.
b) *Isospora* sp. – Oozysten aus Kanarienfäzes.
c) *Eimeria striata* – Oozyste (syn. *E. magnalabia*) aus Gänsefäzes.
d) *E. brunetti* – Oozysten aus Hühnerfäzes.

CW = Zystenwand
MP = Mikropyle
OW = Oozystenwand
Z = Zygotenplasma

Kokzidien

1. **Geographische Verbreitung:** Weltweit; besonders häufig in Mastgeflügelbeständen, Massentierhaltung.
2. **Arten:** Bei vielen wirtschaftlich genutzten Vögeln sind die streng tierspezifischen *Eimeria*-Arten von großer Bedeutung; Infektionen mit *Isospora*-Arten können bei (importierten) Ziervögeln seuchenhafte Ausmaße annehmen.

    A) *Eimeria*-**Arten**[2] sind nicht nur wirtsspezifisch (d. h. Arten des Huhnes lassen sich z. B. nicht auf Gänse übertragen), sondern entwickeln sich auch stets artspezifisch in Epithelzellen nur bestimmter Darmabschnitte (s. u.).
    1. **Huhn:** Insgesamt 9 Arten bekannt, davon 6 mit pathogenen Eigenschaften: *E. acervulina* und *E. mitis* (vorderer Dünndarm); *E. necatrix* u. *E. maxima* (mittlerer Dünndarm); *E. brunetti* (Ileum, Rektum); *E. tenella* (Blinddärme); *E. mivati* u. *E. hagani* sind weniger pathogen (geringe Morbidität); *E. praecox* soll apathogen sein; die drei zuletzt erwähnten Spezies sind im vorderen Dünndarm lokalisiert (**Abb. 7.5d**); *E. mivati* und *E. hagani* sind möglicherweise identisch.
    2. **Gans:** Pathogene Arten sind *E. anseris*, *E. nocens* (Dünn- und Dickdarm); *E. truncata* (in Nierenepithelzellen); und *E. kotlani* (Enddarm, Kloake) (**Abb. 7.5c**).
    3. **Ente:** *E. spec.*, *E. danailovi*, *Tyzzeria perniciosa* im Dünndarm; alle pathogen, aber keine große Bedeutung.
    4. **Pute:** u. a. *E. meleagrimitis*, *E. dispersa* (Dünndarm), *E. adenoeides* (am pathogensten, hinterer Dünndarm, Blind- und Dickdarm; bei Massentierhaltung große Bedeutung).
    5. **Taube:** u. a. *E. labbeana*, *E. columbarum* im mittleren Dünndarm beide sind pathogen.
    6. **Sittiche:** u. a. *E. dunsigi* im Dünndarm, soll pathogen sein, aber ohne große Verbreitung.

    B) *Isospora*-**Arten** können bei allen Vögeln in unterschiedlicher Anzahl auftreten (**Abb. 7.5b**).[3] Besondere Bedeutung haben *I. serini* und *I. canaria* bei **Kanarienvögeln** erlangt oder *I. sp.* bei **Sittichen**, wo Infektionen häufig zum Tode führen. Wichtig ist, daß bei diesen Arten zunächst Schizogonien in darmnahen Organen (z. B. Lymphknoten; Leber) durchlaufen werden, bevor das Darmepithel befallen und über Schizonten und Gamonten schließlich Oozysten gebildet und ausgeschieden werden.

    C) *Cryptosporidium* sp. parasitiert bei **Hühnern, Puten, Wachteln,** Pfauen in den Atemwegen und bei **Puten** und **Wachteln** zusätzlich im Darm. Die ausgeschiedenen Oozysten entsprechen in Größe (6–7 µm × 4–5,5 µm) und Aussehen denen anderer Wirtstiere (s. S. 161).

    Bei Eimerien wie auch Isosporen werden nach einer artspezifischen Anzahl von Schizontengenerationen und der Gamogonie (**Abb. 7.7**) hier **stets** unsporulierte Oozysten (= Zygoten) ausgeschieden, in denen sich dann im Freien (notwendig sind Feuchtigkeit, O_2) in artspezifischer, aber temperaturabhängiger Zeit entweder 4 Sporozysten mit je zwei Sporozoiten (*Eimeria*) oder zwei Sporozysten mit 4 Sporozoiten (*Isospora*) entwickeln (**Abb. 7.6b**). Die Größe der Oozysten liegt (von einigen Ausnahmen abgesehen) bei etwa 20–25 µm × 15–20 µm und erfordert höhere Vergrößerungsstufen im Mikroskop, um sie zu erkennen.

---

[2] Artdiagnose s. Pellerdy, L. (1974): Coccidia and Coccidiosis, Parey, Berlin.
[3] Allerdings finden sich bei freilaufenden Hühnern sehr häufig Oozysten von *Isospora lacazei* des Haussparzen; diese mit dem Futter aufgenommenen Oozysten passieren jedoch (häufig bereits sporuliert!) lediglich den Darmkanal.

3. **Symptome der Erkrankung:** Charakteristisch für **akute Kokzidiosen** sind starke Durchfälle als Folge vom Typ her verschiedener **Enteritiden** (katarrhalisch bis hämorrhagisch). Der Kot ist auffällig dünnflüssig bis wäßrig, teilweise schleimig und grünlich verfärbt sowie je nach Art mäßig bis stark blutig durchsetzt. Häufig liegen Mischinfektionen vor, die erst anhand der Sektion eindeutig diagnostiziert werden können. Die Zerstörung des Epithels großer Darmabschnitte (**Abb. 7.6a**) bzw. anderer Organe führt zu erheblichen pathophysiologischen Störungen (Erhöhung der Azidität des Darminhaltes; Verlust von Plasmaproteinen, Blut, Vitaminen; herabgesetzte Nahrungsaufnahme; Erschöpfung des Kohlenhydratvorrates; Dysfunktion der Niere; Hypothermie kurz vor Tod). Häufig sind bakterielle Sekundärinfektionen beteiligt. Alle Altersstufen der Vögel können befallen werden (gerade ältere Tiere sind gefährdet), da sich keine dauerhafte und vollständige oder nur artspezifische Immunität entwickelt. Als Folge der Enteritis kommt es zu einer deutlichen Beeinträchtigung des Allgemeinbefindens (Abgeschlagenheit), zu Gewichtsdepression und verringerter Nahrungsaufnahme. Bei Vorliegen einer hämorrhagischen Darmentzündung erfolgen deutlich erhöhte Abgänge (hohe Mortalität). Auch chronische Infektionen (stets durch Reinfektion verursacht) führen zu Schadwirkungen (Gewichtsdepression, Wegbereiter für andere Erkrankungen, bei Hühnern z. B. für ulzerative Enteritis). Oft ist Kokzidiose auch mit anderen Erregern (Viren oder Bakterien) vergesellschaftet.
   Bei Befall mit Kryptosporidien treten meist rasselnde Atemgeräusche, Niesen und Diarrhöen auf.
4. **Diagnose:** Mikroskopischer Nachweis der Oozysten in den Fäzes (**Abb. 7.5b–d**); meist ist wegen der großen Anzahl von Oozysten eine Anreicherung durch Flotation (**s. S. 4**) nicht notwendig. Nach Sporulation im Freien (exp. perlende Luftzufuhr) sind *Eimeria-* und *Isospora*-Arten zu diagnostizieren (s. Pellerdy, 1974). Eine exakte Artdiagnose ist Speziallaboratorien vorbehalten (**s. S. 18, 20**), für die Therapie aber eher unerheblich. Die Diagnose der Kokzidiose ist bei subklinischem Verlauf in Geflügelmast- oder Aufzuchtbeständen schwierig, weil oft multifaktorielle Ursachen vorliegen.
5. **Infektionsweg:** Oral, durch Aufnahme von sporulierten Oozysten (**Abb. 7.6b**) mit dem Futter oder dem Trinkwasser. **Achtung:** Oozysten sind extrem widerstandsfähig und bleiben im Freien über ein Jahr infektiös!
6. **Prophylaxe:**
   a) **Hygienische Maßnahmen**
      Bei den derzeit praktizierten Haltungsformen beim Geflügel (z. B. Bodenhaltung der Broiler oder Aufzuchthennen) kann trotz regelmäßig durchgeführter Hygienemaßnahmen eine Kokzidieninfektion nicht verhindert werden. Um den Infektionsdruck zu mindern, sind folgende vorbeugende Maßnahmen zu empfehlen: häufige und gründliche Kotentfernung, häufiger Wechsel der Einstreu, mit Drahtgitter abgedeckte Kotkästen im Bereich der Tränken; letztere möglichst mit fließendem Wasser; Trockenhaltung von Streu und Boden; regelmäßige Desinfektion der Stallungen, Geräte und Schuhe mit geeigneten Mitteln (z. B. Dekaseptol®, Lysococ®, Meysept-GS®, P₃ Incicoc®, Chevi 75®, Club-TGV-anticoc®, Lyso ASK®; DGV geprüfte und als antiparasitär wirksam befundene Desinfektionsmittel) nach vorheriger gründlicher Reinigung mit dem Dampfstrahl. Vor jeder Neubesetzung das «All in – All out» – Prinzip und optimales Stallklima beachten! Fliegenbekämpfung, da Fliegen Oozysten über weite Entfernungen transportieren können.
   b) **Chemoprophylaxe**
      Eine wirtschaftliche Form der Geflügelproduktion (Mast- und Aufzuchtgeflügel) ist *in praxi* nur durch eine permanente Verabreichung von Kokzidiostatika über das Futter (Prophylaxe **s. S. 288**, Tabelle: Zusatzstoffe **s. S. 290**) möglich. Es ist wünschenswert,

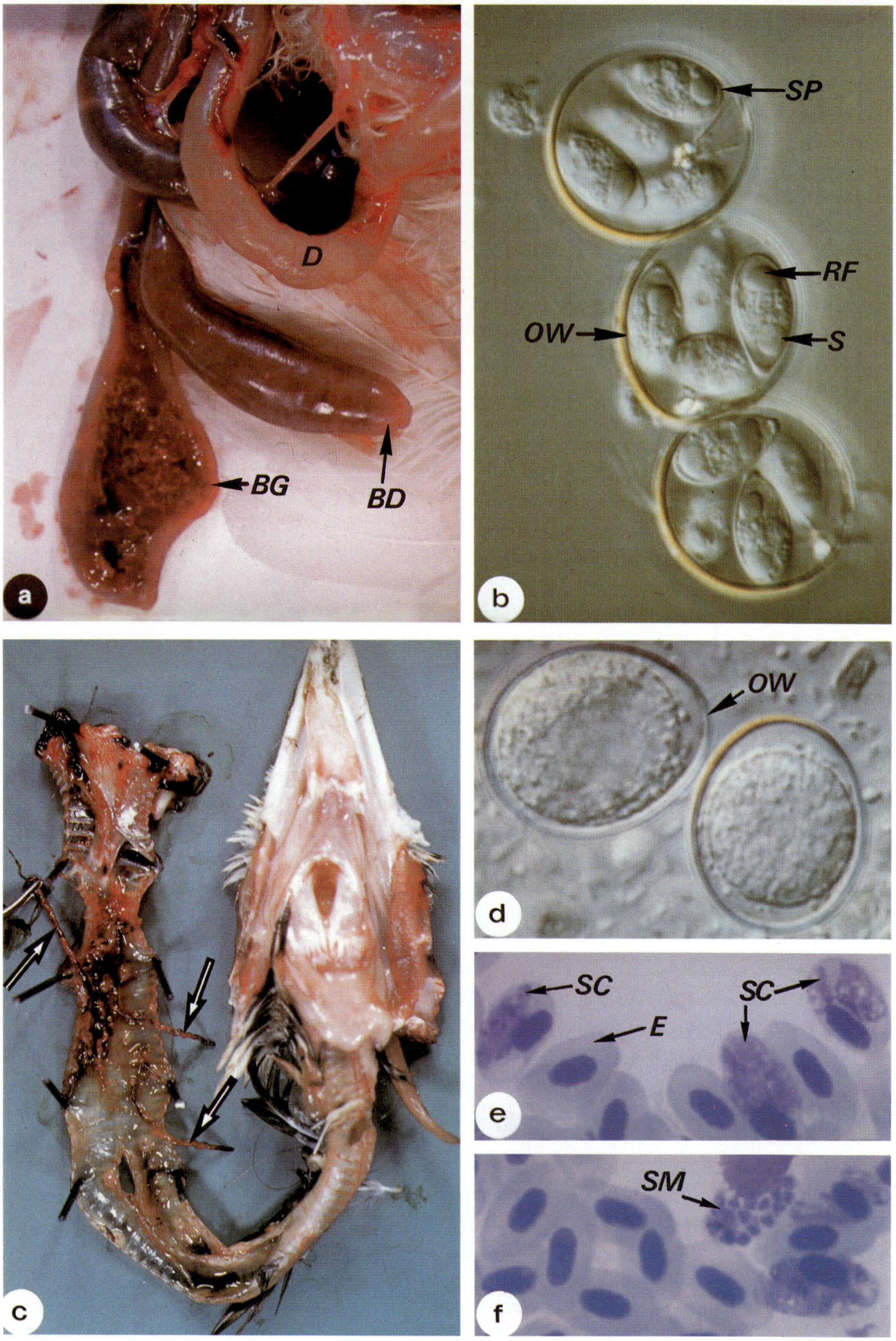
D
BG
BD
a
SP
RF
OW
S
b
c
OW
d
SC
SC
E
e
SM
f

daß sich beim Aufzuchtgeflügel auch unter dem Schutz eines Kokzidiostatikums eine belastungsfähige Immunität ausbildet. Obwohl die Kokzidiose eine sich selbst begrenzende Erkrankung darstellt, können Reinfektionen immer wieder zu Morbidität oder auch Mortalität führen, wenn die eingesetzten Präparate entweder nicht gegen alle pathogenen Arten gleich gut wirksam sind oder die Kokzidien eine erworbene Arzneiresistenz gegen das Mittel zeigen. Generell wird gefordert, daß die prophylaktisch angewandten Kokzidiostatika eine in der Norm befindliche Gewichtsentwicklung während der Mast- bzw. Aufzuchtperiode sicherstellen (dieses Kriterium ist aus ökonomischer Sicht wichtig). Eine Ausscheidung von Oozysten wird aber unter Feldbedingungen nie völlig verhindert!

Die Wirkung der Präparate und Ausbildung der Immunität kann ferner auch durch gleichzeitig stattfindende Marek-Infektion oder auch andere immunsuppressiv wirkende Infektionskrankheiten gestört werden. Ziel der Chemoprophylaxe ist es, die Verseuchung der Umwelt mit versporten Oozysten so niedrig wie möglich zu halten und Resistenzen der Kokzidien gegen die eingesetzten Mittel zu verhindern; dies ist mit Unterstützung von hygienischen Maßnahmen (s. oben) und einem geplanten (wechselnden) Einsatz von geeigneten Kokzidiostatika in sog. Shuttle- oder Rotationsprogrammen möglich.

c) **Arzneiresistenz**

Die Arzneiresistenz der Kokzidien ist heute ein ernstes Problem in der Geflügelproduktion. Bei der prophylaktischen Anwendung mancher Präparate können bereits nach wenigen Mastdurchgängen arzneiresistente Kokzidien auftreten, die in den Herden zu erheblichen wirtschaftlichen Verlusten führen. Nur eine geringe Resistenzneigung scheinen Kokzidien nach der Anwendung von Polyätherantibiotika zu zeigen, möglicherweise aufgrund ihres von den übrigen Kokzidiostatika abweichenden Wirkungsmechanismus. Offensichtlich werden aber durch den Einsatz dieser Antibiotika besonders virulente Eimerien selektiert, die in praxi zunehmend Probleme verursachen.

d) **Immunisierung**

Eine Immunisierung von Hühnern mit sporulierten Oozysten (z. B. Coccivac®[4]) ist grundsätzlich möglich, aber mit Risikofaktoren behaftet (klinische Durchbrüche aufgrund unkontrollierbarer Dosierbarkeit über das Trinkwasser, zusätzliches Vermehrungspotential der bereits verseuchten Bestände, weitere Ausbreitung der Kokzidiose, insbesondere der pathogenen Arten). Wie lange eine belastungsfähige Immunität (**Prämunität**) dauert, ist unbekannt. Diese ist besonders in der Junghennenaufzucht wünschenswert, um nach Absetzen des Kokzidiostatikums bei Legehennen Kokzidioseausbrüche zumindest temporär zu verhindern.

---

[4] Lebendimpfstoff (Sterwin Laboratories, Opelika, Alabama, USA).

Abb. 7.6:
a) Blutige Blinddärme eines Hühnchens nach einer *Eimeria tenella*-Infektion. × 1,2
b) *Eimeria tenella*, sporulierte Oozysten enthalten vier Sporozysten mit je zwei Sporozoiten. × 1000
c) *Syngamus trachea*; roter Luftröhrenwurm (Pfeile) in geöffneter Trachea eines Fasans. × 0,5
d) *Eimeria brunetti*; unsporulierte Oozysten. × 1000
f) *Plasmodium relictum* (syn. *praecox*) – Stadien im Blutausstrich. × 1500

BG = Blinddarm eröffnet	RF = Refraktiler Körper der Sporozoiten
BD = Blinddarm (Zaekum)	S = Sporozoit (bananenförmig)
D = Dünndarm	SC = Schizont (heranwachsend)
E = Erythrozyt (mit Kern)	SM = Schizont mit ausdifferenzierten Merozoiten
OW = Oozystenwand	SP = Sporozyste

e) **Kokzidiose der Tauben und Kanarienvögel**
Wird am wirkungsvollsten durch peinliche Sauberkeit (tägliches Entfernen des Kotes) und Trockenheit (Fußböden) der Schläge und Volieren verhindert. Die sehr widerstandsfähigen Oozysten überleben in feuchtem Milieu über mehrere Monate, sind aber gegen Austrocknung relativ empfindlich. Eine Chemoprophylaxe, die relativ häufig angewendet wird, erfolgt über das Trinkwasser. (**Achtung:** Sulfonamide + **TRIMETHOPRIM** oder andere potenzierende Mittel sollen Federschäden verursachen!) Auch Kokzidien der Tauben zeigen gegen verschiedene Mittel in zunehmendem Maße eine Arzneiresistenz (z. B. gegen **AMPROLIUM**). Geeignete Desinfektionsmaßnahmen s. oben.

7. **Inkubationszeit:** 3–5 Tage, abhängig von der Anzahl aufgenommener Oozysten. 9 Tage bei *Cryptosporidium* sp..

8. **Präpatenz:** Artspezifisch, meist unter einer Woche.
   Huhn: 4 Tage *(E. praecox, E. acervulina)*, 5 Tage *(E. maxima)*, 6 Tage *(E. tenella, E. necatrix)*.
   Pute: 4 Tage *(E. dispersa)*, 5 Tage *(E. meleagrimitis, E. adenoeides, Cryptosporidium sp.)*.
   Gans: 5 Tage *(E. truncata)*, 7 Tage *(E. anseris)*, 9 Tage *(E. nocens)*.
   Ente: 6 Tage *(T. perniciosa)*, 8 Tage *(E. danilovi)*.
   Taube: 6 Tage *(E. labbeana)*.
   Kanarien: 5 Tage *(Isospora canaria)*, 9 Tage *(I. serini)*.

9. **Patenz:** Meist relativ kurz (etwa 1 Woche); bei einigen *Isospora*-Arten können jedoch Patenzen bis zu 250 Tagen auftreten (offenbar wegen Vermehrungen in inneren Organen); *Cryptosporidium* sp. weist dagegen regelmäßig 18–20 Tage auf.

10. **Therapie:**
    a) **Geflügelaufzucht und -mast:** Eine therapeutische Behandlung ist immer dann angezeigt, wenn erhöhte Abgänge (Mortalität), unausgeglichenes Wachstum, schlechte Futterverwertung, allgemeine Leistungsdepressionen und profuser bis blutiger Durchfall infolge nachgewiesener Kokzidien festgestellt werden (subklinisch verlaufende Kokzidiose stellt den Tierarzt mit Blick auf die anzuwendenden Gegenmaßnahmen oft vor eine schwierige Aufgabe). Als Therapeutika haben sich mehr oder weniger solche Wirkstoffe bewährt, deren Angriffspunkt überwiegend auf die nach der 1. Schizontengeneration folgenden asexuellen (Merozoiten) und ggf. sexuellen Entwicklungsstadien (Gameten) gerichtet ist. Zu ihnen gehören besonders Sulfonamide, **NICARBAZIN** und **AMPROLIUM**. Einen ausgeprägten hemmenden Effekt auf die Sporulation der Oozysten (Ausbildung der Sporozoiten) hat **ARPRINOCID** (leider verursachte es eine rasche Arzneiresistenz). **Versuchsweise: TOLTRAZURIL** (Baycox®, in Vorbereitung).
    Die Therapie der Kokzidiose wird als «Stoßtherapie» über mehrere Tage bis zum Abklingen der Symptome durchgeführt. Die in der BR Deutschland zur Verfügung stehenden Therapeutika sind in der Tabelle: Therapie Geflügel (**s. S. 288**) aufgeführt. Gegen Kryptosporidien besteht noch keine Therapiemöglichkeit.
    b) **Tauben:** Die Behandlung erkrankter Tiere erfolgt als «**Stoßtherapie**» u. a. mit Sulfonamiden bzw. potenzierten Kombinationspräparaten (s. Tabelle S. 288; Therapie-Geflügel). Auf Nebenwirkungen achten (z. B. Federschäden bei Reisetauben, deutliche Minderung der Flugleistung). Bei jedem Therapieversuch für ausreichende Vitaminzufuhr (A, D_3, B-Komplex) sorgen (Kokzidien metabolisieren diese in erhöhtem Maße). **Achtung:** Bei Anwendung von **AMPROLIUM** (Vit. B-Antagonist): Die Wirkung gegen Kokzidien wird durch gleichzeitige Gabe von Vitamin-B-Komplex-Präparate deutlich reduziert oder sogar aufgehoben. (Nachlassen des Effektes kann auch Resistenzproblem signalisieren!).

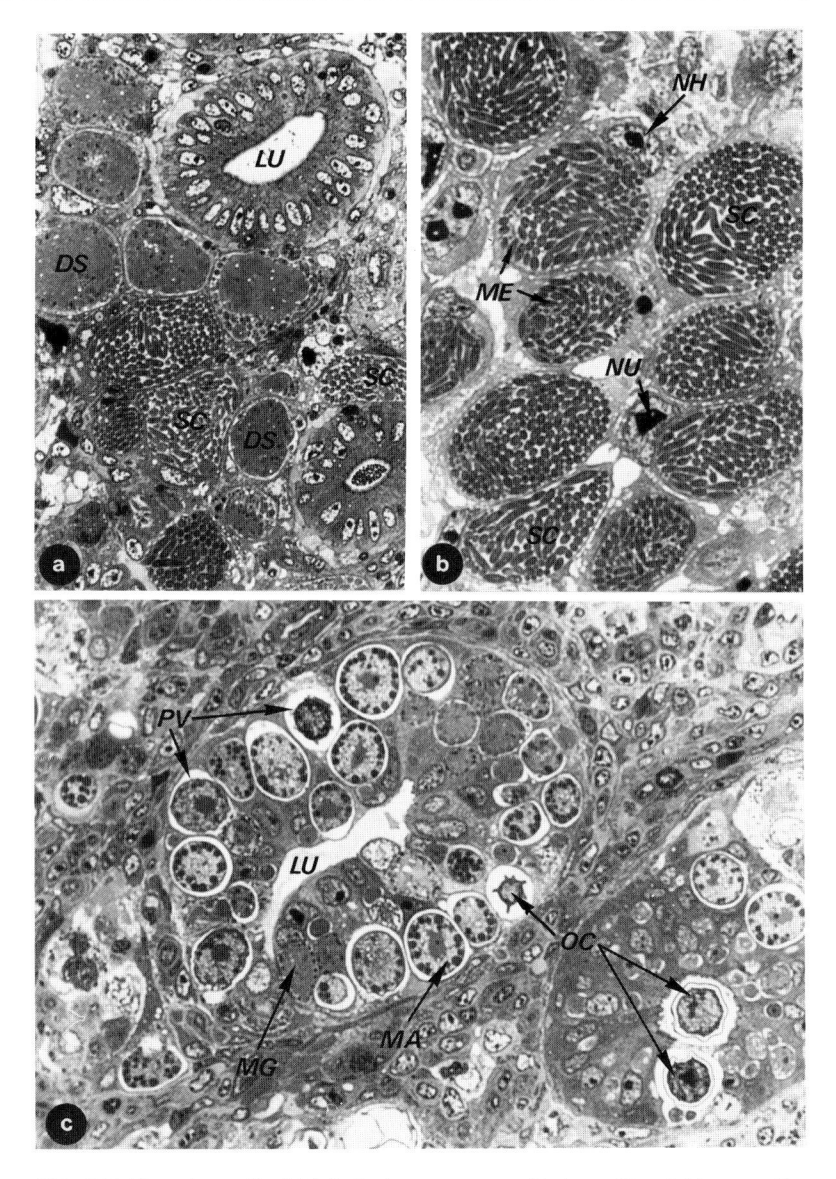

Abb. 7.7: *Eimeria tenella*; LM-Aufnahmen von verschiedenen Entwicklungsstadien in stark infizierten Darmepithelzellen des Hühnchens; Semidünnschnitte.
a, b) Schizonten am 3. Tag p.i. × 300 b) × 600
c) Gamonten, Gameten und Oozysten am 5. Tag p.i. × 500

DS = Heranwachsender Schizont NH = Wirtszellkern
LU = Lumen der Darmkrypte   NU = Nucleolus
MA = Makrogamont (♀)   OC = Oozyste
ME = Merozoiten   PV = Parasitophore Vakuole
MG = Mikrogamont (♂)   SC = Schizont

Tabelle 7.3: Präparate zur Therapie (Prophylaxe) der Kokzidiose des Geflügels

Chemische Kurzbezeichnung	Handelsname	Hersteller bzw. Vertrieb	Tierart (Höchstalter)	Verabreichung (Wartezeit eßb. Gewebe)	Hinweise
AMPROLIUM	Amprolvet® (Pulver)	MSD AGVET	Hühner, Puten Tauben	Trinkwasser (keine)	–
AMPROLIUM -EHTOPABAT	Amprolmix® Super FA (Prämix)	MSD AGVET	Aufzucht- und Mastgeflügel, Lege- und Zuchthennen	Alleinfutter (keine)	Eier dürfen während Behandlung uneingeschränkt in den Handel gebracht werden
	Amprolvet® Super (Lösung)		Hühner, Puten, Tauben	Trinkwasser (keine)	
AMPROLIUM + SULFAQUINOXALIN + ETHOPABAT + PYRIMETHAMIN	Theracombin® Compositum (Pulver)	MSD AGVET	Aufzucht- und Mastgeflügel (16 Wochen)	Alleinfutter (6 Tage)	Nicht an Legehennen verabreichen
DIAVERIDIN + SULFAQUINOXALIN-NA	Darvisul®-T (Lösung)	Coopers	Hühner, Puten, Gänse, Tauben	Trinkwasser und Eier 14 Tage)	–
DOT	DOT-Reinsubstanz (Pulver)	Praemix	Mastgeflügel, Aufzuchtgeflügel, Puten	Alleinfutter (3 Tage)	Nicht bei Legehennen anwenden. Nicht gemeinsam mit FURAZOLIDON anwenden
	DOT solubile (Pulver)			Trinkwasser (3 Tage)	
NICARBAZIN	Nicarbazin® 25 (Pulver)	MSD AGVET	Aufzucht- und Mastgeflügel (16 Wochen)	Alleinfutter (4 Tage)	Nicht an Legehennen verabreichen
SULFATHIAZOL	Eleudron® (Lösung)	Bayer	Küken, Junggeflügel	Trinkwasser (10 Tage)	–

Fortsetzung nächste Seite

Tabelle 7.3: Präparate zur Therapie (Prophylaxe) der Kokzidoise des Geflügels

Chemische Kurzbezeichnung	Handelsname	Hersteller bzw. Vertrieb	Tierart (Höchstalter)	Verabreichung (Wartezeit eßb. Gewebe)	Hinweise
SULFAQUINOXALIN-NA	Sulfaquinoxalin-Na (Pulver)	Bela-Pharm	Hühner, Puten	Alleinfutter, Trinkwasser (14 Tage, Eier 14 Tage)	–
SULFAQUINOXALIN + PYRIMETHAMIN	Sulka F (Pulver)	TAD	Geflügel	Alleinfutter (7 Tage, Eier 20 Tage)	Nicht bei erwachsenen Zuchttieren anwenden, gelegentlich ungünstige Beeinflussung der Schlupfrate
SULFAQUINOXALIN + PYRIMETHAMIN + NATRIUMSALICYLAT + VITAMIN K 3	Sulka N (Lösung)	TAD	Geflügel	Trinkwasser (15 Tage, Eier 20 Tage)	
SULFAQUINOXALIN-NA+ PYRIMETHAMIN + NATRIUMSALICYLAT + VITAMIN K 3	Coccex (Lösung)	Bela-Pharm	Geflügel	Trinkwasser (17 Tage, Eier 22 Tage)	–
P-TOLYLSULFONYL-2 -METHOXYAETHYL- URETHAN (Na-Salz) + TETRACYCLINHYDRO- CHLORID	CODRINAL (Pulver)	Hoechst	Geflügel, Tauben	Trinkwasser (14 Tage, Eier 14 Tage)	–

Dosierungsvorschriften siehe in «Das Lexikon der Tierarzneimittel», DELTA-Verlag GmbH, Berlin (Stand 1984) oder Beipackzettel des jeweiligen Arzneimittels

Tabelle 7.4: Zusatzstoffe in Alleinfutter zur Verhütung der Kokzidiose des Geflügels

Chemische Kurzbezeichnung	Handelsname	Hersteller/ Vertrieb	Tierart (Höchstalter)	Dosisbereich ppm (Wartezeit)	Hinweise
Zulassung auf EG-Ebene					
¹AMPROLIUM	Amprolmix®	MSD AGVET	Geflügel	62,5–125 (3 Tage)	Verabreichung ab Legereife unzulässig
¹AMPROLIUM (25 Teile) -ETHOPABAT (1,6 Teile)	Amprolmix®-Super	MSD AGVET	Hühner, Truthühner, Perlhühner	66,5–133 (3 Tage)	Verabreichung ab Legereife unzulässig
¹DOT	DOT-Reinsubstanz (Zoalene®, Zoamix®)	Praemix (Salsbury Lab.) Dow, Roussel	Geflügel	62,5–125 (3 Tage)	Verabreichung ab Legereife unzulässig
¹METICLORPINDOL	Coyden®	Dow	Masthühner, Perlhühner	125 (3 Tage)	Verabreichung ab Legereife unzulässig
¹DECOQUINAT	Deccox®	Rhône-Poulenc	Masthühner	20–40 (3 Tage)	–
¹METICLORPINDOL (100 T.) + METHYLBENZOQUAT (8,35 T.)	Lerbek®	Dow	Masthühner, Junghennen (16 Wochen)	110 (5 Tage)	–
¹ARPRINOCID	Arpocox® (12 %)	MSD AGVET	Masthühner, Junghennen (16 Wochen)	60 (5 Tage)	–
¹MONENSIN-NATRIUM	Elancoban® (Coban®)	Elanco (Eli Lilly)	Masthühner Junghennen (16 Wochen) Truthühner (16 Wochen)	100–125 (3 Tage) 100–120 90–100 (3 Tage)	Gefahr für Equiden, nicht in ihre Nähe bringen
¹ROBENIDIN	Cycostat®	Cyanamid	Masthühner, Truthühner	30–36 (5 Tage)	–

Fortsetzung nächste Seite

7.1 Vögel; Fäzes

Tabelle 7.4: Zusatzstoffe in Alleinfutter zur Verhütung der Kokzidiose des Geflügels

Chemische Kurzbezeichnung	Handelsname	Hersteller/ Vertrieb	Tierart (Höchstalter)	Dosisbereich ppm (Wartezeit)	Hinweise
[1]HALOFUGINON	Stenorol®	Roussel Uclaf (Hoechst)	Masthühner, Truthühner (12 Wochen)	2–3 (5 Tage)	–
[1]LASALOCID-NATRIUM	Avatec®	Roche	Masthühner Junghennen (16 Wochen)	75–125 (5 Tage)	–
[1]SALINOMYCIN-NATRIUM	Sacox®	Hoechst	Masthühner	50–70 (5 Tage)	Gefahr für Equiden, nicht in ihre Nähe bringen
Zulassung auf nationaler Ebene bzw. Ausnahmegenehmigungen					
NICARBAZIN	(Nicarb 25)	MSD AGVET	Masthühner	100–125 (7 Tage)	Verabreichung ab Legereife unzulässig
[a]AMPROLIUM (18 Teile) + [b]SULFAQUINOXALIN (12 T.) + [c]ETHOPABAT (0,9 Teile)	Pancoxin®	MSD AGVET	Masthühner, Truthühner	[a]100 +[b]60 +[c]5 (7 Tage)	–
[a]AMPROLIUM (20 Teile) + [b]SULFAQUINOXALIN (12 T.) + [c]ETHOPABAT (1 Teil) + [d]PYRIMETHAMIN (1 Teil)	Pancoxin® Plus	MSD AGVET	Masthühner	[a]100 +[b]60 +[c]5 +[d]5 (7 Tage)	–
NARASIN	Monteban®	Elanco (Eli Lilly)	Masthühner	60–70 (5 Tage)	Gefahr für Equiden, nicht in ihre Nähe bringen
METICLORPINDOL + METHYLBENZOQUAT	Lerbek®	Dow	Puten (12 Wochen)	110 (5 Tage)	–

[1] Richtlinien des Rates vom 23. Nov. 1970 über Zusatzstoffe in der Tierernährung; Richtl. Zusatzstoffe – Anhang I + II bzw. in BR-Deutschland zugelassene Zusatzstoffe nach Futtermittelverordnung (FMV) vom 8. April 1981, geändert durch die vierte Verordnung zur Änderung der FMV vom 20. 12. 84 (Stand 1985)

c) **Kokzidiostatisch oder kokzidiozid wirkende Mittel:** Die meisten Präparate, ob therapeutisch oder prophylaktisch eingesetzt, wirken auf bestimmte Entwicklungsstadien in Abhängigkeit ihrer Anwendungskonzentration abtötend = **kokzidiozid**. Einige Wirkstoffe (z. B. **METICLORPINDOL** oder verschiedene Chinolincarbonsäureester-Derivate: **DECOQUINAT, METHYLBENZOQUAT** oder **BUQUINOLAT**) sind **kokzidiostatisch** wirksam, d. h. sie hemmen, aber töten nicht die Kokzidien im frühen Stadium des Entwicklungszyklus. Nach Absetzen des Präparates entwickeln sich die persistierenden Stadien weiter bis zur Oozyste. **AMPROLIUM** nimmt eine Zwischenstellung ein. In hohen Konzentrationen (lange Anwendung) wirkt es kokzidiozid, in niedrigen (kurze Anwendung) kokzidiostatisch. Alle neueren Verbindungen, wie **HALOFUGINON, ARPRINOCID** oder Polyäther-Antibiotika (**MONENSIN, SALINOMYCIN, LASALOCID** oder **NARASIN**) sind kokzidiozid wirksam, wobei allerdings nicht alle Individuen eines bestimmten Entwicklungsstadiums[5] so geschädigt werden, daß die Oozysten-Entwicklung völlig verhindert wird; gerade unter Polyäther-Antibiotika-Medikation wird eine relativ hohe Oozystenproduktion, aber bei gleichzeitiger Ausbildung einer belastungsfähigen Immunität beobachtet (Raether, 1985).

Saugwürmer (Trematodes) des Verdauungssystems

1. **Geographische Verbreitung:** Weltweit.
2. **Arten:** In den Fäzes treten Eier folgender Saugwürmer auf:
   a) Echinostomatidae-Trematoden werden bis 2 cm lang und sind durch einen durch Stacheln[6] bewehrten Kragen charakterisiert, der den Mundsaugenapf umschließt (**Abb. 7.9**). Bedeutendste Art ist *Echinostomum revolutum*, die im Rektum und Blinddarm von vornehmlich **Wassergeflügel** parasitiert (im Gegensatz zu anderen Echinostomatiden, die im Regelfall im Dünndarm leben). In den mit Fäzes abgesetzten nicht-embryonierten gedeckelten Eiern von etwa 90–130 µm × 60–70 µm Größe (**Abb. 7.8a**) entwickeln sich (in etwa 18–30 Tagen; temperaturabhängig) je ein Miracidium, sofern sie ins Wasser gelangten. Erste Zwischenwirte sind Wasserschnecken (u. a. Lymnea, Planorbis). Die in diesen entstandenen Zerkarien dringen in einen zweiten Zwischenwirt ein (u. a. Wasserschnecken der gleichen Gattungen, aber auch in verschiedenen Muscheln und Kaulquappen) und kapseln sich als Metazerkarien ein.
   b) Weitere hier zu nennende Saugwürmer sind *Echinoparyphium* (5 mm groß; Eier 100 × 80 µm) und *Hypoderaeum* (10 mm groß; Eier 100 × 65 µm), die ebenfalls im Darm parasitieren und eine analoge Entwicklung über Zwischenwirte wie *Echinostomum* aufweisen.
   c) Strigeide Trematoden werden meist nur 0,2–0,9 mm lang (einige Arten bis 3 mm), erscheinen kugelig und sind durch eine seitliche Einkerbung in zwei ungleiche Abschnitte unterteilt. Sie treten vorwiegend bei **Enten** und **Tauben** im Dünndarm auf. Wichtige Arten sind *Apatemon gracilis, Cotylurus cornutus* und *Parastrigea robusta*; ihre ovoiden, unembryoniert abgesetzten Eier weisen einen Deckel am schmaleren Ende auf; sie erreichen eine Größe von etwa 90–110 µm × 60–70 µm. Nach Embryonierung im Wasser wird der Deckel gesprengt und das Miracidium (L_1) verläßt das Ei, um in Wasserschnecken (u. a. Lymnaea) einzudringen, in denen die Entwicklung bis zu

---

[5] s. Mehlhorn, H., Pooch, H., Raether, W. (1983): The action of polyether ionophorous antibiotics on developmental stages of *Eimeria tenella* in vivo and in vitro. Z. Parasitenkd. 69, 457–471.

[6] 37 Stacheln bei *Echinostomum revolutum* und *E. paraulum*; 45 bei *Echinoparyphium recurvatum*; 47–53 bei *Hypoderaeum conoideum*.

Zerkarien verläuft. Diese verlassen die Schnecken und dringen in zweite Zwischenwirte (u. a. Blutegel, Amphibien, Muscheln und Wasserschnecken) ein, wo sie als eingekapselte Metazerkarien auf die orale Aufnahme durch den Endwirt warten.

d) Schistomatide Trematoden leben in darmnahen Blutgefäßen; im Gegensatz zu den unter a, b und c beschriebenen Arten sind sie getrenntgeschlechtlich, wobei das dickere, flache Männchen (bis 6 mm) das drehrunde Weibchen mit sich trägt. Die Eier werden in den Blutgefäßen abgesetzt; einige gelangen passiv durch die Darmwand (eitern durch); während dieses Weges erfolgt die Embryonierung, so daß sie in den Fäzes bereits ein Miracidium enthalten. Die Eiform ist arttypisch, wobei die Schale einen kurzen Fortsatz (z. B. *Ornithobilharzia*)[7] zwei kurze, terminale Verwölbungen

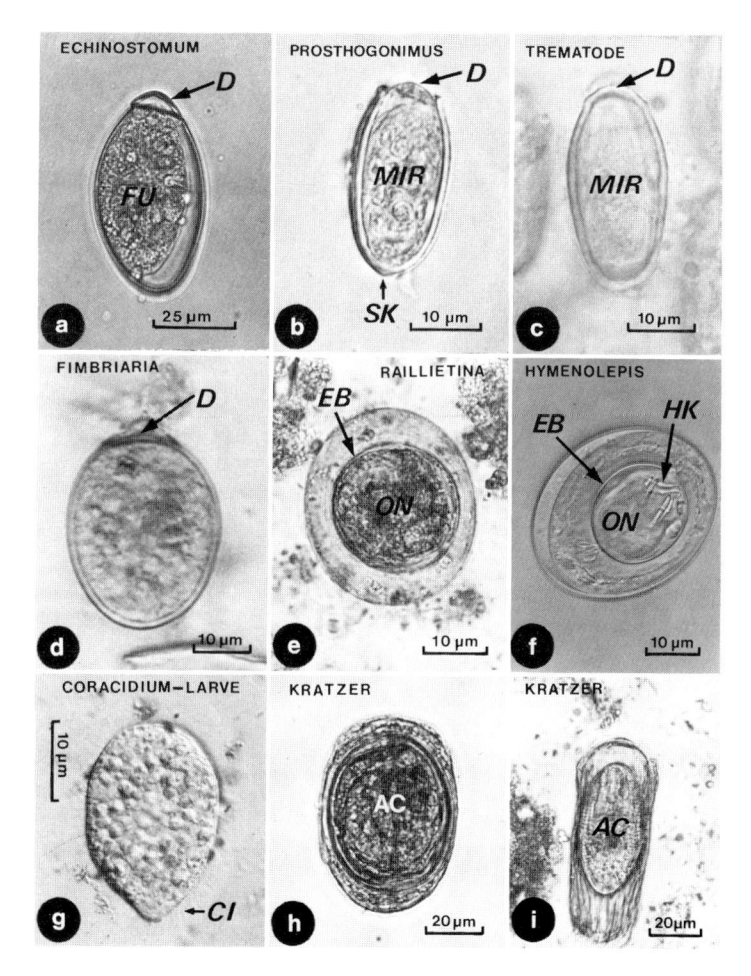

Abb. 7.8: LM-Aufnahmen von Wurmeiern (Trematodes, Cestodes, Acanthocephala) aus Vogelfäzes; in *Abb. g* ist eine Coracidium-Larve eines Pseudophylliden-Bandwurms *(Fimbriaria)* dargestellt.

AC = Acanthor-Larve	EB = Embryophore	MIR = Miracidium-Larve
CI = Cilien	FU = Embryonalzellen	ON = Oncosphaera-Larve
D = Deckel, Operculum	HK = Haken	SK = Schalenknöpfchen

---

[7] Meist bei Inlandmöwen, selten auch bei anderen Wasservögeln.

(*Trichobilharzia*)[8] oder zwei unterschiedlich lange Terminalfäden (*Bilharziella* u. a)[8] aufweisen können (**Abb. 7.10**). Letztere sind von dieser Gruppe noch am häufigsten anzutreffen: Zwischenwirte sind Wasserschnecken; die aus ihnen freiwerdenden Gabelschwanzzerkarien bohren sich direkt in die Endwirte (= **Wasservögel**) ein (siehe auch S. 310).

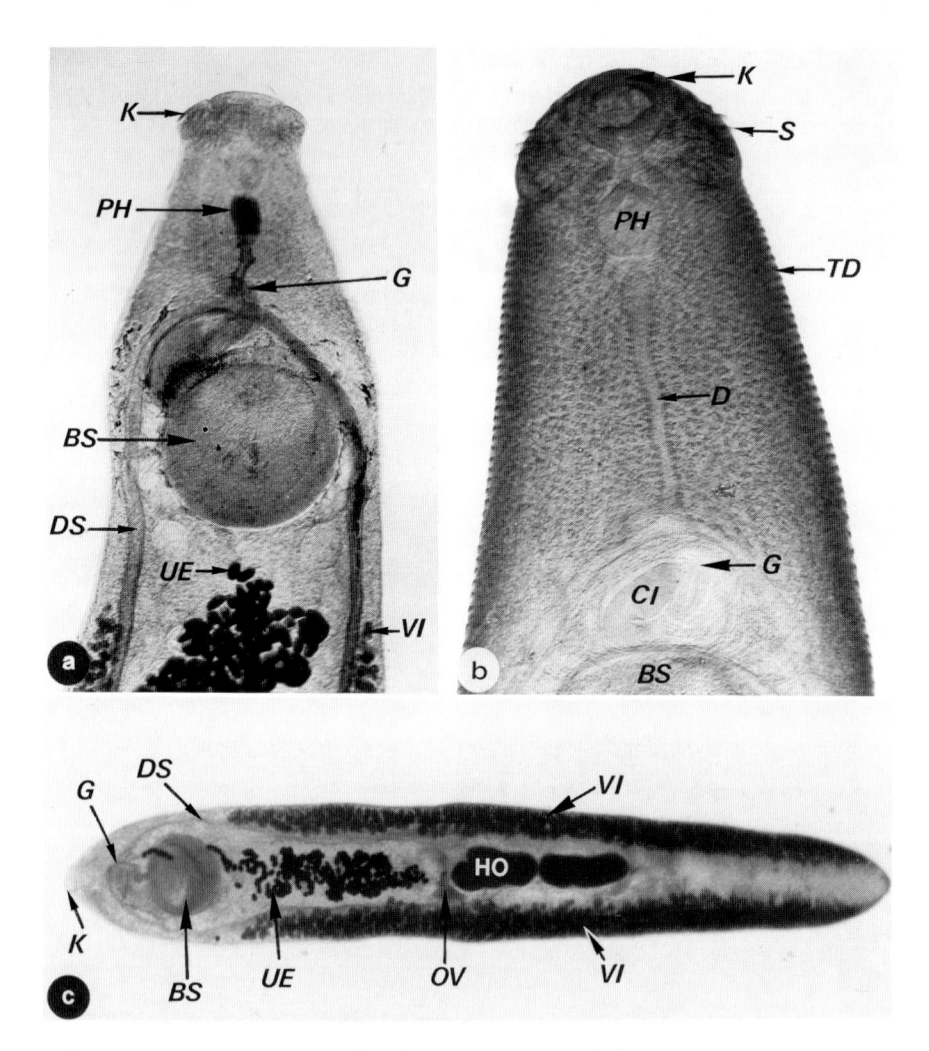

Abb. 7.9: Echinostome Trematoden des Darmes; LM-Aufnahmen.
a, c) *Echinoparyphium recurvatum*. a) × 20   c) × 8
b)   *Echinostomum revolutum*; Vorderende. × 40

BS = Bauchsaugnapf
CI = Cirrus, Penis
D = Unverzweigter Bereich des Darms
DS = Darmschenkel
G = Genitalöffnungen
HO = Hoden
K = Kragen mit Stacheln
OV = Ovar
PH = Pharynx
S = Stachel
TD = Tegumentale Dorne
UE = Uterus mit Eiern
VI = Vitellarium, Dotterstock

[8] Bei Enten und anderen Wasservögeln.

e) *Notocotylus attenuatus*[9] lebt im Zäkum und Rektum von vielen Nutzvögeln, wird bis 5 × 1,4 mm groß. Die Ventralseite weist Stacheln auf; der Bauchsaugnapf fehlt. Die etwa 20 × 10 µm großen Eier sind durch den Besitz von terminalen Fäden (bis 0,2 mm Länge!) gekennzeichnet (**Abb. 7.10c**). Erste Zwischenwirte sind Wasserschnecken, als zweite dienen Muscheln, auf deren Schalen sich die Metazerkarien enzystieren.

3. **Symptome der Erkrankung:** Meist sind die Infektionen harmlos; bei massivem Befall kommt es aber bei allen Arten zu Darmkatarrh, Abmagerung, blutigen Diarrhöen infolge mechanischer Verletzungen durch die Adulten oder bei schistosomatiden Trematoden Läsionen infolge der «durcheiternden» Eier; Todesfälle sind dann relativ häufig. **Beim Menschen** können beim Baden in verseuchten Gewässern Zerkarien in die Haut eindringen (→**Zerkariendermatitis**), werden aber nicht geschlechtsreif.
4. **Diagnose:** Mikroskopischer Nachweis der typischen Eier im Sediment (s. S. 6).
5. **Infektionsweg:**
    a) Schistosomatiden-Trematoden: perkutan; Zerkarien bohren sich ein;
    b) bei den anderen hier besprochenen Trematoden: oral, durch Verzehr metazerkarienhaltiger Zwischenwirte.
6. **Prophylaxe:** Kaum möglich, da die Infektion im Freien stattfindet, ggf. Kunstteiche ohne Zugang für Wildvögel.
7. **Inkubationszeit:** Wegen meist harmloser Infektion nicht festzulegen.
8. **Präpatenz:** Artspezifisch, z. B. *Echinostomum revolutum* (15–19 Tage), *Echinoparyphium* (7–12 Tage), *Apatemon gracilis* (4 Tage), *Cotylurus cornutus* (4–7 Tage), *Trichobilharzia cameroni* (3–4 Wochen).
9. **Patenz:** Artspezifisch, z. B. 6–10 Monate bei *E. revolutum*; 13 Tage bei *A. gracilis*; 1 Monat bei *C. cornutus* und 4 Monate bei *T. cameroni*.
10. **Therapie:** Aus der Literatur ist die Wirksamkeit verschiedener Anthelminthika abzuleiten, z. B. **FLUBENDAZOL** (Flubenol®: 5 Tage × 10–50 mg/kg Kgw p.o.); andere Benzimidazol-Anthelminthika oder **PRAZIQUANTEL** sollten versucht werden.

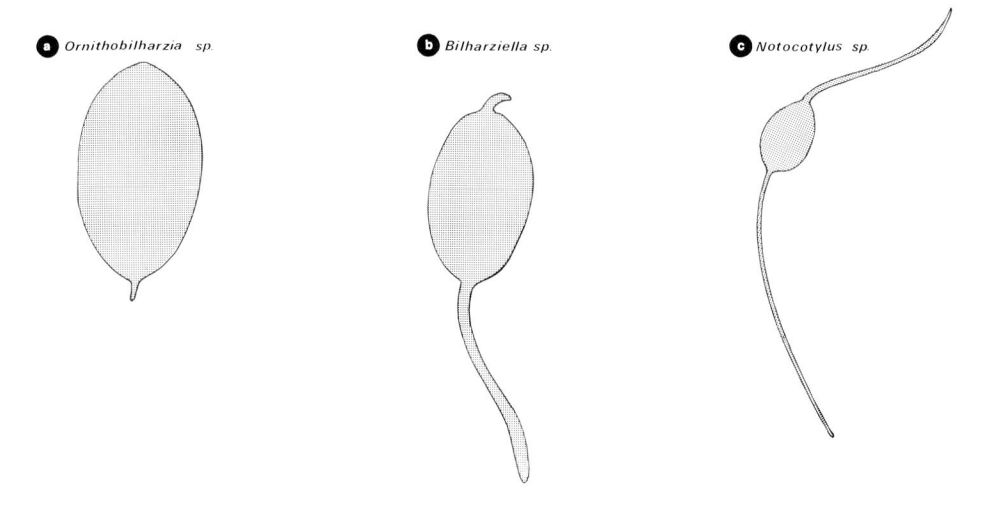

Abb. 7.10: Schem. Darstellung von Eiern einiger schistosomatider Trematoden.

---

[9] *Catatropis verrucosa* erscheint ähnlich.

Bandwürmer (Cestodes)

1. **Geographische Verbreitung:** Weltweit.
2. **Arten:**
    a) *Davainea proglottina* ist bei vielen **Hühnervögeln** relativ häufig, wird 0,5–4 mm lang und bildet lediglich 4–9 Proglottiden (**Abb. 7.11a**) von max. 0,6 mm Breite aus. Der Skolex besitzt ein vorstülpbares Rostellum mit zwei Hakenkränzen (je 30–50 Haken). Der glasig-durchscheinende Wurm ist mit Hilfe seiner durch Häkchen bewehrten Saugnäpfe an der Schleimhaut des vorderen Dünndarms zwischen den Zotten verankert. Die Genitalporen alternieren regelmäßig von Proglottide zu Proglottide und münden am vorderen Rand. Die Eier (vom *Hymenolepis*-Typ) liegen einzeln in Kapseln im Parenchym der Proglottiden. Zwischenwirte sind Nacktschnecken.
    b) *Raillietina*-Arten (bei **vielen Vögeln**) werden bis 25 cm lang (z. B. *R. tetragona* u. a. beim Huhn) und bis 4 mm breit (**Abb. 7.11b**); sie bilden viele Proglottiden und sind mit Hilfe ihres Rostellums (evtl. 2 Kränze mit 100–500 Haken) und ihrer Saugnäpfe (evtl. mit je 8–10 Reihen kleiner Häkchen) im mittleren Dünndarm verankert. Die Genitalporen liegen stets auf einer Seite; die Eikapseln enthalten meist 6–12 Eier (vom *Hymenolepis*-Typ; **Abb. 7.8e**). Zwischenwirte sind je nach Art Laufkäfer, Nackt- oder Gehäuseschnecken bzw. Stubenfliegen und Ameisen (z. B. *R. tetragona*).
    c) *Amoebotaenia*-Arten (bei **Hausgeflügel**) sind von keilförmiger Gestalt, bis 4 mm lang und bilden etwa 12–14 Proglottiden aus. Das Rostellum weist 12–14 Haken auf, die Genitalporen alternieren unregelmäßig. Eier vom *Hymenolepis*-Typ liegen in einem sackförmigen Uterus. Zwischenwirt sind Erdwürmer.
    d) *Choanotaenia*-Arten werden bis 25 cm lang und 3 mm breit; ihr Rostellum bildet einen Kranz mit bis zu 20 Haken aus; Genitalporen alternieren regelmäßig. Zwischenwirte sind Mistkäfer-Arten, Laufkäfer sowie auch Stubenfliegen.
    e) *Hymenolepis*-Arten sind recht zahlreich bei **Haus-** und **Wild-Vögeln** vertreten. Die Bedeutung ist häufig nur gering, von klinischem Interesse sind am ehesten noch: *Hymenolepis* (syn. *Drepanidotaenia*) *lanceolatum* wird bei **Enten** und **Gänsen** (im Dünndarm) bis 15 cm lang und erscheint lanzettförmig, da die hinteren Proglottiden

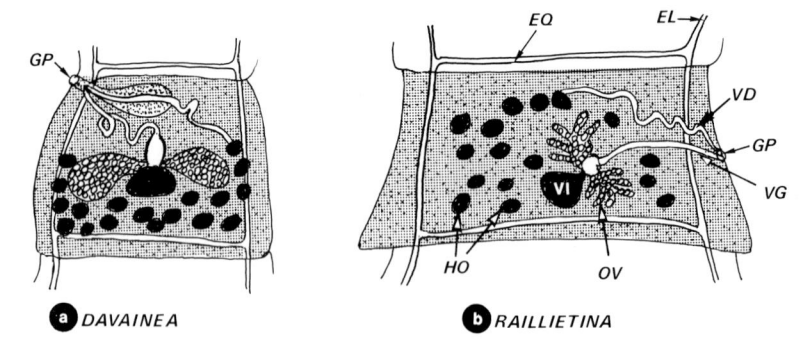

Abb. 7.11: Schem. Darstellung von Proglottiden.
a) *Davainea proglottina*, präterminale Proglottis.
b) *Raillietina tetragona;* mittlere Proglottis.

EL = Exkretionskanal längs
EQ = Exkretionskanal quer
GP = Genitalpapille
HO = Hoden
OV = Ovar
VD = Vas deferens
VG = Vagina
VI = Vitellarium (Dotterstock)

sich auf bis zu 2 cm verbreitern können. Proglottidenaufbau und Eier vom *Hymenolepis*-Typ (**Abb. 7.8 f**). Zwischenwirte sind Kleinkrebse der Gattungen *Gammarus, Cyclops* und *Diaptomus*.

Hymenolepis (syn. *Echinolepis*) *carioca* wird ca. 8 cm (*E. anatis*, bis 30 cm) lang. Die zahlreichen Proglottiden sind stets deutlich breiter als lang; im mittleren Bereich zeigen sie stets drei Hoden. Das Rostellum ist bei den meisten Arten (bei **Hühnern, Enten** und **Gänsen**) unbewaffnet, jedoch die Saugnäpfe können kleine Häkchen enthalten. Die Eier sind gruppentypisch (**Abb. 7.8 f**). Als Zwischenwirte können Mistkäfer und Fliegen dienen.

f) *Fimbriaria*-Arten werden bis 40 cm lang und bis 5 mm breit (bei **Hühnern** und **Wassergeflügel**). Vorderende als sog. Pseudoskolex (krausenförmig aufgewundenes Vorderende) als Ersatz für den angelegten, später aber reduzierten Skolex. Die Strobila zeigt äußerlich keine Gliederung in Proglottiden; Eier (**Abb. 7.8d**). Zwischenwirte sind Kleinkrebse der Gattungen *Cyclops, Gammarus* und *Diaptomus*.

3. **Symptome der Erkrankung:** Bei starkem Befall treten Diarrhöen auf, die zu verminderten Mast- und Legeleistungen führen. Häufig sind auch Gleichgewichtsstörungen und epileptiforme Krämpfe; bei Befall mit *Davainea*-Arten kommt es auch zu Lähmungserscheinungen, starker Abmagerung und Todesfällen.
4. **Diagnose:** Nachweis von Proglottiden und/oder Eiern in den Fäzes (**Abb. 7.8d–g; 7.11**). Eine sichere Artdiagnose ist bei der Vielzahl von sehr ähnlich aussehenden Arten sicher nur von Spezialisten durchzuführen, für eine Chemotherapie aber nicht notwendig.
5. **Infektionsweg:** Oral, durch Aufnahme der Zwischenwirte, in deren Leibeshöhle sich die zweite Larve (Cysticercoid) entwickelt hat, nachdem sie die im Ei enthaltene Erstlarve (Oncosphaera) verschluckt haben.
6. **Prophylaxe:** Durch Zwischenwirtsbekämpfung, die sich häufig als schwierig oder unmöglich gestaltet; bei Arten, die Insekten als Zwischenwirte haben, sollte eine regelmäßige Insektenbekämpfung im Stall erfolgen; regelmäßige Beseitigung der Fäzes; Absammeln von Schnecken. In Zwischenwirten monate- bis jahrelanges Erregerreservoir.
7. **Inkubationszeit:** Variabel, meist wie Präpatenz.
8. **Präpatenz:** Artspezifisch und beträgt jeweils ca. zwei Wochen (*Davainea proglottina, Hymenolepis lanceolata, E. carioca*) oder drei Wochen (*Choanotaenia*-Arten, *Raillietina tetragona, R. cesticillus*) bzw. vier Wochen (*Amoebotaenia cuneata*).
9. **Patenz:** Meist nur wenige Wochen.
10. **Therapie:** PRAZIQUANTEL (Droncit®: 1 × 10 mg/kg Kgw p.o. als individuelle Dosierung) ist hochwirksam auf immature wie adulte Bandwürmer; mit dem Futter kann eine Behandlung mit **NICLOSAMID** (Mansonil®: 2–6 Tage berechnet auf 20 mg/kg Kgw p.o.) wie auch mit Benzimidazol-Anthelminthika (z. B. **FENBENDAZOL** – Panacur®: 4–5 Tage × 100 ppm) vorgenommen werden; *Davainea* wird dabei nicht immer voll erfaßt. **MEBENDAZOL** (Mebenvet®: 7 Tage × 60 ppm) wird bei Befall mit *Raillietina* und *Hymenolepis* empfohlen.

Acanthocephala (Kratzer)

1. **Geographische Verbreitung:** Weltweit.
2. **Arten:** Im Dünndarm (insbesondere von Wasservögeln) kommen einige Kratzerarten vor, deren wirtschaftliche Bedeutung insgesamt allerdings relativ gering ist:
    a) *Filicollis anatis;* ♀ bis 25 mm lang, ♂ bis 8 mm, Rüssel des ♀ kugelförmig, Haken nur auf dem Scheitel, beim ♂ dagegen 18–22 Längsreihen mit je 10–11 Haken; Eier (mit Acanthor-Larve) werden etwa 65 × 20 μm groß (**Abb. 7.8h**). Zwischenwirte sind

Flohkrebse und Wasserasseln, in denen die infektiöse, terminale Acanthella-Larve heranwächst und sich enzystiert.

b) *Polymorphus boschadis;* ♀ bis 1 cm lang, ♂ bis 3 mm; beide sind rötlich-orange gefärbt, Rüssel beider Geschlechter mit 16 Längsreihen kleiner Haken. Die spindelförmigen, eine **Acanthor**-Larve enthaltenden Eier erreichen eine Größe von etwa 110 × 20 µm und erscheinen gelblich. Zwischenwirte sind hier Flohkrebse.

3. **Symptome der Erkrankung:** Blutige Fäzes infolge der mechanischen Zerstörung der Darmwand durch die hakenbewehrten Rüssel; Diarrhöen, Darmperforation; Sekundärinfektionen mit Todesfolge.
4. **Diagnose:** Nachweis der typischen Kratzer-Eier in den Fäzes (**Abb. 7.8h,i**).
5. **Infektionsweg:** Oral, durch Aufnahme infizierter Zwischenwirte (s. o.).
6. **Prophylaxe:** Kaum möglich, da meist Freilandinfektionen.
7. **Inkubationszeit:** Einige Tage p.i. durch Bohrtätigkeit der Infektionslarven.
8. **Präpatenz:** 1–2 Monate.
9. **Patenz:** 6–12 Monate.
10. **Therapie:** Eine spezielle Therapie ist nicht bekannt; in Analogie zur Wirksamkeit gegenüber anderen Kratzern kann eine Behandlung mit **FENBENDAZOL** (Panacur®: 5 Tage × 20 mg/kg Kgw p.o.) versucht werden.

Ascaridia (Spulwürmer)

1. **Geographische Verbreitung:** Weltweit.
2. **Arten:** *Ascaridia galli* (bei **Hühnervögeln, Gänsen**); Weibchen werden bis zu 11 cm lang (♂ bis 7 cm); *A. columbae* (bei **Tauben** etc.) erreicht dagegen meist nur bis 9 cm (♀) bzw. maximal bis 7 cm (♂). Die typischen Spulwürmer (gelblich-weiße, relativ dicke (bis 4 mm) Würmer mit einem dreilippigen Mund) parasitieren im Dünndarm. Die Weibchen setzen unembryonierte, dickwandige Eier (mit einer glatten Oberfläche, **Abb. 7.12f**) ab. Diese erreichen etwa 80–90 µm × 45–50 µm und sind bei den einzelnen Arten kaum voneinander zu unterscheiden. Im Freien entwickelt sich innerhalb des Eies in etwa 10–14 Tagen die L_1, und nach zwei Häutungen die L_3. Diese Eier können von Regenwürmern aufgenommen werden, die so evtl. als Stapelwirt für L_3 wirken. Gelangen L_3 (im Ei oder via Regenwürmer) in den Endwirt, erfolgt im Darmlumen die Häutung zur L_4, die für ca. 8 Tage im Darmlumen lebt. Dann ist die Mehrheit vom 8.–17. Tag p.i. in der Schleimhaut zu finden. Nach Rückkehr in das Darmlumen erreichen sie in 6–8 Wochen (**Hühner**) bzw. 5–6 Wochen (**Tauben**) die Geschlechtsreife.
3. **Symptome der Erkrankung (Askaridose):** Insbesondere Jungtiere erkranken: Diarrhöen; gesträubtes Gefieder; evtl. Federausfall, Abmagerung; Schwäche; blasser Kamm (anämische Erscheinungen); Darmverstopfung durch Massenbefall; evtl. Tod bereits nach 8 Tagen p.i. durch Masseninvasion von Larven in die Darmschleimhaut.
4. **Diagnose:** Nachweis der Eier (**Abb. 7.12f**) in den Fäzes durch Anreicherung (s. S. 4). **Achtung:** *Heterakis*-Eier sind sehr ähnlich (s. S. 301)!
5. **Infektionsweg:** Oral, durch Aufnahme von larvenhaltigen Eiern mit dem Futter bzw. von Eiern oder Larven in Regenwürmern.
6. **Prophylaxe:** Regelmäßige Entfernung der Fäzes; Reinigung der Trink- und Futtergefäße; Haltung von Küken auf Rosten; Trennung der Küken von Adulten; Regelmäßige Kotuntersuchungen, um einen evtl. Wurmbefall schnell zu therapieren. Desinfektion der Stallungen durch Dampfstrahlreinigung.
7. **Inkubationszeit:** 3–5 Tage (Symptome infolge Larveninvasion).
8. **Präpatenz:** Etwa 6–8 Wochen bei *A. galli* und 5–6 Wochen bei *A. columbae*.

9. **Patenz:** Evtl. lebenslang.
10. **Therapie:** Für die Behandlung stehen verschiedene Anthelminthika zur Verfügung (s. Tabelle S. 300). Begleitend sollte eine Substitutions-Therapie mit Vit. A, B, B$_{12}$ sowie Mineralien erfolgen.

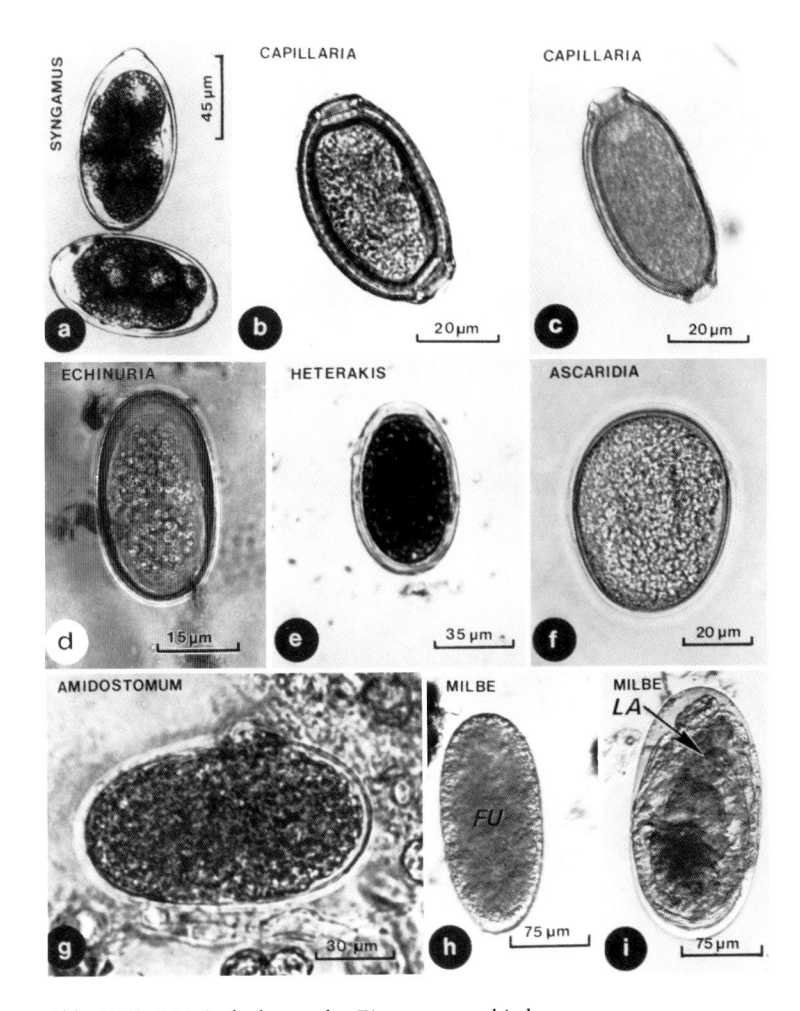

Abb. 7.12: LM-Aufnahmen der Eier von verschiedenen Nematodengattungen (a–g) und von Futtermilben (h, i). LA = Larve.

Tabelle 7.5: Wirksamkeit von Anthelminthika auf Geflügel-Nematoden verschiedener Gattungen

Präparate	Ascaridia	Heterakis	Amidostomum	Syngamus	Trichostrongylus	Capillaria
CAMBENDAZOL S-E-Cambendazol®	5 Tage × 10 ppm	5 Tage × 10 ppm		5 Tage × 10 ppm		5 Tage × 10 ppm
[A]FENBENDAZOL Panacur®	4 Tage × 100 ppm im Futter	4 Tage × 100 ppm im Futter	4 Tage × 100 ppm im Futter	4 Tage × 100 ppm im Futter	4 Tage × 100 ppm im Futter	4 Tage × 100 ppm im Futter
[B]HALOXON Eustidil®						ca. 50 mg/kg Kgw p.o.
[A]IVERMECTIN	0,2 mg/kg Kgw s.c.	0,2 mg/kg Kgw s.c.	0,2 mg/kg Kgw s.c.	0,2 mg/kg Kgw s.c.	0,2 mg/kg Kgw s.c.	0,2 mg/kg Kgw s.c.
[C]LEVAMISOL Concurat® L 10%	1 × 20 mg/kg Kgw p.o.	1 × 20 mg/kg Kgw p.o.				1 × 30 mg/kg Kgw p.o.
[D]MEBENDAZOL Mebenvet®	7 Tage × 60 ppm im Futter	7 Tage × 60 ppm im Futter	7 Tage × 60 ppm im Futter	7 Tage × 60 ppm im Futter	7 Tage × 60 ppm im Futter	7 Tage × 60 ppm im Futter
PIPERAZIN	1 × 200–300 mg/kg		1 × 300 mg/kg Kgw p.o.	1 × 300 mg/kg Kgw p.o.		
TIABENDAZOL Thibenzole®						

[A] = nach Literatur-Berichten hochwirksam auf immature und adulte Geflügel-Nematoden
[B] = nicht bei Wassergeflügel, Psittakiden, Greifvögel
[C] = auch via Trinkwasser, bei Futter-Applikation Futterverbrauch der verschiedenen Altersgruppen berücksichtigen
[D] = bei Wildgeflügel Dosierung 14 Tage × 120 ppm

Heterakis sp. (Pfriemenschwänze)

1. **Geographische Verbreitung:** Weltweit.
2. **Arten:** *Heterakis*-Arten (u. a. *H. gallinarum* – **Hühnervögel, Ente, Gans**; *H. dispar* – **Gans, Ente**; *H. isolonche* – **Fasan, Pute**) finden sich in größerer Anzahl im Blinddarm ihrer Wirte. Die meist etwa 10–15 mm langen Weibchen (*H. dispar* bis 23 mm) sind durch ihr spitz zulaufendes Hinterende (= Pfriem; vergl. **Abb. 6.6**) charakterisiert. Nach Befruchtung durch die Spermien der kleineren, etwa 5–13 mm langen Männchen (*H. dispar* bis 18 mm) setzen die ♀ pro Tag jeweils etwa 800–1000 unembryonierte Eier ab, die dickwandig mit glatter Schale erscheinen und etwa 60–80 µm × 40 µm groß werden (**Abb. 7.12e**). Die einzelnen *Heterakis*-Arten sind auf Grund ihrer Eier nicht zu unterscheiden. Nach einer temperaturabhängigen Entwicklungszeit im Freien (bei 27 °C etwa 14 Tage, bei 10–15 °C jedoch mehr als 2 Monate!) ist im Ei nach einer Häutung die Larve 2 herangereift. In Stapelwirten (wie Regenwürmern) kann es zu einer enormen Anhäufung von infektiösen Larven 2 kommen, die dort aus der Schale schlüpfen und in die Organe einwandern. Im Duodenum der Endwirte schlüpft die L_2 aus der Schale frei aufgenommener Eier und erreicht so die Blinddärme, in deren Schleimhäute sie sich für etwa 1–5 Tage einbohrt, aber danach wieder ins Lumen (zwischen die Krypten) zurückwandert, wo nach weiteren Häutungen die Geschlechtsreife erlangt wird.
3. **Symptome der Erkrankung (Heterakiasis):** Nur bei starkem Befall Verdauungsstörungen infolge mangelhaften Zelluloseaufschlusses; geringe Legeleistungen; Geschwüre etc. im Blinddarm führen zu blutigen Fäzes bzw. zu Sekundärinfektionen.
   In den Eiern können auch *Histomonas meleagridis*-Stadien enthalten sein und zu starkem Befall führen (s. S. 274).
4. **Diagnose:** Nachweis der Eier (**Abb. 7.12e**) in den Fäzes mit Hilfe der Flotation (s. S. 4) – **Achtung:** *Ascaridia*-Eier sind ähnlich! (s. S. 298)
5. **Infektionsweg:** Oral, durch Aufnahme von larvenhaltigen Eiern oder in Regenwürmern freigesetzten Larven.
6. **Prophylaxe:** Hygienische Maßnahmen s. *Ascaridia*-Arten S. 298.
7. **Inkubationszeit:** 2–5 Tage.
8. **Präpatenz:** Mindestens 24, oft 36 Tage.
9. **Patenz:** Etwa 1 Jahr.
10. **Therapie:** Chemotherapie s. Tabelle S. 300.

Capillaria sp. (Haarwürmer)

1. **Geographische Verbreitung:** Weltweit.
2. **Arten:** *Capillaria*-Arten (*Eucoleus*-Arten und *Thominx*-Arten) sind haarfeine, fadenförmige Würmer von 1–5 cm Länge. Die Männchen besitzen (wenn überhaupt) nur ein einziges, sehr langes Spikulum, das in einer oft bedornten Scheide sitzt.
   Capillaria caudinflata und *C. obsignata* parasitieren im Dünndarm und sind dabei z. T. in die Schleimhaut eingebohrt. *Capillaria* (syn. *Eucoleus*) *annulata* und *C.* (syn. *Thominx*) *contorta* besiedeln die Schleimhaut von Kropf und Speiseröhre, während *C. anatis* (syn. *T. retusa*) in den Blinddärmen auftritt. Die Weibchen setzen die typischen Eier von etwa 50–60 µm × 25 µm (**Abb. 7.12b,c**) unembryoniert im Mehrzellenstadium[10] ab. Im Freien entwickelt sich in ihnen in 9–14 Tagen die Larve 1, die sich im Ei aber nicht mehr häutet. Außer *C. obsignata* und *C. anatis*, wo der Endwirt diese Eier direkt aufnimmt, sind

---

[10] Die einzelnen Arten sind anhand der Eiformen allein auch von Spezialisten nicht zu unterscheiden, was allerdings für die Therapie unerheblich bleibt.

Erdwürmer als Zwischenwirte notwendig. In ihnen wachsen die Larven 1 in 2–3 Wochen zu infektionsfähigen Larven 3 heran. Nach oraler Aufnahme der infektiösen Stadien erreichen die Larven (nach Häutungen in ihren entsprechenden Abschnitten des Verdauungstraktes) in etwa 3 Wochen die Geschlechtsreife.

3. **Symptome der Erkrankung (Capillariose):**
   a) **Darmform:** bei starkem Befall insbesondere von Jungtieren dünnbreiige-wäßrig-schleimige, übelriechende Fäzes; Abmagerung, Schwäche; Anämie, evtl. Todesfälle; dagegen bleibt geringer Befall häufig symptomlos (Gefahr der Anreicherung in Zwischenwirten).
   b) **Kropfform:** Entzündliche Prozesse im vorderen Darmsystem (Rachen, Kropf, Oesophagus), z. T. mit vollständiger Ablösung der Schleimhaut.
4. **Diagnose:** Nachweis der typischen, zitronenförmigen Eier (**Abb. 7.12b,c**) die insbesondere durch die hellen Polpfropfen charakterisiert sind.
5. **Infektionsweg:** Oral, durch Aufnahme von larvenhaltigen Regen(Erd)würmern bzw. Eiern *(C. obsignata, C. contorta)*.
6. **Prophylaxe:** Bei Haltung im Auslauf (wegen der Zwischenwirte) kaum möglich; regelmäßige Fäzeskontrolle auf Wurmeier; bei Stallhaltung regelmäßige Entfernung der Fäzes (wegen der via Eier direkt übertragenen Arten).
7. **Inkubationszeit:** Bei starkem Befall werden Symptome 1 Woche p.i. sichtbar.
8. **Präpatenz:** 3–4 Wochen.
9. **Patenz:** 10–12 Monate.
10. **Therapie:** Chemotherapie s. Tabelle S. 300.

Magenwürmer

1. **Geographische Verbreitung:** Weltweit.
2. **Arten:**
   a) *Amidostomum anseris:* ♂ 1–1,8 cm, ♀ 1,2–2,3 cm; die Bursa copulatrix ist dreilappig (trichostrongylider Typ); leben im Muskel von **Gänsen** und **Enten** (**Küken** können sich nur in den ersten Lebenstagen infizieren). Die Eier von 100–110 µm × 50–60 µm Größe werden unembryoniert (viele Blastomeren) abgesetzt (**Abb. 7.12g**). Im Freien entwickelt sich in ihnen die L_3 (nach anderen Autoren wird bereits die Larve 1 frei!). Nach oraler Aufnahme der L_3 wächst dann im Wirt das adulte Stadium heran. Ein Befall mit *A. anseris* ist sehr schwerwiegend!
   b) *Streptocara pectinifera* (bei **Hühnern** im Muskelmagen); ♂ bis 5 mm, ♀ bis 10 mm lang; Zwischenwirte sind Kleinkrebse, die die L_3 enthalten.
   c) *Echinuria uncinata* (bei **Enten, Gänsen** im Drüsen- und Muskelmagen und im Dünndarm); ♂ bis 10 mm, ♀ bis 19 mm lang; die Eier von 35–40 µm × 20 µm Größe enthalten beim Absetzen bereits eine Larve (**Abb. 7.12d**). Zwischenwirte sind Wasserflöhe, in denen die L_3 heranwächst.
   d) *Tetrameres* (syn. *Tropisurus*) *fissispina(us)*: im Drüsenmagen von **Ente, Huhn, Pute, Taube**; ♀-Würmer sind blutig-rot, bis 6 mm lang, ihre Körpermitte ist so aufgetrieben, daß sie zitronen-ähnlich sind; sie leben in den Drüsenkrypten des Magens; Zwischenwirte sind Kleinkrebse.
   c) *Gongylonema*-Arten; bis 36 mm; mäanderförmig in der Schleimhaut des Pharynx und Oesophagus des **Huhnes**.
3. **Symptome der Erkrankung:**
   a) Bei *A. anseris*-Befall: Diarrhöen; Würgebewegungen; Abmagerung trotz guten Appetits; oft rascher Tod nach 3–8tägiger Krankheit (nicht selten Massensterben von 6–7

Wochen alten Tiere); Weichfutter wird bevorzugt (wegen Knoten im Hals Aufsperren des hellen Schnabels).
  b) Bei *S. pectinifera*- und *T. fissispina*-Befall: Durst; da die Keratinoidschicht im Magen zerstört wird, kann Nahrung nicht mehr aufgeschlossen werden: Diarrhöen; Apathie; Schwäche, Erkrankung besonders im Alter von 6–14 Wochen; Tod nach 1–3 Monaten.
4. **Diagnose:** Nachweis der Eier (**Abb. 7.12d,g**) in den Fäzes (s. S. 4).
5. **Infektionsweg:** Oral, durch Aufnahme der L_3 bzw. L_3-haltiger Zwischenwirte (s. o.).
6. **Prophylaxe:** Regelmäßige Beseitigung der Fäzes und Kontrolle auf Wurmbefall. **Achtung:** Ältere Tiere können symptomlos Wurmträger sein und so Infektionsquelle für Küken darstellen!
7. **Inkubationszeit:** 3–8 Tage.
8. **Präpatenz:**
  a) *A. anseris:* 15–18 Tage bei Küken, bis 5 Wochen bei Alttieren;
  b) *E. uncinata:* 5 Wochen.
9. **Patenz:** 3–6 Monate.
10. **Therapie:** Mit Ausnahme gegen *Amidostomum* (s. Tabelle S. 300) fehlen spezielle chemotherapeutische Entwicklungen; nach Literatur-Berichten wirkt **FENBENDAZOL** (Panacur®) 3 Tage × 120 ppm auf *Echinuria*, 1 × 5 mg/kg Kgw p. o. auf *Tetrameres*, die anderen Magenwürmer dürften in gleicher Weise zu behandeln sein.

Blinddarmwürmer

1. **Geographische Verbreitung:** Weltweit.
2. **Artmerkmale:** *Trichostrongylus tenuis* tritt in zahlreichen **Hühner-** und **Entenvögeln** wie auch bei **Tauben** auf, wird im männlichen Geschlecht bis 6 mm, im weiblichen bis 9 mm lang und erscheint schlank rötlich-bräunlich. Die Eier von etwa 65–75 µm × 35–40 µm Größe erscheinen länglich ovoid (mit parallelen Seitenwänden) besitzen eine glatte, dünne Schale (vergl. **Abb. 5.9b**) und werden unembryoniert abgesetzt; nach der für Trichostrongyliden typischen Entwicklung wird die freie Larve L_3 oral aufgenommen und sie erreicht so die Blinddärme, wo in kurzer Zeit (s. u.) die Geschlechtsreife erlangt wird.
3. **Symptome der Erkrankung (Trichostrongylidose):** Meist nur schwacher Befall und dann nahezu symptomlos; bei Massenbefall: Schwäche, Apathie; bei Küken Todesfälle.
4. **Diagnose:** Nachweis der Eier (vergl. **Abb. 5.9b**) mit der Anreicherung (s. S. 4).
5. **Infektionsweg:** Oral, durch Aufnahme der L_3 mit dem Futter.
6. **Prophylaxe:** Regelmäßige Entfernung der Fäzes bei Stallhaltung; sonst kaum möglich.
7. **Inkubationszeit:** Abhängig von Befallsintensität: evtl. Wochen.
8. **Präpatenz:** Etwa 7 Tage.
9. **Patenz:** Monate.
10. **Therapie:** Chemotherapie s. Tabelle S. 300.

Futtermilben und -käfer

Die relativ große Vorratshaltung von Futter für die Hühnerhaltung führt häufig zu einem Befall mit Nahrungs- bzw. **Vorratsschädlingen.** So können z. B. Milben (Tyroglyphidae, Mehlstaubmilben) so massenhaft auftreten, daß die Futtermittel weiß bestäubt erscheinen. Fressen Hühner diese Milben (**Abb. 7.13a,b**) mit, so kann es zu Verdauungsstörungen kommen. Ähnliches gilt für einige Käferarten. So haben in letzter Zeit Korn-, Brot-, Getreide- bzw. Getreideschimmelkäfer-Arten (**Abb. 7.13c,d**) gerade bei Geflügelfarmen große Verbreitung gefunden. Ihre Bedeutung liegt weniger in der unmittelbaren Schädigung des Geflügels als in ihrer Überträgerrolle für bedeutende Erreger (z. B. *Salmonella*-Arten, *Escherichia coli*, Zystizerken bestimmter Bandwürmer, **s. S. 239**). Die Bekämpfung dieser Vorratsschädlinge sollte mit Kontaktinsektiziden (**s. S. 320**) erfolgen.

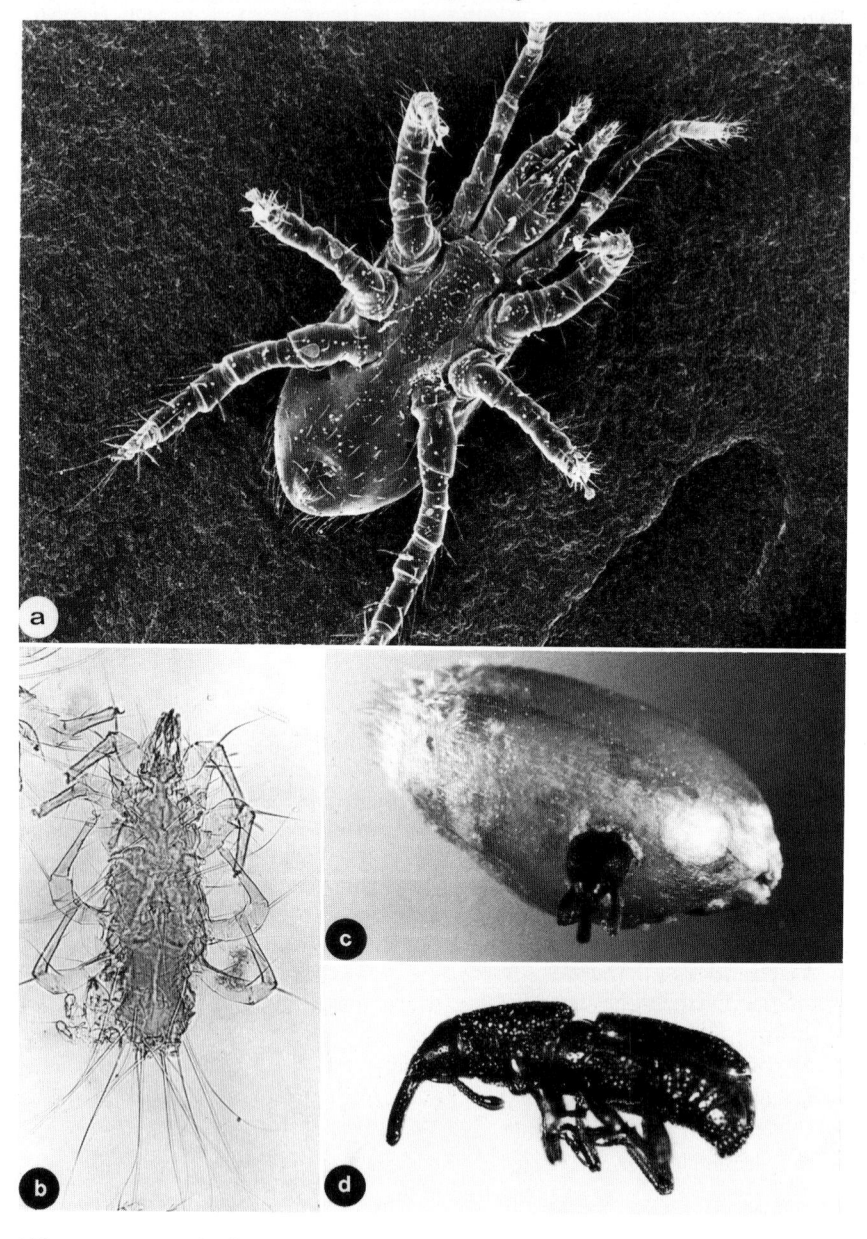

Abb. 7.13: Futterschädlinge; REM- (a) und LM-Aufnahmen.
a)   Staubmilbe von ventral. × 70
b)   Modermilbe, *Tyrophagus putrescentiae* von dorsal. × 60
c, d) Kornkäfer, *Sitophilus granarius* beim Verlassen eines Getreidekorns (c) und in Seitenansicht; Kopf ist rüsselartig ausgezogen. c) × 10   d) × 13

7.2 Stadien im Blut

Im Blut einzelner Vogelarten können im wesentlichen folgende Erreger angetroffen werden:
A: **Einzeller (Protozoa)**:
   1. *Toxoplasma gondii*; freie Merozoiten und Vermehrungsstadien in Leukozyten (**Abb. 5.14d,e; s. S. 305, 315**).
   2. *Sarcocystis*-Arten: freie Merozoiten, s. S. 305, 315.
   3. *Plasmodium*-Arten; intraerythrozytäre Stadien (**Abb. 7.6e, f; 7.14a; s. S. 305**).
   4. *Haemoproteus*-Arten; intraerythrozytäre Stadien (**Abb. 7.14b; s. S. 308**).
   5. *Leucozytozoon*-Arten; Gamonten in Leukozyten (bei einigen auch in Erythrozyten, s. S. 308).
   6. Rickettsien *(Aegyptianella)* s. S. 309.
B: **Mehrzeller (Metazoa)**:
   1. Adulte schistosomatide Trematoden (Unterfamilie Bilharziellinae) mit verschiedenen Gattungen (u. a. *Bilharziella, Trichobilharzia, Ornithobilharzia* etc.) s. S. 310.

Toxoplasma gondii

In freilebenden bzw. im Freien gehaltenen **Vögeln** ist ein Befall mit *Toxoplasma gondii* relativ häufig, da sie sich oral mit Oozysten aus Katzenfäzes (s. S. 49) kontinuierlich infizieren können. Zwar bleiben bei adulten Vögeln meist starke Symptome aus, dennoch lassen sich im Blut freie Merozoiten von 6–7 μm Länge und in Leukozyten Teilungsstadien (Endodyogenie) (**Abb. 5.14d,e**) nachweisen; in den Geweben treten zudem zahlreiche Zysten (s. S. 315) auf. Insbesondere Küken können während der akuten Teilungsphase schwer erkranken, wie bei experimentellen Infektionen festgestellt wurde. Eine natürliche Infektion führt gelegentlich zu Abgeschlagenheit, Durchfall (Enteritis), Anorexie, ataktischen Bewegungen. Bei Tauben verläuft die Infektion in der Regel inapparent. Die Diagnose ist schwierig, da die üblichen serologischen Tests unsicher sind (s. S. 18). Der Erregernachweis im Tierversuch gilt als sicher.

Sarcocystis-Arten

Bei frei gehaltenen **Hühnern** treten in den Muskeln (s. S. 315) häufig *Sarcocystis*-Zysten auf, ohne auffällige Symptome zu verursachen, während bei Intensivhaltung (in Käfigen) – offenbar wegen des fehlenden Kontaktes mit den Fäzes der Endwirte (= Hund, Katze) – derartige Zysten nicht beobachtet wurden. Bei Untersuchungen des Blutes während der ersten 14 Tage nach der Infektion können die etwa 9 μm langen, freien Merozoiten der Schizontengeneration angetroffen werden (s. S. 315), die sich in Endothelzellen von Blutgefäßen entwickeln.

Plasmodium-Arten

1. **Geographische Verbreitung:** Weltweit.
2. **Arten:** In Europa treten nur wenige Arten auf, allerdings ohne große Bedeutung bei Nutztieren zu erlangen. Da die Erreger der **Hühnermalaria** *P. juxtanucleare* und *P. gallinaceum* fehlen, verursacht hier lediglich *P. relictum* (syn. *praecox*) bei Sperlingsvögeln,

Tauben, Enten, Schwänen aber auch Pinguinen (in Zoos)[11] Erkrankungen. Nach Stichen infizierter Überträgermücken (*Culex*-, *Aedes*-, *Anopheles*- und *Culiseta*-Arten) entwickeln sich aus den injizierten Sporozoiten in Endothelzellen (Lunge, Leber) Schizonten, die ihrerseits Merozoiten produzieren (exoerythrozytäre Phase der Schizogonie). Diese können sich (wiederum in Endothelzellen) zu Schizonten entwickeln, aber auch bereits nach 5–7 Tagen Erythrozyten befallen. Die aus Merozoiten in Erythrozyten heranwachsenden Schizonten sind von kugeliger bis polymorpher Gestalt und drängen den Wirts-

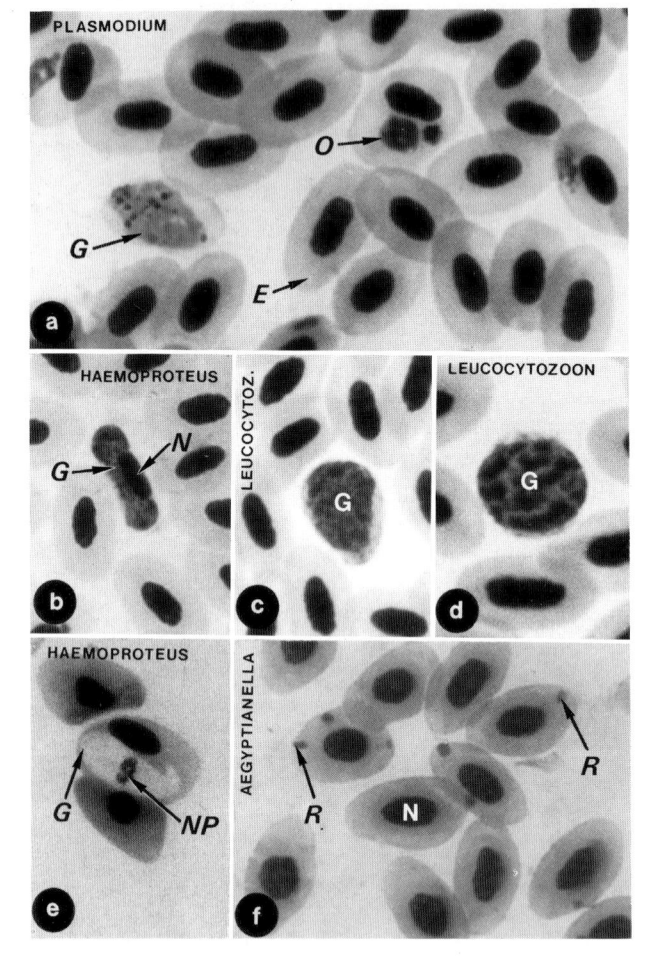

Abb. 7.14: Blutparasiten; LM-Aufnahmen.
a) *Plasmodium relictum* (syn. *praecox*).
b, e) *Haemoproteus columbae*.
c, d) *Leucocytozoon simondi*.
f) *Aegyptianella pullorum* (Rickettsiales).
Die Vergrößerung beträgt stets × 1500.
E = Erythrozyt
G = Gamont
N = Nucleus, Kern
NP = Kern des Parasiten
O = Trophozoit, heranwachsender Parasit
R = Rickettsie

zellkern an die Peripherie (**Abb. 7.6e**). Sie produzieren in 12 h–36 h (je nach Parasitenstamm) 8–32 Merozoiten (**Abb. 7.6f**). Dieser Prozeß der Merozoitenbildung mit nachfolgendem Zerfall der Erythrozyten (bei gleichzeitiger Freisetzung des fieberauslösenden Pigments = abgebautes Hämoglobin) ist nur bei einigen Stämmen von *P. relictum* synchronisiert. Nach einiger Zeit entstehen in den Erythrozyten die kugeligen männlichen bzw. weiblichen Gamonten (**Abb. 7.14a**), aus denen sich im Mitteldarm die jeweiligen Gameten (1 weiblicher bzw. 4–8 männliche) differenzieren. Nach der Befruchtung des

---

[11] Garnham (1966) berichtete Infektionen bei 141 freilebenden Vogelarten.

♀-Gameten wird die Zygote beweglich (Ookinet)[12] und durchwandert das Darmepithel, um zwischen Basalmembran und Epithelzelle zur Oozyste (= Stätte der Sporozoitenbildung) auszuwachsen. Nach Platzen der Oozyste gelangen die Sporozoiten passiv in die Speicheldrüse.

3. **Symptome der Erkrankung (Malaria):** In Europa vorwiegend Juli bis September (Hauptflugzeit der Mücken). Bei Sperlingsvögeln (offenbar ein Reservoir!) verläuft die Infektion meist inapparent; bei weniger angepaßten Wirten oder auch Jungvögeln (z. B. Tauben, aber auch viele Zoovögel, z. B. Pinguine!) tritt Fieber und enorme Vergrößerung der Milz und Leber, Anämie, hochgradige Schwäche, Apathie, Koma und in relativ kurzer Zeit Mortalität auf.
4. **Diagnose:** Nachweis der Stadien in den Erythrozyten im nach Giemsa angefärbten Blutausstrich bzw. dicken Tropfen (s. S. 10).
5. **Infektionsweg:** Perkutan, durch Stich von Mücken.
6. **Prophylaxe:** Mückenbekämpfung in Volieren mit Insektiziden (s. S. 320), Beseitigung evtl. Brutstätten der Mücken (Wasserlöcher etc.).
7. **Inkubationszeit:** Etwa 1 Woche.
8. **Präpatenz:** Etwa 1 Woche.
9. **Patenz:** Evtl. Jahre.
10. **Therapie:** Es stehen eine Reihe mehr oder weniger wirksamer Präparate aus der Reihe der 4- und 8-Aminochinoline (z. B. **CHLOROQUINE** bzw. **PRIMAQUINE**), Acridin-Reihe (**QUINACRINE**) oder verschiedene Folsäurereduktasehemmer aus der Pyrimidin-Reihe, wie **PYRIMETHAMIN, CHLORGUANIL** oder **TRIMETHOPRIM** zur Verfügung, die allerdings die verschiedenen **Malaria**-Erreger und ihre Entwicklungsstadien (z. B. Gewebs- bzw. Blutschizonten, Gametozyten) unterschiedlich stark schädigen und teilweise erst im toxischen Bereich einen befriedigend therapeutischen Effekt zeigen. Die Verbindungen werden vorzugsweise oral in wäßriger Lösung bzw. Suspension verabreicht. Dosierungsempfehlungen sind der Speziallliteratur zu entnehmen (W. Peters and W. H. G. Richard: Antimalarial Drugs I, Springer Verlag, Berlin, Heidelberg, 1984). Vorteilhaft (synerg. Effekt) soll auch die Anwendung einer Mischung von **HALOFUGINON** (3 ppm) und **FURAZOLIDON** (116 ppm) sein.

Abb. 7.15: *Leucocytozoon simondi;* schem. Darstellung von Mikro- (MI) und Makrogamonten (MA) in stark veränderten Blutzellen.

MA = Makrogamont
MI = Mikrogamont
N = Nucleus des Parasiten
NH = Nucleus der Wirtszelle
NU = Nucleolus
WZ = Wirtszelle

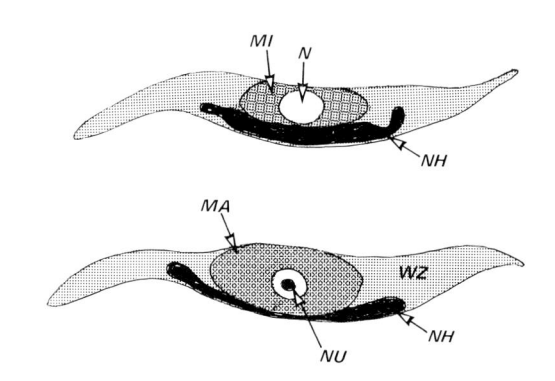

[12] Mehlhorn, H., Peters, W., Haberkorn, A. (1980): The formation of kinetes and oocysts in *Plasmodium gallinaceum*. Protistologica 16, 135–154.

Haemoproteus-Arten

1. **Geographische Verbreitung:** Weltweit.
2. **Arten:** *Haemoproteus*-Arten (u. a. *H. columbae* der **Taube**; *H. nettionis* der **Enten** und **Gänse**) vollziehen ihre gesamten Schizogonien in Endothelzellen innerer Organe (z. B. Lunge s. S. 312; Milz, Leber), während in Erythrozyten etwa 4 Wochen p.i. die wurst- bzw. hantelförmigen Gamonten den Wirtskern umschließend anzutreffen sind (**Abb. 7.14b**). Überträger sind Lausfliegen (u. a. *Pseudolynchia canariensis*; syn. *Lynchia maura*, s. S. 329), bei *H. columbae* jedoch Gnitzen *(Culicoides)*, die beim Stich die in ihrer Darmwand gebildeten Sporozoiten injizieren.
3. **Symptome der Erkrankung (Pseudo-Malaria):** Im Regelfall verläuft die Infektion unauffällig; gelegentlich ist Freßlunst, Ruhelosigkeit und Anämie zu beobachten.
4. **Diagnose:** Nachweis der Gamonten (**Abb. 7.14b**) im nach Giemsa angefärbten Blutausstrich (**s. S. 10**); gelingt erst vom 28.–34. Tag p.i. an.
5. **Infektionsweg:** Perkutan, durch Stich des Vektors.
6. **Prophylaxe:** Vektorbekämpfung *(in praxi* problematisch), **s. S. 320**.
7. **Inkubationszeit:** Falls geringgradige Krankheitserscheinungen auftreten, erst nach Wochen.
8. **Präpatenz:** 4–5 Wochen (Nachweis der Gamonten im Blutbild).
9. **Patenz:** Jahre.
10. **Therapie:** Im Allgemeinen nicht notwendig; zudem fehlen wirksame Präparate.

Leucocytozoon-Arten

1. **Geographische Verbreitung:** Weltweit.
2. **Arten:** *Leucocytozoon*-Arten[13] (u. a. *L. simondi* bei **Gans, Ente**: *L. smithi* bei **Puten**) treten bei vielen Vogelarten auf. Nach Stich der Überträgermücken (Kriebelmücken, s. S. 229 bzw. Gnitzen) dringen die injizierten Sporozoiten in zahlreiche Zelltypen verschiedener Gewebe und bilden Schizonten. Hierbei treten zunächst kleinere Schizonten (10–18 µm) in der Leber und danach (4–6 Tage p.i.) größere (Megaloschizonten bis 160 µm Durchmesser) in Lunge, Leber, Herz, Gehirn, Niere, Darm, Lymphknoten auf. Evtl. nach etwa 1 Woche (meist erst nach 10–12 Tagen) finden sich Gamonten in Leukozyten[14] des peripheren Blutes; durch die starke Vergrößerung der Gamonten auf mehr als 20 µm länge erscheinen die parasitierten Wirtszellen[15] häufig spindelförmig (**Abb. 7.15**). Daneben finden sich aber zahlreiche kugelige Gamonten (**Abb. 7.14c,d**) in eindeutigen Leukozyten. Die Gamonten werden beim Stich von den Vektoren aufgenommen; nach der Gametenbildung im Magen der Kriebelmücke entstehen bis zu 30 µm lange Ookineten, die sich in der Magenwand zu Oozysten von etwa 10–13 µm Durchmesser differenzieren und aus denen schließlich (im Verhältnis zu *Plasmodium*-Arten) nur wenige Sporozoiten hervorgehen.
3. **Symptome der Erkrankung:** *L. simondi*-Infektionen (Erregerreservoir Wildenten) verursachen bei Enten und Gänsen Bewegungsstörungen (taumelnder Gang, Verdrehen des

---

[13] *L. (Akiba) caulleryi* der Haushühner kommt nicht in Europa vor.
[14] Bei *L. caulleryi* auch in Erythrozyten.
[15] Die Zuordnung dieser Zellen ist noch umstritten, s. Desser, S. S. (1967): Schizogony and gamogony of *L. simondi* and associated reactions in the avian host. J. Protozool. 14, 244–254. Manche Autoren halten diese von länglichen Gamonten befallenen Wirtszellen für gedehnte Erythroblasten, andere für deformierte Leukozyten.

Halses, wackelnder Kopf); auffällige Schwäche, hochgradige Anämie (blasse Schleimhäute, heller Schnabel und Schwimmhäute); Ikterus; Spleno- und Hepatomegalie; bei jüngeren Tieren führt die akut verlaufende Infektion infolge von inneren Blutungen und intravaskulärer Hämolyse oft zu Mortalität. *L. smithi* und *L. (Akiba) caulleryi* verursachen bei Puten bzw. Hühnern ähnliche Symptome und Mortalität. Gelegentlich erkranken auch Psittakiden an *Leucozytozoon*-Infektionen.

4. **Diagnose:** Nachweis der Gamonten in Leukozyten (**Abb. 7.14c, d; 7.15**) im nach Giemsa angefärbten Blutausstrich bzw. der Schizonten im Organtupfpräparat (**s. S. 13**).
5. **Infektionsweg:** Perkutan, durch Stich von infizierten Kriebelmücken (bzw. *Culicoides*-Arten).
6. **Prophylaxe:** Unter natürlichen Bedingungen nicht möglich, bei Intensivhaltung **versuchsweise** Chemoprophylaxe (**s. Therapie**).
7. **Inkubationszeit:** Etwa 1 Woche.
8. **Präpatenz:** Freie Merozoiten sind etwa ab dem 4.–6. Tag p.i. im Blut anzutreffen; die typischen Gamonten meist erst nach etwa 10 Tagen.
9. **Patenz:** Lebenslang, obwohl die Gamonten zeitweilig aus dem Blut verschwinden können (Schizogonie läuft weiter).
10. **Therapie:** Verschiedene Malariamittel scheinen einen Effekt (sowohl therapeutisch als auch prophylaktisch) gegen *Leucozytozoon*-Arten zu zeigen. Die Folsäurereduktasehemmer **PYRIMETHAMIN** (0,5–1 ppm) und Sulfonamide (ebenso entsprechende Kombinationspräparate) wie Furanabkömmlinge (**FURAZOLIDON:** 100–150 ppm) können ins Futter eingemischt werden und sollen das Angehen einer Infektion verhindern. Therapeutische Behandlung erfolgt mit entsprechenden Präparaten als **Stoßtherapie** mit anschließender Verabreichung von medikiertem Futter. **Versuchsweise** auch Kombination von **HALOFUGINON** (3 ppm) und **FURAZOLIDON** (116 ppm).

Aegyptianella pullorum (Rickettsiales: Anaplasmataceae)

1. **Geographische Verbreitung:** Weltweit.
2. **Artmerkmale:** *A. pullorum* vermehrt sich offenbar ausschließlich in den Erythrozyten von **Hühnern**, aber auch von **Gänsen, Enten** und **Zoovögeln** (**Abb. 7.14f**). Nach dem lichtmikroskopischen Erscheinungsbild wurde dieser Erreger lange Zeit zu den Piroplasmen gestellt, seine Feinstruktur und Reaktionen auf Chemotherapeutika weisen jedoch eher auf eine Verwandtschaft mit den Rickettsien hin.[16] Zyklischer Überträger sind vornehmlich die Lederzecken. *Argas persicus* und die einheimische Taubenzecke *A. reflexus*, letztere kommt allerdings nur eine geringe Bedeutung als Überträger zu, da die Tauben für *A. pullorum* nicht empfänglich sind (**Abb. 7.22**).
In der Zecke erfolgt zunächst eine Vermehrung in den Darmzellen, in den Zellen der Haemolymphe und schließlich in der Speicheldrüse. Die transovarielle Übertragung auf die nächste Zeckengeneration geschieht offenbar nur selten.
3. **Symptome der Erkrankung (Aegyptianellose):** Anämie durch Zerstörung der Erythrozyten; hohe Mortalität bis zur 4. Lebenswoche (danach nur bei entmilzten Tieren).
4. **Diagnose:** Nachweis von intraerythrozytären Formen (Marginalkörper) und exoerythrozytären Formen in Leukozyten, Lymphozyten, Monozyten und freiem Blutplasma im nach **Giemsa** angefärbten Blutausstrich (**Abb. 7.14f**).
5. **Infektionsweg:** Perkutan, durch Biß der Lederzecke *Argas*.

---

[16] R. Gothe (1971): Ein Beitrag zum Wirt-Parasit-Verhältnis von *Aegyptianella pullorum* im biologischen Überträger *Argas persicus* und im Wirbeltierwirt *Gallus gallus domesticus* L. Fortschritte der Veterinärmedizin. Beihefte zum Zentralblatt Vet. med., Heft 16, Verlag Paul Parey, Berlin.

6. **Prophylaxe:** Zeckenbekämpfung in den Stallungen mit Kontaktinsektiziden (s. S. 320).
7. **Inkubationszeit:** 3–8 Tage.
8. **Präpatenz:** Variabel; 20 Stunden bis 11 Tage.
9. **Patenz:** Evtl. lebenslang bei latenter Infektion (nachweislich 1,5 Jahre).
10. **Therapie:** Tetrazykline; einige Dithiosemicarbazone-Verbindungen. Dosis curativa minima (Dcm) parenteral: 25–50 mg/kg Kgw Reverin®, Oxytetrazyklin, Chlortetracyclin; Dcm oral: 15–30 mg/kg Kgw Doxycyclin, Oxytetracyclin, Chlortetracyclin (s. Fußnote S. 309).

Schistosomatide Trematoden

1. **Geographische Verbreitung:** Weltweit.
2. **Arten:**
   a) *Trichobilharzia*-Arten in darmnahen Blutgefäßen von **Enten** und anderen **Wasservögeln** werden als ♀ 3–5 mm lang, (♂ 3–6 mm). Die Männchen tragen die Weibchen in einem artspezifisch mehr oder minder gut entwickelten, hakenbewehrten Canalis gynaecophorus. Im Uterus der ♀ befindet sich stets nur ein Ei, das 140–210 µm × 50–70 µm groß wird und spindelartig erscheint. Wenn es nach dem «Durcheitern» durch die Darmwand in den Fäzes erscheint, ist bereits ein Miracidium ausgebildet; Zwischenwirte sind Wasserschnecken.
   b) *Bilharziella polonica* lebt in den Blutgefäßen des Mesenteriums von **Enten**; ♂ bis 4 mm lang, ♀ bis 2 mm; beide platt; die vom ♀ abgelegten Eier sind bis zu 400 µm lang und besitzen an einem Pol einen langen dornförmigen Fortsatz und am anderen einen kurzen Stachel (**Abb. 7.10b**); sie enthalten in den Fäzes bereits ein Miracidium. Zwischenwirte sind Wasserschnecken (u. a. *Lymnaea stagnalis*, *Planorbis* sp.).
   c) *Ornithobilharzia*-Arten finden sich bei **Inlandmöven**, aber auch bei anderen **Wasservögeln**, geleg. auch bei **Gänsen**. Die 60–70 µm × 50 µm großen Eier enthalten bereits ein Miracidium; die relativ dicke, glatte Eischale weist einen feinen terminalen Stachel auf (**Abb. 7.10a**). Zwischenwirte sind verschiedene Wasserschnecken.
3. **Symptome der Erkrankung (Schistosomiasis):** Meist sind die Infektionen harmlos, bei massivem Befall kommt es zu blutigen Fäzes aufgrund der durcheiternden Eier; Anämie, Darmstörungen und Leberstörungen durch Granulome, dann Todesfälle nicht selten.
   Beim Menschen: durch eindringende Zerkarien beim Baden → «**Badedermatitis**», keine Weiterentwicklung der Zerkarien nach Penetrieren der Haut.
4. **Diagnose:** Nachweis der typischen Eier (**Abb. 7.10**) im Sediment (s. S. 6).
5. **Infektionsweg:** Perkutan; Zerkarien dringen aktiv in die Haut.
6. **Prophylaxe:** Kaum möglich.
7. **Inkubationszeit:** 2 Wochen.
8. **Präpatenz:** Etwa 3 Wochen, da die Eier durcheitern müssen (Geschlechtsreife wird etwa 2 Wochen p.i. erlangt).
9. **Patenz:** 4 Monate und länger.
10. **Therapie:** Eine spezielle Chemotherapie ist nicht entwickelt worden; Schistosomenwirksame Präparate sollten – so erforderlich – versucht werden, z. B. **PRAZIQUANTEL** (Droncit®).

7.3 Stadien in inneren Organen

7.3.1 Geschlechtsorgane

Als Parasiten in den Eileitern, in der Kloake, aber auch in der *Bursa fabricii* von Legehühnern und seltener auch bei Gänsen, Enten und vielen Wasservögeln haben lediglich Saugwürmer der Gattung *Prosthogonimus* größere Bedeutung erlangt, obwohl zahlreiche andere Parasiten des Mittel- und Enddarms (wegen der räumlichen Nähe) auch in die Geschlechtsorgane vordringen können und bei Sektionen dort angetroffen werden.

Prosthogonimus-Arten (Saugwürmer)

1. **Geographische Verbreitung:** Weltweit.
2. **Arten:** *Prosthogonimus*-Arten (u. a. *P. pellucidus, P. ovatus, P. longus*) werden meist etwa 8–9 mm lang bei einer max. Breite von etwa 5 mm (**Abb. 7.16**). Sie erscheinen weiß mit dunklen Flecken und sind mit Hilfe zweier Saugnäpfe an der Schleimhaut ihres Wirtes – meist **Hühner**, aber auch **Enten** – verankert. Die kleinen (25×15 µm) Eier dieser zwittrigen Trematoden zeigen einen deutlichen Deckel und einen kleinen Stachel am gegenüberliegenden Pol (**Abb. 7.8b**). Sie enthalten bei der Ablage bereits ein Miracidium, das mit dem Ei von Sumpfschnecken (u. a. Gatt. *Bithynia*) aufgenommen wird. Nach einer Vermehrungsphase in den Schnecken über Sporozysten verlassen schließlich kleine, mit einem Stilett versehene Zerkarien die Schnecke, dringen in Libellenlarven (= zweiter Zwischenwirt) der Gattungen *Libellula* und *Cordulia* u. a. ein und enzystieren sich als Metazerkarien in deren Leibeshöhle (sie bleiben auch nach der Häutung zu adulten Libellen infektionsfähig). Nach oraler Aufnahme derartiger Metazerkarien wird der Eileiter der Endwirte von der Kloake aus befallen.
3. **Symptome der Erkrankung (sog. Libellenkrankheit):** Legen von weichschaligen oder schalenlosen Eiern (Wind- bzw. Fließeier); Aufhören der Legetätigkeit, Apathie; Schwäche; Aufrichten des Körpers (sog. Pinguinstellung); Tod durch Peritonitis infolge aufsteigender Sekundärinfektionen.
4. **Diagnose:** Nachweis der Wurmeier (**Abb. 7.8b**) in den Fäzes durch Anreicherung (s. S. 4) oder in Abstrichen der Schleimhaut.
5. **Infektionsweg:** Oral, durch Aufnahme von Metazerkarien enthaltenden Libellen (insbesondere wenn Libellen bei schlechtem Wetter durch Regen zu Boden fallen) oder deren Larven aus dem Wasser.
6. **Prophylaxe:** Kaum möglich bei freiem Auslauf in Nähe von Teichen und Seen.
7. **Inkubationszeit:** 1–2 Wochen.
8. **Präpatenz:** Bei Hühnern etwa 1–2 Wochen, bei Enten 3 Wochen.
9. **Patenz:** Bei Hühnern 1–2 Monate; bei Enten bis 5 Monate.
10. **Therapie:** Eine spezifische Chemotherapie ist nicht bekannt; Breitspektrum Anthelminthika wie **ALBENDAZOL, FENBENDAZOL** können versuchsweise mit dem Futter verabreicht werden; evtl. individuelle Behandlung mit **PRAZIQUANTEL**.

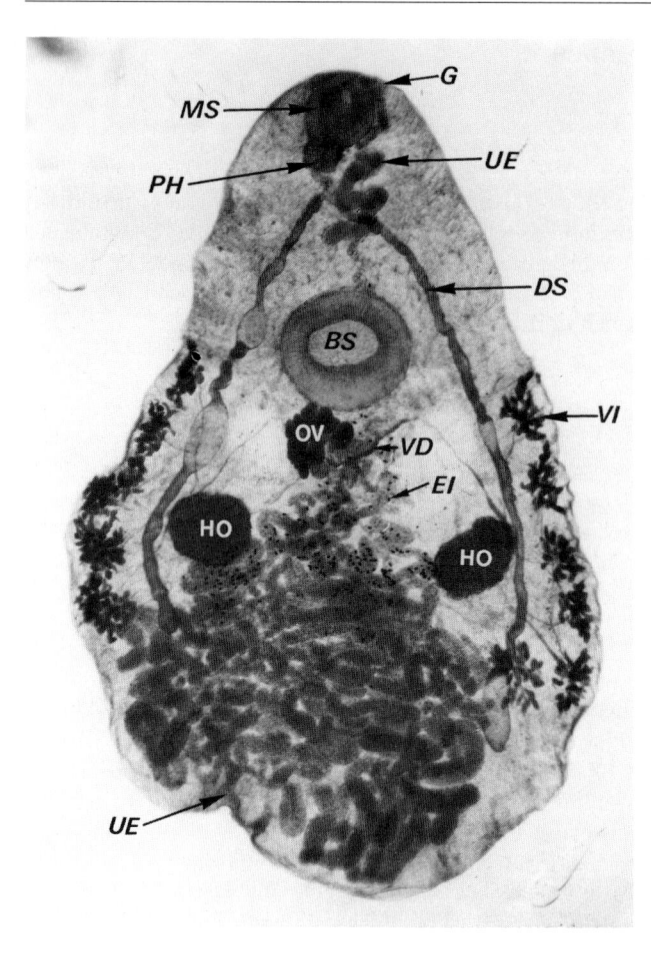

Abb. 7.16: *Prosthogonimus pellucidus;* LM-Aufnahme eines adulten Egels von ventral. × 15

BS = Bauchsaugnapf
DS = Darmschenkel
EI = Ei
G = Genitalporus (liegt neben MS!)
HO = Hoden
MS = Mundsaugnapf
OV = Ovar
PH = Pharynx
UE = Uterus mit Eiern
VD = Vitellodukt (Dottergang)
VI = Vitellarium (Dotterstock)

7.3.2 Lunge und Luftröhre

Neben einer Reihe aberranter Parasitenformen treten in den Atmungswegen folgende Erreger in größerem Ausmaß auf:
A: **Einzeller (Protozoa):**
  1. *Trichomonas gallinae*, s. S. 272
  2. *Toxoplasma gondii*-Teilungsstadien und Gewebezysten, s. S. 315
  3. *Crytosporidium* sp. Entwicklungsstadien; s. S. 161, 282
  4. *Sarcocystis*-Schizonten, s. S. 315
  5. *Haemoproteus*-Schizonten, s. S. 308
  6. *Leucocytozoon*-Schizonten, s. S. 308
  7. *Plasmodium relictum*-Schizonten, s. S. 305
B: **Mehrzeller (Metazoa):**
  1. *Syngamus*-Arten (Luftröhrenwürmer), s. S. 313
  2. *Cytodites*-Arten (Luftsackmilben), s. S. 314
  3. *Sternostoma tracheacolum* (blutsaugende Milbe), s. S. 314

Lungen- und Luftröhrenwürmer

1. **Geographische Verbreitung:** Weltweit.
2. **Arten:**
   a) Bei *Syngamus trachea* (= roter Luftröhrenwurm) leben die Männchen und Weibchen in Dauerkopulation, wobei die erheblich kleineren ♂ (bis 6 mm) stets an einer Stelle der Schleimhaut festgesogen bleiben, während die ♀ (bis 20 mm lang) öfters die Saugstelle (konzentrisch um die des ♂) wechseln (**Abb. 7.6c**). Sie ernähren sich nahezu ausschließlich vom Blut ihrer Wirte.[17] Vom ♀ werden die etwa 70–100 µm × 45 µm großen Eier im Wenigzellenstadium (ca. 16) abgesetzt (**Abb. 7.12a**); ihre Schale ist durch Verdickungen an beiden Eipolen ausgezeichnet; in ihnen entsteht (in 1–2 Wochen) im Freien die Larve 3. Die Eier werden zuvor hochgehustet, abgeschluckt und gelangen mit den Fäzes nach draußen. Die Eier oder freie Larven können sich in einer Reihe von Evertebraten (Regenwürmern, vielen Insekten und deren Larven, Schnecken) anreichern, so daß diese für lange Zeit als Stapelwirte dienen. Gelangen die L_3 direkt oder via Stapelwirte in den Darm von Vögeln, so durchbohren sie diesen und können auf dem Blutweg (oder direkt durch die Leibeshöhle) in die Lunge einwandern; dort dringen sie in die Trachea ein und erreichen schon nach einer Woche die Geschlechtsreife (**Abb. 7.6c**), benötigen allerdings noch 2 weitere Wochen zur ersten Eiablage.
   b) *Cyathostoma* (syn. *Syngamus*) *bronchialis(e)* hat seinen Sitz in der Trachea und in den Bronchien von **Gänsen, Enten** und vielen **freilebenden Vögeln**. Die ♂ (bis 6 mm) und ♀ (bis 3 cm) dieser Art leben nicht in Dauerkopulation und saugen offenbar weniger Blut als *S. trachea*, denn insbesondere die ♂ erscheinen weißlich. Ihr Entwicklungszyklus gleicht dem von *S. trachea*; Hauptstapelwirte sind Regenwürmer.
3. **Symptome der Erkrankung** (Syngamose, Gabelwurmseuche): Gefährdet sind insbesondere **Küken**:
   Husten; Atemnot (aufgesperrter Schnabel); Apathie; Abmagerung; Anämie; generelle Schwäche mit Todesfolge oder Erstickungstod infolge Verschleimung bzw. Verstopfung durch Würmer; ältere Tiere des Hausgeflügels erkranken im Gegensatz zu freilebenden Tauben und Hühnervögeln nur selten.
4. **Diagnose:** Nachweis der Eier (**Abb. 7.12a**) in der Anreicherung (s. S. 4); typisch ist bei infizierten Tieren der aufgesperrte Schnabel, dabei sind die adulten Würmer in der Trachea sichtbar; diese werden auch bei Jungtieren nach Entfernung der Halsfedern von außen als Schatten (bei durchscheinendem Licht) sichtbar.
5. **Infektionsweg:** Oral, durch Aufnahme von L_3-haltigen Eiern, durch freie L_3 oder durch Verzehr von L_3-haltigen Stapelwirten (s. o.).
6. **Prophylaxe:** Bei Stallhaltung regelmäßige Entfernung der Fäzes; sonst kaum möglich.
7. **Inkubationszeit:** 3–5 Tage.
8. **Präpatenz:** 16–21 Tage.
9. **Patenz:** Monate, da bei älteren Tieren nach überstandener Erkrankung noch Monate später Würmer nachzuweisen sind.
10. **Therapie:** Chemotherapie siehe Tabelle S. 300.

---

[17] *Syngamus*-Arten haben ein äußerst breites Wirtsspektrum und finden sich daher bei nahezu allen Hühnervögeln, wie auch bei vielen anderen Haus- und Wildvögeln.

Luftsackmilben

1. **Geographische Verbreitung:** Weltweit.
2. **Arten:**
   a) *Cytodites*-Arten (u. a. *C. nudus* bei vielen **Tauben, Hühner-** und **Wildvögeln**) finden sich in den gesamten Luftwegen, können aber auch in der Bauchhöhle auf Leber und Niere parasitieren.
   Diese weißlichen Milben (*C. nudus:* ♂ 0,42–0,55 mm × 0,4 mm, ♀ bis 0,6 × 0,5 mm) sind sehr weichhäutig, dorso-ventral abgeflacht und nahezu borstenlos (**Abb. 7.17**). Ihr Gnathosoma ist breit, Chelizeren fehlen; an allen Extremitäten befinden sich ungegliederte Stiele mit Haftscheiben (**Abb. 7.17**); die Vulva liegt zwischen den beiden hinteren Paaren der kräftigen Extremitäten; Larven schlüpfen beim Geburtsvorgang; über zwei Nymphenstadien wird dann wiederum das adulte Stadium erreicht.
   b) *Sternostoma tracheacolum* parasitiert als Blutsauger insbesondere in den oberen Luftwegen von **Sittichen, Kanarien, Prachtfinken, Agaporniden** aber auch vielen **Wildvogelarten** (Reservoir?). Daneben wird aber wie bei *Cytodites nudus* eine Ausbreitung auf Lunge, Luftsäcke und Bauchhöhle beobachtet. *S. tracheacolum* wird maximal etwa 0,7 × 0,4 mm groß und ist durch die Umbildung der Klauen des ersten Beinpaares zu einer Schere charakterisiert (**Abb. 7.18**). Die Eier werden embryoniert abgesetzt; die schlüpfenden Larven entwickeln sich über zwei Nymphenstadien zu Adulten.

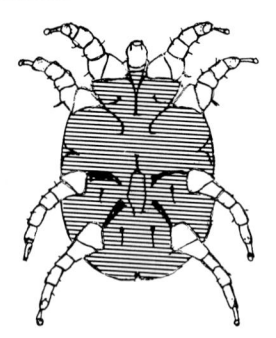

Abb. 7.17: *Cytodites nudus;* schem. Darstellung eines Weibchens von ventral (nach Fain und Brohmer).

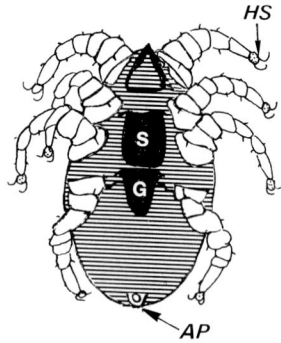

Abb. 7.18: *Sternostoma tracheacolum;* schem. Darstellung eines Weibchens von ventral.

AP = Analplatte
G = Genitalplatte
HS = Haftscheibe und zwei Klauen
S = Sternalplatte

3. **Symptome des Befalls:** Schwacher Befall bleibt symptomlos, bei Massenbefall treten Stimmverlust, Husten, Atembeschwerden (Pfeifen, geöffneter Schnabel), Würgen, Pneumonie, Bronchitis und Peritonitis auf; Todesfälle sind dann relativ häufig (Luftsäcke sehen bei der Sektion wie mit Mehl bestreut aus).
4. **Diagnose:** Bei Schlachtung können die Milben in Abstrichen der befallenen Luftwege mikroskopisch nachgewiesen werden (**Abb. 7.17; 7.18**). Makroskopisch erscheinen *Cytodites*-Arten als weiße, *S. tracheacolum* als dunkle Punkte.
5. **Befallsmodus:** Ist unbekannt, vermutlich durch orale Aufnahme (beim Schnäbeln etc.) von Milbenstadien (Larven, Nymphen, Adulti) in den Rachen; evtl. via Trinkwasser.
6. **Prophylaxe:** Unbekannt.

7. **Inkubationszeit:** Variabel, abhängig von der Befallsdichte; Infektionsversuche verliefen uneinheitlich.
8./9. **Präpatenz/Patenz:** Die Generationenfolge benötigt etwa 3 Wochen; ein Befall kann zeitlebens bestehen bleiben.
10. **Therapie:** Versuchsweise Anwendung von Akariziden (Kontaktinsektizide) in Puder- oder Aerosolform. Prognose ist jedoch ungünstig. Die Ausmerzung von *Cytodites nudus* gelingt nur durch Abschaffung von erkrankten und ansteckungsverdächtigen Vögeln.

7.3.3 Muskulatur

Neben einer Reihe von Parasiten, die auf dem Blutweg die Muskulatur passieren und anderen «verirrten» Stadien, treten in der Muskulatur Gewebezysten von
1. *Toxoplasma gondii*, s. S. 315 und
2. *Sarcocystis*-Arten, s. S. 315 auf.

Toxoplasma gondii

1. **Geographische Verbreitung:** Weltweit.
2. **Artmerkmale:** Die intrazellulären Gewebezysten sind bei Hühnervögeln[18] meist nur 50 µm im Durchmesser und wie bei anderen Tieren stets ungekammert (**Abb. 3.10e**). Sie entstehen nach einer Phase der Endodyogenien (= innere Zweiteilung) u. a. in Leukozyten (**Abb. 3.8b,c**).
3. **Symptome der Erkrankung (Toxoplasmose):** Unter natürlichen Bedingungen bei **Tauben** und **Geflügel** oft ohne auffällige Symptome. Nur nach experimentellen (parenteralen) Infektionen akute Erkrankung: Küken zeigen Freßunlust, Parasitämie, Organschwellungen und -dysfunktionen, gelegentlich Todesfälle; Hühner setzen mit dem Legen aus; Allgemeinsymptome wie Apathie, Schwäche, ataktische Bewegungen, Diarrhöen. Orale Infektion mit Zysten führt nur zu einer latenten Toxoplasmose.
4. **Diagnose:** Generell schwierig (übliche serologische Teste meist nicht geeignet). Als zuverlässige Diagnose gilt Nachweis von Zysten oder Teilungsstadien in der Muskulatur (Verdauungsmethode, s. S. 14) oder Organtupfpräparate; auch der Tierversuch ist geeignet (S. 19).
5. **Infektionsweg:** Oral, durch Aufnahme von (im Freien sporulierten) Oozysten aus Katzenfäzes (s. S. 49).
6. **Prophylaxe:** Bei Stallhaltung empfiehlt sich Fernhalten von Katzen. Hygienische Maßnahmen im Bereich der Käfige, Tränken und Geräte.
7. **Inkubationszeit:** wenige Tage nach experimenteller Infektion, bei natürlich infizierten Vögeln oft nicht feststellbar (inapparent).
8. **Präpatenz:** Teilungsstadien lassen sich vom 1. Tag p.i. nachweisen (exp. Infektion).
9. **Patenz:** Eine *T. gondii*-Infektion bleibt bei Hühnern lebenslang bestehen.
10. **Therapie:** Ohne Bedeutung, da Infektionsverlauf in der Regel inapparent. Beim Geflügel wurden daher Chemotherapeutika bisher nicht angewandt.

Sarcocystis-Arten

1. **Geographische Verbreitung:** Weltweit.
2. **Arten:** In der Muskulatur vom Haushuhn treten mindestens zwei *Sarcocystis*-Arten auf (*S. horvathi* und *S.* sp.). Die Zysten von *S. horvathi* in den Muskelfasern vom Haushuhn haben bis zu 3 µm lange Vorwölbungen (**Abb. 7.19a,c**).

---

[18] In Deutschland bei Tauben beschriebene Erkrankungen wurden nicht eindeutig als *T. gondii*-Infektionen verifiziert.

3. **Symptome der Erkrankung (Sarkozystose):** In der Regel inapparent; gelegentlich «Muskelschwäche».
4. **Diagnose:** Nachweis der Zysten und Zystenmerozoiten am toten Tier durch Verdauung von Muskulatur und anderen Organen (s. S. 14).
5. **Infektionsweg:** Oral, durch Aufnahme von Oozysten bzw. Sporozysten aus den Fäzes der Endwirte (möglicherweise Hund oder Katze).
6. **Prophylaxe:** Intensivhaltung der Hühner verhindert mögliche Aufnahme von Oozysten und Sporozysten.
7. **Inkubationszeit:** 2–8 Wochen nach exp. Infektion. Bei natürlichen Infektionen nicht feststellbar, wegen inapparenten Verlaufes.
8. **Präpatenz:** Merozoiten sind nach etwa 10 Tagen bei der Sektion in der Muskulatur nachzuweisen; unreife Zysten ab 2–4 Wochen p.i., reife Zysten ca. nach 10 Wochen.
9. **Patenz:** Die Gewebezysten beginnen etwa 4 Monate p.i. zu degenerieren.
10. **Therapie:** Unbekannt (inapparenter Verlauf bei Intensivhaltung des Geflügels).

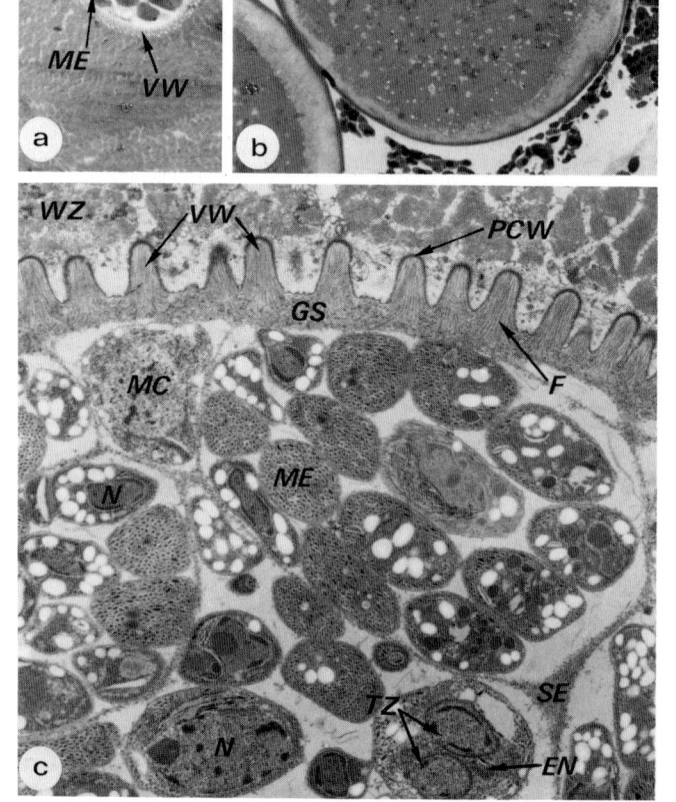

Abb. 7.19: Gewebezysten.
a, b) LM-Aufnahme,
c) TEM-Aufnahme.
a, c) *Sarcocystis horvathi*.
    a) × 300 c) × 4000
b) Zystenartig erscheinender Nekroseherd im Bindegewebe u. a. von Sittichen. × 300

CI = Zysteninneres
EN = Endodyogenie-Stadium
F = Filament
GS = Grundsubstanz
MC = Metrocyt
ME = Zystenmerozoiten
N = Nucleus
PCW = Primäre Zystenwand
SE = Septum
TZ = Tochterzelle
VW = Vorwölbungen der PCW
WZ = Wirtszelle

7.4 Parasiten der Körperoberfläche

7.4.1 Haut

In der Haut von Vögeln verursachen folgende Parasiten auffällige Veränderungen:
1. *Collyriclum faba*, ein zwittriger Trematode (3–5 × 4–5 mm), der zu Paaren in Hautzysten von 6–10 mm Durchmesser anzutreffen ist. Die 20 × 10 µm großen Eier werden beim Aufbrechen der Haut im Wasser frei. Zwischenwirte sind wahrscheinlich erstens Schnecken und dann Libellen-Nymphen, in denen Metazerkarien gefunden wurden. Seine pathogene Wirkung ist gering.
2. Schistosomula von Trematoden, die in Blutgefäßen des Mesenteriums leben, s. S. 310.
3. Räudemilben, s. S. 317.
4. Hypopusstadien (= Nymphe II) von Nestmilben, s. S. 319.
5. Knötchenmilben, s. S. 319.
6. Fliegenlarven, Erreger der Myiasis, s. S. 322.

Räudemilben

1. **Geographische Verbreitung:** Weltweit.
2. **Arten:** Arten der Gattung *Knemidokoptes* sind relativ kleine (♂ bis 0,25 mm, ♀ bis 0,5 mm) Milben, die in der Aufsicht nahezu kreisrund erscheinen. Sie sind durch Stummelbeine (**Abb. 7.20**) charakterisiert, die bei Weibchen mit Krallen versehen sind, beim Männchen aber lange, ungegliederte Stiele mit Haftscheiben (**Abb. 7.20**) aufweisen. Die Weibchen legen meist **vivipar** in Hautgängen die 6-beinigen Larven ab.

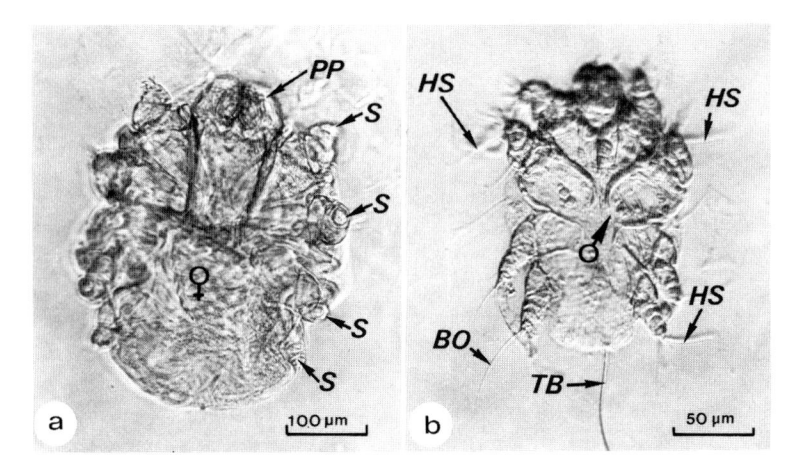

Abb. 7.20: *Knemidocoptes mutans*, «Kalkbeinmilbe»; LM-Aufnahmen des ♀ und ♂ von ventral; charakteristisch sind beim Weibchen u. a. Stummelbeine (S), die beim ♂ noch mit Haftscheiben (auf langen ungegliederten Haftstielen, HS) versehen sind.

BO = Borsten der Beine
HS = Haftstiele (Prätarsen)
PP = Pedipalpen
S = Stummelbein
TB = Terminale Körperborsten

a) *K. mutans* parasitiert bei **Hühnervögeln** und **Tauben** im Bereich der ungefiederten Läufe, des Zehengrunds, der Dorsalfläche des Metatarsus (der Ständer) und verursacht die «Kalkbeinkrankheit». Die Entwicklung über eine Larve, zwei Nymphen zur adulten Milbe erfordert bei ♂ 20, bei ♀ etwa 26 Tage.

b) *K. pilae* besiedelt bei **Kanarien, Sittichen** und anderen **Papageien**vögeln die Haut des Gesichts, der Augenlider, aber auch die Umrahmung der Kloake sowie bestimmte Bereiche der Beine. Die Gesamtentwicklung dauert etwa 3 Wochen; die Weibchen legen embryonierte Eier ab. Das Krankheitsbild wird als «Schnabelräude» bzw. «-schwamm» beschrieben.

c) *K. laevis* befällt bei **Hühnervögeln** und **Tauben** die befiederten Bereiche (besonders am Bürzel und Rücken) und verursacht so eine Körperräude. Die Weibchen legen die Larven vivipar ab.

3. **Symptome des Befalls:**

   a) **Kalkbeinkrankheit** *(K. mutans)* mit starkem Juckreiz (Trippeln, Picken an den Beinen, Einziehen der Beine unter den Körper); Verkrustungen, Borkenbildungen, Bewegungsstörungen, besonders bei älteren Hühnern (typische Hyperkeratose mit starker Beeinträchtigung des Allgemeinbefindens, auch Arteriitis in verschiedenen Organen). Die Kalkbeinkrankheit bleibt jedoch bei der heutigen Tierhaltung ohne große wirtschaftliche Bedeutung (selten).

   b) **Schnabelräude** *(K. pilae)* erscheint mit grau-gelblichen Hautwucherungen, die von Bohrlöchern übersät sind. Infolge von bakt. Sekundärinfektionen kommt es zu Schnabel- und evtl. zu Krallenanomalien. Die Schnabelräude ist häufig.

   c) **Körperräude**[19] *(K. laevis)* ist durch Federausfall, kalkartige Borken sowie entzündete Hautpusteln in befallenen Bereichen gekennzeichnet.

4. **Diagnose:** Nachweis der Milben (**Abb. 7.20**) und teilweise auch embryonierte Eier im Hautgeschabsel, das in 10%iger Kalilauge eingelegt wird.

5. **Befallsmodus:** Durch Körperkontakt, vermutlich schon im Küken- bzw. Nestlingsalter.

6. **Prophylaxe:** Regelmäßige Desinfektion des Stalles bzw. der Ständer (Tauben) mit Kontaktinsektiziden (**s. S. 320; Tabelle. 7.6**), Beobachtung der Tiere.

7. **Inkubationszeit:** Variabel, abhängig von der Befallsrate; bei *K. pilae* kann es Jahre dauern, bis klinische Symptome auftreten.

8. **Entwicklungszeit:** Die Generationenfolge dauert etwa 4 Wochen; ♂ sind schon nach 3 Wochen geschlechtsreif.

9. **Befallsdauer:** Lebenslang durch dichte Generationenfolge.

10. **Therapie:** Bei **Kalkbeinräude** bzw. **Körperräude:**[19]

    Vor der Behandlung müssen die Borken (können bis 1 cm dick werden) mit Glycerin oder Seifenlösung aufgeweicht und entfernt werden. Gleichzeitig erfolgt Waschen oder Baden der Beine (bis Federansatz) mit (bzw. in) Kontaktinsektiziden (**s. S. 320, Tab. 7.6**). Auch gesund erscheinende Tiere müssen einer Behandlung unterzogen werden. Wiederholung der Behandlung nach 10 Tagen. Desinfektionsmaßnahmen (s. Prophylaxe).

    Bei **Schnabelräude** entsprechend vorgehen; Zuschmieren der Bohrgänge mit Vaseline oder Paraffinöl führt zum Ersticken der Milben. Auftragen von Kontaktinsektiziden mit Wattestäbchen auf veränderte Schnabelbereiche nach vorheriger Entfernung der Borken und Beläge.

---

[19] Ähnliche Symptome entstehen durch Fraßwirkung von auf der Haut lebenden *Ornithocheyletiella*-Arten, die bei **Geflügel** und **Tauben** größere Bedeutung erlangen können (vergl. **Abb. 2.30**).

Nestmilben

1. **Geographische Verbreitung:** Weltweit.
2. **Arten:** *Hypodectes*-Arten leben als Adulte in den Nestern von **Haus-** und **Wildvögeln**, häufig auch bei **Tauben** *(H. propus)* und ernähren sich von Detritus. Ihre Nymphe II findet sich jedoch als sog. **Hypopusstadium** in der Unterhaut vieler Vögel (oft als Dauerstadium).
3. **Symptome des Befalls:** Unruhe der Tiere; Kratzen; Federausfall; Ersatz durch abnorme Federn; Flugunfähigkeit bei starker Zerstörung des Federkleides.
4. **Diagnose:** Nachweis der Adulten im Nest und der Nymphen II durch Biopsie in «federlosen» Bereichen.
5. **Befallsmodus:** Körperkontakt und Verschleppung.
6. **Prophylaxe/Therapie:** Nester mit Akariziden behandeln (s. S. 320, Tabelle 7.6).

Knötchenmilben

1. **Geographische Verbreitung:** Weltweit.
2. **Artmerkmale:** *Laminosioptes cysticola* ist eine walzenförmige, fast unbehaarte Milbe mit stummelförmigen Extremitäten, von denen die beiden ersten Paare Krallen besitzen, während die beiden übrigen ungegliederte Stiele mit Haftscheiben aufweisen. Die 0,2–0,26 mm langen ♀ und ♂ tragen am Hinterende zwei lange Borsten (**Abb. 7.21**). Sie sitzen im lockeren Unterhautbindegewebe des Halses, der Brust, des Bauches, der Schenkel (insbesondere bei **Huhn, Pute, Taube, Fasan**); selten auch in den Atemwegen und im Bindegewebe von Milz, Niere und Leber.

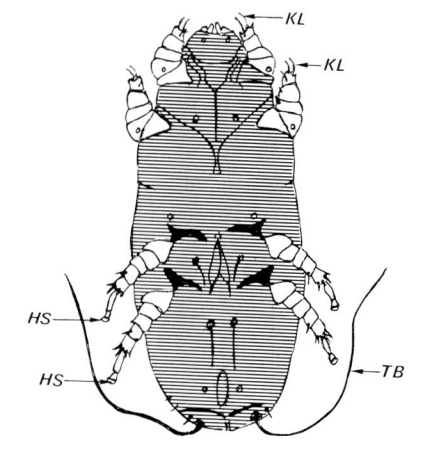

Abb. 7.21: *Laminosioptes cysticola;* schem. Darstellung (nach Fain) eines Weibchens von ventral. Die Vorderbeinpaare sind mit Krallen (KL) versehen, die hinteren mit Haftscheiben (HS).
TB = Terminalborsten

3. **Symptome des Befalls:** Besonders bei älteren Tieren, dann aber unauffällig und relativ selten; nur **bei stärkerem** Befall von **fleischhygienischer** Bedeutung, da abgestorbene Milben zu Abbaureaktionen in der Subkutis (Verkalkung, Fettablagerung) und zu ca. 1–2 mm großen gelblichen Knötchen führt.
4. **Diagnose:** Am lebenden Tier nicht möglich; Nachweis von stecknadel- bis Hirsekorngroßen Knötchen in der Subkutis mit verkalkten Milben; in Umgebung der Knötchen auch lebende Milben nachweisbar.
5. **Befallsmodus:** Unbekannt.

7.4 Vögel; Haut

Tabelle 7.6: Präparate[1] zur Ektoparasitenbekämpfung bei Geflügel, Tauben und Ziervögeln

Chemische Kurzbezeichnung	Handelsname	Hersteller/ Vertrieb	Tierart	Indikation	Anwendung (Wartezeit eßb. Gewebe)
BROMOCYCLEN	Alugan®-Konzentrat	Hoechst	Ziervögel	Räudemilben Flöhe Federlinge Lausfliegen	Betupfen der befallenen Stellen, Psittakiden keine Ganzkörperbehandlung
	Alugan®-Puder	Hoechst	Ziervögel Tauben	Räudemilben Flöhe Federlinge Lausfliegen	Einstäuben oder Staubbad, Psittakiden keine Ganzkörperbehandlung (20 Tage)
	Alugan®-Spray	Hoechst	Tauben	Räudemilben Flöhe Federlinge Lausfliegen	Einsprühen, Behandlung der Lagerstätten (20 Tage)
HCH/BENZYLBENZOAT u. a.	Triplexan® (Lösung)	Merieux	Geflügel	Rote Vogelmilbe Kalkbeinräude Zecken Flöhe Wanzen Federlinge	Betupfen bzw. Einreiben der erkrankten Stellen, Bepinseln der Sitzstangen (56 Tage; Eier: 56 Tage)
METRIFONAT	Neguvon®-Pulver	Vemie	Geflügel	Rote Vogelmilbe Kalkbeinmilbe u. a. Milben Flöhe Federlinge	Ganzkörperbehandlung (Besprühen, Baden), Stalldesinfektion, bes. Nester (1 Tag)
BROMOPHOS	Pluridox® (Pulver)	Boehringer Ingelheim	Ziervögel	Ektoparasiten	Sandbad
HEPTENOPHOS	Ragadan® (Lösung)	Hoechst	Legehühner	Rote Vogelmilbe Flöhe Federlinge	Bade-, Wasch- oder Sprühbehandlung (3 Tage, Eier: keine)

Tabelle 7.6: Präparate[1] zur Ektoparasitenbekämpfung bei Geflügel, Tauben und Ziervögeln

Chemische Kurzbezeichnung	Handelsname	Hersteller/Vertrieb	Tierart	Indikation	Anwendung (Wartezeit eßb. Gewebe)
TETRACHLORVINPHOS	Insekt Puder (Gardona® Puder)	Chevita	Geflügel	Milben Zecken Flöhe Federlinge	Pudern (keine)
	Insekt Spray (Gardona® Spray)	Chevita	Geflügel	Milben Zecken Flöhe Federlinge	Einsprühen (keine)
o-PHENYLPHENOL p-CHLOR-M-KRESOL u. a.	Pervalenum (Lösung)	Asid	Ziervögel	Kopf- und Fußräude	Betupfen bzw. Einreiben der erkrankten Stellen
(CARBAMAT)	CBM8® (Sprühkonzentrat 20 %ig)	TAD	–	Rote Vogelmilbe Räudemilbe Federmilben Zecken Flöhe Federlinge	Stall- und Geräte-Desinfektion
	CBM8® (Stäubepuder 1 %ig)	TAD	–	siehe oben	Bestäuben der Legenester
HCH	Chlorhexol-Konzentrat (Lösung)	WdT	–	Vogelmilbe Räudemilbe Zecken Flöhe Federlinge	Stall- und Geräte-Desinfektion
(ORGANISCHE PHOSPHORVERBINDUNG)	Ditreen®-T (Pulver)	Chevita	–	Ektoparasiten	Desinfektion der Taubenschläge, besonders Legenester
CYPERMETHRIN	INS 15 (Lösung)	Chevita	–	Ektoparasiten	Stall- und Geräte-Desinfektion

[1] Aufgeführt in «Das Lexikon der Tierarzneimittel», 4. Aufl. 1984, Delta Verlag

6. **Prophylaxe:** Abschaffung befallener Tiere, bei verbreitetem Befall der ganzen Herde. Vor Neueinstellung (frühestens nach 4 Wochen) Stall mit Akariziden (s. S. 320, Tabelle 7.6) gründlich desinfizieren.
7. **Therapie:** Unbekannt.

Fliegenlarven

1. **Geographische Verbreitung:** Weltweit.
2. **Arten:** U. a. *Lucilia*-Arten, *Calliphora*-Arten legen gelegentlich ihre Eier auch auf Vögel ab (insbesondere in exsudierende Wunden); auf diese Weise kommt es zu einem Befall der Haut mit den schlüpfenden Larven (vergl. **Abb. 2.28c,d; 5.32**).
3. **Symptome des Befalls (Myiasis):** Hautläsionen, in denen Larven parasitieren; bei starkem Befall Beeinträchtigung des Allgemeinzustands; evtl. Sekundärinfektionen mit Sepsis.
4. **Diagnose:** Nachweis der Larven in Wunden.
5. **Befallsmodus:** Weibliche Fliege setzt die Eier in Hautläsionen ab.
6. **Prophylaxe:** Wirksame Verhütung unbekannt.
7. **Inkubationszeit:** Etwa 2 Tage (Larven schlüpfen nach 12–72 h).
8. **Präpatenz:** Larven sind gleich nach dem Schlüpfen nachweisbar.
9. **Patenz:** Nach 14 Tagen verlassen die Larven die Läsionen.
10. **Therapie:** *Versuchsweise* Behandlung mit **CARBAMAT** oder **FORMAMIDIN**-Derivaten durch Betupfen mit einer entsprechenden Lösung.

7.4.2 Gefieder

1. Parasiten mit 8 Beinen 2
— Parasiten mit 6 Beinen 5
2. Mundwerkzeuge von dorsal sichtbar 3
— Mundwerkzeuge von dorsal nicht sichtbar (**Abb. 7.22**) . . . . . . **Lederzecken, s. S. 323**
3. Körper länglich bis ovoid, max. etwa 1 mm lang 4
— Körper länger als 1 mm, dorsal mit einem Schild (Scutum) an der Basis capituli (**Abb. 5.33; 5.34**) . . . . **Schildzecken, s. S. 324**
4. Körper ovoid, Beine setzen im vorderen Drittel an, Mundwerkzeuge stilettartig lang vorragend (**Abb. 7.23**), kaum Borsten . . . . **blutsaugende Milben (Dermanyssidae), s. S. 324**
— Körper länglich, walzenförmig bis viereckig; längere Borsten Mundwerkzeuge nicht weit vorragend (**Abb. 7.24; 7.25**) . . . . **Federspul- und Federbalgmilben, s. S. 326**
5. Mundwerkzeuge ragen am unmittelbaren Vorderrand des Körpers nach vorn, deutlich unter 1 mm lang . . . . **Larven der Zecken (s. S. 324) und Milben (s. S. 326)**
— Stadien sind länger als 1 mm; Mundwerkzeuge anders angeordnet 6
6. Parasiten lateral abgeflacht, besitzen kräftige Sprungbeine (**Abb. 7.28**) . **Flöhe, s. S. 329**
— Parasiten sind dorso-ventral abgeflacht 7
7. Mit Flügeln (**Abb. 7.27**) . . . . **Lausfliegen, s. S. 329**
— Ohne Flügel 8
8. Kopf schmaler als der Thorax, ventral mit einem angelegten, aber aufrichtbaren Rüssel (**Abb. 7.29**), der die stechend saugenden Mundwerkzeuge enthält . . **Wanzen, s. S. 331**
— Kopf breiter als der Thorax; Mundwerkzeuge nicht stilettartig (**Abb. 7.26**) . . . . **Federlinge, s. S. 327**

Argasidae (Lederzecken)

1. **Geographische Verbreitung:** Weltweit.
2. **Arten:** *Argas*-Arten (u. a. *A. reflexus, A. polonicus*) sind durch ihren eiförmigen, dorsoventralen Körper charakterisiert (**Abb. 7.22**). ♂ bis 8 mm, ♀ bis 1,1 cm lang, erscheinen grau-braun; die Mundwerkzeuge (außer bei sechsbeinigen Larven) sind von dorsal nicht sichtbar (**Abb. 7.22a**). Die Nymphen und Adulten der Lederzecken saugen nachts Blut auf ihren Wirten und verlassen diese etwa ½ h später; Adulte nehmen dabei etwa 0,3 ml Blut auf (= enormer Blutverlust bei Massenbefall!), Larven bleiben dagegen bis zu 10 Tagen auf ihrem Wirt. Die Entwicklungsdauer ist temperaturabhängig und setzt geeignete Wirte voraus; sie kann sich somit über 3 Monate bis zu 3 Jahren erstrecken. *Argas*-Arten sind nicht wirtsspezifisch; sie können daher bei vielen Vogel-Arten (**Tauben, Hausgeflügel, wildlebende Vögel**) angetroffen werden.

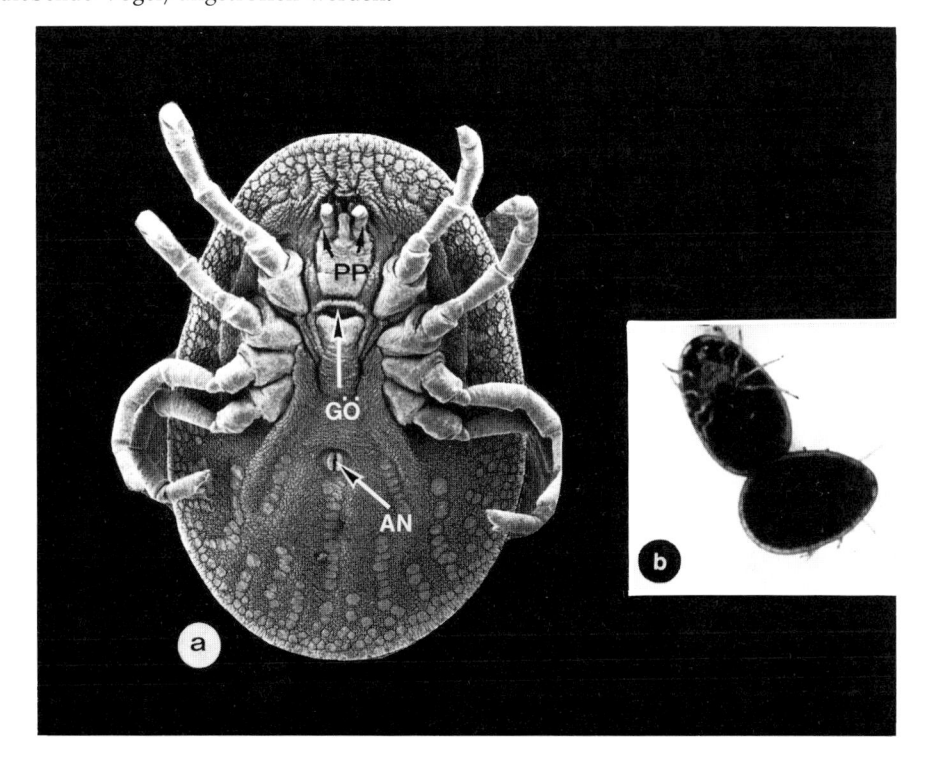

Abb. 7.22: *Argas* sp., Lederzecke.
a) REM-Aufnahme von ventral; charakteristisch sind die «unterständigen» Mundwerkzeuge. × 8
b) LM-Aufnahme lebender Zecken von dorsal und ventral. × 1

AN = Anus
GÖ = Genitalöffnung
PP = Pedipalpen

3. **Symptome des Befalls:** Bedingt durch den erheblichen Blutverlust treten z. B. bei Tauben starke Mattigkeit bis zur Flugunfähigkeit auf; bei Jungtieren treten auch Todesfälle auf.
4. **Diagnose:** Nachweis von Larven im Gefieder; Absuchen von Verstecken der Adultstadien im Stall.

5. **Befallsmodus:** Lederzecken suchen ihre schlafenden Wirte nachts aktiv auf.
6. **Prophylaxe:** Hygienische Maßnahmen (Stallreinigung) und Desinfektion mit Kontaktinsektiziden, Sandbäder mit Akarizid versetzen (Präparate siehe Therapie). **Achtung:** Auch der Mensch kann befallen werden!
7. **Bekämpfung:** Alte Einstreu verbrennen; Einsatz von Kontaktinsektiziden (Aerosolbehandlung, Bestäuben, Besprühen) am besten morgens (Präparate **s. S. 320, Tabelle 7.6**).

Ixodidae Schildzecken

1. **Geographische Verbreitung:** Weltweit.
2. **Arten:** Entwicklungsstadien von *Ixodes ricinus* (**s. S. 77**) parasitieren besonders bei Jungvögeln (**Huhn, Pute, Fasan, Ente, Gans** u. a.), vorzugsweise an flaumlosen Stellen (Augenwinkel). Bei Fasanen und Rebhühnern führt starker Befall zu Mortalität infolge von starken Lid-Ödemen und völliger Verklebung der Augen (Tiere verhungern allmählich). Bei wirtschaftlich genutztem Geflügel (z. B. Gänse) bis zum Abschluß der Befiederung von buschreichen Arealen mit oft massiver Zeckenpopulation fernhalten.
3. **Symptome des Befalls:** Lid-Ödeme (Verkleben der Lidränder), extreme Abmagerung infolge mangelnder Nahrungsaufnahme, Küken verschiedener Vogelarten sterben an hochgradiger Kachexie.
4. **Diagnose:** Absuchen nach mit Blut angesogenen Entwicklungsstadien.
5. **Befallsmodus:** Entwicklungsstadien der Zecke «suchen» ihre Wirte aktiv auf.
6. **Prophylaxe:** Beim Hausgeflügel völlige Befiederung vor Weidehaltung (Freilauf) abwarten; Meidung von buschreichen Gebieten.
7. **Therapie:** Bekämpfung mit Kontaktakariziden (**s. Tabelle 7.6, S. 320**); ggf. symptomatische Behandlung der Augenlider und Konjunktiva.

Blutsaugende Milben (Dermanyssidae)

1. **Geographische Verbreitung:** Weltweit.
2. **Arten:**
   a) *Dermanyssus gallinae* (rote Vogelmilbe), ♂ bis 0,7 mm, ♀ bis 1,1 mm lang; ist der wirtschaftlich bedeutendste, nur temporär schmarotzende Ektoparasit des Geflügels und Tauben; diese Milben befallen (oft in großen Mengen) Vögel, hauptsächlich nachts, um Blut zu saugen. Die gesamte Larvalentwicklung (ein 6-beiniges Larven- und zwei achtbeinige Nymphenstadien) beträgt durchschnittlich 4–9 Tage (temperaturabhängige, rasche Generationenfolge!). Ihre Lebenserwartung beträgt etwa 2–3 Monate; ohne Nahrungsaufnahme bleiben sie z. T. jedoch bis zu einem halben Jahr lebensfähig (Bedeutung für die Persistenz eines Befalls im leeren Stall!). Merkmale s. **Abb. 7.23**.
   b) *Ornithonyssus* (syn. *Bdellonyssus, Liponyssus*) *sylviarum* (= nordische Vogelmilbe, ist morphologisch *D. gallinae* sehr ähnlich) befällt bevorzugt ältere Vögel mit ausgereiften Konturfedern (Sitz der Milben). Außer Larven und Deutonymphen saugen alle Entwicklungsstadien dieser bis zu 0,8 mm langen Milben (**Abb. 6.14c**) Blut und verbleiben permanent auf ihrem Wirt (Hausgeflügel, besonders Huhn und zahlreiche Wildvogelarten). Die gesamte Embryonalentwicklung ist in 5–7 Tagen abgeschlossen (**nicht** temperaturabhängig, da permanenter Parasit).
   Beide Milben-Arten können beim Blutsaugen Protozoen, Viren (Newcastle, Pocken) oder Bakterien *(Pasteurella)* übertragen und sind bei Intensivhaltung von **Geflügel** von großer Bedeutung.

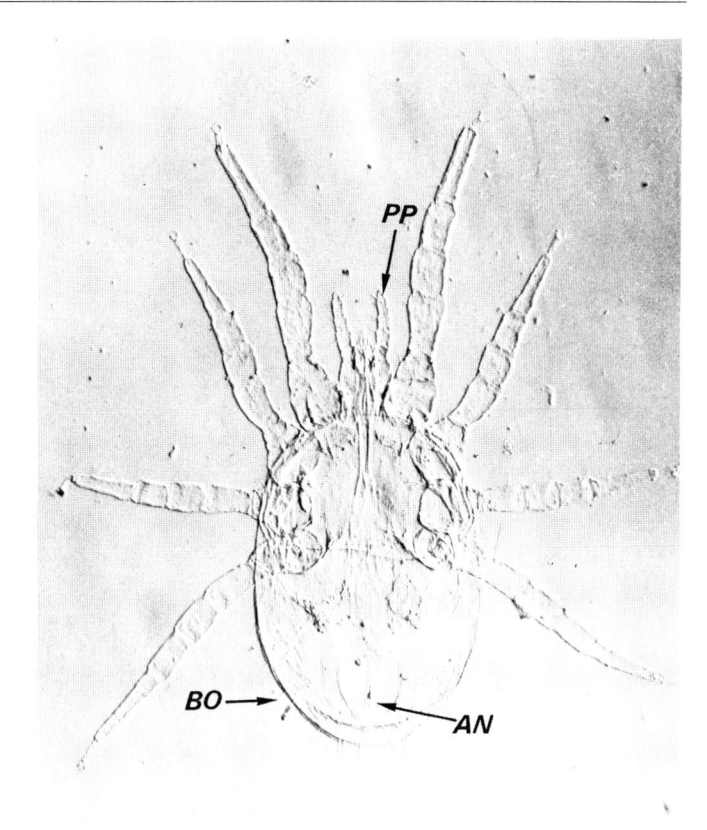

Abb. 7.23: *Dermanyssus gallinae*, rote Vogelmilbe; LM-Aufnahme von ventral. × 55

AN = Anus
BO = Borsten (spärlich)
PP = Pedipalpen

3. **Symptome des Befalls:** Bei starkem Befall Unruhe, Schlafbedürfnis tagsüber, Anämie; besonders während der warmen Jahreszeit Massenbefall des Geflügels; häufig Todesfälle beim Junggeflügel *(D. gallinae)*. Deutlicher Rückgang der Legeleistung in befallenen Ställen.
4. **Diagnose:** *D. gallinae*-Nachweis erfolgt aus der engen Umgebung der Vögel: Untersuchungen der Nistkästen, Sitzstangen, Einstreu oder Ritzen im Stall; selten im äußeren Gehörgang oder Nasen-Rachenraum toter Vögel.
   O. sylviarum-Milben lassen sich dagegen leicht im Gefieder (bevorzugt ausgereifte Konturfedern) der befallenen Vögel *intra vitam* nachweisen.
5. **Befallsmodus:** *D. gallinae* sucht ihren Wirt (bevorzugt nachts) aktiv auf; *O. sylviarum* wird durch Körperkontakt übertragen. **Achtung:** *D. gallinae* kann bei Warmwetterperioden (Massenbefall) auch Säugetiere und Menschen als Ersatzwirt befallen. Verursacht bei diesen juckende Ekzeme und urtikariaähnliche Hautveränderungen.
6. **Prophylaxe:** Bei Verdacht auf Befall mit Roter Vogelmilbe (besonders bei längeren Warmwetterperioden) auf Verhaltensänderungen in der Herde achten. Unterschlupfmöglichkeiten (Nistkästen, Sitzstangen, Ritzen am besten beseitigen) mit geeigneten Kontaktinsektiziden unter hohem Druck versprühen (Präparate siehe Therapie). Einstreu häufig wechseln und verbrennen. Gleichzeitige Anwendung von Kontaktinsektiziden mit Langzeiteffekt besonders bei kleinen Ziervögeln.
7. **Therapie:** Die Behandlung der Vögel wird bei Befall mit der Roten und/oder Nordischen Vogelmilbe mit geeigneten Kontaktinsektiziden vorgenommen (s. S. 320, Tabelle 7.6).

Für kleine Ziervögel oder Reisetauben eignen sich die für Warmblüter gut verträglichen Pyrethrum- oder Karbamat-Derivate. Die Bekämpfung schließt die Umgebung (besonders Rote Vogelmilbe) der Vögel ein (siehe Prophylaxe). Die Behandlung ist nach 3 Wochen zu wiederholen.

Federspul- und Federbalgmilben

1. **Geographische Verbreitung:** Weltweit. (Die Bedeutung dieser Milben als Federschädlinge beim Hausgeflügel, Ziervögeln, Wildvogelarten, auch Tauben ist gering).
2. **Arten:** Die in den Federspulen bzw. in den Federbälgen lebenden Milbenarten verschiedener Familien und deren Artdiagnose bleibt dem Spezialisten vorbehalten (**Abb. 7.24; 7.25**).
3. **Symptome des Befalls:**
   a) **Federspulmilben:** Die Federspulen der großen Flügel- und Schwanzfedern erscheinen undurchsichtig (nicht schillernd, sondern wie von Mehl überzogen), gelegentlich Federausfall.
   b) **Federbalgmilben:** Knoten und zystische Auftreibungen an den Federbälgen, lokal begrenzter Federausfall, auch Hautknoten und Dermatitis (nicht juckende Räudeform).

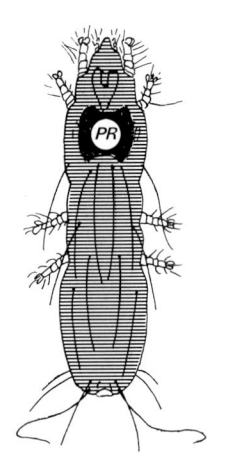

Abb. 7.24: *Syringophilus bipectinatus*; schem. Darstellung eines Weibchens der Federspulmilben von dorsal (nach Brohmer).

PR = Propodosomatalschild

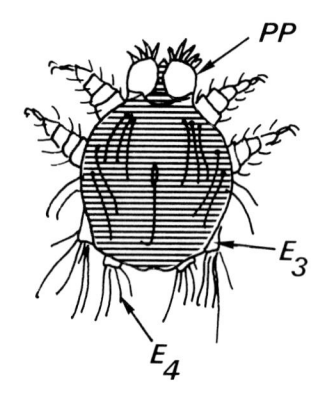

Abb. 7.25: *Harpyrhynchus* (syn. *Sarcopterinus*) *nidulans*, schem. Darstellung eines Männchens (von dorsal) dieser Federbalgmilbe.

$E_{3,4}$ = 3. und 4. Extremitätenpaar (= Stummelbeine mit langen Borsten)
PP = Pedipalpen

4. **Diagnose:**
   a) **Federspulmilben:** Nachweis der Entwicklungsstadien und Adulten in Federspulen, vor Mauser auch Milben außerhalb anzutreffen (**Abb. 7.24**).
   b) **Federbalgmilben:** Nachweis der Milben und Eier im Federbalg und in oberflächlichen Hautschichten (Hautgeschabsel; **Abb. 7.25**).
5. **Befallsmodus:** Durch Körperkontakt (Federspulmilben verlassen vor Mauser Federspulen und dringen über die Federpole in eine andere wachsende Feder ein).

6. **Prophylaxe:** Regelmäßige gründliche Desinfektion der Stallungen bzw. Schläge mit geeigneten Kontaktinsektiziden (siehe Therapie).
7. **Therapie:** Anwendung von Kontaktinsektiziden (**s. S. 320, Tabelle 7.6**) in Puder- oder gelöster Form (Aerosolbehandlung). Tauchbäder haben sich besonders in Taubenbeständen bewährt. Bei Ziervögeln sollten wegen der guten Warmblüterverträglichkeit Pyrethrum- oder Karbamat-Derivate gewählt werden; Odylen® (lokales Auftragen nach Rupfen des veränderten Hautbereiches).
Es empfiehlt sich, alle Tiere eines Bestandes zu behandeln und die Stallungen mit Kontaktinsektiziden zu desinfizieren.

Federlinge

1. **Geographische Verbreitung:** Weltweit.
2. **Arten:** Die flügellosen Federlinge (als Vogelläuse bekannt) und die Haarlinge (**s. S. 228**) sind in der Ordnung Mallophaga (= Beißläuse) zusammengefaßt und unterscheiden sich von den Sauglaäusen (Anoplura, **s. S. 227**) durch ihre beißenden Mundwerkzeuge wie auch durch die Gestalt ihres Kopfes, der stets breiter ist als der Thorax (**Abb. 7.26**). Bei Vögeln finden sich häufig *Eomenacanthus stramineus* (Körperlaus bei **Puten** und **Hühnern**; bis 3,2 mm lang; Ei bis 0,8 mm lang), *Menopon gallinae* (Schaftlaus **beim Huhn**; bis 1,8 mm lang, Ei bis 0,5 mm lang), *Lipeurus caponis* (Flügellaus des **Huhnes**; bis 2,3 mm lang; Ei bis 0,8 mm), *Columbicola columbae* (Flügellaus der **Taube**; bis 2,3 mm lang; Ei bis 0,7 mm lang); bei **Taube, Papageien** und **Ziervögeln** treten zudem weitere Arten der Unterordnungen *Amblycera* (Haftfußmallophagen) und *Ischnocera* (Klettermallophagen) auf. Die gedeckelten (= Nissen) Eier werden am Grunde der Federn festgekittet; nach ca. 1 Woche schlüpfen die jungen, imagoähnlichen Larven, die über drei weitere Larvenstadien in 3–5 Wochen die Geschlechtsreife erlangen und für etwa 3 Monate lebensfähig bleiben (die Gesamtentwicklung findet im Gefieder des Wirtsvogels statt). Larven wie Adulte fressen Hornsubstanzen (Keratin) der Federn, abgestorbene Epidermisschichten und in einigen Fällen Gewebsflüssigkeit, auch Blut (z. B. *Menopon, Eomenacanthus* u. a.). Ohne Nahrungsaufnahme überleben die Federlinge höchstens 14 Tage. **Federlinge** zeichnen sich durch eine große Artenvielfalt und extreme Wirtspezifität aus. Auf gesunden Vögeln herrscht in der Regel ein Gleichgewicht zwischen Wirt und Parasitenpopulation.
3. **Symptome des Befalls:** Unruhe; Nestflucht; deutliche Läsionen an den Federn mit typischen Fraßmustern, Abmagerung und Leistungsminderung; gelegentlich auch Todesfälle bei Jungtieren, bei Massenbefall durch Anämie (Blutverluste). Bei kurzschnäbligen Tauben oder Schnabelläsionen, kranken und geschwächten Vögeln kommt es oft zu sehr starker Vermehrung der Federlingspopulation.
4. **Diagnose:** Nachweis von Adulten (**Abb. 7.26**) und Eiern (Nissen) mit dem bloßen Auge. Sichern durch mikroskopische Untersuchung von Flaumfedern. Stellung einer Artdiagnose ist nicht notwendig, da alle Mallophagen aufgrund ihrer gleichen Lebensweise auf eine Behandlung mit Kontaktinsektiziden ansprechen.
5. **Befallsmodus:** Von Vogel zu Vogel, auch in Staubbad oder durch Phoresie (z. B. Festklammern an Stechmücken oder Lausfliegen).
6. **Prophylaxe:** Zusatz von Insektiziden in Puderform dem Staubbad bei extensiv gehaltenen Vögeln.
7. **Therapie:** Besprühen des Federkleids und der Nester, der Einstreu etc. mit Kontaktinsektiziden (Präparate **s. S. 320, Tabelle 7.6**). Bei Behandlung von Einzeltieren hat sich die Anwendung von Präparaten in Puderform oder auch entsprechende Tauchbäder bewährt.

328 7.4 Vögel; Gefieder

Kleine Ziervögel sollten wegen der guten Warmblüterverträglichkeit mit Pyrethrum- oder Karbamat-Derivaten behandelt werden. Die Behandlung ist nach 4–5 Wochen zu wiederholen.

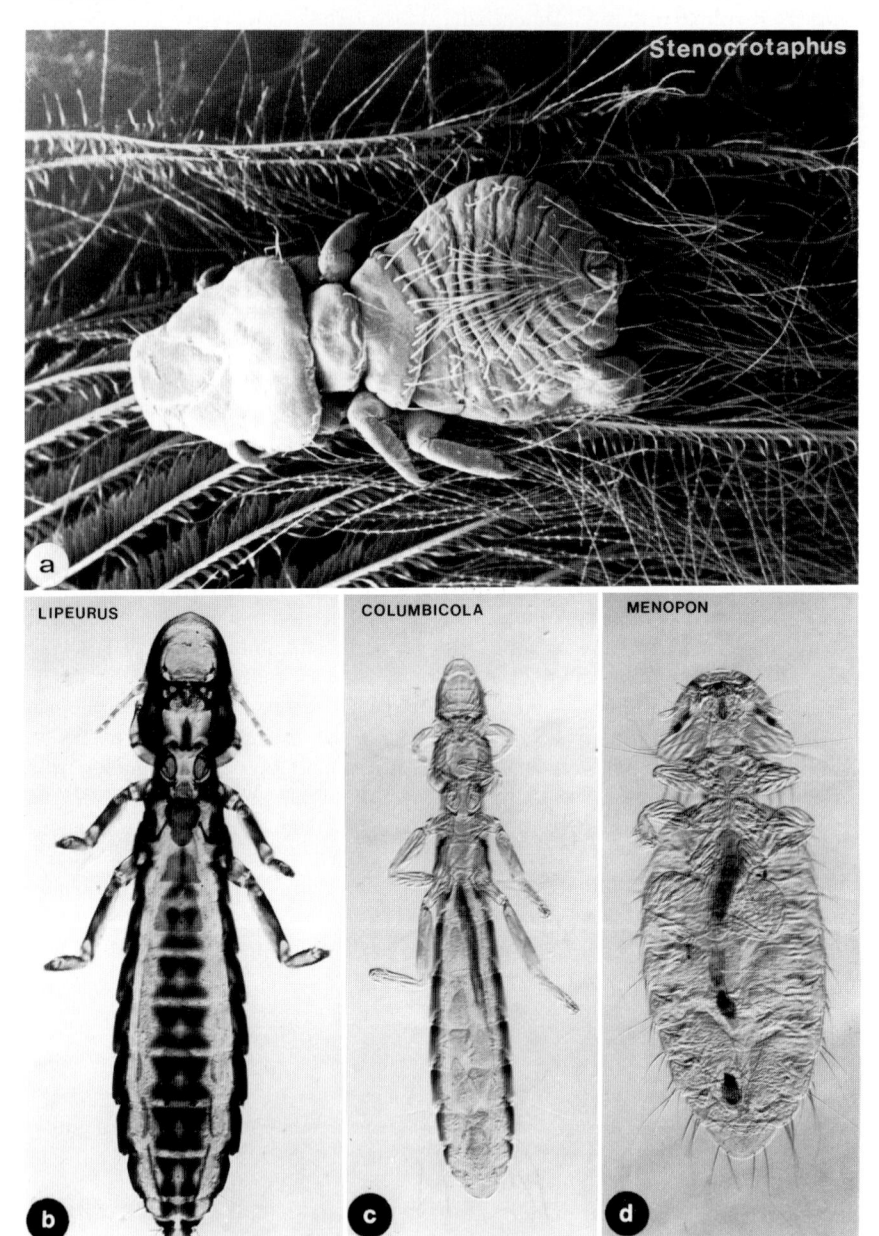

Abb. 7.26: Federlinge; REM- (a) und LM-Aufnahmen.
a) *Stenocrotaphus gigas*, große «Hühnerlaus». × 50
b) *Lipeurus caponis*, «Flügellaus» des Huhnes. × 40
c) *Columbicola columbae*, «Flügellaus» der Taube. × 35
d) *Menopon gallinae*, «Schaftlaus» des Huhnes. × 35

Lausfliegen

1. **Geographische Verbreitung:** Weltweit.
2. **Arten:** *Pseudolynchia*-Arten (u. a. *P. canariensis* = syn. *Lynchia maura*) finden sich bei vielen Vögeln. Ihr gedrungener, keilförmiger Körper von etwa 9 mm Länge ist fein behaart, sie besitzen zwei 5–7 mm lange Flügel und relativ kleine Facettenaugen (**Abb. 7.27**). Charakteristisch sind die starken, doppelten Krallen an den kräftigen Beinen (vergl. **Abb. 5.37**). Lausfliegen-Weibchen setzen Larven ab, die bereits verpuppungsfähig sind und im Regelfall in die Nester fallen. Nach einer Puppenruhe von max. einem Monat schlüpfen die Adulten, die in beiden Geschlechtern sich durch Blut (Saugakt für 5–10 min) ihrer Wirte ernähren und etwa ein halbes Jahr lebensfähig bleiben.
3. **Symptome des Befalls:** Unruhe; Juckreiz; Exsudate; Verkrustungen mit Sekundärinfektionen; Anämie bei Massenbefall (gelegentliche Todesfälle).
4. **Diagnose:** Nachweis der Adulten im Gefieder (**Abb. 7.27**).
5. **Befallsmodus:** Anflug adulter Formen oder Überkriechen in Nestern.
6. **Prophylaxe:** Zusatz von Insektiziden in Staubbäder (Präparate siehe Therapie).
7. **Therapie:** Besprühen des Federkleids mit Kontaktinsektiziden (Präparate s. S. 320, Tabelle 7.6). Weitere Details vgl. Therapie: Federlinge (s. S. 327).

Abb. 7.27: Lausfliegen im Vogelgefieder. Charakteristisch sind die Klammerbeine (KL) und das abgestumpfte Abdomen (Pfeile). Die Flügel werden in Kriechhaltung leicht eingerollt (b). a) × 3 b) × 2

FA = Flügel (artifiziell) ausgebreitet
FL = Flügel (Normalhaltung)
KL = Klammerbeine

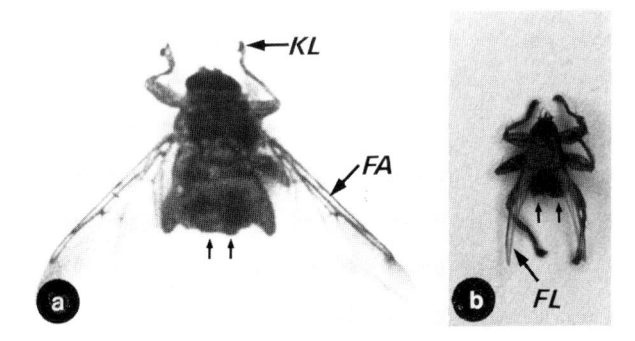

Flöhe

1. **Geographische Verbreitung:** Weltweit.
2. **Arten:** *Ceratophyllus*-Arten (*C. gallinae, C. columbae*) sind nicht wirtsspezifisch und finden sich daher auf einer Reihe von Vogelarten als temporäre Ektoparasiten zum Blutsaugen. Sie werden im wesentlichen durch Form und Anordnung der Genitalorgane voneinander unterschieden. So hat das etwa 3,5 mm lange ♀ von *C. gallinae* ein Receptaculum seminis, das aus zwei unterschiedlich großen Anteilen aufgebaut wird, während es beim max. etwa 3 mm langen ♀ von *C. columbae* etwa gleich große (2–3) Bereiche umfaßt. Beide Arten besitzen Augen sowie ein Pronotalctenidium, während ein Genitalctenidium fehlt (**Abb. 2.32e; 7.28**). Die Individualentwicklung verläuft über ein Larvenstadium (mit drei Häutungen) und eine Puppe und dauert etwa 17–30 Tage (temperaturabhängig). Die Puppen überwintern allerdings häufig in den Nestern, so daß im Frühjahr bei Neubesiedlung eines Nestes gleich der Parasitenbefall eintritt. Auch Menschen können (z. B. beim Leeren von alten Nestern) befallen werden und zeitweilig als Wirte dienen.

3. **Symptome des Befalls:** Unruhe durch Juckreiz der zahlreichen Stichstellen; retardierte Entwicklung bei Jungvögeln; bei starkem Befall nicht selten Anämie, Hennen bzw. Tauben suchen nicht mehr ihr Nest auf (Verlegen der Eier) Rückgang der Legeleistung.
4. **Diagnose:** Nachweis der Flohlarven und Flöhe in den Nestern oder der Flöhe bei starkem Befall auf den Vögeln (**Abb. 7.28**).
5. **Befallsmodus:** Körperkontakt oder Kontakt mit Nestern oder Nistkästen.
6. **Prophylaxe:** Nester oder Nistkästen regelmäßig inspizieren (**Vorsicht:** Flöhe saugen auch Blut am Menschen) und ggf. Verstäuben von Kontaktinsektiziden (Puderform, Präparate s. Therapie). **Achtung:** Auch menschliche Behausungen können einer Masseninvasion zum Opfer fallen, falls hygienische Maßnahmen bei Zimmerhaltung von Vögeln vernachlässigt werden.
7. **Therapie:** Nester und Nistkästen gründlich reinigen (Wechsel der Einstreu nach vorheriger Desinfektion mit Kontaktinsektiziden). Zur Behandlung der Tiere eignen sich verschiedene Präparate (s. S. 320, Tabelle 7.6); Wiederholungsbehandlung nach 3–4 Wochen.

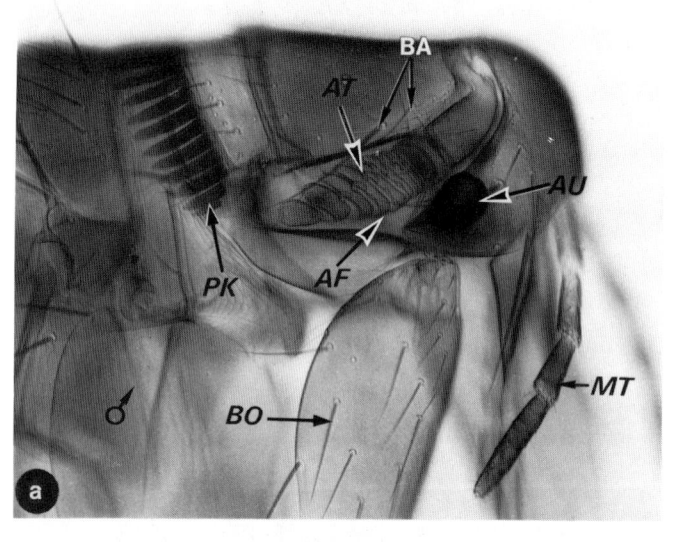

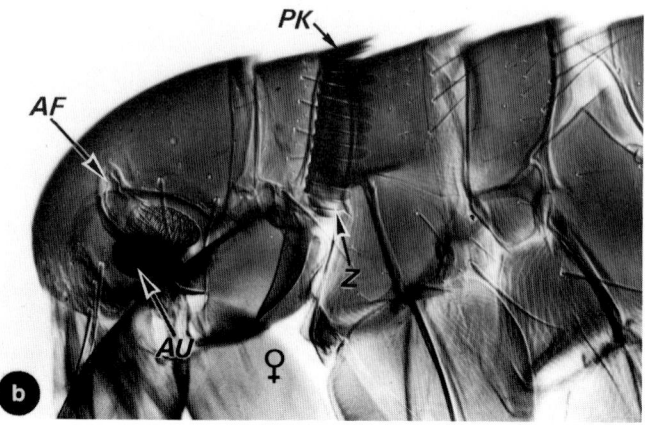

Abb. 7.28: *Ceratophyllus gallinae*, LM-Aufnahmen des Kopfes je eines Männchens (a) und Weibchens (b). Diagnostisch wichtig ist der Aufbau der Antenne (Geschlechtsunterschiede!) und die Anordnung bestimmter Borsten (BA); so stehen über der Antennenfurche je eine kurze und eine lange Borste. a) × 70 b) × 50

AF = Antennenfurche
AT = Antenne
AU = Auge
    (= Ommatidium)
BA = Borste über AF
BO = Borste
MT = Maxillartaster
PK = Pronotalkamm
    (26–30 Zähne)
Z = Zahn des PK

Wanzen

1. **Geographische Verbreitung:** Weltweit.
2. **Arten:** *Cimex*-Arten (*C. lectularius* = Bettwanze; *C. columbarius* = Taubenwanze) werden nur in verwahrlosten **Tauben**schlägen und **Hühner**stallungen angetroffen; als temporäre Ektoparasiten saugen sie nur nachts Blut. Die dorso-ventral stark abgeflachten Parasiten werden etwa 4–5 mm lang und max. etwa 3 mm breit (**Abb. 7.29**); Charakteristikum ist die Stinkdrüse, die einen penetranten und typischen Geruch erzeugt. Aus den in Verstecken (Ritzen, Nester, Nistkästen) abgesetzten Eiern schlüpfen Larven; über Larvenstadien wird schließlich in ca. 6 Wochen die Geschlechtsreife erreicht (temperaturabhängig).
3. **Symptome des Befalls:** Nach Stich bilden sich Quaddel, die starken Juckreiz verursacht. Retardierte Entwicklung bei Jungtieren wegen Unruhe und Blutentzugs; verseuchte Nester oder Nistkästen werden nicht mehr aufgesucht (auch Brutgeschäft wird unterbrochen).
4. **Diagnose:** Nachweis der Wanzen in Verstecken des Stalls oder Nest- und Bruteinrichtungen, Hinweise durch typischen unangenehmen Geruch erleichtert Auffinden der Wanzen.
5. **Befallsmodus:** Wanzen suchen ihre Wirte nachts aktiv auf.
6. **Prophylaxe:** Ausmerzung von Verstecken im Stall; Einstäuben der Nester und Nistplätze mit geeigneten Kontaktinsektiziden. **Achtung:** *Cimex*-Arten können lange (mehrere Monate) hungern!
7. **Therapie:** Nester und Nistkästen gründlich reinigen und desinfizieren. Zur Behandlung der Tiere eignen sich mehrere Präparate (s. S. 320, **Tabelle 7.6**). Die Behandlung ist sicherheitshalber nach 4–6 Wochen zu wiederholen (Erreichen der Adulten der nächsten Generation).

Abb. 7.29: *Cimex* sp.; LM-Aufnahme eines Weibchens von ventral.

A = Auge
AB = Abdomen
AT = Antenne
EI = Ei
KL = Klaue
SG = Saugrohr (wird beim Stich aufgerichtet)
T = Tibia

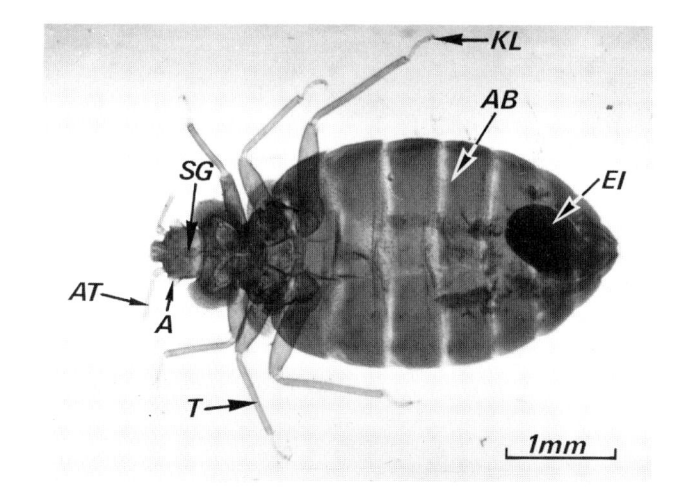

8. Parasiten des Igels

Inhalt

8.1 Stadien in den Fäzes 333
8.2 Stadien in der Lunge 344
8.3 Stadien der Körperoberfläche 347
   8.3.1 Haut 347
   8.3.2 Fell 348

8.1 Stadien in den Fäzes

1. Stadien sind makroskopisch sichtbar 2
— Stadien sind nur mit Hilfe des Mikroskops und oft erst nach Anwendung verschiedener Anreicherungsverfahren (s. S. 4) auffindbar 6
2. Parasiten erscheinen länglich-wurmförmig und im Querschnitt mehr oder weniger drehrund 3
— Parasiten sind deutlich dorso-ventral abgeflacht 4
3. Bei leichtem Druck auf den Parasiten wird am Vorderende ein mit vielen Haken bewehrter Rüssel (**Abb. 8.4a,b**) vorgeschoben . . . .
. . . . **Adulte, abgegangene Kratzer (Acanthocephala), s. S. 341**
— Ein derartiger, vorstülpbarer Rüssel ist nie vorhanden; Würmer können jedoch am Vorder- und Hinterende verbreitert oder zugespitzt sein; Oberfläche relativ derbhäutig (= dicke, starre Kutikula) . . . .
. . . . **Adulte, abgegangene Fadenwürmer (Nematodes), s. S. 340 ff.**
4. Parasiten sind vorn und hinten ± stark zugespitzt oder abgerundet, sie weisen zwei deutliche Saugnäpfe auf der gleichen (= ventralen) Seite auf (**Abb. 8.3**) . . . .
. . . . **Adulte, abgegangene Saugwürmer, s. S. 336**
— Parasiten erscheinen anders 5
5. Parasiten sind weißlich-bandförmig, mehrere cm lang und weisen eine deutlich dachziegelartige Faltung auf (**Abb. 8.4d**) . . . .
. . . . **Total abgegangene adulte Bandwürmer (Cestodes), s. S. 340**
— die glänzend weißen Stadien sind quadratisch (3 × 3 mm), rechteckig (2 × 8 mm) und in frischen Fäzes durch wellenartige Kontraktionen eigenbeweglich (**Abb. 8.4d**) . . . . . .
. . . . **Einzeln abgelöste, terminale Proglottiden der Bandwürmer, s. S. 340**
6. Parasiten sind wurmförmig und in frischen Fäzes deutlich an ihren peitschenartig schlagenden Bewegungen zu erkennen (**Abb. 8.5**) .**Larven der Lungenwürmer**[1], **s. S. 344**
— Parasiten erscheinen anders 7

---

[1] Beim Auftreten derartiger Larven in den Fäzes sollte durch Wiederholung der Fäzesuntersuchung an darauffolgenden Tagen sichergestellt werden, ob es sich wirklich um Lungenwürmer des Igels handelt. Verzehrte Regenwürmer können nämlich als Stapelwirte große Anzahlen von Nematodenlarven enthalten, die bei anderen Wirten (z. B. s. S. 298) geschlechtsreif werden, den Igel aber lediglich passieren und beim nächsten Absetzen von Fäzes verschwunden bleiben (während Lungenwurmlarven – zwar nicht kontinuierlich, sondern in Schüben – für lange Zeit nachzuweisen sind).

7. Parasiten haben 6 oder 8 Beine und weisen lange Borsten auf (**Abb. 8.7**) . . . .
   . . . . **Entwicklungsstadien von Milben, s. S. 347**
   die beim durch Juckreiz ausgelösten Knabbern an der Haut verschluckt worden sind.
— Parasiten sind kugelig oder ovoid und werden von einer mehr oder minder starken Schale
   umschlossen 8
8. Stadien enthalten bereits eine Larve 9
— Das Innere der eiförmigen Stadien liegt in unterschiedlichen Furchungsstadien vor (1 bis
   Vielzellstadium) 13
9. Larve mit deutlichen Beinen (**Abb. 5.3i**) . . . . **Milbeneier, s. S. 347**
— Larve ohne Beine 10
10. Larve wurmförmig . . . . **Eier von Bodennematoden im Futter**
— Larve erscheint anders 11
11. Eiform ist kugelig; Larve mit 6 Haken in zentraler Hülle (Embryophore); äußere Kapsel
   dünn (**Abb. 8.2a**) . . . . **Eier von Bandwürmern, s. S. 340**
— Eiform und Larve ovoid 12
12. Larve mit apikalen Dornen, Eiwand relativ dick (vergl. **Abb. 3.2a; 6.2e**) . . . .
   . . . . **Eier der Kratzer, s. S. 341**
— Larve mit peripheren Zilien, die z. T. im Ei beweglich sind; Eier häufig mit einem Deckel
   (**Abb. 8.2b**) . . . . **Eier/Larven einiger Saugwürmer, s. S. 336**
13. Eiförmige Stadien mit einem Deckel (**Abb. 8.2b**) . . **Eier anderer Saugwürmer, s. S. 336**
— ohne Deckel 14
14. Eier mit Pfropfen an beiden Eipolen (**Abb. 8.2c**) 15
— Stadien ohne derartige Polpfropfen 16
15. Schalenoberfläche glatt (**Abb. 8.2 f**) . . . .
   . . . . **Eier von Haarwürmern (***Capillaria***-Arten) des Darmes, s. S. 340**
— Schalenoberfläche runzelig (**Abb. 8.2d**) . . . .
   . . . . **Eier des Lungenhaarwurmes (***Capillaria aerophila***), s. S. 345**
16. Stadien sind durchsichtig und sehr klein (unter 20–30 µm) 17
— Die Stadien erscheinen anders 21
17. Das Zytoplasma der Stadien ist ± kugelig und enthält nur einen Kern, der als heller
   Bereich erscheint (**Abb. 8.1a**) . . . .
   . . . . **Unsporulierte Oozysten von Kokzidien, die beim Igel parasitieren, s. S. 335**
— das Innere erscheint anders 18
18. Die Stadien sind ± spindelförmig und enthalten 2 oder 8 bananenartige Stadien . . . 19
— Die ovoiden Gebilde enthalten 2 oder 4 Sporozysten (**Abb. 8.1b,e**) 20
19. Ein Pol der Stadien zeigt eine bläschenartige Vorwölbung; sie enthalten 2 bananenartige
   Sporozoiten (**Abb. 6.1c–e; 8.1e**) . . . .
   . . . . . . **Sporozysten von Eimeria-Arten anderer Wirte** (beim Igel nur passierend)
— Stadien erscheinen regelmäßig spindelförmig, enthalten 8 Sporozoiten (**Abb. 8.1c,d**) . . .
   . . . . **Sporozysten der beim Regenwurm**
   . . . . **in großer Anzahl parasitierenden Gregarine** *Monocystis agilis*
20. Ovoide Gebilde mit 4 Sporozysten à 2 Sporozoiten (**Abb. 8.1 f**) . . . .
   . . . . . . **Sporulierte Oozysten von *Eimeria*-Arten** anderer Wirte, die ins Futter gelangt
   . . . . sind und den Darm nur passieren.
— Ovoide Gebilde mit 2 Sporozysten und je vier Sporozoiten (**Abb. 2.11j; 7.5b; 8.1b**) . . . .
   . . . . **sporulierte Oozysten von**
   . . . *Isospora*-**Arten** anderer Wirte, die mit dem Futter in den Igel gelangt sind (s. S. 282).
21. Die eiförmigen Gebilde sind deutlich über 100 µm lang und enthalten ein feinkörniges
   Zytoplasma . . . . **Milbeneier, s. S. 347**
— Das Innere erscheint anders, enthält meist nur relativ wenige Blastomeren 22

22. Die Eiwand ist relativ dick (**Abb. 8.2h**); Ei mißt unter 40 µm in der Länge . . . .
. . . . **Eier von *Spirocerca lupi*, s. S. 341**
— Die Eiwand ist dünn; die Blastomeren erscheinen relativ groß (vergl. **Abb. 3.2h**) . . . . .
. . . . **Eier von anderen Spiruriden, s. S. 341**
— Die Eiwand ist dick und außen wellig (**Abb. 6.5f; 8.2g**) . . . .
. . . . . . **Eier nicht näher bestimmter Askariden und von *Heterakis spumosa*, s. S. 243**

Kokzidien

1. **Geographische Verbreitung:** Europa.
2. **Arten:**
    a) Mehrere ***Isospora*-Arten**[2] wurden bisher bei Igeln z. T. in riesigen Anzahlen nachgewiesen. So werden die 28–34 µm × 23–27 µm großen, ovoiden Oozysten von *I. erinacei* und die kleinen, häufig kugeligen Oozysten (etwa 20 µm im Durchmesser) von *I. rastegaivae* stets unsporuliert abgesetzt (**Abb. 8.1a**). Die Schizogonien und die Gamogonie laufen in den Epithelzellen des Dünndarms ab und führen bei Jungtieren zu schweren Läsionen.
    b) Mehrere **Eimeria-Arten** (u. a. *E. ostertagi, E. perardi*) werden bis zu 30 µm × 15 µm groß, sind aber extrem selten, so daß unklar ist, ob sie echte Parasiten des Igels sind (**s. Fußnote S. 237**).
3. **Symptome der Erkrankung (Kokzidiose):** Massive Infektionen führen zu blutig-wässrigen Diarrhöen; deutliche bis starke Beeinträchtigung des Allgemeinbefindens; insbesondere bei Igel-Säuglingen oder Jungtieren mit mangelnder Abwehrreaktion (kein Einrollen, Apathie); hohe Mortalität.
4. **Diagnose:** Mikroskopischer Nachweis der unsporulierten Oozysten (**Abb. 8.1a**) mit Anreicherungsverfahren (MIF, Flotation, s. S. 4). Sporulierte Oozysten dieses Typs gehören zu Arten anderer Wirte, werden mit dem Futter aufgenommen, kommen aber im Igel nicht zur Entwicklung.
5. **Infektionsweg:** Oral, durch Aufnahme von im Freien sporulierten Oozysten mit dem Futter. **Achtung:** Evtl. Anhäufung von infektiösen Dauerformen bei Überwinterung in engen Räumen und mangelhaften Haltungsbedingungen sowie hygienischen Maßnahmen.
6. **Prophylaxe:** In Freiheit unbekannt und ohne Bedeutung; sehr wahrscheinlich oft inapparenter Infektionsverlauf. Bei Überwinterung oder vorübergehender Betreuung (Haltung) müssen die Fäzes regelmäßig entfernt werden, Trockenhaltung der Schlafstätte (starke Kartonschachtel mit seitlichem Schlupfloch und wärme-isolierendem Boden aus Holz oder dicker Pappe).
7. **Inkubationszeit:** 2–3 Tage.
8. **Präpatenz:** 7–14 Tage.
9. **Patenz:** Etwa 1 Monat.
10. **Therapie:** Versuchsweise Anwendung von Sulfonamiden (s. *Isospora*-Arten, Hund/Katze S. 47). Bei erwachsenen Igeln soll sich **SULFADIMETHOXIN** (Madribon®, Roche, 5 Tage lang 2 × 2 Tropfen, 5 Tage Pause, 5 Tage 2 × 2) bewährt haben[3]; **CHLOR-**

---

[2] Es ist zu vermuten, daß bei diesen Arten wie bei denen der Fleischfresser (s. S. 47) Sporozoiten in Transportwirten (hier evtl. Mäuse) für lange Zeit als sog. Dormozoiten ausharren können. Diese Wirte wären dann Transportwirte, und die *Isospora*-Arten müßten in die neue Gattung *Cystisospora* überführt werden (wie von Frenkel (1977) vorgeschlagen).

[3] Dosierung entnommen: W. Poduschka, E. Saupe, H.-R. Schütze: Das Igelbrevier, 4. Aufl. (1979), Verlagsgesellschaft für Landmaschinen (VGL), CH-6030 Ebikon-Luzern, Luzernerstr. 18.

AMPHENICOL (PARAXIN®-Trockensaft, Boehringer, Mannheim, 1 ml/Tag oral, an 2–3 aufeinanderfolgenden Tagen zur Kupierung von Sekundärinfektionen; **Achtung:** Chloramphenicol verursacht Hämatopathien nach längerer Gabe zur Therapie von möglichen Sekundärinfektionen.

Trematoden (Saugwürmer)

1. **Geographische Verbreitung:** Europa.
2. **Arten:**
   a) *Brachylaemus*[4] *erinacei* wird max. 3,5 mm lang, erreicht jedoch meist nur 1 mm Länge, insbesondere bei starkem Befall, wenn sich mehrere tausend Egel an der Schleimhaut des Dünndarms (selten auch im Gallengang und im Blinddarm) mit Hilfe ihrer beiden Saugnäpfe verankert haben. Die zwittrigen Egel, die durch gleich große Saugnäpfe, hinten gelegene Testes sowie durch eine am Vorderrand der Testes ausmündende Geschlechtsöffnung charakterisiert sind (**Abb. 8.3**), setzen pro Tag etwa 1000 gedek-

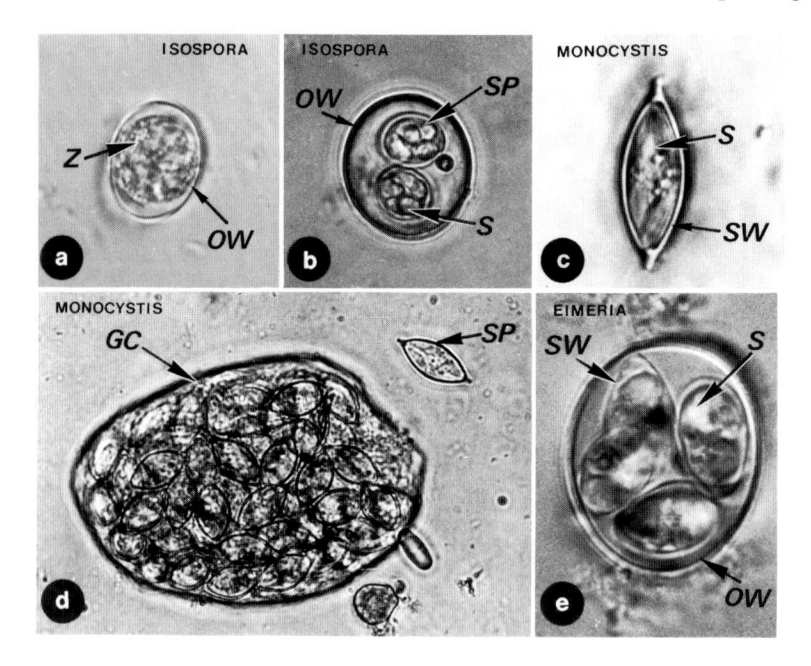

Abb. 8.1: Lichtmikroskopische Aufnahmen (LM) von Kokzidien in Fäzes.
a/b) Oozysten von *Isospora erinacei;* unsporuliert (a) und nach Sporulation im Freien (b). a) × 700   b) × 800
c/d) *Monocystis agilis;* Sporozysten der acephalinen Gregarine *Monocystis agilis,* die offenbar mit dem Wirt Regenwurm in den Igeldarm gelangt sind. Die Gamonten-Zyste (GC) enthält viele Sporozysten (SP), die ihrerseits 9 Sporozoiten einschließen. c) × 1000   d) × 500
e)   Sporulierte *Eimeria*-Oozyste aus älteren Igelfäzes (evtl. nur Darmpassant!). × 500

GC = Gamontenzyste   SP = Sporozyste
OW = Oozystenwand   SW = Sporozystenwand
S   = Sporozoit   Z   = Zygotenplasma

---

[4] *Brachylaemus*-Arten der Vögel können bis 9 mm lang werden.

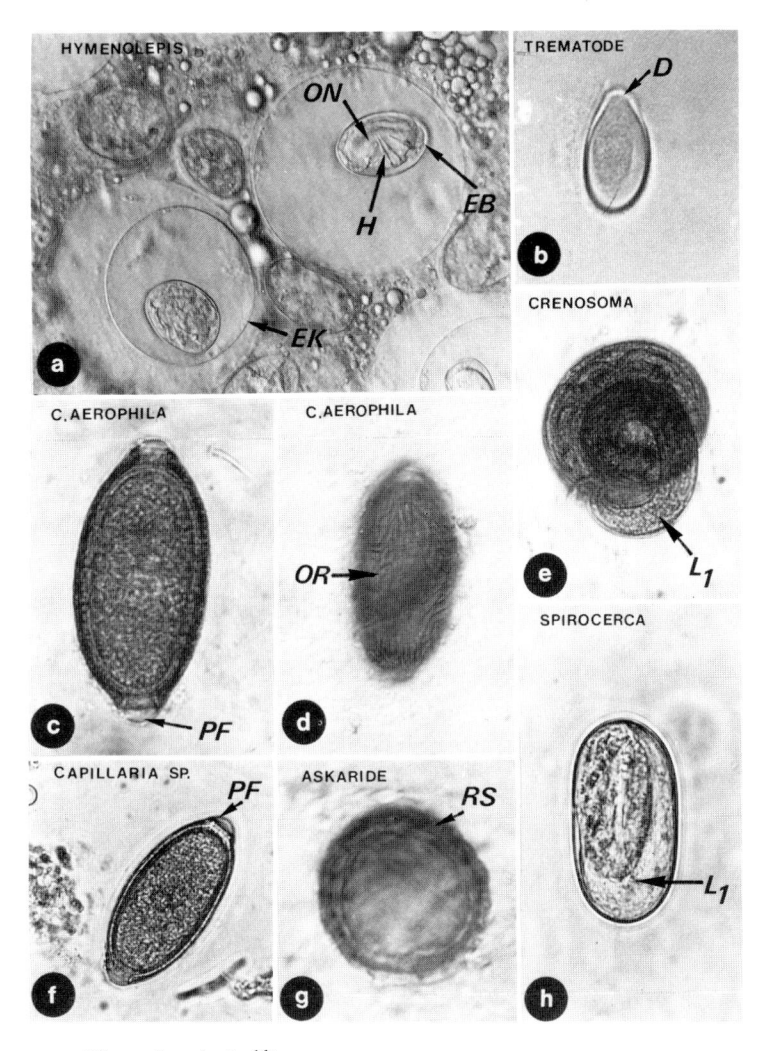

Abb. 8.2: LM-Aufnahmen von Wurmeiern in Igelfäzes.
a) Bandwurmeier *(Hymenolepis erinacei)*. × 300
b) Trematodenei *(Brachylaemus erinacei?)*. Nach Behandlung mit Praziquantel hörte die Eiausscheidung auf, ohne daß ein Adultus gefunden wurde. × 350
c/d) *Capillaria aerophila* (Lungenwurm); charakteristisch ist die runzlige Schalenoberfläche (OR). c) × 600   d) × 500
e) *Crenosoma striatum;* Ei mit schlüpfender Larve (L 1). Meist werden von diesem sog. Lungenwurm nur die Larven (Abb. 8.5) angetroffen. × 350
f) *Capillaria* sp.; Ei eines Darmhaarwurms, das als Charakteristikum eine glatte Oberfläche aufweist. × 450
g) Unbestimmtes Askariden-Ei aus Igelfäzes. × 400
h) *Spirocerca* sp.; Ei eines Spiruriden, das bereits eine Larve (L_1) enthält. × 350

D   = Deckel, Operculum
EB = Embryophore (= innere Eihülle)
EK = Eikapsel (= äußere Eihülle)
H   = Haken (3 Paar)
L 1 = Larve 1
ON = Oncosphaera – Larve
OR = Oberflächliche Runzel
PF = Polpfropfen
RS = Runzlige Schale

kelte, asymmetrische Eier von etwa 30–40 µm × 20 µm Größe ab, die bereits ein Miracidium enthalten (**Abb. 8.2b**). Als Zwischenwirt dienen Landschnecken (u. a. der Gattungen *Succinea, Helix, Arion*) die die Eier und damit die Mirazidien oral aufnehmen. Nach einer Entwicklung über Sporozysten I und einer stark verzweigten Generation von Sporozysten II entstehen schließlich enzystierte Zerkarien, die mit der Schnecke[5] vom Igel oral aufgenommen werden.

b) *Echinocirrus melis*-Egel werden bis 1 cm lang, weisen einen doppelten Dornenkranz am Kopfkragen auf und parasitieren im Dünndarm. Sie setzen wenig embryonierte, gedeckelte Eier von 120 µm × 90 µm Größe ab. Erst im Wasser entwickelt sich ein Miracidium, das den ersten Zwischenwirt (Wasserschnecke u. a. *Lymnaea*) befällt. Die aus dem 1. Zwischenwirt freiwerdenden Zerkarien dringen in Kaulquappen ein, wo sie sich als Metazerkarien enzystieren. Kleine Frösche werden im sumpfigen Gelände u. a. von Igeln verzehrt.

3. **Symptome der Erkrankung (Darmegelseuche):** Unruhe; Freßunlust; Apathie; blutige Diarrhöen; Anämie; starke Abmagerung; rascher Tod in wenigen Tagen.
4. **Diagnose:** Mikroskopischer Nachweis der gedeckelten Eier in den Fäzes (nach Anreicherung, **s. S. 4**).
5. **Infektionsweg:** Oral, durch Aufnahme infizierter Zwischenwirte (s. o.).
6. **Prophylaxe:** Kaum möglich, da Freilandinfektionen.
7. **Inkubationszeit:** Unbekannt.
8. **Präpatenz:** Unbekannt.
9. **Patenz:** Bei schwächerem Befall offenbar lebenslang.
10. **Therapie:** Siehe Tabelle.

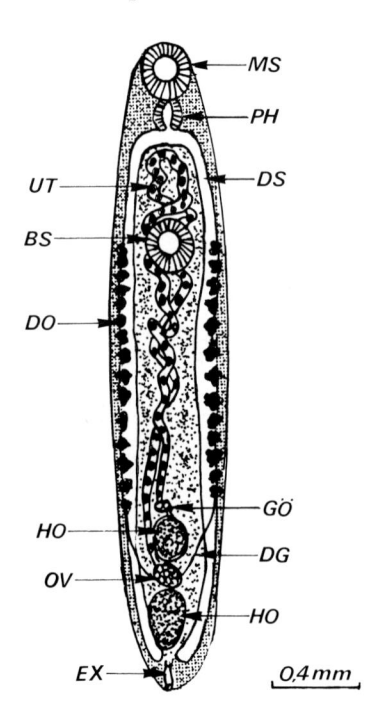

Abb. 8.3: Schematische Darstellung des Trematoden *Brachylaemus erinacei* (nach Dawes). Der Uterus zieht in den vorderen Teil, um hinten auszumünden (GÖ).

BS = Bauchsaugnapf
DG = Dottergang
DO = Dotterstock (Vitellarium)
DS = Darmschenkel
EX = Exkretionsporus
GÖ = Genitalöffnung
HO = Hoden
MS = Mundsaugnapf
OV = Ovar (Germarium)
PH = Pharynx
UT = Uterus (mit Eiern)

---

[5] Es können gleichartige Schnecken als 2. Zwischenwirt Verwendung finden, wenn diese in Schleimballen enthaltene Zerkarien aufnehmen.

Tabelle 8.1: Empfehlungen für die Anwendung von Anthelminthika beim Igel
Dosis für Igel von ca. 500 g Gewicht* bei ein- bis mehrtägiger Applikation

Präparate	Saugwürmer	Bandwürmer	Nematoden im Verdauungstrakt		Lungenwürmer		
	Brachylaemus sp.	*Hymenolepis sp.*	*Capillaria sp.*	Spirurida-Arten	*Capillaria sp.*	*Crenosoma sp.*
FEBANTEL (Rintal®)	5 × 50–100 mg p.o.					*5 × 50 mg p.o.
FENBENDAZOL (Panacur®)		5 × 50 mg p.o.	3–5 × 10–50 mg p.o.	5 × 50–100 mg p.o.	5 × 10–50 mg p.o.	
LEVAMISOL (Citarin®)			ª1 × 10 mg s.c.	1 × 10 mg s.c.	*ª,ᵇ2 × 12,5 mg s.c.	*ª,ᵇ2 × 12,5 mg s.c.
MEBENDAZOL (Mebenvet®)	*5 × 100 mg p.o.		ª5 × 100 mg p.o.	5 × 100 mg p.o.	*5 × 100 mg p.o.	*5 × 100 mg p.o.
NICLOSAMID (Mansonil®)	1 × 200 mg p.o.	1 × 100–300 mg p.o.				
PRAZIQUANTEL (Droncit®)	*1 × 25 mg p.o.	1 × 10 mg p.o.				

* Bei leichteren Tieren wird evtl. halbierte Dosis angeraten, dies ist durch * gekennzeichnet; Applikation via Futter oder direkt bei Tieren, die nicht (mehr) fressen!
ª Wiederholungsbehandlung 2–3 Wochen später
ᵇ Intervall 2 Tage

Cestodes (Bandwürmer)

1. **Geographische Verbreitung:** Weltweit.
2. **Arten:**
   a) *Hymenolepis erinacei* (ohne Rostellum) wird bis 16 cm lang und ist durch seine eigenbeweglichen Proglottiden, die stets breiter (bis 8 mm) als hoch (ca. 2–3 mm) sind und einzeln oder zu mehreren in den Fäzes erscheinen können, gekennzeichnet: jüngere Proglottiden weisen nämlich stets drei kugelige Hoden (**Abb. 8.4c**) auf; der sackartige Uterus der terminalen Proglottiden ist dicht mit den typischen, kugeligen Eiern (**Abb. 8.2a**) gefüllt. Diese erreichen etwa einen Durchmesser von 75 µm und enthalten in einer relativ dünnen Embryophore je eine Hakenlarve (Oncosphaera). Als Zwischenwirte können zahlreiche Insektenlarven und deren Adulti dienen, die sich durch Verzehr der Proglottiden in den Igelfäzes infizieren und in deren Leibeshöhle schließlich die für *Hymenolepis*-Arten typische Cysticercoid-Larve (**Abb. 6.4**) entsteht. Der Zyklus schließt sich, wenn Igel derartige Insekten fressen. Allerdings können sich die Cysticercoide auch direkt im Enddarm des Igels aus der Oncosphaera entwickeln.
   b) *Hymenolepis erinacei steudeneri* wird bei sonst ähnlicher Entwicklung bis 33 cm lang.
3. **Symptome der Erkrankung:** Wechsel von Diarrhöen und Verstopfung; Abmagerung; schlechter Allgemeinzustand.
4. **Diagnose:** Nachweis der Proglottiden (makroskopisch) oder der Eier (mikroskopisch nach Anreicherung, s. S. 4) in den Fäzes.
5. **Infektionsweg:** Oral, durch Verzehr larvenhaltiger Zwischenwirte (Insekten).
6. **Prophylaxe:** Kaum möglich, da Infektion im Freien.
7. **Inkubationszeit:** Wenige Tage bis 1 Woche.
8. **Präpatenz:** Etwa 3 Wochen.
9. **Patenz:** Offenbar einige Monate.
10. **Therapie:** Chemotherapie s. Tabelle S. 339

Darm-Haarwürmer

1. **Geographische Verbreitung:** Weltweit.
2. **Arten:** Mehrere *Capillaria*-Arten (u. a. *C. erinacei*) wurden wegen ihres geringen Durchmessers (als Adulte) von 100 µm bisher als Haarwürmer beschrieben. Sie sind nur schwer voneinander zu differenzieren, leben im Dünn- und Blinddarm und erreichen als Weibchen eine Größe von etwa 10–14 mm (♂ mit 4–8 mm nur geringfügig kleiner). Die Weibchen setzen die typischen, etwa 50–65 × 28–34 µm großen, mit Polpfropfen versehenen Eier unembryoniert ab (**Abb. 8.2 f**). Im Gegensatz zu den Lungenhaarwürmern (*Capillaria tenue*, syn. aerophila, s. S. 62, 345) ist die Schalenoberfläche bei Darmhaarwürmern glatt. Im Freien entwickelt sich in den Eiern schließlich die Larve 1 und nach Häutungen die infektionsfähige L_3. Derartige Larven können in großen Mengen in Regenwürmern angereichert werden, die so zu Stapelwirten werden[6]. Der Zyklus schließt sich, wenn Igel infektiöse Eier oder solche Stapelwirte oral aufnehmen.
3. **Symptome der Erkrankung (Capillariose):** Darmstörungen; Enteritis mit wechselndem Verlauf; Diarrhöen; bei Massenbefall evtl. Tod.
4. **Diagnose:** Mikroskopischer Nachweis der typischen Eier (**Abb. 8.2 f**) in den Fäzes nach Anreicherung (s. S. 4).

---

[6] Nach jüngsten, unbestätigten Untersuchungen sind Zwischen(= Stapel)wirte obligatorisch.

5. **Infektionsweg:** Oral, durch Aufnahme von infektionsfähigen Eiern mit dem Futter oder Verzehr von larvenhaltigen Stapelwirten.
6. **Prophylaxe:** Im Freien kaum möglich; während der Winterbetreuung müssen die Fäzes täglich entfernt werden.
7. **Inkubationszeit:** Etwa 7–10 Tage in Abhängigkeit zur Infektionsintensität.
8. **Präpatenz:** 25–27 Tage.
9. **Patenz:** Mehrere Monate.
10. **Therapie:** Chemotherapie s. Tabelle S. 339

Spirurida (Rollschwänze)

1. **Geographische Verbreitung:** Weltweit.
2. **Arten:** Beim Igel treten verschiedene Arten (u. a. *Spirocerca lupi* → ♂ 3–5 cm, ♀ 5–8 cm; *Physaloptera clausa* (syn. *dispar*) → ♂ 1,5–3,5 cm, ♀ 2–5 cm × 1,5–2,5 mm; *Gongylonema mucronatum* → ♂ 3–6 cm, ♀ 8–14 cm × 0,5 mm) der Ordnung Spirurida auf, die weißlich bis hellrosa erscheinen und häufig eine beträchtliche Größe erreichen können. Diese Arten leben im Oesophagus und/oder im Magen und verursachen z. T. Knoten in der Magenwand. Die Weibchen setzen die dünnwandigen Eier[7] im Wenigzellstadium ab. Im Freien schlüpfen die Larven, die (evtl. nach Häutungen) von artspezifischen Zwischenwirten (Schnecken, koprophagen Käfer etc.) aufgenommen werden und sich dort zur L_3 entwickeln.
3. **Symptome der Erkrankung (Spiruridose):** Bei Massenbefall Darmverstopfungen, unspezifische Störungen; geringe Pathogenität bei niedrigem Wurmbesatz.
4. **Diagnose:** Mikroskopischer Nachweis der Eier (**Abb. 8.2h**) in der Anreicherung (s. S. 4).
5. **Infektionsweg:** Oral, durch Aufnahme von freien Larven mit dem Futter oder larvenhaltiger Zwischenwirte s. o.
6. **Prophylaxe:** Kaum möglich, da Infektion im Freien.
7. **Inkubationszeit:** Bei starkem Befall nach 2–3 Wochen erkennbar.
8. **Präpatenz:** Nicht untersucht.
9. **Patenz:** Mehrere Monate.
10. **Therapie:** Chemotherapie s. Tabelle S. 339

Acanthocephala (Kratzer)

1. **Geographische Verbreitung:** Weltweit.
2. **Arten:** Beim Igel können verschiedene Kratzer-Arten[8] parasitieren, die je nach Art eine Länge von 0,5 cm bis 12 cm erreichen. Die getrenntgeschlechtlichen Tiere sind durch vorstülpbare Rüssel mit arttypischer Bezähnelung (**Abb. 8.3a,b**) charakterisiert; mit Hilfe dieser Rüssel verankern sie sich in der Darmwand, was nicht selten zu Perforationen führt. Die dickschaligen Eier von etwa 100 µm × 50 µm Größe enthalten bereits die **Acanthor**-Larve (vergl. **Abb. 6.2e**). Zwischenwirte sind Insekten.

---

[7] Eigrößen: *S. lupi*: 30–37 µm × 11–15 µm; *P. clausa*: 80–90 µm × 50–60 µm; *G. mucronatum*: 50–70 µm × 25–37 µm.

[8] u. a. *Nephridiorhynchus major* (♀ 125 × 2,5 mm, ♂ 40–75 × 1–2 mm); *Oligacanthorhynchus erinacei* (♀ 4 mm × 0,5 mm, ♂ 1–3 × 0,3 mm); *Prosthorhynchus rosai* (♀ bis 6 mm).

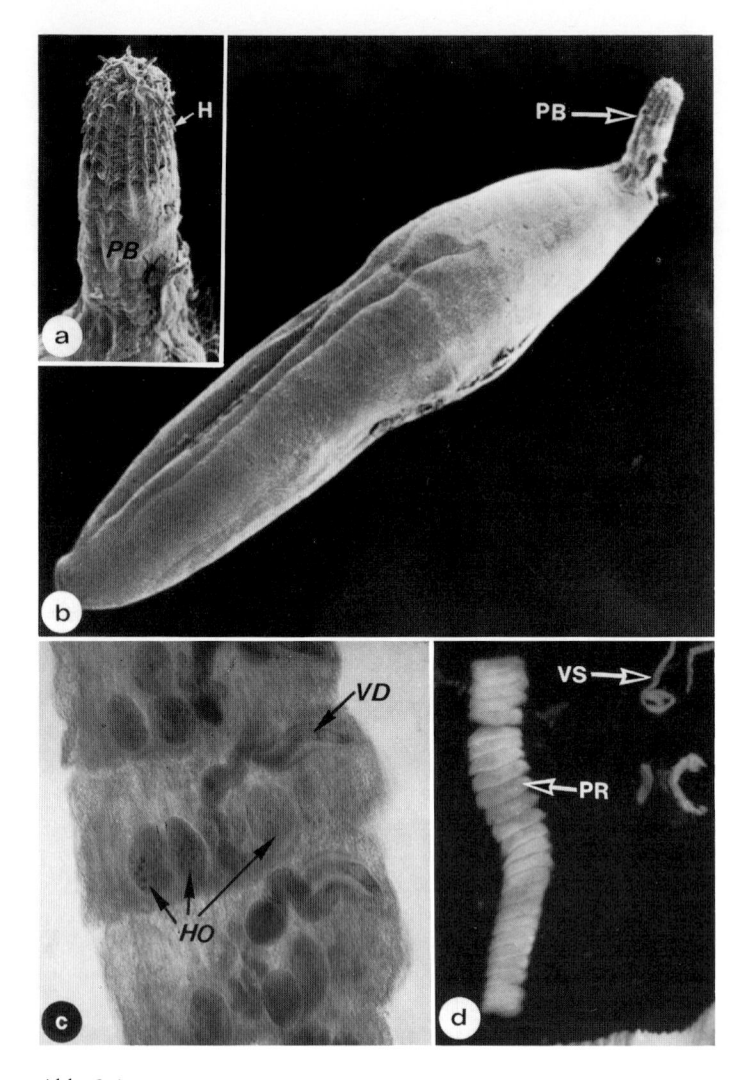

Abb. 8.4:
a/b) *Prosthorhynchus* sp. (Kratzer); REM-Aufnahmen. a) × 50 b) × 15
c/d) *Hymenolepis erinacei* (Bandwurm);
    c) LM-Aufnahme von mittleren Proglottiden. × 16
    d) Lupen-Ansicht der Strobila eines abgegangenen Bandwurms (nach Behandlung mit Praziquantel). × 2,5

H	= Haken der Proboscis	PR	= Proglottiden
HO	= Hoden	VD	= Vas deferens
PB	= Proboscis	VS	= Vordere Proglottiden der Strobila

3. **Symptome der Erkrankung:** Darmstörungen; bei Darmperforationen Peritonitis mit Todesfolge.
4. **Diagnose:** Mikroskopischer Nachweis der Eier in den Fäzes nach Anreicherung (s. S. 4).
5. **Infektionsweg:** Oral, durch Verzehr von larvenhaltigen Zwischenwirten (Insekten).

6. **Prophylaxe:** Kaum möglich, da Infektion im Freien.
7. **Inkubationszeit:** Nicht untersucht.
8. **Präpatenz:** Nicht untersucht.
9. **Patenz:** Monate.
10. **Therapie:** Berichte über Anthelminthika-Einsatz liegen nicht vor; **versuchsweise** kann **FENBENDAZOL** (Panacur®: 5 Tage × 20–50 mg/Tier im Futter) oder **LEVAMISOL** angewandt werden.

8.2 Stadien in der Lunge/Atemwege

In den Atemwegen finden sich eine Reihe verschiedenartiger Endo- und Ektoparasiten, die vielwirtig verbreitet sind (z. B. *Pnumocystis carinii*, s. S. 259; *Toxoplasma gondii*, s. S. 105), bzw. sich in die Lunge verirrt haben oder die (z. B. Lungenmilben, s. S. 314) keine größeren pathologischen Effekte bewirken; insbesondere zwei Gruppen von Nematoden haben beim Igel große Bedeutung als Lungenparasiten erlangt:
1) **Lungenhaarwürmer**, s. S. 345
2) **Lungenwürmer** der Gattung *Crenosoma*, Metastrongyloidea, s. S. 344

Lungenwürmer

1. **Geographische Verbreitung:** Weltweit.
2. **Arten:** *Crenosoma*-Arten (u. a. *C. striatum*) leben z. T. in großer Anzahl in den Bronchien und in der Trachea der Igel. Sie werden bis 1,6 cm lang (♂ 5–7 mm; ♀ 12–16 mm) und erscheinen bei einem Durchmesser von etwa 0,35 mm als feine weißlich-rötliche Fäden. Charakteristikum ist eine Querstreifung der Kutikula des Vorderendes. Die Weibchen setzen zahlreiche Eier ab, die eine Größe von 70 µm × 36 µm erreichen, von ovoider Gestalt sind und bereits eine Larve 1 enthalten (**Abb. 8.2e**). Diese Larve wird meist in der Trachea frei und gelangt mit dem Trachealexsudat (Schleim) in die Speiseröhre und so in die Fäzes (**Abb. 8.5**). Da der larvenhaltige Schleim nicht kontinuierlich, sondern in Schüben verschluckt wird, treten die etwa 250–330 µm langen L_1 nicht unbedingt täglich in den Fäzes auf. Freie Larven 1 werden von zahlreichen Nackt- und Gehäuseschnecken (*Succinea*, *Agrolimax* u. a.) aufgenommen und entwickeln sich in ihnen über zwei Häutungen in 8–10 Tagen zur infektiösen Larve 3. In diesen Zwischenwirten kommt es zu einer Anhäufung von dort lange lebensfähigen Larven. Verzehrt der Igel die Schnecken, so perforieren die Larven den Igeldarm und dringen in die Lunge (via Blutstrom oder aus dem Pleuralraum kommend) vor und bohren sich in die Bronchiolen ein, wo nach 8–14 Tagen p. i. die Geschlechtsreife erlangt wird.
3. **Symptome der Erkrankung:** Trockener Husten; rasselnder Atem; Atembeschwerden; Erstickungsanfälle; Pneumonie; Anämie; evtl. Erstickungstod infolge extremer Verschleimung oder Wurmüberhäufung.
4. **Diagnose:** Mikroskopischer Nachweis der Larven 1 (**Abb. 8.5**) in frischen Fäzes (Bewegungen) evtl. nach Anreicherung im Baermann-Trichter (**s. S. 6**). **Achtung:** Es muß stets Kot mehrerer Tage durchmischt untersucht werden, da die Larven schubweise auftreten!
5. **Infektionsweg:** Oral, durch Verzehr infizierter Zwischenwirte (Nackt- und Gehäuseschnecken).
6. **Prophylaxe:** Kaum möglich bei Infektionen im Freien; während der Winterbetreuung sollten die Fäzes regelmäßig untersucht werden, um Neuinfektionen therapierter Tiere zu vermeiden.
7. **Inkubationszeit:** Einige Tage.
8. **Präpatenz:** 3 Wochen.
9. **Patenz:** Mehrere Monate – Jahre.
10. **Therapie:** Chemotherapie s. Tabelle S. 339

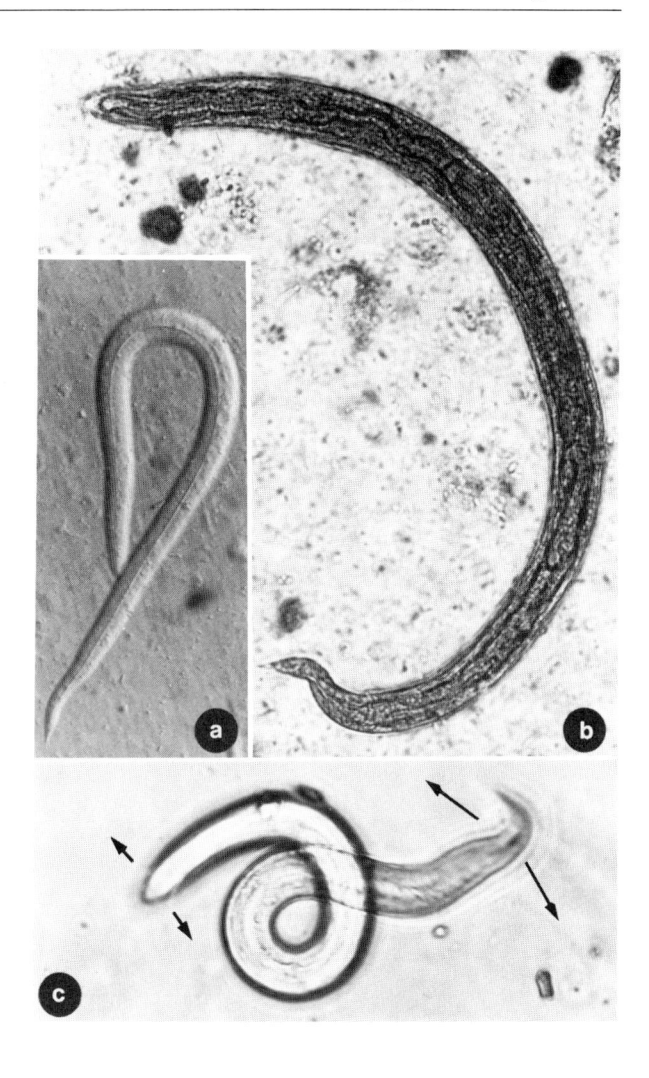

Abb. 8.5: Lichtmikroskopische Aufnahmen (LM) von Lungenwurm-Larven (*Crenosoma*-Arten) aus frischen Fäzes.
a) Oberflächenansicht. × 300
b) Durchlichtaufnahme. × 500
c) Bewegungsstudie; Pfeile deuten die Bewegungsrichtung an. × 550

Lungenhaarwürmer

1. **Geographische Verbreitung:** Weltweit.
2. **Artmerkmale:** Die Adulten von *Capillaria tenue*, syn. *aerophila*[9] (♂ 4–7 mm, ♀ 6–9 mm × 36 µm) leben in den Bronchien, Bronchiolen und in der Trachea von Igeln. Sie sind durch extreme Feinheit (= Haarwürmer) charakterisiert. Die vom Weibchen unembryoniert abgesetzten Eier von etwa 40–65 µm × 22–28 µm Größe besitzen im Gegensatz zu den *Capillaria*-Arten des Darmes (s. S. 340) eine rauhe, skulpturierte Oberfläche (**Abb. 8.2c, d**) und ähnliche, wenn auch nicht so stark vorquellende Polpfropfen[9]. Sie treten in den Fäzes nur unregelmäßig auf, da es stets eine Zeit bedarf, um sie über die Trachea in die Mundhöhle «hochzuflimmern» und danach «abzuschlucken». Im Freien entwickelt sich in der Eischale eine L$_1$, die bereits infektiös ist. Die nach Aufnahme derartiger Eier

---

[9] Es ist noch nicht eindeutig erwiesen, ob dies die gleiche Art wie bei Fleischfressern (**s. S. 62**) ist. Nach jüngsten Untersuchungen sind die Eier von *C. tenue* deutlich größer als die von *C. aerophila*, dem Darmhaarwurm.

freiwerdenden L_1 erreichen die Lunge in den Lymph- und Blutgefäßen; über Häutungen wird dort in etwa 5–6 Wochen die Geschlechtsreife erreicht.
3. **Symptome der Erkrankung (Lungencapillariose):** Verschleimung; Husten; rasselnder Atem; höhere Atemfrequenz; Pneumonie durch Larvenpenetration oder bakterielle Sekundärinfektionen; Erstickungsanfälle – und – Tod bei extremer Verstopfung der Atemwege.
4. **Diagnose:** Mikroskopischer Nachweis der Eier (**Abb. 8.2c,d**) in den Fäzes durch Anreicherung (**s. S. 4**). Es muß Kot von verschiedenen Tagen gesammelt werden, da die Eier nicht kontinuierlich ausgeschieden werden.
5. **Infektionsweg:** Oral, durch Aufnahme larvenhaltiger Eier mit dem Futter.
6. **Prophylaxe:** Im Freien kaum möglich; während der Winterbetreuung müssen die Fäzes regelmäßig beseitigt werden; regelmäßige Untersuchung der Fäzes.
7. **Inkubationszeit:** 2–7 Tage (bei Larveneinwanderung in die Lunge).
8. **Präpatenz:** 5–6 Wochen.
9. **Patenz:** Offenbar längere Zeit.
10. **Therapie:** Chemotherapie **s. Tabelle S. 339** Wegen möglicher bakterieller Sekundärinfektionen der Lunge sind ggf. Anti-Infektiva zu verabreichen.

8.3 Stadien der Körperoberfläche

8.3.1 Haut

In der Haut minierende Erreger gehören im wesentlichen zwei Parasitengruppen an:
1) **Räude-Milben**, s. S. 347
2) **Fliegenmaden**, s. S. 347

Räude-Milben

1. **Geographische Verbreitung:** Weltweit, aber relativ selten.
2. **Arten:** Beim Igel werden gelegentlich Milben folgender Ordnungen angetroffen *Notoedres* (s. S. 263); *Psoroptes* (s. S. 263) und *Sarcoptes* (s. S. 72), ohne daß allerdings eine nennenswerte Ansteckungsgefahr für den Menschen besteht.
3. **Symptome der Erkrankung (Räude):** Unruhe durch Juckreiz; Ekzem, auch Dermatitis mit Verkrustungen; teilweise groß- bis kleinflächiger Stachelausfall; Abmagerung.
4. **Diagnose:** Mikroskopischer Nachweis der Milben im Hautgeschabsel nach KOH-Behandlung (s. S. 16).
5. **Befallsmodus:** Durch Körperkontakt (besonders ventral).
6. **Prophylaxe:** Nicht möglich, da Infektion im Freien.
7. **Inkubationszeit:** Variabel, abhängig von der Befallsdichte und dem Allgemeinzustand.
8. **Präpatenz:** Eine Milbengeneration benötigt etwa 3 Wochen zur Entwicklung.
9. **Patenz:** Lebenslang, durch aufeinanderfolgende Generationen.
10. **Therapie:** Baden in lauem Wasser, das z. B. mit 0,7 g/l Alugan®-Konzentrat (**BROMOCYCLEN**), Hoechst, versetzt wurde. Wiederholung der Behandlung nach 10–12 Tagen[10].

Fliegenmaden

1. **Geographische Verbreitung:** Weltweit.
2. **Arten:** Weibchen mehrerer Fliegengattungen (u. a. *Lucilia* (**Abb. 2.28c,d**), *Calliphora*, *Sarcophaga*) setzen ihre Eier/Larven in der Regel auf Wunden ab. Die Fliegenlarven werden dann in Bohrkanälen der Wunde angetroffen. Fliegenmaden (Larven) werden auch oft im Bereich der Ohren (besonders äußerer Gehörgang) angetroffen, ohne daß Wunden vorhanden sind. Eine Artdiagnose ist für die Therapie nicht erforderlich (**Abb. 5.32**).
3. **Symptome der Erkrankung (Myiasis):**
   a) in Wunden oft verbunden mit schlechtem Allgemeinbefinden; gelegentlich Sepsis
   b) Unruhe durch Larven im äußeren Gehörgang (Otitis externa).
4. **Diagnose:** Nachweis der Larven in den Wunden, in den nach außen geöffneten Gängen oder im Gehörgang (Eintröpfeln von einigen Tropfen, 30%igem Alkohol oder 3%igem Wasserstoffsuperoxid veranlaßt Larven zum Herauskriechen; mit Pinzette ablesen.
5. **Infektionsweg:** Fliegenweibchen setzen ihre Brut auf Wunden oder auch auf intakter Haut (am und im Ohr) ab.

---

[10] Igelbrevier (siehe Bemerkung S. 335).

6. **Prophylaxe:** Bei vorübergehender Haltung Abbürsten der Fliegeneier aus dem Haar- und Stachelkleid; sind schon Maden zu sehen, diese mit Pinzette entfernen. Äußere Gehörgänge inspizieren (Vorgehen s. Diagnose).
7. **Inkubationszeit:** Wenige Tage.
8. **Präpatenz:** Die Larven sind bereits am Tag der Eiablage nachweisbar.
9. **Patenz:** Die Larven benötigen etwa 7 Tage bis zur Verpuppungsreife und fallen dann ab.
10. **Therapie:**
    a) Vorsichtiges Ablösen des Wundschorfes und Entfernen der Larven mit Pinzette; Wundversorgung mit keimabtötenden Präparaten (z. B. Lotagen®, Byk-Gulden; Fucidine®-Salbe oder Tropfen, Thomae; Furacin®-Streusol, Röhm Pharma, u. a.)
    b) Entfernen der Larven in äußeren Gehörgängen mit 30%igem Alkohol oder H_2O_2 (Details s. Diagnose).
    c) Gelegentlich können bei schlecht zugänglichen und tiefen Wunden Kontaktinsektizide lokal angewandt werden. Betupfen des Wundbereiches z. B. mit Alugan®-(**BROMOCYCLEN**) Konz. (0,07%ige Susp.) (Hoechst) oder Neguvon®-(**METRIFONAT**)Pulver (0,15%ige Lsg.) (Bayer).

8.3.2 Fell

1. Parasiten mit 8 Beinen 2
— Parasiten mit 6 Beinen 3
2. Stadien deutlich über 1 mm groß, dorsal mit einem Schild (**Abb. 2.29; 5.33; 5.34**) . . . .
 . . . . **Zecken, s. S. 348**
— Stadien max. 1 mm lang, Mundwerkzeuge spitz zulaufend (**Abb. 2.26d; 8.7**) . . . .
 . . . . **Milben, s. S. 350**
3. Stadien max. 1 mm groß . . . . **Larven der Zecken und Milben, s. S. 348; 350**
— Stadien deutlich größer 4
4. Stadien dorso-ventral abgeflacht (vergl. **Abb. 5.36**) . . . .
    Mallophagen, die von Beutetieren kurzfristig auf den Igel[11] übergewechselt sind, s. o.
— Stadien lateral abgeflacht, mit langen Sprungbeinen (**Abb. 8.8**) . . . . . **Flöhe, s. S. 352**

Zecken

1. **Geographische Verbreitung:** Weltweit.
2. **Arten:** Beim Igel tritt das gesamte Spektrum der einheimischen Zecken (**s. S. 224**) in seinen verschiedenen Entwicklungsstadien auf. Besonders häufig sind daher *Ixodes*-Arten (*I. ricinus*, s. S. 78 und insbesondere die Igelzecke *I. hexagonus*, die im Gegensatz zu *I. ricinus* nur einen kurzen Innendorn an der Coxa 1 besitzt, aber zusätzlich einen Außendorn).
3. **Symptome des Befalls:** Nur bei Massenbefall starke Beeinträchtigung des Allgemeinbefindens, Anämie und gelegentlich Mortalität.
4. **Diagnose:** Inspektion des Fells auf laufende bzw. festgesogene Stadien.
5. **Befallsmodus:** Zecken suchen ihre Wirte aktiv auf.

---

[11] Biologisch ist der Igel **kein Räuber** im Sinne der systematischen Ordnung, sondern gehört zu den sog. **Insectivora** (= Insektenfresser). Er lebt im Freien außer von Arthropoden und Mollusken allerdings auch noch von kleinen Wirbeltieren (z. B. Mäusen, evtl. kleinen Schlangen), sowie von frischem Aas.

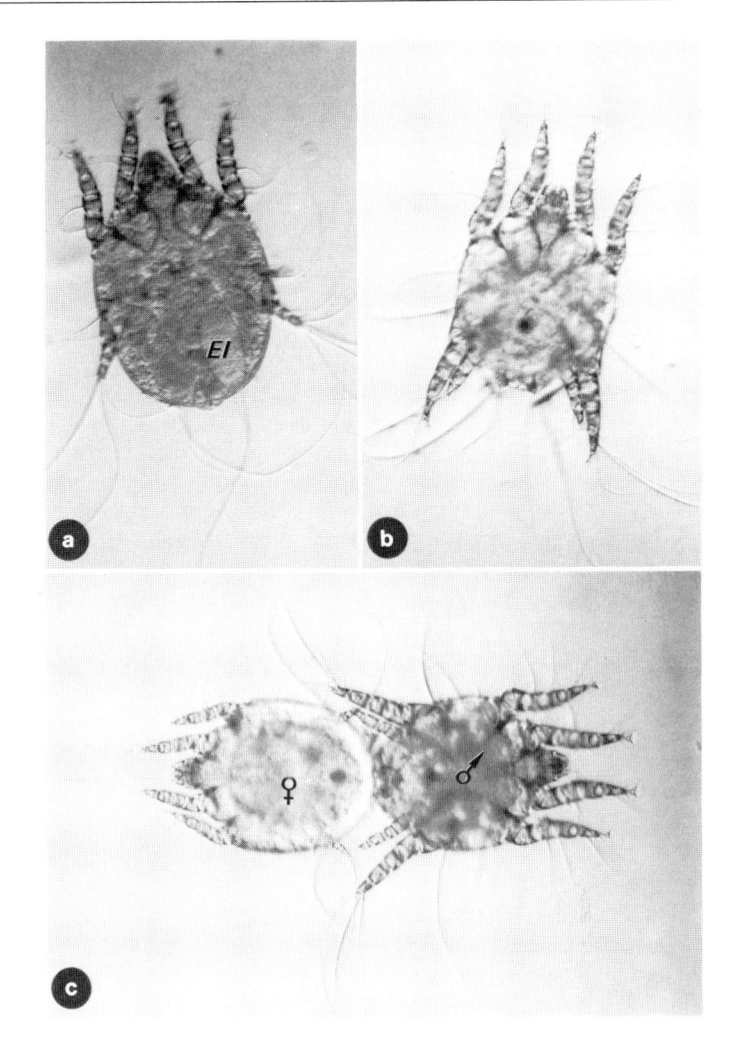

Abb. 8.6: LM-Aufnahmen der Milben: *Caparinia tripilis*.
a) Weibchen mit einem Ei (EI). × 60
b) Männchen. × 65
c) Paarungsstellung (♀ Deutonymphe und Männchen). × 50

6. **Prophylaxe:** Nicht möglich bei Aufenthalt im Freien.
7. **Inkubationszeit:** Oft inapparent, Symptome treten erst nach Massenbefall auf.
8. **Präpatenz:** Alle Stadien sind vom Befall an nachzuweisen.
9. **Patenz:** Die Zecken lassen sich nach dem 3–5 Tage dauernden Saugakt zu Boden fallen.
10. **Therapie:**
    a) Bei Einzelbefall mechanisches Entfernen der Zecken mit Pinzette nach vorheriger Betäubung mit Öl oder Alkohol (70%ig) durch Aufdrücken von entsprechend getränkten Wattebäuschen oder durch Nagellackentferner.
    b) Bei Massenbefall lauwarmes Bad mit Alugan®-(**BROMOCYCLEN**)Konzentrat: 0,7 g/l Wasser (häufiges Übergießen des Igels mit dieser Lösung) bzw. Alugan®-Spray (Hoechst) oder **PYRETHRUM**-Spray. **Achtung:** Nach Bad Igel in einem zugfreien und warmen Raum trocknen lassen!

350   8.3 Igel; Fell

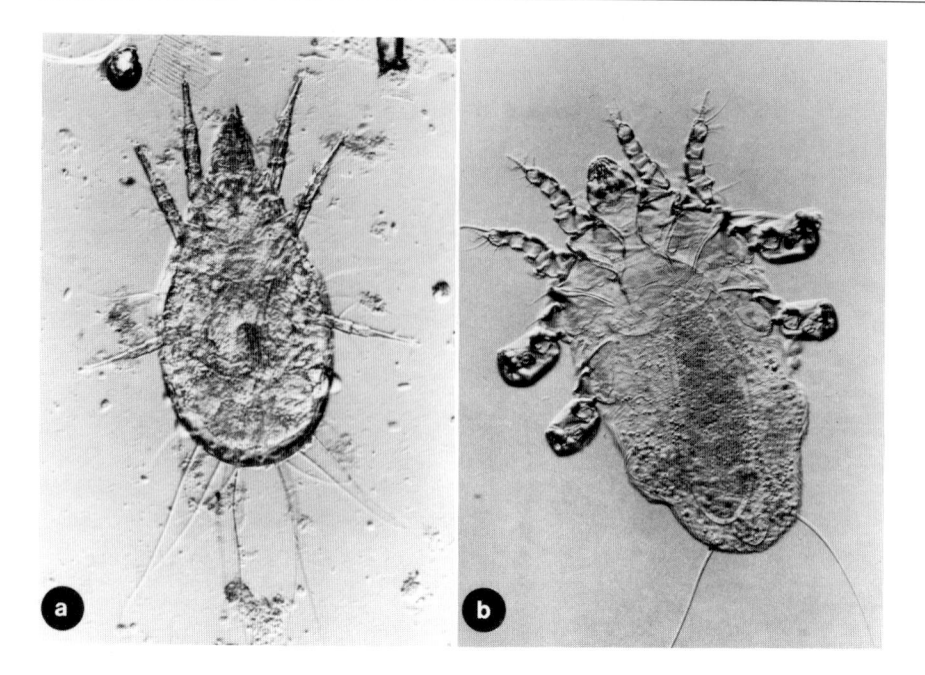

Abb. 8.7: LM-Aufnahmen von Milben aus dem Fell/Fäzes.
a) Saugmilbe *(Ornithonyssus sylviarum)* mit stechenden Mundwerkzeugen. × 100
b) *Myocoptes musculinus* (♀); diese Milben sind durch Klammerbeine (3. und 4. Beinpaar beim ♀; 4. beim ♂) gekennzeichnet und leben normalerweise im Haarkleid von Mäusen (s. S. 265) von Hautsekreten. × 100

Milben

1. **Geographische Verbreitung:** Weltweit.
2. **Arten:** Beim Igel können im Fell zahlreiche Milbenarten auftreten, die jedoch keine Gänge in der Haut bohren (s. **Räudemilben, S. 347**). Besonders häufig findet sich jedoch *Ornithonyssus* (syn. *Bdellonyssus*) *sylviarum*, (**s. S. 266**), da dieser Parasit sich häufig auf erbeuteten Mäusen befindet. (**Abb. 6.14c**). Eine eigenständige Art des Igels wurde auch beschrieben (*Caparinia tripilis*, **Abb. 8.6**) und erreicht etwa 0,4 (♀) mm Länge.
3. **Symptome des Befalls (Pseudo-Räude):** Nur bei starkem Befall, ekzemartige Haut-Veränderungen mit Krustenbildung; gelegentlich Sekundärinfektionen, Anämie und Beeinträchtigung des Allgemeinbefindens.
4. **Diagnose:** Mikroskopischer Nachweis der Milbenstadien (sechsbeinige Larve, **s. S. 266**, achtbeinige Nymphen und Adulte) in Abschabungen der Hautoberfläche.
5. **Befallsmodus:** Durch Körperkontakt.
6. **Prophylaxe:** In Freiheit kaum möglich; in Gefangenschaft Besprühen bzw. Baden mit Akariziden (s. u.).
7. **Inkubationszeit:** Oft inapparent bzw. abhängig von der Befallsdichte.
8. **Präpatenz:** Die Milben sind unmittelbar nach dem Befall nachweisbar; eine Generation benötigt nur 7–9 Tage!
9. **Patenz:** Lebenslang, durch aufeinanderfolgende Generationen.
10. **Therapie:** Waschen (Baden) mit Alugan®-(**BROMOCYCLEN**)Konzentrat (Details s. Therapie: Räudemilben, **S. 263, 347**).

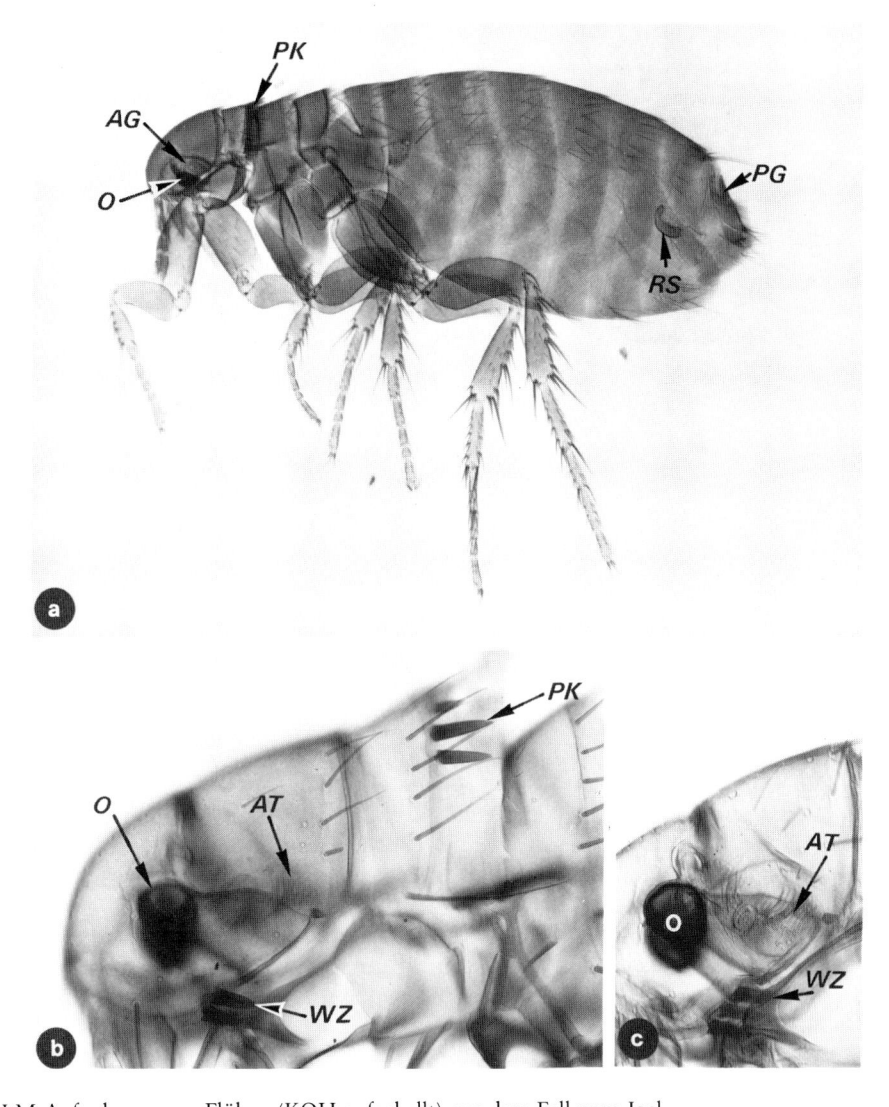

Abb. 8.8: LM-Aufnahmen von Flöhen (KOH-aufgehellt) aus dem Fell vom Igel.
a) Vogelfloh (♀) (*Ceratophyllus* sp.). × 20
b/c) Kopf des spezifischen Igelflohs *Archaeopsylla erinacei*, der beidseitig durch 2–3 Wangenzähne (WZ) und einen Pronotumkamm (beidseitig aus je 3 Zähnen, PK) gekennzeichnet ist. × 80

AG = Antennengrube mit eingelegter Antenne
AT = Antenne (evtl. außerhalb des Fokus)
O = Auge (Ommatidium)
PG = Pygidialplatte
PK = Pronotumkamm
RS = Receptaculum seminis
WZ = Wangenzahn

Flöhe

1. **Geographische Verbreitung:** Europa.
2. **Arten:** Beim Igel können neben spezifischen Igelflöhen *(Archaeopsylla erinacei; Hystrichopsylla talpae)* auch Hunde-, Katzen- und Vogelflöhe (s. S. 329) in großer Anzahl angetroffen werden (letztere befallen auch Menschen!). Die Igelflöhe (**Abb. 8.8**) werden mit einer Länge (♀ gesogen) bis zu 4 mm relativ groß, erscheinen dunkelbraun (**Abb. 8.8b**) und sind wirtspezifisch (stechen Menschen nicht, aber Hunde!). Merkmale für *A. erinacei* sind 2–3 konische Zähne an den Wangen (**Abb. 8.8b**). Alle Flöhe saugen nur für kurze Zeit Blut und verlassen dann häufig wieder das Tier (= fallen ins Lager).
3. **Symptome des Befalls:** Zunächst allergische Reaktion im Bereich des Stiches; bei häufigen Stichen und starkem Befall auch ekzemartig veränderte und später konfluierende Reaktionen mit Krustenbildung (Sekundärinfektionen); Anämie infolge hoher Blutverluste bei Massenbefall sowie starke Unruhe infolge Juckreiz und gelegentlich auch Apathie bei permanent starker Belästigung.
4. **Diagnose:** Nachweis der adulten Flöhe im Badewasser, dem ein HCH-Präparat (vorzugsweise γ-Isomer), z. B. **CHLORHEXOL**-Konz. (WdT) 1 ml ad 1 l Wasser (mehrmaliges Übergießen des Igels mit dem medikierten, lauwarmen Wasser) zugesetzt ist.
5. **Befallsmodus:** Flöhe suchen ihren Wirt aktiv auf.
6. **Prophylaxe:** Bei vorübergehender Haltung nach Ersteinsatz von Insektiziden z. B. mit Alugan® (**BROMOCYCLEN**)Spray oder Pyrethrum-Spray bzw. Pluridox®- (**BROMOPHOS**)Puder gelegentliche Wiederholung der Behandlung und regelmäßige Reinigung der Schlafstätte (Kartonschachtel mit seitlichem Schlupfloch und wärmeisolierendem Boden aus Holz oder dicker Pappe).
7. **Inkubationszeit:** Stiche zeigen einen Tag nach dem Saugakt deutliche allergische Reaktion.
8. **Präpatenz:** Flöhe befallen ihren Wirt täglich.
9. **Patenz:** Flöhe bleiben nur kurzfristig zum Blutsaugen auf dem Wirt (wenige Minuten bis Stunden).
10. **Therapie:**
    a) Übergießen des Igels mit Insektizid-haltigem Wasser (z. B. 0,7 g Alugan®-(**BROMOCYCLEN**)Konzentrat pro 1 l lauwarmem Wasser) bzw. **Behandlung** mit Alugan®-Spray oder **PYRETHRUM**-Spray (Achtung: Augen des Igels schützen).
    b) Anschließend (nach ca. 20 min) wird der Igel mit lauwarmem Wasser sorgfältig abgeduscht; dadurch werden die geschädigten Flöhe (teilweise nur inaktiviert) aus dem Fell ausgeschwemmt (Spülwasser sofort ablassen und kräftig nachspülen).

9. Parasiten der einheimischen Fische[1]

Inhalt

9.1 Stadien im Darm/in den Fäzes 353
9.2 Stadien im Blut 370
9.3 Stadien in inneren Organen 376
    9.3.1 Leibeshöhle 376
    9.3.2 Niere 377
    9.3.3 Leber und Milz 378
    9.3.4 Schwimmblase 379
    9.3.5 Muskulatur 379
    9.3.6 Nervensystem/Knochen 381
9.4 Parasiten der Körperoberfläche 383
    9.4.1 Haut 383
    9.4.2 Kiemen 387
    9.4.3 Auge 390

9.1 Stadien im Darm / in den Fäzes

1. Stadien sind makroskopisch sichtbar 2
— Stadien nur mikroskopisch und/oder erst nach Anreicherung (s. S. 4) sichtbar 5
2. Stadien sind dorso-ventral stark abgeflacht 3
— Stadien länglich-wurmförmig, im Querschnitt ± kreisrund 4
3. Stadien weisen ventral zwei Saugnäpfe auf (**Abb. 9.3a**) . . . .
. . . . **Adulte, digene Trematoden (Saugwürmer), s. S. 359**
— Stadien sind bandförmig, evtl. mit Proglottiden (**Abb. 9.7**); Vorderende mit Halteapparaten (Saugnäpfen, Saugscheiben, Hakenkranz etc.) . . . .
. . . . **Adulte Zestoden (Bandwürmer), s. S. 362**
4. Vorderende mit vorstülpbarem, hakenbewehrtem Rüssel (**Abb. 9.9**), meist in der Darmwand verankert . . . . **Adulte Kratzer (Acanthocephala), s. S. 366**
— Vorderende ohne Rüssel, im Querschnitt sind die Stadien drehrund; fadenartige, lange Parasiten (**Abb. 9.8**) . . . . **Adulte Nematoden (Fadenwürmer), s. 365**
5. Stadien mit beweglichen, echten Geißeln (**Abb. 9.12a**) . . . . **Darmflagellaten, s. S. 354**
— Stadien ohne Geißeln . . . . 6.
6. Stadien sind ∓ kugelig; Zytoplasma im Inneren kugelig mit einem Kern (heller Bereich); Größe 10–30 µm (**Abb. 9.1a**) . . **Unsporulierte Oozysten von *Eimeria*-Arten, s. S. 355**
— Stadien erscheinen anders 7
7. Stadien mit Deckel (Operculum, **Abb. 9.4a**) . . . .
. . . . **Eier von Trematoden (s. S. 359) und einigen Zestoden, s. S. 362**
— Stadien ohne Deckel 8

---

[1] Die Angaben zur Therapie – insbesondere bei Teichbehandlung – stützen sich auf: Reichenbach-Klinke, H. H. (1980): Krankheiten und Schädigungen der Fische. G. Fischer Verlag, Stuttgart, sowie auf eigene Laborversuche (-überprüfungen).

8. Eier enthalten bereits eine Larve 9
— Eier ohne Larve 10
9. Eier sind mehr oder minder ovoid ∓ dünnschalig, die Larve ist evtl. bewimpert und besitzt 6 Haken (**Abb. 9.4d,e**) .... **Eier von Bandwürmern (Cestodes), s. S. 362**
— Eier sind relativ dickschalig (**Abb. 9.10c**), häufig spindelförmig-langgestreckt (**Abb. 9.4**); Innenschale oft mit zwei terminalen Fortsätzen; Eier enthalten eine Acanthor-Larve mit Haken am Vorderende (**Abb. 9.10b**) .... **Eier der Kratzer, s. S. 366**
— Larve wurmförmig (vergl. **Abb. 9.4f**); Ei mit Polpfropfen .... **Eier der Nematoden-Art** *Capillaria petruschewski*
10. Schale mit Fortsätzen (**Abb. 9.1h**) .... **Einige Nematoden-Eier (s. S. 365) und einige Myxosporidien, s. S. 357**
— Schale ohne Fortsätze 11
11. Im Innern sind Blastomeren zu erkennen (**Abb. 9.4g**) ..... **Nematoden-Eier; s. S. 365**
— Inneres anders gestaltet 12
12. Im Innern der Stadien sind vier Sporozysten mit je zwei Sporozoiten ausgebildet **Abb. 9.1a**) .... **Sporulierte Oozysten von** *Eimeria*-**Arten, s. S. 355**
— Inneres anders gestaltet 13
13. Im Innern der zystenartigen Gebilde, die meist einen Durchmesser von 5–10 μm aufweisen, ist ein langer Faden aufgewunden (**Abb. 9.2**) .... **Mikrosporidien, s. S. 358**
— Im Innern sind mindestens zwei Polkapseln mit je einem Polfaden vorhanden (**Abb. 9.1b; 9.1f**) .... **Myxosporidien, s. S. 357**

Darmflagellaten

1. **Geographische Verbreitung:** Weltweit.
2. **Arten:** *Hexamita* (= *Octomitus*)-Arten (u. a. *H. salmonis*, *H. intestinalis*)[2] sind von birnenförmiger Gestalt und erreichen eine Länge von etwa 12 μm bei einer max. Breite von 6 μm (**Abb. 9.12a**). Sie weisen 8 Geißeln und zwei Kerne auf, die Vermehrung erfolgt durch Längsteilung; Zysten wurden bisher nicht beschrieben.
3. **Symptome der Erkrankung (Hexamitose):** Insbesondere bei zu dichter Hälterung erkranken junge **Forellen** akut: Kümmern, Freßunlust, Abmagerung; arrhythmische oder auch taumelnde Schwimmbewegungen (zeitweise schraubenartiges Drehen); Fäzes gelblichschleimig verändert; Tod tritt oft durch Sekundärinfektionen bei hochgradiger Schwächung ein.
4. **Diagnose:** Nachweis der vegetativen Stadien im Fäzes-Ausstrich (**Abb. 9.12a**).
5. **Infektionsweg:** Oral, durch Aufnahme von veg. Stadien mit dem Futter/Atemwasser.
6. **Prophylaxe:** Besatzdichte reduzieren, naturgemäße Hälterung; Teichfrösche (als mögliche Überträger der pathogenen Flagellaten) von Fischzüchtereien fernhalten.
7. **Inkubationszeit:** Variabel, abhängig vom Allgemeinzustand der Fische.
8. **Präpatenz:** 1–2 Tage p.i.
9. **Patenz:** Lebenslang.
10. **Therapie:** Behandlung[3] mit
    a) Gabbrocol®: 1,5 kg/100 kg Trockenfutter (TF) für 4–7 Tage (**DIMETRIDAZOL**).
    b) Enheptin A®: 4 g/100 kg TF für 4 Tage (Wirkstoff: AMINITROZOL).
    c) Enheptin®: 200 g/100 g/100 kg TF für 3 Tage (Wirkstoff: 2-AMINO-5-NITROTHIAZOLE).

---

[2] Daneben wurden zahlreiche Arten beschrieben (u. a. *Chilomastix*, *Trimitis*), deren parasitische Lebensweise aber nicht eindeutig bewiesen wurde.

[3] Nach Angaben von Reichenbach-Klinke (1980, s. S. 353).

Amoeben

1. **Geographische Verbreitung:** Weltweit.
2. **Arten:** Amoeben sind bei Fischen offensichtlich relativ häufig im Darm (selten auch in Kiemen) anzutreffen (bei Forellen gelegentlich wirtschaftliche Bedeutung).
   Die bei Fischen beschriebenen Amoeben des Darms gehören in den Formenkreis der Gattung *Entamoeba* (s. S. 396). Die einkernigen Amoeben erreichen eine Größe von etwa 10–20 µm; sie sind in den frischen Fäzes durch ihre rundliche, manchmal auch typisch fließende Bewegung erkennbar; einkernige Zysten sollen auch auftreten; ein Befall darmnaher Organe ist möglich.
3. **Symptome des Befalls (Amoebiasis):** Oft unauffällig, bei starkem Befall Apathie; Anämie; Druckempfindlichkeit aufgrund von Nieren- und Milzschwellungen; die Organe erscheinen grau verfärbt, Exsudatbildung.
4. **Diagnose:** Mikroskopischer Nachweis der Amoeben im Frischpräparat des Darminhaltes (s. S. 4).
5. **Infektionsweg:** Oral, durch Aufnahme von vegetativen Formen oder Zysten.
6. **Prophylaxe:** Regelmäßige Desinfektion der Teiche.
7. **Inkubationszeit:** Variabel, oft inapparent.
8. **Präpatenz:** Unbekannt.
9. **Patenz:** Unbekannt.
10. **Therapie:** Bisher liegen keine gesicherten Hinweise über wirksame Präparate aus der Literatur vor.

Kokzidien

1. **Geographische Verbreitung:** Weltweit.
2. **Arten:** *Eimeria*-Arten treten bei Fischen in großer Arten- wie auch Individuenzahl auf. Sie entwickeln sich (von unbewiesenen Ausnahmen abgesehen) ausschließlich in einem Wirt (monoxenisch) und sind dazu noch meist auf ein Organ (z. B. Darmepithel oder Nierenepithel etc.) beschränkt. Die Infektion beginnt mit der oralen Aufnahme sporulierter Oozysten, die stets 4 Sporozysten mit je 2 Sporozoiten enthalten (**Abb. 9.1a**). Über intrazelluläre Schizonten entstehen schließlich Merozoiten, die wieder zu Schizonten oder zu Gamonten werden. Nach der Kopulation von männlichem und weiblichem Gamet entwickelt sich aus der Zygote die relativ dünnwandige Oozyste. Bei den meisten *Eimeria*-Arten der Fische sporulieren die Oozysten bereits im Darm, d. h. beim Absetzen enthalten sie bereits die Sporozysten und die Sporozoiten (**Abb. 9.1a**). Dies unterscheidet die *Eimeria*-Arten der Fische somit deutlich von denen anderer Wirbeltiere (s. S. 282); auch sind sie weniger wirtsspezifisch.
   Eine Artdiagnose ist für die Therapie (s. u.) nicht erforderlich; wichtige Arten sind u. a.:
   1) *E. subepithelialis* des **Karpfens**: die kugeligen Oozysten messen 18–21 µm im Durchmesser und werden völlig sporuliert im Darm angetroffen.
   2) *E. carpelli* bei vielen **Cypriniden**; die kugeligen Oozysten erreichen lediglich einen Durchmesser von etwa 8–12 µm; die Sporozysten enthalten einen großen Restkörper und sind bereits im Darm völlig ausdifferenziert.
   3) *E. truttae* bei **Salmoniden** (u. a. Forellen); die kugeligen farblosen Oozysten erreichen einen Durchmesser von 10–12 µm; die etwa 10 × 4,2 µm langen Sporozysten weisen keinen Restkörper auf.

Sind *Eimeria*-Arten meist einwirtig, so weisen *Calyptospora*-Arten (ebenfalls 4 Sporozysten mit je zwei Sporozoiten) stets zwei Wirte auf. Fische, in deren Leber bzw. Pankreas

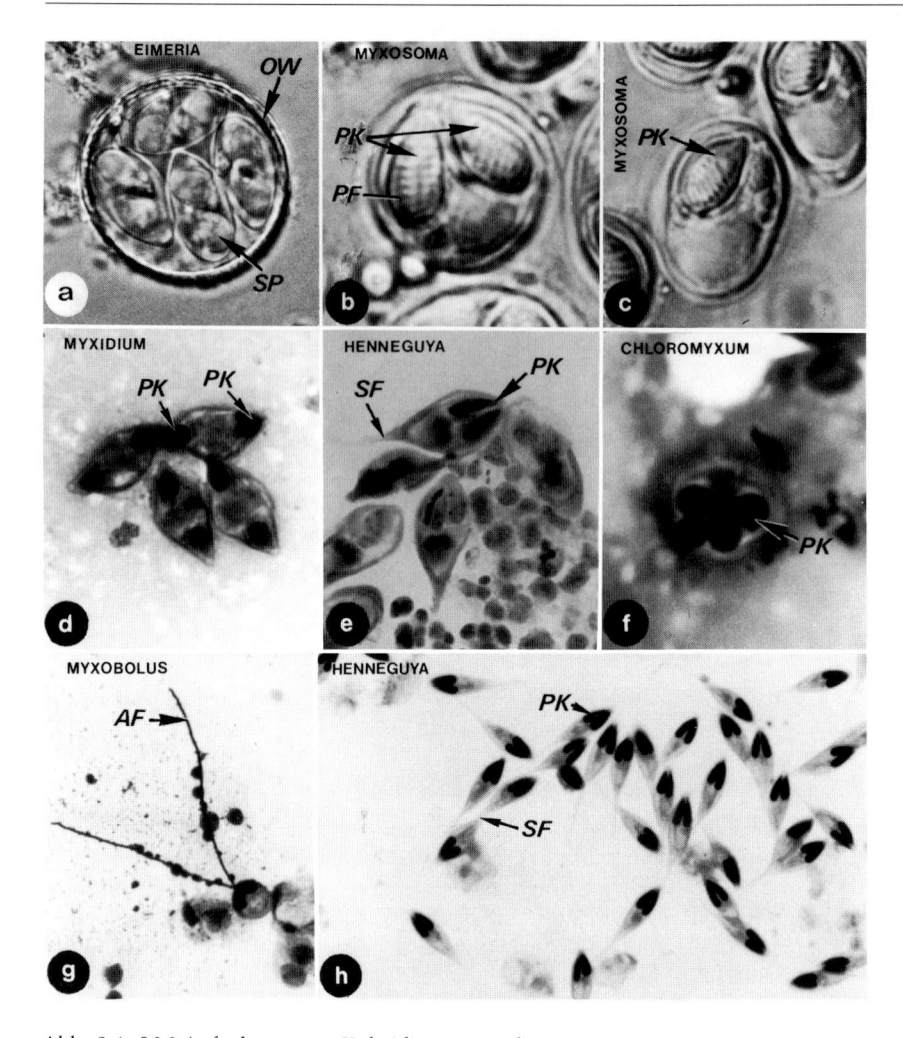

Abb. 9.1: LM-Aufnahmen von Kokzidien- (a) und Myxosporea-Zysten.
a) *Eimeria* sp. vom Karpfen, Oozysten wurden sporuliert (= mit vier Sporozysten) in den Fäzes angetroffen. × 1000
b, c) *Myxosoma cerebralis;* Aufsicht (b) und Seitenansicht (c) von Sporen aus einer Forelle. × 2000
d) *Myxidium* sp.; typisch sind zwei Polkapseln. × 1500
e, h) *Henneguya* sp., Schale weist einen (gelegentl. gespaltenen) Fortsatz auf. × 1500
f) *Chloromyxum* sp. mit vier Polkörpern. × 1500
g) *Myxobolus* sp.; Spore mit ausgestülpten Polfäden. × 600
h) *Henneguya* sp. (s. o.). × 700

AF = Ausgestülpter Polfaden
OW = Oozystenwand
PF = Polfaden
PK = Polkapsel
SF = Schalenfortsatz
SP = Sporozyste

die Entwicklung bis zur vollständigen Sporulation abläuft, sind Endwirte, die sich durch orale Aufnahme von Garnelen (in ihnen schlüpfen die Sporozoiten und leiten eine Schizogonie ein) infizieren; Garnelen sind somit obligate Zwischenwirte.

3. **Symptome der Erkrankung (Kokzidiose):** Die erwähnten Arten verursachen teilweise schwere Darmentzündungen: die Fäzes sind gelblich verfärbt und schleimig bis dünnflüssig: Fische magern ab und zeigen Druckempfindlichkeit; Augen sinken ein; Schwimmbewegungen werden unkoordiniert; Anfälligkeit gegen Sekundärinfektionen und gelegentlich Tod infolge Sepsis; bei der Sektion werden inbesondere bei Jungtieren weißlich-gelbe Nekroseherde (um Schizonten- bzw. Gamontenherde) im Mittel- und Enddarm beobachtet.
4. **Diagnose:** Nachweis der Oozysten (**Abb. 9.1a**) in den Fäzes (s. S. 4) oder im Schleimhautabstrich.
5. **Infektionsweg:** Oral, durch Aufnahme von sporulierten Oozysten aus den Fäzes der gleichen Fischart.
6. **Prophylaxe:** Bei Teichhaltung regelmäßige Kontrolle der Jungfische; Brütlinge getrennt aufziehen; ggf. vor Einsatz Teichdesinfektion (s. Therapie) vornehmen.
7. **Inkubationszeit:** Artspezifisch 2–14 Tage.
8. **Präpatenz:** Artspezifisch 5–24 Tage.
9. **Patenz:** Wenige Wochen.
10. **Therapie:** Die Anwendung von Kokzidiostatika (**s. S. 288**) kann versucht werden (gesicherte Ergebnisse liegen nicht vor). Vernichtung der Oozysten mit ungeöltem Kalkstickstoff (1 kg/m² Ausbringen erst nach Entschlammung; danach Trocknung des Teiches für 8 Tage. Erste Teichfüllung wieder ablassen. **Achtung:** Kalkstickstoff ist giftig (Gasmaske mit geeignetem Filter tragen)!

Myxosporidien

1. **Geographische Verbreitung:** Weltweit.
2. **Arten:** Die Myxosporidien (**Abb. 9.1b–h**)n treten nur in wenigen Arten in den Zellen des Darms auf, während sie in nahezu allen Organen (in großer Artenfülle und Individuenzahl) z. T. große Schäden (z. B. **Drehkrankheit, s. S. 381**) hervorrufen. Merkmale und Entwicklung s. S. 381.
3. **Symptome der Erkrankung:** Bei Befall des Darmes treten artspezifische Schäden und starke Abmagerung in den Vordergrund.
4. **Diagnose:** Mikroskopischer Nachweis der Sporen in den Fäzes bzw. im Schleimhautabstrich.
5. **Infektionsweg:** Oral, durch Aufnahme von Sporen.
6. **Prophylaxe:** Abtötung der *Myxosoma*-Sporen durch Desinfektion mit Kalkstickstoff (CaNCN): 1 kg/m² im unbespannten (nicht gefüllten) Teich im Frühjahr und Herbst (**Achtung:** Gasmaske mit geeignetem Filter tragen). Erste Teichfüllung nochmals ablassen, um Toxizität für Neubesatz auszuschließen. Sporen bleiben ohne Behandlung jahrelang lebensfähig.
7. **Inkubationszeit:** Etwa 1 Woche bei starkem Befall, sonst variabel.
8. **Präpatenz:** Artspezifisch, 2–10 Wochen.
9. **Patenz:** Lebenslang.
10. **Therapie:** Spezifisch wirksame Mittel sind unbekannt; Bekämpfung erfolgt durch Abtötung der Dauerformen (Maßnahmen s. Prophylaxe).

Mikrosporidien

1. **Geographische Verbreitung:** Weltweit.
2. **Arten:** Mikrosporidien-Arten treten bei den meisten Süß- und Meerwasserfischen auf. Sie bilden einkernige Sporen von max. 10 μm Durchmesser aus. In ihrem Innern ist stets nur ein Polfaden aufgewunden (**Abb. 9.2**). In Darmzellen parasitieren nur relativ wenige Arten, in anderen Organen (z. B. Muskulatur **s. S. 379**) dagegen zahlreiche Mikrosporidien.
   Im Darm
   a) Sporen von *Glugea hertwigi* bei Stinten etc. werden max. $5{,}5 \times 2{,}3$ μm groß (**Abb. 9.2a**).
   b) Sporen von *G. stephani* bei Schollen erreichen dagegen nur etwa $3{,}5 \times 2$ μm.
3. **Symptome der Erkrankung (Beulenkrankheit):** Es treten tumorartige Wucherungen (Parasitenknoten oder -zysten) in den befallenen Organen auf; Darm- und Verdauungsstörungen; Hyperplasie des Bindegewebes, granulomatöse Wunden, entzündlicher Hydrops; chronischer Verlauf ist relativ unauffällig; akute Verläufe gehen mit hoher Mortalität einher.
4. **Diagnose:** Mikroskopischer Nachweis der Sporen in den befallenen Organen im Abstrichpräparat.
5. **Infektionsweg:** Oral, durch Aufnahme von freien Sporen oder sporenhaltigen Stapelwirten (Kleinkrebse).
6. **Prophylaxe:** Besatzdichte der Teiche reduzieren; regelmäßige Adspektion der Fische, Teichdesinfektion (Details **s. u.**).
7. **Inkubationszeit:** Variabel, einige Tage.
8. **Präpatenz:** Etwa 1 Woche.
9. **Patenz:** Lebenslang.
10. **Therapie:**
    a) Ein spezifisch wirksames Chemotherapeutikum zur Beeinflussung der Stadien im Fisch ist nicht bekannt. **Desinfektion des Teiches** mit **Branntkalk** (CaO in Pulverform). *Anwendung:* 40–100 dz/ha wird auf die Wasseroberfläche oder feuchte Teichböden gleichmäßig aufgebracht. Neubesatz nicht vor 2 Wochen. **Achtung:** Branntkalk hat eine stark ätzende Wirkung (immer mit dem Wind den pulverförmigen Kalk auf das Wasser mit Hilfe einer Blechdose oder Schaufel vernebeln; besonders Augen schützen) und wird als stark basisches Mittel im Wasser zur Regulierung des **pH-Wertes** (z. B. Abfall unter pH 6) verwendet. Werte deutlich über pH 8 sind für Fische (zumindest über längere Dauer) gefährlich, da Mazeration der «Kiemensubstanz» (Erstickungstod) eintritt. Gegenregulierung durch **Salzsäure** (konz.tech. Salzsäure im Handel: 1 l

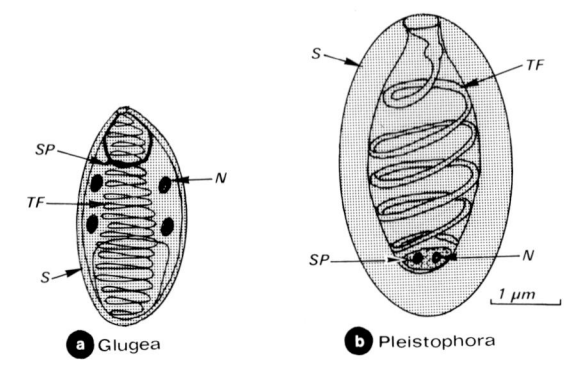

Abb. 9.2: Schem. Darstellung von Mikrosporidien (nach Kudo).
a) *Glugea anomala*.
b) *Pleistophora macrospora*.

N = Nucleus
S = Schale
SP = Sporoplasma
TF = Tubulärer Polfaden

konz. Salzsäure/10 l Wasser; diese Lösung mit Kunststoffgießkannen auf dem Gewässer «verregnen» (**Achtung:** Augen und Haut schützen!). Als Mittel, um den **SBV-Wert** (Säurebindungsvermögen = Pufferkapazität eines Gewässers = Dtsch. Härtegrade) anzuheben, hat sich der portionsweise Zusatz (im Abstand von mehreren Tagen) von ca. 10 kg Branntkalk/1000 m^3 Wasser bewährt. Die gewünschte Erhöhung des SBV-Wertes ist gleichzeitig mit einem vorübergehenden Anstieg des pH-Wertes verbunden (temporär für Fische nicht schädigend), der speziell in mit Cypriniden bespannten Gewässern einen «Loslaßeffekt» von **Ektoparasiten** bewirkt (nähere Details s. Schäperclaus: Lehrbuch der Teichwirtschaft, Verlag Paul Parey, Berlin, Hamburg, 1967).

b) **Desinfektion von Aufzuchtrinnen bzw. Aufzuchtbecken** mit **Formalin. Anwendung:** 40–80 ml (40% Formalinlösung)/l Wasser, Einwirkzeit bis 2 h. Vor Neubesatz sorgfältig mit sauberem Wasser spülen.

c) **Zur Abtötung von Mikrosporidien**-Sporen eignet sich im unbespannten Teich auch *Kalkstickstoff:* 1 kg/m^2 im Herbst und Frühling gestreut. **Achtung:** Kalkstickstoff ist giftig (Gasmaske mit geeignetem Filter tragen). Teich erst wieder nach 8 Tagen bespannen. Das Wasser der ersten Füllung wieder ablassen. **Vorsicht** beim Einsetzen der Brut (vorher Verträglichkeit überprüfen).

Adulte Trematoden (Saugwürmer)

1. **Geographische Verbreitung:** Weltweit.
2. **Arten:** Die Anzahl von digenen Trematodenarten, deren Adulte (**Abb. 9.3a**) im Verdauungstrakt von Fischen parasitieren können, ist sehr groß (Fische sind somit **Endwirte**). Daneben können in diesen Fischen noch Larvenstadien (Metazerkarien; **Abb. 9.3b**) anderer Trematoden angetroffen werden (s. u.). Für diese Arten sind Fische dann **Zwischenwirte.** Die zwittrigen Adulten, die sich mit Hilfe ihrer beiden arttypischen Saugnäpfe an der Darmwand festsaugen, setzen gedeckelte Eier ab, die bereits je eine Miracidium-Larve enthalten können. Das Miracidium befällt im Regelfall Wasserschnecken (s. u.) oder auch Muscheln als **ersten Zwischenwirt.** In diesem erfolgen Vermehrungen (über Sporozysten, evtl. Redien), bis ihn schließlich bewegliche Stadien (Zerkarien) wieder verlassen oder sich einkapseln. Die freien Zerkarien dringen i.d.R. in **zweite Zwischenwirte** (u. a. Kleinkrebse, Wasserinsekten etc.) ein. Wenn diese vom Endwirt verzehrt werden, wachsen die Adulten in den artspezifischen Darmabschnitten heran. Wichtige Arten sind:

   a) *Crepidostomum farionis* im Darm bei Süßwasserfischen (u. a. **Lachs, Forelle**); 2–6 mm × 1,5 mm groß; seitlich vom Schlund Pigmentflecke; Bauchsaugnapf vor der Mitte; Hoden hintereinander an der hinteren Körperhälfte; Eier messen 65–85 μm × 40–44 μm. **Erste Zwischenwirte** sind wahrscheinlich Muscheln, **zweite** im Wasser lebende Larven von Ephemeriden (Eintagsfliegen).

   b) *Azygia lucii:* besonders im Magen und Schlund bei Süßwasserfischen (u. a. **Hechten, Barschen, Forelle**) 5,5 cm lang und 1–5 mm breit; fast zylindrische Gestalt; Hoden hintereinander in der hinteren Körperhälfte; wimpernloses Miracidium; Zwischenwirte: Wasserschnecken, z. B. *Lymnaea palustris*.

   c) *Sphaerostoma*-Arten: bei vielen Fischen (u. a. **Karpfen,** aber auch **Aal, Barsch, Hecht**): bis 4,2 mm lang; Bauchsaugnapf in der Körpermitte und doppelt so groß wie der Mundsaugnapf; Hoden schräg hintereinander; Ovar zwischen ihnen; die Eier messen 76 μm × 60 μm. Zwei Zwischenwirte sind erforderlich: Wasserschnecken (z. B. *Bulimus*) und Egel der Gattung *Herpobdella*. Lebt vorwiegend von Darminhalt, daher weniger schädlich.

360 9.1 Fische; Darm

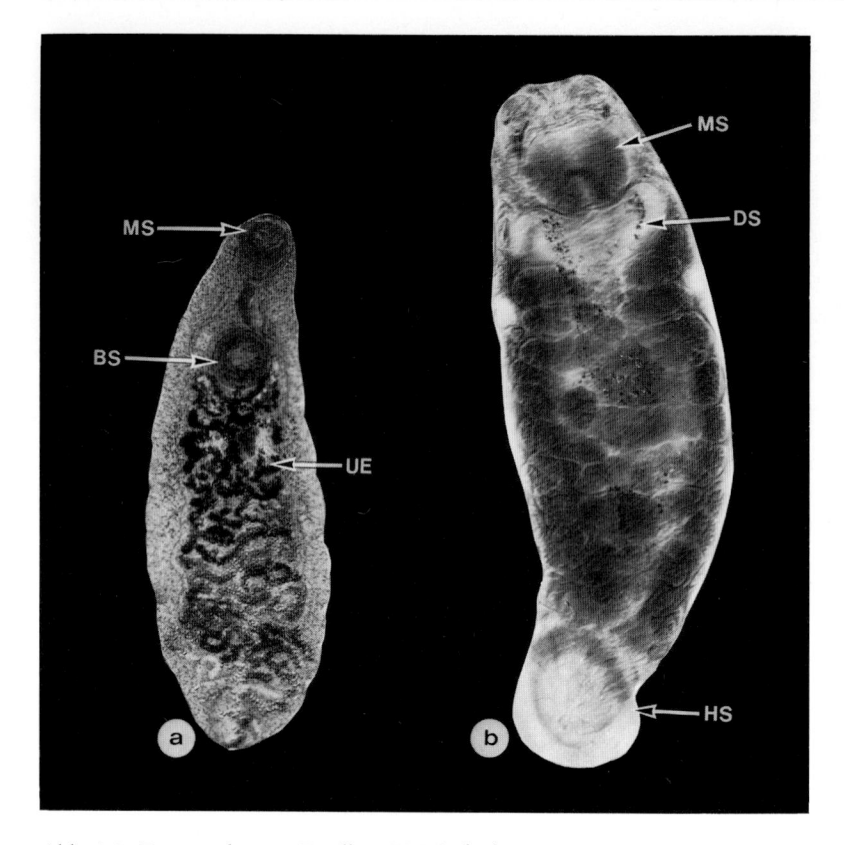

Abb. 9.3: Trematoden aus Forellen; LM-Aufnahmen.
a) Adulter (unbestimmter) Wurm. × 15
b) Metazerkarie *(Diplostomulum truttae)*. × 50

BS = Bauchsaugnapf
DS = Darmschenkel (durchscheinend)
HS = Hinterer scheibenartiger Fortsatz
MS = Mundsaugnapf
UE = Uterus mit Eiern

    d) ***Bunodera*-Arten** bei vielen Süßwasserfischen (**Barsch, Hecht, Forelle**): bis 4,5 mm lang; Kopf auf lang vorstreckbarem Hals; Hoden am äußersten Hinterende; Ovar davor; Eier groß → 100 µm × 50 µm. Zwischenwirte sind Muscheln, als Hilfswirte können *Cyclops* und Wasserflöhe fungieren.
  3. **Symptome der Erkrankung:** Die Pathogenität der hier genannten Trematoden ist sehr unterschiedlich bzw. nicht untersucht; zwischen symptomlosen Befall und Erscheinungen wie geringes Wachstum oder sogar Abmagerung durch Futterentzug sind viele Abstufungen möglich; bei ausgeprägtem Befall durch pathogene Arten: mechanische Schädigung der Darmwand; Nekrosen; Darmentzündungen; Sekundärinfektionen. Schwere der Symptome ist abhängig von der Befallsdichte.
  4. **Diagnose:** Mikroskopischer Nachweis der gedeckelten Eier (**Abb. 9.4a**) in den Fäzes; bei Sektionen ist die Darmschleimhaut mit makroskopisch sichtbaren Adulten besetzt.
  5. **Infektionsweg:** Oral, durch Verzehr von larvenhaltigen Zwischenwirten.
  6. **Prophylaxe:** Bekämpfung der Zwischenwirte in Zuchtteichen (**s. S. 358**); Entfernen von

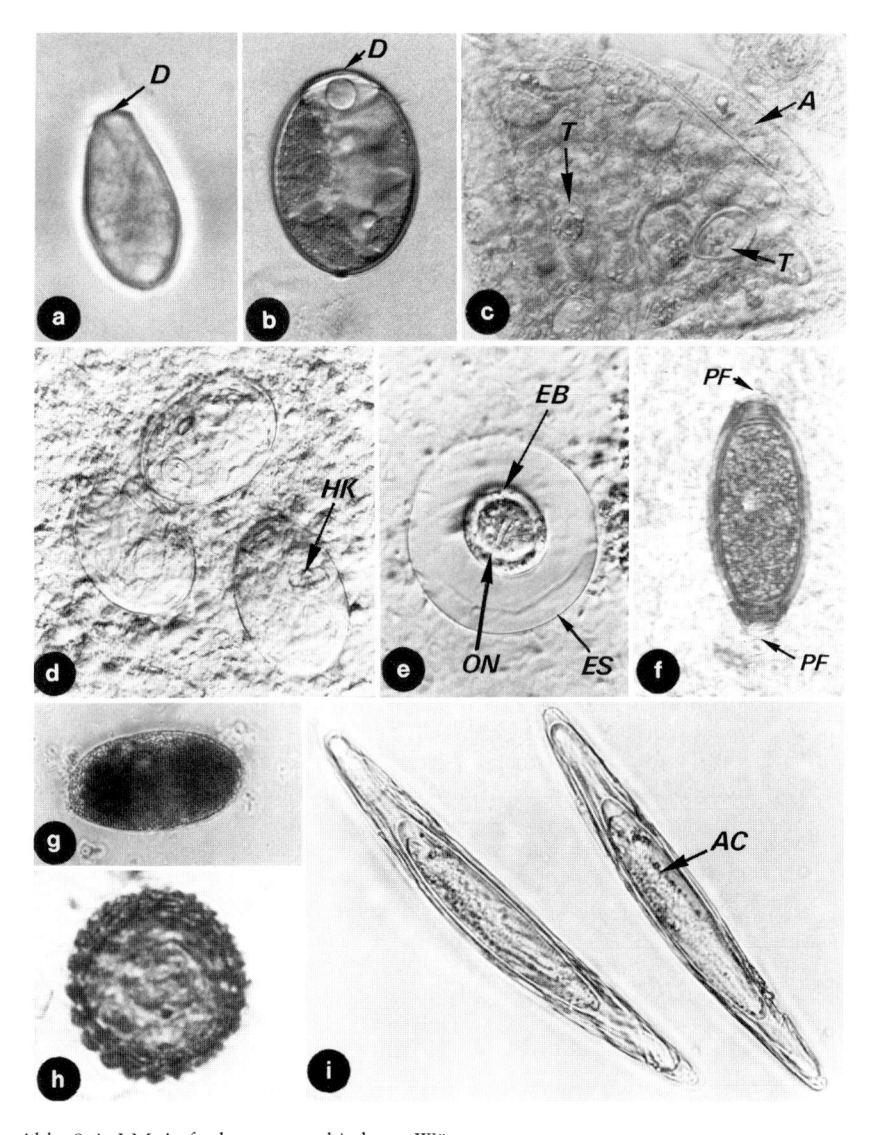

Abb. 9.4: LM-Aufnahmen verschiedener Würmer.
a) Trematoden-Ei. × 500
b) Ei eines pseudophylliden Bandwurms. × 500
c) Fäzes eines Karpfens mit Trematoden- (T) und Acanthocephala-Eiern (A). × 300
d, e) Bandwurmeier mit enthaltener Oncosphaera-Larve. × 100
f) *Capillaria* sp. × 600
g) Nematoden-Ei (Spiruroidea). × 400
h) Spulwürmer (*Contracaecum* sp.). × 500
i) Kratzer *(Acanthocephalus anguillae)* mit Acanthor-Larve. × 700

A = Acanthocephala-Ei	HK = Haken der ON
AC = Acanthor-Larve	ON = Oncosphaera-Larve
D = Deckel, Operculum	PF = Polpfropfen
EB = Embryophore	T = Trematodenei
ES = Eischale	

als Parasitenträger erkannten Fischen; **Achtung**: Schutzmaßnahmen für Menschen und Fische ergreifen; Warnhinweise der Hersteller beachten!
7. **Inkubationszeit**: Artspezifisch variabel von Tagen bis Wochen.
8. **Präpatenz**: Artspezifisch variabel, meist Wochen.
10. **Therapie**: Als Futterbeimengung: Di-n-Butyl-Zinnoxid: 25 g/100 kg Trockenfutter über 2 Tage; Versuchsweise **PRAZIQUANTEL** (Droncit®: 1 × 5 mg/kg Fisch via Trockenfutter).

Adulte Zestoden (Bandwürmer)

1. **Geographische Verbreitung**: Weltweit.
2. **Arten**: Im Darmlumen von Fischen treten die Adulten zahlreicher Bandwurmarten auf (**Abb. 9.5**), während die Larven anderer Arten in die Leibeshöhle oder in innere Organe vorgedrungen sind (s. u.). Die adulten Bandwürmer der Fische werden entsprechend ihres äußeren und inneren Aufbaus in verschiedene Gruppen untergliedert:
   a) **Caryophyllidea**: u. a. *Caryophyllaeus laticeps* (**Abb. 9.6b, c**); die Nelkenkopfwürmer werden bis 3 cm lang; das Vorderende der äußerlich ungegliederten Kopfwürmer erscheint nelkenartig aufgefaltet; im Innern ist nur ein Satz von Geschlechtsorganen (mit etwa 400 Hodenbläschen) ausgebildet. Die 65 µm × 37 µm großen Eier werden mit den Fäzes frei; Befall meist nur von Frühjahr bis Herbst; **Zwischenwirte** sind Bodenoligochaeten aus der Gruppe der Tubifiziden (*Tubifex* als Fischfutter), **Endwirte** sind häufig: **Karpfenartige, Plötze, Schleie** etc.
   b) **Pseudophyllidea**: Meist sind nur zwei Sauggruben am Skolex vorhanden.
      1) Bei *Triaenophorus*-Arten (**Abb. 9.7a**) sind jedoch zusätzlich noch 4 Haken ausgebildet. Gilt als gefährlichster Bandwurm für Fische. *T. lucii* (= syn. *nodulosus*) (u. a. bei **Hecht** und **Barschen** bis 15 cm lang und 4 cm breit) und *T. crassus* (u. a. beim Hecht bis 37 cm lang) benutzen Kleinkrebse (*Cyclops* etc.) als erste und Fische (u. a. Forellen) als zweite Zwischenwirte, die die infektiösen, 6–10 cm langen, die Leber zerstörenden Plerozerkoide enthalten. Die gedeckelten Eier messen 50 µm × 30 µm. Derselbe Fisch kann sowohl Plerozerkoide wie Adulte beherbergen.
      2) *Eubothrium*-Arten sind auch weit verbreitet (**Abb. 9.7 f,g**). *E. crassum* z. B. wird bei **Salmoniden** bis 80 cm lang und bis 6 mm breit, sowie ist durch einen unbewaffneten, mit zwei lateralen Sauggruben versehenen Skolex ausgezeichnet. Die Eier messen etwa 55 × 40 µm und enthalten die hier unbewimperte Coracidium-Larve. Erste Zwischenwirte sind *Cyclops*-Arten, zweite verschiedene Friedfische (z. B. **Barsch**).
      3) *Cyathocephalus*-Arten treten bei vielen Fischen auf. Sie werden bis zu 5 cm lang und besitzen einen krugförmigen, unbewaffneten Skolex. Zwischenwirte sind Gammariden (Flohkrebse); die Eier messen 48 × 32 µm.
      4) *Bothriocephalus*-Arten (u. a. *B. scorpii, B. cuspidatus*) werden bei vielen Meeresnutz- und Süßwasserfischen bis 1 m lang und 6 mm breit; der Skolex weist einen undeutlichen, apikalen Diskus auf; Genitalöffnungen liegen in einer medianen Längsfurche; die gedeckelten Eier messen etwa 70 µm × 30 µm; die ersten Zwischenwirte sind Copepoden; zweite Zwischenwirte (u. a. Sandgrundel) enthalten die bis zu 2 cm lange Plerocercoid-Larve.
   c) **Tetraphyllidea** – Adulte treten meist bei marinen, räuberisch lebenden Fischen auf; ihr Skolex ist mit vier blattförmigen Auswüchsen, die zudem noch Saugnäpfe tragen können, versehen, u. a. *Rhinebothrium corymbum, Echeneibothrium dubium* wird in **Rochen** bis 1,5 cm lang, *Phyllobothrium*-Arten erreichen in **Haien** und **Rochen**

9.1 Fische; Darm 363

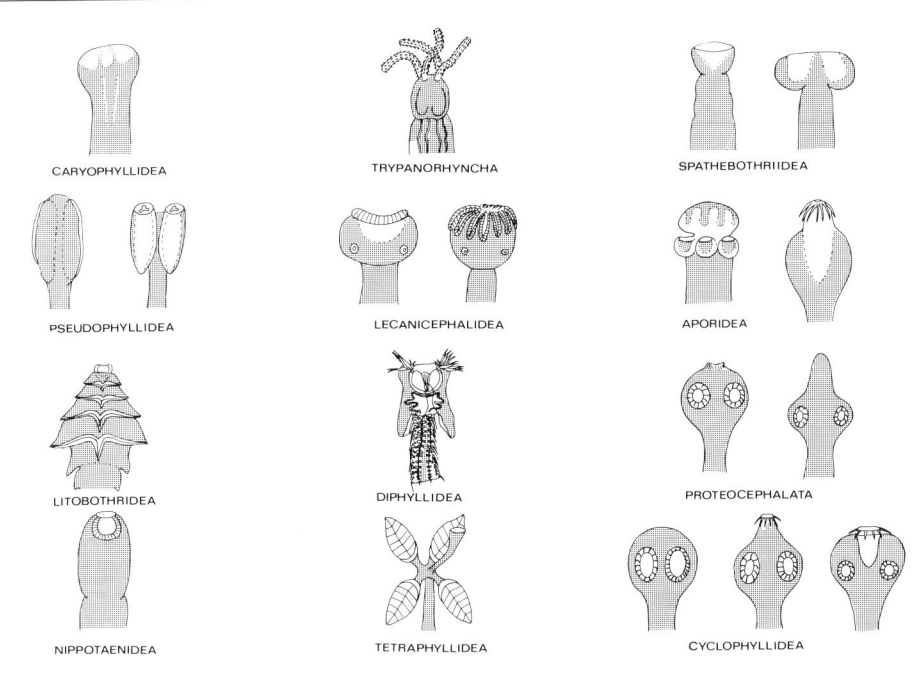

CARYOPHYLLIDEA TRYPANORHYNCHA SPATHEBOTHRIIDEA

PSEUDOPHYLLIDEA LECANICEPHALIDEA APORIDEA

LITOBOTHRIDEA DIPHYLLIDEA PROTEOCEPHALATA

NIPPOTAENIDEA TETRAPHYLLIDEA CYCLOPHYLLIDEA

Abb. 9.5: Schem. Darstellung verschiedener Bandwurm-Skolizes.

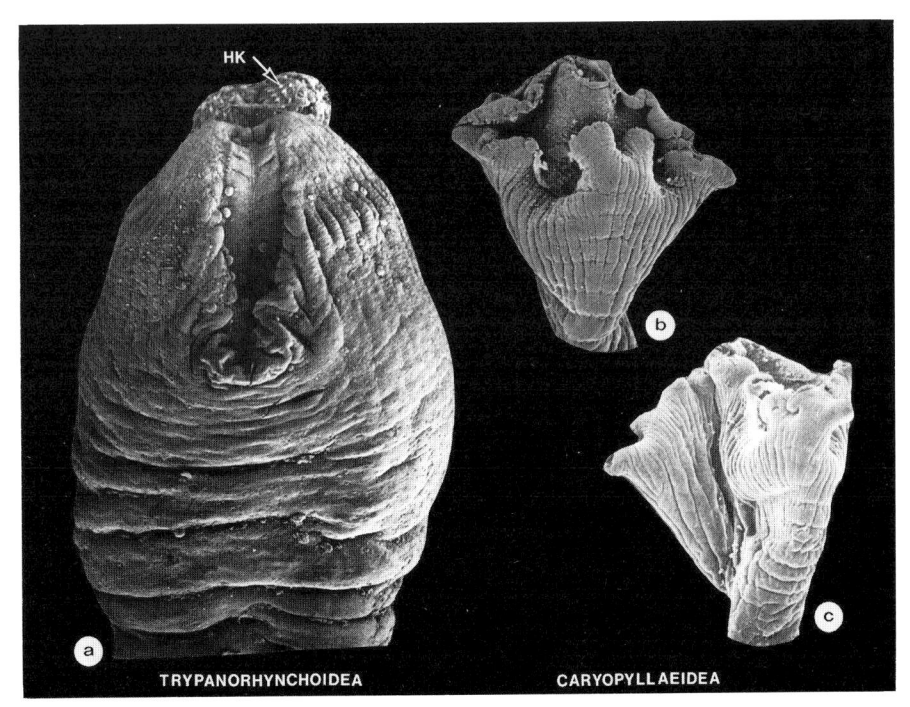

TRYPANORHYNCHOIDEA CARYOPYLLAEIDEA

Abb. 9.6: REM-Aufnahmen von (bewaffneten und unbewaffneten) Skolizes verschiedener Bandwurmgruppen.
a) *Hepatoxylon* sp. × 20   HK = Häkchen
b, c) *Caryophyllaeus* sp. × 25

364   9.1 Fische; Darm

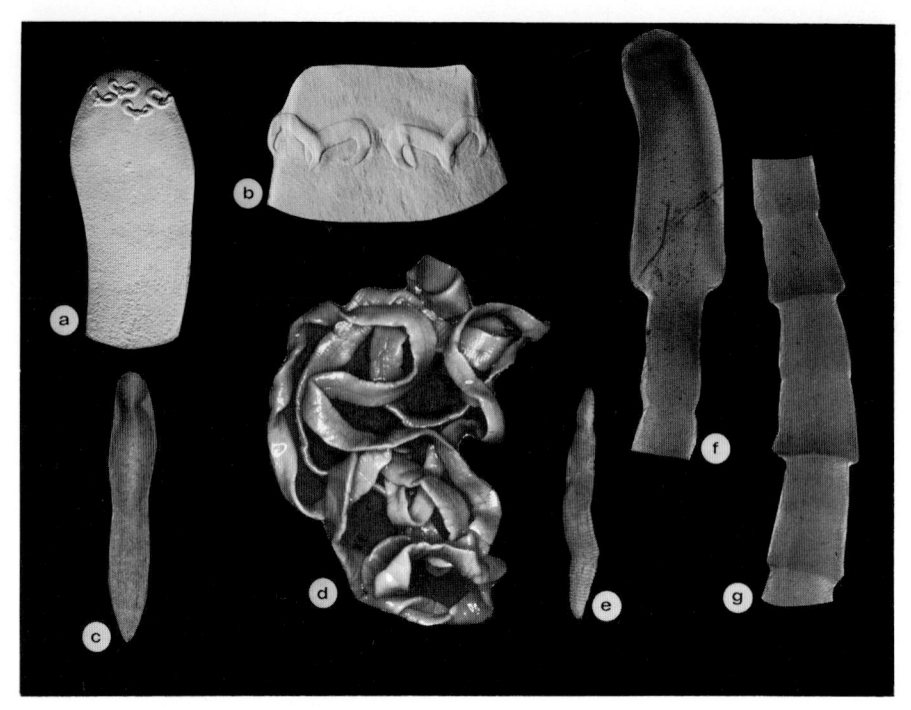

Abb. 9.7: Bandwürmer; LM-Aufnahmen.
a, b) Vorderende des Pseudophylliden *Triaenophorus lucii* aus dem Hecht; charakteristisch sind vier Haken. a) × 4   b) × 10
c)   Vorderende des Pseudophylliden *Diphyllobothrium* sp. (Plerocercoid). × 6
d)   *Ligula intestinalis* (Plerocercoid) der Leibeshöhle von Cypriniden. × 1
e)   Plerocercoid von *Schistocephalus solidus* aus Stichlingen. × 1
f, g) Vorderende und Gliederkette von *Eubothrium* sp. (Pseudophyllidea). f) × 6   g) ×3

Längen bis zu 7 cm. Erste Zwischenwirte sind stets Kleinkrebse (Copepoden), während als zweite Zwischenwirte planktonfressende Fische dienen. Die Eier sind kugelig, messen 40–50 µm im Durchmesser (gelegentlich mit Polfäden, s. *Hymenolepis*, S. 239).

d) **Proteocephalida:** Der Skolex dieses Artenkreises weist vier gleichgroße Saugnäpfe auf; zusätzlich tritt noch ein terminaler Apikalsaugnapf hinzu. Wichtige Arten gehören u. a. zur Gattung *Proteocephalus*. Die meist kleinen (1–10 mm), gelegentlich aber 20, 40 oder gar 100 cm langen Würmer setzen kugelige Eier von etwa 20–50 µm (artspezifisch) Durchmesser ab. Zwischenwirte sind *Cyclops*-Arten, in denen die Plerocercoid-Larve heranreift.

3. **Symptome der Erkrankung:** Artspezifisch sehr variabel: geringeres Wachstum (evtl. Abmagerung) durch Nahrungsentzug, Inaktivierung von Darmzymen und mechanische Läsionen der Schleimhaut; bei Massenbefall auch Darmverstopfung, der zum Exitus führen kann; träges Verhalten bei *Triaenophorus*-Befall (dadurch leicht erreichbarer Beutefisch); im Blutbild wird oft eine deutliche Erhöhung der Leukozytenzahl sichtbar.
4. **Diagnose:** Mikroskopischer Nachweis von Eiern (**Abb. 9.4d–f**) in den Fäzes; Abgang von Proglottiden; gefaltete Bänder im Darmlumen als Sektionsbefund.
5. **Infektionsweg:** Oral, durch Fressen von larvenhaltigen Zwischenwirten (s. o.).
6. **Prophylaxe:** Desinfektion der Teiche vor Besatz mit Branntkalk (4000 kg/ha) oder

Chlorkalk (500 kg/ha); bei vorübergehender Trockenlegung der Teiche sterben Bandwurm-Eier ab; regelmäßige Kontrolle der Fische.
7. **Inkubationszeit:** Artspezifisch, 2–10 Wochen.
8. **Präpatenz:** Artspezifisch 2–10 Wochen.
9. **Patenz:** Mehrere Monate, oft lebenslang.
10. **Therapie:** Als Futterbeimengung u. a. entsprechend Literaturhinweisen **PRAZIQUANTEL** (Droncit®: 1 × 5 mg/kg Fisch); **NICLOSAMID** (Mansonil®: 5 g/kg Trockenfutter); Bothriocarpin® (= 0,08% Depifus aus 25% Salicylamid, 25% Piperazin und 50% Phenothiazin).

Adulte Nematoden (Fadenwürmer)

1. **Geographische Verbreitung:** Weltweit.
2. **Arten:** Mehr als 600 Arten der Fadenwürmer parasitieren als Adulte bei Fischen, so daß hier nur eine extrem beschränkte Auswahl geboten werden kann:

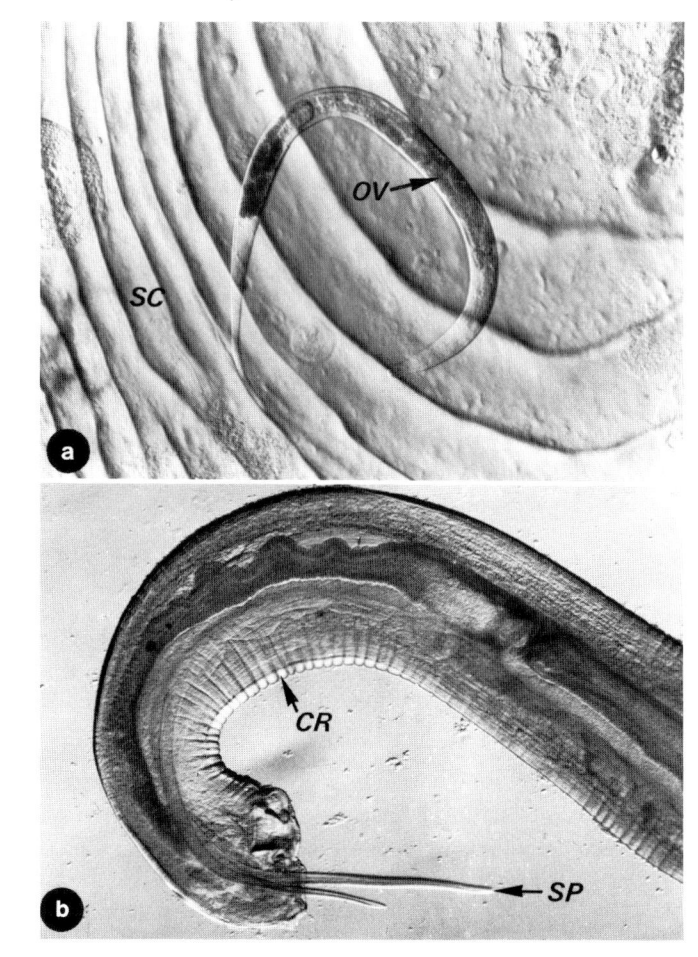

Abb. 9.8: Nematoden; LM-Aufnahmen.
a) Weibchen unter einer Fischschuppe. × 40
b) Hinterende eines Männchens aus dem Darm eines Karpfens. × 25

CR = Kutikularingelung
OV = Ovar
SC = Schuppe
SP = Spiculum

---

[4] Synonyme sind *Hysterothylacium* und *Thynnascaris*. Die häufigste Art bei Meeresfischen dürfte *H. aduncum* darstellen, wo die eingekapselten L_3-Zysten von 5 mm Durchmesser (in Organen der Leibeshöhle) hervorrufen können.

A) **Ascaroidea** (Spulwürmer): u. a. *Contracaecum*[4] Arten. Die als ♂ bis 3,5 cm und als ♀ bis 5 cm langen Adulten leben im Darm von **Raubfischen;** nach erster Entwicklung in – vermutlich – Copepoden befinden sich die Larven in der Muskulatur etc. von Friedfischen; Eier z. T. dickwandig, mit runzeliger Schale, etwa 70 µm × 50 µm groß (**Abb. 9.4h**).

B) **Trichuroidea:** Als wichtigste Vertreter dieser Gruppe finden sich in großer Anzahl *Capillaria*-Arten (Haarwürmer) bei vielen **Süßwasserfischen.** Diese etwa 4–10 mm langen, einige Weibchen bis 35 mm, aber nur etwa 80 µm dicken Würmer sind durch ihre mit unterschiedlich ausgebildetem Polpfropfen versehenen Eier (**Abb. 9.4f**) gekennzeichnet. Ihre Entwicklung verläuft i. a. direkt (für einige Arten sind Copepoden bzw. Gammariden als Larvenwirte bekannt, evtl. unter Einschluß von L_3 stapelnden Friedfischen).

C) **Camallanoidea:** Die relativ kleinen Vertreter dieser Gruppe (u. a. *Camallanus truncatus* (♀ bis 1 cm, ♂ bis 5 mm) bei **Barsch, Hecht** u.v.a.) zeigen einen obligaten Wirtswechsel. Normalerweise sind Kleinkrebse (*Cyclops*-Arten) die Zwischenwirte, gelegentlich auch Friedfische.

D) **Spiruroidea:** u. a. *Rhabdochona denudata* (♀, ♂ etwa 6 mm lang) lebt im Darm von **Karpfenartigen.** Auch hier dienen *Cyclops*-Arten sowie Larven von Eintagsfliegen als Zwischenwirte, in denen die für die Endwirte infektiöse L_3 heranwächst.

3. **Symptome der Erkrankung:** Variabel, abhängig von der Art bzw. Befallsdichte; Abmagerung; Verdauungsstörungen; Tod durch Sepsis.
4. **Diagnose:** Mikroskopischer Nachweis der Eier in den Fäzes (**Abb. 9.4f–h**) oder der Adulten bei Sektionen.
5. **Infektionsweg:** Oral, bei einigen Arten durch Aufnahme infizierter Zwischenwirte oder direkt durch larvenhaltige Eier (s. o.).
6. **Prophylaxe:** Besatzdichte senken; Desinfektion der Teiche; Bekämpfung der Zwischenwirte; Elimination «kranker» (abgemagerter, infizierter) Fische.
7. **Inkubationszeit:** Variabel, 1–2 Wochen.
8. **Präpatenz:** Variabel, je nach Art, 2–4 Wochen.
9. **Patenz:** Monate.
10. **Therapie:** Nach der Literatur ist eine Anwendung von **LEVAMISOL** (Concurat® L: 1 × 350 mg/kg Trockenfutter) **versuchsweise** einzusetzen.

Acanthocephala (Adulte Kratzer)

1. **Geographische Verbreitung:** Weltweit.
2. **Arten:** Bei Fischen treten zahlreiche Kratzer-Arten auf, die sich anhand des vorstülpbaren Rüssels (Vorderteil = Proboscis) und dessen Bezähnelung diagnostizieren lassen (s. u.). Im Darm der Fische parasitieren weltweit die getrenntgeschlechtlichen Adulten von über 300 Arten (Fische sind Endwirte). Zudem können Fische auch die Larven anderer Kratzer beherbergen (s. S. 367) und somit als Zwischenwirt (auch Stapelwirt) fungieren. Die Adulten der **darmlosen** Kratzer verankern sich mit Hilfe ihres Rüssels in der Darmwand (**Abb. 9.9**) und ernähren sich durch ihre kutikuläre Oberfläche. Bei allen Kratzern setzt das Weibchen arttypische Eier ab, die bereits eine «Hakenlarve» = **Acanthor** enthalten (**Abb. 9.4i**). Wird diese von einem Zwischenwirt (bei Fischkratzern sind dies Kleinkrebse) oral aufgenommen, so entwickelt sich in ihnen aus der Acanthor- die **Acanthella-Larve,** die über Häutungen das terminale Stadium erreicht (z. T. dienen Friedfische als Stapelwirte). Wird dieses von Endwirten (mit dem Zwischenwirt) aufgenommen, so wächst es

---

[4] s. S. 365 Fußnote.

in dessen Darm zum Adulten (♀, ♂) heran. Massenbefall (insbesondere bei Süßwasserzuchtfischen) kann zu enormen Schäden führen. Wichtige Arten sind:

a) *Pomphorhynchus laevis:* in Mitteleuropa bei **Fried- u. Raubfischen** im Meer-, Brack-, und Süßwasser (♀ bis 25 mm lang); Arten dieser Gattung sind durch einen Rüssel gekennzeichnet, der vorn 18–20 Längsreihen mit je 10–12 Haken aufweist (**Abb. 9.11**); Verankerung im Darm mit einem aufblasbarem Halsteil. 1. Zwischenwirt: Kleinkrebse (Amphipoden); 2. Zwischenwirt (erst hier entsteht die terminale Larve): Weißfische, Stichlinge, Salmoniden; Eier: 66 μm × 13 μm.

b) *Neoechinorhynchus rutili:* in Mittel- und Nordeuropa bei **Süß-** und **Brackwasserfischen** (♂ 2–6 mm, ♀ 5–13 mm); Proboscis kugelig mit 3 Kränzen zu je 6 Haken; Zwischenwirte: Ostracoden (= Muschelkrebse); Eier messen 38 × 20 μm.

c) *Acanthocephalus lucii:* in Mitteleuropa bei zahlreichen Fischen (u. a. **Salmoniden**); ♂ 4–8 mm, ♀ bis 17 mm lang. Proboscis fast zylindrisch mit 16, 14 bzw. 12 Längsreihen zu je 7–8 Haken. Zwischenwirte: Wasserasseln; Eier messen 120 μm × 16 μm.

d) *A. anguillae:* in Mitteleuropa bei vielen Fisch-Arten (sehr häufig bei **Salmoniden**); ♂ 5–7 mm, ♀ bis 20 mm lang; Proboscis keulenförmig mit 10 Längsreihen zu je 5–7 Haken (**Abb. 9.10 a, b**), die an der Wurzel je zwei Höcker aufweisen. Zwischenwirt: Wasserassel *(Asellus aquaticus);* Eier messen 100 × 12 μm.

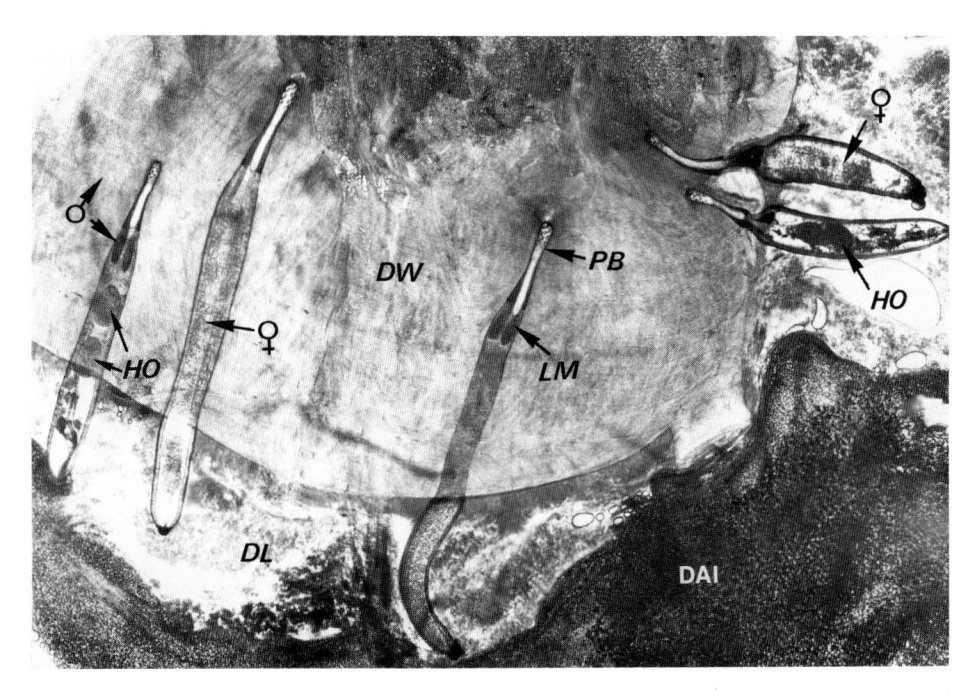

Abb. 9.9: *Acanthocephalus anguillae;* Quetschpräparat des Darms einer Plötze; mehrere ♀ und ♂ sind tief in die Darmwand (DW) vorgedrungen und dort mit ihrer ausgestülpten, hakenbewehrten Proboscis (PB) verankert. × 3,5

DAI = Darminhalt
DL = Darmlumen
DW = Darmwand
HO = Hoden
LM = Lemniskus
PB = Hakenbewehrte Proboscis

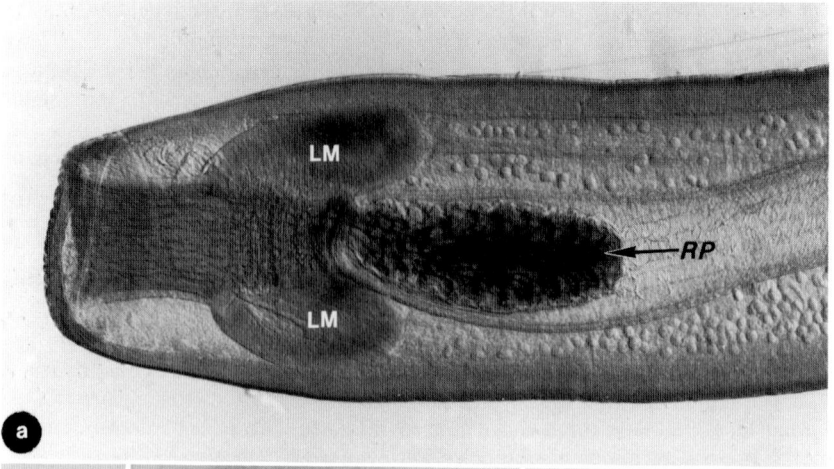

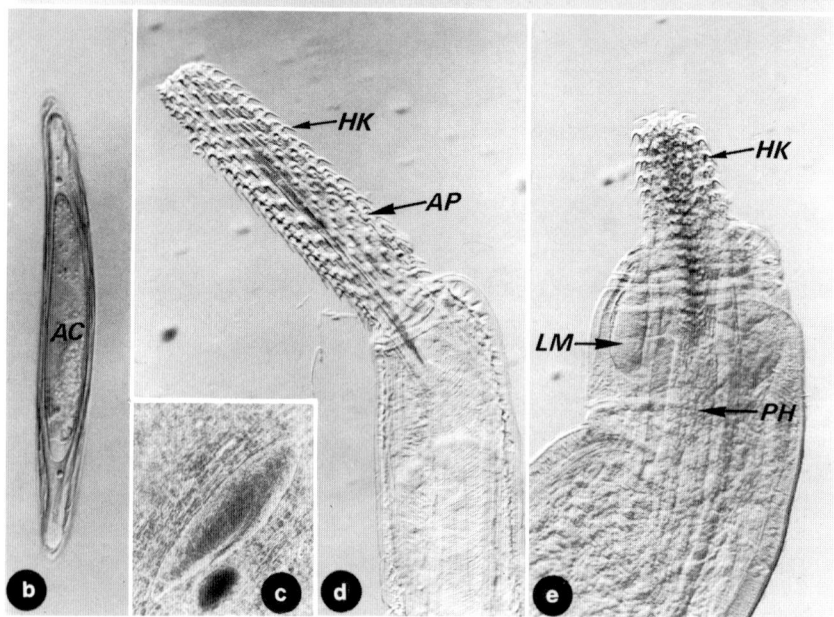

Abb. 9.10: Kratzer; LM-Aufnahmen.
a, b) *Acanthocephalus anguillae;* letztes Larvenstadium aus Wasserasseln (a) und ein Ei (nach experimenteller Infektion von Goldfischen, Forellen). a) × 25 b) × 600
c) Kratzer-Ei in der Darmwand eines Karpfens; Quetschpräparat. × 300
d) *Metechinorhynchus truttae,* Forellenkratzer. × 25
e) *Echinorhynchus* sp. aus einem Karpfen mit halb-vorgestülpter Proboscis. × 20

AC = Acanthor-Larve
AP = Ausgestülpte Proboscis
HK = Häkchen
LM = Lemniskus
PH = Proboscis halb-vorgestülpt
RP = Retrahierte Proboscis

e) *Echinorhynchus gadi:* in Mittel- und Nordeuropa bei **Dorschen** u. a. **Meeresfischen**; ♂ bis 20 mm, ♀ bis 80 mm lang. Proboscis mit 18–22 Längsreihen mit je 10–13 Haken, deren stärkste basal stehen. Zwischenwirte: Amphipoden. Eier messen 76 µm × 13 µm.

f) *(Met)Echinorhynchus truttae:* in Mitteleuropa bei **Salmoniden**; ♂ 8–11 mm lang; ♀ bis 20 mm; Proboscis etwa 1,3 mm lang mit 20 Längsreihen zu je 10–13 Haken (**Abb. 9.10d; 9.11b**); Zwischenwirte: Amphipoden, Gammariden; Eier messen 110 × 29 µm.

3. **Symptome der Erkrankung:** Mechanische Beschädigung der Darmwand; Darmverstopfung bei starkem Befall (300 Exemplare und mehr); Verdauungsstörungen, geringe Gewichtszunahmen. Als Sektionsbefund erscheinen außen am Darm gelbliche Knötchen durch perforierende Vorderenden der Kratzer (Rüssel; **Abb. 9.9**).
4. **Diagnose:** Mikroskopischer Nachweis der Eier in den Fäzes; Auffinden der Adulten bei Sektionen.
5. **Infektionsweg:** Oral, durch Aufnahme infizierter Zwischenwirte (s.o.).
6. **Prophylaxe:** Regelmäßige Kontrolle der Fäzes, in Teichen: Zwischenwirtsbekämpfung durch Trockenlegung und Kalkung (s. S. 358).
7. **Inkubationszeit:** Soweit pathogener Befall auftritt – je nach Art – wenige Tage bis einige Wochen.
8. **Präpatenz:** Experimentelle Untersuchungen fehlen. Wenige (4?) Wochen.
9. **Patenz:** Meist nur Monate (ein Adultenzyklus).
10. **Therapie:** 25 g Di-n-butyl-Zinnoxid pro 100 kg Trockenfutter für 4 Tage im Trockenfutter, Wiederholung nach 1 Woche.

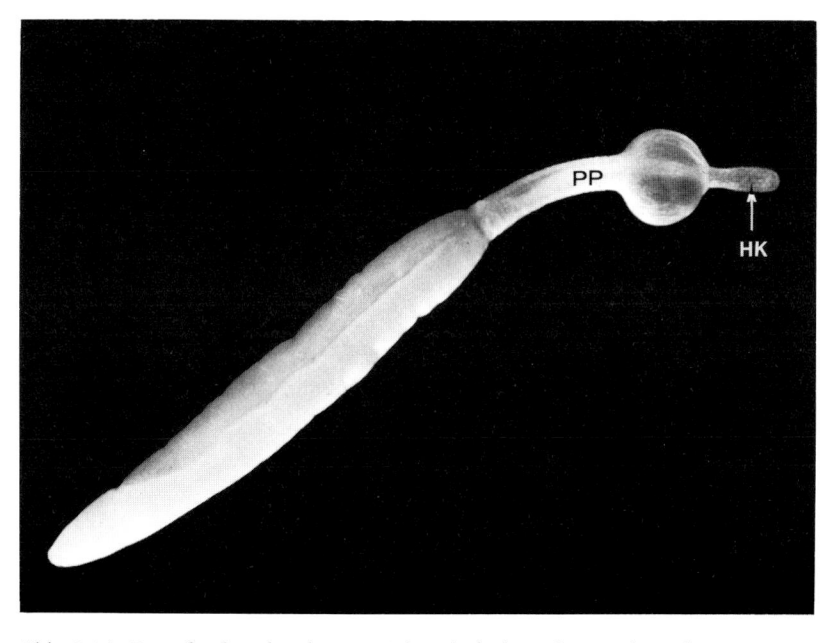

Abb. 9.11: *Pomphorhynchus laevis;* Makro-Aufnahme des Vorderendes eines Adulten. Charakteristisch ist die blasenartige Erweiterung des Halsteils (PP) im mittleren Bereich. × 6

HK = Haken der Proboscis
PP = Aufblasbarer Halsteil (Post-Proboscis)

9.2 Stadien im Blut

1. Parasiten sind makroskopisch sichtbar 2
— Parasiten sind nur mikroskopisch im Ausstrich oder nach Anreicherung sichtbar . . . 3
2. Stadien sind im Querschnitt drehrund, langgestreckt-fadenartig . . . .
. . . . **Adulte Nematoden, s. S. 375**
— Stadien sind dorso-ventral abgeflacht, besitzen viele Hoden, Saugnäpfe **nicht** vorhanden; Darm endet in 4–5 Blindsäcken (**Abb. 9.13**) . . . . **Adulte Trematoden, s. S. 373**
3. Parasiten in Blutkörperchen 4
— Parasiten frei zwischen den Blutkörperchen 5
4. Stadien in Erythrozyten (**Abb. 9.12g,h**) . . . . **Hämogregarinen, s. S. 371**
— Stadien in Leukozyten (vergl. **Abb. 7.14c,d**) . . . . . . *Leucocytozoon*-Arten, s. S. 373
5. Stadien bewegen sich in frischem Blut mit Geißeln 6
— Stadien erscheinen zystenartig 7
6. Parasiten mit zwei Geißeln (**Abb. 9.12b,c**) . . . .
. . . . *Trypanoplasma* (*Cryptobia*-Arten) s. S. 370
— Parasiten mit einer Geißel (**Abb. 9.12 f**) . . . . *Trypanosoma*-Arten, s. S. 371
7. Zystische Stadien enthalten einen langen, aufgewundenen Polfaden (**Abb. 9.2**) . . . . . .
. . . . **Sporen der Mikrosporidien, s. S. 373**
— Zystische Stadien enthalten mindestens zwei Polkapseln, in denen je ein Polfaden aufgewunden ist (**Abb. 9.1b–h**) . . . . **Sporen der Myxosporidien, s. S. 373**

Trypanoplasma-Arten

1. **Geographische Verbreitung:** Weltweit bei Süßwasser- und Meeresfischen.
2. **Arten:** *Trypanoplasma*-Arten (u. a. *T. borelli* der **Rotfeder**, *T. cyprini* des **Karpfens**[5] besitzen stets zwei Geißeln und treten im Fischblut in zwei Gestalten auf, die sich beide durch binäre Längsteilung vermehren:
    a) Schlanke, kommaförmige Stadien von etwa 15 µm Länge und etwa 2–3 µm Durchmesser; die freien Enden der beiden Geißeln sind mindestens 10–15 µm lang; diese Stadien treten zu Beginn einer Infektion auf (**Abb. 9.12b–e**).
    b) Gedrungene, polymorphe Stadien von 15–20 µm Größe, deren Geißel-Enden die Zelle nur um 3–5 µm überragen, finden sich bei andauernder Infektion oder nach Kälteeinwirkung (**Abb. 9.12 f**).
    Daneben erscheinen alle Übergänge; als Vektoren erwiesen sich Fischegel (**s. S. 386**) u. a. der Gattung *Piscicola*, die schlanke Stadien injizieren und gedrungene aufnehmen. Nach den wenigen bisher unternommenen Übertragungsversuchen[6] erscheinen die Trypanoplasmen sehr wirtsspezifisch.
3. **Symptome der Erkrankung (Schlafsucht):** Deutliche Apathie; Freßunlust; Abmagerung; die Augen sinken ein; starkes Absinken des Hämatokrits; häufig Tod (insbesondere bei Jungfischen); bei Warmwasserhaltung bzw. bei Zimmertemperatur treten Mortalitätsraten von über 60% auf.
4. **Diagnose:** Mikroskopischer Nachweis der Erreger im nach Giemsa angefärbten Blutausstrich (**Abb. 9.12b–f**).

---

[5] Einige Arten wurden früher in der ähnlich erscheinenden Gattung *Cryptobia* (u. a. bei Weinbergschnecken) geführt.
[6] Milde, K. (1982): Licht und elektronenmikroskopische Untersuchungen an Entwicklungsstadien von *Trypanoplasma* sp. in Süßwasserfischen und im Überträgeregel. Dissertation Düsseldorf.

5. **Infektionsweg:** Perkutan, beim Saugakt von Blutegeln, die den parasitenhaltigen Vorderdarminhalt in die Bißstelle erbrechen. **Achtung:** Egel bleiben lebenslang infiziert.
6. **Prophylaxe:** Bekämpfung der Blutegel durch Trockenlegung und Desinfektion der Teiche (s. S. 358, Mikrosporidien), oder Teichbehandlung mit Masoten® (Phosphorsäureester): erforderliche Menge je ha (10 000 m²) Teichfläche 1,25 kg (Wassertiefe 50 cm); 2,5 kg (Wassertiefe 1 m). Zur vorbeugenden Teichbehandlung mindestens 14 Tage vor Besatz können auch höhere Konzentrationen von 2,5 oder 5 kg/ha angewandt werden (**Wartezeit Fische:** Teichbehandlung = 0 Tage; Kurzzeitbad Fische = 21 Tage). **Achtung:** Vorsichtsmaßnahmen beachten (s. Gebrauchsanweisung des Herstellers, Bayer).
7. **Inkubationszeit:** 14–17 Tage.
8. **Präpatenz:** Abhängig von der Wassertemperatur: 5–60 Tage.
9. **Patenz:** Mehr als 100 Tage; inapparente Infektionen bleiben offenbar lebenslang bestehen.
10. **Therapie:** Spezifische Mittel zur Behandlung der Schlafsucht sind nicht bekannt. Bekämpfung der Blutegel, s. Prophylaxe.

Trypanosoma-Arten

1. **Geographische Verbreitung:** Weltweit.
2. **Arten:** *Trypanosoma*-Arten sind in großer Anzahl bei Süßwasser- und Meeresfischen anzutreffen; sie erscheinen geschlängelt-kommaförmig und messen artspezifisch etwa 10–100 μm × 2–8 μm; sie sind bei Fischen (wenn auch meist in geringer Anzahl) weit verbreitet und liegen im Blut in der **trypomastigoten** Form vor, d. h. die einzige Geißel zieht vom meist spitz zulaufenden Hinterende zum Vorderende, wo sie auf 10–15 μm Länge frei wird (vergl. **Abb. 5.14b**). **Überträger** sollen Egel (Hirudineen) sein. Zur Zeit stehen exakte Übertragungsversuche noch aus, so daß auch die Frage der Wirtsspezifität unklar bleibt. Die Vermehrung soll durch Zweiteilung im Egel stattfinden.
3. **Symptome der Erkrankung:** Die Infektion verläuft in der Regel inapparent; sie wurde allerdings im Experiment auch bisher nicht näher untersucht. Eine Erhöhung der Wassertemperatur führt zu starker Parasitenvermehrung.
4. **Diagnose:** Mikroskopischer Nachweis der Stadien im Giemsa-angefärbten Blutausstrich.
5. **Infektionsweg:** Perkutan, vermutlich beim Saugakt von Egeln.
6. **Prophylaxe:** Trockenlegung und Desinfektion der Teiche (s. S. 358 Mikrosporidien). Teichbehandlung mit Masoten® (Dosierung s. *Trypanoplasma* S. 370).
7. **Inkubationszeit:** In der Regel nicht feststellbar (inapparente Infektion).
8. **Präpatenz:** Bisher nicht eindeutig geklärt, vermutlich 1 Woche, temperaturabhängig.
9. **Patenz:** Möglicherweise lebenslang.
10. **Therapie:** Unbekannt und auch nicht notwendig; Bekämpfung des Überträgers s. Prophylaxe.

Haemogregarina-Arten

1. **Geographische Verbreitung:** Weltweit.
2. **Arten:** *Haemogregarina*-Arten treten bei vielen Süß- und Salzwasserfischen innerhalb der Erythrozyten auf. Nach einer (möglicherweise vorgeschalteten) Schizogonie in Leukozyten finden sich gleichartige Zerfallsteilungen in Erythrozyten (vergl. **Abb. 7.6f**). Hierbei entstehen bis zu 8 Merozoiten, die ihrerseits in anderen Erythrozyten wieder zu Schizonten heranwachsen, oder sich zu unverändert bleibenden, bananenförmigen Gamonten

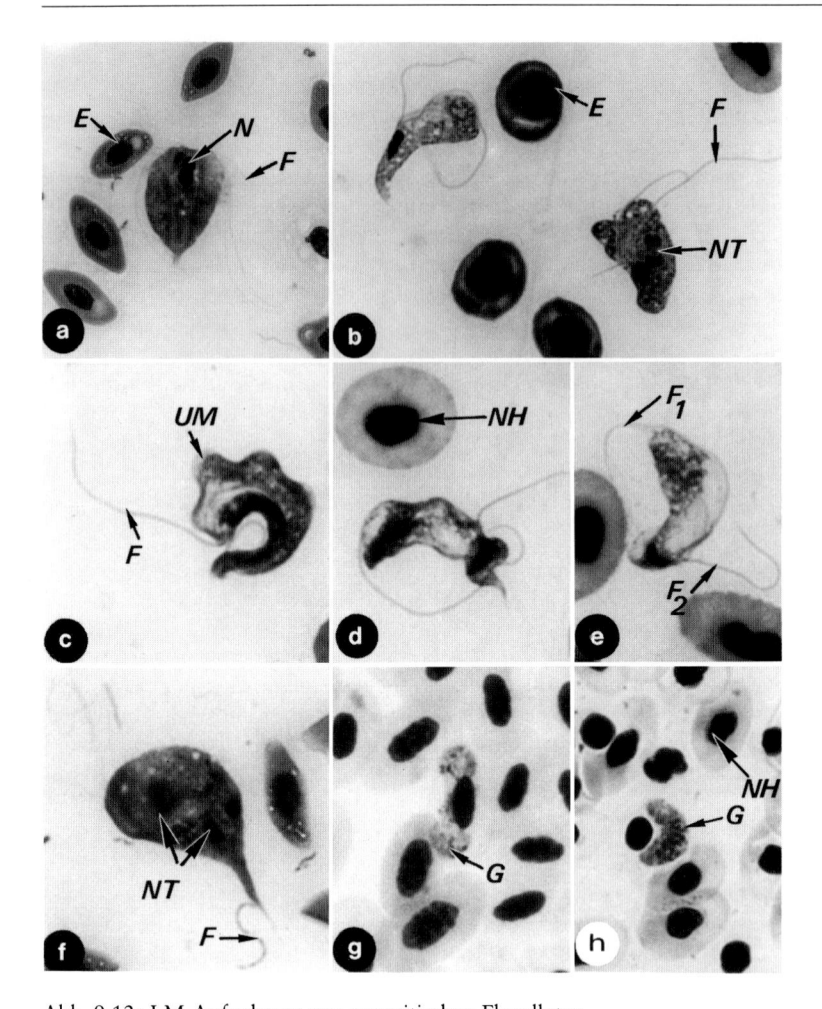

Abb. 9.12: LM-Aufnahmen von parasitischen Flagellaten.
a) *Hexamita* sp. (Karpfen). × 300
b–e) Verschiedene schlankere Erscheinungsformen von *Trypanoplasma* (syn. *Cryptobia*) sp. im Karpfenblut; die Geißeln (F) überragen die Zelle deutlich. × 1000
f) *Trypanoplasma* sp.; gedrungenes Stadium im Karpfenblut; die Geißeln ragen nur ein kurzes Stück über die Zelle hinaus. × 800
g, h) *Haemogregarina* sp. Gamonten aus dem Blut eines Heilbutts. × 700

E   = Erythrozyt
F   = Freies Flagellum
G   = Gamont
N   = Nucleus, Kern
NH = Nucleus des Erythrozyt
NT = Nucleus in Teilung
UM = Geißel erscheint hier als undulierende Membran

differenzieren (**Abb. 9.12g,h**). Werden diese von artspezifischen **Überträgern**[7] (Egel, blutsaugende Kleinkrebse = Copepoden etc., s. S. 386) aufgenommen, so erfolgt die Bildung von Gameten und schließlich von Sporozysten mit Sporozoiten, die beim nächsten Saugakt wieder inokuliert werden (evtl. auch oral durch Verzehr).

3. **Symptome der Erkrankung:** Starkes Absinken des Hämatokrits durch Zerstörung von Erythrozyten; Abmagerung; Anfälligkeit gegen Infektionskrankheiten; Geschwulstbildungen; Schwäche; **Achtung:** Bei höheren Temperaturen (z. B. Kühlwasserbecken) kann es zu explosionsartiger Vermehrung der Parasiten mit häufigen Todesfällen kommen[8].
4. **Diagnose:** Mikroskopischer Nachweis der Erreger im Giemsa-angefärbten Blutausstrich (s. S. 10).
5. **Infektionsweg:** Perkutan, beim Saugakt der Überträger (s. o.).
6. **Prophylaxe:** Bekämpfung der möglichen Überträger (s. *Trypanoplasma* S. 370).
7. **Inkubationszeit:** Temperaturabhängig 4–50 Tage.
8. **Präpatenz:** Variabel, weil temperaturabhängig.
9. **Patenz:** Offenbar lebenslang.
10. **Therapie:** Unbekannt; Bekämpfung der möglichen Überträger s. Prophylaxe.

Leucocytozoon-Arten

Bei vielen Fischarten wurden Erreger in weißen Blutkörperchen als *Leucocytozoon* beschrieben. Da eindeutige, experimentelle Übertragungen noch nicht gelungen sind, bleibt die Frage offen, ob es sich nicht um Schizonten von *Haemogregarina*-Arten handelt. Daher sind auch der weitere Zyklus wie auch evtl. pathologische Erscheinungen unbekannt (vergl. **Abb. 7.14c,d; s. S. 308**).

Mikro- und Myxosporidien

Arten dieser beiden Einzellergruppen vermehren sich in Zellen vieler Organe, u. a. auch denen der Gefäßwände (s. S. 357). Daher können in Blutausstrichen immer wieder die typischen Sporen beider Gruppn angetroffen werden. Einzelne Arten sind auf den Seiten 357 ff. dargestellt.

Adulte Trematoden

1. **Geographische Verbreitung:** Weltweit.
2. **Arten:** Im Blut von **Süßwasserfischen** leben mehrere *Sanguinicola*-Arten (u. a. *S. inermis* bei **Karpfenartigen**), bei Meeresfisch-Arten der Gattung *Aporocotyle*. *Sanguinicola*-Arten werden bis 1,5 mm × 0,3 mm groß; sie und die *Aporocotyle*-Arten (3,5–5 mm × 0,8 mm) besitzen keine Saugnäpfe; ihr blutgefüllter Darm ist nicht gegabelt, sondern weit 5–6 Darmblindsäcke auf (**Abb. 9.13**); die Oberfläche ist mit feinen Dornen besetzt; es sind zahlreiche Hoden und ein flügelartig erscheinendes Ovar ausgebildet (**Abb. 9.13**); die Eier sind spindelförmig (*Aporocotyle* 125 × 33 µm) oder pyramidenförmig (*Sanguinicola*, 70 × 40 µm). Sie enthalten ein Mirazidium, das an einem deutlichen

---

[7] Sie sind die eigentlichen Endwirte, da in ihnen die Bildung der Gameten erfolgt.
[8] Kirmse, P. (1980): Observations on the pathogenicity of *Haemogregarina sachai* Kirmse, 1978 in formed turbot *Scophthalmus maximus*. J. Fish. Disease 3, 101–114.

Pigmentfleck zu erkennen ist. Die Eier werden im gesamten Blutkreislaufsystem verdriftet und in Granulomen (u. a. in der Niere) zerstört. Mirazidien, denen es in den Kiemen gelingt, sich mit Hilfe ihres Stiletts «auszubohren», suchen Wasserschnecken (u. a. *Lymnaea*) bzw. Polychaeten als Zwischenwirte auf. In Sporozysten entstehen dort Gabelschwanzzerkarien (Furkozerkarien), die sich aktiv in die Endwirte einbohren.

3. **Symptome der Erkrankung:** Apathie; helle Kiemen; Atembeschwerden; Abmagerung; Verstopfung der Gefäße in Kiemen und Nieren (mit folgender Thrombose-Gefahr und Nierenschäden) mit Eiern; Tod.
4. **Diagnose:** Mikroskopischer Einachweis durch Kiemenpunktion; bei Sektionen im Nierenquetschpräparat.
5. **Infektionsweg:** Zerkarien dringen aktiv in Kiemen und Haut ein.
6. **Prophylaxe:** Regelmäßige Schneckenbekämpfung (im leeren Teich) mit **NICLOSAMID** (Bayluscid®).
   Achtung: Fischtoxizität!
7. **Inkubationszeit:** Experimentelle Untersuchungen fehlen.
8. **Präpatenz:** Experimentelle Untersuchungen fehlen.
9. **Patenz:** Unbekannt.
10. **Therapie: Versuchsweise kann PRAZIQUANTEL** (Droncit®) eingesetzt werden.

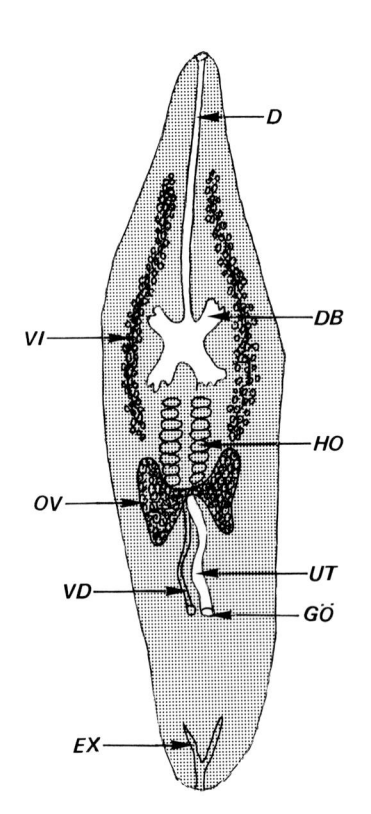

Abb. 9.13: *Sanguinicola inermis*; schem. Darstellung (nach Brohmer); charakteristisch ist das Fehlen jedweder Saugnäpfe.

D = Darm (ohne Pharynx!)
DB = Darmblindsäcke
EX = Exkretionskanal
GÖ = Genitalöffnung
HO = Hoden
OV = Ovar
UT = Uterus
VD = Vas deferens
VI = Vitellarium, Dotterstock

Adulte Nematoden

1. **Geographische Verbreitung:** Weltweit.
2. **Arten:** *Philometra* (syn. *Ichthyonema*)-Arten parasitieren bei vielen **Süß-** und **Salzwasserfischen** und erscheinen blutrot; sie werden als Weibchen bis 5 cm × 1 mm groß, als Männchen dagegen nur etwa 2–3 mm lang. Außer in den Blutgefäßen liegen sie auch in der Leibeshöhle (s. S. 377) oder unter dem Kiemendeckel (s. S. 389); das Vorderende zeigt keine Verstärkungen, wohl aber 8 Kopfpapillen. Der Entwicklungszyklus ist nur fragmentarisch bekannt, *Cyclops*-Arten sollen als Zwischenwirte dienen.
3. **Symptome der Erkrankung:** Beulenbildung in der Haut; Schwellungen im Leibeshöhlen- und Kiemenbereich; starke Abmagerung; geringeres Wachstum.
4. **Diagnose:** Bei Sektion makroskopischer Nachweis der adulten ♀.
5. **Infektionsweg:** Offenbar oral, durch Aufnahme L_3-haltiger Kleinkrebse.
6. **Prophylaxe:** Bekämpfung der Zwischenwirte; regelmäßige Desinfektion des Teiches (s. S. 358).
7. **Inkubationszeit:** Unbekannt.
8. **Präpatenz:** Unbekannt.
9. **Patenz:** Offenbar Jahre.
10. **Therapie:** Chemotherapie bisher unbekannt; Exposition mit **TIABENDAZOL** bzw. **MEBENDAZOL** im Tauchbad **versuchen.**

9.3 Stadien in inneren Organen

9.3.1 Leibeshöhle

In der Leibeshöhle von Fischen finden sich (z. Zt. ohne Therapiemöglichkeit):
A) **In Zysten**
1) **Metazerkarien von Trematoden**, die als Adulte in Vögeln (u.a. Möven) leben; z. B. *Cotylurus*-Arten in **Karpfenartigen, Barschen, Hechten.**
2) **Larven von Nematoden.** Insbesondere in **Friedfischen** kommt es zur Anhäufung von larvalen Formen (z. B. von *Contracaecum*-Arten, s. S. 365). Werden diese von Raubfischen gefressen, so wachsen in deren Darm die Adulten heran. Ähnlich verläuft der Entwicklungszyklus von *Anisakis*-Arten bei Meeresfischen. In Heringen (u. a., aber auch in Kleinkrebsen = Euphausiacea) häufen sich die L_3 an. Werden diese von

A AMPHILINOIDEA   **B** GYROCOTYLOIDEA   **C** CARYOPHYLLIDEA

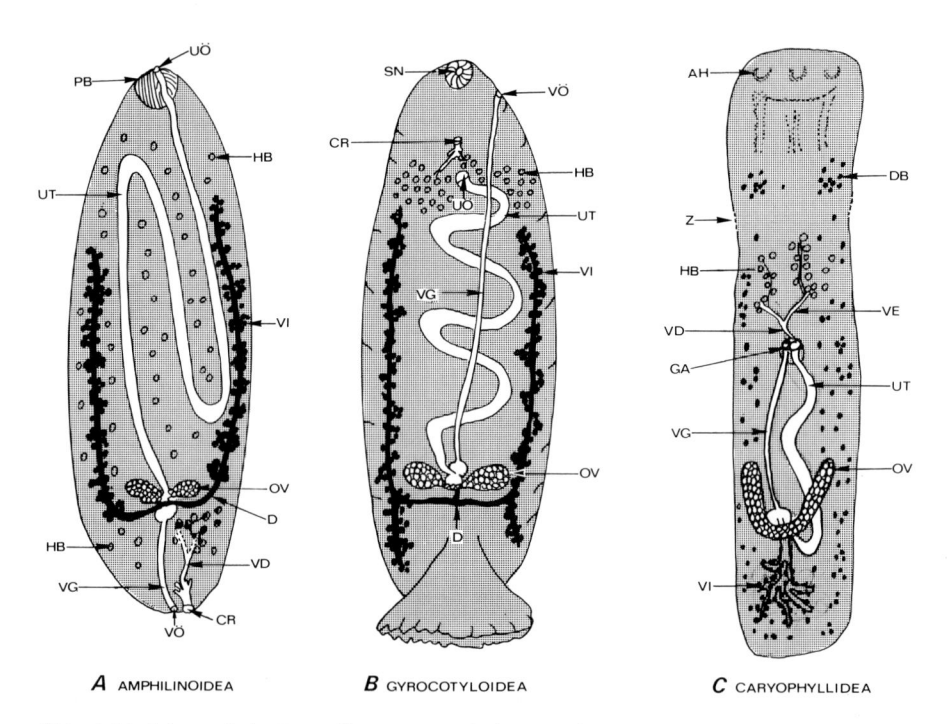

Abb. 9.14: Schematische Darstellung monozoischer Bandwürmer.
A) Amphilinoider Typ *(Amphilina foliacea)*.
B) Gyrocotyloider Typ *(Glaridacris catostomi)*.
C) Caryophyllider Typ *(Caryophyllaeus* sp.).

AH = Adhäsionszone	HB = Hodenbläschen	VG = Vagina
CR = Cirrus	OV = Ovar	VI = Vitellarium, Dotterstock
D = Dottergang	PB = Proboscis	
DB = Dotterbläschen	SN = Saugnapf	VÖ = Öffnung der Vagina
GA = Genitalatrium mit Ausführgang von Hoden und Uterus sowie Vagina	UÖ = Uterusöffnung UT = Uterus VD = Vas deferens VE = Vas efferens	Z = Aus zeichentechn. Gründen unterbrochen

Meeressäugern (u. a. Delphin, Robben) gefressen, so entwickeln sich in deren Darm die geschlechtsreifen Würmer. Verzehrt sie dagegen ein Mensch (etwa in «grünen Heringen»), so perforieren die Larven den Darm und wandern in dessen Leibeshöhle, was schwere Erkrankungen bzw. den Tod der Betroffenen nach sich ziehen kann.

B) **Frei im Lumen**
1) **Adulte Cestodaria** (ungegliederte Bandwürmer): *Amphilina foliacea* (bei **Stören**) wird bis 2 cm lang, erscheint blattartig, weißlich und besitzt etwa 140 Hoden (**Abb. 9.14**). Die Eier messen 120 × 72 µm; die aus dem Ei schlüpfende Larve wird von verschiedenen Kleinkrebsen aufgenommen. In deren Leibeshöhle wandelt sie sich zum infektiösen Procercoid. Wird dieses vom Endwirt aufgenommen, so entwickelt sich das Plerocercoid, das hier in wenigen Tagen die Geschlechtsreife erlangt (= **Neotenie!**). Eine große Anzahl dieser Würmer kann zum Tod der Fische führen.
2) **Larvale Bandwürmer (Eucestoda):**
    a) *Schistocephalus solidus*-Plerocercoide (**Abb. 9.7e**) werden in **Stichlingen, Salmoniden** u. a. bis 5 cm lang. Mehrere Exemplare lassen die befallenen Fische mit dicken Bäuchen erscheinen. Endwirte sind Wasservögel, wo die adulten Würmer im Darm bis zu 40 cm Länge erreichen. Erste Zwischenwirte (mit Procercoiden) sind *Cyclops*-Arten.
    b) *Ligula intestinalis*-Plerocercoide (**Abb. 9.7d**) sind äußerlich gegliedert und werden in vielen Fischen (u. a. **Plötze, Rotfedern,** gel. **Barsche**) bis 60 cm lang. Ihre Anwesenheit führt häufig zu einer «parasitären Kastration»[9] der betroffenen Fische. Endwirte sind fischfressende Wasservögel, wo der Bandwurm bereits in 2–3 Tagen geschlechtsreif wird und bis auf 1 m Länge heranwachsen kann. Erste Zwischenwirte sind *Cyclops*-Arten, in denen das Procercoid entsteht.
    c) *Diphyllobothrium*-Arten (u. a. *D. latum* in **Hecht, Barsch, Aal** etc.). Die Endwirte sind u. a. Mensch, Hund, s. S. 27, Katze, die diese unterschiedlich langen Plerocercoide oral mit rohem Fisch aufnehmen. Erste Zwischenwirte sind *Diaptomus*- und *Cyclops*-Arten. Andere, räuberisch lebende Fische können als Stapelwirte große Anzahlen von Plerocercoiden enthalten.
    d) Plerocercoide der Tetraphyllidea (s. S. 362) finden sich in **planktonfressenden** Fischen. Endwirte sind **Raubfische**; erste Zwischenwirte sind Copepoden.
    e) Plerocercoide der Trypanorhynchidea treten mit ihrem typischen, bezahnten Skolex-Stiel in der Leibeshöhle zahlreicher **Meeresfische** auf. Endwirte sind Haie.
3) **Adulte Nematoden** der Gattung *Philometra*, die in den Blutgefäßen (s. S. 375) vieler Fische leben, und häufig in die Leibeshöhle einwandern.
4) **Adulte Kratzer** (s. S. 366), die die Darmwand gelegentlich perforieren und so frei in der Leibeshöhle liegen.

Alle diese Parasiten führen z. T. zu erheblichen Beeinträchtigungen des Allgemeinzustandes und des Marktwertes der Fische. Todesfälle durch Läsionen in wichtigen Organen, Sekundärinfektionen etc. sind nicht selten. Eine **Therapie** ist z. Zt. unbekannt.

9.3.2 Niere

In der Niere zahlreicher Fische finden sich folgende Parasiten in nennenswertem Maße:
A: Einzeller (Protozoa):

---

[9] Bezeichnung für eine mechanische bzw. hormonelle Zerstörung der Gonaden eines Wirts durch Parasitenbefall. Hierbei handelt es sich um eine bei bestimmten «Wirts-Parasitenbeziehungen» regelmäßige (insgesamt relativ häufige) Form des Parasitismus.

1) *Eimeria*-Arten (mit ihren Entwicklungsstadien Schizont, Merozoit, Gamont, Gamet, Oozyste, s. S. 355) parasitieren in den Zellen der Bowman'schen Kapsel, der Nierentubuli oder denen der ausführenden Gänge; sie sind sehr wirtsspezifisch.
   a) *E. scardinii* (bei **Rotfedern**): die kugeligen Oozysten erreichen bis 24 µm im Durchmesser und werden z. T. in Nestern der Bowman'schen Kapsel von Bindegewebe eingeschlossen, so daß 0,3 mm große Granulome entstehen.
   b) *E. leucisci* (bei **Plötzen**): Oozysten messen im Durchmesser etwa 26 µm; sie häufen sich z. T. in den Nierentubuli derartig an, daß diese verstopft werden.

   Die Oozysten der Nierenkokzidien sind relativ dünnwandig und werden meist sporuliert abgesetzt, d. h. sie enthalten bereits die vier Sporozysten mit je zwei Sporozoiten. Als **Symptome der Erkrankung (Kokzidiose)** treten Blutungen infolge flächenhafter Zerstörung von Epithelzellen und Freilegen von Blutgefäßen auf; z. T. extreme Abmagerung und Tod durch aufsteigende Sekundärinfektionen. Eine eingeführte **Therapie** der Fische besteht nicht. Die Bekämpfung zielt auf die Abtötung der Dauerformen: Regelmäßige Trockenlegung und Desinfektion der Teiche (**s.** Kokzidien, Fäzes, S. 358).

2) **Myxosporen-Arten** parasitieren in großer Arten- und Individuenanzahl in der Niere. So ist z. B. *Hoferellus cyprini* von besonderer wirtschaftlicher Bedeutung in **Karpfen**teichwirtschaften. Die typischen (quadratischen), etwa 27 µm langen Sporen, die zwei terminale Polkapseln aufweisen und deren Schale am anderen Pol zwei kurze Fortsätze besitzt, entstehen im Verlauf des Herbst und Winters und befinden sich in Nierenkanälchen, die sie obliterieren (Entwicklung s. *Myxosoma*, S. 381). Die im befallenen Gewebe durch Sporenbildung entstandenen Hohlräume füllen sich mit Exsudat, so daß makroskopisch «gelbe Körper» sichtbar werden. Die schwere Nierenschädigung verursacht Wassersucht (Aszites), Glotzaugen sowie ein Aufstellen der Schuppen. Eine gezielte **Therapie** besteht nicht. Die **Bekämpfung** erfolgt durch Trockenlegung und Desinfektion der Teiche (s. S. Myxosporidien, S. 358). Weitere Myxosporidien (u. a. *Sphaerospora*-Arten, *Leptotheca*-Arten, *Myxoproteus*-Arten) parasitieren in der Harnblase, aber auch in den oberen Nierenkanälchen (Lit. s. Möller, Anders, 1983).

3) *Trichodina*-Arten. Diese Ziliaten (**Abb. 9.18b, d**), die in großer Zahl die Körperoberfläche von Fischen befallen, finden sich häufig auch in der Harnblase.

B: **Mehrzeller (Metazoa)**:
   1) *Sanguinicola*-Eier werden häufig eingekapselt in der Niere angetroffen. Die adulten Saugwürmer leben in den Blutgefäßen (**s. S. 373**).
   2) **Metazerkarien von Trematoden** (u. a. *Posthodiplostomum*-Arten).
   3) **Nematodenlarven**, die von der Leibeshöhle aus eingedrungen sind.

9.3.3 Leber und Milz

In der Leber und Milz finden sich folgende Parasitengruppen in nennenswerter Anzahl:
A) **Einzeller (Protozoa)**:
   1) *Hexamita*-Arten (s. S. 354) insbesondere in der Gallenblase,
   2) **Amoebenabszesse** mit Trophozoiten (s. S. 355),
   3) *Eimeria*-Arten, u. a. *E. metchnikovi* – bei Külingen, *E. cruciata* beim Stöcker = Bastardmakrele,
   4) **Mikrosporidien** (Lebenszyklus, s. S. 358),

---

[10] Lit. s. Möller, H., Anders, K. (1983): Krankheiten und Parasiten der Meeresfische. Verlag Möller, Kiel.

5) **Myxosporidien** in großer Zahl[10], u. a. Arten der Gattungen *Coccomyxa, Alatosporum, Leptotheca, Ceratomyxa* (*C. shasta*: **Ceratomyxosis**), s. S. 357.
B) **Mehrzeller (Metazoa):**
1) **Metazerkarien** von Trematoden (u. a. *Posthodiplostomum*-Arten).
2) **Plerocercoide** von Bandwürmern:
Die Plerocercoide von *Triaenophorus*-Arten werden in der Leber vieler Nutzfische bis zu 2 cm lang und sind vom Wirt in bindegewebige Kapseln (Zysten) eingeschlossen. Adulte leben in räuberischen Fischen und erreichen eine Länge von etwa 30 cm; erster Zwischenwirt sind *Cyclops*- und *Diaptomus*-Arten (Kleinkrebse). Auch die Plerocercoide des Bandwurms *Diphyllobothrium latum*, der als Adultus im Darm von Fischfressern (Mensch, Hund, Katze, s. S. 27) lebt, finden sich häufig in der Leber vieler Fische.
3) **Adulte Nematoden**; u. a. *Capillaria* (syn. *Hepaticola*) *petruschewski* wird als ♂ 6 mm × 20 µm, als ♀ bis 15 mm × 40 µm groß. Als Zwischenwirte können Kleinkrebse (Copepoden und Gammariden) dienen; eine zusätzliche Infektion von Forellen ist auch durch Verfütterung von rohen, infizierten Flußfischen möglich.
4) **Larvale Nematoden.** Diese Stadien, die im Darm von Räubern zu Adulten heranreifen (s. S. 365), können von der Leibeshöhle aus auch in die Leber und Milz einwandern.

9.3.4 Schwimmblase (Wand)

In der Schwimmblase vieler Fische finden sich folgende Parasiten:
A) **Einzeller (Protozoa):**
1) **Amoebenabszesse** nach Auswanderung der vegetativen Stadien aus dem Darm (s. S. 355).
2) **Blutbewohnende Trypanoplasmen** (s. S. 370) können sich nestartig in den Gefäßen der Schwimmblase vermehren und zu lokalen Entzündungen führen.
3) *Eimeria*-**Arten** (u. a. *E. gadi* bei Dorschen) führen zu makroskopisch sichtbaren Nekroseherden und zu einer eitrigen Füllung der Schwimmblase.
4) **Mikrosporidien** (u. a. *Glugea*-Arten) parasitieren die Muskulatur der Schwimmblase und bewirken große Nekroseherde.
5) **Myxosporidien** treten ebenfalls als gelegentliche Parasiten der Schwimmblase auf.
B) **Mehrzeller (Metazoa):**
1) **Nematoden** der Gattung *Cystidicola* (syn. *Fissula*): u. a. *C. farionis* bei Forellen (♂ 10–20 mm, ♀ 11–36 mm lang), *C. cystidicola* (♂ 19–22 mm, ♀ bis 30 mm × 0,4 mm) bei Salmoniden, Döbel etc. und *C. impar* (♂ 12–15 mm, ♀ 23–31 × 0,5 mm) bei Salmoniden, Stichlingen. Die Eier dieser Arten sind durch die typischen fadenförmigen Anhänge gekennzeichnet; sie sind beim Absetzen in den Fäzes meist voll embryoniert und erreichen eine Größe von etwa 50 µm × 20 µm. Als mögliche Zwischenwirte gelten Insektenlarven.
Gegen alle diese Parasiten der Leibeshöhle besteht **keine** befriedigende **Chemotherapie**.

9.3.5 Muskulatur

In der Muskulatur zahlreicher Fische finden sich folgende Parasitengruppen mit einer großen wirtschaftlichen Bedeutung:
A) **Einzeller (Protozoa):**
1) **Zahlreiche Mikrosporidien** (großer Artenreichtum) parasitieren auch in der Muskulatur von **Süßwasser-** und **Meeresfischen**. Sie sind durch relativ kleine (2–7 µm) einker-

nige Sporen mit nur einem aufgewundenen Polfaden gekennzeichnet (**Abb. 9.2**). Die Infektion erfolgt durch Aufnahme von sporenhaltiger Muskulatur anderer Fische oder durch freie Sporen. Im Darm schlüpft der Amoeboid-Keim aus der Schale, sobald sich die Spore mit Hilfe ihres Polfadens festgeheftet hat. Auf dem Blutweg gelangt der Keim in das jeweilige spezifische Organ (Kiemen, Auge, Darmanhänge, Muskulatur, Gonaden, ZNS etc.). Dort dringen sie in Zellen ein und beginnen sich stark zu vermehren. Durch Anhäufung von sog. «Sporenbildungsnestern» entstehen meist große, äußerlich als **Beulen** sichtbare Zysten. Nach Anzahl der aus einem **Pansporoblasten** hervorgehenden Sporen werden verschiedene Gattungen unterschieden. So haben z. B. *Nosema*-Arten nur **eine** Spore, *Glugea*-Arten **zwei**, *Thelohania*-Arten **acht** und die häufigen *Pleistophora*-Arten mindestens **16 Sporen**. Eine gezielte **Therapie** gegen Mikrosporidien, die häufig zu auffälliger Schädigung der Muskulatur (gelblich oder graue käsige Herde vorwiegend in der Außenmuskulatur) führt, besteht nicht. Allerdings können bei Massenbefall die sehr widerstandsfähigen Sporen (bleiben Jahre infektiös) durch Teichdesinfektion reduziert werden (am effektvollsten ist Anwendung von ungeöltem Kalkstickstoff im unbespannten Teich. Vorsichtsmaßnahmen s. Mikrosporidien oder Myxosporidien, Fäzes, S. 357 oder S. 358).

2) **Myxosporidien** treten als insgesamt artenreichste Fischparasiten[11] auch in großer Anzahl in der Muskulatur auf. Die Gattungen werden nach Anzahl (2, 4, 6) und Anordnung ihrer fadenhaltigen Polkapseln unterschieden (**Abb. 9.1b–h**). Da die Vermehrungsphase 2 mm große, vielkernige Plasmodien einschließt und rasch abläuft, können enorme Anhäufungen zu äußerlich sichtbaren Schwellungen (Zysten) auswachsen. Bei den Arten in der Gallenblase oder in der Harnblase werden die Sporen mit den Fäzes freigesetzt; bei den anderen, die in inneren Organen (so Muskulatur, Gehirn, Knochen, s. S. 381) parasitieren, gelangen die Sporen allerdings erst nach dem Tode des Wirts ins Freie. Somit kann hier (wie bei den Mikrosporidien) vermutlich eine Infektion sowohl über freie Sporen als auch sporenhaltige Wirte erfolgen. Die wirtschaftlichen Ausfälle durch deutliche Schädigung der Muskulatur (schwärzlich-käsige Herde) bei Genußfischen ist teilweise groß. Eine gezielte **Chemotherapie** gegen diese Parasiten existiert nicht. Wichtige Gattungen sind: **Myxidium, Myxosoma, Myxobolus, Sphaerospora, Ceratomyxa, Henneguya, Hoferellus, s. S. 381**. Die Sporen der Myxosporidien können im unbespannten Teich mit ungeöltem Kalkstickstoff am wirkungsvollsten abgetötet werden (Details über Anwendung, Konzentration, Vorsichtsmaßnahmen s. Myxosporidien, Fäzes, S. 357).

B) **Mehrzeller (Metazoa):**
1) **Metazerkarien** vieler Trematoden, die als Adulte bei Fischen, Vögeln, Säugern (u. a. beim Menschen) leben. So finden sich u. a. die Metazerkarien von *Posthodiplostomum cuticola* in Muskelzysten (Erreger der Schwarzfleckenkrankheit, **Abb. 9.27**). **Endwirte** sind hier Reiher. Heterophyiden-Metazerkarien (u. a. *Cryptocotyle* in **Heringen** oder *Apophallus* in Cypriniden) können ebenfalls zu schwarzen Flecken führen. Für den Menschen, Hund und Katze (s. S. 22) sind Metazerkarien von *Opisthorchis*-Arten von Bedeutung, da sie diese beim Verzehr roher Fischmuskulatur aufnehmen können.
2) **Plerocercoide** von Bandwürmern der Pseudophyllidea (s. S. 362).
3) **Larven von Nematoden**, die in der Muskulatur, aber auch vielen anderen Organen (s. S. 378) eingekapselt wurden und auf den Verzehr durch Endwirte (s. S. 365) warten.
4) **Parasitische Krebse** u. a. der Gattung *Sphyrion* (♀ bis 6 cm lang) und *Sarcotaces* (in Zysten von 4–8 cm Durchmesser). Diese führen durch teilweise Verankerung oder

---

[11] Die Mehrzahl parasitiert in der Gallen- oder in der Harnblase ihrer Wirte, eine Vielzahl aber auch in inneren Organen (z. B. *Myxosoma cerebralis*, **s. S. 381**).

völlige Einbettung in die Muskulatur zu enormen Zerstörungen und ziehen häufig tödliche Sekundärinfektionen nach sich.

9.3.6 Nervensystem/Knochen

Am Nervensystem/Skelett verursachen folgende Erreger Schäden von wirtschaftlicher Bedeutung:

A) **Einzeller (Protozoa):**
1) **Myxosporidien** sind bei Fischen weit verbreitet, insbesondere *Myxosoma cerebralis*, der Erreger der **Drehkrankheit**. Dieser Parasit verursacht vor allem bei jungen Forellen (die Mortalitätsrate sinkt mit zunehmendem Alter) große wirtschaftliche Schäden. Die Infektion ist in Europa und Nordamerika weit verbreitet und erfolgt vermutlich durch orale Aufnahme von reifen Sporen. Diese sind ovoid, besitzen dicke Rippen an den Schalenrändern und messen etwa 7–9,5 µm × 7–10 µm. Zwei Polkapseln liegen am vorderen Rand; sie umschließen je einen Polfaden in 5–6 Windungen (**Abb. 9.1b,c**). Jede dieser Polkapseln liegt in einer kernhaltigen Polzelle. Daneben enthält die reife

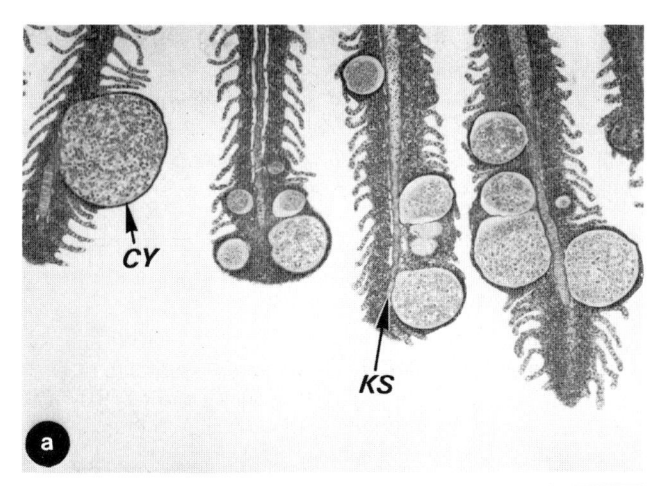

Abb. 9.15: *Myxosoma* sp.; LM-Aufnahmen von Paraffinschnitten durch zystenartige Nester in Kiemenblättchen mit verschiedenen Entwicklungsstadien. Bemerkenswert ist die Befallsdichte. a) × 20 b) × 40

CY = Zystenartiges Nest
ES = Entwicklungsstadien
KS = Knorpelspange
WG = Wirtsgewebe umgibt die Zyste, d. h. die Zyste entsteht offenbar von innen heraus

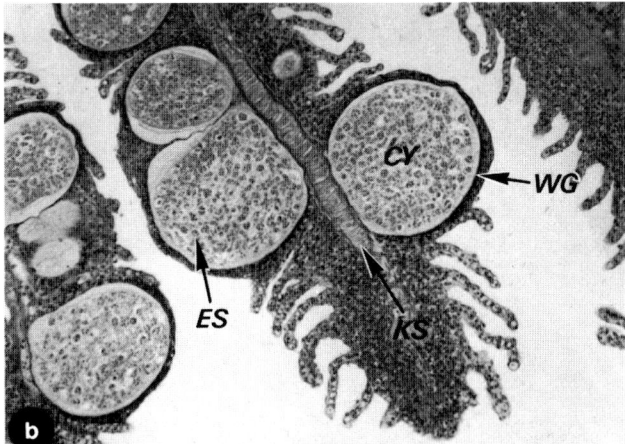

Spore noch das zweikernige Sporoplasma sowie die beiden Schalenbildungszellen, so daß hier die Spore vom «protozoären Bauplan» abweicht. Nachdem das Sporoplasma (Trophozoiten) im Darm freigeworden und via Blut in die Knorpel, besonders des Kopfes gelangt ist (sind), kommt es dort zu einer ungeschlechtlichen Vermehrung (durch Knospung von einem vielkernigen Plasmodium). In den Tochterplasmodien erfolgt (unter Differenzierung von generativen und somatischen Kernen) die Ausbildung von Pansporoblasten, die bei *M. cerebralis* je zwei Sporen bilden (**Abb. 9.15**). Die gesamte Entwicklung dauert ca. 8–12 Monate. Die ersten Symptome der Drehkrankheit sind ca. 5–7 Wochen nach der Infektion zu beobachten: kreisförmiges Drehen (Schwanzjagen) und Schwarzfärbung der hinteren Körperpartie. Es folgen Gleichgewichtsstörungen, verbildete Kiefer und Verformungen des Kopfes. Die **Infektion** greift später auf die Wirbel über, so daß Verformungen der Wirbelsäule und auch sympathische Nervenschädigungen manifest werden; die Mortalität (auch durch Sekundärinfektionen bedingt) ist relativ hoch. Die Sporen, die nach der Bildung im Knorpel noch etwa 4 Monate reifen müssen, können in Fischen aber auch im Freien jahrelang infektiös bleiben.

Zur **Bekämpfung** von *M. cerebralis* wurden einige systemisch wirksame Substanzen (z. B. **AZETARSOL**; **FURAZOLIDON**) versuchsweise eingesetzt und ihr Effekt als vielversprechend bezeichnet[12]. Am wirkungsvollsten ist jedoch die Desinfektion der unbespannten Teiche mit Kalkstickstoff (Anwendung, Dosierung und Vorsichtsmaßnahmen s. Mikrosporidien, Fäzes, S. 357). Die im Frühjahr und Herbst durchzuführende Desinfektion tötet offensichtlich einen großen Teil der Sporen effektvoll ab. Als natürliches Reservoir der *Myxosoma*-Sporen sollen Bachforellen fungieren.

2) *Trypanoplasma (Cryptobia)*-**Arten** (s. S. 370) können sich in Blutgefäßen, aber auch im interstitiellen Liquor in großer Anzahl anhäufen und infolge ihrer Stoffwechselprodukte Intoxikationen hervorrufen.

3) *Trypanosoma*-**Arten** (s. S. 371) treten ebenfalls im Liquor und Gehirn auf, verursachen im allgemeinen jedoch keine auffälligen Symptome.

B) **Mehrzeller (Metazoa):**
1) Metazerkarien mehrerer Trematoden-Arten (z. B. *Diplostomum*-Arten), die sich in Wasservögeln zu adulten Saugwürmern entwickeln. Auch hier besteht keine befriedigende Chemotherapie. **Versuchsweise:** Bäder mit **PRAZIQUANTEL**.

---

[12] Hoffman L. D. and Meyer F. P. (1974): Parasites of freshwater fishes, a review of their control and treatment, T. F. H., Publications, Neptune, New York.

9.4 Parasiten der Körperoberfläche

9.4.1 Haut

A) **Einzeller (Protozoa):**
  1) **Flagellaten**
      a) *Ichthyobodo* (= *Costia*)-Arten, werden 10–20 µm × 6–10 µm groß, sind von nierenförmiger Gestalt und besitzen zwei Geißeln (**Abb. 9.16a,b**). Bekämpfung mit **Fuchsonimoniumfarbstoff**, der als Desinfektionsmittel mit guten Erfolg verschiedene Fischparasiten vernichtet. Der Farbstoff ist unter mehreren Trivialbezeichnungen (**Malachitgrün**, Solidgrün, Viktoriagrün, Chinagrün, Bittermandelgrün) im Handel erhältlich. Dosierung 1,5 g/10 m³ für Karpfen und Forellen (Teich); oder Kurzzeitbad (15 min) mit **Formalinzusatz** (1 : 1000) für Forellen und Aale; oder Bad in **Kochsalz** (1 h) 15 g/l: Karpfen, Schleien; 20 g/l: Forellen oder Tauchbad (Forellen): 60–80 g/l Wasser.
      b) *Oodinium*-Arten (**Dinoflagellata**) werden bis 150 µm × 70 µm groß und sind nur mit Hilfe von haarförmigen Ausläufern in der Haut befestigt (**Abb. 9.16c**).
      Als Anzeichen eines **Befalls** treten Trübungen der Haut (samtartig, blau graue Färbung) auf. Für Meereszierfische wird **Behandlung** mit Exoramid® o. Dinoramid®

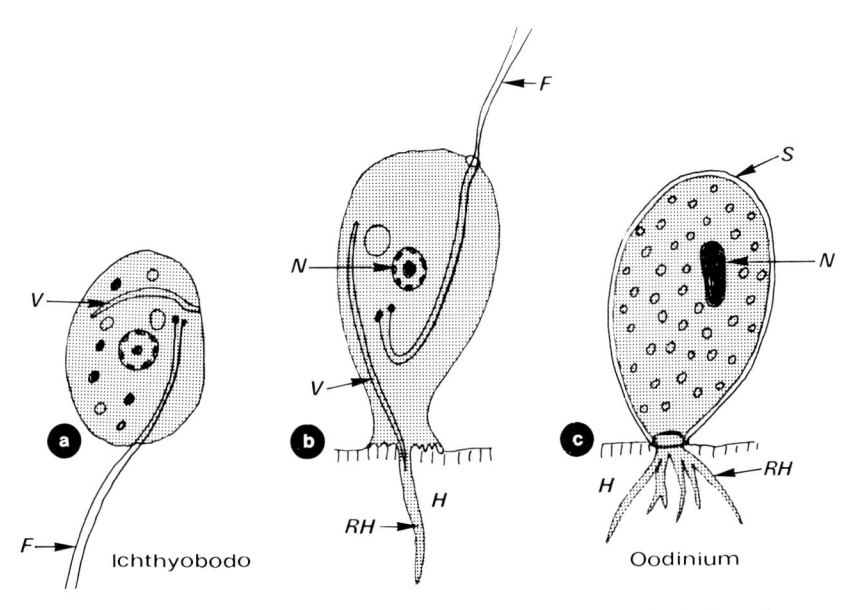

Abb. 9.16: Schem. Darstellung hautpenetrierender Flagellaten (nach Reichenbach-Klinke und Originalen).

a, b) *Ichthyobodo* (syn. *Costia*) *necatrix*, der kleine Hauttrüber; freischwimmende Form (a) und festgeheftete (b). a) × 1500 b) × 2000
c) *Oodinium* sp., dieser Dinoflagellat hat sich mit rhizopodienartigen Ausläufern in der Haut (H) verankert. × 200

F = Flagellen, Geißel   RH = Rhizopodienartige Ausläufer
H = Haut   S = Schale
N = Nucleus, Kern   V = Versteifungselemente

empfohlen. Die Vernichtung der Parasiten kann auch mit anderen desinfizierenden Bädern durchgeführt werden: **CHININ**hydrochlorid 1,5 g/100 l Wasser (2–3 Tage) Kochsalz 3,5% (1–3 min), Kupfersulfat (200 mg/100 l Wasser) oder **TRYPAFLAVIN** 1 g/100 l Wasser (2–12 h).

2) **Ziliaten:**

   a) *Ichthyophthirius multifiliis*, Erreger der «**Weiße-Pünktchen-Krankheit**», oder «**Grieskornkrankheit**»; dieses Krankheitsbild wird durch einen Rasen von Parasiten in Unterhaut und Kiemen hervorgerufen (**Abb. 9.17a**). Der Befall der Fische erfolgt durch 15–40 µm große Schwärmer (**Abb. 9.17b, c**), die binnen 96 h einen Wirt finden müssen. Nachdem diese Schwärmer mit Hilfe von Enzymen in die Unterhaut eingedrungen sind, wachsen sie dort zu 100–1000 µm großen Trophozoiten (**Abb. 9.17a**) heran (diese lassen die Haut weiß-gepunktet erscheinen!). Die Trophozoiten verlassen die Haut wieder, schwimmen in langsamen Spiralen und enzystieren sich am Grunde der Gewässer. Innerhalb dieser Zysten entstehen dann bis zu 1000 Schwärmer, die auch als Tomiten bzw. Theronten bezeichnet werden und neue Wirte befallen.

   Krankheitszeichen sind: Atembeschwerden (bei starkem Befall der Kiemen), starke Abmagerung durch Nahrungsentzug und schließlich Mortalität (diese ist recht hoch bei **Brut-** und **Jungfischen**.

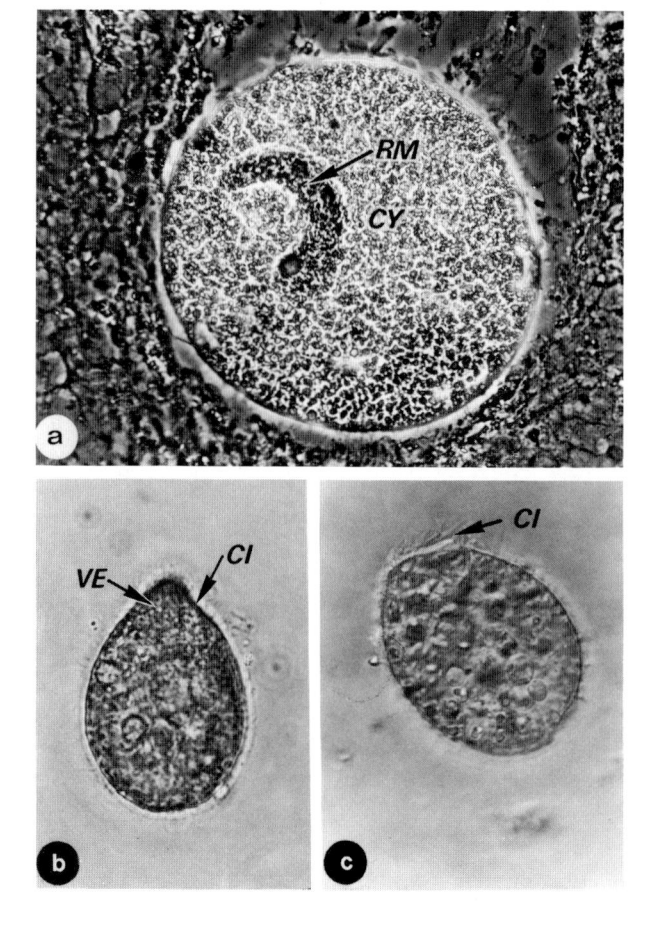

Abb. 9.17: *Ichthyophthirius multifiliis;* Erreger der Weißpünktchenkrankheit; LM-Aufnahmen.
a) Trophozoit × 60
b, c) Schwärmer aus den Zysten. × 1000

CI = Zilienkranz
CY = Zytoplasma des Trophozoiten in der Haut
RM = Reste des Makronucleus
VE = Vorderende

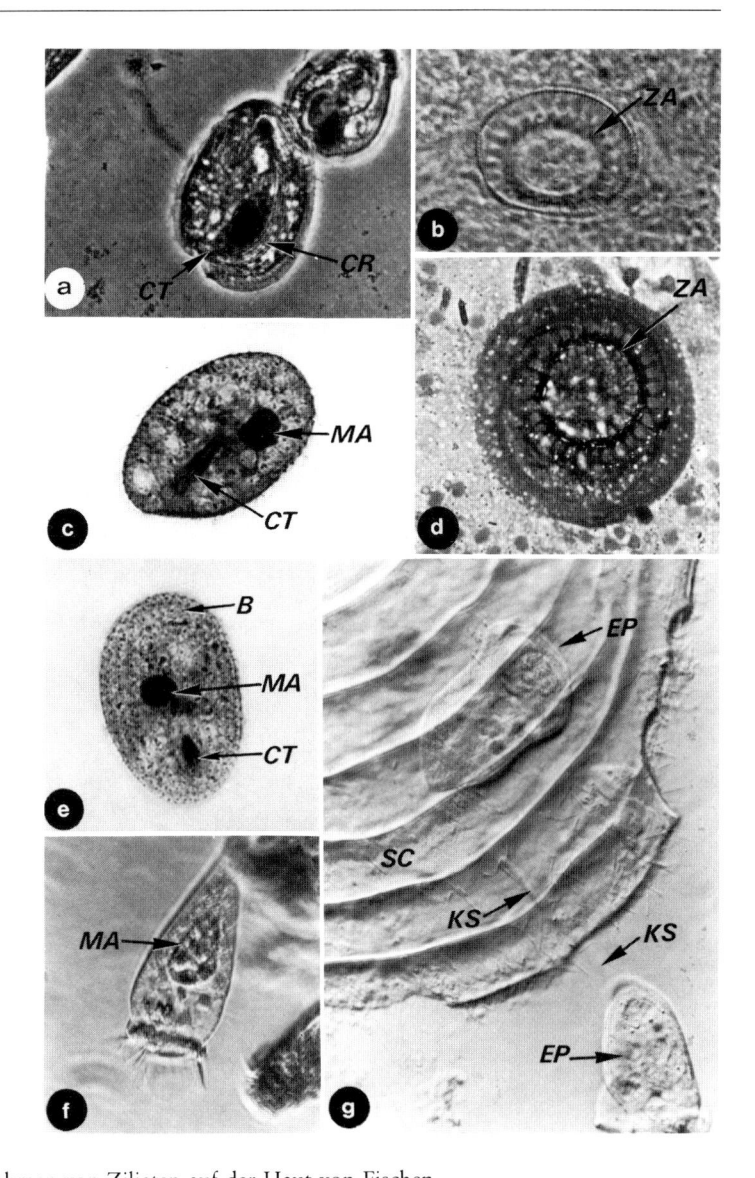

Abb. 9.18: LM-Aufnahmen von Ziliaten auf der Haut von Fischen.
a)   *Chilodonella cyprini*; Frischpräparat von der Haut des Karpfens. × 800
b)   *Trichodina* sp.; Frischpräparat von Haut einer Forelle. × 250
c, e) *Chilodonella* sp.; silber-gefärbte Dauerpräparate zeigen die Basalapparate der Zilien. × 800
d)   *Trichodina* sp.; gefärbtes Dauerpräparat zeigt den typischen Zähnchenkranz (ZA). × 350
f)   *Glossatella* sp. (Peritricha); Haut eines Karpfens. × 400
g)   *Epistylis* sp. (Peritricha); auf einer Schuppe (SC). × 400

B	= Basalapparat	KS	= Kontraktiler Stiel
CR	= Cilienreihen	MA	= Makronukleus
CT	= Cytostomkanal	SC	= Schuppe
EP	= *Epistylis*-Organismus (sitzt auf einem Stiel)	ZA	= Zähnchenapparat

b) *Trichodina*-Arten (und Verwandte) sind dorso-ventral stark abgeflachte Ziliaten (**Abb. 9.18b,d**), die sich durch adorale Wimpernkränze und einen Zähnchenapparat auszeichnen; sie sitzen häufig auf geschwächten Fischen, bohren gelegentlich Hautgänge und erreichen einen basalen Durchmesser von 70–90 µm. Als Anzeichen eines Befalls können auftreten: flächige Rötungen, Hauttrübungen, selten Knötchen.

c) *Chilodonella*-Arten werden bis 35×15 µm groß, finden sich häufig auf Kiemen und Haut von Süßwasserfischen und führen bei dichtem Befall zu einer deutlichen Hauttrübung = sog. ‹**Hälterkrankheit**› durch *C. cyprini* («großer, herzförmiger Hauttrüber» (**Abb. 9.18c,e**), der bis zu 63 µm groß wird, schädigt die Oberhaut: Ablösen der Haut bes. bei Jungfischen).

Bekämpfung der Ziliaten: Es können verschiedene Desinfektionsmittel eingesetzt werden (Formalin, Kaliumpermanganat, Chinin, Trypaflavin). Zur Vernichtung der Erreger der **Grießkörnchenkrankheit** hat sich **Malachitgrün** bewährt: Teich (1–1,5 g/10 m^3: Karpfen, Forellen, Aale, Wiederholung 3 mal im Abstand von 2–3 Tagen); **Langzeitbad** (2–4 mg/10 l über 6 Tage beim Karpfen; 0,5 mg/10 l über 10 Tage bei Forelle und Aal).

d) **Peritriche Ziliaten:** Hierzu gehören eine Reihe von Hauptparasiten, die allerdings bei sonst gesunder Haut nur geringe Schäden verursachen.
Glossatella-Arten (**Abb. 9.18 f**), *Carchesium*-Arten und *Epistylis*-Arten (**Abb. 9.18g**) sind dabei am verbreitesten. Der **Befall** erfolgt durch Schwärmer; als **Therapie** werden Bäder (3% NaCl-Lösung; Malachitgrün 1 : 15 000) für 1 h empfohlen.

3) **Mikrosporidien und Myxosporidien** verursachen sog. **Knötchenkrankheit** bes. bei Karpfen und Schleien (s. auch andere Organe S. 356, Bekämpfung s. Fäzes S. 357 bzw. S. 382).

B) **Mehrzeller (Metazoa):**
1) **Monogene Trematoden** (**Abb. 9.19; 9.20**), s. Kiemen S. 389.
2) **Metazerkarien** zahlreicher Trematoden (s. S. 295, 359) führen häufig zu schwarzen Flecken, ovalen Knötchen, Trübungen, Ablassungen im befallenen Bereich (**Abb. 9.21**). **Chemotherapie** unbekannt.
3) **Blutsaugende Egel** (Hirudineen, **Abb. 9.22**). Viele Arten saugen mehr oder minder lange Blut und können daher Erreger (s. S. 370 ff.) übertragen. Die Saugstellen sind zunächst punktuell gerötet, können aber Anlaß zu Hautentzündungen und großflächiger Schleimbildung sein. **Bekämpfung** im Teich mit Masoten® (1 g/1,5–4 m^3). Regelmäßige Desinfektion mit Branntkalk (s. S. 358).
4. **Parasitische Krebse:** Im wesentlichen gehören die zahllosen und außerordentlich vielgestaltigen Parasiten zu vier Ordnungen[13]:
   a) Amphipoda (Flohkrebse) nur wenige Arten bei Fischen
   b) Branchiura (Fischläuse; **Abb. 9.23**) saugen Blut und übertragen dabei Erreger, **s. S. 370 ff.**
   c) Isopoda (Asseln) saugen meist auf Meeresfischen Blut und Lymphe.
   d) Copepoda (Ruderfußkrebse) sind besonders formenvielfältig (**Abb. 9.24**), auch sie übertragen Erreger, s. S. 373.

---

[13] Siehe u. a. Reichenbach-Klinke, H. H. (1980): Krankheiten und Schädigungen der Fische. Fischer, Stuttgart *und* Möller, H., Anders, K. (1983): Krankheiten und Parasiten der Meeresfische. Möller, Kiel.

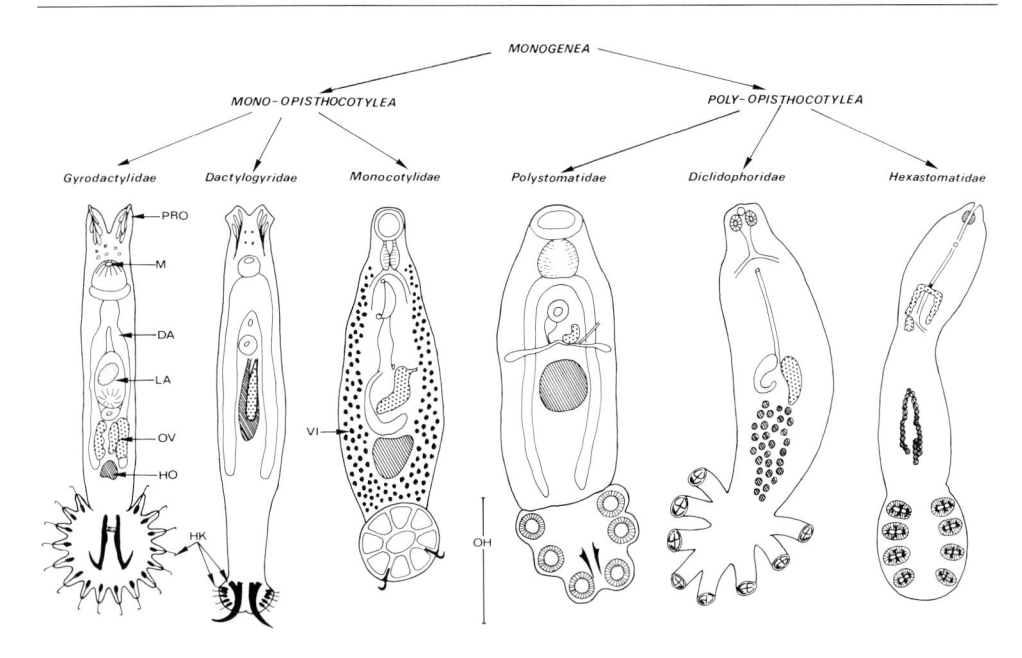

Abb. 9.19: Schem. Darstellung der Vertreter verschiedener Familien der Monogenea und ihrer system. Verwandtschaft.

DA = Darm	LA = Larve	OV = Ovar
HK = Haken	M = Mund	PRO = Prohaptor
HO = Hoden	OH = Opisthaptor	VI = Vitellarium, Dotterstock

Als **Folgen** eines starken **Befalls** treten extreme Schwächungen (evtl. Tod) auf; Hautreizungen können Ausgangspunkt für Pilzinfektionen sein. Zur **Bekämpfung** von Monogeneen *(Dactylogyrus Gyrodactylus)* und Krebsen *(Argulus, Ergasilus, Lernaea)* wird Masoten® empfohlen: 1 g/2 m³ H$_2$O. **Achtung:** Wartezeiten und Vorsichtsmaßnahmen des Herstellers (Bayer AG) beachten (s. auch *Trypanoplasma* S. 370)! Monogenea ließen sich im weiteren (experimentell) schnell durch Bäder in **PRAZIQUANTEL**-haltigem Wasser (1–3 h; 10 mg/l H$_2$O bei 22 °C) bekämpfen[14].

9.4.2 Kiemen

Wegen der guten Durchblutung sind die Kiemen für Parasiten besonders attraktiv, so daß viele Ektoparasiten hier zu finden sind:
A) **Einzeller (Protozoa):**
  1) **Flagellata**, s. S. 383.
  2) **Myxosporidien** u. a. der Gattungen *Myxobolus, Myxidium, Myxosoma* führen zu makroskopisch sichtbaren, bis zu stecknadelkopf-großen Knötchen (**Knötchenkrankheit**). Sie enthalten zahlreiche Sporen oder Bildungsstadien (**Abb. 9.1b–h**). Bekämpfung s. Fäzes S. 358.

---

[14] Siehe: Schmahl, G., Mehlhorn, H. (1985): Treatment of fish parasites: 1. Praziquantel effective against Monogenea. Z. Parasitenkd. 71: 727–737.

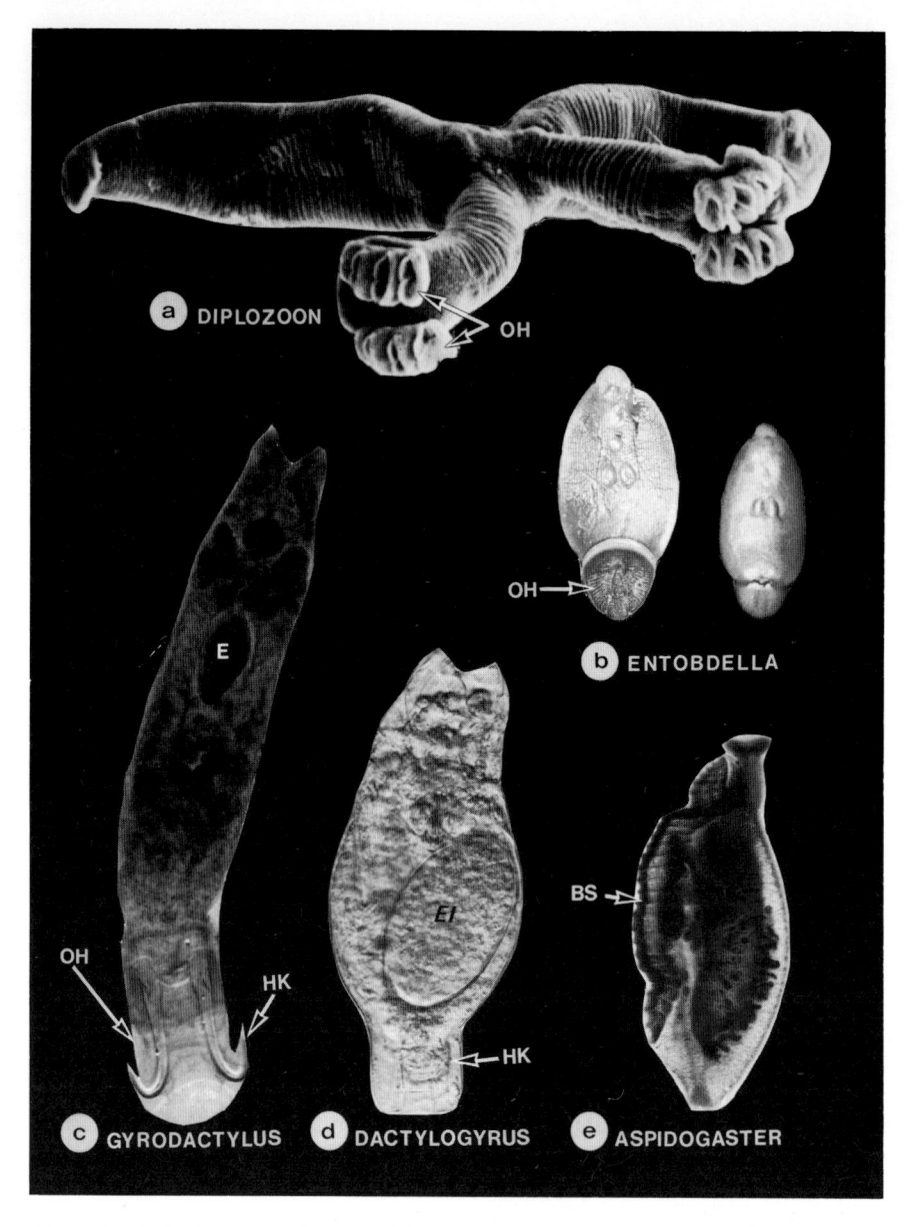

Abb. 9.20: Aufnahmen verschiedener Monogenea und einer Art der Aspidobothrea. Das Vorderende von *Gyrodactylus elegans* ist zweizipflig, das von *Dactylogyrus vastator* vierzipflig.   a = REM   b–e = LM-Aufnahmen.
a) × 20   b) × 5   c) × 200   d) × 50

BS = Bauchsaugscheibe
E = Embryo
EI = Ei
HK = Haken des OH
OH = Opisthaptor

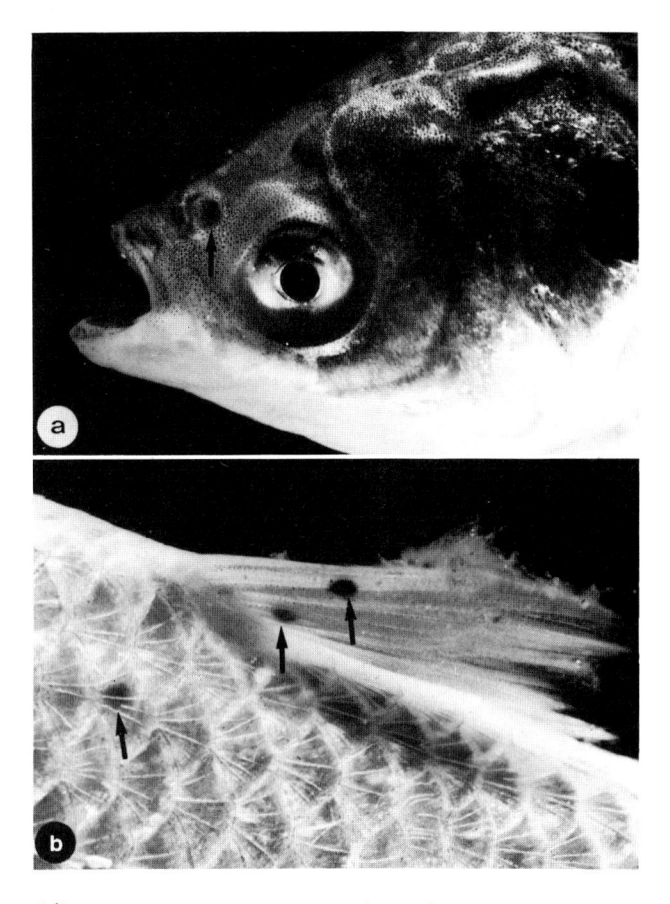

Abb. 9.21: *Posthodiplostomum* sp.; Metazerkarien (Pfeile) führen bei einer Brasse zu Pigmentflecken (= sog. Schwarzfleckenkrankheit). × 1

3) Einige Arten der **Mikrosporidien** (z. B. *Nosema*-Arten), Bekämpfung s. Fäzes S. 358.
4) **Ziliaten**, z. B. *I. multifiliis, C. cyprini, Trichodina-, Trichodinella-, Tripartiella-* und *Dipartiella*-Arten (**Abb. 9.18**); Bekämpfung s. Haut S. 384 ff.

B) **Mehrzeller (Metazoa):**
1) **Monogene Trematoden.** Die Artenzahl wie auch die Formenvielfalt ist sehr groß. Mit Hilfe der verschiedenen Halteapparate (**Abb. 9.19; 9.20**) sind sie auf den Kiemen verankert (als gelbbraune, weißliche eben mit dem Auge noch sichtbare Würmer). Sie sind Zwitter und setzen ihre hellbraunen, mit langen Haftfäden versehenen Eier in den Kiemen ab. Die schlüpfende Larve (Oncomiracidium) entwickelt sich direkt (ohne eingeschaltete Vermehrung) zu Adulten. Insbesondere in dicht besetzten, gewärmten Hälteranlagen können sie in enormen Zahlen auftreten und infolge von Schwellungen und Sekundärinfektionen zum Tode der Fische führen. Die **Bekämpfung** dieser Monogenea bei Teichhaltung ist völlig unbefriedigend, bei Aquariumshaltung bzw. im Tank möglich (**PRAZIQUANTEL: 10 mg/1 l H$_2$O für 1–3^h**)[14].
2) **Adulte, digene Trematoden** der Art *Azygia lucii*, die meist im Darm ihrer Wirte (s. S. 359) auftreten, sitzen unter dem Kiemendeckel und erscheinen rötlich.
3) **Adulte Nematoden** der Gattung *Philometra*, die häufig in den Blutgefäßen (s. S. 375) anzutreffen sind und infolge ihres mit Blut gefüllten Darms rötlich-braun erscheinen.
4) **Parasitische Kleinkrebse** in großer Zahl und Formenvielfalt (**Abb. 9.24**), s. S. 386.

---
[14] Siehe Fußnote S. 387.

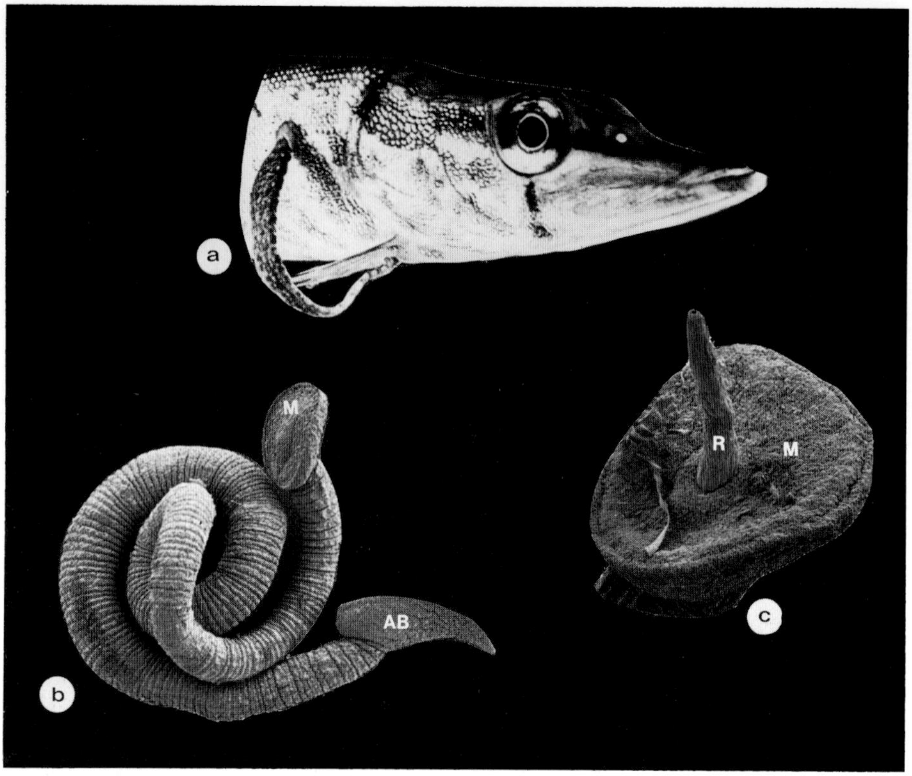

Abb. 9.22: *Piscicola geometra;* Fischegel.
a) Egel an einem Hecht festgeheftet (Makro-Aufnahme). × 1
b, c) REM-Aufnahmen. Der Egel besitzt je einen Mund- (M) und einen Abdominalsaugnapf (AB). Der Rüssel (R) kann vorgestülpt werden. b) × 7   c) × 45

9.4.3 Auge

Im Auge treten u. a. folgende Parasiten auf:
A) **Einzeller (Protozoa):**
   Myxosporidien (u. a. der Gattung *Myxobolus;* **Abb. 9.19**) können zu einer Trübung der Cornea führen (**Bekämpfung** s. Fäzes **S. 357, 358**).
B) **Mehrzeller (Metazoa):**
   Metazerkarien von u. a. *Diplostomum*-Arten. Diese larvalen Trematoden, die als Endwirte Möwen bevorzugen (1. Zwischenwirt *Lymnaea*-Arten), bewirken in Europa den sog. Wurmstar bei vielen Nutzfischen. Eine **Therapie** ist unbekannt.

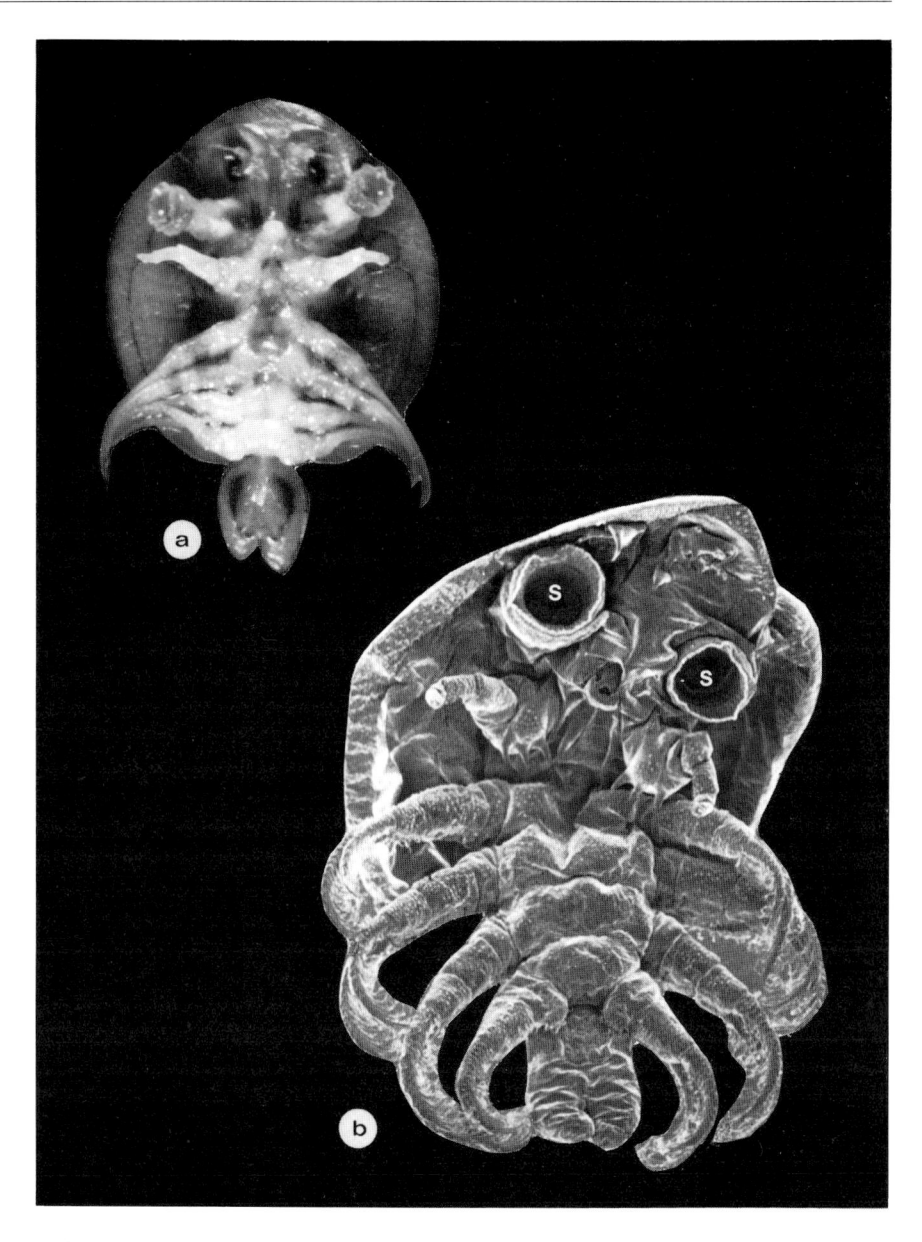

Abb. 9.23: *Argulus foliaceus;* Karpfenlaus von ventral; charakteristisch ist, daß die Maxillen I zu Saugnäpfen (S) umgebildet sind.
a) LM-Aufnahme. × 6
b) REM-Aufnahme. × 12

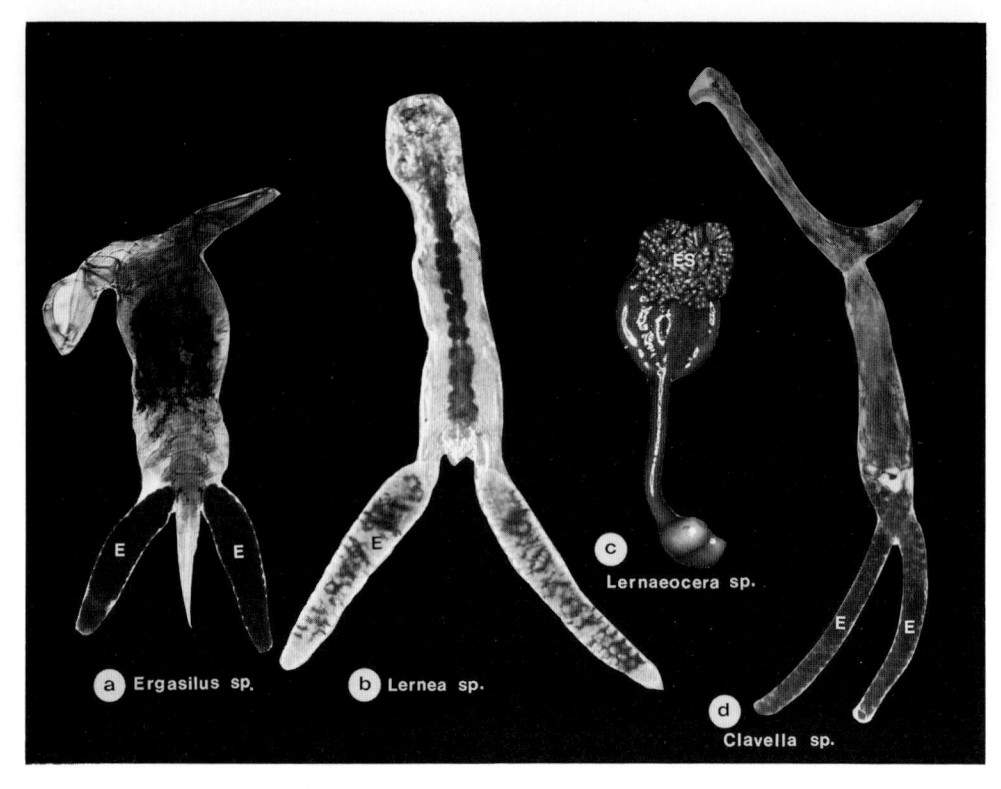

Abb. 9.24: LM-Aufnahmen der Weibchen verschiedener parasitischer Copepoden.
a) × 10
b) × 20
c) × 2
d) × 15

E = Eiballen
ES = Eischnüre

10. Parasiten der Reptilien[1] und Amphibien

INHALT

10.1 Stadien im Darm/in den Fäzes 393
10.2 Stadien im Blut 407
10.3 Stadien in inneren Organen 410
    10.3.1 Muskulatur 410
    10.3.2 Leber 410
    10.3.3 Niere 412
    10.3.4 Atemwege 412
10.4 Parasiten der Körperoberfläche 417

10.1 Stadien im Darm/in den Fäzes

1. Stadien sind makroskopisch sichtbar 2
— Stadien sind nur mikroskopisch, evtl. erst nach Anreicherung in ausreichender Anzahl anzutreffen 5
2. Parasiten sind im Querschnitt drehrund 3
— Parasiten sind dorso-ventral stark abgeflacht 4
3. Vorderende mit vorstülpbarem, zähnchenbesetztem Rüssel (**Abb. 9.9; 9.10**) . . . . **Acanthocephala (Kratzer), s. S. 406**
— Vorderende ohne derartigen Rüssel . . . . . . **Fadenwürmer (Nematodes), s. S. 404**
4. Stadien sind bandförmig, evtl. äußerlich gegliedert . . **Bandwürmer (Cestodes), s. S. 402**
— Stadien mit einem oder zwei, hakenlosen bzw. nicht untergliederten Saugnäpfen (**Abb. 10.5**) . . . . **Digene Saugwürmer (Trematodes), s. S. 401**
— Stadien mit einem auffällig großen, untergliederten oder hakenbewehrten hinteren Saugnapf (**Abb. 9.19**) . . . . **Monogene Trematoden, s. S. 412**
5. Stadien in frischen Fäzes sind beweglich oder lassen (nach Anwendung von Anreicherungsverfahren) Bewegungsorganelle erkennen 6
— Stadien sind in frischen Fäzes unbeweglich 8

---

[1] In Anbetracht der zahlreichen importierten Reptilien und Amphibien würde eine generelle Gattungs- oder gar Artendarstellung die Zielsetzung dieses Buches übersteigen. Es werden deshalb in vielen Fällen bedeutsame pathogene Parasiten nur summarisch (in Gruppen) abgehandelt und entsprechende Therapievorschläge gemacht, zumal die zur Verfügung stehenden Präparate oft ein breites Wirkungsspektrum besitzen und folglich Parasiten aus verschiedenen Gattungen schädigen. Detaillierte Artenbeschreibungen (in Englisch): 1. Frank, W. (1981): Endoparasites. In: Diseases of Reptiles, Eds. Cooper, J. E., Jackson, O. F. p. 291–358, Academic Press, London, 2. Frank, W. (1984): Nonhemoparasitic Protozoons. In: Diseases of Amphibians and Reptiles. Ed. Hoff, G. L. and Frye, F. L., Plenum Publishing Co. 3. Gans, C. (1978): Biology of the Reptilia, Vol. 8, Physiology B (Gans, K. A.), Academic Press, London.
Ebenso sind deutschsprachige und praxisnahe Bücher zur Herpetofauna vorhanden, z. B. 1. Marcus, L. C. (1983): Amphibien und Reptilien in Heim, Labor und Zoo. F. Enke-Verlag, Stuttgart. 2. Nietzke, G. (1969): Die Terrarientiere 1. Bd., Eugen Ulmer Verlag, Stuttgart. 3. Isenbügel, E., Frank, W. (1985). Heimtierkrankheiten. Ulmer Verlag, Stuttgart.

6. Bewegungen erfolgen mit Hilfe von Zilien oder Geißeln 7
— Mobilität mit Hilfe von Pseudopodien (kriechend-fließende Fortbewegung) . . . .
. . . . Amoeben, s. S. 396
— Bewegung der wurmförmigen Stadien ist schlängelnd . . . .
. . . . Larven von Lungenwürmern, s. S. 413
7. Bewegungen mit Hilfe von wenigen (2–8) Flagellen (**Abb. 10.1**) . . **Flagellata**, s. S. 395
— Bewegung mit Hilfe von freien Zilien oder Zilienbändern (**Abb. 10.3; 10.4**) . . . .
. . . . **Ciliata**, s. S. 400 oder **Opalinida**, s. S. 401
8. Eiförmige Stadien enthalten eine Larve 9
— Stadien ohne deutliche Larve 14
9. Larve kugelig, weist 6 Haken auf (vergl. **Abb. 9.4d–f**) . . . .
. . . . Eier einiger Bandwürmer, s. S. 402
— Larve anders 10
10. Larve mit Extremitäten 11
— Larve ohne deutliche Klauen, Beine 12
11. Ei ovoid, max. etwa 90 μm × 40 μm groß, Larve mit 4 klauenbewehrten Hakenextremitäten (**Abb. 10.15c**) . . . . Eier der Pentastomiden (= Zungenwürmer), s. S. 416
— Eier meist länglich, über 100 μm lang, Larve mit 6 gegliederten Beinen (vergl. **Abb. 7.12h**)
 Eier von Milben der Körperoberfläche, die beim Knabbern in den Darm gelangt sind,
. . . . s. S. 417
12. Larve mit terminalen Zähnchen, Dornen etc., Eischale relativ dick (vergl. **Abb. 7.8h,i;
9.10b,c**) . . . . Eier der Acanthocephala (Kratzer), s. S. 406
— Larve anders 13
13. Larve wurmförmig (**Abb. 10.6**) . . . Eier einiger Nematoden (Fadenwürmer) s. S. 404
— Larve mit Zilienkranz (vergl. **Abb. 6.2d**) . . . .
. . . . Eier einiger Trematoden (Saugwürmer), s. S. 401
14. Eiförmige Stadien mit einem Deckel (vergl. **Abb. 9.4b, 10.6a**) . . . .
Unembryonierte Eier[2] von pseudophylliden Bandwürmern und einigen Trematoden-Arten, ... s. S. 401, 402
— Eiförmige Stadien ohne Deckel 15
— Eischale mit Fortsätzen (evtl. fadenartig) . . Eier von monogenen Trematoden, s. S. 412
15. Stadien sind relativ klein (meist unter 30 μm) mit dünnen, stets glatten Wänden 17
— Stadien über 30 μm lang 16
16. Eier enthalten 2 oder mehrere deutlich sichtbare Blastomeren (**Abb. 10.6**) . . . .
. . . . Eier von einigen Nematoden (die unembryoniert abgesetzt werden), s. S. 404
— Eier sind groß (über 100 μm) lang; ihr Inhalt erscheint als feiner Gries (vielzelliger Embryo)
. . Eier von Milben der Körperoberfläche mit noch undifferenzierter Larve, s. S. 417
17. Die eiförmigen Stadien enthalten ein ± kugeliges, einkerniges Zytoplasma in einer hyalinen Flüssigkeit (**Abb. 10.2f**) . . Unsporulierte Oozysten von Kokzidien, s. S. 399
— Der Inhalt erscheint anders 18
18. Im Innern sind deutlich 2 Sporozysten mit je vier Sporozoiten zu erkennen (vergl. **Abb. 2.11l**) . . . . Sporulierte Oozysten der Sarkosporidien, s. S. 399
— Inhalt erscheint anders 19

---

[2] Die exakte Gruppenzugehörigkeit kann durch den Nachweis von Proglottiden erbracht werden. Die Verbringung von derartigen Eiern in eine «feuchte Kammer» induziert die Bildung einer Miracidium-Larve (Trematoden) oder eines Coracidiums (Pseudophyllidea).

19. Im Innern erscheinen vier Sporozysten mit je zwei Sporozoiten (**Abb. 10.2g**) . . . .
 . . . . **Sporulierte Oozysten der Eimerien, s. S. 399**
— Inhalt erscheint anders 20
20. Im Innern der eiförmigen Stadien liegen 4 oder 8 bananenförmige Stadien (Sporozoiten)
 21
— Inhalt erscheint anders 22
21. Eiförmige Stadien sind extrem klein (5–8 µm) und enthalten vier undeutliche Sporozoiten
 (**Abb. 5.1b**) . . . . **Oozysten der Kryptosporidien, s. S. 399**
— Wand der Oozysten ist relativ dünn im Innern liegen 8 freie (= ohne Sporozysten)
 Sporozoiten[3] . . . . **Oozysten der *Schellackia*-Arten, s. S. 399**
— Eiförmige Stadien messen etwa 10–16 µm; enthalten vier deutliche Sporozoiten und einen
 Restkörper (**Abb. 10.2e**). . . . . **Sporozysten der Sarkosporidien, s. S. 399**
22. Gebilde sind ± kugelig, enthalten 1–4 kugelige Kerne mit je einem kleinen ± zentralen
 Nukleolus (Karyosom, **Abb. 10.2c,d**) . . . . . **Zysten der *Entamoeba*-Arten s. S. 396**
— Gebilde sind ± ovoid, enthalten 4 ovoide Kerne und deutlich sichtbare filamentöse
 Gebilde (**Abb. 10.2a**) . . . . . . **Zysten von *Giardia*- und *Hexamita*-Arten, s. S. 395**

Flagellata

1. **Geographische Verbreitung:** Weltweit, in der Regel apathogene Bewohner des Darmes.
2. **Arten:** Von den zahlreich beschriebenen Flagellaten sind einige Arten folgender Gattungen erst nach Massenbefall gelegentlich pathogen:
    a) *Hexamita:* Zweikernige Trophozoiten mit 8 Geißeln (sechs nach vorn gerichtet, zwei nach hinten) sind z. B. bei *H. parva* der Schildkröten 4–9 × 1–2 µm groß (vergl. **Abb. 9.12a**); Zysten vierkernig; Trophozoiten leben frei im Lumen des Darms, aber auch in den Gallengängen und im Nierensystem.
    b) *Giardia* (syn. *Lamblia*): Trophozoiten (**Abb. 10.2a**) besitzen neben 8 Geißeln (in anderer Anordnung als bei *Hexamita*) zwei Kerne sowie einen ventralen Diskus, mit dessen Hilfe sie sich am Epithel fest verankern (vergl. **Abb. 5.2a**).
    c) **Trichomonaden** mit 3–5 Geißeln (Gattungen *Trichomitus*, *Tetra-* und *Tritrichomonas* (vergl. **Abb. 10.1**).
3. **Symptome der Erkrankung:** Im allgemeinen inapparent! Bei Massenbefall gelegentlich Irritationen des Verdauungs- bzw. Exkretionssystems; Gewichtsverluste und Verhaltensänderung können die Folge sein.
4. **Diagnose:** Nachweis der beweglichen Trophozoiten in frischen Fäzes bzw. Schleimhautabstrichen bei Sektionen.
5. **Infektionsweg:** Oral, durch Aufnahme von Zysten (a,b) oder vegetativen Stadien aus frischen Fäzes (a–c).
6. **Prophylaxe:** Regelmäßige Entfernung der Fäzes aus Terrarien.
7. **Inkubationszeit:** In der Regel inapparent, gelegentlich unklare Symptome.
8. **Präpatenz:** Variabel (s. o.).
9. **Patenz:** Evtl. lebenslang.
10. **Therapie:** In der Regel wegen inapparenten Verlaufes nicht notwendig. Bei Massenbefall und unklaren Symptomen orale Verabreichung (Schlundsonde) von 5-Nitroimidazolen: **METRONIDAZOL** (Clont®, Flagyl®) 160 mg/kg oder **DIMETRIDAZOL** (Emtryl®) 40 mg/kg an 5–6 aufeinanderfolgenden Tagen.

---

[3] Sie werden bereits im Darm frei und dringen in die Darmwand ein, um schließlich Erythrozyten zu befallen!

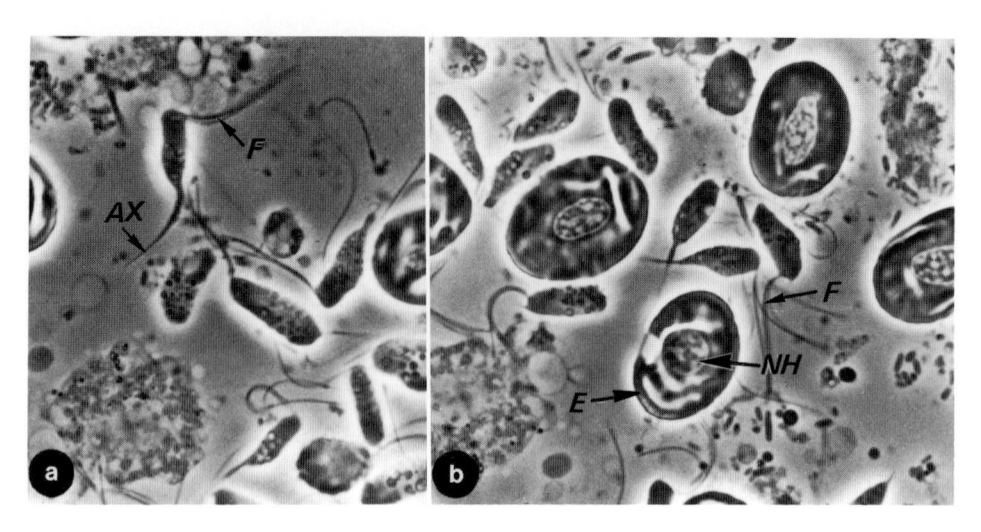

Abb. 10.1: LM-Aufnahmen von Trichomonaden in den Fäzes (a) bzw. in einer Darmläsion (b) eines Warans. × 1000

AX = Axostyl F = Flagellum
E = Erythrozyt NH = Nucleus des Erythrozyt

Amoeben

1. **Geographische Verbreitung:** Weltweit, verursachen bei Reptilien und Amphibien in Gefangenschaft (bei mangelhafter Hygiene oder anderen Haltungsfehlern) eine **ulzerative Enteritis,** teilweise mit Beteiligung der Leber (Nekrosen).
2. **Artmerkmale:** Von den zahlreichen beschriebenen Amoeben sind lediglich *Entamoeba invadens* bei Reptilien (besonders Schlangen, karnivore Echsen) und *E. ranarum* (Trophozoit: 10–30 µm; Zyste: 8–11 µm; 4 Kerne) bei Fröschen (Kaulquappen) unter bestimmten Umständen (mangelnde Hygiene, bakterielle Infektionen, andere Noxen) pathogen (**Abb. 10.2b–d**). Die vierkernigen, etwa 10–20 µm großen Zysten von *E. invadens* werden oral mit dem Futter aufgenommen. Aus dem 8-Kernstadium (metazystische Form) entstehen 8 einkernige Amoeben von 10–35 µm Durchmesser, die sich durch Zweiteilung vermehren. Ohne daß (wie bei *E. histolytica* des Menschen) Magna-Formen ausgebildet werden, können vegetative Formen (Lumenformen) vom Kolon aus über die Blutbahn in alle Organe disseminieren. Darmlumenformen enzystieren sich und werden mit den Fäzes ausgeschieden.
3. **Symptome der Erkrankung (Amoebiasis):** In Gefangenschaft tritt bei Schlangen und vor allem karnivoren Echsen große Morbidität und Mortalität auf. Schildkröten erkranken nur selten (kommensalisches Verhältnis wegen pflanzlicher Nahrung) und fungieren möglicherweise als Ansteckungsquelle (symptomlose Ausscheider). *E. invadens*-Infektion äußert sich als ulzerative Gastritis und hämorrhagische Enteritis (Colitis). Oft von der Norm abweichende Appetitlosigkeit, Gewichtsverlust, der Kot enthält Blut und Schleim, konvulsivische Zuckungen, auch extremer Durst; Tod tritt bei exp. Infektionen nach 2–11 Wochen ein[4]. Die Todesrate ist hoch (bis 100%). Oft ist die Leber geschwollen (Hepatopathie), ebenso treten Gefäßthrombosen als Folge der geschädigten Leber auf; Nieren können ebenfalls invadiert sein (Nekrose und Abszeßbildung wie in Leber).

---

[4] Marcus L. C. (1983): Amphibien und Reptilien in Heim, Labor und Zoo. F. Enke Verlag, Stuttgart.

10.1 Reptilien/Amphibien; Darm

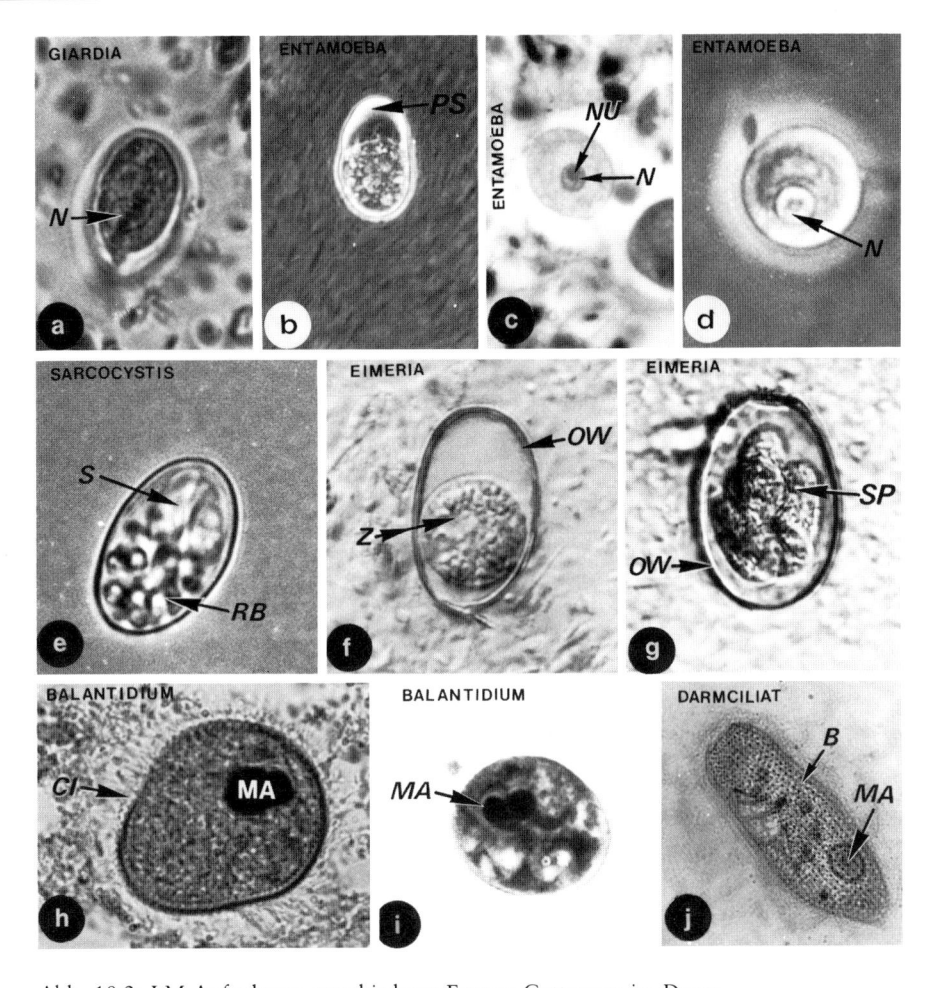

Abb. 10.2: LM-Aufnahmen verschiedener Erreger-Gattungen im Darm.
a) *Giardia* sp.; sich enzystierendes Stadium. × 1000
b–d) *Entamoeba invadens;* Trophozoit (b) und enzystierende Stadien (c, d). × 1000
e) *Sarcocystis* sp.; Sporocyste aus dem Darm einer Schlange. × 1500
f, g) *Eimeri* sp.; unsporulierte (f) und sporulierte Oozyste aus Fäzes einer Schlange.
× 1000
h–j) Darmziliaten. h) × 600   i) × 400   j) × 750

B = Basalapparat
CI = Zilien
MA = Makronucleus
N = Nucleus, Kern
NU = Nucleolus
OW = Oozystenwand
PS = Pseudopodium
RB = Residual body (= Restkörper)
S = Sporozoit
SP = Sporozyste
Z = Zygotenplasma

4. **Diagnose:** Nachweis der Zysten (4 Kerne = reife Zyste; 1 oder 2 Kerne unreife Zyste) in den Fäzes (**Abb. 10.2b–d**); amöboide Bewegung der Trophozoiten in frischen Fäzes oder bei Sektion in Gewebeabstrichen (Quetschpräparaten) des Darmes oder der Leber. Bei Befall (Schildkröten) auch Kulturverfahren (s. S. 7). Exakte Darstellung der Kerne (Zysten) nur mit Spezialfärbung möglich (Heidenhain). **Differentialdiagnostisch** ist auf Salmonellose und Nematodenbefall zu achten.
5. **Infektionsweg:** Oral, durch Aufnahme von 4-kernigen Zysten.
6. **Prophylaxe: Amoebiasis** bei Schlangen und Echsen (z. B. Komodowaran) kann erfolgreich durch Beachtung folgender Maßnahmen verhindert werden:
    a) Angemessene Quarantäne und Sauberkeit einhalten (Entfernen der Fäzes und Desinfektion der Terrarien und Wasserbecken mit kochendem Wasser oder Dampfstrahl; Clorex® oder anderen Raumdesinfektionsmitteln (danach gründlich mit Wasser nachspülen).
    b) Tiere aus verschiedenen Regionen getrennt halten (gilt besonders für Schlangen).
    c) Kontakt von meist inapparent infizierten Schildkröten mit empfindlichen Schlangen und Echsen meiden.
    d) Zur Reinigung von Terrarien oder Räumen eigene Geräte oder Werkzeuge verwenden. Wasserbecken und andere Einrichtungsgegenstände vor Wiederbenutzung desinfizieren.
    e) Niedrige (14 °C) und (noch sicherer) hohe (35 °C) Temperatur soll den klinischen Verlauf der Amoebiasis (leichtere Form) günstig beeinflussen und die Infektionsrate reduzieren.
    f) Präventive Behandlung bei gefährdeten Schlangen zu Beginn der Seuche mit Amoebenmitteln reduziert Verluste.
7. **Inkubationszeit:** Variabel, teilweise nur wenige Tage bei empfindlichen Reptilien (Schlangen; karnivore Echsen).
8. **Präpatenz:** Nur wenige Tage.
9. **Patenz:** Möglicherweise lebenslang bei Schildkröten (inapparente Infektion).
10. **Therapie:**
    a) Eine erhöhte Temperatur (35 °C) hat einen positiven **therapeutischen Effekt**[5] (s. auch Prophylaxe); gleichzeitig muß auf ein genügendes Wasserangebot in den dann überheizten Terrarien geachtet werden.
    b) **Medikamentöse Behandlung** ist mit zahlreichen auf dem Markt befindlichen Amoebenmitteln der Humanmedizin möglich (Verabreichung oral oder auch durch Einlauf): z. B. **DILOXANID** (500 mg/kg Kgw. oral über mehrere Tage; **PAROMOMYCIN** = **Humatin®** (Richtdosis 30–110 mg/kg Kgw. oral, tägl. über 4 Wochen): halogenierte Hydroxychinoline = Entero-Vioform® oder Diodoquin®, letzteres 12 mg/kg Kgw. (0,5%ig) in physiol. NaCl-Lsg. 14 Tage lang als Einlauf, anschließend **EMETIN** (hydrochlorid) i.m. 1 mg/kg Kgw über 7 Tage führte bei einem Waran zur Heilung (Gray, C. W. (1966): Int. Zoo Yearbook 6, 279–283); 5-Nitroimidazole: **METRONIDAZOL, TINIDAZOL, ORNIDAZOL** u. a. Richtdosis für Reptilien tgl. 150–300 mg/kg Kgw. einmal oder mehrmals (7 Tage) hat sich bewährt; **TETRACYCLINE** haben nur bakteriostatischen Effekt (Sekundärinfektionen) und sind gegen E. invadens wirkungslos.

---

[5] Meerovitch, E. (1961): Infectivity and pathogenicity of polyxenic and monoxenic *Entamoeba invadens* to snakes kept at normal and high temperatures and the natural history of reptile amoebiasis. J. Parasitol. 47, 791–794.

Kokzidien

1. **Geographische Verbreitung:** Weltweit, viele Arten bei Reptilien, einige auch bei Amphibien.
2. **Arten:** Die intrazellulär parasitierenden Parasiten führen meist nur bei in Gefangenschaft gehaltenen Reptilien zu Krankheiten (mangelnde Hygiene). Die Kokzidien sind sehr wirtsspezifisch und befallen Epithelzellen des Darmes, der Gallengänge aber auch Niere (z. B. *Isospora lieberkühni*: Wasserfrosch; *Klossiella boae: Boa constrictor*, die beide apathogen sind). Wichtige Gattungen mit zahlreichen pathogenen Vertretern sind:
   a) *Eimeria*-Arten: Oozysten enthalten vier Sporozysten mit je 2 Sporozoiten (sind evtl. schon beim Absetzen sporuliert). Meist bei nicht-räuberisch lebenden Reptilien (**Abb. 10.2 f,g**).
   b) *Isospora*-Arten: Oozysten enthalten in sporuliertem Zustand zwei Sporozysten mit je vier Sporozoiten. Ohne obligaten Zwischenwirt (vergl. **Abb. 2.11h–j**).
   c) *Besnoitia*-Arten: Oozysten vom *Isospora*-Typ (werden unsporuliert ausgeschieden). Obligater Zwischenwirt, in ihm liegen Gewebezysten vor (vergl. **Abb. 5.28a,b**).
   d) *Sarcocystis*-Arten: Oozysten vom *Isospora*-Typ (werden aber stets sporuliert (**Abb. 10.2e**) ausgeschieden). Obligater Zwischenwirt (z. B. Ratten, Eidechsen) enthält Gewebezysten (**s. S. 410**).
   e) *Cryptosporidium*-Arten: (besonders bei Schlangen von Bedeutung). Oozysten enthalten lediglich 4 undeutliche Sporozoiten (bereits beim Absetzen). Entwicklung auf den Mikrovilli der Epithelzellen (**Abb. 5.1b**).
   f) *Schellackia*-Arten (bei Echsen): Oozysten enthalten 8 Sporozoiten (**ohne** Sporozysten). Sporozoiten dringen in Erythrozyten ein, wo sie von Zwischenwirten (Milben) aufgenommen werden.
   g) Eine Reihe **anderer Kokzidien** (z. B. *Klossiella, Lankesterella Caryospora* u. a.).
3. **Symptome der Erkrankung (Kokzidiose):** Bei wildlebenden Tieren wegen geringem ‹Infektionsdruck› in der Regel inapparenter Verlauf. Bei Schlangen und Echsen soll Enteritis (von Durchfällen begleitet) auftreten, teilweise auch unspez. Symptome wie Appetitlosigkeit und Unruhe. **Krypstosporidien** verursachen bes. bei Schlangen chronische hypertrophische Gastritis. Die Krankheit erstreckt sich über Wochen (ständiges Hochwürgen der Nahrung nach Fütterung, Gewichtsverlust, harte Schwellung des mittleren Körperbereichs. Oft hohe Mortalität (Sektionsbild: Hyperplasie der Schleimzellen; örtliche Nekrosen der Magenschleimhaut; Zystenbildung und Atrophie granulierter Zellen; zahlreich bis massenhaft Cryptosporidia auf Oberfläche der Mikrovilli (Dünndarm) und Fettleber. **Differentialdiagnostisch** sind intestinale Parasiten, Salmonellose und *Pseudomonas*-Infektionen zu beachten.
4. **Diagnose:** Nachweis der jeweiligen art- oder zumindest gattungstypischen Oozysten in angefärbten Kotausstrichen (*Cryptosporidium*-Arten) oder nach Anreicherung (Verfahren s. S. 4).
5. **Infektionsweg:** Oral; bei den unter a, b, e und g aufgelisteten Gruppen werden freie Oozysten aufgenommen, bei den Gruppen c, d und f müssen die jeweiligen Zwischenwirte verzehrt werden.
6. **Prophylaxe:** Hygienische Maßnahmen (regelmäßige Beseitigung der Fäzes, Sauberhalten des Terrariums und gelegentliche Desinfektion) um Reinfektion oder Infektion der im Terrarium lebenden Zwischenwirte zu verhindern (z. B. Vernichtung der Milben: s. Arten unter <f>). Nur Verfütterung von nachgezüchteten und getrennt gehaltenen Zwischenwirten.
7. **Inkubationszeit:** In der Regel inapparenter Verlauf; bei massiver Infektion wenige Tage (artspezifisch).

8. **Präpatenz:** Häufig nur eine Woche (artspezifisch).
9. **Patenz:** Bei Arten ohne Wirtswechsel meist 2–3 Wochen; bei Arten mit Wirtswechsel zwischen 4–6 Wochen.
10. **Therapie:** Oft ist eine Behandlung nicht notwendig; alle bisher eingesetzten Mittel zeigen nicht immer einen sicheren Effekt.
    a) Bei *Eimeria*-**Arten** können versuchsweise die zur Therapie der Kokzidiose des Geflügels oder Kaninchens (s. dort S. 237 bzw. S. 282) eingesetzten Präparate angewendet werden. Die orale Dosierung ist jedoch um das 2–4 fache zu erhöhen (möglicherweise auch Umgebungstemperatur auf 35 °C erhöhen: s. Therapie Amoeben S. 398).
    b) Bei *Isospora*-**Arten** (ggf. *Sarcocystis*-Arten) sind vorzugsweise Sulfonamide zu versuchen (Dosierung ebenfalls wesentlich höher als bei Warmblütern ansetzen). Die orale Behandlung muß generell über mehrere Tage durchgeführt werden (Oozystenausscheidung kontrollieren).
    c) **Kryptosporidien** haben sich bisher zumindest bei Warmblütern (**s. S. 161**) als ‹therapieresistent› erwiesen (Kokzidienmittel u. a. Chemotherapeutika sind wirkungslos, **versuchsweise LASALOCID!**).

Ziliaten

Eine Reihe von Ziliaten, die durch **Kerndualismus** (Mikro- und Makronukleus sind stets vorhanden) gekennzeichnet sind, erweisen sich bei wildlebenden Tieren in der Regel als harmlose Darmbewohner (**Abb. 10.2g**). Vertreter einiger Gattungen (u. a. *Balantidium* (**Abb. 10.2h,i**), *Nyctotherus* (**Abb. 10.3**), *Trichodina* (**Abb. 9.18b,d**), *Cepedietta*) können jedoch **pathogen** werden. Dazu kommt es bei Haltung in Gefangenschaft und mangelhafter Hygiene, wobei ein hoher Infektionsdruck entsteht, der dann Massenbefall mit unspezifischen Krankheitserscheinungen (Inappetenz, Durchfall etc.) zur Folge hat. **Die Infektion** erfolgt bei Darmparasiten oral durch kontaminiertes Trinkwasser bzw. kontaminierte Nahrung. Dabei werden die mit den Fäzes ausgeschiedenen Trophozoiten bzw. Zysten wieder aufgenommen. Bei Parasiten der Körperoberfläche befallen die Trophozoiten (in wässrigem Milieu) meist bereits durch andere Erreger geschädigte Bereiche. Bei gesicherter Diagnose (Darmstadien durch Anreicherung in den Fäzes, s. S. 4, Stadien der Haut durch Abstriche) kann **versuchsweise** die **Behandlung** mit **METRONIDAZOL** (Dosierung **s. Therapie:** Amoeben S. 398) bzw. bei Fischen verwendeten Präparaten (**s. S. 386**) erfolgen.

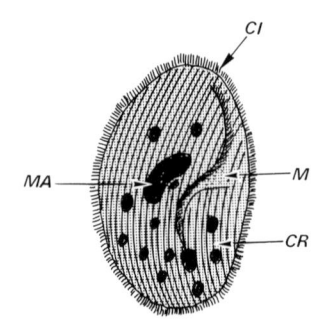

Abb. 10.3: *Nyctotherus* sp.; schem. Darstellung des Darmziliaten.

CI = Zilien
CR = Zilienreihen
M = Mundfeld, Cytostomeingang
MA = Makronucleus

Opalinida

Die Opalinida, die bis 1 mm groß werden und in der Harnblase/Kloake von Anuren (Frösche etc.) leben und nur selten bei Reptilien und Fischen auftreten, können bei schwacher Vergrößerung leicht mit Ziliaten verwechselt werden, da ihre Oberfläche mit Längsreihen dicht stehender Zilien bedeckt ist (**Abb. 10.4**). Sie weisen allerdings meist viele (ab 2) stets gleichartige Kerne auf, die nach Zugabe von verdünnter Essigsäure im Frischpräparat deutlich hervortreten (= **kein** Kerndualismus). Im weiteren fehlen ihnen stets ein Zellmund (Zytostom), - after (Zytopyge) sowie die sog. pulsierende Vakuole (zur osmot. Regulation bzw. Exkretion). Die Opalinida (u. a. *O. ranarum*) ernähren sich pinocytotisch über die Oberfläche, vermehren sich im Frosch durch eine schräg verlaufende Längsteilung und werden – trotz zum Teil massenhaften Auftretens als Kommensalen eingestuft. Daher erübrigt sich auch eine **Therapie**. Der **Befall** eines Wirtes erfolgt durch orale Aufnahme von enzystierten Zygoten, die bei *O. ranarum* in Kaulquappen durch Verschmelzung von + und – Gameten entstehen; über zahlreiche Endomitosen wird schließlich (bei unterbliebener Zellteilung) wieder der vielkernige Zustand (= Agametenstadium) erreicht.

Abb. 10.4: *Opalina ranarum;* schem. Darstellung eines Trophozoiten aus dem Rektum eines Frosches.

CI = Zilien
CR = Zilienreihen
N = Nucleus, Kern

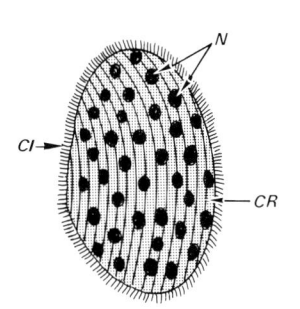

Trematoden (Saugwürmer)

Obwohl Arten zahlreicher digener Trematodengattungen (**Abb. 10.5**), die an ihren gedeckelten Eiern (oft mit Miracidium-Larve) zu erkennen sind, an den üblichen «Saugplätzen» (u. a. Mundhöhle, Gallengang, Darm, Nierentubuli, Blut, Harnblase) bei Reptilien und Amphibien beschrieben wurden, scheinen sie nur in seltenen Fällen (bei extrem starkem Befall) zu lebensbedrohlichen Krankheitssymptomen zu führen. Das gleiche gilt für die relativ wenigen Arten der Monogenea (**Abb. 10.13**), die sich in der Harnblase, Nasenhöhle oder im Vorder- bzw. Enddarm festhaken können. Da die verschiedenen Trematoden evtl. zu Organverletzungen führen, die Angriffsmöglichkeiten für Sekundärinfektionen bieten, empfiehlt es sich, **versuchsweise** eine Entwurmung mit **PRAZIQUANTEL** (Droncit®) in einmaliger Gabe (etwa 15 mg/Kgw) vorzunehmen und den Erfolg mikroskopisch zu kontrollieren. Gleichzeitig empfiehlt es sich, bei Haltung in Terrarien, mögliche Zwischenwirte (Schnecken etc.) zu entfernen, um so neue Infektionsmöglichkeiten auszuschließen.

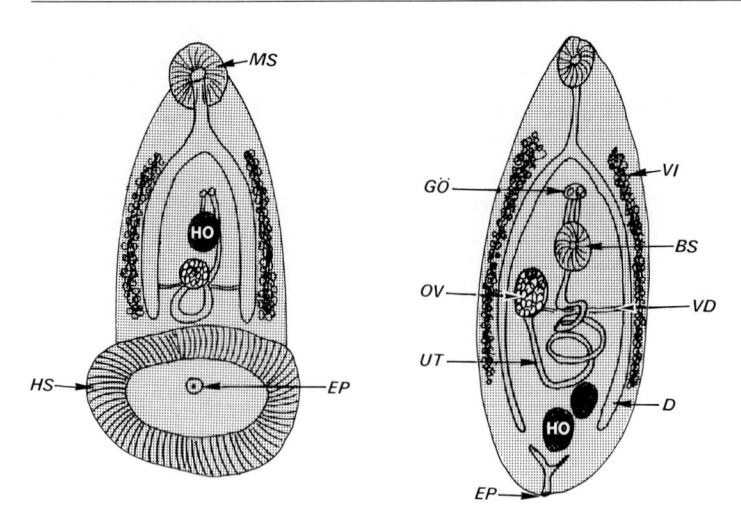

Abb. 10.5: Schem. Darstellung von Trematoden des Frosches.
a) Paramphistomer Typ; *Diplodiscus* sp. aus dem Rektum.
b) Plagiorchiider Typ; *Opisthoglyphe ranae* aus dem Dünndarm.

BS = Bauchsaugnapf	HO = Hoden	UT = Uterus
DS = Darmschenkel	HS = Hinterer Saugnapf	VD = Dottergang
EP = Exkretionsporus	MS = Mundsaugnapf	VI = Vitellarium, Dotterstock
GÖ = Genitalöffnung	OV = Ovar	

Cestodes (Adulte Bandwürmer)

Adulte Bandwürmer der verschiedensten Gruppen sind im Darm von Amphibien und Reptilien beschrieben; sie erreichen mit einer Länge von max. etwa 1 m und z. T. enormen Anzahlen (über 1000 Exemplare pro Tier) häufig beträchtliche Ausmaße; die Artenanzahl und ihre Variabilität ist beträchtlich:

a) **Ordnung: Proteocephalidea** = Nachweis in den Fäzes durch ihre typischen Eier, die in einer zentralen Embryophore die Oncosphaera (mit 6 Haken) enthalten;
b) **Ordnung: Pseudophyllidea** = Nachweis in den Fäzes durch ihre gedeckelten Eier (vergl. **Abb. 9.4b**; mit Operculum), die beim Absetzen noch keine Larve enthalten;
c) **Ordnung: Cyclophyllidea** = Nachweis durch ganze Proglottiden in den Fäzes; bei Anreicherung treten auch Eier auf, die oft nur noch aus der derberen, zentralen Embryophore und der darin enthaltenen Oncosphaera bestehen (vergl. **Abb. 2.12; 9.4e**).

Ein Befall mit adulten Bandwürmern nimmt nur selten einen dramatischen Verlauf (etwa bei Komplikation durch Sekundärinfektionen). Dennoch wird meist die Verdauung gestört; ein starker Befall kann zu beträchtlicher Abmagerung führen und dadurch erhöhte Anfälligkeit gegenüber Erregern unterschiedlicher Herkunft bewirken. Aus diesem Grund sollten die Fäzes regelmäßig kontrolliert sowie prophylaktisch Anthelminthika verabreicht werden u. a.:
- **BUNAMIDIN-HYDROCHLORID** (Scolaban®), 25 mg/kg, einmal oral alle 2–3 Wochen;
- **NICLOSAMID** (Mansonil®), 150 mg/kg, einmal oral alle 4 Wochen;
- **PRAZIQUANTEL** (Droncit®), 10–15 mg/kg, oral alle 4 Wochen.

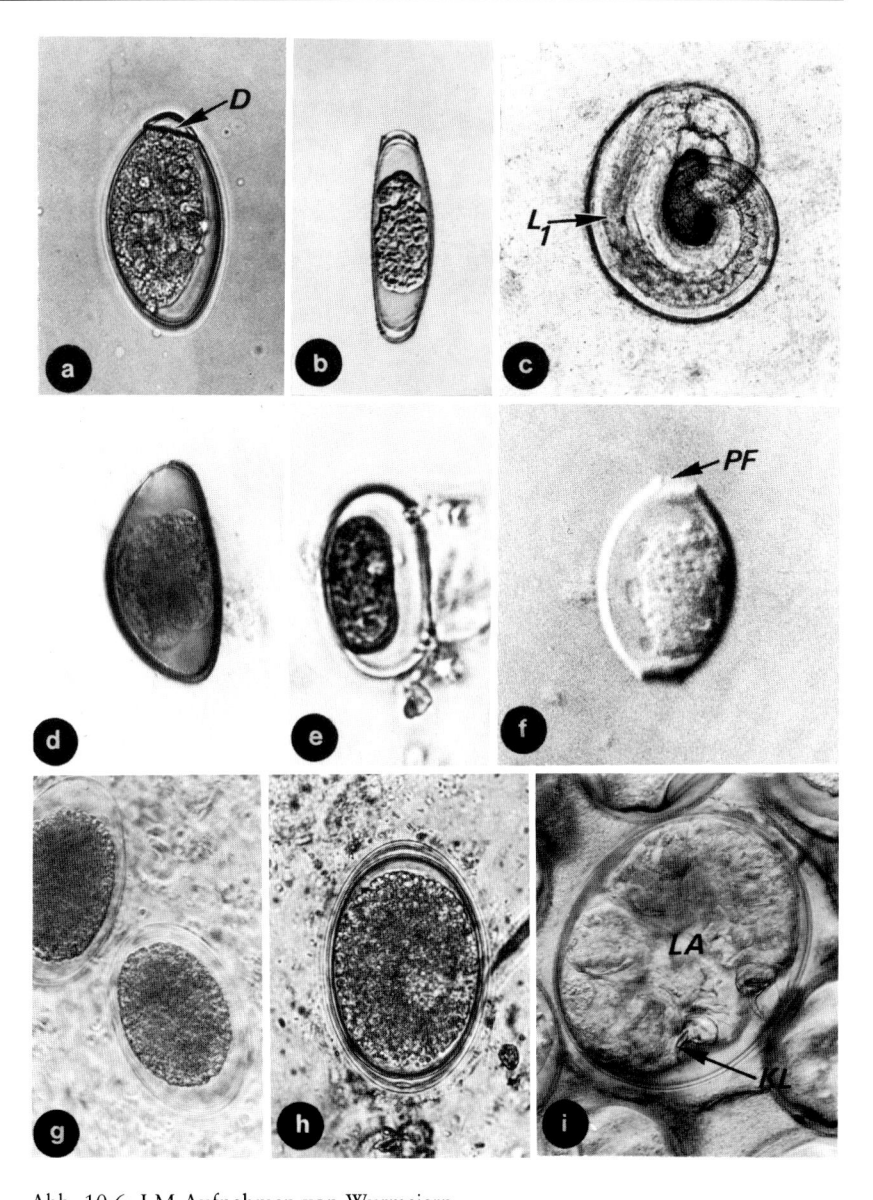

Abb. 10.6: LM-Aufnahmen von Wurmeiern.
a) Trematoden-Ei. × 500
b, d) Oxyuren-Ei. × 400
c, e) Spiruroidea-Eier. × 700
f) Trichuroidea-Ei. × 500
g, h) Strongyliden-Eier. × 700
i) Pentastomiden-Ei. × 500

D = Operculum, Deckel
KL = Klauen der Extremitäten
L 1 = Larve 1 der Nematoden
LA = Pentastomiden-Larve
PF = Polpfropfen

Adulte Nematoden (Fadenwürmer)

Zahlreiche Nematodenarten parasitieren als Adulte z. T. in großer Individuendichte in den verschiedenen Darmabschnitten von Reptilien und Amphibien; sie erreichen Längen von wenigen Millimetern bis hin zu 30 cm. Es treten u. a. folgende Nematodengruppen auf:

a) **Oxyuriden:** Nachweis in den Fäzes durch ihre ellipsoiden, asymmetrisch einseitig abgeflachten Eier (**Abb. 10.6b,d**, nur bei wenigen Arten mit Larve). **Infektion:** oral, durch Aufnahme larvenhaltiger Eier mit dem Futter. Die **Pathogenität** der häufig zahlreichen Würmer ist gering (**Abb. 10.8a**).

b) **Askariden:** Nachweis in den Fäzes durch ihre dickschaligen, kugeligen oder ovoiden, an der Oberfläche häufig skulpturierten Eier (**Abb. 9.4h**). **Infektion:** oral, durch Verzehr von larvenhaltigen (L_3) Zwischenwirten (u. a. Nager, Frösche). **Die Pathogenität** kann – insbesondere beim Auftreten von zahlreichen der meist 10–15 cm langen Spulwürmer (**Abb. 10.8c**) – extrem hoch sein und zum Tode der befallenen Tiere führen.

c) **Spiruriden (Rollschwänze):** Nachweis in den Fäzes durch ihre meist embryoniert abgesetzten Eier (**Abb. 10.6c**), deren Larven in einem Zwischenwirt (Insekten, Krebse) schlüpfen. **Infektion:** oral durch Aufnahme dieser Zwischenwirte. Die **Pathogenität** ist meist gering.

d) **Knotenwürmer:** Gruppennachweis anhand der Eier ist schwierig, da große Variationen innerhalb verwandter Arten[6] auftreten (dick-, dünnwandig; embryoniert oder nicht etc.) **Infektion:** oral, durch Aufnahme der obligaten Zwischenwirte (u. a. Insekten, Krebse) oder Stapelwirte (viele Beutetiere, u. a. auch Reptilien). Die **Pathogenität** ist häufig hoch, da die Knotenbildungen in der Darmwand zu schweren Läsionen führen können.

e) **Strongyliden:** Nachweis in frischen Fäzes durch ihre dünnschaligen Eier die nur wenige (4–16) Blastomeren enthalten (**Abb. 10.6g,h**). **Infektion:** oral, durch Aufnahme larvenhaltiger Eier. Die **Pathogenität** dieser langen Würmer (**Abb. 10.8d**), die im vorderen Verdauungstrakt Blut saugen, kann bei Massenbefall sehr hoch sein.

f) **Rhabditiden:** Nachweis der Darmformen (= *Strongyloides*-Arten) in den Fäzes durch ihre larvenhaltigen, dünnschaligen Eier (vergl. **Abb. 5.8c**); andere Gattungen dieser Gruppe leben in der Lunge (s. S. 413) oder Pleural- bzw. Leibeshöhle (s. S. 410). **Infektion:** perkutan durch Penetration infektiöser, freier L_3.

Die **Pathogenität** kann insbesondere durch Akkumulation bei Terrarienhaltung extrem hoch sein (mit Todesfolge).

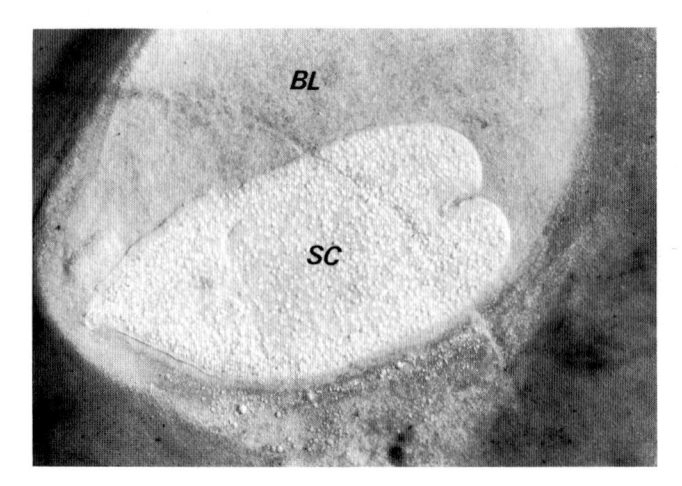

Abb. 10.7: Bandwurmlarve in der Darmwand einer Eidechse; LM-Aufnahme. × 30

BL = Blase
SC = Skolex

---

[6] u. a. Gattungen *Habronema, Gnathostoma, Physaloptera*.

g) **Trichuriden:** Nachweis der haarfeinen Würmer (= *Capillaria*-Arten) in den Fäzes durch ihre Eier, die typische Polpfropfen aufweisen (**Abb. 10.6 f**). **Infektion:** oral, durch Aufnahme larvenhaltiger Eier (evtl. auch von Stapelwirten). Die **Pathogenität** ist relativ gering.

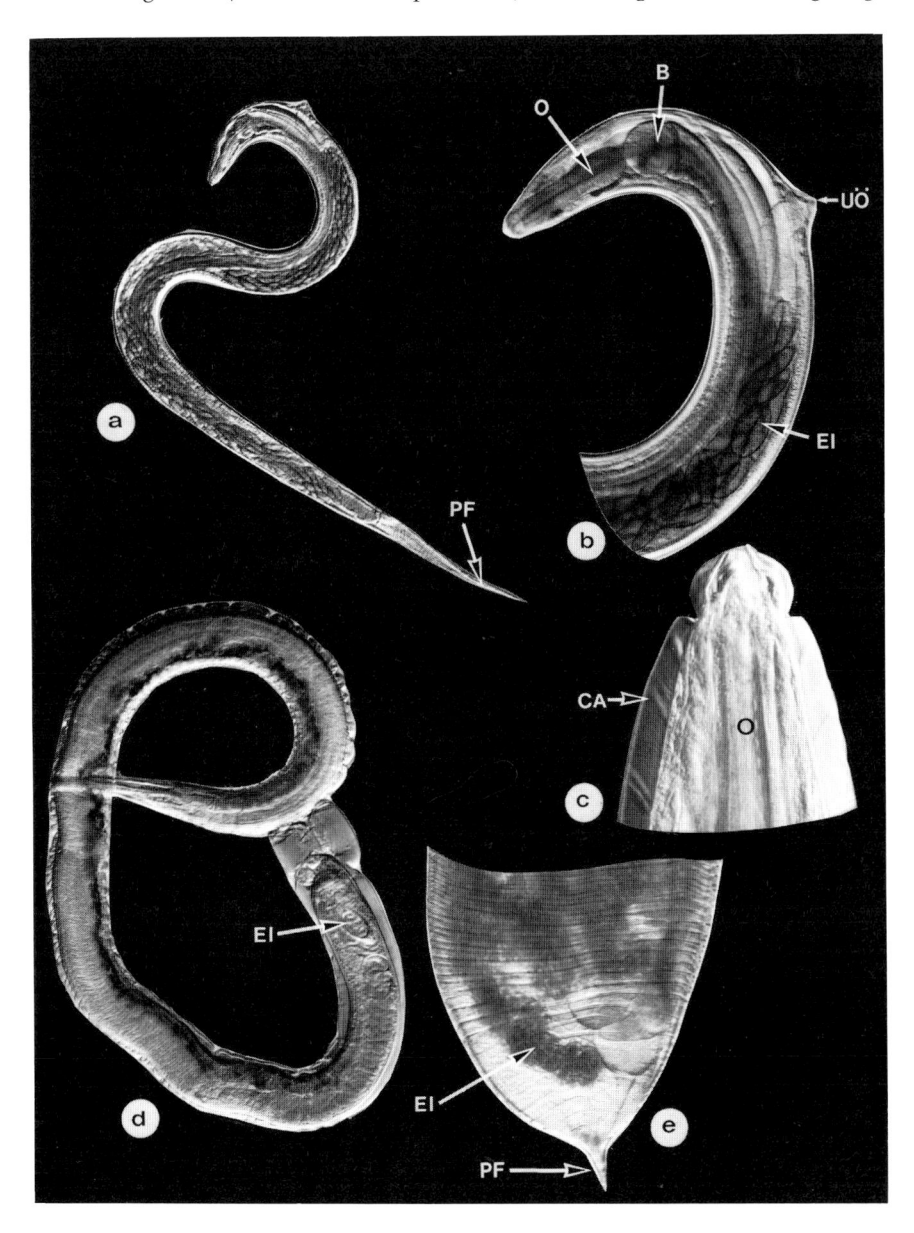

Abb. 10.8: LM-Aufnahmen von adulten Nematoden aus Reptilien.
a, b) Oxyuridenweibchen aus einer Agama (a, b) und einem Waran (e).   a) × 10   b) × 25   e) × 40
c)   Askaride, Vorderende. × 7
d)   Strongyliden-Weibchen. × 4

B   = Bulbus   EI = Ei   PF = Pfriemförmiges Hinterende
CA = Kutikula-Alae (= Flügel)   O = Oesophagus   UÖ = Uterusöffnung

Die **Symptome von Erkrankungen** infolge eines Befalls des Darms mit adulten Nematoden sind meist unspezifische Darmstörungen (bei geringer Individuendichte). Jedoch können große Wurmzahlen auch ohne unmittelbare klinische Symptome zu einer starken Abmagerung und Anfälligkeit gegenüber anderen Erregergruppen führen. Unmittelbare Läsionen der Darmwand bewirken häufig tödliche Sekundärinfektionen. Aus diesen Gründen sollten regelmäßig Wurmkuren vorgenommen werden. Als **nematozide Mittel** wurden von zahlreichen Autoren[7] folgende Präparate empfohlen:

- **FENBENDAZOL** (Panacur®) oral 50 mg/kg, 2 × im Abstand von drei Wochen. Wirkt auch ovizid und setzt so die Neuinfektionsrate deutlich herunter.
- **IVERMECTIN** (Ivomec®) 0,2 mg/kg s.c. – bislang nur bei Schlangen angewandt.
- **LEVAMISOL** (Citarin®) 50 mg/kg i.p. oder 200 mg/kg oral wirkt auch gegen Lungennematoden.
- **MEBENDAZOL** (Telmin KH®), 100 mg/kg oral, an mehreren Tagen.
- **TIABENDAZOL** (Thibenzol®), 100 mg/kg oral, an mehreren Tagen.

Generell sollten Wurmkuren nach drei Wochen wiederholt werden und dann in regelmäßigem Abstand von 3–4 Monaten erfolgen. Die Applikation des Anthelminthikums kann auch über Beutetiere erfolgen, wobei Benzimidazole sich besonders zur intra-abdominalen Injektion in die Beutetiere eignen.

Acanthocephala (Kratzer)

Adulte Kratzer sind im **Darm** von Reptilien und Amphibien relativ selten, lediglich Larven können in verschiedenen Organen in größerer Anzahl auftreten (s. S. 410) und auch zu beträchtlichen Organschäden führen. **Infektion:** oral; die Aufnahme von larvenhaltigen Zwischenwirten (s. S. 366) führt zur Entwicklung von Adulten im Darm, die Aufnahme von Eiern (anderer Arten) bewirkt den Befall der Organe mit Larven. Die Adulten können durch ihre Eier in den Fäzes nachgewiesen werden, die Larven in den Organen (eingekapselt) erst bei Sektionen, sofern die Knoten nicht subkutan palpierbar sind.

Die **Pathogenität** der Adulten ist gering, die der Larven evtl. hoch. Eine **Chemotherapie** der Larvenformen ist bislang nicht untersucht worden; die Adulten im Darm sind **versuchsweise** durch mehrtägige Applikation von **FENBENDAZOL** (Panacur®: 3–5 Tage × 20–50 mg/kg Kgw) zu behandeln.

10.2 Stadien im Blut

Im Blut finden sich folgende Erreger-Gruppen in teilweise großer Artenanzahl, ohne jedoch auffällige Symptome hervorzurufen. Es ist z. Zt. unmöglich, eine Behandlung bei Haemoflagellaten- oder Sporozoen-Infektionen (bes. Hämogregarinen) durchzuführen; wirksame Präparate gegen die unter 1–4 gen. Parasiten sind unbekannt. Bei den unter 3–6 genannten Genera finden die Gamogonie und die Bildung der Oozysten im blutsaugenden Invertebraten statt. Aus den Oozysten werden Sporozoiten frei, letztere gelangen über den Invertebraten wieder in das Amphibium oder Reptil (entweder wird der Invertebrat gefressen oder Übertragung erfolgt beim Blutsaugen).

A: **Einzeller (Protozoa):**

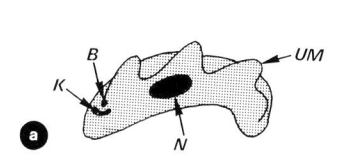

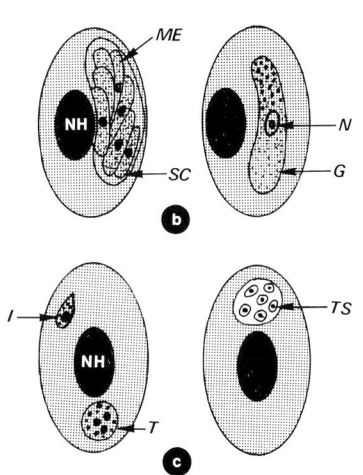

Abb. 10.9: Schem. Darstellung von Blutparasiten.
a) *Trypanosoma rotatorium* im Froschblut.
b) *Haemogregarina* sp. Stadien im Blut von Schildkröten.
c) *Dactylosoma ranarum* im Froschblut (Rickettsien-ähnlich).

B   = Basalapparat   NH = Nucleus des Erythrozyten
G   = Gamont   SC = Schizont
I   = Invasionsstadium   T = Trophozoit
K   = Kinetoplast   TS = Teilungsstadium
ME = Merozoit   UM = Geißel wird nicht frei und erscheint als undulierende Membran
N   = Nucleus

1. *Trypanosoma*-**Arten** (vegetative Stadien bewegen sich im Blutplasma). Überträger sind zahlreiche blutsaugende Insekten und Egel. Einige Arten sind jedoch für Molche und Frösche hochpathogen (**Abb. 10.9**).
2. *Toxoplasma ranae.* Die Existenz (als *Toxoplasma*-Art) wie auch der Lebenszyklus sind noch umstritten. Erreger gleichen morphologisch denen von T. gondii, s. S. 105.
3. *Plasmodium (Haemoproteus*[7])-**Arten** (Schizonten, Merozoiten (vergl. **Abb. 7.6e,f**) und Gamonten[7] in Erythrozyten). Überträger sind bei Plasmodien fast stets Stechmücken.
4. *Haemogregarina*-**Arten** (Schizonten und Gamonten in Erythrozyten). Überträger sind u. a. Blutegel.

---

[7] s. Holt, P. E. (1981): Drugs and Dosages. In: Diseases of Reptilia Eds. Cooper, I. E., Jackson, O. F., Academic Press, London.

5. **Hepatozoon-Arten** nicht sehr wirtsspezifisch (**Abb. 10.10a,c,d**; Gamonten in Erythrozyten; Schizonten in Lunge, evtl. Leber); Überträger sind Stechmücken, blutsaugende Milben, Zecken, Fliegen.
6. **Karyolysus-Arten** (**Abb. 10.10b**; Gamonten in Erythrozyten). Überträger sind u. a. blutsaugende Milben.
7. **Schellackia-Arten** (Sporozoiten in Erythrozyten), Schizogonie und Sporogonie finden im Darm des Vertebraten (z. B. Echsen) statt; Überträger sind Stechmücken und blutsaugende Milben, in denen die Entwicklung stagniert. Vertebrat frißt Arthropode.

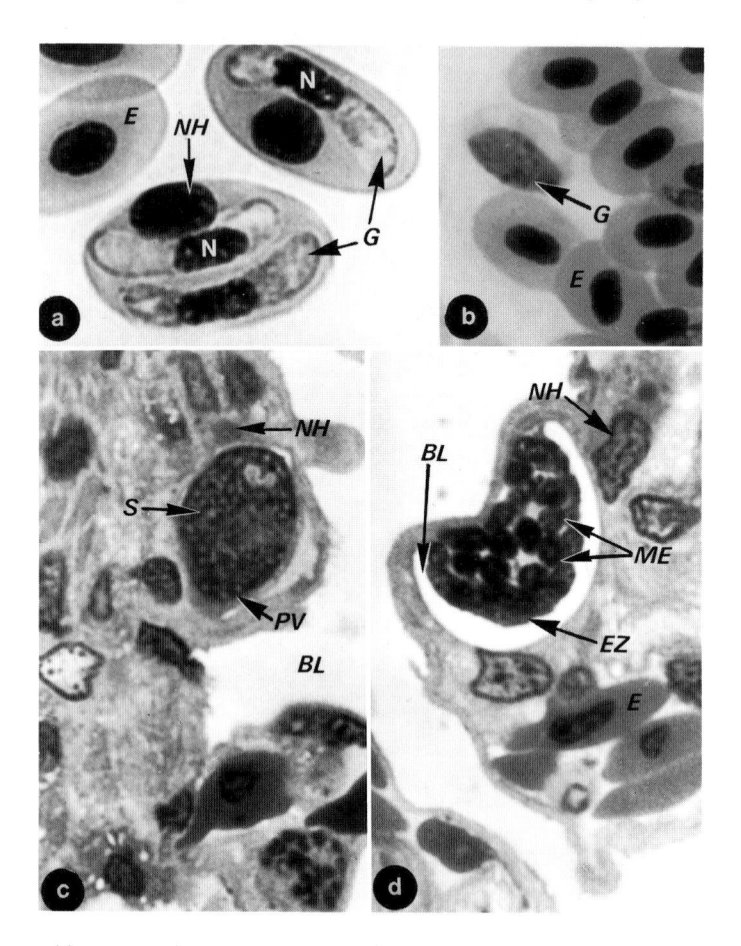

Abb. 10.10: Blutparasiten; LM-Aufnahmen.
a) *Hepatozoon aegypti* aus der Diademnatter; Gamonten in Erythrozyten. × 2000
b) *Karyolysus* sp. aus einer *Lacerta*-Art; Gamont im Erythrozyt führt zum Verschwinden des Wirtszellkerns. × 1200
c, d) *H. aegypti*; Semidünnschnitte durch Schizonten in Epithelzellen (EP) von Blutlakunen in der Schlangenlunge. × 1200

BL = Blutlakune
E = Erythrozyt
EZ = Epithelzelle (Wirtszelle)
G = Gamont
ME = Merozoiten
N = Nucleus, Kern
NH = Nucleus der Wirtszelle
PV = Parasitophore Vakuole
S = Schizont

8. *Lankesterella*-Arten (Sporozoiten in Erythrozyten), Schizogonie und Sporogonie in Endothelzellen des Vertebraten (z. B. Frösche); Überträger sind Blutegel, in denen die Entwicklung stillsteht. Frösche werden beim nächsten Saugakt wieder infiziert.
9. **Babesioide** (Genera *Babesiosoma* und *Dactylosoma*), relativ kleine runde bis ovale unpigmentierte Parasiten in Erythrozyten (Zellkern wird kaum oder nicht verschoben) bei Kröten, Fröschen, Salamandern (bei Schildkröte: *Nuttallia*-Arten).

B: **Mehrzeller (Metazoa)**
1. **Adulte Trematoden:** Orale Infektion durch Aufnahme von Zwischenwirten oder perkutan durch Penetration von Zerkarien (Gruppenmerkmale s. S. 359, 401).
2. **Adulte Filarien** und deren Larven (Mikrofilarien): Überträger sind Stechmücken und Zecken.
3. **Wandernde Nematodenlarven:** Orale Infektion durch Aufnahme von Eiern.

Eine spezielle **Therapie** wurde wegen meist wenig ausgeprägten Symptomen nicht entwickelt. **Versuchsweise** können jedoch die Präparate, die für die entsprechenden Parasitengruppen bei anderen Wirten (Vögel, Fische etc.) erprobt wurden, zum Einsatz kommen.

10.3 Stadien in inneren Organen

10.3.1 Muskulatur

In der Muskulatur finden sich folgende Erregergruppen:
A: **Einzeller (Protozoa)**:
   1) **Amoebennester** nach Dissemination über den Blutweg (s. S. 396).
   2) *Sarcocystis-Gewebezysten* (**Abb. 10.11b**) bei Beute-Reptilien[8] (Merkmale, s. S. 411). Infektion durch orale Aufnahme von Oozysten aus den Fäzes der Endwirte. Zyklusmerkmale, s. S. 50, 191 ff.
   3) *Besnoitia-Zysten* bei Beute-Reptilien[8] (Merkmale s. S. 211, 262). Infektion durch orale Aufnahme von sporulierten Oozysten aus den Fäues der Endwirte.
   4) **Mikro- und Myxosporidiennester** (**Abb. 10.12**; Gruppenmerkmale, s. S. 357 ff). Infektion durch orale Aufnahme von Sporen.
B: **Mehrzeller (Metazoa)**:
   1) **Metazerkarien von Trematoden.** Infektion durch orale Aufnahme des 1. Zwischenwirts.
   2) **Larven von Bandwürmern** (**Abb. 10.7**); Infektion durch orale Aufnahme von Eiern aus den Fäzes der Endwirte.
   3) **Nematodenlarven**; Infektion durch Eier.
   4) **Adulte Filarien**; Infektion durch Stechmücken und Zecken.
   5) **Larven von Acanthocephala**; Infektion durch orale Aufnahme von Eiern aus Fäzes der Endwirte.
   6) **Larven von Pentastomiden**; Infektion durch orale Aufnahme von Eiern im Speichel von Endwirten.

Die Diagnose dieser Parasitosen ist schwierig, da die Erreger meist erst bei der Sektion beobachtet werden. Es empfiehlt sich daher, den überlebenden Bestand bei einer Infektion prophylaktisch zu behandeln. Da häufig keine spezifische Therapiemöglichkeit bekannt ist, empfiehlt sich der **versuchsweise** Einsatz von Präparaten, die bei anderen Wirtiergruppen (Kap. 2–9) Verwendung finden.

10.3.2 Leber

In der Leber treten häufig folgende Parasiten auf:
A: **Einzeller (Protozoa)**:
   1) *Hexamita-*Arten in den Gallengängen (s. S. 395); Infektion durch orale Aufnahme von Zysten.
   2) *Entamoeba invadens* (Nekrosen und Abszesse im Parenchym, s. S. 396).
   3) **Kokzidien** (Schizonten und Gamonten in den Gallengangsepithelien: s. S. 399). Infektion durch orale Aufnahme sporulierter Oozysten.
   4) **Haemogregarinen** (Schizonten u. a. in Hepatozyten, s. S. 407). Infektion über Invertebraten s. Blut S. 407.
   5) **Mikro- und Myxosporidien** in der Gallenblase; Infektion durch orale Aufnahme von Sporen.

---

[8] Hierbei sind solche Arten gemeint, die (wie z. B. Eidechsen) anderen (z. B. Schlangen) häufiger als Nahrung dienen, so daß sich ein Entwicklungszyklus etablieren konnte.

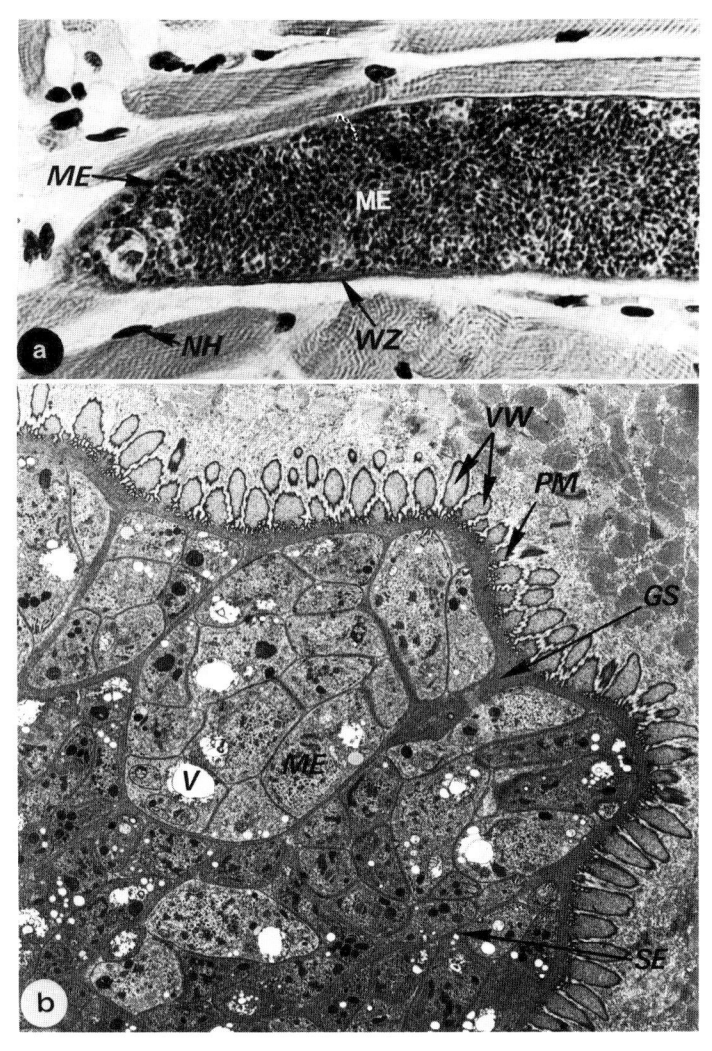

Abb. 10.11: *Sarcocystis*-Arten.

a) *Sarcocystis dirumpens;* LM-Aufnahme einer Gewebezyste in der Muskulatur einer Maus (Endwirt: Schlange – *Bitis*-Arten). × 500

b) *Sarcocystis podarcicolubris*, TEM-Aufnahme einer Zyste in der Muskulatur einer Eidechse (*Podarcis* sp.); Endwirt: Schlange (*Coluber* sp.). × 5000

GS = Grundsubstanz
ME = Zystenmerozoiten
NH = Nucleus der Wirtszelle
PM = Primäre Zystenwand
SE = Septum Zystenwand
V = Vakuole
VW = Vorwölbungen der PM
WZ = Wirtszelle

B: **Mehrzeller (Metazoa):**
1) **Adulte Trematoden** in der Gallenblase; Infektion durch orale Aufnahme von Zwischenwirten.
2) **Eier der Spirorchiden**-Trematoden; Infektion durch Zerkarien, die sich direkt in die Haut einbohren.
3) **Wandernde Nematodenlarven**; Infektion durch Eier in den Fäzes der Endwirte.

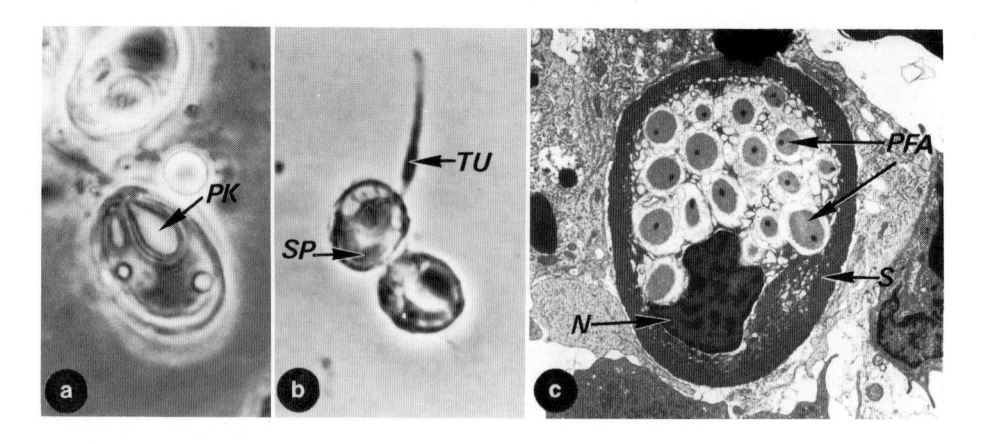

Abb. 10.12: Myxo- und Mikrosporidien; LM- (a, b) und TEM-Aufnahmen.
a, c) *Myxozoa;* die Polkapseln (PK) enthalten solide Polfäden (PFA). a) × 1700 c) × 5000
b) Der singuläre ausgeschleuderte Polfaden ist tubulär; durch diesen Schlauch (TU) wandert das Sporoplasma (SP). × 1400 N = Nucleus; S = Sporenwand.

Bei Mortalität kann die **Sektion** wertvolle Hinweise auf die Bekämpfung bzw. auf prophylaktische Maßnahmen bieten, um so den Bestand gleichartiger Wirte in einem Terrarium zu schützen.

10.3.3 Niere/Harnblase

A: **Einzeller (Protozoa):**
1) *Hexamita*-**Arten** (s. S. 395) in den Nierenkanälchen
2) *E. invadens* (gelegentlich Abszesse, s. S. 396).
3) **Kokzidien-Stadien** in Tubulusepithelzellen. Infektion durch orale Aufnahme von sporulierten Oozysten (z. B. *Klossiella boae* oder *I. lieberkühni*: bei Schlangen bzw. Frösche, Kröten).
4) *Haemogregarina*-**Schizonten** im Parenchym (s. S. 407). Infektion beim Saugakt, z. B. von Blutegeln.
5) **Mikro- und Myxosporidien** (Sporoblasten-Nester); Infektion durch orale Aufnahme von Sporen.

B: **Mehrzeller (Metazoa):**
1) **Adulte Monogenea** (Abb. 10.13; 9.19).
2) **Adulte digene Trematoden**; Infektion durch orale Aufnahme von Zwischenwirten (Abb. 10.5).
3) **Adulte Nematoden**; Infektion durch larvenhaltige Eier oder Zwischenwirte.
4) **Wandernde Nematodenlarven**; Infektion durch larvenhaltige Eier.
5) **Fliegenmaden**; ♀ legen Eier auch auf intakter Haut ab (Abb. 5.32).
6) **Milben**; Befall durch Körperkontakt.

10.3.4 Atemwege

In den Atemwegen und in der Lunge finden sich folgende Erregergruppen in nennenswerter Anzahl:

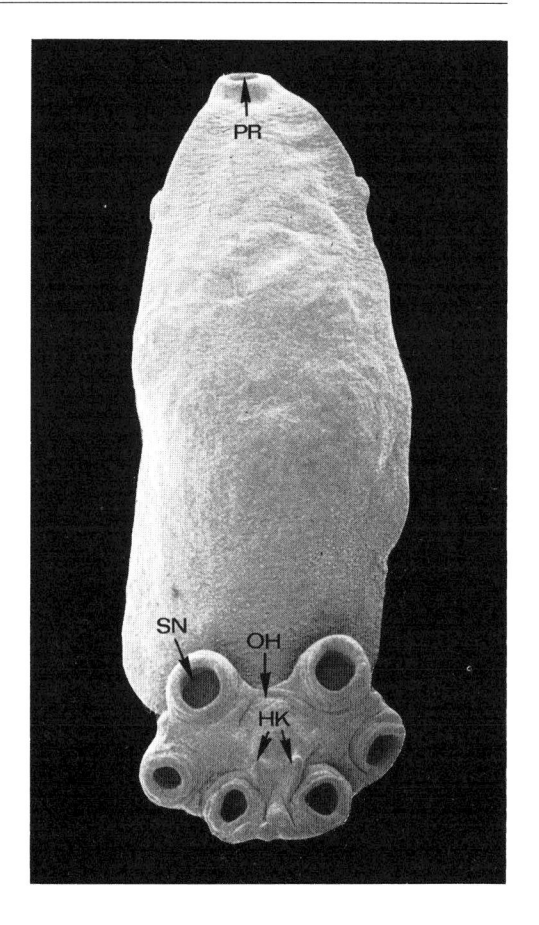

Abb. 10.13: *Polystomum integerrimum*;
REM-Aufnahme eines adulten Wurms aus der
Harnblase eines Frosches. × 15

HK = Haken
OH = Opisthaptor
PR = Prohaptor
SN = Saugnapf

A: **Einzeller (Protozoa):**
1) *E. invadens* (Abszesse) s. S. 396.
2) *Haemogregarina*-Arten (Schizonten), s. S. 407.
3) *Hepatozoon*-Arten (Schizonten), s. S. 407 (Abb. 10.10c,d).
4) Mikro- und Myxosporidien (Sporoblasten-Nester), s. S. 357 ff.

B: **Mehrzeller (Metazoa):**
1) Adulte Trematoden (Abb. 10.5).
2) Larven von Askariden, s. S. 404.
3) Adulte rhabditide Nematoden, s. S. 404, 413.
4) Adulte Pentastomiden, s. S. 416.
5) Milben, s. S. 417.

Lungennematoden

1. **Geographische Verbreitung:** Weltweit.
2. **Arten:** *Rhabdias*-Arten sind relativ zahlreich bei verschiedenen Gruppen der Reptilien und Amphibien. Die etwa 18 mm langen Adulten in der Lunge sind **Hermaphroditen**, d. h. nach Bildung der Spermien und deren Speicherung in einer Samentasche kommt es zur Bildung von Ovarien und Eizellen (**Abb. 10.14**). Nach Befruchtung der Eizellen setzen

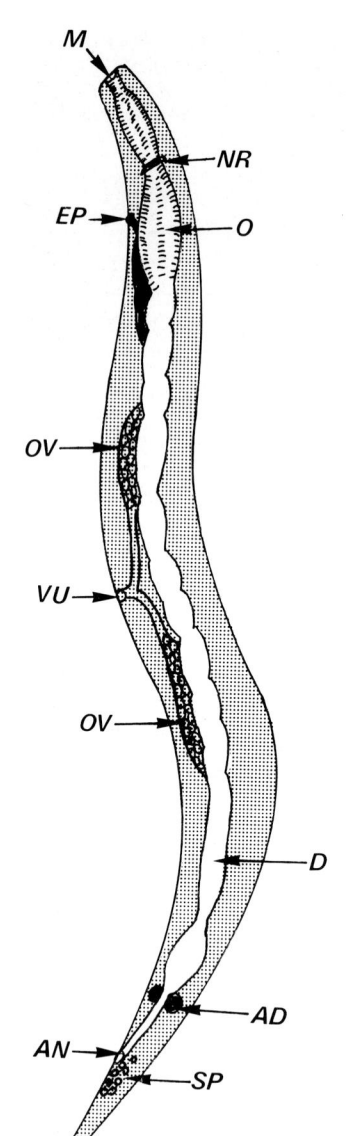

Abb. 10.14: *Rhabdias bufonis;* schem. Darstellung eines parasitischen Weibchens (nach Umwandlung). × 12

AD = Analdrüse
AN = Anus
D = Darm
EP = Exkretionsporus
M = Mundöffnung
NR = Nervenring
O = Oesophagus
OV = Ovar
SP = Sinnespapille
VU = Vulva

die nun weiblich erscheinenden Würmer, die daher lange für parthenogenetische Weibchen gehalten wurden, dünnschalige Eier ab, in denen sich noch in der Lunge die rhabditiforme L_1 bildet. Diese schlüpft aus und ist im Trachealschleim bzw. in den Fäzes durch ihre Bewegungen nachzuweisen; sie kann im Freien zur infektiösen L_3 heranreifen oder zu ♀ oder ♂ einer freilebenden Generation werden (s. *Strongyloides*, S. 172). Die Infektion erfolgt durch orale Aufnahme der L_3, die sich auch in Schnecken (Stapelwirt) anreichern können.

3. **Symptome der Erkrankung:** Erhöhte Verschleimung der Atemwege; Entzündungen des Rachenraums; blutige Beimengungen im Schleim; Pneumonie; bei starkem Befall Tod infolge Sekundärinfektionen.

10.3 Reptilien/Amphibien; Organe

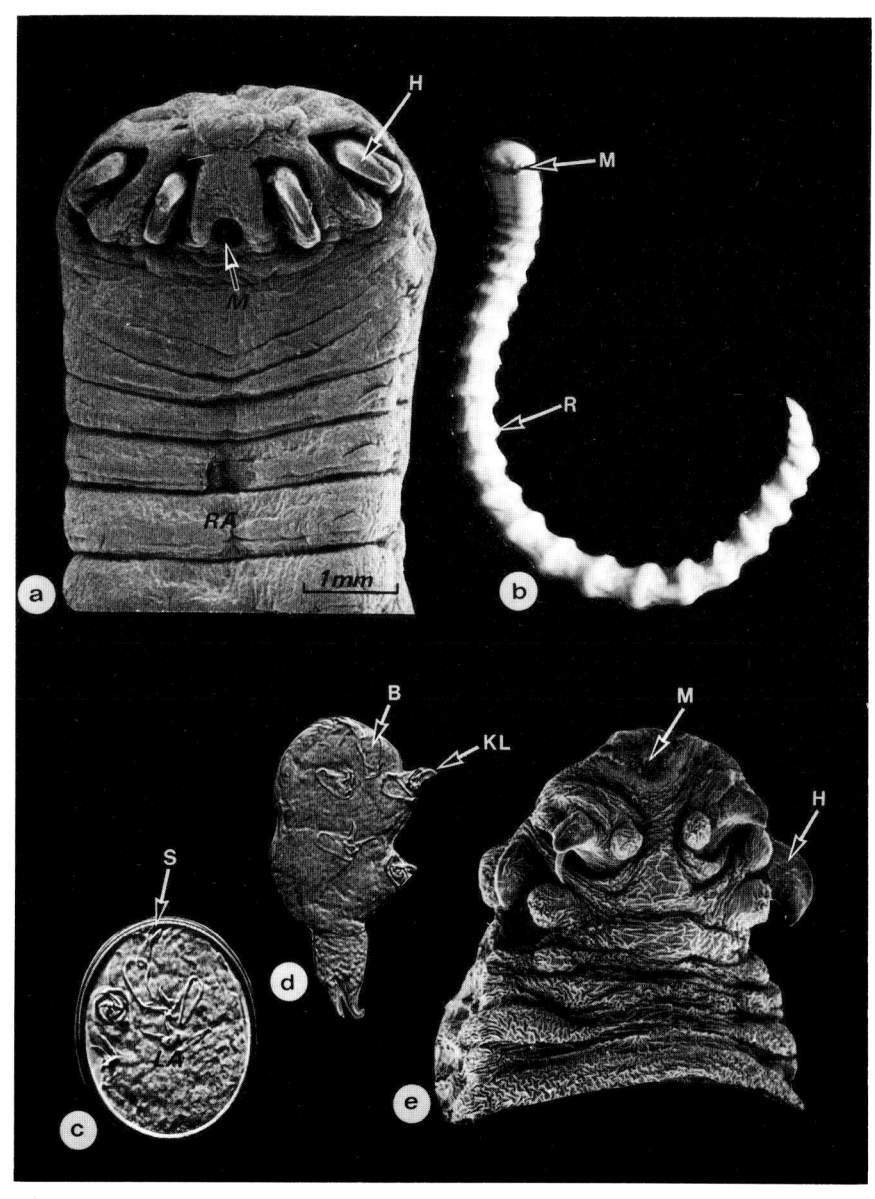

Abb. 10.15: Pentastomiden; LM- (b–d) und REM-Aufnahmen.
a, b) *Armillifer* sp.; Vorderende (a) und Totalansicht, (b) a) × 10   b) × 1,5
c, d) Larven: im Ei (c) bzw. freie Bohrlarve (d). × 300
e)   *Raillietiella* sp. Vorderende. × 10

B   = Bohrstachel
H   = Haken
KL = Klauen der vier Extremitäten
M   = Mundöffnung
R   = Körperringel
RA = Ansatz der Ringelung
S   = Schale des Eies

4. **Diagnose:** Mikroskopischer Nachweis der Larven im Trachealschleim.
5. **Infektionsweg:** Oral, durch Aufnahme infektiöser freier L_3 mit dem Futter bzw. durch Aufnahme von L_3-haltigen Stapelwirten.
6. **Prophylaxe:** Regelmäßige Kontrolle und Beseitigung der Fäzes.
7. **Inkubationszeit:** Wenige Tage.
8. **Präpatenz:** Nicht untersucht.
9. **Patenz:** Nicht untersucht.
10. **Therapie: Versuchsweise** Behandlung mit **LEVAMISOL** (200 mg/kg oral oder 50 mg/kg Kgw i.p.).

Lungenmilben

Bei Reptilien treten in den Atemwegen eine Reihe von Milben-Arten auf, die in ihrer Biologie denen der Vögel (s. S. 314) vergleichbar sind. Versuchsweise ähnliche **Therapie.**

Pentastomiden (Zungenwürmer)

1. **Geographische Verbreitung:** Einige Arten weltweit, andere nur in warmen Ländern.
2. **Arten:** Über 70 Arten sind bekannt, die als ♀ und ♂ in den Atemwegen meist von Reptilien eine Länge von wenigen mm (*Raillietiella*-Arten, **Abb. 10.15e**) bis zu 15 cm (*Armillifer*-Arten, **Abb. 10.15a,b**) erreichen können. Die Eier enthalten beim Absetzen bereits eine Larve, die 4 Extremitäten mit je einer Klaue aufweist (**Abb. 10.15c,d**) sowie einen Bohrstachel besitzt. Diese Eier werden von Zwischenwirten[9] aufgenommen, nachdem sie mit dem Trachealschleim oder über die Fäzes ins Freie gelangt sind. Wenn sich die Larve in den Zwischenwirten (artspezifisch mehrfach) gehäutet hat, wird sie infektiös für den Endwirt, wenn dieser den Zwischenwirt frißt. Letzterer ist stets Teil der Nahrungskette des Endwirts und kann zu völlig unterschiedlichen Tiergruppen gehören (u. a. Insekten, Reptilien, viele Säuger u. a. Nager), aber auch der Mensch kann als Fehlwirt dienen.
3. **Symptome der Erkrankung:** Atembeschwerden; Verschleimung; blutige Beimengungen im Schleim; Pneumonien; infolge von Sekundärinfektionen jedoch auch Todesfälle.
4. **Diagnose:** Mikroskopischer Nachweis der Eier (**Abb. 10.15c,d**) im Trachealschleim oder in den Fäzes.
5. **Infektionsweg:** Oral, durch Aufnahme von larvenhaltigen Zwischenwirten.
6. **Prophylaxe:** Regelmäßige Beseitigung der Fäzes.
7. **Inkubationszeit:** Variabel – artspezifisch.
8. **Präpatenz:** Variabel – artspezifisch.
9. **Patenz:** Variabel – artspezifisch, meist relativ lange.
10. **Therapie:** Unbekannt.

---

[9] Bei einigen Arten scheinen die Endwirte auch gleichzeitig Larven beherbergen zu können; so werden sie auch zu Zwischenwirten.

10.4 Parasiten der Körperoberfläche

1. **Arten:** An der Körperoberfläche treten insbesondere in Gefangenschaft bei mangelhafter Sauberkeit als längerfristig parasitierende Formen häufig **Milben** in großer Formenvielfalt auf (**Abb. 10.16**) oder gelegentlich *Trombicula*-Larven (u. a. *Hannemania*-Arten auf Amphibien) in Hautfalten. Verschiedene **Zecken**-Arten saugen evtl. für mehrere Tage Blut, während die **Stechinsekten** Reptilien oder Amphibien nur für wenige Minuten zum Saugakt aufsuchen. Auffällige **Schäden** (z. B. Anämie) treten nur bei Massenbefall mit Milben ein (bes. bei Schlangen: *Ophionyssus natricis* zwischen und unter den Schuppen, in Kinn-, Augen- und Kloakenregion) und gelegentlich durch **Fliegenmaden** (Sarcophaga; **Abb. 5.32**), die Bohrgänge in Wunden der Haut graben und bei Kröten und Schildkröten im Freiland **Myiasis** verursachen können. **Behandlung:** Entfernen der Maden, Ausschneiden der Wunde, 3%iger H_2O_2 zur Desinfektion. Auch **Dasselfliegen** und verwandte Arten legen ihre Eier auf Kröten und anderen Reptilien ab: Larven wandern in Nasenöffnungen ein, zerstören Schleimhäute und bohren sich von dort in Augenhöhle, die sie ausfressen; sie gelangen gelegentlich bis zum Gehirn und zerstören es. Bei aquatisch lebenden Arten finden sich zudem die bei den Fischen (**s. S. 383 ff**) erwähnten Ektoparasiten.
2. **Prophylaxe:** Um die Ansteckung weiterer Tiere mit Ektoparasiten zu verhindern, sollen z. B. Schlangen regelmäßig gegen Milben behandelt werden, bevor man sie in eine Tiergruppe einführt; dies gilt grundsätzlich auch für andere Reptilien oder Amphibien, die aus Frischfängen stammen. Zu den Hygienemaßnahmen, die z. B. Milbenbefall verhindern (bzw. reduzieren) helfen, gehören das Entfernen abgestreifter Haut, Rindenstücke und ähnlicher Einrichtungsgegenstände im Terrarium, die Schlupfwinkel für Milben sind.

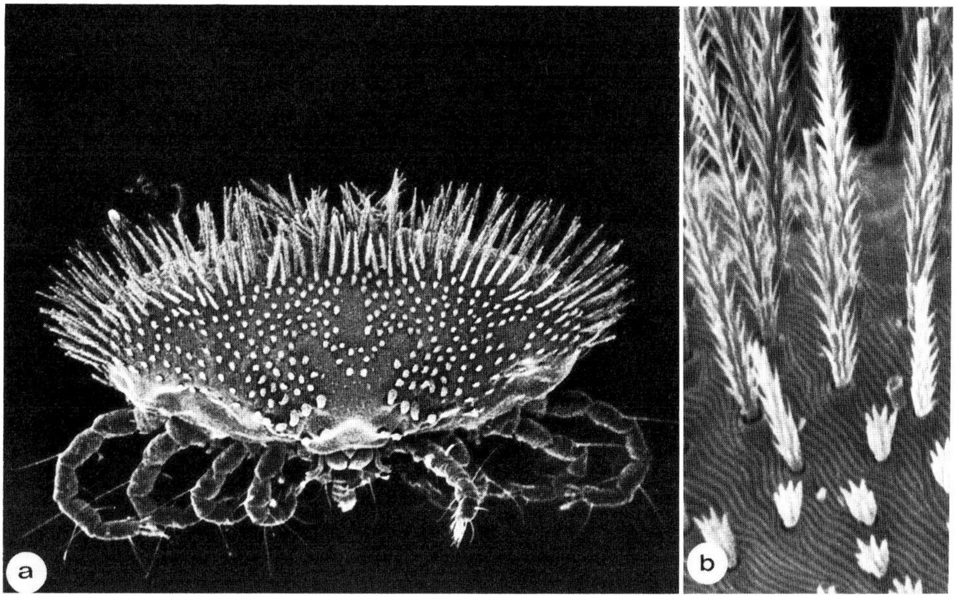

Abb. 10.16: REM-Aufnahme einer Milbe (*Pterygosoma* sp.), die unter den Schuppen der Diademnatter parasitiert.
a) Dorsalansicht. × 60
b) Vergrößerung der Dorsalborsten. × 450

3. **Therapie:** Zur Bekämpfung der Milben und anderer Ektoparasiten (Zecken können oft nach den allgemeinen Regeln mechanisch entfernt werden) eignen sich im allgemeinen Phosphorsäureester, z. B.
   - **DIMPYLAT-DIAZINON** 25-E (Ciba-Geigy). **Achtung:** Verträglichkeitsgrenze für Reptilien ist teilweise sehr unterschiedlich und relativ niedrig. Besprühen der Tiere mit einer Verdünnung 1 : 480 des Wirkstoffkonzentrates (25%ig) in Wasser. Wiederholung der Behandlung nach 2–4 Wochen. Es empfiehlt sich, die Tiere in angemessener Zeit nach der Behandlung mit Wasser abzuspülen, um eine Intoxikation zu vermeiden.
   - **METRIFONAT** (Neguvon®-Pulver). Besprühen der Terrarienflächen und Reptilien mit einer 0,1–0,2%igen Lösung (ca. 0,5 l/m^3). **Vorsichtsmaßnahmen** wie oben beachten.
   - **DICHLORPHOS** (u. a. Vapona-Strip®) für 4 Tage in bewohnten Terrarien einbringen (für 10 Tage in unbewohnten).
   - **IVERMECTIN** (Ivomec®: 0,2 mg/kg Kgw s.c.) bei Milben und Zecken, auch bei Organo-phosphat Resistenten.

11. Parasiten der Bienen

INHALT

11.1 Stadien im Darm 419
    11.1.1 *Malpighamoeba mellificae* 419
    11.1.2 *Nosema apis* (Mikrosporidia) 420
    11.1.3 Gregarinen 421
11.2 Milben 423
    11.2.1 Tracheenmilben 423
    11.2.2 Brutmilben *(Varroa)* 424
11.3 Insekten 427
    11.3.1 Bienenläuse 427
    11.3.2 Wachsmotten 428

11.1 Stadien im Darm

11.1.1 *Malpighamoeba mellificae* (Amoeben)

1. **Geographische Verbreitung:** Europa, USA, Neuseeland.
2. **Artmerkmale:** Die Amoebe *(Malpighamoeba mellificae)* lebt als amoeboider Trophozoit sowohl in Zellen des Mitteldarms als auch im Lumen der Malpighischen Gefäße (= Exkretionsorgane) adulter Bienen (**bei Königinnen aber selten**) und ist meist mit *Nosema apis* (s. u.) vergesellschaftet. Nach 3–4wöchiger Vermehrung durch Zweiteilung entstehen Zysten mit je zwei Kernen; diese etwa 2,5–4,5 µm großen Dauerstadien können die Malpighischen Gefäße verstopfen und gelangen mit den Fäzes ins Freie. Das geißellose Amoebenstadium fehlte bisher, daher war die Einordnung unter die Rhizopoden unsicher (**Abb. 11.1**); es wurde erst jüngst nachgewiesen (Liu, T. P. (1985) J. Protozool.). Durch diese Arbeit wird allerdings die Existenz der begeißelten Stadien in Frage gestellt.
3. **Symptome der Erkrankung (Amoebenseuche):** Charakteristisch ist das Ausspritzen eines dünnflüssigen, grünlichgrauen Kotes beim Abflug der Bienen nach Öffnen des Stockes (helle Kotflecke in der Umgebung des Fluglochs und im Stock; die Symptome sind der Nosematose sehr ähnlich). Hohe Bienenverluste (besonders unter Winterbienen) sind nach langem kalten Winter und Frühjahr zu beobachten (Frühjahrsschwindsucht). Häufig ist das Abdomen infolge gestörter Exkretion aufgebläht. Bei starkem Befall kann die Lebenszeit der Winterbienen so verkürzt werden, daß Völker aussterben. Gegen Ende des Sommers kann es bei anhaltend schönem Wetter zur Selbstheilung infolge regelmäßiger Ausflüge kommen. Bei gleichzeitigem Befall mit *Nosema apis*, was relativ oft vorkommt, soll eine Selbstheilung öfter als bei einer Monoinfektion mit Amoeben eintreten.

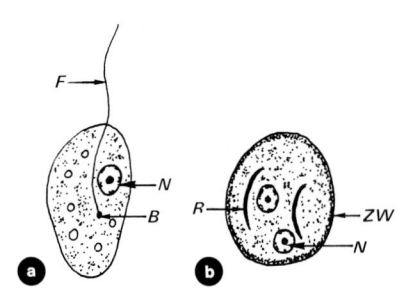

Abb. 11.1: Schematische Darstellung von *Malpighamoeba mellificae.*
a) Trophozoit.
b) Zyste mit zwei Kernen.

B = Basalapparat
F = Flagellum
N = Nucleus
R = Rhizostyl (dunkle Struktur)
ZW = Zystenwand

4. **Diagnose:** Mikroskopischer Nachweis der vegetativen Stadien und Zysten im Ausstrich (Entnahme des Darminhaltes von verdächtigen Bienen).
5. **Infektionsweg:** Orale Aufnahme von Zysten nach Verflug von befallenen Bienen von Stock zu Stock (nur wenn im Stock abgekotet wird).
6. **Prophylaxe:** Desinfektion der Waben durch Begasen mit Essigsäure tötet Amoebenzysten ab (vgl. auch *Nosema apis*).
7. **Inkubationszeit:** 2–3 Wochen.
8. **Präpatenz:** 3–4 Wochen.
9. **Patenz:** Variabel (auch lebenslang).
10. **Therapie:** Eine sichere Therapie ist unbekannt. Neotektin® (66,3% Essigsäure, 8,8% Ameisensäure, 24,9% Wasser) 20–30 Tropfen/l Winterfutter. Im Frühjahr Besprühen der Bienen-besetzten und entdeckelten Waben mit Neotektinhaltigem Wasser (30 ml/l) soll die Amoebenseuche verhindern helfen.

11.1.2 *Nosema apis*

1. **Geographische Verbreitung:** Weltweit.
2. **Artmerkmale:** Die typischen Mikrosporidien Sporen von *N. apis* werden etwa 9 × 5 μm groß und enthalten einen großen, gewundenen Polfaden (**Abb. 11.2**). Nach oraler Aufnahme von Sporen dringt im Mitteldarm der Bienen der Amoeboidkeim (**Sporoplasma**) in die Epithelzellen ein. Nach ungeschlechtlichen Teilungen über 6–8 μm große, 2-kernige Stadien entstehen aus großen Plasmodien schließlich intrazellulär mehrere Sporen, die mit den Fäzes ins Freie gelangen oder noch im Darm neue Zellen befallen. Gegen Jahresende (= Bienenruhe) wird die *Nosema*-Entwicklung gestoppt. Die Mikrosporidien-Infektion ist oft mit *Malpighamoeba mellificae* vergesellschaftet und ähnelt letzterer in ihrer Symptomatik.
3. **Symptome der Erkrankung (Nosematose, Bienenruhr):** Dünnflüssig-gelbliche Fäzes insbesondere bei Arbeiterinnen; massenhaftes Sterben von Jungbienen nach Infektion im Frühjahr. Der Verlust an Jungbienen führt zur Unterkühlung im Bienenvolk und Entwicklungsstörungen der überlebenden Jungbienen, die dann oft verkrüppelt sind.
4. **Diagnose:** Mikroskopischer Nachweis der typischen Sporen in den Fäzes oder Organen toter Bienen.
5. **Infektionsweg:** Oral, durch Aufnahme von Sporen mit dem Futter.
6. **Prophylaxe:** Isolierung befallener Völker. Entfernung toter Tiere. **Achtung:** Sporen sind in Fäzes jahrelang infektiös! In Honig mindestens 3 Monate; daher Wabenbau erneuern und starke Völker halten. Begasen der Waben mit Essigsäure soll Sporen schädigen (vgl. *Malpighamoeba mellificae*).

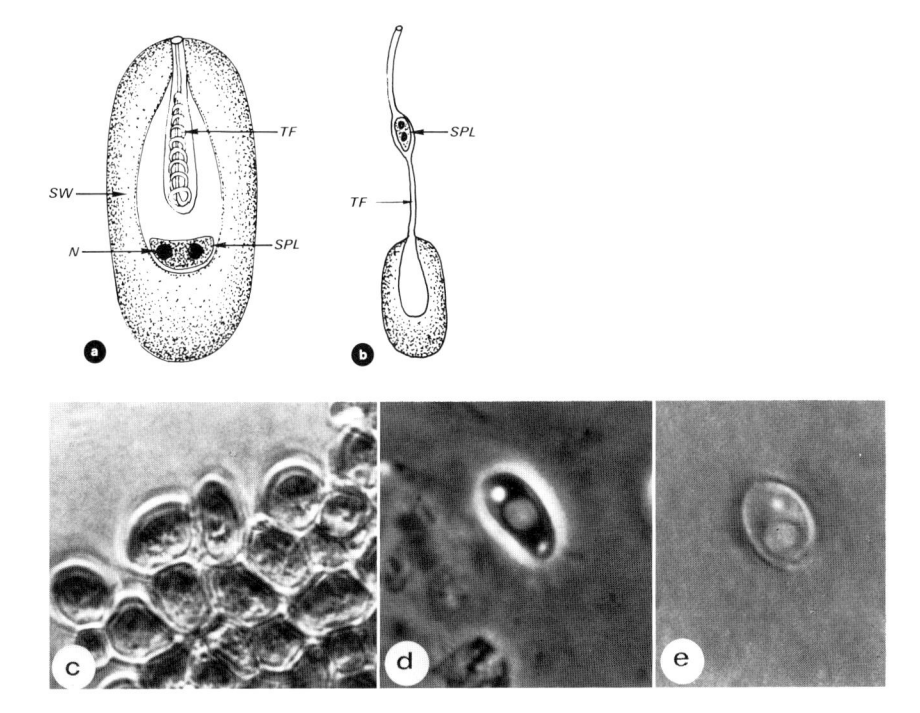

Abb. 11.2: Schematische Darstellung von *Nosema apis*.
a) Spore in Durchsicht
b) Spore mit ausgestülpten Polfaden
c–e) Lichtmikroskopische Aufnahmen verschiedener Ansichten von *Nosema*-Sporen.
   × 1200

N   = Nucleus
SPL = Sporoplasma
SW = Schalenwand
TF = Tubulärer Polfaden

7. **Inkubationszeit:** Tage; im Herbst Monate.
8. **Präpatenz:** Sporen sind unmittelbar nach dem Befall nachweisbar.
9. **Patenz:** Lebenslang durch dichte Generationenfolge.
10. **Therapie:** Mit **FUMAGILLIN** (z. B. Fumidil®) oder Hg-Verbindungen (z. B. Nosemack®). Bei beiden Präparaten wird je eine Tablette in 1 l Zuckersaft gelöst und dieser an drei Tagen verfüttert.

11.1.3 Gregarinen

1. **Geographische Verbreitung:** Weltweit.
2. **Arten:** Mehrere Arten von Gregarinen (Sporozoa), die normalerweise ihre Entwicklung im Darmsystem anderer Insekten (u. a. der Wachsmotten) vollziehen, können häufig auch den Bienendarm befallen. Die beweglichen Stadien (Trophozoiten) der Gregarinen waren stets vom cephalinen Typ (**Abb. 11.3**), d. h. das Ektoplasma bildet ein im

Lichtmikroskop sichtbares Septum zwischen dem vorderen (Protomerit) und hinteren Zellabschnitt (Deutomerit). Einige wiesen zudem noch einen Epimeriten (**Abb. 11.3**) auf, der zur Verankerung in der Darmwand dient. Nach einer Paarung, Gametenbildung und -verschmelzung gehen aus den Zygoten direkt Sporozysten hervor, die eine Anzahl von infektiösen Sporozoiten (oft 8) enthalten. Diese Sporozysten werden mit den Fäzes frei. *Leidyana-Arten (L. apis)* werden 70 µm (20–125) lang (**Abb. 11.3a**); ihr Epimerit erscheint knopfförmig. *Gregarina*-Arten (u. a. *G. quenui*) erreichen als Trophozoiten in der Biene eine Länge von 50–65 µm (**Abb. 11.3b**). *Neoschneideria*-Arten (u. a. *N. douxi*) sind durch einen apfelsinenscheiben-artigen Epimeriten gekennzeichnet. Die Trophozoiten werden etwa 50 µm lang, die Gamonten bis zu 200 µm (**Abb. 11.3c**).

3. **Symptome der Erkrankung:** Bei massivem Befall ruhrartige Darmstörungen; Arbeitsunfähigkeit bei Trachtbienen; häufiger und früher Tod.
4. **Diagnose:** Nachweis der Gregarinen im Frischpräparat (Darmausstrich).
5. **Infektionsweg:** Oral, durch Aufnahme von Sporozysten aus den Fäzes infizierter Insekten (andere Bienen, Wachsmotten etc.)
6. **Prophylaxe:** Fernhalten von Wachsmotten etc. (s. S. 428); regelmäßige Säuberung der Körbe. **Achtung:** Ständige Eigeninfektionen sind möglich!
7. **Inkubationszeit:** Etwa 2 Wochen.
8. **Präpatenz:** Nach etwa 2 Monaten werden Sporozysten im Darm frei.
9. **Patenz:** Evtl. lebenslang (bei geringem Befall) infolge dichter Generationenfolge.
10. **Chemotherapie:** Unbekannt.

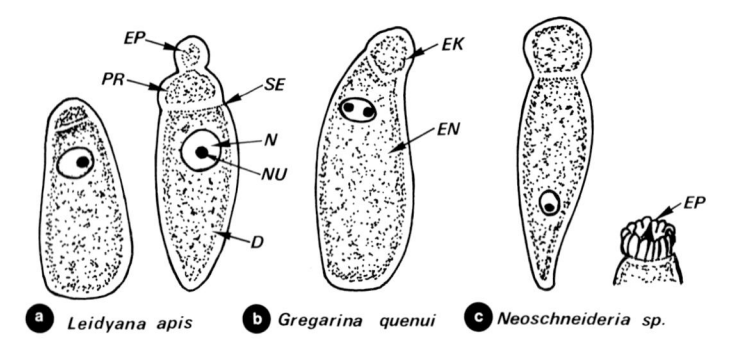

a *Leidyana apis* **b** *Gregarina quenui* **c** *Neoschneideria sp.*

Abb. 11.3: Schematische Darstellung von Gregarinen aus dem Bienendarm (nach Ormières).

D = Deutomerit   N = Nucleus
EK = Ektoplasma   NU = Nucleolus
EN = Endoplasma   PR = Protomerit
EP = Epimerit   SE = Septum

11.2 Milben

11.2.1 Tracheenmilben *(Acarapis-Arten)*

1. **Geographische Verbreitung:** Weltweit.
2. **Arten:** Unter den *Acarapis*-Arten hat lediglich *A.* (syn. *Tarsonemus*) *woodi* größere Bedeutung erlangt, während die anderen *(A. vagans, A. dorsalis, A. externus)* als harmlos gelten. *A. woodi* wird als ♀ bis 180 µm × 90 µm, als ♂ 110 µm × 85 µm groß; diese Milben, die äußerlich durch eine deutliche Segmentierung charakterisiert sind (**Abb. 11.4**), entwickeln und ernähren sich in den Haupttracheenstämmen. Allmählich werden dadurch die Tracheen verstopft; es kommt zur Behinderung der Atmung, Flugunfähigkeit und schließlich zum Erstickungstod.
3. **Symptome des Befalls (Milbenseuche, Acarapidose):** Oft eine größere Zahl flugunfähiger Bienen. Kranke Bienen zeigen taumelnden Abflug vom Stock und landen bald danach auf Boden, ohne weiterfliegen zu können.
4. **Diagnose:** Mikroskopischer Nachweis der Milben (**Abb. 11.4**) in den Tracheen (Luftröhren), evtl. nach Mazeration mit KOH. Ausgetrocknete Bienen sind für die Untersuchung nicht geeignet. Ein negatives Ergebnis schließt nicht sicher das Freisein von Milbenseuche aus. **Achtung:** Die Acarapidose ist eine **anzeigepflichtige Seuche** nach § 10(1) des Tierseuchengesetzes in der BR Deutschland (**s. S. 135, 213, 424**).
5. **Befallsmodus:** Durch Körperkontakt; Überwechseln von begatteten Milbenweibchen von einer Biene zur anderen.

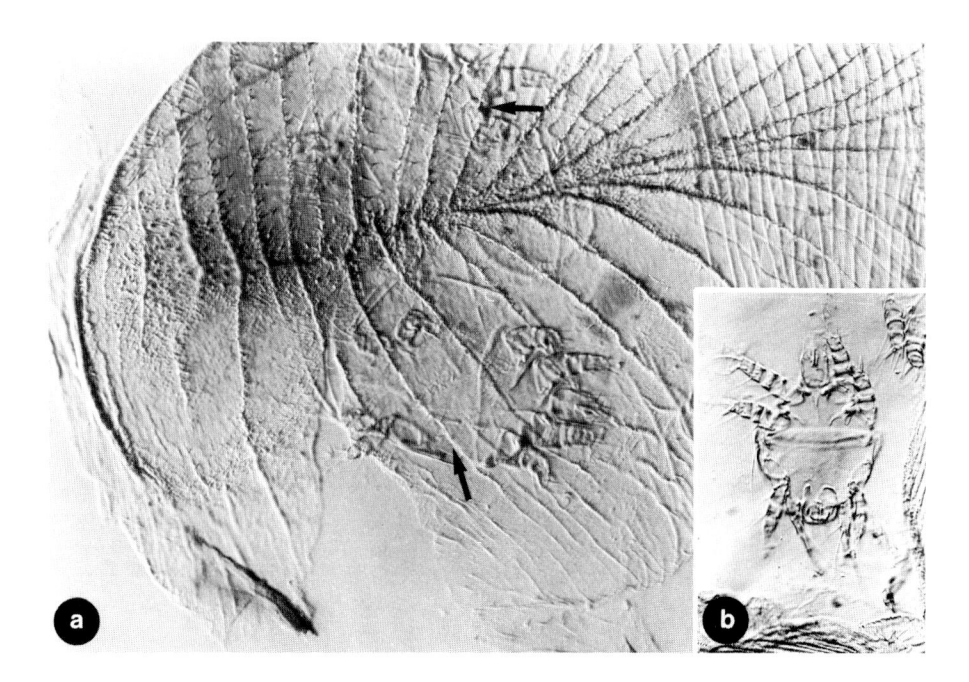

Abb. 11.4: Lichtmikroskopische Aufnahme von Tracheenmilben *(Acarapis woodi)*.
a) Trachee mit durchscheinenden Milben (Pfeile). × 25
b) Freipräpariertes Männchen von ventral. × 30

6. **Prophylaxe:** Prophylaktisches Aussetzen eines Akarizids s. u.; Isolierung befallener Völker.
7. **Inkubationszeit:** Variabel, abhängig von Befallsrate.
8. **Präpatenz:** Die Gesamtentwicklung dauert etwa 10–16 Tage.
9. **Patenz:** Lebenslang.
10. **Therapie:**
    a) Die Bekämpfung der **anzeigepflichtigen Milbenseuche** erfolgt nach behördlicher Anordnung. Es muß verhindert werden, daß die Seuche von dem befallenen Bienenvolk auf ein anderes übertragen wird; daher dürfen an dem seuchenverdächtigen Bienenbestand keine Veränderungen vorgenommen werden (keine Entfernung von Bienen, tot oder lebend, noch des sonstigen Inventars, das so aufbewahrt werden muß, daß er für andere Bienen nicht erreichbar ist.
    b) Zur Behandlung (meist im Frühjahr) stehen **Räucherstreifen** mit verschiedenen Wirkstoffen zur Verfügung: z. B. **CHLORFENSON** (8 × im wöchentlichen Abstand) oder Isopropyl-4,4-dibrombenzilat = Folbex-Va-Neu® (Ciba-Geigy) 6 × im wöchentlichen Abstand. Die Wirkung von **CHLORFENSON** scheint nicht immer sicher zu sein. Als **Verdunstungsmittel** wird 2 g Senföl (Isothiocyansäureester) in 98 g Methanol (= Apimilbin®) gelöst und in **Dochtflaschen** bzw. auf **Verdunstungsplatten** angewendet. Ein weiterer Wirkstoff **DIMEFORM** (Hydrochlorid) befindet sich in der Erprobung.

11.2.2 Brutmilben *(Varroa)*

1. **Geographische Verbreitung:** Europa, vom Osten kommend, bereits in fast ganz Deutschland ausgebreitet.
2. **Artmerkmale:** *Varroa jacobsoni* ist ein Ektoparasit und wird als ♂ etwa 0,8 × 0,8 mm, als ♀ bis 1,5 × 2 mm (queroval) groß (**Abb. 11.5**); die Männchen und Jugendstadien sitzen ausschließlich auf der Bienenbrut (Larven und Puppen), die ♀ auf adulten Bienen und auch besonders auf der Drohnenbrut. Die Entwicklung vom Ei bis zur adulten Milbe und Begattung findet während des Bienenbrutstadiums statt und dauert ca. 6–8 Tage. Nur die ♀ überwintern auf erwachsenen Bienen.
3. **Symptome des Befalls (Varroatose):** Nach einer symptomlosen Latenzzeit von 2–3 Jahren, in der der Milbenbefall im Volk ständig zunimmt, treten gehäuft bis massenhaft verkrüppelte (mißgebildete Flügel, verkürztes Abdomen) Arbeiterinnen auf; deutlicher Rückgang der Brut, da die Milbenlarven und -nymphen an ihr saugen; geringere Lebenszeit der Altbienen, da *Varroa*-Milben etwa 0,1 mg/2 h Hämolymphe saugen können. Es kann schließlich Totalverlust von ganzen Bienenvölkern auftreten.
4. **Diagnose:** Nachweis der makroskopisch sichtbaren Milben auf adulten Bienen; zum Nachweis der Milben-Nymphen werden Puppen aus Brutzellen entnommen und mit dem Stereomikroskop untersucht. Ein sicheres Prozedere ist Auswaschen von > 100 adulten Bienen in Benzin, Bienen abfiltern (grobe Gaze) und Filtrat auf *Varroa* untersuchen. Die Varroatose ist eine **anzeigepflichtige Seuche** nach § 10(1) des Tierseuchengesetzes. **Differentialdiagnostisch** ist auf **Bösartige Faulbrut** (*Bacillus larvae*) zu achten, eine ebenso anzeigepflichtige Seuche in der BR Deutschland.[1] Befallen wird hier nur die Brut (Bienenlarven nehmen mit Nahrung Sporen auf). Ein typisches Merkmal ist die fadenziehende Beschaffenheit des Brutzelleninhaltes bei frischer Infektion.
5. **Befallsmodus:** Verschleppung durch Arbeiterinnen und möglicherweise Drohnen beim Hochzeitsflug.

---

[1] Näheres s. S. 135.

6. **Prophylaxe:** Regelmäßige Untersuchung von Wintergemüll auf tote Bienen; Behandlung von Bienen mit milbenabtötenden Mitteln; auf abfallende tote Milben achten.

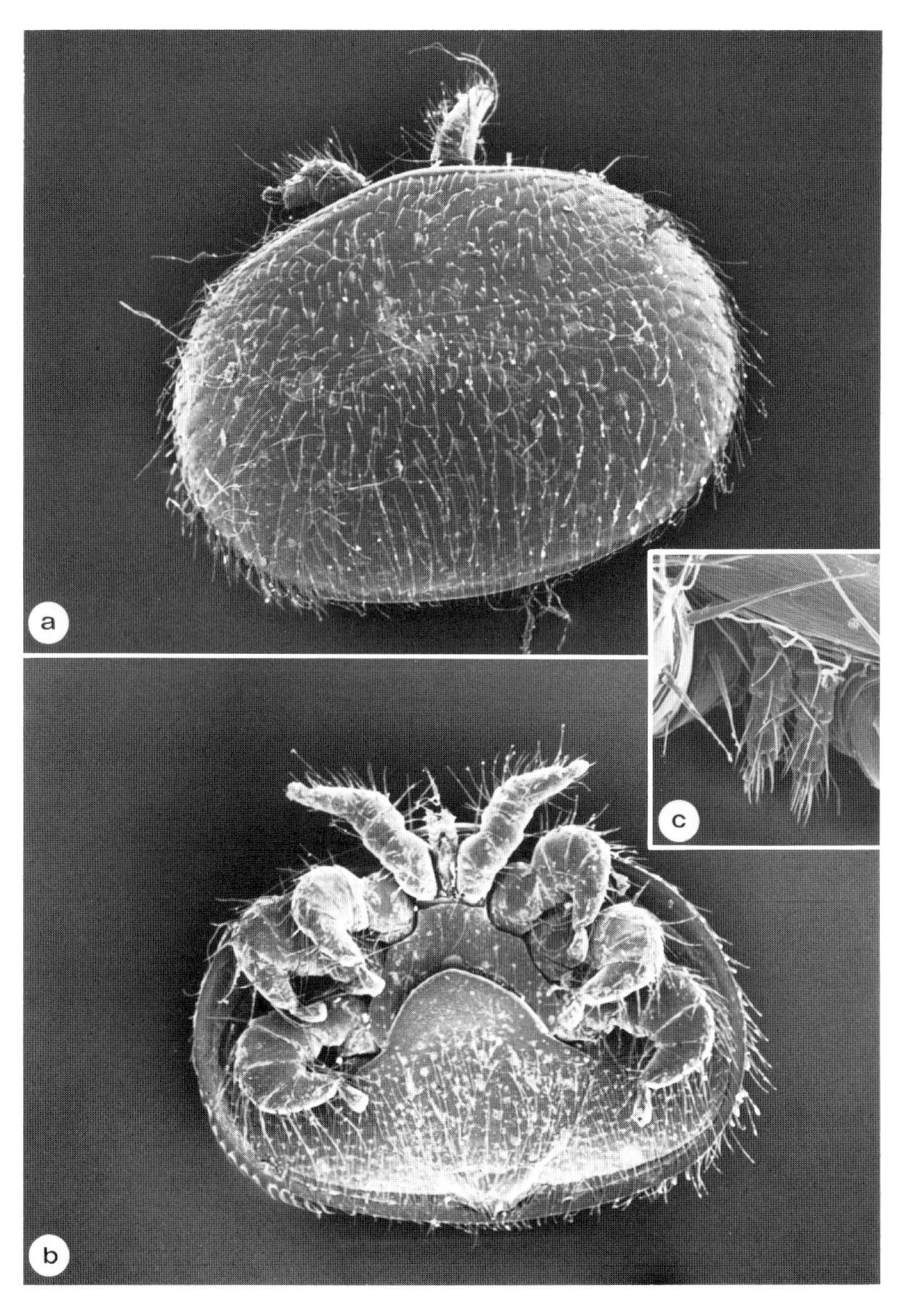

Abb. 11.5: *Varroa jacobsoni*; REM-Aufnahmen eines Weibchens.
a) Dorsalansicht. × 40
b) Ventralansicht. × 40
c) Pedipalpen von vorn. × 80

7. **Inkubationszeit:** Deutliche Schäden in einem Volk meist erst nach 2–3 Jahren.
8. **Präpatenz:** Der gesamte individuelle Entwicklungszyklus der Milben benötigt etwa 6–8 Tage.
9. **Patenz:** Ein adultes Milbenweibchen kann bis zu 7–8 Monate leben; die Verseuchung eines Bienenvolkes mit Milben bleibt ohne Bekämpfung dauernd bestehen, sofern das Volk nicht ausstirbt.
10. **Therapie:**
    a) Die Bekämpfung der **Varroatose** als anzeigepflichtige Seuche unterliegt staatlichen Maßnahmen. An dem verdächtigen Bienenbestand dürfen keine Veränderungen vorgenommen werden, dies betrifft alle Einrichtungsgegenstände (z. B. Waben), Gerätschaften, Futtervorräte, Wachs, Honig, auch Bienenbrut und lebende sowie tote Bienen. Zugang für andere Bienen muß unbedingt verhindert werden; Eingeschränkte Wandertätigkeit von befallenen Beständen.
    b) Als Behandlungsverfahren eignen sich 4–5malige **Ausräucherung** (Räucherstreifen mit Wirkstoff Isopropyl-4,4-dibrombenzilat = Folbex-VA-Neu®, Ciba-Geigy) im Abstand von jeweils 4 Tagen (bevorzugt im Herbst/Winter, d. h. außerhalb der Trachtzeit) oder die **Verdunstung** von **Ameisensäure** (entweder auf Faserplatten aufbringen oder wiederholtes Aufträufeln in die Wabengassen).
    c) Zur **systemischen Therapie** steht neuerdings[2] Perizin® (Fa. Bayer) zur Verfügung. Bei der Anwendung werden etwa 50 ml der wässrigen Suspension auf Bienen der Wabengasse geträufelt. Auf diese Weise gelangt die Substanz in den Nahrungskreislauf des Volkes und in die Hämolymphe der Biene. Wird diese von den Milben aufgenommen, so tritt die toxische Wirkung ein (= **nicht durch Kontakt**).
    d) *Biologische Bekämpfungsmaßnahmen* sind bisher nicht ausreichend wirksam, z. B. Entfernung der Drohnenbrut und Einrichten einer Bannwabe (Königin wird auf eine Woche gesperrt) und nachfolgender Vernichtung der verdeckelten Brut (Verfahren ist auf 1–2malige Anwendung begrenzt).

Möglicherweise kann durch den Einsatz von sog. Anti-Juvenilhormonen (z. B. **PRECOCENE** II = 6,7-Dimethoxy-2,2-dimethyl-3-chromen, Fa. Sigma) die durch das Juvenilhormon der Biene beeinflußte Vermehrungsbereitschaft der Milben so gestört werden, daß ihre Reproduktionsrate stark reduziert wird.[3]

---

[2] Ritter, W. (1985): Perizin: Ein neues systemisches Medikament zur Bekämpfung der Varroatose. Tierärztl. Umschau 40, 14–15.

[3] H. Hänel (1983): Effect of JH III on the reproduction of *Varroa jacobsoni*, Apidologie 14, 137–142.

11.3 Insekten

11.3.1 Bienenlaus – *Braula coeca* (Ordnung Diptera)

1. **Geographische Verbreitung:** Weltweit.
2. **Artmerkmale:** *Braula coeca* gehört (entgegen ihres Namens) zu den Fliegen. Bienenläuse sind mit max. 1,5 mm Länge relativ klein und flügellos (**Abb. 11.6**); als Augen werden nur je 1 Ommatidium auf jeder Seite ausgebildet; mit Hilfe von zwei gezähnten Kämmen an

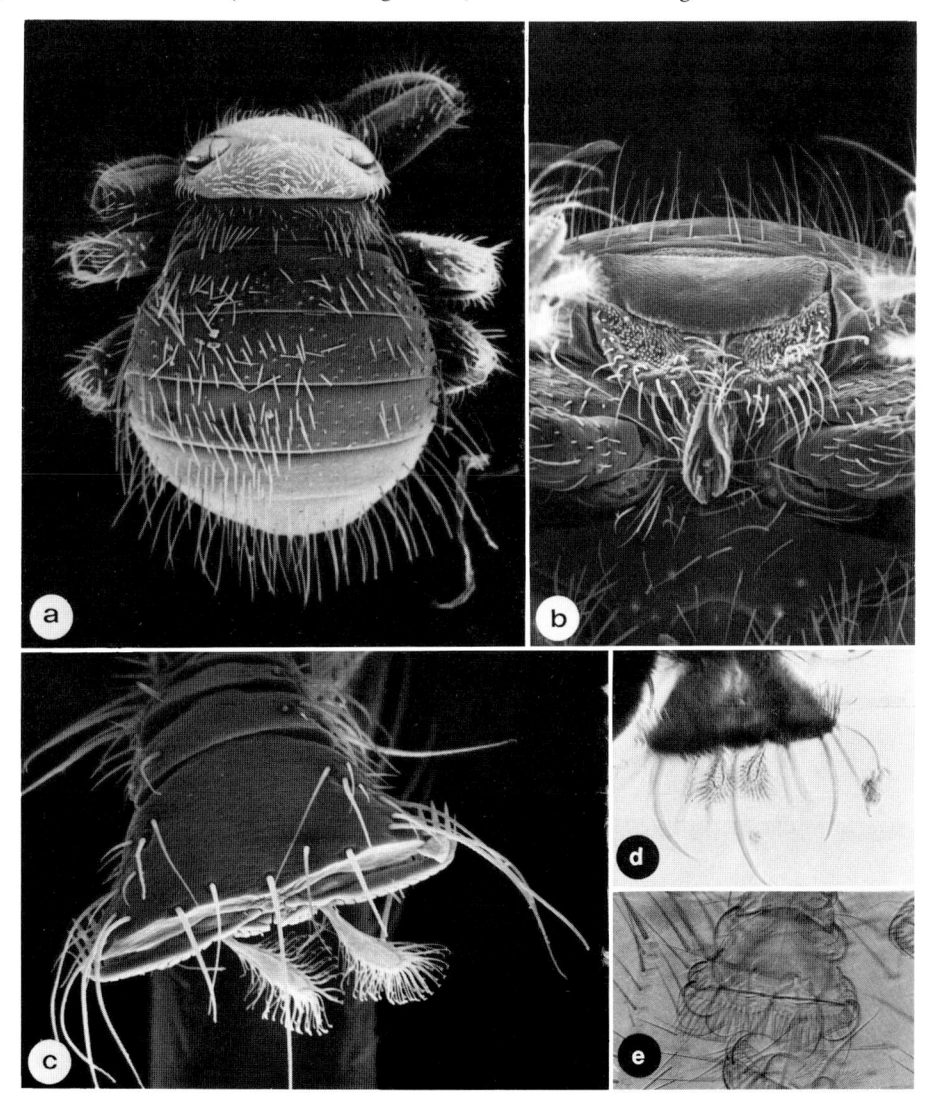

Abb. 11.6: *Braula coeca* (a–e REM, d–e LM).
a) Dorsalansicht. × 40
b) Kopf von vorn. × 80
c–e) Haftlappen und Kämme am Tarsus. c) × 250   d–e) × 125

den letzten Tarsengliedern verankern sich die Bienenläuse im Pelz der Bienenkönigin und entziehen dieser am Rüssel Nahrung. Die Eier werden auf der Oberseite der Brutzellen- bzw. Honigzellendeckel abgelegt. Die Larven bohren Gänge in der Wand und beschädigen so die Honigwaben.

3. **Symptome des Befalls:** Geringe Eilegetätigkeit der befallenen Königin infolge Beunruhigung und Entzug des Futtersaftes. Beeinträchtigung hängt von der Befallsintensität ab.
4. **Diagnose:** Nachweis der flügellosen Fliegen auf der Königin.
5. **Befallsmodus:** Verschleppung von Stock zu Stock durch fliegende Bienen.
6. **Prophylaxe:** Regelmäßige Kontrolle der Königin und Entfernen der Bienenläuse; Entdeckeln der Honigwaben.
7. **Inkubationszeit:** Eine Schwächung des Volkes wird erst spät bemerkt.
8. **Präpatenz:** Die Individualentwicklung einer Fliege dauert ca. 2–3 Wochen.
9. **Patenz:** Ein Bienenvolk kann dauernd befallen sein.
10. **Therapie:**
    a) Zunächst **Individualbehandlung der Königin:**
    Absammeln der Bienenläuse mit Pinzette versuchen (ist nicht einfach, da sie sich schnell bewegen). Weil Königin «Wirt der Wahl» für die nachrückende Generation ist, muß das Absammeln mehrmals wiederholt werden. Falls dies generell mißlingt, die Königin alle 2–3 Wochen mit Tabakrauch anblasen (2–3mal). Wirksames Agenz ist Nikotin, das für Fliegen toxischer als für Bienen ist. **Vorsicht** und genaue Beobachtung der Königin ist jedoch wegen möglicher **Überdosierung** von Nikotin geboten!
    b) Bei deutlichem **Brutrückgang** wegen starker Beeinträchtigung der Legetätigkeit der Königin können **Verdunstungsmittel** eingesetzt werden, wobei aber auf die Bienenanfälligkeit gegenüber diesen Mitteln und eine mögliche Kontamination des Honigs zu achten ist. Es können z. B. **NAPHTHALIN** oder **PHENOTHIAZIN** in den Stock in Form eines getränkten Tuches (**Windel**) eingebracht werden; ebenso eignet sich **PARADICHLORBENZOL** (Imkerglobol®)[4].

11.3.2 Wachsmotten

1. **Geographische Verbreitung:** Weltweit.
2. **Arten:** Die große Wachsmotte (*Galleria mellonella;* **Abb. 11.7b**; 1 cm lang) und die kleine (*Achroia grisella;* **Abb. 11.7a**) legen ihre Eier in den Wabenschränken und Waben ab. Die Larven fressen Wachs und Pollen (aber auch Brutfraß kommt vor), wobei sie Gänge in den Waben anlegen und diese mit Gespinstfäden ausfüllen. Dies führt zu Brutschäden, bedingt durch Wabenzerstörung.
3. **Symptome des Befalls:** Auftreten von verkrüppelten Bienen (mißgebildete Extremitäten und Flügel).
4. **Diagnose:** Auffinden der Gespinstfäden über Waben.
5. **Befallsmodus:** Weibliche Motten fliegen Bienenstöcke an.
6. **Prophylaxe:** Regelmäßige Kontrolle der Waben.
7. **Bekämpfung:** Mehrfaches Verbrennen von Schwefelspänen (wirksames Agenz: SO_2) im Wabenschrank, auch Anwendung von **PARADICHLORBENZOL** (Imkerglobol®), **ÄTHYLENBROMID, NAPHTHALIN, HEXACHLORÄTHAN** oder **BLAUSÄURE** (Calyan®) als **Verdunstungsmittel** möglich. Zusätzlich wurden biologische (mit Viren, Bakterien, Raubwanzen) und physikalische Bekämpfungsmethoden versucht.

---

[4] E. Zander und F. K. Böttcher: Krankheiten der Biene, Eugen Ulmer Verlag, Stuttgart, 1984.

11.3 Bienen; Insekten 429

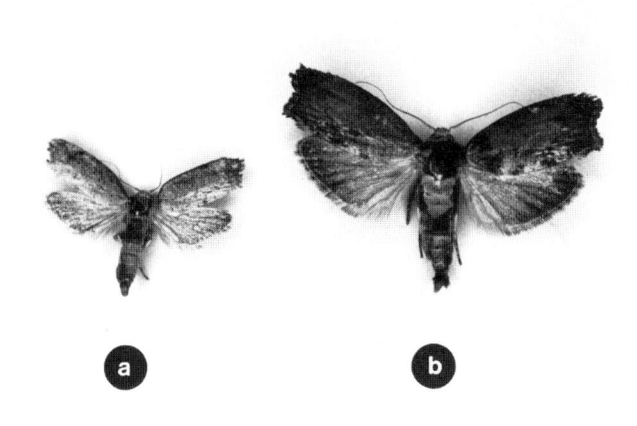

Abb. 11.7: Makro-Aufnahme von Wachsmotten.
a) Kleine Wachsmotte *(Achroia grisella)*. × 1,2
b) Große Wachsmotte *(Galleria mellonella)*. × 1,2

12. Literatur

Außer den in den **jeweiligen Kapiteln vollständig zitierten Werken** seien folgende Arbeiten als Einstiegslektüre bzw. Vertiefung empfohlen:

A. Übersichtslehrbücher

I. Morphologie/Physiologie

Brand, T. v.: Biochemistry and Physiology of Endoparasites. Elsevier, Biomedical Press, Amsterdam 1979.
Brandis, H., Otte, H. J.: Lehrbuch der medizin. Mikrobiologie, 5. Auflage. G. Fischer, Stuttgart 1984.
Brohmer, P., Ehrmann, P., Ulmer, G. (Eds.): Die Tierwelt Mitteleuropas; Bd. 1–10; Quelle und Meyer Verlag, Leipzig 1935 ff.
Cheng, T. C.: General Parasitology. Academic Press, London 1973.
Chitwood, B. G., Chitwood, M. B.: Introduction to Nematology. University Park Press, Baltimore 1974.
Cohen, S., Warren, K. S.: Immunology of parasitic infections. Blackwell, Oxford 1982?
Dönges, J.: Parasitologie. Thieme, Stuttgart 1980.
Frank, W.: Parasitologie. Ulmer, Stuttgart 1976.
Frank, W. (Ed.): Immune Reactions to Parasites. Fortschritte der Zoologie, Bd. 127. G. Fischer, Stuttgart 1982.
Georgi, J. R.: Parasitology for Veterinarians. Saunders Co., Philadelphia 1980.
Hiepe, T. (Ed.): Lehrbuch der Parasitologie, Bd. 1–4, G. Fischer Verlag, Stuttgart 1983–1985.
Kettle, D. S.: Medical and Veterinary Entomology. John Wiley Sons, New York 1984.
Lichtenfels, J. R.: Helminths of domestic equids. Proc. Helminthol. Soc., Washington. Vol. 42, 1981.
Maggenti, A.: General Nematology. Springer Verlag, Heidelberg 1981.
Mehlhorn, H., Peters, W.: Diagnose der Parasiten des Menschen. G. Fischer, Stuttgart 1983.
Mehlhorn, H., Piekarski, G.: Grundriß der Parasitenkunde, 2. Auflage. G. Fischer Verlag, Stuttgart (UTB 1075) 1985.
Olsen, O. W.: Animal Parasites. University Park Press, Baltimore 1974.
Piekarski, G.: Lehrbuch der Parasitologie. Springer, Heidelberg 1954.
Peters, W., Gilles, H. M.: A colour atlas of Tropical Medicine and Parasitology. Wolfe Medical Publications Ltd., London 1977.
Reichenbach-Klinke, H. H.: Krankheiten und Schädigungen der Fische. G. Fischer Verlag, Stuttgart 1980.
Roberts, R. J.: Grundlagen der Fischpathologie. Parey, Berlin 1985.
Schmidt, G. D., Roberts, L. S.: Foundations of Parasitology. Mosby Comp., St. Louis 1982.
Smyth, J. D.: Introduction to animal Parasitology. Hodder and Stoughton, Ltd., London 1976.
Thienpoint, D., Rochette, F., Vanparijs, O. F. J.: Diagnose von Helminthosen durch koproskopische Untersuchung. Janssen Research Foundation, Beerse 1979.
Weidner, H.: Bestimmungstabellen der Vorratsschädlinge und des Hausungeziefers. G. Fischer Verlag, Stuttgart 1982.
Wiesmann, E.: Medizinische Mikrobiologie. Thieme, Stuttgart 1982.
Wurmbach, H., Siewing, R. (Ed.): Lehrbuch der Zoologie, Bd. II (Systematik), 3. Auflage. Fischer, Stuttgart 1985.

II. Epidemiologie/Chemotherapie

Boch, J., Supperer, R.: Veterinärmedizinische Parasitologie, Parey, Berlin 1983, 3. Aufl.
Franz, J. M., Krieg, A.: Biologische Schädlingsbekämpfung. Parey, Berlin 1982.
Isenbügel, E., Frank, W.: Heimtierkrankheiten. Ulmer, Stuttgart 1985.
Mehlhorn, H., Peters, W.: Diagnose der Parasiten des Menschen. G. Fischer, Stuttgart 1983.
Möller, H., Anders, K.: Krankheiten und Parasiten der Meeresfische. Möller, Kiel 1983.
Piekarski, G.: Medizinische Parasitologie in Tafeln. Springer, Heidelberg 1975.

B. Übersichtsliteratur zu einzelnen Gruppen

I. Protozoa

1. Diplomonadina, Trichomonadina
Brugerolle, G., 1976: Contribution à l'étude cytologique des protozoaires zooflagellés parasites: Proteromonadida, Retortamonadida, Diplomonadida, Oxymonadida, Trichomonadida. Thèse Nr. 227, Université de Clermont-Fd, France.
Brugerolle, G., Gobert, J. G., Savel, J., 1974: Etude ultrastructurale des lésions viscerales provoquées par l'injection intra-péritonéale de *Trichomonas vaginalis* chez la souris. Ann. Parasitol. 49, 301–318.
Meyer, E. A., Radulescu, S., 1979: *Giardia* and Giardiasis. Adv. Parasitol. 17, 1–49.
Müller, M., 1975: Biochemistry of protozoan microbodies. Ann. Rev. Microbiol. 29, 467–483.
Warton, A., Honigberg, B. M., 1979: Structure of trichomonads as revealed by scanning electron microscopy. J. Protozool. 26, 56–62.

2. Kinetoplastida
Brugerolle, G., Lom, J., Nohynkova, E., Joyon, L., 1979: Comparaison et évolution des structures cellulaires chez plusieurs espèces de Bodonidés et Cryptobiidés. Protistologica 15, 197–221.
Evans, D. A., Ellis, D. S., 1983: Recent observations on the behaviour of certain trypanosomes within their insect hosts. Adv. Parasitol. 22, 2–42.
Hoare, C. A., Wallace, F. G., 1966: Developmental stages of trypanosomids: a new terminology. Nature 212, 1385–1386.
Lumsden, W. H. R., Evans, D. A., 1976: Biology of the Kinetoplastida. Academic Press, London.
Mattern, P., Mayer, G., Felici, M., 1972: Existence de formes amastigotes de *Trypanosoma gambiense*. C. R. Acad. Sci. (Paris) 274, 1513–1519.
Mehlhorn, H., Haberkorn, A., Peters, W., 1977: Electron microscopic studies on developmental stages of *Trypanosoma cruzi*. Protistologica 13, 287–298.
Omerod, W. E., Venkatesan, S., 1971: An amastigote phase of the sleeping sickness trypanosomes. Trans. Roy. Soc. Trop. Med. Hyg. 65, 736–741.
Reiter, I., Kretschmar, A., Boch, J., Krampitz, H., 1985: Zur Leishmaniose des Hundes. Berl. Münch. Tierärztl. Wochenschr. 8, 40–44.
Soltys, M. A., Woo, P., 1969: Multiplication of *T. brucei* and *T. congolense* in vertebrate hosts. Trans. Roy. Soc. Trop. Med. Hyg. 63, 490–495.
Williams, P., Coelho, M. D. V., 1978: Taxonomy and Transmission of *Leishmania*. Adv. Parasitol. 1, 1–42.

3. Amoebida
Griffin, J. L., 1972: Human amebic dysentery. Am. J. Trop. Med. Hyg. 21, 895–906.
Elsdon-Dew, R., 1968: The epidemiology of amoebiasis. Adv. Parasitol. 6, 1–62.
Jadin, J. B., 1973; De la meningo-encephalité amibienne et du pouvoir pathogène des amibes *Limax*. Ann. Biol. 12, 20–342.
Komnick, H., Stockem, W., Wohlfahrt-Bottermann, K. E., 1973: Cell motility: mechanisms in protoplasmic streaming and amoeboid movement. Int. Rev. Cytol. 34, 169–249.
Page, F. C., 1976: An illustrated key to freshwater and soil amoebae. Freshwater Biol. Ass. Scientific Publications Nr. 34. Ferry House.
Schuster, F. L., 1982: Pathogenic free-living amebas: *Acanthamoeba* and *Naegleria* In: Parasites – Their world and ours. Elsevier, Amsterdam.

4. Sporozoa
Aikawa, M., Sterling, C. R., 1974: Intracellular parasites. Academic Press, New York.
Current, W. C., Reese, N. C., Ernst, J. V., Bailey, W. S., 1982: Cryptosporidiosis in calves and humans. Proc. 5th Int. Congress of Parasitology, Toronto, p. 227.
Frenkel, J. K., 1977: *Besnoitia wallacei* of cats and rodents with a reclassification of other cystforming isosporoid coccidia. J. Parasitol. 63, 611–628.
Joyner, L. P., Donnelly, J., 1979: The epidemiology of babesial infections. Adv. Parasitol. 17, 115–141.

Hammond, D. M., Long, P., 1973: The Coccidia. University Park Press, Baltimore.
Heine, J., Boch, J., 1981: Kryptosporidien-Infektionen beim Kalb. Nachweis, Vorkommen und experimentelle Übertragung. Berlin. Münch. Tierärztl. Wochenschr. 94, 289–292.
Levine, N. D., 1973; Protozoan parasites of domestic animals and of man. 2nd Ed. Burgess Comp., Minneapolis.
Maegraith, B., Fletcher, A., 1972: The pathogenesis of mammalian malaria. Adv. Parasitol. 10, 49–77.
Mehlhorn, H., Heydorn, A. O., 1978: The Sarcosporidia, fine structure and life cycle. Adv. Parasitol. 16, 43–92.
Mehlhorn, H., Heydorn, A. O., Sénaud, J., Schein, E., 1979: Les modalités de la transmission des genres *Sarcocystis* et *Theileria*, agents de graves maladies. Ann. Biol. 18, 97–120.
Mehlhorn, H., Schein, E., 1984: The Piroplasmea: Life Cycle and Sexual Stages. Adv. Parasitol. 23, 38–103.
Piekarski, G., 1983: Serologische Nachweismethoden: Eine Einführung in die Immunologie (am Beispiel von *Toxoplasma gondii*). In: Parasitol. Praktikum (Böckler, W., Wülker, W., Eds.), Verlag Chemie, Weinheim.
Scholtyseck, E., 1979: Fine structure of parasitic protozoa. Springer, Heidelberg.
Schrével, J., 1971: Observations biologiques et ultrastructurales sur les Sélenidiidae et leurs conséquences sur la systématiques des Grégarinomorphes J. Protozool. 18, 448–470.
Sinden, R. E., 1983: Sexual development of malarial parasites. Adv. Parasitol. 22, 154–217.

5. Microsporidia
Canning, E. U., 1982: The evolutionary and taxonomic relationships of microspora and myxozoa. In: Parasites – Their world and ours. (Eds. Mettrick, D. F., Desser, S. S.). Elsevier Biomed. Press, Amsterdam.
Krinsky, W. L., Hayes, S. F., 1978: Fine structure of the sporogonic stages of *Nosema parkeri*. J. Protozool. 25, 177–185.
Sprague, W., 1977: Systematics of the Microsporidia. Plenum Press, New York.

6. Myxosporidia
Desser, S. S., Paterson, W. B., 1978: Ultrastructural and cytochemical observations on sporogenesis of *Myxobolus sp.* J. Protozool. 25, 314–325.
Kreier, J. P., 1977: Parasitic Protozoa, Vol. 4. *Babesia, Theileria, Myxosporida, Microsporida* ..., Academic Press, London.
Faust, E. C., 1919: The excretory system in Digenea. Biol. Bull. 36, 315–344.
Gönnert, R., 1955: Schistosomiasis. Studien. I, II. Z. Tropenmed. Parasitol. 6, 1–51.
Komiya, Y., 1966: *Clonorchis* and Clonorchiasis. Adv. Parasit. 4, 53–106.
Krampitz, J. E., Piekarski, G., Saathoff, M., Weber, A., 1974: Zerkarien-Dermatitis. Münch. med. Wschr. 116, 1491–1496.
Pearson, J. C., 1972: A phylogeny of life-cycle patterns of the Digenea. Adv. Parasit. 10, 153–185.
Smyth, J. D., Halton, D. W., 1983^2: The physiology of trematodes. Cambridge University Press, Cambridge.
Wright, C. A., 1971: Flukes and snails. Allen and Unwin Ltd., London.

7. Cestodes
Becker, B., Mehlhorn, H., Andrews, P., Thomas, H., 1980: Scanning and transmission electron microscope studies on the efficacy of praziquantel on *Hymenolepis nana* in vitro. Z. Parasitenk. 61, 121–133.
Bonsdorff, B., 1977: Diphyllobothriasis in man. Academic Press, London.
Cheng, T. C., 1973: Ontogeny of cestodes and its bearing on their phylogeny and systematics. Adv. Parasit. 11, 481–551.
Eckert, J., Thompson, R. C. A., Mehlhorn, H., 1983: Proliferation and metastases formation of larval *Echinococcus multilocularis*. I. Animal model, macroscopical and histological findings. Z. Parasitenk. 69, 737–748.
Frayha, G. J., Smyth, J. D., 1983: Lipid metabolism in parasitic helminths. Adv. Parasitol. 22, 310–388.
Gemmel, M. A., Johnstone, P. D., 1977: Experimental epidemiology of hydatidoses and cysticercosis. Adv. Parasit. 15, 312–370.

Gönnert, R., 1974: Die Bandwurm-Infektionen des Menschen und ihre Behandlung. Münch. nat. Wschr. *116*, 1531–1538.
Lawson, J. R., Gemmel, M. A., 1983: Hydatidoses and Cysticercosis: The dynamics of transmission. Adv. Parasitol. *22*, 262–308.
Lee, D. L., 1972: The structure of the helminth cuticle. Adv. Parasit. *10*, 347–380.
Löser, E., 1965: Der Feinbau des Oogenotyps bei Cestoden. Z. Parasitenk. *25*, 413–458.
Mehlhorn, H., Becker, B., Andrews, P., Thomas, H., 1981: On the nature of proglottids in cestodes. Z. Parasitenk. *65*, 243–259.

8. Ciliata
Grell, K. G., 1973: Protozoology. Springer, Heidelberg.
Reichenbach-Klinke, K. H., 1975: Bestimmungsschlüssel zur Diagnose von Fischkrankheiten. G. Fischer, Stuttgart.

II. Mesozoa

Lapan, E. A., Morowitz, H., 1972: The Mesozoa. Sci. Amer. *227*, 94–101.
Stunkard, H. W., 1972: Clarification of taxonomy in the Mesozoa. Syst. Zool. *21*, 210–214.

III. Plathelminthes

1. Aspidobothrea
Rohde, K., 1972: The Aspidobothrea, especially *Multicotyle purvisi*. Adv. Parasitol. *10*, 78–150.

2. Monogenea
Bychowsky, B. E., 1957: Monogenetic trematodes. Akak. Nauk. SSSR Leningrad.
Lyons, K. M., 1973: The epidermis and sense organs of the Monogenea and some related groups. Adv. Parasitol. *11*, 193–235.
Rohde, K., 1975: Fine structure of the Monogenea, especially *Polystomoides* Ward. Adv. Parasit. *13*, 1–35.

3. Digenea
Becker, B., Mehlhorn, H., Andrews, P., Thomas, H., Eckert, J., 1980: Light and electron microscopic studies on the effect of praziquantel on *Schistosoma mansoni, Dicrocoelium dendriticum and Fasciola hepatica* in vitro. Z. Parasitenk. *63*, 113–128.
Dawes, B., 1968: The Trematoda; University Press, Cambridge.
Dönges, J., 1969: Entwicklungs- und Lebensdauer von Metacercarien. Z. Parasitenk. *31*, 340–366.
Erasmus, D. A., 1977: The host-parasite interface of trematodes. Adv. Parasit. *15*, 201–242.
Mehlhorn, H., Eckert, J., Thompson, R. C. A., 1983: Proliferation and metastases formation of larval *Echinococcus multilocularis*. II. Ultrastructural investigations. Z. Parasitenk. *69*, 749–763.
Pawlowski, Z., Schultz, M. G., 1972: Taeniasis and Cysticercosis *(Taenia saginata)*. Adv. Parasit. *10*, 269–343.
Rybicka, K., 1966: Embryogenesis in Cestodes. Adv. Parasit. *4*, 107–187.
Slais, J., 1973: Functional morphology of cestodes larvae. Adv. Parasit. *11*, 395–480.
Smyth, J. D., Heath, D. D., 1970: Pathogenesis of larval cestodes in mammals. Helminth. Abstr. *39*, 1–23.
Voge, M., 1973 (1967): The post embryonic developmental stages of cestodes. Adv. Parasit. *11 (5)*, 707–730 (247–297).

IV. Nemathelminthes

1. Acanthocephala
Crompton, D. W. T., 1970: An ecological approach to acanthocephalan physiology. Cambridge Univ. Press, London.
Nicholas, W. L., 1973: The Biology of the Acanthocephala. Adv. Parasitol. *11*, 671–712.

2. Nematodes

Anderson, A., Chabaud, J., Wilmott, W. A., 1978: CIH keys to the nematode parasites of vertebrates. Headley Brothers Ltd., Farnham Royal.
Anya, A. O., 1976: Physiological aspects of reproduction in nematodes. Adv. Parasitol. 14, 267–350.
Bird, A. F., 1971: The structure of Nematodes. Academic Press, London.
Bork, K., Herzog, P., Weis, H. J., 1977: Loiasis, Klinik und Therapie. Dt. Ärzteblatt 12, 787–791.
Buchard, G. D., Büttner, D. W., Bierther, M., 1979: Electron miscroscopical studies on onchocerciasis. Tropenmed. Parasit. 30, 103–112.
Eckert, J., Bürger, H. J., 1979: Die parasitäre Gastroenteritis des Rindes. Berl. Münch. Tierärztl. Wschr. 93, 449–457.
Hartwich, G., 1975: Die Tierwelt Deutschlands I. Rhabditida und Ascaridida. G. Fischer, Jena.
Hörchner, F., Bürger, H. J., 1980: Kampf den Rinderparasiten. Auswertungs- und Informationsdienst für Ernährung, Landwirtschaft und Forsten (AID) 53, 1–20.
Lee, D. L., 1972: The structure of the helminth cuticle. Adv. Parasitol. 10, 347–380.
Lee, K. T., Little, M. D., Beaver, P. C., 1975: Intracellular habitat of *Ancylostoma caninum* in some mammalian hosts. J. Parasitol. 61, 589–598.
Lee, T. D. G., Wright, K. A., 1978: The morphology of the attachment and probable feeding site of the nematode *Trichuris muris*. Can. J. Zool. 56, 1889–1905).
Maggenti, A., 1981: General nematology. Springer, Heidelberg.
McLaren, D. J., 1976: Nematode sense organs. Adv. Parasitol. 14, 195–270.
Miller, T. A., 1979: Hookworm infection in man. Adv. Parasitol. 17, 315–384.
Muller, R., 1971: *Dracunculus* and Dracunculiasis. Adv. Parasitol. 9, 73–160.
Moncol, D. J., Triantaphyllou, A. C., 1978: *Strongyloides ransomi*: Factors influencing the in vitro development of the free-living generation. J. Parasitol. 64, 220–225.
Nelson, G. S., 1970: Onchocerciasis. Adv. Parasitol. 8, 173–225.
Niechoj, J., Mehlhorn, H., 1986: Electron microscopic studies on life cycle of *Trichinella spiralis*. J. Parasitol. (in press).
Stoye, M., 1979: Spul- und Hakenwürmer des Hundes. Berl. Münch. Tierärztl. Wschr. 92, 464–472.
Wright, K. A., 1979: *Trichinella spiralis:* An intracellular parasite in the intestinal phase. J. Parasitol. 65, 441–445.

V. Pentastomida

Osche, G., 1963: Die syst. Stellung und Phylogenie der Pentastomiden. Z. Morph. Ökol. Tiere 52, 487–596.
Self, J. T., 1969: Biological relationships of the Pentastomida. Exp. Parasit. 24, 63–119.
Wingstrand, K. G., 1972: Comparative spermatology of a pentastomid and branchiuran crustacean with discussion of pentastomid relationships. Koningl. Danks. V. S. Biol. Skrift. 19, 1–72.

VI. Annelida

Mann, K. H., 1962: Leeches. Their Structure, Physiology, Ecology and Embryology. Pergamon Press, New York.

VII. Arthropoda

1. Zecken

Arthur, D. R.: Ticks and disease. 445 S. Pergamon Press, Oxford, 1961.
Arthur, D. R.: Tick-feeding and its implications. Adv. Parasit. 8, 275–293 (1970).
Aspöck, H.: Arthropoden als Überträger von Infektionen des Menschen in Mitteleuropa. Anz. Schädlingsbek. 49, 164–166 (1976).
Babos, S.: Die Zeckenfauna Mitteleuropas. 410 S. Akad. Kiado, Budapest, 1964.
Balashov, Y. S.: Bloodsucking ticks. Vectors of diseases of man and animals. Miscellaneous Publ. Soc. Am. 8, 161–376 (1967).

Gothe, R., Kunze, K., Hoogstraal, H.: The mechanism of pathogenicity in the tick paralyses. J. med. Ent. *16*, 357–369 (1979).
Hoffmann, G.: Zeckenencephalitis in Europa, Virusüberträger und Reservoirtiere. Z. angew. Zool. *64*, 105–118 (1977).
Hoogstraal, H.: Ticks in relation to human diseases caused by viruses. Ann. Rev. Ent. *11*, 261–308 (1966).
Hoogstraal, H.: Ticks in relation to human deseases caused by *Rickettsia* species. Ann. Rev. Ent. *12*, 377–420 (1967).
Hoogstraal, H.: Tickborne hemorrhagic fevers, encephalitis and typhus in U.S.S.R. and southern Asia. Ex. Parasit. *21*, 98–111 (1967).
Hoogstraal, H.: Bibliography of ticks and tickborne diseases. US Naval Med. Res. *3*, Cairo (1978).
Jusatz, H.-J.: Bericht über das Vordringen der Tularämie nach Mittel- u. Westeuropa über den Zeitraum von 1950 bis 1960. Z. Hyg. *148*, 69–93 (1961).
Liebisch, A., Rahman, M. S.: Zum Vorkommen und zur Ökologie einiger human- und veterinärmedizinisch wichtiger Zeckenarten (Ixodidae) in Deutschland. Z. angew. Ent. *82*, 29–37 (1976).
Murnaghan, M. F.: Site and mechanism of tick paralyses. Science *131*, 418–419 (1960).
Murnaghan, M. F., O'Rourke, F. J. Tick paralysis. In Bettini (Ed.): Arthropod Venoms. 419–464, Springer Verlag, Berlin, 1978.
Pomerantzev, B. I.: Fauna of U.S.S.R. Arachnida. Vol. IV No. 2: Ixodid ticks (Ixodidae). Transl. by A. Elbl, 159 S. Amer. Inst. Biol. Sci., Washington, 1959.
Rehack, J. R.: Spotted fever groups Rickettsia in Europe. Recent Adv. Acarology *2*, 245–255 (1974).
Wegelin, C.: Zur Histologie des Zeckenstiches. Dermatologica *94*, 368–376 (1974).

2. Milben

Baker, E. W., Evans, T. M., Gould, D. J., Hull, W. B. and Keegan, H. L.: A manual of parasitic mites of medical or economic importance. 170 S. Nat. Pest. Control. Assoc., New York, 1956.
Baker, E. W., Wharton, G. W.: An introduction to Acarology. 465 S. Macmillan, New York, 1952.
Bollow, H.: Vorrats- und Gesundheitsschädlinge. Franck'sche Verlagshandl., Stuttgart, 1975.
Döhring, E.: Zur Lebensweise und Bekämpfung von Vogelmilben und einigen anderen Ektoparasiten in Geflügelställen. Prakt. Schädlingsbek. *22*, 13–20 (1970).
Evans, G. O., Sheals, J. G. and Macfarlane, D.: The terrestrial Acari of the British Isles. 219 S. Alden Press, Oxford, 1961.
Evans, G. O. and Till, W. M.: Studies on the British Dermanyssidae (Acari: Mesostigmata). Part I External morphology. Bull. Brit. Mus. nat. Hist. (Zool.) *13*, 249–294 (1965).
Gasser, R. und Wyniger, R.: Beitrag zur Kenntnis der Verbreitung und Bekämpfung von Trombiculiden, unter spezieller Berücksichtigung von *Trombicula autumnalis* Shaw. Acta Tropica *12*, 308–326 (1955).
Hirst, A. S.: The genus *Demodex* Owen. 44 S. British Museum (N. H.) London, 1919.
Hughes, T. E.: Mites or the Acari. Univ. London, Athlome Press, London, 1959.
Jones, B. M.: The penetration of the host tissue by the harvest mite, *Trombicula autumnalis* Shaw. Parasitology *41*, 229–248 (1950).
Kemper, H.: Hausschädlinge als Bewohner von Vogelnestern. Z. Hyg. Zool. Schädlingsbek. *30*, 269–274 (1938).
Kepka, O.: Die Trombiculinae (Acari, Trombiculidae) in Österreich. Z. Parasitenk. *25*, 548–642 (1964).
Kepka, O.: Zur Taxonomie der Formen von *Neotrombicula* (N.) *autumnalis* (Shaw, 1790), Acari, Trombiculidae. Z. Zool. Syst. Evol. *2*, 123–173 (1964).
Larson, D. G., Mitchell, W. F., Wharton, G. W.: Preliminary studies on *Dermatophagoides farinae* Hughes, 1961 (Acari) and house dust allergy. J. med. Ent. *6*, 295–299 (1969).
Maunsell, K., Wraith, D. G. and Cunnington, A. M.: Mites and house-dust allergy in bronchial asthma. Lancet, 1968, 1267–1270 (1968).
Mellanby, K.: Scabies, 81 S. Oxford University Press, Oxford, 1943. Reprint, 1973.
Mumcuoglu, Y.: Hausstaub- und Milbenallergie. Naturwiss. Rundschau *32*, 54–57 (1979).
Rack, G.: Milben in Wohnungen. Prakt. Schädlingsbek. *17*, 69–72 (1965).
Sheals, J. G.: Arachnida. In: K. G. V. Smith, Insects and other arthropods of medical importance. Trustees of British Museum, London, 1973.

Skaliy, P., Hayes, W. J.: The biology of *Liponyssus bacoti* Hirst, 1913 (Acarina, Liponyssidae) Amer. J. trop. Med. Hyg. 29, 759–772 (1949).
Spickett, S. G.: Studies on *Demodex folliculorum* Simon (1942) I. Life history. Parasitology 51, 181–192 (1961).
Turk, E. U. F.: Systematik und Ökologie der Tyroglyphiden Mitteleuropas. In: Stammer: Beiträge zur Systematik und Ökologie mitteleuropäischer Acarina Bd. I, 1–231, Akad. Verlagsges. Geest u. Portig Leipzig, 1957.
Wharton, G. W. and Fuller, H. S.: A manual of chiggers. Mem. ent. Soc. Wash. 4, 1–185 (1952).

3. Insekten-Morphologie/Zucht
Geigy, R., Herbig, A., 1955: Erreger und Überträger tropischer Krankheiten. Verlag Recht und Gesellschaft, Basel.
Krampitz, H. E., 1983: Haltung, Züchtung und Nutzung von Arthropodenwirten unter Laborbedingungen. Bundesgesundhbl. 26, 162–168.
Martini, E., 1952: Lehrbuch der medizinischen Entomologie. G. Fischer, Jena.
Weber, H., Weidner, H., 1974: Grundriß der Insektenkunde. G. Fischer, Stuttgart.

4. Wanzen
Ghauri, M. S. K., 1973: Hemiptera. In: G. V. Smith Ed., Insects and other arthropods of medical importance. The Trustees of British Museum, London.

5. Läuse
Anon, A., 1969: Lice, Econ. Ser. British Museum ZA, London.
Weyer, F., 1960: Biological relationships between lice and microbial agents. A Rev. Ent. 5, 405–420.
Weyer, F., 1981: Zur Geschichte der Kopflausforschung. Bundesgesundheitsblatt 24, 189–195.
Weyer, F., 1978: Zur Frage der zunehmenden Verlausung und der Rolle von Läusen als Krankheitsüberträger. Z. Angew. Zool. 65, 87–111.

6. Diptera
Anthony, D. W.: Tabanidae as disease vectors. In: Maramasch, K. Biological transmission of disease agents. Academic Press, London, 1962.
Berge, T. O., Shope, R. E. and Work, T. H.: Catalogue of arthropod–born viruses (ARBO) of the world. Amer. J. trop. Med. Hyg. 19, 1082–1160 (1970).
Campbell, J. A. and Pelham-Clinton, E. C.: A taxonomic review of the British species of *Culicoides* Latreille. Proc. R. Soc. Edinb. (B) 67, 181–302 (1960).
Chavala, M., Lyneborg, L. and Moucha, J.: The horse flies of Europe 500 S. Ent. Soc. Copenhagen, Copenhagen, 1972.
Clements, A. N.: The physiology of mosquitos. 393 S. Academic Press, London, 1963.
Crosskey, R. W.: Simuliidae. In: Smith, G. V.: Insects and other arthropods of medical importance. The Trustees of the British Museum, London, 1973.
Edeson, J. F. B. and Wilson, T.: The epidemiology of filariasis due to *Wuchereria bancrofti* and *Brugia malayi*. Ann. Rev. Ent. 9, 245–268 (1964).
Freeman, P.: Diptra; in: G. V. Smith: Insects and other arthropods of medical importance. The Trustees of the British Museum, London, 1973.
Greenberg, B.: Flies and disease. 856 S. Princeton Univ. Press, Princeton, 1971.
Grüntzig, J., Lenz, W.: Ophthalmomyiasis. Fortschritte der Medizin, 44, 1852–1857 (1981).
Hennig, W.: Die Larvenformen der Dipteren. Bd. 1. 184 S., Bd. 2: 458 S. Bd. 3: 628 S., Akademie Verlag, Berlin, 1948–1952.
Horsfall, W. R.: Mosquitoes: their bionomies and relation to disease. 723 S. London, 1955.
Lewis, D. J.: Phlebotomidae and Psychodidae. In: G. V. Smith: Insects and other arthropods of medical importance. The Trustees of the British Museum, London, 1973.
Lindner, E.: Die Fliegen der paläarktischen Region. Schweizerbart'sche Verlagsbuchh., Stuttgart, 1925.
Marshall, J. F.: The British Mosquitoes. 341 S. Brit. Mus. (Nat. Hist.) London 1938, Republished by Johnson Reprint Comp. New York, 1966.

Mohrig, W.: Die Culiciden Deutschlands. Parasit. Schriftenr. 18, Fischer Verlag, Jena, 1969.
Rubtsov, I. A.: Simuliidae (Melusinidae). In: E. Lindner: Die Fliegen der paläarktischen Region 14, 1–689, Schweizerbart'sche Verlagsbuchhandlg. Stuttgart, 1959–1964.
Schiefer, B. A. Vavra, R. W., Frommer, R. L. and Gerberg, E. J.: Field evaluation of several repellents against blackflies (Diptera, Simuliidae). Mosquito News 36, 242–247 (1976).
Stone, A., Knight, K. L. and Starcke, H.: A synoptic catalogue of the mosquitoes of the world. 358 S. Thomas Say Foundation, Vol. 6, Ent. Soc. America, Washington D. C. 1959.

7. Siphonaptera, Flöhe

Feingold, B. F. und Benjamin, E.: Allergy to flea bites. Clinical and experimental observations. Ann. Allergy *19*, 1275–1289 (1961).
Ganssen, O.: «Oh, du lieber Augustin, alles ist hin ...» Zur Kulturgeschichte der Pest. Dt. Ärzteblatt, *42*, 2508–2515 (1980).
Peus, F.: Flöhe. Monographien zur Hygienischen Zoologie, Bd. 5. Schoeps, Leipzig 1938.
Pollitzer, R.: Plague. Monograph Ser. W. H. O. 22, 1–698 (1954).
Smit, F. G. A. M.: Siphonaptera. Handbook for the Identif. of British Insects. *1 (16)*, 1–94 (1957).
Smit, F. G. A. M.: Siphonaptera; in: G. V. Smith: Insects and other arthropods of medical importance. The Trustees of the British Museum, London, 1973.
Wenk, P.: How blood sucking insects perforate the skin of their hosts. Proc. Int. conf. Fleas, Peterborough, England. Balkema, Rotterdam, 329–335 (1977).
Wenk, P.: Der Kopf von *Ctenocephalus canis*. Zool. Jb. (Anat.) *73*, 104–186 (1953).

13. Bildnachweis

Die Negative der in diesem Buch befindlichen Abbildungen befinden sich in folgenden Händen:

Dr. W. Bonin, Frankfurt/M.: Abb. 2.28 a, b; 3.13 b; 5.29 d; 5.30 c; 5.31 a, b; 6.10
Dr. D. Düwel, Frankfurt/M.: Abb. 2.14 a–c; 2.15 a; 3.3; 3.9; 4.10; 5.12; 5.21; 5.22 a–c, 6.6; 6.10 a–c; 7.6 c
Dr. R. Enzeroth, Bonn: Abb. 5.18 a; 6.13 c
Prof. Dr. K. T. Friedhoff, Hannover: 7.3 b
Dr. A. Haberkorn, Wuppertal: Abb. 7.6 a
Prof. Dr. H. Krampitz, München: Abb. 2.15 b, c; 6.8 d
Priv. Doz. Dr. F. R. Matuschka, Berlin: Abb. 6.8 f; 10.11 a
Prof. Dr. H. Mehlhorn, Bochum: Alle übrigen 680 Negative
Dr. W. Raether, Frankfurt/M.: Abb. 6.1 d; 6.10 d; 7.3 a; 7.6 b, d; 10.2 h, i
Dr. H. Taraschewski, Bochum: Abb. 2.1 a–c; 9.9; 9.10 a; 9.11
Prof. Dr. Y. Yoshida, Osaka: Abb. 6.12

Register

I: Arten- und Sachverzeichnis

Fettdruck markiert ausführliche Darstellungen

A

Abszeß 46
Acanthella 98, 247, 298, 366
Acanthor 98, 236, 247, 297, 298, 366
Acanthocephala s. Kratzer
Acanthocephalus-Arten
– *A. anguillae* 361, **367**, 368
– *A. lucii* 367
Acarapis-Arten 423
Achroia grisella 428
Adressen von Instituten 18
Aedes-Arten 57, 141, 306
Aegyptianella-Arten **189**, 305
– *A. pullorum* 306, **309**
Aelurostrongylus abstrusus 62
Aerobacter sp. 69
Agrolimax-Arten 199, 344
Akarazide 115, 149, 218, 321
Akiba, s. *Leucocytozoon*
Alaria alata 108
All in – all out – Prinzip 283
Alopezie 69
Amblycera 327
Amidostomum-Arten 272, 299
– *A. anseris* **302**
Amoebenseuche 419
Amoebiasis 46, 86, 295, 378, 379, 394, 396, 419, 423
Amoebotaenia-Arten **296**
Amphilina foliacea 376, 377
Amphilinoidea 376
Amphipoda 386
Anaplasma-Arten 183
– *A. centrale* 189
– *A. marginale* 189
– *A. ovis* 189
Ancylostoma-Arten
– *A. caninum* 38
– *A. tubaeforme* 38
Angiostrongylus-Arten 41, 54, 58, **62**
– *A. vasorum* 54, **58**, 59
Anisakis-Arten 376
Anisus-Arten 162
Ankylostomiasis 39

Anopheles-Arten 57, 306
Anoplocephala-Arten 120, 239
– *A. perfoliata* 120, **122**, 123
– *A. magna* **122**
Anoplura, s. Läuse 76, 80, 153
Anreicherung 3, 11, 12
Anzeigepflicht **135**, 150, 182, 213, 215, 423, 424
Apatemon gracilis 282
Aphaniptera s. Flöhe
Apophallus mühlingi 22
Aporidea 363
Aporocotyle-Arten 373
Archaeopsylla erinacei 351, **352**
Argas-Arten 224, 252, 309, **323**
– *A. persicus* 309
– *A. polonicus* 323
– *A. reflexus* 309, **323**
Argulus sp. 387, **391**
Arion-Arten 58, 199, 338
Armillifer sp. 415, **416**
Ascaridia-Arten 272, **298 ff.**, 301
– *A. columbae* 298
– *A. galli* 298
Ascaris-Arten 98, 103, 104, 105, 127
– *A. suum* 86, 88, 94, **98**, 110, 122, 170, 203
Ascarops strongylina 95, 96
Askariasis 35, 98, 366
Askaridea 35, 98, 122, 170, 298, 366, 404, 405, 413
Aspiculuris-Arten 234
– *A. tetraptera* 242, **243**
Aspidogaster sp. 388
Asseln 386
Augenwürmer 145
Ausstrich 10
Avitellina-Arten 155, **168**
Axostyl, s. Trichomonaden u. a. 181
Azygia lucii 359, 389

B

Babesia-Arten 19, 183, 184, 225
– *B. bigemina* **185**, 200
– *B. bovis* 185, 225

– *B. canis* 52, **54**, 68, 78
– *B. divergens* **185**, 225
– *B. equi* 100, **138**, 139
– *B. felis* 54
– *B. gibsoni* 54
– *B. major* **185**, 188, 225
– *B. microti* **248**
– *B. motasi* 188
– *B. perroncitoi* 100
– *B. trautmanni* 100
Babesiose 54, **100**, **138**, **186**, **248**
Babesioide 409
Babesiosoma sp. 409
Bacillus larvae 424
Bacterium thuringensis 229
Bdellonyssus bacoti 251, 265, **266**, 324, 350
Baermann Trichter 5, 6
Balantidien-Ruhr 90
Balantidium coli 7, 85, 87, 90, 91, 162, 397, 400
Bandwürmer 22, 108, 117, 118, 122, 142, 144, 156, 191, 233, **239**, 259, 271, 272, 293, **296**, 333, **340**, 353, **362**, 379, 393, **402**, 404, 410
Beschälseuche 135, 150
Besnoitia-Arten 48, 49, 183, 222, 248, 249, 263, 399, 410
– *B. besnoiti* 210–212
– *B. jellisoni* **262**
– *B. wallacei* 48
Bettwanze 331
Beulenkrankheit 358
Bienenlaus 427
Bienenruhr 420
Biesen 219
Bilharziella-Arten 294, 295, **305**, **310**
Bithynia-Arten 311, 359
Blinddarmwürmer 303
Blutegel 359, 370, 372, 386, 390
Blutharnen 185, 248
Bluttransfusion 55
Bodennematoden 334
Bohrlarve 415
Boophilus-Arten 185, 186
Boophthora-Arten 229
Bothriocephalus-Arten 362
Bovicola-Arten 228
– *B. bovis* 229
Brachylaemus erinacei 336
Branchiura 386
Branntkalk 358
Braula coeca 427
Brutkapsel 207, 208
Brutmilben 424
Bunodera-Arten 360
Bunostomum-Arten 156
– *B. phlebotomum* 171

– *B. trigonocephalum* **171**
Buxtonella sulcata 162

C

Calliphora-Arten 221, 322, 347
Calyptospora-Arten 355
Camallanoidea 366
Caparinia tripilis 349
Capillaria-Arten 41, 64, 65, 156, 272, 299, 334, 337, 340, 361, 366, 405
– *C. aerophila* 59, 61, **62**, 254, 334, **345**
– *C. anatis* 301
– *C. annulata* 301
– *C. bovis* 168
– *C. caudinflava* 301
– *C. contorta* 301
– *C. erinacei* 340
– *C. felis* 64, 65
– *C. hepatica* **256**
– *C. obsignata* 301
– *C. petruschewski* 354, **379**
– *C. putorii*
– *C. tenue*
Carchesium sp. 386
Caryophyllaeus laticeps 362, 363, 376
Caryophyllidae 362, 363, 376
Caryospora sp. 399
Catatropis verrucosa 295
Cepaea-Arten 58
Cepedietta sp. 400
Ceratomyxa-Arten **357**, 379, 380
Ceratophyllus-Arten 351
– *C. columbae* 329
– *C. gallinae* 82, **329**
Cercarien, s. Zerkarien
Cestodaria 377
Cestodes, s. Bandwürmer
Chabertia-Arten 156
– *C. ovina* 169, **178**
Cheyletiella-Arten **79**, 318
– *C. parasitivorax* **264**
Chilodonella sp. 385, **386**, 389
Chilomastix-Arten 354
Chloromyxum sp. 356
Choanotaenia-Arten **296**
Choreostrongylus pudendotectus 94
Chorioptes-Arten 150
– *C. bovis* 148, 213
Ciliaten 156, **162**, 378, **384**, 385, 389, 394, 397, 400
Cimex-Arten
– *C. lectularius* 331
– *C. columbarius* 331

Cittotaenia-Arten 234
– *C. ctenoides* **239**
– *C. denticulata* **239**
Clavella sp. 392
Coccidien, s. Kokzidien
Coenurus 31, 68, **144**, 196, 255
Collyriclum faba 317
Columbicola-Arten
– *C. columbae* 327, 328
Contracaecum sp. 361, 376
Cooperia-Artén 156, 171, **175**
Copepoden 392
Coracidium-Larve 27, 293
Cordulia-Arten 311
Corona-Virus 162
Costia-Arten 383
Cotylurus-Arten 292, 376
Coxiella burneti 225
Crenosoma-Arten
– *C. striatum* 337, **344**
– *C. vulpis* 62
Crepidostomum farionis 359
Cryptobia-Arten 370, 372, 382
Cryptocotyle-Arten 22, 380
Cryptosporidium sp. 85, **86**, 117, 121, 155, 158, 159, **161**, 235, **282**, 286, 312, 395, **399**
Ctenocephalides-Arten 80
– *C. canis* **80** ff.
– *C. felis* **80** ff.
Ctenophthalmus-Arten
– *C. assimilis* 268
– *C. agyrtes* 269
Culex-Arten 57, 306
Culicoides-Arten 148, 212, 309
Culiseta-Arten 306
Cyathocephalus-Arten 362
Cyathostoma bronchialis 313
Cyathostomum coronatum 126, 128, 129
Cyclophyllidea **24** ff., 239, 363, 402
Cylicocyclus radiatus 126, 129
Cylicostephanus calicatus 126, 129
Cystacanth 247
Cysticercoid 239, 241, 248, **249**, 297
Cysticercus-Arten 31, 68, 109, 207
– *C. bovis* 144, 196, 198
– *C. cellulosae* 108, 109, 198
– *C. fasciolaris* 255
– *C. inermis (bovis)* 144
– *C. pisiformis* 253, 255
– *C. tenuicollis* 104, 108, 144, 196, 200
Cystidicola-Arten 379
Cystisospora-Arten 48, 355
Cystocaulus-Arten **199**
Cytodites-Arten 312
– *C. nudus* 314

D

Dactylogyrus-Arten 387, **388**
Dactylosoma ranarum 407, 409
Darmflagellata 353, **354**
Dasselbeulen 219, **220**
Dasselfliegen, s. a. Haut-, Magendasseln 217, 417
Dauerpräparate 17
Davainea-Arten
– *D. proglottina* **296**
Deckdrüse 135
Deckinfektionen 135, **181**
Demodex-Arten
– *D. bovis* **213**, 214
– *D. caballi* 149
– *D. canis* 69
– *D. caprae* 213
– *D. equi* 149
– *D. felis* (cati) 69
– *D. ovis* 213
– *D. suis* 112, **113**
Demodikose **69**, 113, **150**, **213**
Dermacentor-Arten 138, 151
– *D. marginatus* 186, 225
Dermanyssus gallinae 73, **79**, 266, 322, **324**
Desinfekion 37, 160, 283, 358, 359, 398
Dickdarmwürmer 178
Dicker Tropfen 11
Dicrocoelium dendriticum 6, **92**, 119, 121, 155, 156, 163, **204**, 234, 236, **239**, 255
Dictyocaulus-Arten 124, 177, **199**
– *D. arnfieldi* 120, **124**, 126, 138
– *D. filaria* 199
– *D. viviparus* 169, **199**, 200, 202
Dinoflagellata 383, 387
Dioctophyme renale 64
Dipartiella sp. 389
Dipetalonema-Arten 263
– *D. viteae* 251, **252**, 263
Diphyllidea 363
Diphyllobothrium-Arten 4, 22, **27**, **29**, 44, 364, 377, 379
Diplodiscus sp. 402
Diplostomulum truttae 360
Diplostomum sp. 382, 390
Diplozoon sp. 388
Dipylidium caninum 23, **27**–**30**, 41, 44, 84
Dirofilaria immitis 52, 54, **57** ff., 68
Dirofilariose 57
Dormozoiten 47, 335
Dourine 135
Draschia-Arten 120, **130**, 131
Drehkrankheit
– Fische 381
– Schafe 198

Drepanidotaenia lanceolatum 296
Dünndarmwürmer 173
Duplicidentata 233

E

Echeneibothrium dubium 362
Echinocirrus melis 338
Echinococcose 24, 103
Echinococcus-Arten 12, 44, 50, 196
– *E. cysticus* 103
– *E. granulosus* 22, **23**, 44, 50, **103**, 144, 196, 198, 203, **207**, 255
– *E. hydatidosus* 103
– *E. multilocularis* 22, **23**, 44, **104**, 144, 203, **208**, 209, 255
Echinolepis carioca 297
Echinoparyphium-Arten
– *E. recurvatum* 292, 294
Echinorhynchus sp. 368, 369
Echinostomum-Arten
– *E. paraulum* 292
– *E. revolutum* 292, 294
Echinuria-Arten 272, 299
– *E. uncinata* 302
Eimeria-Arten 47, 89, 156, 234, 282, 334, 353, 355, 378, 379, **389**, 395, **397**
– *E. acervulina* 282
– *E. anseris* 282
– *E. arloingi* 157
– *E. auburnensis* 157
– *E. bovis* 157, 158
– *E. brunetti* 281–285
– *E. carpelli* 355
– *E. contorta* 237
– *E. cruciata* 378
– *E. danailovi* 282
– *E. dunsigi* 282
– *E. falciformis* 235
– *E. ferrisi* 237
– *E. gadi* 379
– *E. granulosus* 158
– *E. hagani* 282
– *E. intestinalis* 237
– *E. intricata* 157, 158
– *E. kotlani* 282
– *E. labbeana* 282
– *E. leucisci* 378
– *E. leuckarti* 4, 6, 117, **118**, 119, 136
– *E. magna* 237
– *E. maxima* 282
– *E. melagrimitis* 282
– *E. metchnicovi* 378
– *E. mitis* 282

– *E. mivati* 282
– *E. ninakohlyakimovae* 157
– *E. nocens* 282
– *E. ovina* 157, 158
– *E. ostertagi* 335
– *E. perforans* 237
– *E. perardi* 335
– *E. praecox* 282
– *E. scabra* 87, **89**, 91
– *E. scardinii* 378
– *E. stiedai* 235, **237**, **253**, 255, 257
– *E. striata* 281
– *E. subepithelialis* 355
– *E. tenella* **282**, 285, 287, 292
– *E. truncata* **282**, 286
– *E. truttae* 355
– *E. zuernii* 157
Egel, s. Blutegel
Ektoparasiten – Methoden 16; sonst s. Haut/Fell
Elaeophora böhmi 147, 183
Elefantenhaut 210
Endodyogenie, s. a. *Sarcocystis, Toxoplasma*
Entamoeba-Arten 355, 395, 396, 410
– *E. histolytica* 7, 19, 41, 42, **46**, 396
– *E. invadens* 7, **396**, 397, 410, 412, **413**
– *E. polecki* 86
– *E. ranarum* 396
– *E. suis* 85, **86**, 87
Enteriden, s. Kokzidiosen, S. 283
Enterohepatitis-Syndrom 275
Entobdella sp. 388
Eomenacanthus-Arten
– *E. stramineus* 327
Epimastigote Stadien, s. *Trypanosoma* u. a. 183
Eperythrozoon suis 100, **101**, 189
Epistylis sp. 385, 386
Ergasilus sp. 387, 392
Erythem 69
Escherichia coli 162, 304
Eubothrium-Arten **362**, 364
Eucoleus-Arten 301

F

Färbungen 2, 8, 10, 11, 15
Fäzeskultur 6, 7
Fasciola hepatica 88, 92, 119, 121, 155, 156, 163, 186, 189, **203 ff.**, 206, 207, 234, **239**, 255
Fasciolose 203
Faulbrut 135, **424**
Federbalgmilben 322, **326**
Federlinge 322, **327**
Federspulmilben 322, **326**
Fehlwirt 24

Felicola subrostratus 84
Filarien, s. Mikro- und Makrofilarien
Filarioides sp. 62
Filicollis anatis 297
Fimbriaria-Arten 293
Fischläuse 368
Fliegen 76, 115, 145, 146, 149, 219, 220, 223, 317, 412
Fliegenlarven 75, 76, 115, 145, 149, **217**, 317, **321**, **347**, 412, **417**
Flöhe 31, 76, **80 ff.**, 115, 149, 264, **268**, 322, 329, 348, **352**
Flotation 4, 5
Flügellaus 327, 328
FMV 108, 290, 291
Francisella tularensis 268
Furkocercarien 374
Fußräude 215
Futterkäfer **303**
Futtermilben 156, 213, 271, **303**
Futtermittelverordnung 108, 290, 291

G

Gabelwurmseuche 313
Galaktogene Übertragung 36
Gallenseuche 190
Gasterophilus-Arten 117, 127, **133**
Gehirnhautentzündung 78
Gewebezysten 14
– *Sarcocystis* S. 50, 106, 191, 261
– *Toxoplasma* S. 49, 105
– *Trichinella spiralis* S. 110
Giardia-Arten 7, 41, 42, 46, 156, 159, 234, 280, **281**, **395**, 397
– *G. bovis* **152**
– *G. canis* **43**
– *G. caprae* **157**
– *G. duodenalis* **236**
– *G. lamblia* **43**
– *G. muris* **236**
– *G. ovis* **157**
Giardiasis 43, 157, 236
Giemsa 10
Glaridacris catostomi 376
Globidium sp. 118, 158, **164**
Globocephalus urosubulatus 86, **97**
Glossatella sp. 385, 386
Glotzaugen 378
Glugea-Arten 379, 380
– *G. hertwigi* 358
– *G. stephani* 358
Gnitzen s. Culicoides
Gongylonema-Arten 156, 272, 302
– *G. mucronatum* 341
– *G. neoplasticum* **245**
– *G. pulchrum* 156, **180**
Granulom 35
Graphidium-Arten 234, 242
Gregarinen 334, **421**

H

Haarbalgmilben 69, 113, 115, 149, 213, 218
Haarwürmer 62, 168, 256, 272, 300, 301, **340**, 366, 405
Haarlinge 27, 31, 76, 83, **84**, 115, 149, 151, **153**, 218, 224, **228**, 327
Habronema-Arten 118, 120, **130**, 131
Hälterkrankheit 386
Haemaphysalis-Arten 151, 225
– *H. leachi* 54, **225**
– *H. punctata* 185, 188, 225
Haematobia-Arten 146
Haematopinus-Arten 153
– *H. asini asini* 152, **153**
– *H. asini macrocephalus* 152, **153**
– *H. erysternus* 228
– *H. suis* 112, **114–116**
Haemobartonella-Arten 53
– *H. bovis* 189
– *H. canis* 55
– *H. felis* 55
Haemodipsus-Arten 266
– *H. lyriocephalus* 267
– *H. ventricosus* 266
Hämoglobinurie, s. Babesiosen, Piroplasmosen 185, 188
Haemogregarina-Arten 370, **371**, 372, 373, 407, 410, 412, 413
Haemonchus-Arten 156, 171
– *H. contortus* 174, **175**, 202
Haemoproteus-Arten 305, **308**, 312, 407
– *H. columbae* 306, **308**
– *H. nettionis* 308
Hakenwürmer 33, **38**, 50, 67, 86, **97**, 171, 199
Hammondia-Arten 49
Harpyrhynchus nidulans 326
Hautdasselfliegen 150, 191, **198**, 217, 218
Hautglobidiose 210
Hautmyiasis 69, 146, 217, 412
Hauttrüber 383
Helicella-Arten 199, 204
Heligmosoides, s. *Nematospiroides*
Helix-Arten 58, 199
Henneguya sp. 356, 380, 381
Hepaticola petruschewski 379
Hepatitis interstitialis parasitaria multiplex 88, 104

Hepatoxylon sp. 363
Hepatozoon-Arten 52, 66, 248, **250**, 255, 259, 407, 408, 413
- *H. canis* **56**, 78
- *H. cuniculi* **250**
- *H. erhardovae* **250**
- *H. lavieri* 250
- *H. muris* **250**
- *H. perniciosum* 250
Herbstgrasmilbe 73, **79**, 151, 224
Herpobdella-Arten 359
Heterakis-Arten 242, 272, 275, 300, 301
- *H. dispar* 301
- *H. gallinarum* 275, **301**
- *H. isolonche* 301
- *H. spumosa* 243, 335
Heterophyes-Arten **22**, 23, 380
Hippobosca-Arten 151, 230, 231
- *H. equina* **151**
Hirudineen 359, 370–372, 386, 390
Histologie 14
Histomonas meleagridis 271, **274 ff.**, 280, 301
Histomoniasis 275
Hoferellus cyprini 378, 380, 381
Holzbock 224
Hyalomma-Arten 138, 188, **225**, 226
- *H. variegatum* 226
Hydatide 103, 144, 196, 198, **207**, 255
Hymenolepis-Arten 234, 240, **293**, 296
- *H. carioca* 297
- *H. diminuta* **234**, 236, 239
- *H. erinacei* **337**, 340, 342
- *H. fraterna* 234, 236, **239**, 248
- *H. lanceolatum* 296
- *H. microstoma* 234, 236, **239**
- *H. nana* 234, **239**
Hyostrongylus-Arten 86, 97
- *H. rubidus* 88, **95**
Hypobiose 175, 177, 199
Hypodectes-Arten 319
Hypoderaeum-Arten
- *H. conoideum* 292
Hypoderma-Arten 150
- *H. bovis* 191, **198**, **217**, 219
- *H. lineatum* 198, **219**
Hypodermose 219
Hypopusstadien 317, **319**
Hysterothylacium-Arten 365
Hystrichopsylla talpae 352

I

Ichthyobodo-Arten 383
Ichthyonema-Arten 375

Ichthyophthirius multifiliis **384**, 389
Immunisierung 285
Immuno-Fluoreszenz-Test 49
Insectivora 348
Insektizide 115, 149, 218, 321
Ischnocera 327
Isopoda 386
Isospora-Arten 43, **47 ff.**, 56, 281, **282**, 334, **399**, 412
- *I. bigemina* 52
- *I. burrowsi* 47, 48
- *I. canaria* 282, 286
- *I. canis* 47, 48
- *I. erinacei* 335, **336**
- *I. felis* **42**, 48
- *I. lacazei* 282
- *I. ohioensis* 47, 48
- *I. rastegaivae* 335
- *I. rivolta* **47**, 48
- *I. serini* 282
- *I. suis* 87, **89**
Ixodes-Arten
- *I. hexagonus* 348
- *I. ricinus* 77, **78**, **151**, 185, 188, 224, **324**, 348

K

Käfer 95, 98, 180, 239, 296, 297, 303
Kalkbeinmilben 317
Karyolysus sp. 408
Kerndualismus s. Ciliaten
Klossiella-Arten 399, 412
- *K. equi* **136**
- *K. muris* 254
Klostridien **134**, 141, 148, 151, 212
Knemidocoptes-Arten
- *K. laevis* 318
- *K. mutans* 317, **318**
- *K. pilae* 318
Knötchenkrankheit der Fische 386, 387
Knötchenmilben 317, **319**
Knötchenwürmer 86, **97**
Knotenwürmer 404
Kokzidien 41, 85, 136, 237, 271, 334
- Fische 355, 378
- Hund/Katze 47
- Igel 335
- Kaninchen 237
- Pferd 157
- Reptilien/Amphibien 399
- Schwein **89**, 105
- Vögel 282
- Wiederkäuer 157

Kokzidiose 47ff., 89, 108, 121, 136, 157, 237, 282, 335, **355**, 399
Kokzidiostatisch 292
Kokzidiozid 292
Konservierung 16
Kontaminative Übertragung 183
Kopfräude 215, 263
Kornkäfer 304
Kratzer 85, **98**, 233, 234, 236, **247**, 271, 293, **297**, 333, **341**, 353, 354, 361, **366**, 377, 393, **406**, 410
Krebse 380, 386, 387, 389, 392
Kriebelmücken 224, **229**, 308

L

Läuse 80, **114**, 115, 148, 151, **153**, 218, 224, 227, **264**, 266
Lagomorpha 233
Lamblia intestinalis s. *Giardia*
Laminosioptes cysticola 319
Lankesterella sp. 399, 408
Larva migrans visceralis 35, 39, 67
Larvenanreicherung 6, 11, 18
Lausfliege 115, 149 **151**, 218, 224, **230**, 322, 329
Lebendimpfstoff 285
Leberegel **22**, **92**, 117, 121, 155, 198, **203 ff.**, 219, 233, **239**, 255
Lecanicephalidea 363
Lecksucht 171
Lederhaut 215
Lederzecken 224, 252, 309, 322, **323**
Leidyana sp. 422
Leishmania-Arten
– *L. donovani* 52, **66 ff.**, 68
– *L. tropica* **66ff.**
Leishmaniasis 66
Lepikentron ovis 228
Leptopsylla segnis 268, 269
Leptotheca-Arten 378, 379
Lernaea sp. 387, 392
Lernaeocera sp. 392
Leucocytozoon-Arten 305, 312, 370, 373
– *L. caulleryi* 308
– *L. simondi* 306, 307, **308**
– *L. smithi* 308
Libellen 311
Libellula-Arten 311
Ligula intestinalis 364, **377**
Limax-Arten 58, 199
Linguatula serrata 45, **59 ff.**, 209, 258
Linognathus-Arten
– *L. setosus* **80**, 83
– *L. stenopsis* 228

– *L. vituli* 228
Liponyssus s. *Bdellonyssus*
Lipoptena-Arten
– *L. capreoli* 230
– *L. cervi* 230, 231
Lipeurus caponis 327, 328
Listeria monocytogenes 225
Litobothridea 363
Litomosoides carinii **251**, 253
Libellenkrankheit 311
Lucilia sp. 75, 76, 322, 347
Luftröhrenwurm 312, **313**
Luftsackmilben 312, **314**
Lungenmilben 59, 63, 344, 416
Lungennematoden s. Lungenwürmer
Lungenwürmer 41, **62**, 85, **94**, 155, 198, **199**, 233, 248, **259**, 333, 344, 394, **413**
Lungenwurmimpfstoff 201
Lymnaea-Arten 203, 310, 338, 359, 390
Lynchia maura 329

M

Macracanthorhynchus hirudinaceus 85, 88, 91, 98, **114**
Magenbremse 133
Magendasselfliege 117, **133**
Magenwürmer 86, **95**, **130**, **173**, **245**, 302
Mairot 185
Makrofilarien 138, **140**, 142, 147, 190, 192, **212**, 251, 263, 409, 410
Malaria 307, 308
Malpighamoeba mellificae 419, 420
Malteser Kreuz 138, 188, **248**, 249
Marek-Infektion 285
Marshallagia-Arten 176
Mastomys-Arten 252
Megabothris turbidus 269
Mehlwürmer 239
Meldepflicht **135**, 150, 181, 213, 215, 423, 424
Melophagus ovinus 183, **230**, 231
Menopon-Arten
– *M. gallinae* 327, 328
Meriones unguiculatus 186, 250, 252
Mesocestoides-Arten 23, 28, 29, 33, 44, 248, 249
Mesostephanus-Arten 22
Metastasierung 103
Metastrongyliden 85, 94
Metastrongylus-Arten 88
– *M. apri* 88, 89, 94
– *M. confusus* 94
– *M. elongatus* 89, 94
– *M. pudendotectus* 94

Metazerkarien 22, 105, 108, 162, 203, 239, 292, 311, 359, 376, 378, 380, 382, 386
Metechinorhynchus truttae 368
Methoden 1 ff.
M.I.F. 4
Mikrofilarien 138, **140, 147,** 182, **190,** 192, **212,** 223, 248, **251,** 409, 410
Mikrosporidien 354, **357,** 370, **373,** 378, 379, 386, 410, 412
Milben 16, 43, 45, 63, 76, **79,** 115, 149, 163, 169, 198, **213,** 218, 230, 234, 263, **264,** 272, 299, 303, 317, 324, **348,** 350, 417, **423**
Milbenseuche 135, 423, 424
Milk spots 35, 103, **104,** 105
Mittelmeerküstenfieber 188
Moderhinke 215
Modermilbe 304
Moniezia-Arten 122, 155, 239
– *M. expansa* 163, 166, **167,** 178
Moniliformis moniliformis 247
Monocystis agilis 334, 336
Monogenea 387, 389, 393, 394, **412**
Moosmilben 122, 167, 239
Mücken 57, 115, 149, 190, 229, 307, 417
Muellerius-Arten **199**
Multiceps-Arten **31**
– *M. multiceps* 31, **144,** 196
– *M. serialis* 31
Multilokuläre Zyste 24, 209
Musca-Arten 130, 145, 212
Muskelegel 108
Muskeltrichinen 110
Myiasis 68, 69, **76,** 145, **217–220,** 317, **321, 347,** 417
Myocoptes musculinus 265, 266
Myxidium sp. 356, 380, 381, 387
Myxobolus sp. 356, 380, 387, 389
Myxomatose-Viren 268
Myxoproteus-Arten 378
Myxosoma cerebralis 356, 357, 380, **381,** 387
Myxosporidien 354, **357,** 370, **373,** 378, 379, 386, 389, 410, 412

N

Nabelinfektion 273
Nagezähne 233
Nasendasselfliegen 150, 217–222
Nekrose 56, 316
Nelkenkopfwürmer 362
Nematodes (Darm) 21, **33 ff.,** 85, **92 ff.,** 117, **122 ff.,** 155, **168 ff.,** 233, **241 ff.,** 271, **298 ff.,** 333, **340 ff.,** 353, 354, 365, 370, 375, 379, 380, 389, 393, **404,** 412

Nematodirus-Arten 156, 171
– *N. filicollis* **175**
– *N. helvetianus* **175**
Nematospiroides-Arten 234
– *N. dubius* 242, 246, **247,** 253
Neoascaris vitulorum 170
Neoechinorhynchus rutili 367
Neoschneideria sp. 422
Neostrongylus-Arten **199**
Neotrombicula autumnalis 73, **79,** 151, 266
Nephridiorhynchus major 341
Nestmilben 319
Neurotoxin 225
Nippostrongylus-Arten 234, 242
– *N. brasiliensis* **245**
– *N. muris* **245**
Nissen 115, 116, 153, **227**
Nippotaenidea 363
Nosema-Arten 380
– *N. apis* 419, **420**
Nosophyllus fasciatus 268
Notocotylus-Arten 272, **295**
Notoedres-Arten 71, 347
– *N. cati* 72
– *N. cuniculi* 72, 263
– *N. muris* 263
Nuttallia-Arten 409
Nyctotherus sp. 400

O

Octomitus-Arten 354
Odagmia-Arten 212, 229
Oesophagodontus-Arten 129
Oesophagostomum-Arten 86, 156, 169, 174, **178**
– *O. dentatum* 88, **97**
– *O. radiatum* **178**
Ösophagus-Wurm 180
Oestridae 217
Oestrus ovis **217,** 220, 221, 223
Ohrräude 263
Oligacanthorhynchus erinacei 341
Oligochaeten 64, 65, 94
Ollulanus-Arten 67, **68**
Onchocerca-Arten 140, 145, 146, **147**
– *O. cervicalis* 147
– *O. gutturosa* 212
– *O. reticulata* 147
Oncomiracidium 389
Oncosphaera-Larve u. a. 27 ff., 293, 361
Oodinium sp. 383
Oozysten s. Kokzidien
Opalinida 394, **401**

Operculum, s. Trematodeneier (S. 403), Pseudophyllideneier (S. 44) und Kiemendeckel der Fische
Ophionyssus natricis 417
Opisthoglyphe ranae 402
Opisthorchis tenuicollis (felininens) 22, 23, 92, 380
Ophthalmomyiasis 68, 76, 217
Oribatiden 122, 167, 168, 239
Ornithobilharzia-Arten 272, **293**, 295, **305**, **310**
Ornithocheyletiella-Arten 318
Ornithodorus moubata 252
Ornithonyssus-Arten
– *O. bacoti* 251, 265, **266**
– *O. sylviarum* **324**, **350**
Ostertagia-Arten 156, 171, 177
– *O. circumcincta* **175**
– *O. ostertagi* **175**, 179
Ostertagiose 176
Ostküstenfieber 188
Otodectes-Arten 71
– *O. cynotis* **72**, 74
Oxyuriden **131**, 243, 301, 403, 404, 405
Oxyuris-Arten 3, 118, 120, 126, 127, **131–133**

P

Pansenegel 162
Pansporoblasten 380
Parabasalkörper s. *Giardia* u. a. S. 157
Parafilaria-Arten **212**
– *P. multipapillosa* **146**
– *P. multipapillaria* **147**
Paramphistomum-Arten 155, 156
– *P. cervi* **162**, 163
Paranoplocephala mamillana 122
Parascaris equorum 117, 120, **122**, 124, 126, 138
Parasitäre Kastration 377
Parastrigea robusta 292
Passagere Parasiten 142
Passalurus-Arten 234
– *P. ambiguus* 242, **243**
Pasteurella-Arten
Peitschenwurm **33**, 41, 85, **93**, **168**
Pentastomiden 41, 43, **59**, 199, **209**, 258, 394, 410, **413**, **416**
Peritriche 386
Pest 268
Pfriemenschwänze, s. Oxyuriden und Heterakiden
Philometra-Arten 375, 377, 389
Phlebotomen 66
Phormia-Arten 221
Phyllobothrium-Arten 362
Physaloptera clausa 341

Physocephalus sexalatus 88, 95, 96
Pilzinfektionen 387
Piroplasmose 54, 100, 138, **185**, **188**
Piscicola geometra **390**
Planorbis-Arten 162, 310
Plasmodium-Arten 305, 307, 407
– *P. berghei* 249
– *P. gallinaceum* **305**
– *P. juxtanucleare* 305
– *P. praecox* 285, **305**
– *P. relictum* 285, **305**, 306, 312
Pneumocystis carinii 234, **259**, 344
Pneumonyssus caninum 63, **259**
Polymorphus boschadis 298
Polyplax-Arten 267
Polystomum integerrimum 413
Pomphorhynchus laevis 367, 369
Posthodiplostomum-Arten 378, 379, 380, 389
Prämunität 55, 140, 186
Pränatale Infektion 35
Probstmayria vivipara 131
Prosthogonimus-Arten 293
– *P. longus* 311
– *P. ovatus* 311
– *P. pellucidus* 311, 312
Prosthorhynchus rosai 341
Proteocephalata 363, 364, 402
Proteus sp. 69
Protoskolex **208**
Protostrongyliden 177, 199, 259
Protostrongylus-Arten **199**, **259**
Pseudoküstenfieber 188
Pseudolynchia-Arten 329
Pseudomonas sp. 70, 399
Pseudophyllidea 27, 362, 363, 380, 394, 401, 402
Pseudo-Räude 350
Pseudozysten 49, 100, **105**
Psoroptes-Arten 149, 347
– *P. cuniculi* 213, **263**
– *P. equi* **148**
– *P. ovis* 213
Pterygosoma sp. 417
Pulex irritans **80 ff.**
Pyodermie 69, 70

R

Rachendasselfliegen 150
Rachen-Kopf-Form 273
Räude 72, **75**, 112, **113**, 135, 146, **148–150**, 213–218, 263, 347
Raillietiella sp. 415, **416**
Raillietina-Arten 293
– *R. tetragona* **296**

Redie, s. Trematoden
Regenwurm 94
Residualeffekt 227
Rhabdias-Arten 413
Rhabditiden 404, 410
Rhabdochona denudata 366
Rhinebothrium corymbum 362
Rhinoestrus purpureus 146, **150**
Rhipicephalus-Arten 151, 185
– *R. bursa* 186, 224, 225
– *R. evertsi* 138
– *R. sanguineus* 54, 55, 77, **78**, 100
Rickettsiose 55, 101, 189, 225, 309
Ringelwürmer 64, 65
Rodentia 233
Rodentolepis s. *Hymenolepis*
Rota-Virus 162
Rote Vogelmilbe **324**
Ruhr 90

S

Sabin-Feldman-Test 49
Salmonella sp. 304, 398
Sandmücken 66
Sanguinicola-Arten 373, 374, 378
Sarcocystis-Arten 14, 19, 41, 42, 47, **50**, 100, 101, 105, 106, 138, 139, 142, 183, 184, **192**, 198, 203, 248, 255, 259, **261**, 305, 312, 389, 394, 397, 410
– *S. arieticanis* 59, 192
– *S. bertrami* 142
– *S. bovicanis* 50, 191
– *S. bovifelis* 52, 191
– *S. bovihominis* 191
– *S. capracanis* 50, 192
– *S. cuniculi* 52, 261, 262
– *S. cymruensis* 25, 261
– *S. dirumpens* 411
– *S. equicanis* 50, 142
– *S. fayeri* 142
– *S. gracilis* 193
– *S. hircicanis* 50, 192
– *S. horvathi* 315
– *S. muris* 52, 261
– *S. ovicanis* 50, 192
– *S. ovifelis* 52, 184, 191
– *S. podarcicolubris* 411
– *S. suicanis* 50, 106, 107
– *S. suihominis* 106, 107
Sarcophaga-Arten 221, 347, 413
Sarcopterinus nidulans 326
Sarcoptes-Arten 71, 73, **213**, **347**
– *S. bovis* **213**

– *S. canis* **72**
– *S. cuniculi* **263**
– *S. equi* **148**
– *S. ovis* **213**
– *S. rupicaprae* **213**
– *S. suis* 112, **113**, 115
Sarkosporidien s. *Sarcocystis*
Sarkozystose 106, 193
Saugläuse 76, **80**, 102, **114**
Saugwürmer s. Trematoden
Schaben 98, 180, 247
Schafslausfliege 183, **230**
Schaftlaus 321, 328
Schellackia sp. 395, **399**, **408**
Schildzecken 76, 151, 224, 322, 324
Schimmelkäfer 303
Schistocephalus solidus 364, **377**
Schistosomatide Trematoden 272, **293 ff.**, 310
Schistosomiasis 310
Schistosomula 310, 317
Schlittenfahren 27
Schnabelräude 318
Schnecken 296
Schwärmer 384, 386
Schwanzjagen 382
Schwanzräude 215
Schwarzfleckenkrankheit 380
Schwarzkopf-Krankheit 275
Schweinelaus 102, 112, **114**
Schweinenierenwurm 203
Sedimentation 6, 12
Serologische Verfahren 18
Setaria-Arten
– *S. equuina* 138, **140**, 145, **147**
– *S. labiato-papillosa* 190
Sigmodon-Arten 251
Simplicidentata 233
Simuliiden 223, **229**
Simuliotoxikose **229 ff.**
Sitophilus granarius 304
Skrjabinagia-Arten 176
Solenopotes-Arten 227
Sommerbluten 146
Sommerwunde 131
Spargana 27, 67
Spathebothriidea 363
Speicheltoxin 223
Sphaerospora-Arten 378, 380
Sphaerostoma-Arten 359
Sphyrion sp. 380
Spilopsyllus cuniculi 268
Spirocerca-Arten **67**, 337
– *S. lupi* 43, 46, 67, 335, 341
Spirometra erinacei 27
Spironucleus-Arten **271**, **280**

– *S. columbae* 280
– *S. meleagridis* 280
Spiruriden 95, 339, 341, 366, 404
Sporozysten, s. Kokzidien
Sporulieren 47
Spring-rise-Phänomen 175
Spulwürmer 33, **35**, 43, 86, **98**, 105, **122**, 156, 170, 298, 361, 366, 405, 413
Stachellarve 258
Stapelwirte 298
Staphylococcus aureus 69
Staubläuse 167
Staubmilben 156, 199, 213, 304
Steißräude 215
Stenocrotaphus gigas 328
Stephanofilaria-Arten 212
Stephanurus dentatus 203
Stercoraria 183
Sternostoma tracheacolum 312, **314**
Stichosom 57, 168, s. auch Trichinen
Stigmenplatten 220
Stilesia-Arten 155, **168**
Stomoxys-Arten 130
Streptocara-Arten 272
– *S. pectinifera* **302**
Strobilocercus 31
Strongyliden 118, 199
– große 120, **125**, 129, 130
– kleine 120, **129**
Strongylidose 125, 126, 130, 405
Strongyloides-Arten 88, 156, 180, 234, 242, 404, 414
– *S. papillosus* 159, 169, **172**, 199, **244**
– *S. ransomi* 85, 91, **92**, 105, 110
– *S. ratti* **244**
– *S. stercoralis* 43
– *S. westeri* 118, 120, **125**
Strongylus-Arten 118
– *S. edentatus* **125**, 127
– *S. equinus* **125**, 126, 127, 129
– *S. vulgaris* **125**, 127, 138
Substitutionstherapie u. a. S. 299
Succinea-Arten 199, 338, 344
Syngamus-Arten 272, 299, 312
– *S. bronchialis* **313**
– *S. trachea* 285, **313**
Syphacia-Arten 234, 242
– *S. muris* **243**
– *S. obvelata* 242, **243**
Syringophilus bipectinatus 326

T

Tabellen
– Ektoparasitenbekämpfung 115, 149, 218, 320

– Histo-/Trichomoniasis 277–280
– Kokzidiozide/Kokzidiostatika 161, 238, 288–290
– Nematozide 96, 127, 177, 300, 339
– Präparate gegen Babesien 187
Taenia-Arten 23, 28, 32, 41, 44, 105, **108**, 196
– *T. cervi* 31
– *T. hydatigena* **31**, **32**, 104, 108, 110, 196
– *T. multiceps* **31**, 32, 196
– *T. ovis* **31**, 32, 196
– *T. pisiformis* 26, 30 **31**, 32, **255**
– *T. saginata* 196
– *T. solium* 108, 110
– *T. taeniaeformis* 28, 31, 108, 240, **255**
Taeniasis 32
Taubenwanze 331
Teichdesinfektion 358
Terminallarve 209, 258
Tetrameres-Arten 302
Tetraphyllidea 362, 363, 377
Tetrathyridium-Stadium 33, 248, 249
Tetratrichomonas sp. 395
Texas-Fieber 185
Theileria-Arten 183, 184
– *T. annulata* 188
– *T. hirci* 188
– *T. mutans* 184, **188**
– *T. orientalis* 188
– *T. ovis* **188**
Theileriose 188
Thelazia-Arten
– *T. gulosa* 223
– *T. lacrymalis* 145
– *T. rhodesii* 223
Thelohania-Arten 380
Thominx-Arten 301
Thynnascaris 365
Thysaniezia-Arten 155, **167**
Tierseuchengesetz **135**, **423**
Tierversuch 19, 110, 135, 186, 305
Toxascaris leonina 35 ff., 43, 45
Toxocara-Arten 17, 43, 45, 67
– *T. canis* **35 ff.**, 50, 119
– *T. cati* 35 ff.
– *T. vitulorum* 169, **170**, 203
Toxoplasma gondii 14, 19, 42, **47–49 ff.**, 67, 69, 100, 101, 105, 107, 138, **139**, 142, **144**, 183, **185**, 191, **196**, 198, 203, 210, 248, 255, 259, 261, 305, 312, **314**, 344
Toxoplasma ranae 407
Toxoplasmose 49, 105, 135, 144, 196
Transovarielle Übertragung, s. Babesien, S. 185
Transportparasitismus 67, 275
Trematoden 21, **22**, 85, **92**, 117, **121**, 155, **162 ff.**, 203 ff., 233, **239**, 271, **292**, 333, 336, 353, 359,

370, **373**, 378, 379, 386, 389, 393, **401**, 409, 411, 412
Triaenophorus-Arten 362, 364, 379
Trichobilharzia-Arten 294, 305, 310
Trichodectes-Arten **84**
– *T. canis* 83, 84
Trichodina-Arten 378, 385, 389, 400
Trichodinella sp. 389
Trichomitus sp. 395
Trichomonas-Arten 13, 85, 87, 117, 271, 395
– *T. buttreyi* 86
– *T. columbarum* 272
– *T. equi* 118, 119
– *T. equibuccalis* **118**
– *T. gallinae* 272 ff., 312
– *T. gallinarum* 272 ff.
Trichomoniasis 86, 118, 272, 280
Trichomosoides crassicauda 242, **254**
Trichostrongylus-Arten 118, 120, 156, 171, **173**, 177, 234, **245**, 272, 303
– *T. axei* 130, 175
– *T. tenuis* 303
Trichinella spiralis 57, 67, 91, 101, 105, **110**, 248, 250, 261
Trichinen 14, 19, 54, 57, 91, 100, 109, **110**, 248, 250, 261
Trichinose 110
Trichuriasis 33, 93
Trichuris-Arten 3, 34, 156, 234, 242, 366, 405
– *T. discolor* **160**
– *T. leporis* **241**
– *T. muris* **241**, 242
– *T. ovis* **168**, 169
– *T. suis* 85, 88, 93
– *T. vulpis* 33, 41, 45
Trimitis-Arten 354
Triodontophorus-Arten 129
Tripartiella sp. 389
Tritrichomonas-Arten 234, 395
– *T. foetus* 135, **181**
– *T. muris* 234, **236**
– *T. rotunda* 86
– *T. suis* 86
Tropisurus-Arten 272
– *T. fissispinus* 302
Trypanoplasma-Arten **370**, 372, 379, 382, 387
Trypanorhyncha 363, 377
Trypanosoma-Arten 11, 19, 183, 370, 382
– *T. equiperdum* **135**, 136, 138, 139
– *T. melophagium* 19, **183**
– *T. rotatorium* 407
– *T. theileri* **183**, 200
Trypomastigote, s. Trypanosomen u. a. 183
Tularämie 266, 268
Typhlohepatitis 276

Tyrophagus putrescentiae 304
Tyzzeria-Arten
– *T. perniciosa* 282

U

Ulzerative Colitis 46
Uncinaria stenocephala **38 ff.**

V

Vakzinierung 201, 210
Varroa jacobsoni 424
Varroatose 135, **424**, 426
Verdauungsmethode 14
Vomitus-Provokation 68
Voratsschädlinge 303

W

Wanderlaven 35, 67, 68, 98, 100, 105, 110, 191, 198, **199**, 203, 222, 378, 379, 409, 411
Wachsmotten 421, **428**
Waschmittel s. u. a. 72
Wanzen **218**, 322, 331
Weiderot 185
Weiße-Pünktchen-Krankheit 384
Werneckiella-Arten 153
Wilhelmia-Arten 229
Wundmyiasis **76**, 115, 146, **150**
Wurmstar 390

X

Xenodiagnose 19, 183
Xenopsylla cheopis **82**, 250, **268**, 269

Y

Yersinia pestis 268

Z

Zebrina-Arten 199, 204
Zecken **76**, 100, 115, 149, **151**, 186, 218, **224**, 250, **264**, 348, 417, 418
Zeckenparalyse 225
Zerkariendermatitis 295
Zerkarien, s. Trematoden
Zungenwürmer, s. Pentastomiden
Zwergfadenwürmer s. *Strongyloides*
Zysticercus 31, 196
Zystizerkose 108, 144, 196
Zystizerkoid 239, 241

II: Verzeichnis der MEDIKAMENTE

Generische Namen sind in GROSSBUCHSTABEN, **Handelsnamen** in Normalschrift aufgelistet.

A

Acaprin, s. QUINURONIUM
Acedist, s. BROMPHENOPHOS
ACETARSOL 92, 382
Acetarson, s. ACETARSOLDIETHYLAMIN 92
Acinitrazol, s. DIMETRIDAZOL S. 354
ÄTHYLENBROMID 428
ALBENDAZOL 63, 168, **177**, 198, 203, **205**, 207, 311
Alugan, s. BROMOCYCLIN
AMICARBALID 140, **187**
AMINITROZOL 354
AMINO-5-NITROTHIAZOLE 354
AMITRAZ 71, 213
AMPROLIUM 48, 90, 160, **161**, 195, 196, 286, **288**, **290**, **291**
Amprolvet, s. AMPROLIUM
Antiseptikum 264
Ardap, s. CYPERMETHRIN S. 219
ARPRINOCID 286, **290**, 292
Arsenamide, s. THIACETARSAMID
Asuntol, s. COUMAPHOS
Autan 76
Avatec, s. LASALOCID S. 291

B

Banminth, s. PYRANTEL
Baycox, s. TOLTRAZURIL 160
Bayrena, s. SULFAMETOXYDIAZIN
BENZIMIDAZOLCARBAMATE 252
Berenil, s. DIMINAZEN
Bilevon, s. NICLOFOLAN
BLAUSÄURE 428
Bolfo, s. PROPOXUR
Bothriocarpin 365
BROMOCYCLEN 72, 149, **218**, **320**, 347, 348, 349, 350, 352
BROMOPHOS 78, 80, 320
BROMPHENOPHOS 205
BUNAMIDIN 32, 402
BUQUINOLATE 292

C

Calyan, s. BLAUSÄURE S. 428
CAMBENDAZOL 124, 125, 128, 131, 133, 300
Cambenzole, s. CAMBENDAZOL

CARBAMAT 219, 321
CARBARIL 55, 78
CARNIDAZOL 274, **277**
Carparsolate, s. THIACETARSAMID
CBM 8, s. CARBAMAT S. 219
Chevitren 321
Chibro-Kerakain 145
CHININ 250
Chloramphenicol 336
CHLORFENSON 424, 426
CHLORGUANIL 307
CHLOROQUINE 46, 67, 250, 307
CHLORTETRAZYKLIN 56, 190, 310
Chronomintic Bolus 177
Citarin, s. LEVAMISOL
CL-LINOMYCIN 250
Clont, s. METRONIDAZOL
CLOSANTEL 150
Clexon, s. PARVAQUONE
Coccex, s. SULFAQUINOXALIN S. 289
Coccivac 285
Concurat 170, 177
COUMAPHOS 74, 76, 115, 149, **218**
Coyden, s. METICLORPINDOL
Cycostat, s. ROBENIDIN
Cyflee, s. CYTHIOAT S. 71
CYPERMETHRIN 219, 229, 321
CYTHIOAT S. 71, 72, 78, 80, 84

D

Daraprim, s. PYRIMETHAMIN
Darvisul, s. DIAVERIDIN S. 288
Davosin, s. SULFAMETHOXYPYRAZIN
Deccox, s. DECOQUINAT
DECOQUINAT 161, **290**, 292
Derrivetrat, s. ROTENON
DIETHYLCARBAMAZIN 68, 141, 146, 148, 190, 202, 212, 252
Diampron, s. AMICARBALID
DIAVERIDIN 238, 288
DIAZINON 74, 418
DICHLORVOS (DDVP) 78, 418
DILOXANID 398
DIMEFORM 424
DIMETRIDAZOL 92, 118, 274, **277**, **278**, 281, 354, 395
DIMINAZEN 100, 140, **187**, 250
DIMPYLAT-DIAZINON 418

Dinoramid 383
Diodoquin, s. HALOGENIERTE HYDROXY-
 CHINOLINE S. 398
Diplin, s. OXYCLOZANID 204, 205
DOT **288**, 290
Dovenix, s. NITROXYNIL
Doxycyclin 310
Droncit, s. PRAZIQUANTEL
Duodegran, s. RONIDAZOL S. 277, 278
Duphar 201

E

Ektodex, s. AMITRAZ S. 71
Elancoban 100, s. MONENSIN
Eleudron, s. SULFATHIAZOL
EMETIN 398
Emtryl, s. DIMETRIDAZOL
Emtrymix, s. DIMETRIDAZOL S. 277
Enheptin A, s. AMINITROZOL S. 354
Entero-Vioform, s. HALOGENIERTE HYDRO-
 XYCHINOLINE S. 398
Esclama, s. NIMORAZOL
ETACRIDIN 46
Eustidil, s. HALOXON
Exoramid 383

F

Fasinex, s. TRICLABENDAZOL
FEBANTEL 93, **96**, 124, **127**, 177, 203, **339**
FENBENDAZOL 32, 35, 38, 63, 65, 93, 95, **96**,
 99, 110, 111, 124, 125, **127**, 128, 131, 133,
 144, 145, 147, 168, **177**, 198, 202, 203, 241,
 243, 244, 247, 251, 258, 297, 298, **300**, 301,
 339, 343, 406
FENCHLORPHOS 71
FENTHION 80, 115, 149, 218
Filaramide, s. THIACETARSAMID
Flagyl, s. METRONIDAZOL
Flectron, s. CYPERMETHRIN S. 219, 229
FLUBENDAZOL 95, **96**, 295
Flubenol, s. FLUBENDAZOL
Folbex-Va-Neu, s. CHLORFENSON S. 424
FORMALIN 383, 386
FORMAMIDIN 322
Forray, s. IMIDOCARB
Franocid, s. DIETHYLCARBAMAZIN 190, 202,
 212
FUCHSONIMONIUM 383
FUMAGILLIN 421
Fumidil, s. FUMAGILLIN S. 421
FURAZOLIDON 92, **279**, 307, 309, 382
Furoxon, s. FURAZOLIDON S. 279

G

Gabbrocol, s. DIMETRIDAZOL S. 278
Gardona, s. TETRACHLORVINPHOS S. 321
GENTAMAYCIN 71
Glucantime, s. MEGLUMIN-ANTIMONAT

H

HALOFUGINON 90, 108, 189, 196, **291**, 292,
 307, 309
HALOGENIERTE HYDROXYCHINOLINE
 398
HALOXON 124, **127**, 128, 170, **300**
HCH 72, 115, 149, 217, **218**, 320
HEPTENOPHOS 74, 115, 149, **218**, 320
Hetrazan, s. DIETHYL-CARBAMAZIN
HEXACHLORÄTHAN 428
Humatin, s. PAROMOMYCIN

I

IMIDOCARB 55, 140, **187**, 190
Imixol, s. IMIDOCARB S. 140
Imizol, s. IMIDOCARB
Imkerglobol, s. PARACICHLORBENZOL S. 428
INS 15, s. CYPERMETHRIN 143, 219, 321
IPRONIDAZOL 277
IVERMECTIN 74, 84, 93, 95, **96**, 98, 114, **115**,
 124, 125, 127, 133, 134, 141, 148, 150, 151,
 177, 190, 212, **218**, 222, 252, 264, 267, **300**,
 406, 418
Ivomex, s. IVERMECTIN

K

Kadox, s. DIAZINON
KANAMYCIN 71

L

LASALOCID-Na 161, 162, 291, 292
Lerbek, s. METHYLBENZOQUAT S. 238
Lerioxine, s. HALOFUGINONE-Laktat S. 189
LEVAMISOL 58, 63, 68, 93, 95, 96, 125, 145,
 170, **177**, 212, 223, **300**, **339**, 343, 366, 406,
 416
LINCOMYCIN 250
Lomidin, s. PENTAMIDIN
Lopatol, s. NITROSCANAT

M

Madribon, s. SULFADIME-THOXIN S. 335
MALACHITGRÜN 383, 386
Mansonil, s. NICLOSAMID
Masoten, s. PHOSPHORSÄUREESTER S. 371, 386, 387
MEBENDAZOL 32, 35, 38, 40, 93, **96**, 110, 111, 124, 125, **127**, 128, 133, 168, **177**, 198, 258, 297, **300**, **339**, 375, 406
Mebenvet, s. MEBENDAZOL
MEGLUMIN-ANTIMONAT 66
MELARSOPROL 250
METHYLBENZOQUAT 238, 292
METICHLORPINDOL 161, 238, 290, **291**, 292
METRIFONAT 115, 128, 131, 134, 146, 149, **218**, 222, **320**, 348, 418
METRONIDAZOL 44, 92, 118, 274, 281, 395, 398, 400
Mitaban, s. AMITRAZ
MONENSIN-Na 160, **161**, 238, 290, 292
Monteban 100, s. NARASIN
MORANTEL 176, **177**, 223

N

NAPHTHALIN 428
NARASIN **238**, **291**, 292
NA-STIBOGLUCONAT 66, 67
Neguvon, s. METRIFONAT 76
Neminil, s. PARBENDAZOL
Neotektin 420
Nicarb 25, s. NICARBAZIN S. 291
NICARBAZIN 286, **288**, 291
NICLOFOLAN 165
NICLOSAMID 122, 165, 168, 297, **339**, 365, 402
NIFURSOL 277
NIMORAZOL 44
NITROSCANAT 32, 38, 40
NITROXYNIL 205, 222

O

ORNIDAZOL 44, 398
OTC s. OXYTETRAZYKLIN
OXFENDAZOL 131, 168, **177**
OXIBENDAZOL 125, 128
OXYCLOZANID 165, **205**
OXYCHINOLIN 46
OXYTETRAZYKLIN 56, 102, 190, 310

P

Panacur, s. FENBENDAZOL
Pancoxin, s. AMPROLIUM S. 291
PARADICHLORBENZOL 428
Paratect, s. MORANTEL
PARBENDAZOL **96**, **127**, **177**, 258
PAROMOMYCIN 398
PARVAQUONE 188
Pecusanol, s. HCH S. 115
PENTAMIDIN 67, 250, 259
Pentostam, s. NA-STIBOGLUCONAT
Perizin 426
PERMETHRIN **218**
Pervalenum, s. PHENYLPHENOL S. 321
PHENOTHIAZIN 428
PHENYLPHENOL 321
PHOSPHORSÄUREESTER 371
PHOXIM 74, 115, 149, 217, **218**
PIPERAZIN 38, 98, 124, 133, 170, **300**
Pluridox, s. BROMOPHOS
PRAZIQUANTEL 22, 26, 27, 31, 32, 33, 110, 144, 168, 198, 207, 241, 256, 295, 297, 310, 311, **339**, 362, 365, 374, 382, 387, 389, 401, 402
PRECOCENE II 426
PRIMAQUINE 250, 307
PROPOXUR 78, 80
PYRANTEL 20, 38, 96, 124, **127**, 133, **177**
PYRETHRUM 72, 78, 219, 349, 352
PYRIMETHAMIN 50, 307, 309

Q

QUINAPYRAMIN 136
QUINURONIUM 55, 100, 140, **187**

R

RAFOXANID 121, **205**, 222
Ragadan, s. HEPTENOPHOS
Ranide, s. RAFOXANID
Resochin, s. CHLOROQUINE
RESORANTEL 165
Retardon, s. SULFAPERIN
Reverin 189, 310
Rintal, s. FEBANTEL
Rivanol, s. Antiseptikum S. 264
ROBENIDIN **238**, 290
Rompun 68
RONIDAZOL 274, **277**, 278
Ronnel, s. FENCHLORPHOS
ROTENON 72

S

Sacox, s. SALINOMYCIN S. 291
Salfuride, s. NIFURSOL S. 277
SALINOMYCIN-Na 90, 160, **161**, **238**, **291**, 292
Salocin, s. SALINOMYCIN
Satina 72
Scolaban, s. BUNAMIDIN S. 32, 402
Sebacil, s. PHOXIM
Simplotan, s. TINIDAZOL
SOLUSTIBOSAN 66, 67
Spartrix, s. CARNIDAZOL S. 278
SPIRAMYCIN 50
Statyl, s. S. 238
Stenorol, s. HALOFUGINON S. 291
Stomoxin, s. PERMETHRIN
SULFADOXIN 48
SULFADIMIDIN 90, 160
SULFADIMETHOXIN 335
SULFADIAZIN 48
SULFAMETHOXAZOL 48, 259
SULFAMETOXYDIAZIN 48
SULFAMETHOXYPYRAZIN 48
SULFAPERIN 48
SULFAQUINOXALIN 90, 238, 289
SULFATHIAZOL 238, **288**
Sulka F, s. SULFAQUINOXALIN S. 289
SURAMIN 136
Sym. Triazinon, s. TOLTRAZURIL S. 286
Synanthic, s. OXFENDAZOL
Systamex, s. OXFENDAZOL

T

Taktic, s. AMITRAZ S. 71
Telmin KH, s. MEBENDAZOL
Tenerol, s. RESORANTEL
TETRACHLORVINPHOS 321
TETRACYCLIN 398
Theracombin, s. AMPROLIUM S. 288
THIACETARSEMID 57
Thibenzole, s. TIABENDAZOL
TIABENDAZOL 93, **96**, 111, 124, 125, **127**, 128, 131, 133, **177**, 202, 204, 244, 245, **300**, 375, 406
Tiberal, s. ORNIDAZOL
Tiguvon, s. FENTHION
TINIDAZOL 44, 92, 398
TOLTRAZURIL, S. 160, 286
TRICLABENDAZOL 121, **205**
TRIMETHOPRIM 48, 50, 52, 106, 160, 259, 286, 307
Triplexan, s. HCH S. 115

V

Valbazen, s. ALBENDAZOL
Vapona, s. DICHLORPHOS
Vesiform, s. CHIBRO-KERAKAIN S. 145
Vetroprim, s. TRIMETHOPRIM S. 106

W

Wasa 72

Z

Zanil, s. OXYCLOZANID

Fischer Fachbibliothek

Mehlhorn **Grundriß der Parasitenkunde**
Piekarski Parasiten des Menschen und
der Nutztiere
2. Aufl. 1985. DM 29,80 (UTB 1075)

Mehlhorn **Diagnose der Parasiten des**
Peters **Menschen**
einschließlich der Therapie
einheimischer und tropischer
Parasitosen
1983. DM 68,–

Hiepe **Lehrbuch der Parasitologie**
Buchwalder
Ribbeck **Band 1 · Allgemeine Parasitologie**
1981. DM 39,–

**Band 2 · Veterinär-
medizinische Protozoologie**
1983. DM 49,–

**Band 3 · Veterinär-
medizinische Helminthologie**
1985. DM 78,–

**Band 4 · Veterinär-
medizinische Arachno-
Entomologie**
1982. DM 78,–

Frank **Immune Reactions to
Parasites**
1982. DM 120,–

Hibiya **An Atlas of Fish Histology**
Normal and pathological features
1982. DM 128,–

Enigk **Geschichte der Helminthologie**
im deutschsprachigen Raum
1986. DM 58,–

Preisänderungen vorbehalten

Gustav Fischer Verlag · Stuttgart · New York

Fischer Fachbibliothek

Wiesner
Ribbeck

**Wörterbuch der Veterinär-
medizin**
In 2 Bänden
2. Aufl. 1983. DM 110,–

Mouwen
de Groot

Atlas der Veterinärpathologie
1983. DM 168,–

Kersjes / Nemeth /
Rutgers

Atlas der Großtierchirurgie
1986. Etwa DM 168,–

Blobel
Schließer

**Handbuch der bakteriellen
Infektionen bei Tieren**

Band 2 · 1980. DM 168,–

Inhaltsübersicht: Staphylokokken ·
Staphylokokken-Enterotoxine ·
Streptokokken · Corynebakterien ·
Listerien · Erysipelothrix · Clostriden
der Haustiere · Clostridium tetani ·
Clostridium botulinum

Band 3 · 1981. DM 174,–

Inhaltsübersicht: Campylobacter und
Vibrio · Pseudomonas · Pseudomonas mallei und Pseudomonas pseudomallei · Bordetella · Francisella ·
Escherichia coli · Salmonella · Klebsiella · Aeromonas · Haemophilus ·
Contagious Equine Metritis · Pasteurella · Actinobacillus · Bacteroides
nodosus · Fusobacterium necrophorum · Moraxella

Band 4 · 1982. DM 154,–

Inhaltsübersicht: Classification of Brucella (B) · B. abortus · B. melitensis ·
B. suis · B. neotomae · B. ovis · B. canis · Experimentelle Brucellose der
Laboratoriumstiere · Brucellose des
Menschen · Yersinia pseudotuberculosis · Yersinia enterocolitica · Yersinia pestis

Band 5 · 1985. DM 168,–

Inhaltsübersicht: Bacillus attracis ·
Leptospira · Mycobacterium paratuberculoses · Mollicutes · Chlamydia · Actinomyces, Dermatophilus
and Nocardia · Rickettsien

Preisänderungen vorbehalten

Gustav Fischer Verlag · Stuttgart · New York